中医经典名著入门导读系列

《黄帝内经·素问》入门导读

主编◎张登本

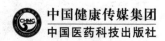
中国健康传媒集团
中国医药科技出版社

内 容 提 要

　　《黄帝内经》是我国现存医学文献中最早的一部典籍，由《素问》《灵枢》两部分组成，全书较全面地论述了中医学的基本理论和学术思想，构建了中医学理论体系的框架，为中医学的发展奠定了基础。本书是《黄帝内经·素问》的通俗读本，故在保留原著原有体系的前提下，集标点、校勘、注释、导读于一体，力求详注、精译、通俗讲解，扼要阐明其要言大意，其中导读就是通过对经文的解析、论述、评价，引导读者能运用正确的思维方法，把握其中的生命科学主旨。本书适合中医药院校师生、中医药临床工作者及广大中医药爱好者参考阅读。

图书在版编目（CIP）数据

《黄帝内经·素问》入门导读/张登本主编.—北京：中国医药科技出版社，2024.8
（中医经典名著入门导读系列）
ISBN 978 - 7 - 5214 - 4671 - 5

Ⅰ.①黄… Ⅱ.①张… Ⅲ.①《素问》 Ⅳ.①R221.1

中国国家版本馆 CIP 数据核字（2024）第 106616 号

美术编辑 陈君杞
版式设计 诚达誉高

出版 **中国健康传媒集团** | 中国医药科技出版社
地址 北京市海淀区文慧园北路甲 22 号
邮编 100082
电话 发行：010 - 62227427　邮购：010 - 62236938
网址 www. cmstp. com
规格 787 × 1092mm $\frac{1}{16}$
印张 41¾
字数 940 千字
版次 2024 年 8 月第 1 版
印次 2024 年 8 月第 1 次印刷
印刷 北京印刷集团有限责任公司
经销 全国各地新华书店
书号 ISBN 978 - 7 - 5214 - 4671 - 5
定价 **118. 00 元**

获取新书信息、投稿、为图书纠错，请扫码联系我们。

丛书编委会

本书编委会

主　编　张登本

副主编　任红艳　王晓玲

编　委　(按姓氏笔画排序)

王晓玲　　（陕西省安康市中医医院）

王道军　　（陕西省安康市中医医院）

任红艳　　（甘肃中医药大学）

杨　赫　　（陕西省西安市鄠邑区中医医院）

杨忠瑶　　（陕西中医药大学）

杨宗林　　（陕西中医药大学附属医院）

张亚宁　　（陕西眉县卫生健康局）

张登本　　（陕西中医药大学）

梁永林　　（甘肃中医药大学）

总前言

  本套丛书之所以遴选《黄帝内经》（以下简称《内经》）等10部中医经典名著进行注解导读，是缘于这些论著为现代中医药学奠定了坚实的理论基础和基本的临床思维路径。这套《中医经典名著入门导读系列》包含《〈黄帝内经·素问〉入门导读》《〈黄帝内经·灵枢〉入门导读》《〈难经〉入门导读》《〈神农本草经〉入门导读》《〈伤寒论〉入门导读》《〈金匮要略〉入门导读》《〈针灸甲乙经〉入门导读》《〈中藏经〉入门导读》《〈脉经〉入门导读》《〈温病条辨〉入门导读》，可用"理、法、方、药"四字概之。

  理，是指中医药学科的理论根基和知识架构，由《素问》《灵枢》和《难经》相互羽翼，共同奠定了中医药学的理论基础（包括中医药学的基本概念、基本原理、基本知识体系），并且在构建中医学理论体系时，不仅将精气－阴阳－五行－神论等中华传统文化的基因作为解释生命现象的认识方法和思维路径，而且将其直接移植于所构建的医学理论之中，渗透于中医药学的所有领域和各个层面，并与相关的生命科学知识融为一体，自此成为中医药学的文化基因并在其各个知识层面都有充分的表达和广泛的应用。如果要使中医药学科得以普及和使中医药文化知识得以传承，让广大读者能够明白中医中药之理，就必须用易懂而通俗的语言讲解《素问》《灵枢》《难经》。

  法，法则、方法之谓。此处之"法"，分为治病之法和诊病之法。就治病之法而言，张仲景撰著的《伤寒杂病论》（后世分为《伤寒论》和《金匮要略》），以其所载方药予以呈现；华佗的《中藏经》载有医论49篇，联系脏腑生理病理分析内伤杂病的症状、脉象，辨治各脏腑疾病的虚实寒热，治疗时方剂配伍严密，重视服药方法；皇甫谧撰著的《针灸甲乙经》，将《内经》所载不足140穴增至349穴，记载了880余病证的治疗、配穴、针刺操作，蕴涵丰富的针刺、艾灸之法；《温病条辨》为吴瑭多年来温病学术研究和临床总结的力作，他创立了温病的三焦辨证体系，阐述风温、温毒、暑温、湿温等病证的治疗，条理分明。就诊病之法而言，王叔和撰著的《脉经》作为现存最早的脉学专著，应属于中医诊断方法的重大总结和成果，本书采撷《内经》《难经》及张仲景、华佗等有关诊病知识，搜集后汉以前的医学著作，阐述 24 种脉象，并论述了脏腑、经络、病证、治则、预后等，联系临床实际详述脉理，使脉学走向临床。

方，即方剂，是根据病情的需要将药物按照一定的规则进行组合运用。《内经》将这种把多种药物组合在一起的法则以"君臣佐使"规范之，张仲景则践行了《内经》的组方原则并将其付之于临床实践，以经典名方垂范后人如何进行组方，怎样随证遣方用药，使这些方剂至今仍作为研究方剂的典范。

药，即防治疾病的药物。《神农本草经》是最早的中药学著作，载药 365 种，首次遵循《内经》的旨意，从理论上总结出了药物的四气五味、主治功效、七情合和，其中虽然未明言药物的升降浮沉，但在其记述药物主治功效中深刻地蕴涵着这一命题。毫无争议地说，《神农本草经》是中药学科的发端和源头。虽然其中的义理并不深奥，但古人以写实的方法记录了应用药物所治病证及其功效，文字晦涩，不注不译不讲解，今人难以通晓明白，广大民众更会因其神秘而感到困惑。

方和药物是用来治病的，理论和治法是指导人们如何将药物组成有效方剂而对临证所见各种病证施加干预的，而《伤寒论》《金匮要略》《中藏经》以及清代《温病条辨》就是践行中医理论，运用《神农本草经》及其开创的中药学传载的诸种药物于临床治疗活动的具体体现。《伤寒论》和《温病条辨》所论以外感诸病的辨证施治为务，《金匮要略》《中藏经》则是以内科诸疾和妇科病证为主，从临床实践的角度阐述和发挥着《内经》《难经》及《神农本草经》所开创的中医中药学之宏伟事业。这些典籍，专业性强，义理深奥，中医中药专业人士习读尚且吃力，如果不注不译，不使其通俗易懂，那将使它们永远蒙上让广大读者难识其庐山真面目的神秘面纱，这就是我们要通俗讲解这些典籍的动因。

由于编著中医经典名著通俗解读版本是一件非常严肃而又审慎的工作，团队每个成员均勤勤勉勉，不敢有丝毫的懈怠，在选题、立题、注译、讲解各方面，历时数年，都是一丝不苟。要使全套 10 本中医经典名著的通俗讲解符合"信、达、雅"的最高境界绝非易事，整个团队顶住了重重压力，完成了这一艰巨的任务，尽管如此，仍有未尽人意之处，敬祈广大读者不吝赐教，以待再版时完善。

陕西中医药大学　张登本

2023 年 12 月 12 日

编写说明

　　《内经》是我国现存最早的一部医学经典著作，也是迄今为止地位最高的中医理论经典巨著。《内经》在总结我国秦汉以前医疗经验的同时，汲取和融汇了秦汉时期哲学、自然科学成就及特有的思维方法，是一部以医学为主体，并且融入哲学、天文、历法、气象、地理、心理等多学科知识的著作。它的成书确立了中医学理论体系的基本范式，建立了中医学的基本思维方法，汇集了中医临床实践经验的结晶，规范了中医学术发展的方向，同时也是中医学术发展的源头活水，为中医学术几千年来的发展奠定了坚实的基础，被历代医家奉为圭臬。为了全面继承和发扬其学术思想，进一步满足和顺应广大中医药人才成长中"读经典，做临床，跟名师，取众长"的迫切诉求，我们编著了本书。

　　本书是《黄帝内经素问》的通俗读本，故在保留原著原有体系的前提下，集标点、校勘、注释、导读于一体，力求详注、精译、通俗讲解，扼要阐明其要言大意。

（一）底本、校本

　　①本书所据底本为明代顾从德本，其中《素问·刺法论篇》和《素问·本病论篇》两个遗篇所据底本为郭霭春校注的《黄帝内经素问校注》。

　　②校本为人民卫生出版社 1956 年出版的《黄帝内经素问》影印本和人民卫生出版社 1963 年出版的《黄帝内经素问》横排铅印本（俗称"梅花本"）。

(二) 体例

本书内容分为以下四个部分。

1. 原文

（1）内容编排

①以《黄帝内经素问》篇目为纲目，以每篇原文中相对独立的文理、医理知识为单元，每单元的结构依次为原文、注释、语译、导读。唐代王冰序和北宋林亿、高保衡序照录，并予注译，以期给读者完整的版本。

②《素问·刺法论篇》和《素问·本病论篇》两个遗篇，鉴于其仍属于五运六气的内容，故依其篇序列于《素问·六元正纪大论篇》和《素问·至真要大论篇》之间。

（2）用字

照录原著文字，采用标准简体字，原文中的错讹字、部分异体字、古今字、俗字直接修改不出注；通假字保留出注。

（3）分段

以问答分段。凡见"黄帝问曰""黄帝曰""岐伯曰"等，即起行分段。问语无论长短，自为一段。答语如果较短，自立一段；答语如果较长，则依内容层次分段；原文中无问答者，则以内容层次分段。

（4）点校

①为准确地反映原文意义，本书在前人点校的基础上对原文重新作了标点。

②原文中属古汉语某一意义上或完全意义上的通用字，照录，一般不注。

③原文中的衍文、错简等，照录，出注。

④为排版和阅读之便，根据原文用字的惯例，对原著不一致的极少数字进行了统一。如"于""於"，统一为"于"；"眦""眥"，统一为"眦"；"痹""痺"统一为"痹"等。

2. 注释

（1）题解

解释各篇命名的由来、内涵等，以便读者开宗明义。

（2）注释对象

为生僻字、通假字、名词术语、疑难词语、典范的语法现象与修辞现象、译文难以尽其义的词语等注释。

（3）注释原则

①生僻字先注音、后释义。

②通假字的注释为：某，通“某”。

③词语的注释为先总叙其义，后分注其中的疑难字词。

④若诸家之言贴切允当者直接援引为注。

⑤典范语法现象与修辞现象的注释均酌情为注。

⑥鉴于本书以入门、通俗为特点，注释不做考证性论述。

⑦某些字词语句有不同说法时，只选择通行的、相对准确者。

⑧凡注语引用诸家观点时，冠以注家姓名。

⑨凡校勘内容，只引用书名及其卷篇，不另列栏目，依次呈现于注释条下。

⑩较难的字词语句在各篇则重复作注，确保各篇的相对独立性。

⑪若需要注释的文句太长，对被注文句采用夹入“……”的方法处理，如“形不足者，温之以气，精不足者，补之以味”为“形不足者……补之以味”等。

3. 语译

为了便于读者理解经文，本书在严格遵循经文宏旨大义的前提下，应用直译和意译相结合的方法对原文进行梳理，使语译内容达到“信、达、雅”的基本要求。

4. 导读

①《黄帝内经素问》81 篇及林亿等序、王冰序，每篇为 1 个单元，每篇原文、注释、语译之后予以“导读”。

②本书为中医经典的通俗读本，因而导读撰写原则是只“导”不“论”，不予冗繁的考据和论证，简洁明快地“导”出原文的微言大义。

③为了引导读者阅读原文，部分篇章对相关原文做了列表或附图处理。

④每段经文（或数段）的导读包括原文宏旨大义的简要解析、学术观点、理论意义和临床指导价值等。

⑤导读中的图按序编号，并加图题。

在本书的形成过程中汲取了本书成书以来历代医家的研究成果，浸渍着历代医家的智慧和结晶，蕴涵着陕西中医药大学中医基础理论学科几十年来对《内经》

这部内容丰富、气势恢宏巨制名典的学习、研究和心得体会，因而这本《〈黄帝内经·素问〉入门导读》也有他们的心血和劳动成果，在此向他们致谢。

编　者

2023 年 12 月于咸阳

目　录

1

林　序

【原文】臣闻安不忘危、存不忘亡者，往圣之先务；求民之瘼[1]、恤民之隐[2]者，上主[3]之深仁。

【注释】

[1] 瘼（mò 莫）：病，疾苦。

[2] 隐：即民间的疾苦

[3] 上主：指北宋第四代皇帝仁宗赵祯。

【导读】盛世修书是亘古不变之理，在宋神宗时期，社会安定，国家富庶，由掌禹锡、高保衡、孙兆等人校订《素问》《难经》《伤寒论》《金匮要略》《脉经》《诸病源候论》《备急千金要方》《千金翼方》《外台秘要》等医书，得以流传。但由于《灵枢》严重残缺，未列入整理目录。

【原文】在昔黄帝之御极也。以理身绪余治天下，坐于明堂之上，临观八极[1]，考建五常[2]。以谓人之生也，负阴而抱阳[3]，食味而被色[4]，外有寒暑之相荡[5]，内有喜怒之交侵，天昏札瘥[6]，国家代有。将欲敛时五福[7]，以敷赐厥庶民[8]，乃与岐伯上穷天纪，下极地理，远取诸物，近取诸身[9]，更相问难[10]，垂法以福万世。于是雷公之伦，授业传之，而《内经》作矣。历代宝之，未有失坠。

【注释】

[1] 八极：八方之极远。

[2] 五常：五运之气的变化规律，也指五行理论。

[3] 负阴而抱阳：人和其他万物一样，存在着阴阳对立统一变化规律。

[4] 食味而被色：吃饭和穿衣。被，通"披"。色，华丽的衣服。

[5] 相荡：（六淫邪气）交替侵袭。

[6] 天昏札瘥：因疾病而早死。

[7] 五福：《尚书·洪范》："五福：一曰寿，二曰福，三曰康宁，四曰攸好德，五曰考终命。"

[8] 敷赐厥庶民：造福于民众。敷，布也。厥，发布之意。

[9] 远取诸物，近取诸身：指运用自然之象的变化规律，探求人体生理、病理的认识方法。

[10] 更相问难：黄帝与其近臣岐伯等人互相就医学中相关的疑难问题进行讨论。

【语译】我听说国家在安定的时候不能忘记危难的过去、活着的人不能忘记死去先人的做法，是从前圣人治理国家时首先要做的事情。探求百姓疾病的根源，体恤百姓疾苦的隐情，是当今皇上施予民众深厚的仁爱之心。

【语译】从前，黄帝在治理环宇之时，把从养生之道中体悟出的知识运用于治理天下之中。他坐在明堂之上，观察八方无穷无尽的事物，考察并理定了五运之气的变化规律，从而认识到人生存在天地间，与阴阳二气有着非常密切的联系，食用着由天地间各种滋味制成的食物，穿戴着由天地间各种色彩做成的衣物，外受寒暑之邪气的侵袭，内有喜怒情绪的伤害，因而自古以来人类在生命过程中都存在着短寿早死的情况。为了完全享有自然赐予的"五福"，并将其广泛地赐予全体民众，黄帝就与岐伯等人向上穷尽地探讨了天文气象的规律，向下透彻地论述了山川地貌的特点，既取象于旷远的万事万物的形质，又取法于自身的生理病理的特征，彼此进行了共同询问探讨，从而总结出根本的法则并将其流传于后世，造福百姓。于是，雷公等一批贤人就接受了这一学说，将其传播下来，《内经》也就由此问世了。在其成书之后，历朝历代都非常重视并予以悉心保护，使《内经》从来也没有什么散佚和缺失。

【导读】 自黄帝时代，均将"重民"理念作为治国理政的价值观念，这也是黄帝与岐伯、雷公等六位臣属共同讨论服务于民生的生命科学知识并著书立说的理由。

【原文】 苍周之兴，秦和述六气之论[1]。具明于左史。厥[2]后越人得其一二，演而述《难经》。西汉仓公[3]传其旧学，东汉仲景撰其遗论。晋皇甫谧刺而为《甲乙》，及隋杨上善纂而为《太素》。时则有全元起[4]者，始为之训解，阙第七一通。

【注释】

[1] 秦和述六气之论：《左传》所载先秦名医"和"论述六气致病理论。六气，阴、阳、风、雨、晦、明六种致病因素。

[2] 厥：句首助词。

[3] 仓公：西汉初期的名医淳于意，号仓公。《史记》有载。

[4] 全元起：六世纪梁至隋的名医，籍贯不详。《南史》记述他曾任太医侍郎，较早注解

《素问》，原书已佚，部分内容保存在《重广补注黄帝内经素问》的注文中，今人据相关资料而辑录他的《素问训解》一书。

【语译】 在苍周振兴之时，秦医和在其启发下对六气变化及其与疾病关系的相关论述，都明确地记载于《左传》中；此后，秦越人掌握了《内经》中十分之一二的精华，并发挥了其中的义理，编著《难经》；西汉太仓公淳于意得到了它颇有根基的旧学；东汉张仲景采用其流传下来的文献编著了《伤寒论》；晋代皇甫谧又依次整理，将其编为《针灸甲乙经》。隋代杨上善汇集各家之长，编著了《黄帝内经太素》（以下简称《太素》），还有位叫全元起的学者，首先为其进行诠释注解。不过，此时第七卷已经散佚了。

【导读】《内经》意义重大，故而自其成书以来，代有研究。先秦越人之著《难经》以及淳于意的26个诊疗案例和其所创"诊籍"，他们的学术源流未必出自《内经》，但医学文化百脉一宗，都是中华民族医药文化的重要组成部分和精华。至于张仲景、皇甫谧都是以其临床智慧丰富、发展、创新了《内经》中的内容。全元起之《素问训解》首开经文疏注的研究方法，杨上善之《太素》创新了原文的分类，他们构建了新的中医理论的框架。

【原文】迨唐宝应中，太仆王冰笃好之，得先师所藏之卷，大为次注，犹是三皇遗文[1]，烂然可观。惜乎唐令列之医学，付之执技之流，而荐绅先生罕言之。去圣已远，其术晻昧[2]，是以文注纷错，义理混淆。

【注释】

[1] 三皇遗文：指《素问》。

[2] 晻昧（yǎn mèi 演妹）：淹湮之意。

【语译】唐代宗宝应年间，太仆令王冰酷爱《素问》，并得到其老师所珍藏的版本，在此基础上进行系统的整理，做了大量的注释。从此，三皇流传下来的文献得以光彩纷呈，并大有可观。可惜唐代把它列入医学的范畴，传授给只是将其作为技术掌握的医生们，管理国家事务的达官贵人却很少有谈论论。现在离黄帝、岐伯等古圣先贤的时代已很久远了，《素问》的学术思想也埋没不明了。因此，现在流行于世之版本的经文及其注释纷乱错杂，文字义理混淆不清。

【导读】王冰对《素问》的研究最为深刻，贡献最大，影响深远，对已经错简散乱、难以识读的版本进行了编次和训解，为千古医经的流传做出了不朽的功绩。智者千虑必有所失，加之中唐至宋代的动荡时局影响了经典传承，在嘉祐年间，校正医书局留存的《素问》内容已经是"文注纷错，义理混淆"，这就是高保衡、林亿等重新校注《素问》的缘由，共有1141条。

【原文】殊不知三坟之余，帝王之高致，圣贤之能事，唐尧之授四时，虞舜之齐七政，神禹修六府以兴帝功，文王推六子以叙卦气，伊尹调五味以致君，箕子陈五行以佐世，其致一也。奈何以至精至微之道，传之以至下至浅之人，其不废绝，为已幸矣！

顷在嘉祐[1]中，仁宗念圣祖之遗事[2]，将坠于地，乃诏通知其学者，俾之是正。臣等承乏典校，伏念旬岁。遂乃搜访中外，裒[3]集众本，寝寻其义，正其讹舛，十得其三四，余不能具。窃谓未足以称明诏，副[4]圣意，而又采汉唐书录古医经之存于世者，得数十家，叙而考正焉。贯穿错综，磅礴会通，或端本以寻支[5]，或沿流而讨源[6]，定其可知，次以旧目，正谬误者六千余字，增注义者二千余条，一言去取，必有稽考；舛文疑义，于是详明。以之治身，可以消患于未兆；施于有政，可以广生于无穷。恭惟皇帝抚[7]大同之运，拥无疆之休[8]，述先志以奉成，兴微学而永正，则和气可召，灾害不生，陶[9]一世之民，同跻于寿域矣。

国子博士臣高保衡
光禄卿直秘阁臣林亿　等谨上

【注释】

[1] 嘉祐：北宋仁宗赵祯年号（1056—1063）。

[2] 圣祖之遗事：历代流传下来的宝贵文献资料，此处指《素问》。

[3] 裒（póu 杯）：聚集，汇集。

[4] 副：符合。

[5] 端本以寻支：犹言正本（源）清流之义。端，详审。本，本源。

[6] 沿流而讨源：溯本求源。沿，通

"垠"，边际，引申为求索本源。

[7] 抚：握持、掌管。

[8] 休：美好，吉庆，福禄。

[9] 陶：养育之意。

【语译】 以致人们完全不了解《素问》是从"三坟"流传下来的珍贵文献，是帝王治理天下的最高准则，是古圣先贤所擅长去做的事业。唐尧在其启发下为后世传下了四季计时的方法，虞舜在其指导下总结出了日月和五星协调运行的规律，大禹用其理论建成储藏水、火、金、木、土、谷六物的府库来振兴帝王的功业，周文王依据其推演出震、巽、坎、离、艮、兑六卦分别阐述了不同的卦气，伊尹遵循其调和五味来辅佐商汤，箕子按照其向周武王陈述五行之道来辅助治理天下。其中的道理是一致的。可为什么要把这个极为精微细致的学问传授给那些极为低下、极为浅陋的人呢？它却没有被废弃、消失，已经是很庆幸的事了！

嘉祐年间，仁宗皇上顾念圣明先祖黄帝的学问将被弃掷于地而从此消亡，于是命令博通这一学说的学者纠正历代版本中的谬误。我与同仁承继了暂时无适当人选的职位，主持了校勘工作，潜心研讨了十年岁月。广泛搜集了朝野众多版本，深入探索其中的旨义，纠正其中的错误，其中十分之三四的问题都得到了解决，其他问题未能完全澄清。我私下感到这项工作还没有完全达到圣旨的要求，符合皇上的心意，因而又采集了《汉书》《唐书》中辑录的仍然流行于世的数十种医经著作，分析了其中的观点并进行考证。其中既有上下贯通的，也有交互错杂的；既有浑然一体的，也有首尾相应的。有的通过理清本源探索学术的发展流变，有的通过推求流变追寻学术的本源。我们确定了所有可以弄清的问题，再按原有的体例进行编次。总共纠正了原本中六千多字的错误，增加了两千多条注释义项，对一字一句的取舍，都有样有据可以核查。旧本中文字错误和词义不明问题，在这里都能得到清楚明白的解决。如果用它来养生，可以在尚未出现任何预兆之时消除疾病；如果把它用在治理社会方面，可以使更多的百姓得到无穷的幸福。我恭敬地考虑，在当今皇上掌有使天下大同的运道，拥有无穷无尽的幸福，通过继承古圣先贤的遗志来建立新的成就，通过振兴几乎衰微的学术来使之立于不败之地。这样一来，就能够招来天地间的和谐之气，使任何灾祸都不会降生，进而养育全天下的百姓，共同达到健康长寿的境界。

国子博士臣高保衡　等恭敬地呈上
光禄卿直秘阁臣林亿

【导读】 雄伟壮阔的中国医学史，无不体现着《内经》的烙印；异彩纷呈的众多医学流派，无一不以之为理论的渊源；古今无数具有卓越贡献的大医学家，或者在理论上独树一帜，或者在防治疾病上取效如神，究其成功之路，莫不以《内经》学术思想为其本源。

《内经》是一部以生命科学为主体，汇集了汉代以前中国古代文化、科学知识研究成就的集成性巨著。书中运用了当时的哲学、天文学、地理学、生物学、气象学、心理学、体质学、社会学、历法等多方面的理论与方法来揭示和探索生命规律。它将汉代以前的人文科学与生命科学知识进行了有机的结合，运用了当时的哲学、社会学、历法等多方面的理论与成就，形成了具有东方文化特色的医学体系，赋予了此前形成的精气、阴阳、五行、神理论、天人合一等哲学思想以鲜活的生命科学内涵，并且使之趋于系统。因而，但凡谈论汉代以前的古哲学时，不读《内经》是有缺陷的。奠定了中华民族传统文化基础的先秦诸子百家之学，是《内经》理论产生的文化背景。所以说，《内经》缔造的中医药学知识萃取了中华民族优秀传统文化中的精华，是国学的重要组成部分，应当努力发掘并加以提高。

王　序

启玄子王冰撰

【原文】 夫释缚脱艰[1]，全真导气[2]，拯黎元于仁寿，济羸劣以获安者，非三圣[3]道则不能致之矣。孔安国[4]序[5]《尚书》曰："伏羲、神农、黄帝之书，谓之三坟[6]，言大道也。"班固《汉书·艺文志》曰："《黄帝内经》十八卷。"《素问》即其经之九卷也，兼《灵枢》九卷，乃其数焉。虽复年移代革，而授学犹存，惧非其人，而时有所隐[7]，故第七一卷，师氏[8]藏之，今之奉行，惟八卷尔。然而其文简，其意博，其理奥，其趣深；天地之象分，阴阳之候[9]列，变化之由表[10]，死生之兆彰[11]；不谋而遐迩自同[12]，勿约而幽明斯契[13]，稽其言有征，验之事不忒[14]，诚可谓至道之宗、奉生之始矣。

【注释】

[1] 释缚脱艰：艰，指疾病造成的痛苦。

[2] 全真导气：保全真精，导引元气。

[3] 三圣：伏羲、神农、黄帝三位先圣，也称"三皇"。

[4] 孔安国：西汉经学家，孔子后裔。

[5] 序：给……作序。

[6] 三坟：传说中我国最古老的三部典籍。早佚，后世常用以泛指远古的典籍。有说为三皇之书，有说指天地人三礼或天地人三气，并见唐孔颖达《左传正义》引。王冰意为《易经》《神

农本草经》《内经》，在于把《内经》归于三圣之道，抬高其地位。

[7] 隐：隐匿，秘而不传。

[8] 师氏：主管教育的人。又指传授《内经》的前代师傅。

[9] 候：节候，节气。

[10] 表：（被）揭示之意。

[11] 彰：（被）阐明之意。

[12] 不谋而遐迩自同：不谋，没有商讨、商定。遐迩，远近也，远到天地、近到人身的阴阳之理。

[13] 勿约而幽明斯契：约，约议，约定。幽明，无形与有形的事理。

[14] 忒（tè 特）：差错。

【语译】 要解除疾病的缠绕和其造成的痛苦，使人保全真精，通引元气，救助百姓，达到长寿的境地，帮助瘦弱多病的人来获得平安，没有伏羲、神农和黄帝这三位大圣人的学说，就不能达到这些目的。孔安国给《尚书》作的序文中说："伏羲、神农、黄帝的书，叫作'三坟'，讲的都是大学问。"班固的《汉书·艺文志》中记载说："《黄帝内经》十八卷。"《素问》就是该经的九卷，加上《灵枢》九卷，便是该十八卷的卷数了。虽然岁月变迁、朝代更替，但是对《内经》传授和学习却依然存在。只因前代的医家担心弟子不是适合的人选，故而将书中的内容时常隐匿，秘而不传，所以《素问》中第七这一卷，就被

前代的师傅藏了起来。如今人们遵行的《素问》，只有八卷罢了。尽管这样，可是其文字却是那样的简要，内涵是那样的广博，道理是那样的奥妙，旨义是那样的深远。天地间的众多事物被区分清楚了，阴阳的节气被序列起来了，变化的根由被揭示出来了，生死的征兆被阐发明白了。并没有与天地人身商讨，可是书中所讲的远到天地、近到人身的道理却自然同一；也没有与万物约议，可是书中所论无形的与有形的事理却完全一致。考核其中的言论都有征验，将其放到实践中检验也没有差错，确实可以说是最高明的医道渊源，是养生之学的根本啊！

【导读】《内经》是我国现存最早，也是地位最高的中医理论经典巨著，是我们的祖先对全人类健康事业所作出的巨大贡献。其传承的医学主旨，是以人类的健康为前提，无论是未病之先、已病之中，还是疾病之后，研究的核心内容都是机体的和谐与康宁，因而将其称为人类的"健康医学"。《内经》被尊为"至道之宗，奉生之始"。

【原文】假若天机[1]迅发[2]，妙识玄通[3]。藏谋[4]虽属乎生知[5]，标格[6]亦资于诂训，未尝有行不由径、出不由户者也。然刻意研精，探微索隐，或识契真要[7]，则目牛无全，故动[8]则有成，犹鬼神幽赞[9]，而命世[10]奇杰，时时间[11]出焉。则周有秦公[12]，汉有淳于公，魏有张公、华公[13]，皆得斯妙道者也。咸日新其用，大济蒸[14]人，华叶递荣[15]，声实相副。盖教之著矣，亦天之假[16]也。

【注释】

[1] 天机：天资，天赋的聪明智慧。

[2] 迅发：敏捷。

[3] 妙识玄通：通晓玄妙（的道理）。

[4] 藏（chǎn 产）谋：（对事物）完备而周密的见识。藏，指完备，周密。谋，认识。

[5] 生知：为"生而知之者"之省。生来就懂得事理的人。

[6] 标格：风范之意。引申为标准、准则。

[7] 识契真要：认识并领会精华要旨。

[8] 动：常常之意。

[9] 幽赞：暗中帮助。

[10] 命世：即"名世"，闻名于世。

[11] 间（jiàn 见）：不断。

[12] 秦公：秦越人，即扁鹊，春秋战国时的大医。

[13] 张公、华公：张机（仲景）、华佗。

[14] 蒸人：众人。"蒸"，通"烝"，众多之间。

[15] 递荣：相继繁荣，相继展现光彩。喻相继做出独到的贡献，使医学得到不断发展。

[16] 假：助也，成全之意。

【语译】假如一个人天资敏捷，自然能通晓事物的玄妙道理。完备而周密的见识虽然属于生来就懂得事理的人，但对经文的规范理解还要凭借注释，因为从未有行走却不遵从路径、出入房间却不经由门户的道理。这样说来，一个人能专心致志地精心研究，探索其中隐微奥妙的道理，如果认识并领会了其中的精华要旨，那么医术就会达到像目无全牛那样精练、运用自如的境地。所以常常就能取得明显的成就，犹如鬼神在暗中帮助一样，因而闻名于世的杰出人物，便经常出现在世上。比如周代有秦越人、汉代有淳于意、魏代有张仲景、华佗，他们都是掌握了医学这种奇妙技术的人，都能使医学的作用得到创新发展，广泛地救助众多的百姓，就像花儿和叶子一般相继展现各自的光彩，名声和实际相互完全符合。这是教育研习的显著成效，也是上天的成全啊！

【导读】《内经》是一部以生命科学为主体的健康医学奠基之作，其在传承中华民族传统文化方面有着其他古代著作都无法替代的、十分重要的作用。之所以被历代医家奉为经典，是因为其运用了古代多学科知识分析和论证了生命规律，从而建立起以人类健康为中心的中医学理论体系，使中医学成为一门有特殊科学内涵和思维方法的分支科学，独立于世界医学之林，是中国现存最早的一部医学经典巨著，是中医学理论与防病、治病技术的源头，书中主要记录了春秋战国时期生命科学研究的成果，在西汉中晚期汇编成册并以《内经》的名谓呈现。据班固编纂的《汉书·艺文志》记载，当时还有《黄帝外经》《扁鹊内经》《扁鹊外经》《白氏内经》《白氏外经》《白氏旁篇》这六部医学典籍，史称"医经七家"，因其他六部医学典籍均已失传，唯有《内经》一书传世，足见其珍贵。自其问世两千多年以来，历代医学家（包括张仲景、皇甫谧、华佗等）都是以其为源头，运用书中哲医结合的理论体系，丰富了中国传统医学原理，发明创造了各种诊疗技术，通过不断地实践、探索、创新，促使中医学不断地向前发展。

【原文】冰弱龄慕道，夙好养生，幸遇真经，式[1]为龟镜[2]。而世本纰缪，篇目重叠，前后不伦，文义悬隔，施行不易，披会亦难，岁月既淹[3]，袭以成弊。或一篇重出，而别立二名；或两论并吞，而都为一目；或问答未已，别树篇题；或脱简不书，而云世阙。重《经合》而冠《针服》，并《方宜》而为《咳篇》[4]；隔《虚实》而为《逆从》[5]，合《经络》而为《论要》；节《皮部》为《经络》，退《至教》以先《针》。诸如此流，不可胜数。

【注释】

[1] 式：恭敬。

[2] 龟镜：多作"龟鉴"，比喻借鉴。龟，指龟甲，用以占卜，其结果足资为鉴。

[3] 淹：指久。

[4] 并《方宜》而为《咳篇》：并，合并之意。《方宜》，指《素问·异法方宜论篇》。《咳篇》，指《素问·咳论篇》。

[5] 隔《虚实》而为《逆从》：隔，谓分出，割取。《虚实》，指《素问·四时刺逆从论篇》（即本句的《逆从》）中论述三阴三阳虚实有余不足问题的那部分内容。

【语译】我年轻的时候就仰慕医学，很早以来一直爱好养生之道。幸运地遇到了《素问》这部真正的经典，便恭敬地把它作为研习医学的根本准则。可是世上流传的书本错误很多，比如篇目内容重复，前后没有条理，文字义理中断不通等。不要说运用起来并不容易，就是批阅领会也很困难。年代久远以后，相互沿袭就会形成严重的问题。有的是一篇内容重复出现，却分别设立了两个名称；有的是将两篇内容合并不分，却归纳在一起，设立了一个名称；有的是君臣问答还没有结束，下文就被另立了一个篇名；有的是文句脱落不曾补上，却被说成自古以来就有空缺。在重复出现的《经合》篇前标上了《针服》

的名称，却把《方宜》篇合并到了《咳篇》之中；分割出论述"虚实"之理的部分作为《逆从》篇，又把《经络》篇合并到了《论要》篇；再截取了《皮部》篇的部分作为《经络》篇。还有把《至教》篇放到了后边，却把《针》篇放到了前边。诸如此类的问题，不能全部列举。

【导读】《素问》内容经过辗转传抄，到了中唐时期已经到了不整理就无法阅读的混乱状态，这是王冰对其进行整理、校勘、注释的理由，"编次"就成为其工作的首务，注释只能随后。编次时迁移的相关原文如下：① "分编类"计5条，即将全氏本某篇原文划出一段独立成篇并重新命名，如《血气形志》篇；将全氏本的《皮部论》一分为二，前半部分仍旧而后半部分分别立《经络论》；将全氏本《刺禁》分为《宝命全形论》和《刺禁论》；将全氏本《刺齐论》一分为三，分别为《刺齐论》《刺要论》《骨空论》，此所谓"两论吞并，而都为一目"之意。② "合并类"计14篇，有全文合并2篇、全文与部分内容合并10篇、部分内容合并2篇。王氏耗费很大精力对《素问》进行编次有其重要的医学意义，编次后的81篇，蕴涵了中医药学养生、阴阳五行、藏象、诊法、病能（tài）、经络腧穴、论治、运气、医事管理等内容，这一编次架构被《内经知要》《素问经注节解》效法，体现了王氏重视养生，防重于治的医学理念。

【原文】且将升岱岳[1]，非径奚为[2]？！欲诣[3]扶桑，无舟莫适。乃精勤博访，而并有其人。历十二年，方臻理要[4]。询谋得失，深遂夙心[5]。时于先生郭子斋堂，受得先师张公[6]秘本，文字昭晰，义理环周，一以参详，群疑冰释[7]。恐散于末学[8]，绝彼师资[9]，因而撰注，用传不朽。兼旧藏之卷[10]，合八十一篇二十四卷，勒[11]成一部。冀乎究尾明首，寻注会经[12]，开发童蒙[13]，宣扬至理而已。

【注释】

[1] 岱岳：泰山。

[2] 非径奚为：奚，怎么。为，有"登上"之义。

[3] 诣（yì 义）：到，去；到……去。

[4] 方臻（zhēn 真）理要：达到廓清条理、掌握要领（的目的）。臻，达到之意。

[5] 深遂夙心：遂，实现。夙心，很早就有的心愿，即夙愿。

[6] 张公：疑指唐中期御医张文仲。待考。

[7] 冰释：像冰块消融一样地最终都解决了。

[8] 末学：谦称，或指后学。

[9] 师资：授学的依据。

[10] 旧藏之卷：当时《素问》流行本中因被"师氏藏之"而佚失的"第七卷"。为今传《素问》中从《素问·天元纪大论篇》到《素问·至真要大论篇》的七篇大论。

[11] 勒：刻也，刻写，刻印。

[12] 寻注会经：依循注解，领会经义。

[13] 童蒙：初学之人。

【语译】打算登上泰山，没有路怎能上去？！想要到扶桑国去，没有船也不能到达。于是我专心殷勤地广泛访求名家，找到了志同道合的人士。经过了12年，才达到了廓清条理、掌握要领的目的。与大家商讨取得的成绩，令我深感实现了夙愿。当时在郭先生的书房，还得到了郭先生传给的先师张公秘藏《素问》珍本，文字明白，条理清晰，意义完整，道理周密。用它逐字逐句地详细参校整理的本子，所有的疑问就像冰雪融化一样全部都解决了。又担心这部书在后学的手中散失，于是就撰写了注释，使其永远流传、不致淹没。

加上我早先收藏的曾经佚失的卷数，共81篇24卷，然后刻印成册。希望人们能据以探究并弄清《素问》的全部内容，依循注解，领会经义，同时用以启发初学之人，宣传并光大最为高明的医学道理。

【导读】 王冰12载的编次工作，历经艰辛，8年"安史之乱"也未影响其工作，并在《素问·灵兰秘典论篇》"主不明则十二官危"段下用138字隐约抨击当时腐败的朝政，体现其政治理念。

王冰参照"先师张公秘本"对《素问》世传版本予以"补充"，方"合八十一篇"之数，后人认为专讲五运六气知识的"七篇大论"为王冰补入，因为南北朝全元起所注《素问训解》和唐初杨上善之《太素》中缺失"第七一卷"，世人自此才有机会学习该知识。

【原文】 其中简脱文断、义不相接者，搜求经论所有，迁移以补其处。篇目坠缺、指事[1]不明者，量其意趣，加字以昭其义。篇论吞并、义不相涉、阙漏名目者，区分事类，别目[2]以冠篇首。君臣请问、礼仪乖失者，考校尊卑，增益以光其意。错简碎文、前后重叠者，详其指趣，削去繁杂，以存其要。辞理秘密[3]、难粗论述者，别撰《玄珠》[4]，以陈其道。

【注释】

[1] 指事：论述的事理。

[2] 别目：另外拟一个篇名。目，拟篇名之意。

[3] 秘密：深奥难懂。

[4]《玄珠》：指《玄珠密语》，王冰所著，

已佚。

【语译】 其中文句脱落、文字中断、意义不相连接的地方，搜求经典论著中具备的内容，摘取过来用以补到该处；篇中内容佚失、残缺，以致论述事理不够明白的地方，根据其中的旨趣，加上适当的文字来使其意义清晰起来；一篇与另一篇合并不分，意义互不相关，缺漏篇名的，分辨所论事理的类别，另拟一个篇名标在篇前；君臣问答、礼仪错乱的地方，考核订正尊卑的关系，增补称谓来使其中的尊卑关系明确起来；文句颠倒错乱、文字残缺、与内容前后重复的情况，详细审辨其中的旨义，删去繁乱的部分，保留其中的精要；言辞与义理深奥难懂，难以简略阐述明白的地方，另写了《玄珠秘语》，论述其中的道理。

【导读】 王冰为了注解"运气七篇"，将其工作的案头笔记整理为《玄珠密语》《天元玉册》《昭明隐旨》及《元和纪用经》等书，这些都是研究五运六气理论不可缺少的重要文献。原著已佚，世传者为五代之后托名之作。

【原文】 凡所加字。皆朱书其文，使今古必分，字不杂糅。庶厥[1]昭彰圣

旨[2]。敷畅[3]玄言[4]，有如列宿高悬，奎张[5]不乱；深泉净滢，鳞介[6]咸分。君臣无天枉[7]之期，夷夏[8]有延龄之望。俾[9]工徒[10]勿误，学者惟明，至道流行，徽音[11]累属[12]，千载之后，方知大圣之慈惠无穷。

时大唐宝应元年[13]岁次壬寅序

【注释】

[1] 庶厥：副词，可译为"希望"。厥，指整理校注而成的《黄帝内经素问注》。

[2] 圣旨：圣人的旨意。圣，指黄帝、岐伯等圣人。

[3] 敷畅：阐明，阐发出。

[4] 玄言：玄妙的道理。指《素问》中高深的道理。

[5] 奎张：星宿名。奎宿为二十八宿中白虎七宿的第一宿，俗作"魁"；张宿为二十八宿中朱雀七宿的第五宿。

[6] 鳞介：指鱼类、有甲壳类的水生动物。

[7] 天枉：夭折与横遭不测。

[8] 夷夏：四夷和华夏的人。夷，四夷之人，主要指今汉族所说的外族人。

[9] 俾（bǐ 比）：使也。

[10] 工徒：工，医生。徒，类，指徒众。

[11] 徽音：指美好的消息。

[12] 累属（zhǔ 主）：累，指不断，接连。属，接续之意。

[13] 宝应元年：即公元762年。宝应，唐代宗李豫的年号之一。

【语译】 凡是增加的文字，都用朱色写上，使新增的内容与原有的内容分开，各自的文字互不混杂。希望这部书能使圣人的旨意明白光大起来。阐发出《素问》中的玄妙道理，就如众多的星宿高高地悬挂在天上，奎宿张宿等都确定不乱；又如深深的泉水清澈透明，鱼鳖都能分辨。君民没有夭折和横遭不测的可能，四夷和华夏的人们都有长寿的希望。使医生们不出差错，学医者全都明白，最高明的医理流传不断，美好的消息连连相传。千年之后，才会知道大圣人的仁慈恩惠实在是无穷无尽的。

时大唐宝应元年岁次壬寅序

【导读】 王冰是全面研究《素问》的第一人，编者考察全书内容及其4479条校注文字后不难发现，其主要功绩概之为编次整理，使《素问》内容更加系统合理。他还训诂解惑，宣扬奥旨大义，发明经文，弘扬拓展医理，旁征博引，汇存文献古籍，传承运气学说，丰富医学内容。在此可窥其历时12载的艰辛努力，王冰对中医药学的传承作出了重大贡献。

上古天真论篇第一

【题解】上古，指人类生活的远古时代。真，指真气。天，是天年、天寿、天数的简称。本篇认为远古时代的人，通过养生，以保养真气，就能达到预防疾病，延年益寿，尽终其天年之目的，故名"上古天真论"。

【原文】昔在黄帝，生而神灵，弱[1]而能言，幼而徇齐[2]，长而敦敏，成而登天[3]。乃问于天师曰[4]：余闻上古之人，春秋皆度百岁，而动作不衰；今时之人，年半百而动作皆衰者，时世异耶？人将失之耶？

岐伯对曰：上古之人，其知道[5]者，法于阴阳，和于术数[6]，食饮有节，起居有常，不妄作劳，故能形与神俱，而尽终其天年，度百岁乃去。今时之人不然也，以酒为浆，以妄为常，醉以入房，以欲竭其精，以耗散其真，不知持满[7]，不时[8]御神，务快其心，逆于生乐，起居无节，故半百而衰也。

【注释】

[1] 弱：不会走路前的婴儿时期。

[2] 徇（xùn 迅）齐：疾迅之意，引申指敏慧。

[3] 登天：登上天子之位。一说指黄帝于在位百年、功德圆满之际，乘龙而升天之事。

[4] 天师：岐伯。黄帝之臣，主管医事，兼黄帝的医学师傅。因功高爵重，通达天人玄机，尊称为天师。

[5] 道：合于自然法则的养生之道。

[6] 术数：天文、历法、时令气候的变化规律。

[7] 持满：保持体内精气的充盈。

[8] 时：按时，有节制地。

【语译】当年，轩辕黄帝一出生就显得神异聪灵，还在襁褓之中就已经能够说话；幼年时期敬事尊长，品行中正；长大后敦厚爱人，睿智英明。在功德成就之际，得到诸侯推奉，登上了天子之位。在公务之余，向岐伯问道：我听说上古时候的人，年龄都能活到百岁以上，且行动不显衰老；如今的人，年龄到了半百，行动就都已出现了衰老的迹象。这是由于时代不同了吗？还是由于人们违背了养生之道呢？

岐伯回答说：上古时候的人，其中懂得养生之道的智者，能够遵守天地阴阳的规律，适应四季时令的变化，饮食有节制，作息有法度，不过分地劳心劳力，所以能够使身体与精神和谐统一、并存无损，从而享尽天年，活到百岁以后才离开人世。如今的人却不是这样，把酒当作汤水来喝，把放纵当作正常的行为，酒醉之后还妄行房事。在追求嗜欲中使精气枯竭，在恣情好色中使真元丧尽。不懂得保持体内精气的充盈，不能够有节制地运用精神，只知道使自己心情愉快，违背了使生命获得真正快乐的大道，作息也没有规律，所以活到半百就都现出了衰老的迹象。

【导读】 术数，即方法、策略、手段，据《汉书·艺文志》"术数章"中天文、历法、五行、蓍龟、杂占、形法六类知识可知，术数是指运用"河图""洛书"之数理所表达的天文历法、四时气候、阴阳五行等自然法则以及其相关知识的方法。凡掌握养生原理和方法，并善于养生的人，一定是严格遵循"河图""洛书"之数理所表达的天文历法、四时气候、阴阳五行等自然法则以及相关知识进行养生，才能获得理想的养生效果。

【原文】 夫上古圣人之教下也，皆谓之虚邪贼风[1]，避之有时，恬惔虚无，真气[2]从之，精神内守[3]，病安从来。是以志闲而少欲，心安而不惧，形劳而不倦，气从以顺[4]，各从其欲，皆得所愿。故美[5]其食，任其服，乐其俗，高下不相慕，其民故曰朴。是以嗜欲不能劳其目[6]，淫邪不能惑其心，愚智贤不肖不惧于物[7]，故合于道。所以能年皆度百岁而动作不衰者，以其德全不危[8]也。

【注释】

[1] 虚邪贼风：伤人致病的外来邪气。

[2] 真气：体内的正气。

[3] 内守：安守在体内而不散失。

[4] 气从以顺：真气调达而和顺。

[5] 美：以……为美。

[6] 嗜欲不能劳其目：言嗜好欲望不能劳其视听。

[7] 不惧于物：郭霭春注，"惧"应作"擢"，意为"取"，寻求之意。

[8] 德全不危：德，指修道有德于心。不危，言修道全面而没有偏差。

【语译】 上古时的圣王教导民众的时候曾强调，一切伤人致病的外来邪气，要注意适时避开；思想上要清静淡泊，没有欲求，体内的正气就会和顺不乱。精神若能够安守于内而不散失，病邪会从哪里侵害人身呢？所以上古时的民众都能够意识悠闲，欲望不多，心性平和，无忧无虑；身体虽然劳苦，但并不感到倦怠；人气和谐平顺，随心所欲，都能够实现愿望。能够以其饮食为香美，以其衣服为舒适，以其风俗为快乐，彼此之间并不注重地位的高低，那时候的民众都很淳朴。因此不正当的嗜好和欲求不能够动摇其信念，淫邪的东西不能够迷惑其心志。无论是愚笨的人还是聪明的人，无论是贤能的人还是不才的人，都不贪求食色的享乐，所以合乎养生之道。他们能够活过百岁而动作并不显得衰老的原因，就是由于他们道德完善而且没有偏差啊！

【导读】 原文认为懂得养生之道，重视并坚持养生的人，能尽终天年，长命百岁，而忽视养生，不善于养生的人，年半百而衰。通过这种极大反差，强调了养生的重要性。

【原文】 帝曰：人年老而无子者，材力[1]尽邪？将天数[2]然也？

岐伯曰：女子七岁，肾气盛，齿更发长。二七而天癸至，任脉通，太冲脉盛，月事以时下，故有子。三七，肾气平均[3]，故真牙生而长极。四七，筋骨坚，发长极，身体盛壮，五七，阳明脉衰，面始焦[4]，发始堕。六七，三阳脉衰于上，面皆焦，发始白。七七，任脉虚，太冲脉衰少，天癸竭，地道不通[5]，故形坏而无子也。

丈夫八岁，肾气实，发长齿更。二八，肾气盛，天癸至，精气溢泻，阴阳和，故能有子。三八，肾气平均，筋骨劲强，故真牙生而长极。四八，筋骨隆盛，肌肉满壮。五八，肾气衰，发堕齿槁。六八，阳气衰竭于上，面焦，发鬓斑白。七八，肝气衰，筋不能动。八八，肾脏衰，形体皆极，则齿发去。

【注释】

[1] 材力：肾气、肾精。

[2] 天数：身体生长变化规律中的定数。

[3] 平均：充满，充盛。

[4] 焦：通"憔"，憔悴之意。

[5] 地道不通：指月经停闭、不再来潮。

【语译】黄帝问道：人年老以后就不能够继续生育的原因，是肾精衰竭了呢？还是身体生长变化规律中的定数就是这样呢？

岐伯回答说：女子长到七岁时，肾气开始充盈，所以牙齿开始更换，头发开始旺盛；长到十四岁时，天癸就发育成熟了，任脉也贯通了，冲脉旺盛运行，月经按时来潮，所以能够生育；到了二十一岁时，肾气充盈，所以智齿随之长出，身体也发育到了顶点；到了二十八岁时，筋骨已经

很坚实，头发的生长则达到了顶点，身体最为强健；到了三十五岁时，阳明经脉首先转衰，面部开始干枯，头发开始脱落；到了四十二岁时，三阳经脉从头面部开始转衰，面部变得完全干枯无光，头发开始变白；到了四十九岁时，任脉已经空虚，冲脉也已转衰，天癸则完全枯竭，月经随之停闭而不再来潮，所以就使得身体完全衰老而不能再生育了。

男子在长到八岁的时候，肾气开始充实，所以头发开始旺盛，牙齿开始更换；长到十六岁，肾气旺盛，天癸随之发育成熟，精气充盈而开始排精。这时体内的阴阳之气充盛调和，也就具备了生育能力；到了二十四岁时，肾气盈满，筋骨刚劲有力，所以智齿随之长出，身体也发育到了顶点；到了三十二岁时，筋骨最为强健，肌肉则丰满而壮实；到了四十岁时，肾气由盛转衰，所以头发开始脱落，牙齿开始干枯；到了四十八岁时，阳气从头面部开始衰竭，所以面部完全失去光泽，鬓发也变得斑白；到了五十六岁时，肝气开始转衰，筋脉随之不能活动自如；到了六十四岁的时候，天癸枯竭，阳精亏虚，于是肾脏的功能开始转弱，身体全面由盛转衰，牙齿和头发也逐渐脱落。

【导读】此节一论男女年龄段的划分。基于对人类生长发育过程的长期观察，《内经》借用"河图""洛书"思维模型推演，"洛书"模型中，"八"应立春，自然界阳气始旺，"七"应秋分，自然界阴气始盛（《灵枢·九宫八风》），故男子取"八"，女子取"七"。

（1）男子"八八"（64＝55＋9）："55"是"河图"之"数"的和（1＋2……＋10），"9"是"河图""洛书"中的最大阳数，称"老阳之数""阳主进"，故"＋9"。

（2）女子"七七"（49＝55－6）："6"是"洛书"之数中"5"（五行属性为"土"）以上最大的"阴数"，称"老阴之数"。在"数"的阴阳属性中，"阳道奇，阴道偶"，阳数为正，偶数为负，负6大于负8，所以6为"老阴之数"，8为"少阴之数"。此处应用

了正、负数概念。"阴主退"，女为阴，故"-6"（李今庸《读古医书随笔》）。

二论生长发育生殖规律及其与肾中精气的关系。人体生长发育生殖规律在女性以七岁为年龄段，在男性以八岁为年龄段，大致可划分为三期：即生长发育期、壮盛生育期、逐渐衰退期。人的生长发育和生殖功能，以肾中精气的盛衰为根本，肾在整个生命活动过程中占有十分重要的地位，故后世将肾称为先天之本。齿、骨、发的状况和生殖能力伴随着肾中精气的盛衰而变化，是判断肾中精气盛衰的标志。

三论冲任二脉在生殖中的作用。原文中有关肾、冲任、天癸、月经关系的论述，描绘了中医理论体系中女性生殖生理的概况，是在脏腑经络学说的基础上，较系统地提出女性生殖生理的活动功能及其演变过程，并以肾为主导，其他脏腑辅助，具体反应器官是胞宫（男性为精室），联系调节脏腑与胞宫的通道是冲任二脉，发挥生殖作用的是天癸。

【原文】肾者主水[1]，受五脏六腑之精而藏之，故五脏盛，乃能泻。今五脏皆衰，筋骨懈惰，天癸尽矣。故发鬓白，身体重，行步不正，而无子耳。

【注释】

[1] 肾者主水：指肾主藏精功能。

【语译】人的肾脏，是主管藏精的器官，它受纳并藏收五脏六腑的精气。所以，五脏的功能都很旺盛，肾脏才能产生并排出精液。如果五脏的功能都已衰退，筋骨也已日趋困顿懒散、倦怠无力，天癸就会枯竭。因此就会鬓发变白、身体沉重、步态不稳，不能再去生育子女了。

【导读】"肾者主水，受五脏六腑之精而藏之，故五脏盛，乃能泻"，概括了肾主藏精的机制。见图1。

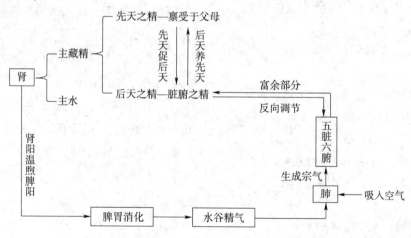

图1　肾藏精机制和先、后天之精的关系

【原文】帝曰：有其年已老而有子者何也？

岐伯曰：此其天寿过度[1]，气脉常通，而肾气有余也。此虽有子，男不过尽八八，女不过尽七七，而天地之精气皆竭矣。

【注释】

[1] 天寿过度：天寿，天赋的精力，先天的禀赋。过度，超过常规，超过常人的限度。

【语译】 黄帝问道：有些人年纪已老却仍然能生育子女，又怎么解释呢?

【导读】 本段基于肾气盛衰决定人类寿命的长短的认识，讨论了保养肾气在养生中重要意义。肾气盛衰决定着人类寿命的长短。肾气渐盛→肾气盛→肾气平均→肾气始衰→肾气衰的变化过程，决定了人类不同年龄阶段的功能状态，以"年已老而有子"为例，论证了肾气盛衰与寿命长短的密切关系，从而确立了"肾气盛衰寿夭观"的学术立场。

【原文】 帝曰：夫道者[1]年皆百数，能有子乎?

岐伯曰：夫道者能却老而全形[2]，身年虽寿，能生子也。

黄帝曰：余闻上古有真人[3]者，提挈天地[4]，把握阴阳，呼吸精气，独立守神[5]，肌肉若一[6]，故能寿敝天地[7]，无有终时，此其道生[8]。

【注释】

[1] 道者：懂得养生并按照养生之道去做的人。

[2] 全形：保全形体，使之不衰。

[3] 真人：修真得道之人。

[4] 提挈天地：把握天地运化之道。

[5] 独立守神：独立，超然独处，不受世俗干扰。守神，自我调控精神，使之内守而不外驰。

[6] 肌肉若一：肌肤始终不变，永不衰老。

[7] 寿敝天地：意为与天地同寿。敝，当为"敌"字，形近而讹。意为"比、等同"。

[8] 道生：因行为合乎养生之道而长生。

【语译】 黄帝问道：懂得并按照养生之道去做的男男女女，活到百岁的时候，还能够生育吗?

岐伯回答说：懂得并按照养生之道去做的人，由于能够做到长生不老而保全身体，所以即使年纪很大，仍然能够生育。

黄帝说道：我听说上古的时候，有一种被称作真人的人。他们完全掌握了天地的运化规律和阴阳的变化之机，懂得呼吸吐纳以修炼精气，独处世外以养护精神，肌肤始终如一，永不衰老，所以能够寿比天地，没有终结之时。这是由于他们的行为完全合乎养生之道，才使他们获得了如此永恒的生命。

【导读】 论生育能力与年龄的关系。原文通过对男女生长发育及生殖规律的阐述，说明年老丧失生育能力是"天数"，即自然规律决定的。年老仍具有生育能力的因素有二：一是先天禀赋强壮，气脉尚通，肾中精气有余；二是善于养生的人，"能却老而全形，身年虽寿，能生子也"。指出人的生育能力尽管与遗传因素有关，但若坚持养生，也可以保养肾精与生育能力，从生殖功能的角度再次强调了养生的重要性。

【原文】 中古之时，有至人[1]者，淳德全道，和于阴阳，调于四时，去世离俗，积精全神，游行天地之间，视听八达之外[2]，此盖益其寿命而强者也，亦归于真人。

其次有圣人[3]者，处天地之和，从八风[4]之理，适嗜欲于世俗之间，无恚嗔[5]之心，行不欲离于世，被服章[6]，举不欲观于俗，外不劳形于事，内无思想之患，以恬愉为务[7]，以自得为功[8]，形体不敝，精神不散，亦可以百数。

其次有贤人者，法则天地[9]，象似日月[10]，辩列星辰[11]，逆从[12]阴阳，分别四时，将从上古合同于道，亦可使益寿而有极时。

【注释】

[1] 至人：在养生上的道行仅次于"真人"，能够长生不死的人。

[2] 视听八达之外：精神驰骋于广阔之宇宙，耳目远通于八荒之外。

[3] 圣人：在养生上的道行又仅次于"至人"，也能够活到百岁。

[4] 八风：四方（东、南、西、北）和四隅（东南、西南、西北、东北）之风。

[5] 恚嗔（huì chēn 会琛）：愤怒，怨恨。

[6] 被服章：穿着华美的衣服。

[7] 恬愉为务：将恬淡愉悦作为自己的追求。

[8] 以自得为功：将自感适意作为事业有成的标志。

[9] 法则天地：效法天地阴阳变化之道。

[10] 象似日月：仿效日月盈亏隐现。

[11] 辩列星辰：辩，通"辨"。列，位次。即辨别星辰位次转移而顺应之。

[12] 逆从：义偏"从"，顺从，适应。

【语译】 中古的时候，有一种被称作至人的人。他们的品德淳朴敦厚，道行高深完美，无论是动是静，都能随同阴阳的消长，适应四季的变化。他们抛弃了世俗的欲求，做到了集中并保全精神，让身体去漫游于天地之间，让耳目去远通于八荒之外。这都是能够使他们延年益寿并使身体强壮健康的方法。他们的寿命也可以达到真人的境界。

其次有一种被称作圣人的人。他们能够使自己身处天地的平和之气当中，适应自然界八风的转换规律。在世俗的社会上能够恰当地处理自己的嗜好和欲求，对什么都没有愤愤不平和怨恨之心。生活并不要去脱离人世，条件允许的话也穿着华美的衣服，举止却并不比照世人的习惯。在外不会被世事搞得劳苦不堪，在内也没有耗费思虑的忧患，只是把恬淡愉悦作为追求的大事，把自感适意作为事业有成的标志。身体从不憔悴，精神永不散失。他们也可以活到百岁。

再次是一种被称作贤人的人。他们取法于天地的动静之道，仿效日月的更替隐现，随同星辰的有序转移，顺应阴阳的盛衰消长，区分了四季的变换规律，遵循上古时候的真人之法，使自己的行为符合养生之道。这样，他们也可以延长自己的寿命并享尽天年。

【导读】 论养生方法与境界。人生境界是指人们对人生价值的理解、体会，并通过自身的修养和实践达到某种精神状态。本文所言"真人、至人、圣人、贤人"的养生方法及结果，可看作是通过不同修炼方法，形成的四种不同境界。其主要特征有二：其一，崇尚自然，主张走向自然，回归自然，达到人与自然、人与天地的和谐统一；其二，崇尚自由，强调打破时空、主客、物我、天人之界限，超越世俗观念的束缚，摆脱外力的阻隔和压迫，以实现精神的绝对自由，与道融为一体。真人、至人、圣人、贤人的养生方法，也涉及修练气功的基本方法，即调神、调息、调身。

四气调神大论篇第二

【题解】四气，指春、夏、秋、冬四时气候。调，指调摄。神，指精神意志。本篇论述了春温、夏热、秋凉、冬寒四时气候变化的特点及人与自然界相应的征象，从"天人合一"的角度，阐述了人与四时阴阳消长变化相适应的养生方法，强调了顺应四时养生的重要性，提出了"春夏养阳，秋冬养阴"的养生原则，突出了预防为主的"治未病"思想。因人体脏气活动与外在的四时气候变化协调才能健康，而神是人体内在脏气活动的主宰，故名"四气调神大论"。

【原文】春三月，此谓发陈[1]，天地俱生，万物以荣，夜卧早起，广步于庭[2]，披发缓形，以使志生[3]，生而勿杀，予而勿夺，赏而勿罚[4]，此春气之应，养生[5]之道也。逆之则伤肝，夏为寒变[6]，奉长者少[7]。

【注释】

[1] 发陈：发，草木发芽。陈，敷陈，草木枝叶舒展。

[2] 广步于庭：广步，缓步。

[3] 以使志生：使人的情志宣发舒畅。

[4] 生而勿杀，予而勿夺，赏而勿罚：生、予、赏，指精神、行为活动顺应春阳生发之气；杀、夺、罚，指精神、行为活动违逆春阳生发之气。全句强调人须顺应天地生发长养之道。

[5] 养生：养护（春天的）生机。

[6] 寒变：阳气虚损的寒性病变。

[7] 奉长者少：供给夏季的盛长之气减少。

【语译】春天的三个月，是草木发芽、枝叶舒展的季节。在这一季节里，天地一同焕发生机，万物因此欣欣向荣。人应当晚睡早起，多到室外散步；散步时解开头发，伸展伸展腰体，使情志宣发舒畅开来。天地万物和人焕发生机的时候一定不要去扼杀，万物和人焕发生机的权利一定不要去剥夺，万物和人焕发生机的行为一定不要去破坏。这是顺应春气、养护人体生机的法则。违背这一法则，就会伤害肝气，到了夏天还会因为身体虚寒而出现病变。之所以如此，是由于春天生机不旺以致身体在夏天生长时所需的正气缺少的缘故。

【导读】论春季养生调神及意义。①春季的气象及物象特征。②春季养生调神方法（包括养形和养神）。③逆春季养生调神的危害性：一是"逆之则伤肝"，二是"夏为寒变，奉长者少"，会导致维持夏季生长的阳气减少，所以盛夏仍会发生寒性病变。

【原文】夏三月，此谓蕃秀[1]，天地气交[2]，万物花实，夜卧早起，无厌于日，使志无怒，使华英成秀[3]，使气得泄，若所爱在外，此夏气之应，养长之道也。逆之则伤心，秋为痎疟[4]，奉收者少，冬至重病[5]。

【注释】

[1] 蕃秀：万物（主要是草木）茂盛壮美。蕃，茂盛。秀，华美。

[2] 天地气交：张介宾："岁气阴阳盛衰，其交在夏，故曰天地气交。"

[3] 华英成秀：草木的花叶。喻指人的容色、神气。秀，草木开花，喻指人因气机旺盛而容光焕发的样子。

[4] 痎（jiē 接）疟：疟疾的总称。

[5] 冬至重（chóng 虫）病：至，到，来临。重病，再次患病。

【语译】夏天的三个月，是万物繁盛壮美的季节。该季节天地之气交会，万物开始开花结实。人应当晚睡早起，不要厌倦天气的炎热，要使情绪平和不躁，使气色焕发光彩，使体内的阳气得到宣散，就像把愉快的心情表现在外一样。这是顺应夏气、保护身体功能旺盛滋长的法则。由于身体在夏天未能得到充分长养以致供给秋天的收敛之力少，到了冬天，还会再次患病。

【导读】论夏季养生调神及意义。①夏季的气象及物象特征：春去夏来，万物繁荣茂盛，植物开花结果。②夏季养生调神方法：包括形体活动、生活起居，以及顺应夏季阳气呈现盛长宣泄之势的调神要求。③逆夏季养生调神的危害：一是"逆之则伤心"，二是"秋为痎疟"，三是"冬至重病"，逆夏时养生则盛长之阳受损，阴偏盛，延至冬令，时逢严寒之气，更伤阳气，故病可重见。

【原文】秋三月，此谓容平[1]，天气以急，地气以明，早卧早起，与鸡俱兴，使志安宁，以缓秋刑[2]，收敛神气，使秋气平，无外其志，使肺气清，此秋气之应，养收之道也，逆之则伤肺，冬为飧泄[3]，奉藏者少。

【注释】

[1] 容平：盛满之意。形容秋季万物果实饱满、已经成熟的景况。

[2] 秋刑：指深秋（霜降后）的肃杀之气。

[3] 飧（sūn 孙）泄：指水谷杂下，完谷不化的泄泻。

【语译】秋天的三个月，是万物果实饱满、已经成熟的季节。该季节的天气清冽，其风劲急，草木凋零，大地明净。人应当早睡早起，跟鸡同时作息。使情志安定平静，用以缓冲深秋肃杀之气对人的影响；收敛此前向外宣散的神气，使人体能够适应秋气并达到相互平衡；不要让情志向外越泄，使肺气保持清肃。这是顺应秋气、养护人体收敛功能的法则。若违背了这一法则，就会伤害肺气，到了冬天还会发生完谷不化的飧泄。这是身体的收敛功能在秋天未能得到应有的养护以致供给冬天闭藏之力不足的缘故。

【导读】论秋季养生调神及意义。①秋季的气象及物象特征：草木自然成熟，天气转凉，植物即将凋落。②秋季养生调神方法：包括形体活动，生活起居，精神调摄要"收敛神气"。③逆秋季养生调神的危害：一是"逆之则伤肺"，二是"冬为飧泄"。

【原文】冬三月，此谓闭藏[1]，水冰地坼[2]，无扰乎阳，早卧晚起，必待日光，使志若伏若匿，若有私意，若已有得，去寒就温，无泄皮肤，使气亟夺，此冬气之应，养藏之道也。逆之则伤肾，春为痿厥[3]，奉生者少。

【注释】

[1] 闭藏：生机潜伏，阳气内藏。

[2] 坼（chè 彻）：裂开之意。

[3] 痿厥：四肢痿弱逆冷之病。

【语译】冬天的三个月，是万物生机

【导读】论冬季养生调神及意义。①冬季的气象及物象特征：此时自然界的阳气入藏于内，阴寒之气最盛，气温低寒，水寒成冰，地冻而裂，万物潜伏闭藏，皆为保养其阳气，以备来年春季萌生。②冬季养生调神方法：包括应时调整生活规律，采取相应的调摄精神方法。③逆冬季养生调神的危害：一是"逆之则伤肾"，二是"春为痿厥"，这是逆冬季养生规律，肾精被伤，至来春肝旺之时，迎奉其滋生之气减少。

闭藏的季节。该季节水面结冰，大地冻裂，所以人不要扰动阳气，要早睡晚起，一定要等到日光出现再起床；使情志像军队埋伏、鱼鸟深藏、人有隐私、心有所获等一样；还要远离严寒之地，要靠近温暖之所，不要让肤腠出汗而使阳气大量丧失。这是顺应冬气、养护人体闭藏功能的法则。若违背这一法则，就会伤害肾气，到了春天还会导致四肢痿弱逆冷的病证。这是身体的闭藏功能在冬天未能得到应有的养护以致供给春天时焕发生机的能量不足的缘故。

【原文】天气清净光明者也，藏德不止[1]，故不下[2]也。天明[3]则日月不明，邪害空[4]窍，阳气[5]者闭塞，地气者冒明[6]，云雾不精[7]，则上应白露[8]不下。交通不表[9]，万物命故不施[10]，不施则名[11]木多死。恶气[12]不发，风雨不节，白露不下，则菀稿[13]不荣。贼风数至，暴雨数起，天地四时不相保，与道相失，则未央[14]绝灭。唯圣人从之，故身无奇病[15]，万物不失，生气不竭。

【注释】

[1] 藏德不止：自然界化生万物之道藏而不露并健运不息。德，推动自然万物生化的作用和力量。

[2] 下：衰减。

[3] 明：明，通"萌"，而"萌"又通"蒙"。

[4] 空：通"孔"，孔穴、孔窍。

[5] 阳气：天气，与下文"地气"相对。

[6] 冒明：不能萌发上升。冒，不，无。明，通"萌"，萌生之意。

[7] 精：通"晴"。

[8] 白露：甘露。白，《太素》中作"甘"。

[9] 交通不表：天之气与地之气的交感，亦即阴阳的交感不会发生。

[10] 施（yì 易）：延续之意。

[11] 名：高大，巨大。

[12] 恶气：有害于万物生长的恶劣气候。

[13] 菀稿（yù gǎo 遇搞）：枯槁，枯萎。菀，指枯萎。稿，通"槁"。

[14] 未央：不到一半。央，指中。即"（万物生命的）半数"之意。

[15] 奇病：胡澍："奇，当为'苛'字，形相似而误，苛，亦病也。古人自有复语耳。"

【语译】天气总是清爽洁净、一片光明，是自然界所具有的化生万物之道藏而不露并健运不息、永不衰减的缘故。如果天上阴霾笼罩、晦暗不清，日月就不能放射光明。这时邪气就会侵入人的孔窍，造成疾病。如果天上的阳气闭塞不通，地上的阴气不能萌发上腾，云雾不能消散而使天空放晴，天上下应地气的甘露就不会降下，天地阴阳的交感就不会发生，万物的生机也就因此而不能延续下去了。万物的生机不能延续，即使高大的树木也会枯死。有害于万物生长的恶劣气候不能终止，风雨不能按时到来，甘露不能降下，草木就会凋零枯萎而不能繁茂。邪风频频刮来，暴雨屡屡突降，天地阴阳、四季之气不能保持协调，同时又背离正常规律，那么万物将活不到各自寿命的半数就会完全死亡。只有懂得养生之道的圣人才能够适应四季阴阳的变化，所以他们的身体从无大病。要是万物都能像圣人一样不背离养生之道，能够适应四季阴阳的变化，其生气就不会枯竭。

【导读】论顺从四时阴阳，生气不竭。以天地交通来比喻四时阴阳协调，原文假设一个天地阴阳升降混乱而致的恶劣自然环境，阐述人体阴阳协调的重要性，说明人体的阳气和天地之气一样，即不能停滞，又不能发泄太过，否则功能会受到损害，发生疾病。

以天道失常为例，说明不懂得养生之道的人会因此得病，甚至未尽其天寿而亡。但是，懂得养生，通达协调阴阳之理的人，能够适应这种气候变化，既不会发生大病，其生机也不会断绝。此从四时气候变化，人体养生，以及自然界万物的"相失"与"不失"等方面，突出了阴阳协调的重要性。

【原文】逆春气，则少阳[1]不生，肝气内变[2]；逆夏气，则太阳[3]不长，心气内洞；逆秋气，则太阴[4]不收，肺气焦满；逆冬气，则少阴不藏，肾气独[5]沉。

【注释】

[1] 少阳：应于春之肝的"生"气（生发之气）。

[2] 肝气内变：肝气内郁发生病变。变，即变动，病变。

[3] 太阳：应于夏之心的"长"气（滋长、长养之气）。

[4] 太阴：当为"少阴"。少阴，应于秋之肺的"收"气（收敛之气）。下句中的"少阴"，当为"太阴"。太阴，应于冬之肾的"藏"气（闭藏之气）。

[5] 独：通"浊"。紊乱，功能失常。

【语译】违背了春天的时令规律，人体的少阳之气就不能焕发生机，肝气就会因此内郁而引起病变；违背了夏天的时令规律，人体的太阳之气就不能盛长，心气就会因此内空而出现虚寒；违背了秋天的时令规律，人体的少阴之气就不能起到收敛的作用，肺气就会因此枯萎而导致肺部胀满；违背了冬天的时令规律，人体的太阴之气就不能起到闭藏的作用，肾气就会因此失常而发生泄泻。

【导读】论违逆四时阴阳，危害五脏。由于"四时阴阳者，万物之根本"，对于四时阴阳的规律，只能顺从，不可违逆。违逆四时阴阳的变化规律，就会破坏人体阴阳平衡，损伤五脏：如逆春气伤肝，逆夏气伤心，逆秋气伤肺，逆冬气伤肾。

【原文】夫四时阴阳者，万物之根本也[1]，所以圣人春夏养阳，秋冬养阴，以从其根，故与万物沉浮于生长之门。逆其根，则伐其本，坏其真[2]矣。故阴阳四时者，万物之终始也，死生之本也，逆之则灾害生，从之则苛疾不起，是谓得道。道者，圣人行之，愚者佩[3]之。从阴阳则生，逆之则死，从之则治，逆之则乱。反顺为逆，是谓内格[4]。

【注释】

[1] 夫四时阴阳者，万物之根本也：四时阴阳，泛指四季之气的转换变化。

[2] 真：当为"身"。

[3] 佩：通"悖"，违悖。

[4] 内格：违背四季阴阳所致的体内发生的一切病变。本段主义指肝、心、肺、肾的病变。

【语译】四季的阴阳变化，是万物生发、滋长、收敛、闭藏的根本。懂得养生的圣人在春夏二季摄养阳气、在秋冬二季保养阴精，是为了适应养生的根本规律，所以能同万物在生发、滋长、收敛、闭藏这些方面保持一致。违背了养生之道的根本规律，就会摧残人体的本元、毁坏人的身体。所以四季的阴阳变化，是万物的起点与终点，是生死的根本。违背这一规律，灾祸就会产生；而适应它，就不会患重病。懂得了这些，就可以说掌握了养生之道。养生之道，圣人遵行它，愚蠢的人违背它。

顺应四季的阴阳变化人就能生存，违背四季的阴阳变化人就会死亡；顺应四季的阴阳变化人体就能功能正常，违背四季的阴阳变化人体就会功能紊乱。把顺应四季的阴阳变化颠倒过来变成违背它而产生的病变，这叫"内格"。

【导读】"夫四时阴阳者……坏其真矣"进一步强调了人与自然界四时阴阳变化规律保持协调关系的重要性。怎样养阳？怎样养阴？在春夏季节要使机体阳气发泄，以适应生长季节的规律，这就是"春夏养阳"。具体方法是多活动，少休息，多出汗。出汗是阳气旺盛的标志，所以叫养阳。秋冬季节要使机体阴精充足，阳气内敛，以适应收敛季节的气候特征，这就是"秋冬养阴"。具体方法是多休息，少活动，少出汗。因为汗为津液所化，津液是阴精的一部分。少出汗，既不损伤阳气，阴精也能得到保全，所以叫"养阴"。历代医家虽有种种不同的理解，但原文重在强调人能适应自然界有春生、夏长、秋收、冬藏的变化规律，就是"春夏养阳，秋冬养阴"。

【原文】是故圣人不治已病治未病，不治已乱治未乱，此之谓也。夫病已成而后药之，乱已成而后治之，譬犹渴而穿井，斗而铸锥[1]，不亦晚乎！

【注释】

[1] 锥：兵器。《太素》中作"兵"。

【语译】因此圣人不是在生病之后才去治疗，而是在还没有生病的时候就进行预防。不是在身体功能紊乱之后才去调理，而是在身体功能还没有紊乱的时候就进行干预，说的就是这些道理。疾病已经生成然后才去用药治疗，身体的功能紊乱之后才去调理，就像是口渴了才去掘井、战斗已经开始了才去铸造武器一样，不是太晚了吗？

【导读】养生可以预防疾病的发生。原文以"圣人不治已病治未病，不治已乱治未乱。夫病已成而后药之，乱已成而后治之，譬犹渴而穿井，斗而铸锥，不亦晚乎"结束全文，有画龙点睛之妙，故全篇可概之为"治未病"。何谓"治未病"？就本篇言即未病先防。其具体措施有精神调摄、生活起居有规律、饮食有节、劳逸适度、节制房事、运动锻炼、药物预防等。《内经》之"治未病"含义有三：①此处"未病先防"（即养生）。②既病防变（《素问·刺热篇》）。③准确把握疾病过程中邪正盛衰的时机，采取有效的治疗方法（《灵枢·逆顺》）。

生气通天论篇第三

【题解】 生气，指人体之阳气。通，有相应、贯通之意。天，指自然界。由于本篇阐释了人体阳气与自然界息息相通之理，故名"生气通天论"。

【原文】 黄帝曰：夫自古通天者，生之本，本于阴阳。天地之间，六合[1]之内，其气九州[2]、九窍[3]、五脏、十二节[4]，皆通乎天气。其生五[5]，其气三[6]，数犯此者，则邪气伤人，此寿命之本也。

【注释】

[1] 六合：一个太阳回归年。

[2] 九州：俞樾《内经辨言》谓"九州即九窍…古谓窍为州"。

[3] 九窍：人的双目、双耳、双鼻孔、口、前阴、后阴。"九窍"为"九州"注文窜入。

[4] 十二节：人体左右两侧的肩、肘、髋、膝、踝十二个大关节。

[5] 其生五：天之阴阳二气衍生木、火、土、金、水五运之气。

[6] 其气三：阴阳二气各分为三，即三阴三阳之六气。

【语译】 黄帝指出：自古以来，无数事实证明，人与天地自然是否息息相通并保持和谐统一，是生命长短的根本问题。而这一问题的根本，乃是阴阳。天地之间，一年之内，无论是世上的万物，还是人的九窍、五脏、十二关节，都与天地自然之气息息相通。阴阳之道，化生木、火、土、金、水五运之气，也可化生三阴三阳之（六）气。人如果常常违背这些规律，就会被邪气所伤。所以说，阴阳是寿命的根本。

【导读】 篇首概括了全文的重要性：①人与自然息息相关的理论（即生气通天论）。②阴气在维持正常生命活动中的重要作用。③阴阳之间的相互关系及阴阳失调引起的病理变化等。本篇先从阴阳与生命的关系开始，深刻地论述了人是自然万物之一，也与自然界的阴阳变化相通应的观点，即"生气通天论"观念。

因为人体源于自然，所以人体的生理活动必然受到自然界阴阳之气运动变化所产生的各种规律影响，最为显著的莫过于阴阳之气消长变化导致的种种节律。日节律，如人体睡眠节律；月节律，如人体气血盛衰变化、女性月经周期；四季节律，如脉象变化中的春弦、夏洪、秋浮、冬沉脉象。故曰"九窍、五脏、十二节，皆通乎天气"。

【原文】 苍天之气清净，则志意治[1]，顺之则阳气固，虽有贼邪，弗能害也，此因时之序[2]。故圣人传精神[3]，服天气[4]，而通神明[5]。失之则内闭九窍，外壅肌肉，卫气[6]散解，此谓自伤，气之削也。

【注释】

[1] 志意治：人的精神活动正常。

[2] 此因时之序：根据四时变化之序。

[3] 传精神：精神专一。

[4] 服天气：顺应自然界阴阳之气的变化。

[5] 通神明：通晓阴阳变化的规律。

[6] 卫气：即阳气。

【语译】人与天地自然息息相通，所以，天气清爽明净，人的心情就会平和安定。人能够顺应这种天气，阳气就会稳固充实，即使有贼风邪气，也不能侵害人体。这就是顺应四季气候变化的规律以保养身体的做法。圣人能够精神专一地去适应自然四季之气，所以能够通达神妙且高超的阴阳之道。人如果违背了这些道理，在内就会使九窍闭阻不通，在外就会使肌腠壅塞不开，使卫气消散而失去卫护，其结果必然是正气受到严重削弱。

【导读】论顺应自然，是"寿命之本"。基于人与自然同源、同道、同构、同化、同象的"天人合一"观念，人类养生必须"因时之序"，自觉适应自然变化，做到"传精神，服天气，而通神明"。所以说，"人能法天道清静，则志意治而不乱，阳气固而不衰，弗失天和，长有天命"（《类经·疾病类》）。人体与自然之气协调与否，决定着人是健康还是疾病状态，故"生气通天"是"寿命之本"。

【原文】阳气者若天与日，失其所[1]则折寿而不彰[2]，故天运[3]当以日光明。是故阳因[4]而上，卫外者也。

【注释】

[1] 所：处所。

[2] 彰：彰著，明显。

[3] 天运：天体的运行。

[4] 因：凭借，依靠。

【语译】人体与阳气，犹如天地自然和太阳的关系。要是阳气丧失了本来的作用，就会使人减损寿命且没有明显的表现。天地的运行，是借着太阳来昭示其强盛作用的。与之相应的人体阳气，也是遵循同样的规律向上运行并发挥卫护身体的作用。

【导读】原文中将太阳作为取象类比思维的原型，以自然界的万事万物与太阳的关系为喻，强调阳气在人体生命活动中的重要性。首先论述了阳气的生理作用：①阳气是生命的动力。②阳气具有卫外御邪的作用。③隐指阳气具有温煦功能。然后论述了阳气的生理特性：①运动的特性，运动趋向是向外向上。②节律性（下文有四季节律、日节律）。原文依据太阳活动的规律，总结出人体阳气活动的规律。

【原文】因于寒[1]，欲如运枢[2]，起居如惊[3]，神气乃浮[4]。因于暑，汗，烦则喘喝[5]，静则多言[6]，体若燔炭，汗出而散。因于湿，首如裹[7]，湿热不攘[8]，大筋缍短，小筋弛长[9]，缍短为拘，弛长为痿。因于气[10]，为肿，四维相代[11]，阳气乃竭。

【注释】

[1] 因于寒：三字错简，据《素问吴注》，当在下文"体若燔炭"前。

[2] 运枢：门轴转动。喻指人体阳气就如门轴灵活转动并起到卫护身体的作用。

[3] 起居如惊：阳气在人体内外的运行十分

灵敏和迅速。惊，此为迅捷之意。

[4] 神气乃浮：神气，即阳气，此句接上文言阳气运行体表发挥卫外作用。

[5] 烦则喘喝：指暑热内盛导致烦躁、喘声喝喝。

[6] 静则多言：暑热伤及心神，导致神昏、谵语。

[7] 首如裹：湿邪侵袭人体，因其黏滞之性，表现为身体如裹的症状，多指头部沉重不爽，如有物包裹。

[8] 攘（rǎng 壤）：消除，去除。

[9] 大筋緛（ruǎn 软）短，小筋弛长：此两句为互文，意为大筋、小筋，或收缩变短，或松弛变长。緛，收缩。

[10] 气：风气。

[11] 四维相代：风、寒、暑、湿四种邪气更替伤人。

【语译】 人体阳气像门轴户枢一样转动灵活出入人体内外的运动灵敏而迅捷，不断地起于体表发挥卫外作用。如果受到暑气的侵袭，就会湿汗淋淋，烦躁时可见发声喘促，平静时则见多言多语。如果感受寒邪，卫气郁闭肌表就会全身发热，犹如燃烧的炭火，这种情况，在汗出之后就会消失。如果受到湿气的侵袭，就会感到头部沉闷，犹如有物裹住一般。要是湿热不能去除，就会使大筋萎缩变短，使小筋松弛变长。萎缩变短就会引起拘急牵引的病证，松弛变长就会造成痿弱无力的病证；如果被风邪所伤导致气虚，就会发生肿病。风、寒、暑、湿四种邪气更替伤人，阳气就会衰竭。

【导读】 论阳气损伤，就会百病丛生。寒邪、风邪、湿邪、暑邪、情志异常、饮食不节、劳逸失度等原因，均为常见的致病因素，在一定条件下，均可损伤人体阳气，形成多种病证，出现阳气不能固护于外，阻遏气机，饮食积聚，功能虚弱或偏亢等各种病变。从病理方面反证了阳气的重要性，也指出了病久不治的不良后果。

寒、湿、风、暑邪，虽然性质不同，但都对阳气有损害作用。

【原文】 阳气者，烦劳则张[1]，精绝，辟积[2]于夏，使人煎厥[3]。目盲不可以视，耳闭不可以听，溃溃乎若坏都[4]，汩汩乎[5]不可止。

【注释】

[1] 烦劳则张：烦劳，即过劳。张，亢盛。

[2] 辟积：衣服上的褶子，引申为重复。辟，通"襞（bì 避）"。

[3] 煎厥：古病名。阳气亢盛，煎熬阴精，阴虚阳亢，逢夏季之盛阳，亢阳无制导致阳气上逆发生突然晕厥的证候。

[4] 溃溃乎若坏都："溃溃"，形容河堤决口的样子。"都"，水泽所聚，河堤。

[5] 汩汩（gǔ 古）乎：水势急流的样子。

【语译】 人体的阳气，在人过度烦劳的时候，就会变得非常亢盛，从而导致阴精亏损。这种情况如果一再发生，到了夏天，加上炎热之气的侵袭，就会令人出现"煎厥"神昏之病，使人目不能视，耳不能听。自身阳气的丧失，导致发病急速而凶险，犹如江河决堤一样而无法固护，像急流奔泻一样不能停止。

【导读】 论煎厥。此证的病因病机为烦劳过度，阳亢精绝，多发于盛夏，症状特点为晕厥，因神昏而致目不能视，耳不能听，病势凶险。

【原文】阳气者，大怒则形气绝[1]，而血菀[2]于上，使人薄厥[3]。有伤于筋，纵，其若不容[4]。汗出偏沮[5]，使人偏枯[6]。汗出见湿，乃生痤痱[7]。

【注释】

[1] 形气绝：形气经络，阻绝不通。

[2] 菀（yù 玉）：通"郁"，郁结。

[3] 薄厥：古病名。薄，通"暴"，突然。厥，因气逆而致的昏厥。因大怒气血上逆，脏腑经脉之气阻绝不通而导致的昏厥病证。

[4] 其若不容：肢体不能随意运动。若，乃。容，通"用"。

[5] 汗出偏沮：应汗出而半身无汗，或不当

出汗而半身有汗。沮，阻止。

[6] 偏枯：半身不遂，即偏瘫。

[7] 痤痱（cuò fèi 错费）：痤，疖子。痱，汗疹、痱子。此处指偏枯患者合并压疮感染。

【语译】人体的阳气，在人大怒的情况下，就会发生逆乱，导致血气隔绝，进而使得血脉郁结在人体的上部，出现突然气逆昏厥的病证。筋脉如果因而受到损伤，就会痿废，肢体则会随之出现不受意志支配的情况。阳气虚衰后，如果出汗时见身体只有半边有汗，就会使人发生偏瘫之病；如果出汗时受到湿邪的侵袭，就会发生压疮。

【导读】论薄厥。此证的病因病机为暴怒伤阳，气机逆乱，其症状特点为昏厥，瘫痪（中枢性软瘫才有"纵，其若不容"的临床表现），其后遗症多见压疮。

【原文】高粱之变[1]，足生大丁[2]，受如持虚[3]。劳汗当风，寒薄为皶[4]，郁乃痤。

【注释】

[1] 高粱之变：高，通"膏"，肥腻之物。粱，通"粱"，精细的食物。

[2] 足生大丁：足，足以，能够。丁，通"疔"。

[3] 受如持虚：招致疾病就像拿着空无一物的器皿受纳东西一样容易。受，有招致（疾病）

之意。虚，虚空之器。

[4] 皶（zhā 渣）：粉刺。

【语译】过多食用精细油腻的食物，也会造成病变：足以使人生出大的疔疮，又能够使身体非常容易招致其他疾病，就像拿着空无一物的器皿去受纳东西一样。身体劳作出汗时如果受了风寒，邪气就会侵入皮肤，使人长出粉刺；其邪郁结日久，则会使人生出痤疮。

【导读】论饮食不节伤阳。膏粱厚味所伤，阳热蓄积日久则生疮疡。因为膏粱厚味，能助热生湿、生痰，郁遏营卫化热可生疔疮。结合《素问·通评虚实论篇》中"高粱之疾"、《素问·奇病论篇》中"数食肥甘"导致"消渴"的理论，此当为消渴病合并皮肉感染。

【原文】阳气者，精则养神，柔则养筋[1]。开阖不得[2]，寒气从之，乃生大偻[3]。陷脉为瘘[4]，流连肉腠。俞气化薄[5]，传为善畏，及为惊骇[6]。营气

不从，逆于肉理，乃生痈肿[7]。魄汗未尽，形弱而气烁[8]，穴俞以闭，发为风疟[9]。

【注释】

[1] 精则养神，柔则养筋：即"养神则精，

养筋则柔"，说明阳气具有温养的作用。

[2] 开阖（hé 和）不得：肤腠汗孔开合失常。

[3] 大偻（lǚ 吕）：腰背和下肢弯曲不能直起之病。

[4] 陷脉为瘘（lòu 漏）：寒气深入经脉，就会导致瘘疮。瘘，生于颈部、历久不愈且流出脓水之疮。

[5] 俞（shù 树）气化薄：寒气从腧穴侵入体内、内迫脏腑。俞，通"腧"，腧穴。薄，通"迫"，逼迫，袭伤。

[6] 传为善畏，及为惊骇：发展为易恐及惊骇的病证。

[7] 营气不从，逆于内理，乃生痈肿：楼英谒"此十二字，应移在寒气从之句后。夫阳气因失卫而寒气从之为瘘，然后营气逆而为痈肿。痈肿失治，然后陷脉为瘘，而流连肉腠焉"。

[8] 烁：通"铄"，严重损伤之意。

[9] 风疟：疟疾的类型之一，由风邪所致。

【语译】人体阳气内在的强健之性，具有滋养神气的作用；而外在的柔和之性，具有滋养筋脉的作用。肤腠汗孔的开闭失去了常规，寒气就会乘机侵入人体，进而造成腰背下肢弯曲而不能直起的病证。寒气如果深入经脉，就会导致瘘疮。如果留滞在肌腠之间，就会从腧穴侵入体并内迫脏腑；如果进一步传变，就会使人产生畏惧和易受惊骇的病证；如果使营气不能依循常道运行而逆阻在肌腠之间，就会造成痈疮、疔肿的病证。如果虚汗没有出尽、身体本就衰弱而又感受了风邪，正气被邪气严重损伤，腧穴就会因而闭阻，从而导致风疟。

【导读】此段从发病学和病理学的角度，反证了阳气的卫外功能。如果阳气失去温养肌肤、司汗孔开合、卫外抗邪等重要功能，就会导致邪气入侵，寒邪侵袭可见"大偻"，风邪入侵可见"风疟"等疾病。告诫人们要保持"清静"的自然正常状态，遵循自然规律，学会养生，不要耗散阳气。还以精神活动和筋骨屈伸为例，说明阳气具有温养气化功能：①阳气可温养神气，使人神情清爽。②柔润筋脉。阳气之所以具有养神、柔筋的作用，与阳气的气化功能密切相关。

【原文】故风者，百病之始也[1]，清静则肉腠闭拒，虽有大风苛毒[2]，弗之能害，此因时之序也。

故病久则传化，上下不并[3]，良医弗为。故阳蓄积病死，而阳气当隔，隔者当泻[4]，不亟正治，粗[5]乃败之。

【注释】

[1] 故风者，百病之始也：张介宾谒"凡邪伤卫，如上文寒、暑、湿、气、风者，莫不缘风气以入，故风为百病之始"。

[2] 大风苛毒：外来而剧烈的致病邪气。

苛，指大，强，厉害。

[3] 上下不并：阴阳之气发生壅塞阻隔而不能互相交通。上下，指阴阳。并，指气的互相交通。

[4] 泻：用泻法治疗。

[5] 粗：粗心大意。

【语译】风邪，是百病产生的首要因素。如果人能心志淡泊而顺乎自然，肌腠就会坚实固密并能抵御外邪，即使有大风大毒，也不能侵害人体。这是顺应四季阴阳变化的规律以保养身体的做法。

病邪在人体内留滞日久，就会向内发

展造成进一步病变。当阴阳之气发生壅塞阻隔而不能互相交通时，就是良医也不能治疗了。所以说，阳气蓄积过多，会使人病重甚至死亡。阳气蓄积过多，会造成气机壅阻，当气机壅阻时，应当疏散并使之和顺，如果不赶快用正确的方法进行治疗，而是粗心大意，浅薄从事，就会使阳气衰败导致人死亡。

【导读】一论风为百病之始。风邪是引起多种疾病的首要原因，风性善行（善于流动）数变（变化多而快），容易和其他邪气杂合袭人，常形成风寒、风热、风湿、风毒、风痰等多种致病因素。因风性开泄，容易使腠理洞开，从而为其他邪气进入人体制造机会，故有"风为百病之始""风为百病之长"之说。

二论阳气病变的预后与治法。如果久病阳气受损且未及时治疗，就可能使阳气上下阻塞，加重病情（良医弗为）。强调了阳气病变日久的不良后果。

三论"阳气当隔，隔者当泻"。对阳蓄积不通的危重证候应当用针刺泄热或用白虎汤之类清热泻火。

【原文】故阳气者，一日而主外，平旦[1]人气[2]生，日中而阳气隆，日西而阳气已虚，气门[3]乃闭。是故暮而收拒[4]，无扰筋骨，无见雾露，反此三时，形乃困薄[4]。

【注释】

[1] 平旦：太阳刚出地平线。

[2] 人气：阳气。

[3] 气门：汗孔。

[4] 收拒：将阳气收回，藏守于内以抵御外邪。

[5] 困薄：困顿虚弱，虚损憔悴。

【语译】人体的阳气，在白天主要发挥卫护肌表的作用。每天太阳刚刚出来的时候，人体的阳气也开始活动；到了中午，人体的阳气也达到了最盛的程度；夕阳西下的时候，人体的阳气就虚弱了，汗孔也随之闭合起来。因此天黑以后，人就应当停止活动去休息，以养护阳气、防御外邪；也不要扰动筋骨和接触雾露。若是违背了每日早晨、中午和日暮之后三个时段的动静规律，身体就会日趋困顿虚弱。

【导读】论阳气昼夜消长的规律及其在养生中的意义。此段论述了阳气昼夜消长的规律，紧扣"生气通天"主旨。由于人体阳气有昼夜消长出入的规律，因此要顺应自然的阴阳消长变化来养生治病，安排起居活动，保持阳气的充沛及正常的消长出入规律。否则就会生病，故有"反此三时，形乃困薄"之论。

【原文】岐伯曰：阴者，藏精而起亟[1]也；阳者，卫外而为固也。阴不胜其阳，则脉流薄疾[2]，并[3]乃狂。阳不胜其阴，则五脏气争，九窍不通。是以圣人陈[4]阴阳，筋脉和同，骨髓坚固，气血皆从。如是则内外调和，邪不能害，耳目聪明，气立如故[5]。

【注释】

[1] 起亟（qì气）：阴精不断地起而与阳气相应，应阳气所需，说明阴为阳之基。亟，频数。

[2] 薄疾：紧促急速，急迫。薄，通"迫"。

[3] 并：有加重之意。

[4] 陈：协调、调适。

[5] 气立如故：脏腑经络之气运行如常。

【语译】 岐伯指出：阴气的作用，是使精气藏守于内并且化生阳气；阳气的作用，是在外卫护人体并使肌腠得到固密。阴虚不能平制阳气，就会使得脉流急迫。如果阳邪侵入阳分，就会造成狂病；阳虚而不能平制阴气，五脏之气就会滞乱交争，导致九窍丧失作用。因此圣人才注重调适阴阳，使筋脉柔顺、骨髓坚固、血气通畅无阻。人要是能够像圣人那样，就可以使身体内外和谐，不被邪气侵害，耳朵灵敏，眼睛明亮，元气旺盛而始终不衰。

【导读】 论阴阳的关系及阴阳平衡的重要性和作用。此段强调了阴阳的生理关系，即阴精不断地化气与表相应，从而使阳气起到固护卫表的作用，阳气固表卫外，使邪气不能进入体内，保证了阴精的正常化生。这种阴阳的互用、互制、相互消长转化的关系，与《素问·阴阳应象大论篇》中的阴阳关系论点一致，可以互相联系和印证。从病理上相互影响所产生的某些病理现象，反证了阴阳之间互相制约、消长的关系。因而，善于养生的人，善于调和阴阳，使之平衡，即"圣人御阴阳"。善于养生的人筋脉柔和，骨髓坚固，血气流畅，内外调和，邪气不能伤害，耳目聪明，气机升降出入正常。

【原文】 风客淫气[1]，精乃亡，邪伤肝也。因而饱食，筋脉横解[2]，肠澼[3]为[4]痔。因而大饮[5]，则气逆。因而强力[6]，肾气乃伤，高骨[7]乃坏。

【注释】

[1] 风客淫气：客，侵入。淫，浸淫、侵害。

[2] 筋脉横解：横，放纵。解，通"懈"，松弛。

[3] 肠澼（pì僻）：便下脓血的病证。见于痔漏，亦见于痢疾。

[4] 为：犹"与"也。

[5] 大饮：饮酒过度。

[6] 强力：过度或勉强用力，包括劳力和房劳太过。

[7] 高骨：腰间的脊骨。

【语译】 风邪自外侵入人体，逐渐伤害元气，精血就会亏耗，这是由于风邪伤害了肝脏。在这样的情况下，如果饱食，筋脉就会由于肠胃横满而受到损伤，从而发生便下脓血的病变，形成痔疮；如果饮酒过度，就会造成气逆；如果过度用力或房事太过，肾气就会受到损伤，脊骨也会随之残废。

【导读】 此段论述外邪伤正（阳、气、精）所致的病证，此外仅从饮酒太过为例。论饮酒太过致病的机制：①酒性剽悍滑疾，善于走窜。这是运用酒剂治疗风湿疾病的道理所在。②酒性温热，适用于寒湿性疾病。过量饮用可能引发内热。③酒性剽悍，容易扰动心神，导致神乱。④饮酒过度，易致人体气机逆乱。何处"气逆"？一为肺气上逆，症见气喘、呼吸急促；二为肝气上逆，症见头晕头痛，甚则突然晕倒；三为胃气上逆，症见恶心、呕吐；四为心气逆乱，症见心慌、心悸、多言妄语、神志昏迷等。故曰"大饮则气逆"。

【原文】凡阴阳之要，阳密乃固[1]，两者不和，若春无秋，若冬无夏，因而和之，是谓圣度[2]。故阳强不能密，阴气乃绝；阴平阳秘[3]，精神乃治；阴阳离决，精气乃绝。

【注释】

[1] 阳密乃固：阳气致密于外，阴精才能固守于内。

[2] 圣度：张志聪："谓圣人调养之法度。"

[3] 阴平阳秘：即"阴阳平秘"。秘，通"密"，致密。

【语译】人体阴阳的关键是阴气能够藏守在内而阳气能够固护于外。如果出现偏盛使二者不和谐，人体就会出现像只有春天而没有秋天、只有夏天而没有冬天这样的病变。促使阴阳和谐，才是圣人调养身体的法度。要是阳气过于旺盛使得阴气不能藏守在内，阴气就会衰竭；只有阴阳平衡固密，人的精神才能健旺；如果阴阳完全阻隔而不能交会，人的精气就会丧失殆尽。

【导读】论阴阳理论及"重阳"理念。原文"凡阴阳之要，阳密乃固"与"阳气者，若天与日，失其所，则折寿而不彰"，均强调阳气在阴阳平衡中的主导作用，这种"重阳"理念是显而易见的，后世补脾阳、补心阳、壮肾阳理论，是其意义的延伸。

【原文】因于露风，乃生寒热。是以春伤于风，邪气留连，乃为洞泄[1]。夏伤于暑，秋为痎疟。秋伤于湿，上逆而咳，发为痿厥。冬伤于寒，春必温病[2]。四时之气，更伤五脏。

【注释】

[1] 洞泄：完谷不化，下利无度的泄泻。

[2] 温病：外感急性热病的总称。

【语译】人体感受了风霜雨露的侵袭，必然发生或寒或热的病变。因此，人在春天被风邪所伤，邪气就会留滞不去导致洞泄；人在夏天被暑气所伤，到了秋天，就会生成疟疾；人在秋天被湿气所伤，到了冬天，就会使肺气上逆导致咳嗽，进而造成痿厥之病；人在冬天被寒气所伤，到了春天，则一定会发生温热之病。由此可知，四季的气候变化能够交替着侵害五脏。

【导读】论伏邪理论及其意义。伏邪理论源于《内经》，确定于王叔和，发展于吴又可，成熟于叶天士。结合西医学来分析，类似于流感、流行性脑脊髓膜炎等疾病。这种病发生快，变化快，初起表证极短暂，实事求是地讲，仍属于新感病，只不过阴伤症状很突出。伏邪理论对于辨证分型、指导用药都有参考价值。伏邪是特定的病机概念，不能等同于疾病的潜伏期。

【原文】阴之所生，本在五味[1]，阴之五宫[2]，伤在五味。是故味过于酸，肝气以津[3]，脾气乃绝。味过于咸，大骨[4]气劳[5]，短肌[6]，心气抑。味过于甘[7]，心气喘满[8]，色黑，肾气不衡。味过于苦，脾气不濡[9]，胃气乃厚[10]。味过于辛，筋脉沮弛[11]，精神乃央[12]。是故谨和五味，骨正筋柔，气血以流，腠理[13]以密，如是则骨气以精[14]，谨道如法，长有天命。

【注释】

[1] 五味：酸、苦、甘、辛、咸。泛指饮食物。

[2] 五官：五脏。

[3] 肝气以津：以，犹"乃"也。津，溢也，有过盛之义。

[4] 大骨：肾所主的全身骨骼，也指腰间的脊骨。

[5] 劳：病证之意。

[6] 短肌：肌肉短缩、消瘦。

[7] 甘：杨上善《太素》中当作"苦"。下文"味过于苦"中的"苦"，当作"甘"。

[8] 心气喘满：心跳急促，胸部烦闷不舒。满，通"懑"，烦闷。

[9] 不濡：《太素》中无"不"字，从之。濡，湿滞。

[10] 厚：壅滞胀满。一说：反训为"薄"，指胃气不足。

[11] 沮弛：衰败。

[12] 央：通"殃"，损伤。

[13] 腠理：肌肤的纹理与汗孔。

[14] 骨气以精：骨、筋、气、血、腠理等

均得五味滋养而强盛。

【语译】人体阴精化生的来源，主要是饮食五味，而藏纳精气的五脏，又常常被饮食五味所伤。因此过多进用酸味的饮食，由它滋养的肝气就会太盛，脾气也会随之衰竭；过多进用咸味的饮食，大的骨骼就会受到损伤，使得肌肉萎缩，心气抑郁无力；过多进用苦味的饮食，就会使心跳加速、胸口满闷、面色发黑，肾气失去平衡；过多进用甘味的饮食，脾气就会受到损伤，失去健运之力，造成湿邪凝滞，胃气也会随之虚弱而见胃部胀满；过多进用辛味的饮食，筋脉就会衰败废弛，同时精神也会受到损伤而越泄散失。因此，要审慎合理地调配饮食五味，使骨骼坚正、筋脉柔韧、气血通畅、肤腠固密。这样，饮食水谷就能够协调地化生精血了。只要能够谨遵养生之道，按照养生的方法去做，就能够健康长寿、享尽天年。

【导读】论"谨和五味"的临床意义及其对养生的作用。原文明确表达了饮食五味对人体五脏的双重作用，既能养人，又能伤人。于是应用五行生克乘侮规律，阐述了五味伤人的致病机制。

五味入五脏理论在药味功效分类及临床方面对后世临床药物学的发展产生了深远的影响。如张元素、李东垣等药物归经理论即是源于此。

金匮真言论篇第四

【题解】匮，同"柜"，指藏物之器。真言，是至真不易之言。故吴崑说："金匮，帝王藏书者也，范金为之。真言，至真之言，见道之论也。"本篇论述了四时气候与五脏的关系以及四时气候所致的病变，阐明了人之五脏应合五行，配合五方、五音、五味等理论。此乃"至真不易"之言，须将其藏之金匮，以示珍重。

【原文】黄帝问曰：天有八风，经有五风[1]，何谓？

岐伯对曰：八风发邪[2]，以为经风[3]，触五脏，邪气发病。所谓得四时之胜[4]者，春胜长夏，长夏胜冬，冬胜夏，夏胜秋，秋胜春，所谓四时之胜也。

【注释】

[1] 五风："八风"之邪侵袭人体后导致的五脏风证，即肝风、心风、脾风、肺风、肾风。

[2] 八风发邪：张志聪："谓八方不正之邪风，发而为五经之风，触人五脏，则邪气在内而发病也。"

[3] 经风：五脏经脉的风证。

[4] 胜：五行相克关系。

【语译】黄帝问道：自然界有八方之风异常时形成的致病邪气，人体经脉有被这些邪气侵袭后造成的五脏风证。其中的道理是什么呢？

岐伯回答说：八方之风异常时形成的致病邪气，往往首先侵袭人体的经脉造成五脏经脉的风证。若进一步发展，就会侵袭五脏造成五脏的风证。通常所说的四时气候之间的五行制约关系，就是春气克制长夏之气，长夏之气克制冬气，冬气克制夏气，夏气克制秋气，秋气克制春气，这是四季之气互相克制的规律。如果这一规律发生异常，八方之风形成的邪气就会侵袭人体，使人发病。

【导读】论外邪致病的成因及侵犯途径。原文"八风发邪，以为经风，触五脏，邪气发病"，明确提示自然界四时不正常的气候变化，在一定条件下可以成为外感病的致病因素。外邪侵犯内脏的途径是"八风发邪"，即致病因素首先侵犯体表，影响经脉，因为经脉外络肢节，内连脏腑，邪气循经触犯内脏，引起疾病。"八风"能否成为致病因素，在于四时之气的所胜和所不胜。由此说明外邪侵犯内脏，既有一定的途径，又有一定的规律。了解这些内容，对临床实践有一定价值。

【原文】东风生于春[1]，病在肝[2]，俞[3]在颈项；南风生于夏，病在心，俞在胸胁；西风生于秋，病在肺，俞在肩背；北风生于冬，病在肾，俞在腰股；中央为土，病在脾，俞在脊。

故春气[4]者病在头，夏气者病在

脏，秋气者病在肩背，冬气者病在四支。

故春善病鼽衄[5]，仲夏善病胸胁，长夏善病洞泄寒中[6]，秋善病风疟[7]，冬善病痹厥[8]。

故冬不按跷[9]，春不鼽衄，春不病颈项，仲夏不病胸胁，长夏不病洞泄寒中，秋不病风疟，冬不病痹厥、飧泄而汗出也。

【注释】

[1] 东风生于春：马莳："春主甲乙木，其位东，故东风生于春。"下文"南风生于夏"等，依此类推。

[2] 病在肝：马莳："《素问·阴阳应象大论篇》谓：'在天为风，在脏为肝。'故（东风生于春时）人之受病，当在于肝。"下文"病在心"等，依此类推。

[3] 俞：通"腧"，针刺治疗时的腧穴。

[4] 气：张志聪："言四时五脏之气。"

[5] 鼽衄（qiú nù 求恶）：鼽，因受寒而鼻塞不通的病。衄，鼻出血。

[6] 寒中：中寒，里寒证。

[7] 风疟：风邪所致的疟疾。症见先寒后热、寒多热少、头痛烦躁、汗出等。

[8] 痹厥：四肢麻木逆冷的病。

[9] 按跷（qiāo 敲）：按摩、导引之类的活动，此指扰动筋骨。

【语译】 东风最早生成于春，如果其邪侵入人体，病变的部位在于肝经，刺治的腧穴在于颈项；南风最早生成于夏，如果其邪侵入人体，病变的部位在于心经，刺治的腧穴在于胸胁；西风最早生成于秋，如果其邪侵入人体，病变的部位在于肺经，刺治的腧穴在于肩背；北风最早生成于冬，如果其邪侵入人体，病变的部位在于肾经，刺治的腧穴在于腰股；长夏处在四季的中间，对应于五行之土，所以长夏之风即生成于四季的中间，如果其邪侵入人体，病变的部位在于脾经，刺治的腧穴在于脊部。

所以春气之邪造成的病变多表现在头部，夏气之邪造成的病变多表现在内脏，秋气之邪造成的病变多表现在肩背，冬气之邪造成的病变多表现在四肢。

所以春季容易受寒患上鼻塞和鼻出血的病证，夏季容易患上胸胁部的病证，长夏容易患上洞泄和里寒的病证，秋季容易患上风疟的病证，冬季容易患上四肢麻木逆冷的病证。

所以在冬季如果不去扰动筋骨而注意保养闭藏阳气，到了春季，鼻子就不会堵塞、出血，颈项也不会发病；到了仲夏，胸胁就不会患病；到了长夏，则不会患上洞泄和里寒之证；到了秋季，就不会患上风疟；到了冬季，就不会患上四肢麻木逆冷以及飧泄、虚汗等病。

【导读】 论五时（春、夏、长夏、秋、冬）与五脏病变的规律。首先指出五时气候变化会使其相应的五脏发病，如春时病在肝，夏时病在心等，各脏受邪的部位不同，如春在头部（颈项），夏在胸胁等。这不仅说明了"各随其脏气之所应"的发病规律，还指出了各脏受邪的部位。同时，指出了其常见的病证，如春善病鼽衄，长夏善病洞泄寒中等。

【原文】 夫精者，身之本也。故藏于精者，春不病温。夏暑汗不出者，秋成风疟。此平人脉法也[1]。

【注释】

[1] 此平人脉法也：北宋林亿等的校注谓此六字"义不与上相接"，当是衍文或错简。

【语译】阴精，是人体的根本。所以保养阴精，到了春季就不会患上温热之病。夏季炎热的时候，体内郁热却不能出汗，到了秋天就会导致风疟。

【导读】原文"夫精者，身之本也。故藏于精者，春不病温"，强调了精对人体的重要性。继而指出摄生保精，可以增强正气，防御外邪侵袭，预防五时多发病的发生。保精的方法有"冬不按跷"，寓意深刻。后世将本句与"冬不藏精，春必病温"相联系，作为伏气温病的理论依据，认为冬不藏精，不仅会引起春季的病温，还会引起下一个年度四时季节性疾病，所以上文有"夫精者，身之本也"之论。

【原文】故曰，阴中有阴，阳中有阳[1]。平旦至日中，天之阳，阳中之阳也；日中至黄昏，天之阳，阳中之阴也；合夜至鸡鸣[2]，天之阴，阴中之阴也；鸡鸣至平旦，天之阴，阴中之阳也。故人亦应之。

【注释】

[1] 阴中有阴，阳中有阳：阴阳之中还有阴阳。

[2] 合夜至鸡鸣：天黑到午夜之后的时段。鸡鸣，丑时，凌晨1~3时。

【语译】所以说，阴中有阴，阳中有阳。这一道理表现在一天，白昼为阳，夜晚为阴。表现在白昼，从日出到中午为阳，属阳中之阳；从中午到黄昏，同样为阳，但属阳中之阴；表现在夜晚，从天黑到夜半为阴，属阴中之阴；从夜半之后到日出，同样为阴，但属阴中之阳。人体阴阳在一天之内的更替变化，与此相应。

【导读】论昼夜阴阳消长变化。原文以昼夜为例论述阴阳消长的规律，有以下两点提示：一是说明阴阳之中，又可分阴阳，事物的阴阳属性是相对的，而不是绝对的；二是阐明自然界阴阳消长变化对人体的影响，人体一昼夜阴阳之气的消长运动与自然界一昼夜阴阳的消长运动必然相应。故文中指出"人亦应之"。

昼夜阴阳消长变化规律如下：平旦至日中，阳气由渐生到隆盛，称阳中之阳；日中至黄昏，阳气由盛极到渐衰，阴气始生，谓阳中之阴；合夜至鸡鸣，阳气已衰，阴气由始生到盛极，称阴中之阴；鸡鸣至平旦，阴气由盛极到渐衰，阳气始生，谓阴中之阳。这一昼夜阴阳消长规律在《内经》中多处论及，如《素问·生气通天论篇》《灵枢·顺气一日分为四时》等，可参照学习。

【原文】夫言人之阴阳，则外[1]为阳，内[1]为阴；言人身之阴阳，则背为阳，腹为阴；言人身之脏腑中阴阳，则脏者为阴，腑者为阳。肝、心、脾、肺、肾五脏皆为阴，胆、胃、大肠、小肠、膀胱、三焦六腑皆为阳。所以欲知阴中之阴、阳中之阳者何也？为冬病在阴[2]，夏病在阳[3]，春病在阴[4]，秋病在阳[5]，皆视其所在，为施针石[6]也。故背为阳，阳中之阳，心也；背为阳，阳中之阴，肺也[7]；腹为阴，阴中之阴，肾也；腹为阴，阴中之阳，肝也；腹为阴，阴中之至阴，脾也[8]。此皆阴阳、表里、内外、雌雄相输应也，故以应天之阴阳也。

【注释】

[1] 外、内：外指皮毛肌肉，内指筋骨脏腑。

[2] 阴：指肾。肾在五脏中属阴，与四季之冬相应，故"冬病在阴（肾）"。

[3] 阳：指心。心在五脏中属阳，与四季之夏相应，故"夏病在阳（心）"。

[4] 阴：指肝。肝在五脏中属阴，与四季之春相应，故"春病在阴（肝）"。

[5] 阳：指肺。肺在五脏中属阳，与四季之秋相应，故"秋病在阳（肺）"。

[6] 针石：针刺。石，砭石。

[7] 背为阳，阳申之阴，肺也：张介宾："心、肺居于膈上，连近于背，故为背之二阳脏。"

[8] 腹为阴，阴中之主阴，脾也：张介宾："肝、脾、肾居于膈下，藏载于腹，故为腹之三阴脏。"

【语译】人体的阴阳属性划分，外部为阳，内部为阴；背部为阳，腹部为阴；就人的脏腑而言，五脏为阴，六腑为阳；肝、心、脾、肺、肾这五脏都属阴，胆、胃、大肠、小肠、膀胱、三焦这六腑都属阳。应当弄清阴中之阴、阳中之阳的意义是什么呢？是因为冬气所致的病多发于人的肾经，夏气所致的病多发于人的心经，春气所致的病多发于人的肝经，秋气所致的病多发于人的肺经。这都要根据阴中之阴、阳中之阳的道理来确定疾病的具体部位，以及运用针刺进行治疗。所以背部为阳，其阳中之阳为心；背部为阳，阳中之阴乃是肺；腹部为阴，阴中之阴是肾；腹部为阴，阴中之阳乃是肝；腹部为阴，阴中之至阴乃是脾脏。这都属于人体的阴阳、表里、内外、阴脏阳脏相辅相成及与彼此呼应的关系，所以与天地自然的阴阳相应。

【导读】阴阳是万物之纲纪，所以人体组织结构、上下内外部位均可以用阴阳属性加以区分说明。人体组织结构、上下内外部位虽可用阴阳属性加以区分，但是各组织结构之间又是紧密联系、互相影响的。同时，人体的阴阳和自然界的阴阳息息相应，进一步阐明了中医的整体观念。

【原文】帝曰：五脏应四时，各有收受乎[1]？

【注释】

[1] 五脏应四时，各有收受：五脏四时相通应，分别具有一定的对应关系。

【语译】黄帝问道：五脏与四季之气相应，那四季之气在五脏中各有接收和藏纳的脏器吗？

【导读】关于"五脏应四时，各有收受"。"收受"，可作"通应"理解，即人之五脏在天通应季节、气候，在地通应五音、五味、五色等。从本句原文所处段落来看，其主要讨论了以五脏为中心，按自然事物的五行归类阐明人体五脏系统外应五方、五时、五味等五脏与五时各有通应的理论，是五行学说具体应用于医学的一个范例，也是"四时五脏阴阳"理论"四时五脏阴阳"理论的重要内容。

"四时五脏阴阳"理论是《内经》"天人相应"观的基本内容，近年来有学者提出以此作为《内经》理论体系的核心内容观点。"四时五脏阴阳"理论认为天象和天气变化对人体的血液、经络、腠理、汗液、尿液及脏腑功能都会产生影响，还认为这些变化随着时间的延伸，昼夜的交替，具有一定的周期节律性。人体的这种特点已受到国际社会的重视，并制定了"医学—生物学—太阳地球物理学—气象学"同步观察的全面科研规划。

【原文】岐伯曰：有。东方青色[1]，入通于肝，开窍于目，藏精于肝。其病发惊骇，其味酸[2]，其类草木[3]，其畜鸡[14]，其谷麦[5]。其应四时，上为岁星[6]，是以春气在头也。其音角[7]，其数八[8]，是以知病之在筋[9]也，其臭[10]臊。

南方赤色，入通于心，开窍于耳，藏精于心，故病在五脏。其味苦，其类火，其畜羊，其谷黍。其应四时，上为荧惑星[11]，是以知病之在脉也。其音徵[12]，其数七，其臭焦。

【注释】

[1] 东方青色："东"在五行应木，在五脏应肝，在五色应青，故云。下文"南方赤色"等，依此类推。

[2] 其味酸：东方青色之气所生之味在五味中为酸。下文"其味苦"等，依此类推。

[3] 其类草木：东方青色之气的性质类别在五行中属木。下文"其类火"等，依此类推。

[4] 其畜鸡：五畜中与东方青色之气相应的是鸡。下文"其畜羊"等，依此类推。

[5] 其谷麦：五谷中与东方青色之气相应的是麦。下文"其谷黍"等，依此类推。

[6] 岁星：木星。

[7] 其音角：五音（宫、商、角、徵、羽）中与东方青色之气相应的是角。下文"其音徵"等，依此类推。角，五音之一，其声波振荡特点

顺应木气而展放，应于肝。

[8] 其数八：木之成数。"天三生木，地八成之"。下文各"数"类此。

[9] 病之在筋：肝主筋，故云。下文"病之在脉"等，依此类推。

[10] 臭（xiù 秀）：气味。

[11] 荧惑星：火星。

[12] 徵（zhǐ 纸）：五音之一，其声波振荡特点顺应火气而高远，应于心。

【语译】岐伯回答说：有的。与春相应的东方青色之气，入于人体肝，所开之窍为目，其精华即藏守于肝。如果发病，就会常常使人惊惧不安。所生成之味为酸，其属性为木；五畜中与之相应的是鸡，五谷中与之相应的是麦，与天上五星相应的是岁星，因此春气及其所致之病多集中在人的头部。五音中与之相应的是角，其成数为八。因为肝气主筋脉，所以发生的疾病常表现在筋脉，与之相应的气味是臊气。

与夏相应的南方赤色之气，入于人体的心，所开之窍为耳，其精华即藏守于心。如果感受外邪，五脏都会随之发生不同程度的病变。所生成之味为苦，其属性为火；五畜中与之相应的是羊，五谷中与之相应的是黍，五星中的与之相应的是荧惑星。因此发生的病证多表现在血脉。五音中与之相应的是徵，其成数为七，与之相应的气味为焦味。

【导读】历代医家多认为心"开窍于耳"，是"心开窍于舌"之误，研读其他相关原文后就会发现，除舌为心之"窍"的论述外，心之"窍"还有"耳"及"目"。《内经》

为何将"舌、目、耳"皆视为心之"窍"呢？只要仔细、认真地考察《内经》中有关心的论述就不难发现，心之"窍"分别为"舌"、为"耳"、为"目"，这完全是以心藏神这一重要功能为背景和出发点的。只有将心之"窍"目、耳、舌与心藏神主"任物""处物"（《灵枢·本神》）功用加以联系，其理、其义豁然。

【原文】中央黄色，入通于脾，开窍于口，藏精于脾，故病在舌本。其味甘，其类土，其畜牛，其谷稷[1]。其应四时，上为镇星[2]，是以知病之在肉也。其音宫[3]，其数五，其臭香。

西方白色，入通于肺，开窍于鼻，藏精于肺，故病在背。其味辛，其类金，其畜马，其谷稻。其应四时，上为太白星[4]，是以知病之在皮毛也。其音商[5]，其数九，其臭腥。

北方黑色，入通于肾，开窍于二阴，藏精于肾，故病在溪[6]。其味咸，其类水，其畜彘[7]，其谷豆。其应四时，上为辰星[8]，是以知病之在骨也。其音羽[9]，其数六，其臭腐。

【注释】

[1] 稷（jì 计）：谷子。

[2] 镇星：土星。

[3] 宫：五音之一，其声波振荡特点顺应土气而平稳，应于脾。

[4] 太白星：金星。

[5] 商：五音之一，其声波振荡特点顺应金气而内收，应于肺。

[6] 溪（xī 西）：四肢上肘、腋、膝、胯等处的大关节。

[7] 彘（zhì 志）：猪。

[8] 辰星：水星。

[9] 羽：五音之一，其声波振荡特点顺应水气而下降，应于肾。

【语译】与长夏相应的中央黄色之气，入通于人体的脾，所通之窍是口，精华则藏守于脾。如果发病，多在舌根。所生之味为甘，性质在五行中属土；五畜中与之相应的是牛，五谷中与之相应的是稷。在四季之气与天上五星相应的关系中为镇星，也就是土星。脾主肌肉，所以可知其病变部位多表现在肌肉方面。五音中的宫与之相应，其生数为五，与之相应的气味为香气。

与秋相应的西方白色之气，入通人体的肺，所通之窍是鼻，精华则藏守于肺。如果发病，常在背部。所生成之味为辛，性质在五行中属金；五畜中与之相应的是马，五谷中与之相应的是稻。在四季之气与天上五星相应的关系中为太白星，也就是金星。肺气主宰皮毛，所以其病变部位表现在皮毛。五音中的商与之相应，其成数为九，与之相应的气味为腥气。

与冬相应的北方黑色之气，入通于人体的肾，所通之窍是前、后阴，精华则藏守于肾。如果发病，多在四肢的大关节处。所生成之味为咸，性质在五行中属水；五畜中与之相应的是猪，五谷中与之相应的是豆。在四季之气与天上五星相应的关系中为辰星，也就是水星。肾气主宰骨骼，所以其病变部位也表现在骨骼。五音中的羽与之相应，其成数为六，与之相应的气味为腐臭。

【导读】此处内容可归纳为表1，这是后世谈论事物五行属性归类的依据。

表 1　天地人五行结构表

自然界								五行	人体		
五音	五色	五味	五气	五畜	五谷	五星	生成数		五脏	五官	五体
角	青	酸	臊	鸡	麦	岁星	八	木	肝	目	筋
徵	赤	苦	焦	羊	黍	荧惑星	七	火	心	耳	脉
宫	黄	甘	香	牛	稷	镇星	五	土	脾	口	肉
商	白	辛	腥	马	稻	太白星	九	金	肺	鼻	皮
羽	黑	咸	腐	彘	豆	辰星	六	水	肾	二阴	骨

【原文】故善为脉者，谨察五脏六腑，一逆一从，阴阳、表里、雌雄之纪，藏之心意[1]，合心于精。非其人[2]勿教，非其真[3]勿授，是谓得道[4]。

【注释】

[1] 心意：心中。意，通"臆"，胸中。

[2] 其人：合适的人选。

[3] 真：有志于医学且持之以恒的人。

[4] 得道：具有高深的医学技术。

【语译】所以精通诊脉的人，都能够慎重细致地审视五脏六腑的气血逆顺与阴阳表里、阴脏阳脏等的联系，并把这些牢记在心，之后再把心中对它们的深入思考与人体精气的变化相验证，据以治疗疾病，不是适当的人选就不再培养，不是有志于医学并能持之以恒的人就不传其秘，只有这样，才能掌握医学传授的大道，唯有这样，才能使医学的精华真正传递下去。

【导读】本篇应用五行归类的方法将五脏、五音、五色、五行、"河图"中的五行生成数等进行了归类，其中的"五行生成数"，即"天一生水，地六成之；地二生火，天七成之；天三生木，地八成之；地四生金，天九成之；天五生土，地十成之"，这既是五行生成数，也是"河图"的结构模型。与五脏配属时，除了脾取"土"的生数"五"外，其他四脏均取"成数"。这是《内经》建构生命科学知识体系时应用"河图"结构模型的典型范例。

阴阳应象大论篇第五

【题解】阴阳，是古代哲学家对自然界相互关联的某些事物和现象对立双方属性的理论概括，包含了对立统一概念。应，指对应、相应；象，指形象、现象、表象。应象，指阴阳虽为抽象概念，但在自然界有象可应。大论，言内容广博且重要。本篇重点论述阴阳的基本含义，阴阳的性质、作用、转化，阴阳在人体生理、病理、诊法、治则、归纳药物功能及养生等方面的应用，在阴阳理论方面论述得最为广泛，故名"阴阳应象大论"。

【原文】黄帝曰：阴阳者，天地之道[1]也，万物之纲纪[2]，变化之父母[3]，生杀之本始[4]，神明之府[5]也，治病必求于本[6]。

【注释】

[1] 天地之道：天地，自然界。道，本源。一说为法则、规律。

[2] 纲纪：总纲，纲领。

[3] 父母：类比事物的本源、源头。

[4] 生杀之本始：生，生长。杀，衰败、衰弱。本始，即本原。

[5] 神明之府：神明，即神，阴阳概念所表达的自然万物变化的规律。府，本也。

[6] 本：此指阴阳。

【语译】黄帝指出：阴阳之道，是天地的规律，是万物的总纲，是变化的源头，是生长肃杀的根本，是阴阳概念表达的自然万物变化规律之所在，所以治病时必须弄清阴阳这个根本问题。

【导读】本段开篇就论述《内经》为何要运用阴阳学说构建自己的理论：阴阳乃宇宙万物变化的总规律；阴阳理论是人们认识宇宙万物最基本的世界观和方法论；阴阳理论是人们开启生命奥秘殿堂大门的钥匙，故有"明于阴阳，如惑之解，如醉之醒"（《灵枢·病传》）之论；阴阳理论可以全面地解释人类的生命活动过程，如人体组织结构、生理功能、体质类型、病机变化、致病因素、病证性质、指导诊断、疾病辨证、确立治法、针刺医药等。

何谓阴阳？"阴阳者，一分为二也"（《类经·阴阳类》）。这是对阴阳含义的高度概括，揭示了阴阳是"天地之道也，万物之纲纪，变化之父母，生杀之本始，神明之府也"。是对自然界相互关联的某些事物和现象对立双方属性的概括，是对物质世界一般运动变化规律的抽象，既可以表示同一事物内部存在对立的两个方面，揭示了自然界相反相成的两种（或两类）物质及其现象的属性。

就两种不同事物的阴阳属性而言，"天地者，万物之上下也；阴阳者，血气之男女也；水火者，阴阳之征兆也"（《素问·阴阳应象大论篇》）"天为阳，地为阴；日为阳，月为阴"（《素问·六节藏象论篇》）。就同一事物内部对立的两个方面而言，如药物气味就有

"阳为气，阴为味"的阴阳属性划分。

【原文】 故积阳[1]为天，积阴[2]为地。阴静阳躁[3]，阳生阴长，阳杀阴藏[4]。阳化气，阴成形[5]。寒极生热，热极生寒。寒气生浊[6]，热气生清[7]。清气在下，则生飧泄；浊气在上，则生䐜胀[8]。此阴阳反作[9]，病之逆从也。

【注释】

[1] 阳：阳，清轻的阳气。

[2] 阴：阴，重浊的阴气。

[3] 阴静阳躁：安静状态属阴，躁动状态属阳。

[4] 阳生阴长，阳杀阴藏：阴、阳可视作"互词"，即阴阳能促使万物发生和成长，阴阳也可使万物杀和藏。

[5] 阳化气，阴成形：阳主化生无形之气，阴主生成有形之物。

[6] 浊：指自然、人体中的浊阴之气。下文"浊气"同此。

[7] 寒气生浊，热气生清：张介宾："寒气

凝滞，故生浊阴；热气升散，故生清阳。"

[8] 䐜（chēn 琛）胀：胸膈胀满的病证。

[9] 反作：反常运行，失常。清气向上而浊气向下。若与此相违，即为"反作"。

【语译】 蓝天是由清阳之气汇集之后形成的，大地是由浊阴之气汇集之后形成的。阴气的特点是静而不动，阳气的特点是动而不静。阳气主宰万物的生发，阴气主宰万物的长养；阳气又主宰肃杀，阴气又主宰敛藏。阳气化生无形的能量，阴气形成有形的万物。寒气发展到极点的时候，热气就会产生；而热气发展到极点的时候，寒气就会产生。寒气凝滞，所以化生浊阴之气；热气升散，所以化生清阳之气。清阳之气如果滞留在下而不能升发，就会使人产生飧泄之病；浊阴之气如果滞留在上而不能宣降，就会使人胸膈发生胀满。这是阴阳的运行失去常规的表现，人体患病则是违背了阴阳之道。

【导读】 此节一论阴阳二气运动变化是天地万物衍生的根本原因。《内经》中论述了"积阳为天，积阴为地"的观点。积者，聚也。天地之生成，是阴阳二气长期积聚的结果。阳气轻清上浮为天，故天为阳，阴气重浊下降为地，故地为阴。宇宙一切事物皆由阴阳积聚而成，天地之特性，即阴阳之特性，人乃天地中的一员，也由阴阳化生。所以，本段首先从天地生成原理这个角度，来讨论世界一切事物所具有的作用、性质、转化关系。

二论以事物的"静""躁"运动状态概括阴阳的性质。"阴静阳躁"，阴的属性为静止不动，阳的属性为运动，这是阴阳最基本的属性，用此属性可以区分万事万物的阴阳属性，与《素问·阴阳别论篇》中"静者为阴，动者为阳"意同。

三论阴阳二气对天地万物发挥的作用。"阳生阴长，阳杀阴藏，阳化气，阴成形"，这是对阴阳作用的概括。"阳生阴长"说明阴阳相互为用，在一定条件下，阴阳可以使物体生长，待其发展到一定阶段，在阴阳的作用下，又可以促使其杀藏（衰亡）。此处之阴阳是互文，不能孤立地看待"阳何以会生，阴何以会长"，阴阳皆以对方的存在为自己存在的前提，离开了任何一方，另一方就不能单独存在而发挥作用。张介宾之解尤为深刻："阳生阴长，言阳中之阳阴也；阳杀阴藏，言阴中之阴阳也。盖阳不独立，必得阴而后

成……阴不自专，必因阳而后行……此于对待之中而复有互藏之道，所谓独阳不生，独阴不成也。"　"阳化气，阴成形"说明阳主化气，气者属阳，阴主成形，形者属阴。李中梓释曰："阳天形，故化气；阴有质，故成形。"此句说明事物的生、长、杀、藏等，都是阴阳作用的具体表现。

四论以气候寒热转换为例论证阴阳的转化关系。"寒极生热，热极生寒"，这是阴阳转化的根本规律。阴阳双方在一定条件下，可以互相转化。临床多指寒热证候转化，姚止庵认为："阴盛之极，格阳于外，虚火浮动，躁扰如狂，阴证似阳之类，非真热也，寒之极也；阳盛于内，火闭不通，四肢厥冷，甚或战，阳证似阴之类，非真寒也，热之极也，所以者何？物极则变，病似乎异而理则不易，此从治之法所由起也。"

【原文】 故清阳[1]为天，浊阴[2]为地；地气上为云，天气下为雨[3]；雨出地气，云出天气[4]。故清阳[5]出上窍，浊阴[6]出下窍；清阳发腠理，浊阴走五脏；清阳实四支，浊阴归六腑。

【注释】

[1] 清阳：大自然中的轻清阳气。下文"清阳出上窍"中的"清阳"，指饮食水谷所化的轻清阳气。

[2] 浊阴：大自然中的浊阴之气，即浊重的物质。下文"浊阴出下窍"中的"浊阴"，指饮食水谷所化的浊阴之气，包括有形的、能充养人身的有形物质及最后排出的代谢产物。

[3] 地气上为云，天气下为雨：地气为阴，受天阳之气蒸腾，上升为云；天气为阳，受地气之寒凝，下降为雨。

[4] 雨出地气，云出天气：天上所降之雨，源于被蒸发上升的地气；地气上升之后凝结而成的云，源于天上热气对地气的蒸发。

[5] 清阳：维持上窍功能的精微物质。此处以精微物质输布运行的方向、部位划分其阴阳属性，凡向上、向外、向六腑输布并发挥营养作用的属性均为阳。

[6] 浊阴：营养下窍的精微物质。凡向下、向内、向五脏输布并发挥营养作用精微物质的属性均为阴。

【语译】 所以大自然的清阳之气上升为天，浊阴之气下降为地。地气蒸发上升为云，天气凝聚下降为雨；雨是地气上升之云转变而成的，云是由天气蒸发水气而成的。人体的变化也是这样，清阳之气走上窍，浊阴之气走下窍；清阳发散于腠理，浊阴内注于五脏；清阳充实于四肢，浊阴内走于六腑。

【导读】 论阴阳的升降。"寒气生浊，热气生清"，这是阴阳的发生、升降、演化规律之一。寒主收引、凝滞，其气下沉而生浊阴；热主升散、流动，其气上升而生清阳。故寒性的、重浊的属阴，热性的、轻清的属阳。

"阴阳反作，病之逆从"是阴阳的异常。自然界阴阳的正常规律是阳升阴降。如果因某些原因破坏了阴阳正常的升降规律，阳应升而反下降，阴应降而反上升，这就是"阴阳反作"。阴阳的这种异常规律在病证方面表现为清气应升而反降，则生飧泄，浊气应降而反升，则生䐜胀。这就是"病之逆从"。清气具体指脾的清阳之气，在正常情况下，脾气主升以敷布精微于全身，其性温煦，可腐熟水谷。飧泄，指完谷不化的泄泻。由于脾的清阳之气不足，不能腐熟水谷，引气上行，反而下注大肠，就会形成虚寒性的飧泄。李东垣说："气属于阳，性本上升，胃气注迫，辄尔下降，升、柴、羌、葛之类，鼓舞胃气上腾，则注下自止。""浊气在上"之浊气似指阴寒凝滞之气。胀，指胀满。由于阴凝之气闭阻胸阳，阳气不能宣通则气滞而为胀。药可选瓜蒌、薤白、檀香、枳壳等，方用瓜蒌薤白白酒汤之类。

【原文】水为[1]阴，火为阳；阳为气[2]，阴为味[3]。味归形[4]，形归气[5]；气归精，精归化；精食气，形食味；化生精，气生形。味伤形，气伤精；精化为气，气伤于味。

【注释】

[1] 为：属于。

[2] 气：药物饮食气味。

[3] 味：药物饮食之五味。

[4] 形：形体，包括脏腑精血等有形物质。

[5] 气：人体脏腑之气及其气化活动。

【语译】水属于阴，火属于阳。药食之气（属性）为阳，药食之味属阴；药食之味滋养人的形体，形体得到了滋养又转为人体之气，发挥气化功能；人体之气及其气化功能化生精血津液，精血津液则转为人体的气化功能；精血津液的生成依赖药食之气，人的形体则依赖药食之味；人体气化功能可使精血津液不断产生，气化功能维持着形体的正常功能。药食之味偏过会损害人的形体，药食之气偏盛会耗伤人的精血津液；精血津液能转化为气化活动，人体之气及其气化功能也可被药食之味损伤。

【导读】此段原文论述了药食气味在人体内的转化，以及药食气味对人体的双向作用。药食气味既能养人，又能伤人致病。

【原文】阴味出下窍，阳气出上窍[1]。味厚者为阴，薄为阴之阳[2]。气厚者为阳，薄为阳之阴[3]。味厚则泄，薄则通[4]。气薄则发泄，厚则发热[5]。

【注释】

[1] 阴味出下窍，阳气出上窍：凡药物饮食的味属阴，多沉降而走下窍；凡药物饮食的气属阳，多升散而达上窍。

[2] 味厚者为阴，薄为阴之阳：味为阴，味厚者为阴中之阴（纯阴），味薄者为阴中之阳。

[3] 气厚者为阳，薄为阳之阴：气为阳，气厚者为阳中之阳（纯阳），气薄者为阳中之阴。

[4] 味厚则泄，薄则通：味厚者为阴中之阴，有泻下作用，如大黄之属；味薄者为阴中之阳，有通利小便作用，如木通之属。

[5] 气薄则发泄，厚则发热：气薄为阳中之阴，有发汗解表作用，如麻黄之属；气厚为阳中之阳，有助阳发热作用，如附子之属。

【语译】味属于阴趋向下窍，气属于阳趋向上窍。味厚的属于阴，味薄的属于阴中之阳；气厚的属于纯阳，气薄的属于阳中之阴。味厚的有泄下作用，味薄的有疏通作用；气薄的能向外发泄，气厚的能助阳生热。

【导读】本段论述了药性理论，即对药性的气味厚薄进行阴阳分类，并指导临床用药。"厚""薄"并非指药物形态，而是指药物味道浓浊、纯厚、轻清、浅淡之意。《中华本草·中药药性》中说："阳为气，阴为味，性气无形，为治疗作用、性质的概括；药味属阴，有形质，是药物治疗疾病的精微物质基础，可以感知或直接认证。"

【原文】壮火之气衰，少火之气壮[1]。壮火食气，气食少火[2]。壮火散气，少火生气。气味辛甘发散为阳，酸苦涌泄为阴。

【注释】

[1] 壮火之气衰，少火之气壮：壮火、少火，指药物饮食气味纯阳及温和者。气，指人体之气。

[2] 壮火食气，气食少火：食，前者为"蚀"，指消耗，后者为"饲"，指饲养。

【语译】药食气味纯厚者易使人体之气衰弱，药食气味平和者能促使人体之气强壮；药食气味纯厚者易于侵蚀人体之气，药食气味平和者能充养人体之气；药食气味纯厚者易于耗散人体之气，药食气味平和者能滋生人体之气。在饮食药物中，凡具有辛甘之味且具有发散属性的为阳，凡具有酸苦之味且具有涌泄属性的为阴。

【导读】壮火，此处指气味纯厚的药物或食物，马莳说："气味太厚者，火之壮也，用壮火之品，则吾人之气不能当之而反衰也，如用乌附之类。"后世引申为功能过于亢盛的病理之火。李中梓说："亢烈之火则害物，故火太过则气反衰。"

少火，此处指气味温和的药物或食物，后世引申为人体正常的阳气，是生命活动的原动力，如李中梓说："火者，阳气也，天非此火，不能发育万物；人非此火，不能生养命根。是以物生必本于阳，但阳和之火则生物，亢烈之火则害物。故火太过则气反衰，火和平则气乃壮。"

【原文】阴胜则阳病[1]，阳胜则阴病[2]。阳胜则热，阴胜则寒。重寒则热，重热则寒。寒伤形，热伤气[3]。气伤痛，形伤肿[4]。故先痛而后肿者，气伤形[5]也；先肿而后痛者，形伤气[6]也。

【注释】

[1] 阳病：机体阳气损伤。

[2] 阴病：机体阴精耗损。

[3] 寒伤形，热伤气：寒邪伤人形体，热邪伤人气分。

[4] 气伤痛，形伤肿：热邪伤气，气机逆乱，营血壅阻发为疼痛；寒邪伤形，血瘀气滞水停发为肿胀。

[5] 气伤形：气分先伤以后，进当伤及形体。

[6] 形伤气：身体被伤以后又进一步伤及气分。

【语译】人体的阴阳应当保持平衡。如果阴气偏盛，阳气就会受到侵害；反之，如果阳气偏盛，阴气就会受到侵害。阳气偏盛，人体就会产生热象；阴气偏盛，人体就会产生寒象。寒象发展到极点就会表现为热象，热象发展到极点就会表现为寒象。寒邪损伤人的形体，热邪损伤人的正气。人的正气受到损伤，就会导致疼痛；人的形体受到损伤，就会出现肿块。所以先有疼痛而后见肿块的病，是由于人的正气受到损伤之后又进而伤及形体造成的；先见肿块而后有疼痛的病，是由于人的形体受到损伤之后又进而伤及正气造成的。

【导读】论阴阳相互制约、转化关系。"阴胜则阳病，阳胜则阴病"，此处以病机为例，阐述阴阳之间的制约关系，"阴胜""阳胜"均指病理状态。"阴胜"则表现出形寒肢冷、恶寒蜷卧、脉微欲绝等阳气受损（"阳病"）症状；"阳胜"则表现出高热烦渴、神昏痉抽、大汗便结等阴液耗损（"阴病"）症状。

"重寒则热，重热则寒"，则以寒热证候为例，表达阴阳转化关系。此即《素问·天元纪大论篇》中"物生谓之化，物极谓之变"之意。《灵枢·论疾诊尺》中"四时之变，寒暑之胜，重阴必阳，重阳必阴。故阴主寒，阳主热。故寒甚则热，热甚则寒。故曰寒生热，热生寒，此阴阳之变也"，则以四季气候为例论述阴阳转化关系。

【原文】风胜则动[1]，热胜则肿，燥胜则干，寒胜则浮[2]，湿胜则濡泻[3]。

【注释】

[1] 动：使人体痉挛摇晃。

[2] 寒胜则浮：浮，浮肿。寒为阴邪，易伤阳气，阳气不行，聚水成为浮肿。

[3] 湿胜则濡泻：濡泻，又称湿泻。脾被湿困，不能运化水谷，故泄下稀溏。

【语译】风邪太过，则能发生痉挛动摇；热邪太过，则能发生红肿；燥气太过，则能发生干枯；寒气太过，则能发生浮肿；湿气太过，则能发生濡泄。

【导读】简述风、热、燥、寒、湿邪气太过引起的主要病证及其临床主要特征。

【原文】天有四时五行，以生长收藏[1]，以生寒暑燥湿风；人有五脏化五气[2]，以生喜怒悲忧恐。故喜怒伤气，寒暑伤形[3]；暴怒伤阴，暴喜伤阳[4]。厥气上行，满脉去形[5]。喜怒不节，寒暑过度，生乃不固。

【注释】

[1] 生长收藏：生发（萌生）、长养、敛收、闭藏。

[2] 五气：五脏精气。

[3] 喜怒伤气，寒暑伤形：喜怒概指七情，寒暑概指六淫。七情太过，损伤脏腑气机，六淫伤人，先犯形体肌表。

[4] 暴怒伤阴，暴喜伤阳：暴怒则肝气逆乱。暴喜则心气涣散神逸。阴，指肝。阳，指心。

[5] 厥气上行，满脉去形：厥气，逆乱之气。满脉，邪气亢盛，充斥脉体。去形，神气浮越，去离形骸。

【语译】大自然的变化，有春、夏、秋、冬四时的交替，有木、火、土、金、水五行的变化，因此而产生了寒、暑、燥、湿、风的气候，影响了自然界的万物，形成了生、长、化、收、藏的变化规律。人有肝、心、脾、肺、肾五脏，五脏之气化生五志，产生了喜、怒、悲、忧、恐五种不同的情志活动。喜怒等情志变化，可以伤气机；寒暑等外邪侵袭，可以伤人形体。突然的恼怒，会损伤肝气；突然的惊喜，会损伤心气。气逆上行，充满经脉，则神气浮越，脱离形体。如果喜怒等情绪不加以节制被寒暑等外邪所伤，生命健康就不牢固。

【导读】此段论述了情志的产生及其与五脏的生理关系。人的情志活动以内脏精气为基础,所以情志过激,就会直接损伤内脏及其精气。以"怒"和"喜"为例,过度突然的情志刺激,可以造成心、肝受损,从而产生相应的病证。"厥气上行,满脉去形"及"生乃不固",继续说明了情志所伤,会引起气逆上行、神气浮越等阴阳失衡的病证。

原文"天有四时五行"一句,体现了《内经》作者运用两种历法知识(十二月太阳历法中一年分四季,十月太阳历法中一年分五季)构建医学体系的事实。

【原文】故重阴必阳,重阳必阴[1]。故曰,冬伤于寒,春必温病[2];春伤于风,夏生飧泄;夏伤于暑,秋必痎疟;秋伤于湿,冬生咳嗽。

【注释】

[1] 重阴必阳,重阳必阴:阴极而阳生,阳极而阴生,阴阳在一定的条件下相互转化。"重",指极。

[2] 冬伤于寒,春必温病:冬季感受寒邪,不立刻发病,至来年春季阳气发越,发生温热性疾病。

【语译】阴极可以转化为阳,阳极可以转化为阴。因此,如果人在冬季被寒邪所伤,来年春季就容易患温病;如果在春季被风邪所伤,到了夏季就容易患飧泄;如果在夏季被暑邪所伤,到了秋季就容易患疟疾;如果在秋季被湿邪所伤,到了冬季就容易患咳嗽。

【导读】此段从四季感邪发病为例,阐述阴阳转化关系。"重阴必阳,重阳必阴"之"重"有重叠、叠加之义,如秋冬(阴)感受寒湿邪气(阴),为"重阴",春夏(阳)感受热暑之邪(阳),为"重阳"。此处也是后世温病理论中有关"伏邪"的最早论述。

【原文】帝曰:余闻上古圣人,论理人形[1],列别[2]脏腑,端络经脉[3],会通六合[4],各从其经[5];气穴所发[6],各有处名;溪谷属骨[7],皆有所起;分部逆从[8],各有条理;四时阴阳,尽有经纪[9];外内之应,皆有表里,其信然乎[10]?

【注释】

[1] 论理人形:论理,指讨论,推量。人形,指人之脏腑形体。

[2] 列别:分别,分辨。

[3] 端络经脉:审察经脉的相互联系。

[4] 会通六合:会通,融会贯通,完全弄清。六合,十二经脉的六组表里配合关系。

[5] 各从其经:各依循经脉及其所属脏腑的联系。

[6] 气穴所发:经气流注出入的腧穴。气穴,腧穴。发,有出入之意。

[7] 溪谷属(zhǔ 主)骨:人体肌肉之间相互接触的缝隙或凹陷。其中大的称"谷"或"大谷",小的称"溪"或"小溪"。

[8] 分部逆从:张志聪:"分部者,皮之分部也。皮部中之浮络,分三阴三阳,有顺有逆,各有条理也。"

[9] 经纪:规律。

[10] 信然:真实的样子。

【语译】黄帝问道:我听说上古时代的圣人,讨论人体的形态,分辨内在的脏腑,了解经脉的分布、交会、贯通、表里关系以及各依其经之循行路线;腧穴之处,各有名称;肌肉空隙以及关节,各有其起点；分属部位的或逆或顺，各有条理；与天之四时阴阳，都有经纬纪纲；外面的环境与人体内部相关联，都有表有里。这些说法都正确吗？

【导读】论五行阴阳理论及其在医学中的应用。人体是一个整体，内有脏腑，经由经络相互联系，十二经脉之间相互配合，即所谓"论理人形"。

【原文】岐伯对曰：东方生风[1]，风生木[2]，木生酸[3]，酸生肝[4]，肝生筋，筋生心[5]，肝主目。其在天为玄[6]，在人为道，在地为化。化生五味，道生智，玄生神[7]。神在天为风，在地为木，在体为筋，在脏为肝，在色为苍[8]，在音为角，在声为呼[9]，在变动为握[10]，在窍为目，在味为酸，在志为怒。怒伤肝，悲胜怒[11]；风伤筋，燥胜风；酸伤筋，辛胜酸。

南方生热，热生火，火生苦[12]，苦生心，心生血，血生脾，心主舌。其在天为热，在地为火，在体为脉，在脏为心，在色为赤，在音为徵，在声为笑，在变动为忧[13]，在窍为舌，在味为苦，在志为喜。喜伤心，恐胜喜；热伤气，寒胜热；苦伤气，咸胜苦。

中央生湿，湿生土，土生甘[14]，甘生脾，脾生肉，肉生肺，脾主口。其在天为湿，在地为土，在体为肉，在脏为脾，在色为黄，在音为宫，在声为歌[15]，在变动为哕[16]，在窍为口，在味为甘，在志为思。思伤脾，怒胜思；湿伤肉，风胜湿；甘伤肉，酸胜甘。

西方生燥，燥生金，金生辛，辛生肺，肺生皮毛，皮毛生肾，肺主鼻。其在天为燥，在地为金，在体为皮毛，在脏为肺，在色为白，在音为商，在声为哭，在变动为咳，在窍为鼻，在味为辛，在志为忧。忧伤肺，喜胜忧；热伤皮毛[17]，寒胜热；辛伤皮毛，苦胜辛。

北方生寒，寒生水，水生咸[18]，咸生肾，肾生骨髓，髓生肝，肾主耳。其在天为寒，在地为水，在体为骨，在脏为肾，在色为黑，在音为羽，在声为呻[19]，在变动为栗[20]，在窍为耳，在味为咸，在志为恐。恐伤肾，思胜恐；寒伤血，燥胜寒；咸伤血，甘胜咸。

【注释】

[1] 东方生风：与下文"南方生热""中央生湿""西方生燥""北方生寒"中的东南中西北，称为五方，也有五时的含义。

[2] 风生木：与下文"热生火""湿生土""燥生金""寒生水"中的风热湿燥寒，指在天之五气。木火土金水指在地之五行。在天之五气，化生在地的五行，即风动则木荣，热极则生火，湿润则土气旺而万物生，燥则刚劲为金气所生，寒气阴凝其化为水。

[3] 木生酸：《尚书·洪范》中有"木曰曲直""曲直作酸"。

[4] 酸生肝：酸味入腹，有滋养肝脏之功，故云。下文"苦生心""甘生脾""辛生肺""咸生肾"诸句，依此类推。

[5] 筋生心：即"肝生心"，对应于五行，为"木生火"。筋，在此代"肝"。下文"血（代心）生脾""肉（代脾）生肺""皮毛（代肺）生肾""髓（代肾）生肝"诸句，仿此。

[6] 其在天为玄：玄，幽远微妙。此句言阴阳的变化，在天表现为幽远微妙的变化。

[7] 玄生神：幽远微妙的天象产生阴阳不测

的变化。神，指阴阳不测的变化规律。

[8] 在色为苍：苍，薄青色，象木色也。

[9] 呼：发怒时的呼叫声。

[10] 在变动为握：肝病则表现为抽筋。变动，病变。握，手足抽搐而不能活动自如之症，指抽搐。

[11] 悲胜怒：胜，制约。下文"燥胜风""辛胜酸"等，义仿此。

[12] 火生苦：《尚书·洪范》中说"火曰炎上""炎上作苦"。

[13] 忧：通"嚘（yōu 优）"，气逆。

[14] 土生甘：《尚书·洪范》中说"土爰稼穑""稼穑作甘"。

[15] 在声为歌：张志聪："脾志思，思而得之，则发声为歌。"

[16] 哕：呃逆。

[17] 热伤皮毛：张介宾："热胜则津液耗而伤皮毛，火克金也。"

[18] 水生咸：《尚书·洪范》中说"水曰润下""润下作咸"。

[19] 呻：呻吟。

[20] 栗：寒战（颤）。

【语译】岐伯回答说：东方应春，阳生而日暖风和，草木生发，木气能生酸味，酸味能滋养肝气，肝气又能滋养于筋，筋膜柔和则又能生养于心，肝气关联于目。它在自然界是深远微妙而无穷的，在人为知道自然界变化的道理，在地为生化万物。大地有生化，所以能产生一切生物；人能知道自然界变化的道理，所以能产生一切智慧；宇宙间的深远微妙，是变化莫测的。变化在天空中为风气，在地面上为木气，在人体为筋，在五脏为肝，在五色为苍，在五音为角，在五声为呼，在病变的表现为握，在七窍为目，在五味为酸，在情志的变动为怒。怒气能伤肝，悲能够抑制怒；风气能伤筋，燥能够抑制风；过食酸味能

伤筋，辛味能抑制酸味。

南方应夏，阳气盛而生热，热甚则生火，火气能产生苦味，苦味能滋长心气，心气能化生血气，血气充足，则又能生脾，心气关联于舌。它的变化在天为热气，在地为火气，在人体为血脉，在五脏为心，在五色为赤，在五音为徵，在五声为笑，在病变的表现为忧，在窍为舌，在五味为苦，在情志变动为喜。喜能伤心，以恐惧抑制喜；热能伤气，以寒气抑制热；苦能伤气，咸味能抑制苦味。

中央应长夏，长夏生湿，湿与土气相应，土气能产生甘味，甘味能滋养脾气，脾气能滋养肌肉，肌肉丰满，则又能养肺，脾气关联于口。它的变化在天为湿气，在地为土气，在人体为肌肉，在五脏为脾，在五色为黄，在五音为宫，在五声为歌，在病变的表现为哕，在窍为口，在五味为甘，在情志的变动为思。思虑伤脾，以怒气抑制思虑；湿气能伤肌肉，以风气抑制湿气，甘味能伤肌肉，酸味能抑制甘味。

西方应秋，秋天天气急而生燥，燥与金气相应，金能产生辛味，辛味能滋养肺气，肺气能滋养皮毛，皮毛润泽则又能养肾，肺气关联于鼻。它的变化在天为燥气，在地为金气，在人体为皮毛，在五脏为肺，在五色为白，在五音为商，在五声为哭，在病变的表现为咳，在窍为鼻，在五味为辛，在情志的变动为忧。忧能伤肺，以喜抑制忧；热能伤皮毛，寒能抑制热；辛味能伤皮毛，苦味能抑制辛味。

北方应冬，冬天生寒，寒气与水气相应，水气能产生咸味，咸味能滋养肾气，肾气能滋长骨髓，骨髓充实，则又能养肝，肾气关联于耳。它的变化在天为寒气，在

地为水气，在人体为骨髓，在五脏为肾，在五色为黑，在五音为羽，在五声为呻，在病变的表现为栗，在窍为耳，在五味为咸，在情志的变动为恐。恐能伤肾，思能够抑制恐；寒能伤血，燥（湿）能够抑制寒；咸能伤血，甘味能抑制咸味。

【导读】事物五行属性归类与《素问·金匮真言论篇》中的内容有别，见表2。

表2　人体内外相应的系统结构表

阴阳五行 物象 类别		神（阴阳莫测的变化）				
		阳（天、上、气、火）		阴（地、下、血、水）		
		木	火	土	金	水
天	方位	东	南	中	西	北
	气候	风	热	湿	燥	寒
地	品类	木	火	土	金	水
	五味	酸	苦	甘	辛	咸
	五色	青	赤	黄	白	黑
	五音	角	徵	宫	商	羽
人	五脏	肝	心	脾	肺	肾
	官窍	目	舌	口	鼻	耳
	五体	筋	脉	肉	皮毛	骨
	五声	呼	笑	歌	哭	呻
	五志	怒	喜	思	忧	恐
	变动	握	忧	哕	咳	栗

【原文】故曰：天地者，万物之上下[1]也；阴阳者，血气之男女也[2]；左右者，阴阳之道路[3]也；水火者，阴阳之征兆也；阴阳者，万物之能始[4]也。故曰：阴在内，阳之守也；阳在外，阴之使也[5]。

【注释】

[1] 上下：有覆载之意，覆以保护，载以养育。

[2] 阴阳者，血气之男女也：（阴阳）在人就是有血有气的男男女女。

[3] 左右者，阴阳之道路：左右，古人面南，太阳左升右降，故称左右为阴阳之道路。

[4] 能始：能，通"胎"。能始，即元始，本始。

[5] 阴在内，阳之守也；阳在外，阴之使也：阴静，故为阳之镇守；阳动，故为阴之役使。守，根基，镇守。

【语译】所以说：天地，对万物都有保护和养育的无私功德；阴阳，在人就是有血有气的男男女女；从东向西，是阴阳周行的路线；水火，就是阴阳存在于天地之间的征象；四季的阴阳变化，则是万物生长变化的起始。因此，阴气安守在内，是阳气在外活动的根基；阳气在外活动，则是阴气发挥作用的体现。

【导读】论阴阳的互根关系及阴阳的相对性。"天地者，万物之上下也"，阴阳是抽象概念，而天地、男女、水火是容易理解的具体事物，可用来表述阴阳的抽象概念，也可借此类比阴阳的相对性。

"阴阳者，万物之能（tāi 通'胎'，始初）始也"，强调阴阳之气是宇宙演化的原始物质。"阴在内，阳之守也；阳在外，阴之使也"，是对阴阳互根、互用关系的表达，认为在内的阴是在外的阳的物质基础，在外的阳又能守护在内的阴。二者相互为用，互以对方的存在为前提。

【原文】帝曰：法[1]阴阳奈何？

岐伯曰：阳胜则身热，腠理闭，喘粗为之俯仰[2]，汗不出而热，齿干以烦冤[3]腹满死，能[4]冬不能夏。阴胜则身寒，汗出，身常清[5]，数栗而寒，寒则厥，厥则腹满，死，能夏不能冬。此阴阳更胜[6]之变，病之形能[7]也。

【注释】

[1] 法：取法，效法。

[2] 喘粗为之俯仰：喘急气粗，呼吸困难而前俯后仰。

[3] 烦冤：冤，通"悗"，闷。

[4] 能：通"耐"，耐受。

[5] 清：通"清"，寒冷。

[6] 更（gēng 耕）胜：更，交替。胜，指盛。

[7] 形能（tāi 胎）：疾病症状。能，通"态"。

【语译】黄帝道：阴阳的法则是怎样运用于医学上的呢？

岐伯回答说：如阳气太过，则身体发热，腠理紧闭，气粗喘促，呼吸困难，身体亦为之俯仰摆动，无汗发热，牙齿干燥，烦闷，如见腹部胀满，是死症，这属于阳性之病，所以冬天尚能支持，夏天就不能耐受了。阴气盛则身发寒而汗多，或身体常觉冷而不时战栗发寒，甚至手足厥逆，如见手足厥逆而腹部胀满的，是死症，这是属于阴盛的病，所以夏天尚能支持，冬天就不能耐受了。这就是阴阳互相胜负变化所表现的疾病症状。

【导读】论阴阳偏胜的病证表现。论述怎样效法阴阳的理论和法则以养生防病。若阳气偏胜则为热证，热证耐冬不耐夏；若阴气偏胜则为寒证，寒证耐夏不耐冬。此处既体现了阴阳相互制约的关系，也反映了疾病常受季节气候因素的影响。

【原文】帝曰：调此二者奈何？

岐伯曰：能知七损八益[1]，则二者可调，不知用此，则早衰之节[2]也。年四十，而阴气[3]自半也，起居衰矣；年五十，体重，耳目不聪明矣；年六十，阴痿[4]，气大衰，九窍不利，下虚上实[5]，涕泣俱出矣。故曰：知之则强，不知则老，故同出而异名[6]耳。智者察同，愚者察异[7]，愚者不足，智者有余，有余则耳目聪明，身体轻强，老者复壮，壮者益治。是以圣人为无为之事[8]，乐恬憺之能[9]，从欲快志于虚无之守[10]，故寿命无穷，与天地终，此圣人之治身也。

【注释】

[1] 七损八益：遵循一年四季阴阳消长规律养生的方法。"七"指秋分时节，此时阳气渐衰（七损）；"八"指春分时节，此时阳气渐盛（八益）。

[2] 节：谓征验。

[3] 阴气：肾气。

[4] 阴痿：性欲衰退、精少、阳痿等。

[5] 下虚上实：精竭于下，水泛于上。

[6] 同出而异名：于鬯："'出'作'生'解（同出即同生）。同生者，若云并生于世。上文云：'知之则强，不知则老。'是并生于世，而有强、老之异名耳。"

[7] 智者察同，愚者察异：高世栻："察同者，于同年未衰之时而省察之，智者之事也。察异者，于强老各异之日而省察之，愚者之事也。"

[8] 为无为之事：顺应万物之自然，遵从事物发展的必然趋势，做顺应自然的事。

[9] 恬愉之能：清静淡泊的状态。能，通"态"，状态。

[10] 守：胡澍："当作'宇'。"宇，意为境界，境地。

【语译】 黄帝问道：怎样协调人体的阴阳呢？

岐伯回答说：能懂得并遵循七损八益的阴阳消长规律，人体的阴阳就能够达到协调；不懂得这些道理，就会早衰。人年龄到四十岁时，肾气自然衰减一半，起居动作亦渐衰退；到了五十岁，身体觉得沉重，耳目也不聪明了；到了六十岁，阳痿，肾气大衰，九窍不通利，出现下虚上实的现象，会常常流眼泪鼻涕。所以说：掌握养生的人身体就强健，不掌握养生的人就容易衰老；本来是同样的身体，结果出现了强弱不同的情况。懂得养生的智者，在身体强壮时就重视调养；不善于调摄的人，在感到身体不如别人时才予以重视调摄；忽视调摄的人，身体常不足；重视调摄的人，身体常有余；身体有余的人耳目聪明，身体轻强，即使已经年老，身体仍然强壮；本来就强壮的人身体更健康。所以圣人不做勉强的事情，不胡思乱想，有乐观愉快的心态，常心旷神怡，保持着宁静的生活，所以能够寿命无穷，尽享天年。这是圣人保养身体的方法。

【导读】 此节重点要掌握以下两点。其一，"七损八益"。自从唐初杨上善以病机及临床表现解释"七损八益"后，历代医家有近十种不同的看法，1973 年长沙马王堆出土的《天下至道谈》中分别有"七损"和"八益"的性保健知识，自公之于众至今，人们便以此作为标准解释。"七损八益"是"洛书"文化在《内经》中的运用。结合"洛书"在《灵枢·九宫八风》中的应用，清晰地表达了"七损八益"是自然界一年四时阴阳消长规律的科学内涵。"七"表达西方兑卦位，时当秋分。此时阳气渐衰（即"损"），阴气渐盛；"八"表达东北方艮卦位，时当立春，此时阳气渐盛（即"益"），阴气渐衰。"七""八"是指不同时空区位的阴阳消长状态，既与本篇专论阴阳理论的精神相符，也与《素问·四气调神大论篇》中养生原则一致。

其二，人体生长发育规律及天人相应观。人体生长发育的一般规律，《素问·上古天真论篇》中有详细论述，故此处简要论述"年四十，阴气自半也，起居衰也……涕泣俱出矣"，重点讨论性功能的衰退，这与"五八，肾气衰，发堕齿槁……精少，肾脏衰，形体皆极。八八，则齿发去"一致。了解和掌握这个规律，就要学会养生，因势利导，有针对性地进行调理，如远房事以保阴精，使自己的保养方法符合阴阳之道，这就是"智者"所具备的养生之道，反之则属于不会养生的"愚者"。

【原文】 天不足西北，故西北方阴也，而人右耳目不如左明也；地不满东南，故东南方阳也，而人左手足不如右强也。

帝曰：何以然？

岐伯曰：东方阳也，阳者其精并[1]于上，并于上则上明[2]而下虚，故使耳目聪明而手足不便也；西方阴也，阴者其精并于下，并于下则下盛而上虚，故其耳目不聪明而手足便也。故俱感于邪，其在上则右甚，在下则左甚，此天地阴阳所不能全[3]也，故邪居[4]之。

故天有精[5]，地有形，天有八纪[6]，地有五里[7]，故能为万物之父母。清阳上天，浊阴归地，是故天地之动静，神明[8]为之纲纪，故能以生长收藏，终而复始。惟贤人上配天以养头，下象地以养足，中傍[9]人事[10]以养五脏。天气通于肺[11]，地气通于嗌[12]，风气通于肝，雷气[13]通于心，谷气通于脾，雨气通于肾。六经为川[14]，肠胃为海[15]，九窍为水注之气[16]。以天地为之阴阳，阳[17]之汗，以天地之雨名之；阳之气，以天地之疾风名之。暴气[18]象雷，逆气象阳[19]。故治不法天之纪，不用地之理，则灾害至矣。

【注释】

[1] 并：会聚，聚集。下文"并于下"的"并"，同此。

[2] 明：盛之意。

[3] 天地阴阳所不能全：自然界的阴阳不可能绝对平衡。

[4] 居：留居。"乘虚滞留"之义。

[5] 精：气之精粹部分。这里特指万物，尤

其是生命动力的精气。

[6] 八纪：二十四节气中的"四立"（立春、立夏、立秋、立冬）"二分"（春分、秋分）"二至"（夏至、冬至）这八大节气。

[7] 五里：东、南、西、北、中五方五行之理。

[8] 神明：用阴阳所表达的客观事物固有规律。

[9] 傍：与上文的"配""象"互文，有比照、取法之意。

[10] 人事：人的饮食之道。

[11] 天气通于肺：杨上善："肺为四脏（肝心脾肾）之盖，是人之天，故天气通肺。"

[12] 地气通于嗌：杨上善："咽中入食，以生五脏六腑，故地气通咽。"嗌，咽。

[13] 雷气：火气。

[14] 六经为川：人体三阴、三阳经脉的合称，是人体气血循环的通路。川，河流。

[15] 肠胃为海：肠胃容纳水谷，故为人体水谷之海。

[16] 九窍为水注之气：张介宾："水注之气，言水气之注也，如目之泪、鼻之涕、口之津，二阴之尿秽皆是也。虽耳者无水，而耳中津气湿而成垢，是即水气所致。气至水必至，故言水注之气。"

[17] 阳：郭霭春认为"阳"，当作"人"。指人之汗与人之气。

[18] 暴气：人的愤怒暴躁之气。

[19] 逆气象阳：比喻人体上逆之气，如自然气候之久晴不降雨。"阳"通"旸"，久晴不雨。

【语译】 西北方的天气不足，所以西北方属阴，而人的右耳也不及左耳聪明；东南方的气不足，所以东南方属阳，而人的左手足也不及右手足强壮。

黄帝问道：这是什么道理？

岐伯说：东方属阳，阳性向上，所以

人体的精神集合于下部，集合于下部则下部强盛而上部虚弱，所以耳目不聪明而手足便利。如身体左右同样感受了外邪，但在上部则表现为身体的右侧较重，在下部则表现为身体的左侧较重，这是天地阴阳之所不能全，而人身亦有阴阳左右之不同，所以邪气才能乘虚而居留了。

由于天上有无形的精气，地上有有形的物质，天上有八节之气的有序更替，地上有五方之土的分布，所以天地间才有了万物的起源。由于清阳之气上归于天，浊阴之气下归于地，上天之道动而不静，大地之道静而不动，阴阳的神妙变化是一切变化的总纲，所以万物才能有生发、长养、敛收、闭藏，并周而复始、永无止息。只有懂得这些道理的"贤人"，才能够在上取法于天道来养头，在下取法于地道来养下肢，在天地之间则取法于人们应遵循的规律养护五脏。天之气入于肺，地之气入于人的咽喉、食管，风之气入于人的肝，雷火之气入于人的心，五谷之气入于人的脾，雨湿之气入于人的肾。人体的六经犹如江河不断周流；肠胃犹如大海，以受纳饮食水谷；九窍的通利因人体水气的贯注而濡润。如果用天地间的事物类比阴阳，那么阳气的蒸腾使人出汗，犹如天地之间的雨水；阳气在外的表现，就犹如天地之间的疾风；阳气刚猛时使人产生的愤怒暴躁之气，犹如天上的雷霆；阳气失常时所造成的人体逆乱之气，则犹如久晴不雨的干旱。所以，养生时如果不遵从天地阴阳的规律，人体就一定会产生疾病。

【导读】论天人相应。人类是自然界中的一员，要调摄阴阳，就要懂得人体阴阳与自然界阴阳相互通连、相互联系配属的道理。天地有缺陷，人体阴阳之气也有不平衡之处，故易被邪气所伤。原文中"天气通于肺，地气通于嗌，风气通于肝"的观点，指出了自然界天气、地气、风气与人体某些脏腑和部位的配属关系，启发后世医家产生新的思路，如叶天士"温邪上受，首先犯肺"理论与"天气通于肺"理论是一脉相承的，"风气通于肝"也对中风理论有很大影响。

【原文】故邪风之至，疾如风雨，故善治者治皮毛，其次治肌肤，其次治筋脉，其次治六腑，其次治五脏。治五脏者，半死半生也。

故天之邪气，感则害人五脏；水谷之寒热，感则害于六腑；地之湿气，感则害皮肉筋脉。

【语译】所以外感致病因素伤害人体，急如疾风暴雨。善于治病的医生，于邪在皮毛的时候，就给予治疗；技术较差的医生，当邪气侵入至肌肤时才治疗；又技术更差的医生，当邪气已经侵犯五脏时才治疗。如果病邪传入五脏，就非常严重，这时治疗的效果，只有半死半生了。

所以自然界中的邪气，侵袭了人体就能伤害五脏；饮食或寒或热，就会损害人的六腑；地之湿气，感染后就能损害皮肉筋脉。

【导读】论病邪侵犯人的一般规律。病邪由外而至者，先从皮毛开始，逐渐深入。一般的顺序是皮毛→筋脉→六腑→五脏，故"善治者治皮毛……其次治五脏"。这种见微知著、防微杜渐的理论，有重要的指导意义。告诫医者一要掌握疾病发生发展的规律，二要防重于治，三要有病早治，否则会越来越严重。

【原文】故善用针者，从阴引阳，从阳引阴，以右治左，以左治右[1]，以我知彼[2]，以表知里，以观过与不及之理，见微得过[3]，用之不殆。

善诊者，察色按脉，先别阴阳；审清浊，而知部分[4]；视喘息，听音声，而知所苦；观权衡规矩[5]，而知病所主[6]。按尺寸[7]，观浮沉滑涩[8]，而知病所生；以治无过，以诊则不失矣。

【注释】

[1] 从阴引阳，从阳引阴，以右治左，以左治右：张志聪："夫阴阳气血，外内左右，交相贯通，故善用针者，从阴而引（引出、祛除）阳分之邪，从阳而引阴分之气。病在右，取之左；病在左，取之右，即缪刺之法也。"

[2] 以我知彼：以医者的正常情况，测度病者之异常变化。

[3] 见微得过：微，病之初起征兆。过，指病之发展变化。

[4] 审清浊，而知部分：清浊，患者五色（青赤黄白黑）之气的明润与晦暗。部分，指面部病色的部位。

[5] 权衡规矩：喻指春、夏、冬、秋各有不同的应时标准脉象。

[6] 所主：指发病的脏腑经脉。所，指上文所述的脏腑经脉。主，指发生，主要表现。

[7] 尺寸：尺，尺肤。寸，指寸口脉。

[8] 浮沉滑涩：均指脉象。

【语译】所以善于运用针刺方法来治疗疾病的医生，如果病邪在患者的阳分，是从阴分将其引出祛除；如果病邪在患者的阴分，则从阳分将其引出祛除；如果病邪在患者身体的左侧，是在右侧选经取穴来进行治疗；如果病邪在患者身体的右侧，则在左侧选经取穴来进行治疗。通过自己设身处地地思考去推知患者的病变，通过在表的症状去推知在里的病情；通过观察阴阳的偏盛与不足来分析和认识病理；通过洞察没有显示出来的疾病表现来辨别病证所在。正因为这样，他们在使用针刺方法来治疗疾病的时候才不会发生差错而造成危险。

善于诊病的医生，首先是通过观色切脉来辨别疾病的阴阳属性，接着是通过审察患者色气的清利与重浊来了解疾病的部位，随后通过分析患者的喘息和聆听患者的声音来了解病情的轻重，然后再用四季的正常脉理鉴别患者的脉象以了解疾病所在的脏腑经脉，最后通过诊测患者浮、沉、滑、涩等脉象来确定所患的病证。医生如果能够据此治病，就不会发生差错；能够据此诊病，就不会出现失误。

【导读】此节要重点掌握如下要点。其一，应用阴阳理论指导临床诊断。在诊断疾病时，要"察色按脉，先别阴阳"，这是八纲辨证首要的两纲，也是临床诊断疾病必须遵循的原则。就是说医者在观察患者气色、脉象时，首先要看其是阳证还是阴证。对症状进行综合分析，就可以判断疾病的部位、虚实、病因，如此才能"诊则不失"。

其二，应用阴阳理论指导针刺治疗。此处以"阴阳互制"原理指导针刺治疗。由于人体的阴阳气血上下内外交相贯通，所以针刺阳分的腧穴，能调治阴分病证，反之，针刺阴分的腧穴，也能调治阳分病证。具体操作方法有三种：①阴经的病证，针刺与之相表里的阳经；阳经的病证，针刺与之相表里的阴经。②五脏（属阴）有病，针刺与之相表里的六腑经脉（属阳）腧穴；六腑（属阳）有病，针刺与之相表里的五脏经脉（属阴）腧穴。③根据病变部位的上下、左右，采取上病下取、下病上取、左病右取、右病左取方法。如《灵枢·终始》中"病在上者下取之，病在下者高取之，病在头者取之足，病在腰者取之腘"，这是针刺临床应用的示范。

【原文】 故曰，病之始起也，可刺而已[1]；其盛，可待衰而已。故因其轻而扬之[2]，因其重而减之[3]，因其衰而彰之[4]。形不足者，温之以气；精不足者，补之以味。其高者，因而越之[5]；其下者，引而竭之[6]；中满者，泻之于内[7]；其有邪者，渍形以为汗[8]；其在皮者，汗而发之；其慓悍者，按而收之[9]；其实者，散而泻之[10]。审其阴阳，以别柔刚[11]，阳病治阴，阴病治阳[12]，定其血气，各守其乡[13]，血实宜决之[14]，气虚宜掣引[15]之。

【注释】

[1] 已：病愈。

[2] 因其轻而扬之：疾病初起，病邪轻浅，可采用轻扬宣散之法祛邪外出。

[3] 因其重而减之：病情重着，难以速去，可采用逐渐衰减之法祛邪外出。

[4] 因其衰而彰之：邪去正衰，用补益法使正气复彰。

[5] 其高者，因而越之：病在膈上的，要用吐法治疗，使病邪随涌吐而出。

[6] 其下者，引而竭之：病在下的，要用疏导泄利的方法治疗。引，疏导。

[7] 中满者，泻之于内：中焦痞满，用辛开苦降之法，以通畅气机，消散病邪。

[8] 其有邪者，渍形以为汗：病邪留滞体表的患者，可用药液浸泡其身，用发汗法治疗。

[9] 其慓悍者，按而收之：邪气急猛者，要抑制、制伏邪气。按，抑制。收，收敛，制伏。

[10] 其实者，散而泻之：实即实证。表实宜散，里实宜泻。

[11] 柔刚：证候属性之阴阳。柔，证候属阴；刚，证候属阳。

[12] 阳病治阴，阴病治阳：阴阳的病变因对方异常所致，故要从其相对一方施治，以治病求本。

[13] 定其血气，各守其乡：张介宾："病之或在血分，或在气分，当各察其处而不可乱也。"乡，指部位，范围。

[14] 血实宜决之：血分邪气盛实，应该用放血的方法治疗。实，邪盛。

[15] 掣引：升提补气之法。

【语译】 所以说，疾病在刚发生的时候，用针刺方法就可以治愈；病势正盛时，必须待其稍微衰退，然后刺之而愈。所以病轻的，使用发散轻扬之法治之；病重的，使用消减之法治之；气血衰弱的病证，应用补益之法治之。形体虚弱之证，应当温补其气；精气不足之证，当补之以厚味。病位在上的，可用吐法；病位在下的，可用疏导之法；病情在中且有胀满之症者，可用泻下法治疗；邪气在表者，可用汤药浸渍使其出汗；邪在皮肤者，可用发汗，使其外泄；邪气急猛者，则要收敛而制伏之；凡实证，要用散法或泻法。临证时，要辨别症状的阴阳属性，才能分辨证候的阴阳；阳病应当治阴，阴病应当治阳；确定病邪在气在血，才能采取治气、治血的方法。若为血之实证则要应用泻法治疗，若为气之虚证宜用导引法治疗。

【导读】本段原文依据邪正盛衰导致的病证虚实、病变部位不同，提出了"因势利导"治疗原则。此处从辨病位、审虚实、因势利导思路予以讲述。

《内经》以及此前的文献中，唯有本篇论述生命科学知识，阐述阴阳理论最为深刻、最为系统，具体言之，回答了何谓阴阳，概括了阴阳的特性（广泛性、相对性、相关性、差异性、严格规定性等），表述了阴阳之间的互藏、依存、交感、对立、互根、互用、消长、转化关系，并在"治病必求于本"思想引领下，全面地应用阴阳理论中的观点，说明生理、解释病理、指导临床诊断、指导治疗原则、确立治疗方法、养生防病等。所谓"阴阳应象"，指大到自然界的天地日月，小到人体生命活动规律及五脏六腑气血精形的活动状态，均与自然界四时五行阴阳的消长变化规律相通相应。

阴阳离合论篇第六

【题解】 阴阳，指三阴经、三阳经。本篇分别论述了三阴经、三阳经各有不同的经脉循行部位、路径、功能、表里分布，此为"离"。但三阴经、三阳经之间的密切联系，属于同一经脉系统，此为"合"。故名"阴阳离合论"。

【原文】 黄帝问曰：余闻天为阳，地为阴，日为阳，月为阴，大小月三百六十日成一岁，人亦应之。今三阴三阳不应阴阳[1]，其故何也？

【注释】

[1] 三阴三阳不应阴阳：指三阴三阳经脉与一阴一阳之数不相符合。

【语译】 黄帝问道：我听说天属阳，地属阴，日属阳，月属阴。自春至冬经过大小月份三百六十天，就是一年。人的身体与这些全都相应。可是体内的三阴三阳经脉却与天地阴阳之数并不相应，其中的原因是什么呢？

【导读】 此节所论有四：一是阴阳者，万物之纲纪。宇宙间一切相对的事物都可以用阴阳来概括和说明，而任何一种事物的内部，又都可以再分阴与阳两个方面，如五脏为阴、六腑为阳，五脏之中，肝属阳，肺、脾、肾属阴，肾中又可分肾阴、肾阳，这就是阴阳无限可分理论。二是阴阳可分特性。三阴三阳之数亦是在这种理论指导下产生的，根据经脉中所行阴阳之气的多少，以及表里层次的深浅分得更具体更精细，如同样是阳，有太阳（三阳），阳明（二阳），少阳（一阳）之分，但归根结底仍属于阳的范围，所以说"其要一也"。三是"三阴三阳不应阴阳"。此处虽然没有直接说明三阴三阳应不应阴阳，但"万之大不可胜数"和"其要一"等句中已明确表示，应用阴阳时不能机械地认为阴阳只能一分为二，三阴三阳之数显然不是一阴一阳，但三阴三阳乃是从一阴一阳中再分解出来的。因此，人体中的三阴三阳经脉与阴阳理论相符，故三阴三阳亦应阴阳。四是"大小月三百六十日成一岁"。这是十月太阳历法的应用。该历法取一个太阳回归年分为十个月，一年分为五季（亦称五行），每个月36日，每季两个月（72日），所余的5～6日为过年节日。《内经》建构的生命科学知识体系中的阴阳、五行理论，与此历法有着十分密切的关系。所谓"人亦应之"，指人的生理功能、病理变化等，与天地、日月运行规律同步，也与十月太阳历法中五季的生、长、化、收、藏变化规律同步。

【原文】 岐伯对曰：阴阳者，数之可十，推[1]之可百，数之可千，推之可万，万之大不可胜数，然其要一[2]也。天覆[3]地载[4]，万物方生，未出地者，命曰阴处[5]，名曰阴中之阴；则[6]出地者，命曰阴中之阳。阳予之正，阴为之主[7]。故生因春[8]，长因夏，收因秋，藏因冬，失常则天地四塞[9]。阴阳之变，其在人者，亦数之可数。

帝曰：愿闻三阴三阳之离合也。

岐伯曰：圣人南面而立，前曰广明[10]，后曰太冲。太冲之地，名曰少阴[11]。少阴之上，名曰太阳[12]，太阳根起于至阴[13]，结于命门[14]，名曰阴中之阳。中身而上，名曰广明，广明之下，名曰太阴[15]。太阴之前，名曰阳明，阳明根起于厉兑[16]，名曰阴中之阳。厥阴之表，名曰少阳，少阳根起于窍阴[17]，名曰阴中之少阳。是故三阳之离合也，太阳为开，阳明为阖，少阳为枢。三经者，不得相失也，抟而勿浮[18]，命曰一阳[19]。

帝曰：愿闻三阴。

岐伯曰：外者为阳，内者为阴，然则中为阴[20]，其冲在下[21]，名曰太阴。太阴根起于隐白[22]，名曰阴中之阴。太阴之后，名曰少阴。少阴根起于涌泉[23]，名曰阴中之少阴。少阴之前，名曰厥阴。厥阴根起于大敦[24]，阴之绝阳[25]，名曰阴之绝阴[26]。是故三阴之离合也，太阴为开，厥阴为阖，少阴为枢[27]。三经者，不得相失也，抟而勿沉[28]，名曰一阴。

阴阳𩅞𩅞[29]，积传为一周[30]，气里形表而为相成也[31]。

【注释】

[1] 推：推算，推论。

[2] 一：阴阳对立统一这一运动规律。

[3] 覆：盖。"天覆"之功在于保护万物。

[4] 载：承载。"地载"之功在于养育万物。

[5] 阴处：处在属阴的地下。

[6] 则：俞樾："则当为财。"按"财"即为"才""刚刚"。

[7] 阳予之正，阴为之主：阳气赋予万物的是生机，阴气赋予万物的是形体。

[8] 生因春：万物的萌生（生发），要靠春天的温暖之气。下文"长因夏""收因秋""藏因冬"句，仿此。因，凭借，依靠。

[9] 四塞：天地四时的阴阳之气阻塞不通。

[10] 广明：人体属阳的部位或部分。若以前后相对而言，指人体的前面。

[11] 少阴：少阴经。为太阴、少阴、厥阴经之枢，与太阳经为表里。

[12] 太阳：足太阳膀胱经。

[13] 至阴：穴名。位于足小趾末节外侧，距趾甲根角0.1寸处。

[14] 命门：睛明穴，位于眼内角上方0.1寸处。

[15] 太阴：因与属阳的、特指上半身的"广明"相对而言，故此指属阴的下半身。

[16] 厉兑：王冰："穴名，在足大趾侧次趾之端。"

[17] 窍阴：王冰："穴名，在足小次趾之端。"

[18] 抟（tuán 团）而勿浮：三阳脉紧密相连在一起而不浮越散乱。抟，聚，聚合。

[19] 一阳：太阳、阳明、少阳这三阳经协调一致。

[20] 中为阴：在内的就是三阴经。阴，太阴、厥阴、少阴这三阴经。

[21] 其冲在下：太冲的下部。冲，太冲。在下，在下的部位。

[22] 隐白：穴名。位在足大趾末端内侧，距趾甲根角0.1寸处。

[23] 涌泉：穴名。位于足心第二跖骨间隙

的中点凹陷处。

[24] 大敦：穴名。位于足大趾末端外侧，距趾甲根角如韭叶宽处。

[25] 绝阳：阴经中纯阴无阳。

[26] 绝阴：阴经中阴气至极。

[27] 太阴为开，厥阴为阖，少阴为枢：太阴经为三阴经之表，厥阴经为三阴经之里，少阴经为三阴经之半表半里，是太阴经与厥阴经表里出入的枢机。

[28] 搏而勿沉：谓三阴经紧密相连在一起而不沉下虚衰。

[29] 䡾䡾（zhōng 中）：往来不息的样子。

[30] 积传为一周：杨上善："营卫行三阴三阳之气，相注不已。传行周旋，一日一夜五十周也。"

[31] 气里形表而相成也：杨上善："五脏之气在里，内营形也；六腑之气在表，外成形者也。"

【语译】岐伯回答说：天地阴阳的范围，极其广泛，在具体运用的时候，经过进一步推演，可以由十到百，由百到千，由千到万，再演绎下去，甚至是无穷尽的，然而其总的原则仍不外乎对立统一的阴阳道理。天地之间，万物初生，未长出地面的时候，叫作居于阴处，称之为阴中之阴；若已长出地面，就叫作阴中之阳。有阳气，万物才能生长；有阴气，万物才能成形。所以万物的发生，凭借春气的温暖；万物的盛长，夏气的炎热；万物的收成，秋气的清凉；万物的闭藏，凭借冬气的寒冷。如果四时阴阳失序，气候无常，天地间生长收藏的变化就会失去正常。这种阴阳变化的道理，对人来说，也是有一定规律的，也可以推测而知。

黄帝说：希望听你讲讲三阴三阳的离合情况。

岐伯回答说：当圣人面向南方站立，前方名叫广明，后方名叫太冲，行于太冲部位的经脉，叫作少阴。在少阴经上面的经脉，名叫太阳，太阳经的下端起于足小趾外侧的至阴穴，其上端止于睛明穴，因太阳为少阴之表，故称为阴中之阳。再以人身上下而言，上半身属于阳，称为广明，广明之下称为太阴，太阴前面的经脉，名叫阳明，阳明经的下端起于足大指侧次趾之端的历兑穴，因阳明是太阴之表，故称为阴中之阳。厥阴为里，少阳为表，故厥阴经之表，为少阳经，少阳经下端起于窍阴穴，因少阳居厥阴之表，故称为阴中之少阳。因此，三阳经的离合，分开来说，太阳主表为开，阴明主里为阖，少阳介于表里之间为枢。但三者之间，不是各自为政，而是相互紧密联系着的，所以合起来称为一阳。

黄帝说：希望听听人体三阴经脉分而言之与合而言之的状态。

岐伯回答说：在外的为阳，在内的为阴，所以在里的经脉称为阴经，行于少阴前面的称为太阴，太阴经根起于足大趾之端的隐白穴，称为阴中之阴。太阴的后面，称为少阴，少阴经根起于足心的涌泉穴，称为阴中之少阴。少阴的前面，称为厥阴，厥阴经根起于足大趾之端的大敦穴，由于两阴相合而无阳，厥阴又位于最里，所以称之为阴之绝阴。因此，三阴经之离合，分开来说，太阴为三阴之表为开，厥阴为三阴之里为阖，少阴位于太阴、厥阴表里之间为枢。但三者之间，不能各自为政，而是相互协调紧密联系着的，所以合起来称为一阴。

阴阳之气，运行不息，递相传注于全身，气运于里，形立于表，这就是阴阳离合、表里相成的缘故。

【导读】学习此节重点理解如下三点。

其一，论三阴三阳循行及离合关系。阳经在表，阴经在里。①所谓"离"，指三阴三阳经的路径、部位、功能各不相同，即张介宾所言"分而言之，谓之离"。以部位分阴阳，"外者为阳，内者为阴"。阴经根据其所居部位分为太阴、厥阴、少阴。②所谓"合"，指三阴经、三阳经之间相互联系，"厥阴之表，名曰少阴""太阴之前，名曰阳明"等。如此，组成了六经系统，把整个人体联系起来，故本篇末有"阴阳靁靁，积传为一周，气里形表而为相成也"之论。这就是三阴经、三阳经在部位上的"合"，即张介宾所言"并而言之，谓之和，表里同归一气耳"。

其二，三阴经、三阳经相互协调，不得相失。三阴经、三阳经在作用上也可分之为三，如三阳经，太阳经如门户之开，阳明经如门户之阖，少阳经如门枢之运，此三者作用各有别，但须协调一致，才能使阳气出入转行正常，所以三者的作用"不得相失"，相失则疾病丛生。同样，三阴经的作用离合也是同一含义，这就是三阴经、三阳经在作用上的离合论观点。

其三，开阖枢。本篇所论述的"开阖枢"是指三阴经、三阳经在体表的空间分布关系，与《灵枢·根结》中的论述一致。但此处与五运六气理论中的三阴三阳理论无关，也与伤寒六经病证的传变无关。

阴阳别论篇第七

【题解】本篇运用阴阳学说理论，着重讨论了脉象的分类和主病，以及三阴经、三阳经的不同病证及预后。因本篇论述的内容是从临床鉴别诊断角度阐述的，故名"阴阳别论"。

【原文】黄帝问曰：人有四经十二从[1]，何谓？

岐伯对曰：四经应四时，十二从应十二月[2]，十二月应十二脉。

脉有阴阳，知阳者知阴，知阴者知阳。凡阳有五[3]，五五二十五阳[4]。所谓阴者，真脏也[5]，见则为败，败必死也。所谓阳者，胃脘之阳[6]也。别于阳者，知病处也；别于阴者，知死生之期[7]。三阳在头[8]，三阴在手[9]，所谓一也[10]。别于阳者，知病忌时；别于阴者，知死生之期。谨熟阴阳，无与众谋[11]。

所谓阴阳者，去[12]者为阴，至[13]者为阳；静者为阴，动者为阳；迟[14]者为阴，数[15]者为阳。

凡持真脉之脏脉者[16]，肝至悬绝急[17]，十八日死；心至悬绝，九日死；肺至悬绝，十二日死；肾至悬绝，七日死；脾至悬绝，四日死。

【注释】

[1] 四经十二从：四经，指四季的正常脉象，即春脉弦、夏脉洪、秋脉浮、冬脉沉。十二从，指十二经脉与十二月相应。

[2] 十二月：王冰："谓春建寅、卯、辰，

夏建巳、午、未，秋建申、酉、戌，冬建亥、子、丑之月也。"

[3] 阳有五：阳脉有五种。阳，属阳的脉象，即有胃气之脉。五，五时五脏的有胃气之脉，即春时微弦、夏时微钩、长夏微缓、秋时微毛、冬时微石。

[4] 五五二十五阳：每脏在五时各有五种有胃气之脉，五脏之脉总计二十五种。

[5] 所谓阴者，真脏也：杨上善："于五时中，五脏脉见，各无胃气，唯有真脏独见，此为'阴'也。"阴，指真脏脉。

[6] 胃脘之阳：胃所生的阳气，即胃气。

[7] 别于阳者，知病处也；别于阴者，知死生之期：鉴别脉象有无胃气，即可以判断病情之吉凶。

[8] 三阳在头：三阳，三阳经脉，即太阳、阳明、少阳三经。头，人迎脉。

[9] 三阴在手：三阴，三阴经脉，即太阴、厥阴、少阴三经。手，指寸口脉。

[10] 所谓一也：人体在正常状态下，人迎与寸口的脉搏一致。

[11] 无与众谋：不必与众人商讨。

[12] 去：诊脉时，脉搏下落离开指下。

[13] 至：诊脉时，脉搏跳起搏击手指。

[14] 迟：脉来迟缓。即迟脉。

[15] 数（shuò 朔）：脉来频数。即数脉。

[16] 凡持真脉之脏脉者：持，诊察。真脉之脏脉，郭霭春谓"真脉"之"脉"字，涉下

衍，"之脏"二字误倒。当是。

[17] 肝至悬绝急：肝脉到来的时候，犹如一线悬牵而未绝将绝，或者已很急促坚劲。至，指脉至。悬绝，脉气将绝。

【语译】黄帝问道：人有四经十二从，这是什么意思？

岐伯回答说：四经，指与四时相应的正常脉象；十二从，指与十二个月相应的十二经脉。

人的脉象又有阴阳之分。能察别什么是阳脉的人，就能察知什么是阴脉；能察别什么是阴脉的人，就能察知什么是阳脉。五时之中人的阳脉，也就是正常的脉象共有五种，为春时微弦，夏时微钩，长夏时微缓，秋时微毛，冬时微石；而五脏在五时中又各有正常的脉象，所以人的阳脉进一步而言，共有二十五种。所谓阴脉，是指没有胃气的脉象。由于无胃气，所以诊脉的时候只能诊察到五脏自身的阴脉之象。也因为这样，阴脉又称为真脏之脉。出现真脏之脉，表明胃气已经衰败。脉象显示出胃气已经衰败，患者就一定会不治而死；所谓阳脉，是指有胃气的脉象，属于健康正常的脉象。只要能辨别阳脉的情况，就能弄清疾病的所在；只要能辨别阴脉的情况，就能确定患者生死的期限。要想知道

三阳经脉的虚实，就必须诊察人迎的脉搏；要想知道三阴经脉的虚实，则必须诊察寸口的脉搏。人体在健康的情况下，人迎与寸口的脉搏情况是一致的。辨别了人迎所反映的三阳经脉情况，就能知道疾病宜忌的时机；辨别了寸口所反映的三阴经脉的情况，就能知道患者生死的期限。总之，只要仔细认真地弄懂并熟练掌握辨别阴脉、阳脉的方法，诊察疾病时就不会疑惑不定而需要去跟他人商讨了。

脉象的阴阳之别，脉搏跳起时属阴，脉搏下落时属阳；脉搏不跳时属阴，脉搏跳动时属阳；迟脉属阴，数脉属阳。

凡是诊察到无胃气的真脏之脉：其脏为肝的时候，若脉搏的到来犹如一线孤牵而未绝将绝，或者已经很急促坚劲时，患者十八天后就会不治而死；其脏为心的时候，脉搏的到来就如一线孤牵而未绝将绝，患者九天后就会不治而死；其脏为肺的时候，脉搏的到来犹如一线孤牵而未绝将绝，患者十二天后就会不治而死；其脏为肾的时候，脉搏的到来犹如一线孤牵而未绝将绝，患者七天后就会不治而死；其脏为脾的时候，脉搏的到来依然犹如一线孤牵而未绝将绝，患者四天后就会不治而死。

【导读】本段介绍了脉分阴阳的具体方法，认为人体的经脉与脉象需与四时、十二月自然变化相应，然后依据"脉有阴阳"理论对脉象进行分类。①按胃气的有无分阴阳：《内经》中十分重视脉象有无胃气，即有胃气者为阳脉，无胃气者为阴脉，即真脏脉。②按脉象的形态分阴阳：脉搏涌起而至者为阳，脉搏平伏而去者为阴，即"至者为阳，去者为阴"。③据脉象的强度分阴阳：脉来躁动数急有力者为阳，平静缓和无力者为阴，即"动者为阳，静者为阴"。④凭脉象的速率分阴阳：即"迟者为阴，数者为阳"。这是在阴阳理论指导下，依据胃气的有无，脉象的形态、强度、速率对脉象特征予以划分，具有提纲挈领、执简驭繁的作用。

【原文】曰：二阳之病发心脾[1]，有不得隐曲[2]，女子不月；其传为风消[3]，其传为息贲[4]者，死不治。

曰：三阳[5]为病，发寒热，下为痈肿[6]，及为痿厥腨瘠[7]；其传为索泽[8]，其传为㿗疝[9]。

曰：一阳[10]发病，少气，善咳，善泄[11]；其传为心掣[12]，其传为隔[13]。

二阳一阴[14]发病，主惊骇，背痛，善噫[15]，善欠，名曰风厥[16]。

二阴[17]一阳发病，善胀，心满善气[18]。

三阳三阴[19]发病，为偏枯痿易[20]，四支不举。

鼓一阳曰钩[21]，鼓一阴曰毛[22]，鼓阳胜急曰弦[23]，鼓阳至而绝曰石[24]，阴阳相过曰溜[25]。

阴争于内，阳扰于外，魄汗未藏，四逆而起，起则熏肺[26]，使人喘鸣。

阴之所生，和本曰和[27]。是故刚与刚，阳气破散，阴气乃消亡。淖则刚柔不和[28]，经气乃绝。

死阴[29]之属，不过三日而死；生阳[30]之属，不过四日而死[31]。所谓生阳、死阴者，肝之心[32]，谓之生阳。心之肺，谓之死阴。肺之肾，谓之重阴[33]。肾之脾，谓之辟阴，死不治。

【注释】

[1] 二阳之病发心脾：二阳，阳明经脉，即手阳明大肠经、足阳明胃经。此处指胃肠，重点指胃。心脾，《太素》中作"心痹"。

[2] 隐曲：指大小便。

[3] 风消：症见肌肉消瘦的病。

[4] 息贲（bēn 奔）：症见气急上奔、右胁下有肿块如覆杯之状、发热恶寒、胸闷呕逆、咳吐脓血等。

[5] 三阳：太阳经脉，即手太阳小肠经、足太阳膀胱经。

[6] 痈肿：指浮肿。痈，通"壅"，肿。

[7] 痿厥腨瘠（shuàn 涮 yuān 渊）：腨，腿肚。瘠，酸痛。

[8] 索泽：因精血津液枯竭而皮肤燥涩，失去光泽。

[9] 㿗疝：症见阴囊肿痛的病。㿗，通"癞"。

[10] 一阳：少阳经脉，即足少阳胆经、手少阳三焦经。

[11] 善泄：泄，通"泻"，即泄泻。

[12] 心掣（chè 彻）：即心悸。

[13] 隔：胸脘阻塞不利、饮食不入、大便不通的病证。

[14] 一阴：厥阴经脉，即足厥阴肝经、手厥阴心包经。

[15] 噫：张介宾："噫者，饱食之息，即嗳气也。"

[16] 风厥：肝、胃发病以后，出现惊骇、背痛、多嗳气、多呵欠等症。

[17] 二阴：少阴经脉，即手少阴心经、足少阴肾经。

[18] 心满善气：心下满闷，常常太息。

[19] 三阴：太阴经脉，即足太阴脾经、手太阴肺经。

[20] 偏枯痿易：伤于风邪且营卫内虚而见半身不遂，或兼有肌肉疼痛、痿弱的病证。痿易，肢体筋骨懈怠、痿弱无力的病证。易，通"佚"，肢体懈怠无力。

[21] 鼓一阳曰钩：脉搏跳动。一阳，指脉象来时稍显有力而去时却显无力的状态。此处"一阳"中的"阳"字与下句"一阴"中的"阴"字，乃是就脉搏跳动的表现状态而言的，凡脉跳有力者为阳，脉跳无力者为阴。钩，钩脉，其象来时有力而去时无力。

[22] 毛：指毛脉，其轻虚而浮，状如毛羽。

[23] 鼓阳胜急曰弦：脉象有力而紧直。弦，即弦脉，其端直而长、指下挺然，如按琴弦。

[24] 鼓阳至而绝曰石：搏动沉实有力、轻按不得、重按才有（的脉象）。阳，指脉有力。绝，指脉搏轻按不得、重按才有的情况。石，指沉实之脉，其如石之沉水，故云。

[25] 阴阳相过曰溜：此处指长夏时的阴阳之气及与其相应的脉象而言的。此时阴阳之气正互相转换，阳气有所降而阴气有所升，也就是说阴阳之气都既不偏盛，也不偏弱，既不力过，亦非无力，正处于平和顺畅的状态，故为"溜"脉。

[26] 起则熏肺：熏，有"伤"之意。

[27] 阴之所生，和本曰和：前一个字"和"，指和调，后一个字"和"，指阴阳和谐。

[28] 淖（nào 闹）则刚柔不和：吴崑："此言偏阴之害。淖，谓阴气太过而潦淖（乱）也。"

[29] 死阴：五脏之病按相克次序传变，毫无生机。

[30] 生阳：五脏之病按相生次序传变，还有生机。

[31] 死：据《新校正》，当作"已"，病愈。

[32] 肝之心：肝脏的病邪传到（转移到）心脏。下文中"心之肺""肺之肾""肾之脾"等，仿此。之，到，即传到、转移到的意思。

[33] 重阴：王冰："（肺、肾）似俱为阴气，故曰重阴。"

【语译】岐伯又说：属于阳明经脉的胃肠发病，若伤及心脾二脏，患者就会出现大小便不通的症状，在女子还会兼见月经不调，甚至经闭的症状；若日久不愈发生了传变，就会导致形体消瘦的"风消"或者气机逆乱、喘息上奔的"息贲"之病，成为死证而无法医治。

岐伯又说：太阳经脉发病以后，在上有畏寒、发热等症状，在下有下肢浮肿及痿弱无力、逆冷、腿肚酸痛等症状。如果日久不愈发生传变，就会使得皮肤燥涩而失去光泽，或者导致颓疝之病。

岐伯又说：少阳经脉发病，主要有气虚、易咳、易泻等症状。如果日久不愈发生传变，就会导致心悸掣痛之病，或饮食不入、大便不通的病证。

阳明经脉和厥阴经脉同时发病以后，主要有惊骇、背痛、嗳气及呵欠不止等症状，病名称作"风厥"。

少阴经脉和少阳经脉同时发病以后，主要有容易腹胀、心下满闷、常常太息等症状。

太阳经脉和太阴经脉同时发病以后，就会导致半身不遂或者筋骨懈怠、痿弱无力、四肢不能举动之类的疾患。

脉搏的跳动，来时显得有力而去时却显无力的，称作钩脉；轻虚而浮、状如羽毛的，称作毛脉；紧直有力、如按琴弦的，称作弦脉；沉实在下、如石入水，轻按不得、重按才有的，称作石脉；四季的阴阳之气处于平和顺畅的状态时，人的脉象相应地就会如水流而滑利无阻，这种脉象称作溜脉。

阴邪在内与正气交争，阳邪在外不断侵袭，患者就会出现汗出不止、四肢逆冷的病变。出现四肢逆冷的病变以后，邪气就会向上发展而损伤肺脏，使人气喘有声。

阴经所生的阳脉，在与生它的阴脉合和一致的时候，就称作"和"，说明人体阴阳处于和谐的状态。如果阳脉旺之又旺，人体的阳气就会盛极而衰、散乱丧失，阴气也会随之消亡；如果是阴脉过盛而无序，人体的阴阳就失调，经脉气血也会随之衰竭。

五脏之病如果是按照相克的次序传变，就属于"死阴"之证，说明患者已没有生机了，不过三天就会不治而死；五脏之病如果是按照相生的次序传变，就属于"生阳"之证，说明患者还有生机，不过四天就会痊愈。所谓"生阳"与"死阴"的具体情况：如肝之病邪转移到心，这是按相生次序传变的，属于"生阳"之证；心之病邪转移到肺，是按相克次序传变，属于"死阴"之证；肺脏之病邪转移到肾脏，是按相生次序传变，但因肺、肾均属阴，所以这种病变称作"重阴"；肾脏之病邪转移到脾脏，则属于反侮，所以称作"辟阴"，患者必然不治而死。

【导读】《内经》用五行生克乘侮规律解释人体的生理、病理，还分析了疾病预后。此段中"生阳、死阴、重阴、辟阴"皆属于此。所谓生阳者即相生而传，死阴者即相克而传，重阴者为从阴传阴，辟阴者当属反克。这种以五行学说推断预后的方法，在临床实践中应具体分析，不可拘泥。

【原文】结阳[1]者，肿四支；结阴[2]者，便血一升，再结二升，三结三升。阴阳结斜[3]，多阴少阳曰石水[4]，少腹肿。二阳结谓之消[5]，三阳结谓之隔，三阴结谓之水[6]，一阴一阳结谓之喉痹[7]。

【注释】

[1] 结阳：人的阳经受邪而气血郁结不畅。

[2] 结阴：张璐："阴结便血者，厥阴肝血内结，不得阳气统运，渗入肠间而下，非谓阴结内塞。"

[3] 斜：通"邪"，邪气，病邪。

[4] 石水：浮肿病的一种，由阴盛阳虚、水气内聚所致。症见少腹肿大而坚硬如石、胁下胀痛、腹满不喘、脉沉等。

[5] 消：消渴病。症见多饮、多食、多尿等。

[6] 水：指水肿病。

[7] 喉痹：以咽喉肿痛、吞咽困难等为主症的病。

【语译】人的阳经受邪而气血郁结不畅，四肢就会浮肿；阴经受邪而气血郁结不畅，大便就会下血；阴经初次受邪而气血郁结不畅时，便血一升；两次受邪而气血郁结不畅时，便血二升；三次受邪而气血郁结不畅时，便血三升；阴经阳经全都受邪而气血郁结不畅时，如果阴经邪重而阳经邪轻，就会导致石水之病，主要症状为少腹胀大；阳明经脉受邪而气血郁结不畅时，就会导致消渴之病；太阳经脉受邪而气血郁结不畅时，就会导致上阻下塞的隔证；太阴经脉受邪而气血郁结不畅时，就会导致浮肿之病；厥阴和少阳经脉受邪而气血郁结不畅时，就会导致喉痹之病。

【导读】关于结阳与结阴的概念及证候，马莳认为"结者，气血不畅也"，若三阳经气结于表，气血不畅不达四肢可见四肢肿。若三阴经气内结不畅则血留聚可见下泄。若气血为邪所扰，纠结于阴阳之间，血不利则为水，可见石水。若阳明气结则水谷之津液不生可见消。若气结于表而不贯膈通于内则可见饮食膈塞不下，故三阳结谓之膈。三阴结则脾肺气结而津液不行为水矣。厥阴、少阳为风火所化，风火气结，则肺金伤而见喉痹。

【原文】阴搏阳别[1]，谓之有子。阴阳虚，肠澼[2]死，阳加于阴谓之汗[3]，阴虚阳搏谓之崩[4]。

三阴俱搏[5]，二十日夜半死；二阴俱搏，十三日夕时死；一阴俱搏，十日死；三阳俱搏且鼓[6]，三日死；三阴三阳俱搏，心腹满，发尽不得隐曲，五日死；二阳俱搏，其病温，死不治，不过十日死。

【注释】

[1] 阴搏阳别：寸口脉的脉象属阴搏动有力（搏），与人迎脉之脉象属阳有别。

[2] 肠澼（pì 僻）：便下脓血之证。

[3] 阳加于阴谓之汗：属阳的脉象出现在属阴的寸口脉位时，提示阳气蒸腾阴液表现为汗出。

[4] 阴虚阳搏谓之崩：寸口脉象虚弱而人迎脉象搏指有力，为妇人血崩之脉。崩，妇人血崩。

[5] 俱搏：张志聪："俱搏击应手而无阳和之气也。"

[6] 鼓：脉动太过。

【语译】寸口属阴脉象搏动有力，与人迎属阳之脉有明显的不同，表明妇女已经受孕；寸口属阴之脉象与人迎属阳之脉象都虚弱、又患上了便下脓血之证，会不治而死；属阳的脉象出现在属阴的寸口脉位时，提示阳气蒸腾阴液而为汗出；寸口属阴之脉象虚而人迎属阳之脉象搏指有力，是妇人血崩的征象。

太阴经脉全都搏指有力时，患者将会在第二十天的半夜死去；少阴经脉全都搏指有力时，患者将会在第十三天的傍晚死去；厥阴经脉全都搏指有力时，患者将会在第十天死去；太阳经脉全都搏指有力而跳动太过时，患者将会在第三天死去；太阴和太阳经脉同时都搏指有力时，患者就会出现心下满闷、腹中胀痛、发尽（译者注：义不明）、大小便不通等症状，到了第五天就会死去；阳明经脉全都搏指有力时，患者就会出现温热的证候，属于无法医治的死证，不过十天就会死去。

【导读】其一，举例说明寸口脉诊的临床意义。寸口尺部（属阴）脉象和寸部（属阳）脉象变化状态，可判断是否怀孕以及肠澼病的预后，还可以作为出汗及崩漏病证的判断依据。"阳加于阴谓之汗"，本意指寸部属阳的脉象特点出现在尺部属阴的脉位时，就是出汗症状的脉象特征。后世将此句原文演化为人体出汗的机制：认为出汗是人体阳气蒸化阴液的结果。显然，脉象之阴、阳属性，分别演化为人身的"阳气"和"阴液"。

其二，举例说明三阴经脉（太阴经－三阴、少阴经－二阴、厥阴经－一阴）和三阳经（太阳经－三阳、阳明经－二阳、少阳经－一阳）动脉异常波动时（十二经脉皆有动脉）（《灵枢·动输》）提示相关经脉及其所属内脏（三阴经内连五脏、三阳经内连六腑）会有相关病证。文中所言"死"，表明病情复杂、证情凶险、预后不良。

灵兰秘典论篇第八

【题解】灵兰，是"灵台兰室"的简称，相传是黄帝藏书之所。秘典，指密室存藏的珍贵典籍。吴崑："灵台兰室，黄帝藏书之所；秘典，秘密典籍也。"本篇以古代官制类比十二脏，讨论了十二脏的生理功能，强调了心的主宰作用及十二脏的协调关系，因其所论内容甚为重要，故名"灵兰秘典"。

【原文】黄帝问曰：愿闻十二脏[1]之相使[2]，贵贱[3]何如？

岐伯对曰：悉乎哉问也[4]！请遂[5]言之。

心者，君主之官[6]也，神明[7]出焉；

肺者，相傅[8]之官，治节[9]出焉；

肝者，将军之官，谋虑出焉；

胆者，中正之官[10]，决断出焉；

膻中[11]者，臣使之官[12]，喜乐出焉；

脾胃者，仓廪[13]之官，五味出焉；

大肠者，传道[14]之官，变化出焉；

小肠者，受盛之官，化物[15]出焉；

肾者，作强[16]之官，技巧[17]出焉；

三焦者，决渎[18]之官，水道出焉；

膀胱者，州都[19]之官，津液藏焉，气化[20]则能出矣。

【注释】

[1] 十二脏：五脏、六腑和膻中（此指心包）共十二个内脏。

[2] 相使：互相配合发挥作用的情况。

[3] 贵贱：主次、主从。

[4] 悉乎哉问也：为倒装句，即"问悉乎哉"。悉，指详尽。

[5] 遂：逐一地，一个接着一个地。疑通"逐"。一说尽，详细。亦通。

[6] 官：比喻人体的器官。后文的"官"，多指官员，或指器官，依上下文而定。

[7] 神明：精神、意识、思维活动等。

[8] 相傅：与后世所谓"丞相"义同。

[9] 治节：节制、调节（的功用）。

[10] 中正之官：喻指胆在人谋划、做事时的决断功用。

[11] 膻中：指心包络。

[12] 臣使之官：喻指心包能直接反映心主的精神情感活动。

[13] 仓廪（lǐn 凛）：喻指脾胃受纳、运化饮食水谷的功用。

[14] 传道：转运输送。

[15] 化物：从饮食水谷中化出营养人身的精微物质。

[16] 作强：当为"将作"，指建造、建设。"将作之官"，即将作大匠，指负责建造、建设的官员。

[17] 技巧：巧智与技能。

[18] 决渎（dú 读）：张介宾："决，通也；渎，水道也。"

[19] 州都：类似人体代谢后水液的汇聚处。

[20] 气化：阳气对津液的蒸化。

【语译】黄帝向岐伯问道：请你给我

讲讲，人体的十二个脏器是如何互相配合来发挥作用的？它们的主从关系又是什么？

岐伯回答说：你问得真是全面而又细致啊！请让我逐一地叙述它们。心对于身体来说，犹如国家的君主，主宰人的精神意志；肺脏对于身体来说，犹如丞相，主管气机的调节；肝脏对于身体来说，犹如将军，主管人的思考谋划；胆腑对于人体来说，犹如考察评判人才的中正之官，主管人的决断能力；膻中（心包）对于人体来说，犹如君主的近臣、使臣，主管人的

喜怒哀乐；脾胃对于人体来说，犹如国家粮库的长官，主管受纳运化饮食五味；大肠对于人体来说，犹如负责转运物品的官员，主管传化饮食的糟粕；小肠对于人体来说，犹如负责接收各国贡品的官员，主管吸纳饮食水谷的精微物质；肾脏对于人体来说，犹如负责建设建造的官员，主管人的巧智、技能；三焦对于人体来说，犹如负责水利的官员，主管通调全身的水道；膀胱在人体内部，是汇聚水液的器官，津液也贮于其中，经过阳气的蒸化而排出。

【导读】此部分以古代官制类比十二脏，强调人体内脏必须在心的主导作用下，各司其职，相互协调，互相配合，才能完成人体复杂的生命活动。所以此处所言脏腑功能只是从相互配合的角度言其某一功能，而不是其全部功能，这是学习时要注意的。

【原文】凡此十二官者，不得相失[1]也。故主明则下安，以此养生则寿，殁世不殆[2]，以为天下则大昌。主不明则十二官危，使道[3]闭塞而不通，形乃大伤，以此养生则殃，以为天下者，其宗[4]大危，戒之戒之！

至道[5]在微，变化无穷，孰知其原！窘[6]乎哉，消者瞿瞿[7]，孰知其要！闵闵之当，孰者为良！恍惚之数[8]，生于毫氂[9]，毫氂之数，起于度量，千之万之，可以益大，推之大之，其形乃制[10]。

黄帝曰：善哉！余闻精光之道[11]，大圣之业，而宣明大道，非斋戒择吉日，不敢受也。

黄帝乃择吉日良兆，而藏灵兰之室，以传保[12]焉。

【注释】

[1] 相失：失去彼此协调的作用。

[2] 殁（mò 末）世不殆：终生没有危害。

殁世，即终生。殆，危险，指疾患，疾苦。

[3] 使道：脏腑间互相联系的通道。

[4] 宗：社稷，国家。

[5] 至道：最重要的理论。

[6] 窘（jiǒng 炯）：困难。

[7] 消者瞿瞿：消，通"肖"，指学习。瞿瞿，惊愕貌。此处引申为因感到高深而惊叹畏难的样子。

[8] 恍惚之数：恍惚，隐约不清而又难以捉摸。

[9] 毫氂（lí 离）：极其微小精细的变化。氂，通"厘"，指长度单位。

[10] 其形乃制：万事万物完整的体系就建立起来。形，事物完整的体系。制，建立。

[11] 精光之道：精深而充满智慧之光的大道理。

[12] 传保：高世栻："以传后世而保守弗失焉。"

【语译】这十二个内脏，彼此是不能失去协调作用的。担负君主作用的心，主宰着精神意志。依照这一原则进行养生，

人就能够健康长寿，终生不会出现疾患；依照同样的道理治理天下，天下就能够兴旺发达。心脏主宰精神意志的功能要是丧失了，包括心脏在内的所有十二个器官就都会发生危险，彼此之间联系的通道就会阻塞不通，身体也就会受到严重损害。精神意志已乱却还要去进行养生，就必然发生灾祸；犹如君主昏庸无能却还要治理天下，天下就一定会发生危机一样。这是应该慎之又慎的啊！

最为高明的医道精深入微，变化无穷，有谁能知道它的渊源?！的确，要想知道它的渊源是非常困难的啊！学习的人都惊叹不已，感到畏难，又有谁能掌握它的精要内涵?！虽然百姓的病痛让人感到忧虑，也想为之解除疾苦，可是什么才是最好的方法?！当然，冥冥之中包括医道在内的令人深感渺茫难知、无穷无尽的事物，并不是无从了解。它们全都产生于极其微小精细的变化。这极其微小精细的变化达到一定的程度和数量的时候，就可以用规律法度去衡量认识了。从一到十、从十到百、从百到千、从千到万以至无穷无尽、无边无际的事物，都可以据此道理来逐步扩大对它们的认识，当推论到一定程度的时候，万事万物——包括医道的完整体系就建立起来了。

黄帝叹道：你讲得真好啊！我听到了精深之至和充满智慧之光的大道理、最为圣明的大学问。你的话，可谓大大地阐明了这些大道理和大学问。如果不是虔诚地选定吉日良辰，是不敢接受的。

黄帝于是就特别选了一个吉日良辰，将所记下的岐伯讲授的道理藏在灵兰之室，用以保存下来、传给后世的人们。

【导读】本篇以古代官制各自职能为喻，类比人体内脏（十二脏）的部分功能，并以国家社稷的安危、人类性命之康宁为例，强调在维系生命活动中必须紧密配合（"相使"）而不能失调（"不得相失"）。在论述内脏时，六腑的功能基本贴近其实际功能，而五脏功能，有的与其实际功能相距较远，如肝、肾及心包（膻中），有的只突出某一方面，如心主"神明"，脾胃"为仓廪"，有的则引出另一功能，如肺主"制节"。所以在研读原文时，不可勉强解释。

六节藏象论篇第九

【题解】 节,度也。古人以甲子纪天度,甲子一周之数为六十,是谓一节,每年三百六十日,故称六节。本篇先论天度,而天地阴阳之气与人体五脏相通应,故继论藏象,故以"六节藏象"为篇名。

【原文】 黄帝问曰:余闻天以六六之节[1],以成一岁,人以九九制会[2],计人亦有三百六十五节[3],以为天地,久矣。不知其所谓也?

岐伯对曰:昭[4]乎哉问也,请遂[5]言之。夫六六之节,九九制会者,所以正天之度[6],气之数[7]也。天度者,所以制日月之行也;气数者,所以纪[8]化生之用也。天为阳,地为阴;日为阳,月为阴;行有分纪[9],周有道理[10],日行一度,月行十三度而有奇[11]焉,故大小月三百六十五日而成岁,积气余而盈闰[12]矣。立端于始[13],表[14]正于中,推余于终[15],而天度毕[16]矣。

【注释】

[1] 六六之节:合而成为一年的六个甲子周日。

[2] 以九九制会:地与人分别以九州、九野和九窍、九脏等体系与天的"六六之节"应合。

[3] 节:腧穴。

[4] 昭:详明。

[5] 遂:逐一。

[6] 正天之度:正,确定。度,度数,一周天的度数,共三百六十五度,是用以确定日月运行行程与速度的标准。

[7] 气之数:一年二十四节气更替的常数。

[8] 纪:通"记",标记。

[9] 分纪:天体上一定的区域和度数。

[10] 周有道理:日月的周行有一定的轨道和规律。道理,轨道、规律。

[11] 有奇(jī机):有余。

[12] 积气余而盈闰:气,二十四节气。盈,满,满一个月。

[13] 立端于始:确定冬至这天的时间为每年阳气始生之日。端,起点,即每年的冬至之日。始,首先。

[14] 表:圭表,古代的天文学仪器,测量日影照射的角度,以确定日月运行的进度和校正时令节气。

[15] 推余于终:最后再推算二十四个节气比十二个月长出的时间。余,长出(的时间)。终,最后。

[16] 毕:尽知。

【语译】 黄帝向岐伯问道:我听说,天道的运行是在经过六个甲子周日以后就成为一年,地和人体分别以九州、九野与九窍、九脏等体系跟天道的运行相应,所以在人就有三百六十五个腧穴。这样就形成了有关天地运行与天、地、人三者关系的学说。我听到这种说法的时间已经很久了,但却不知道这些说法的意义是什么,又怎样才能理解。请你给我讲讲好吧?

岐伯回答说：你问得真高明啊！请让我逐一地解释其中的道理。天道的运行在经过六个甲子周日以后成为一年，地和人体分别以九州、九野与九窍、九脏等体系跟天道的运行相应，这些说法是用来确定天道上一周天的度数和地上二十四节气更替的常数的。而天道上一周天的度数，是用来计算日月运行的行程与速度的；地上二十四节气更替的常数，是用来标记万物的生长变化的。天属阳，地属阴；太阳属阳，月亮属阴。太阳和月亮在天上的运行各有一定的区域和度数，运行一周也各有一定的轨道。凡太阳运行一度，月亮就运行十三度有余。由于一周天共有三百六十

五度，太阳运行一度为一个昼夜，所以经过三百六十五个昼夜就成为一年；又由于月亮运行的度数及轨道与太阳不同，所以月份就有大小的区别。另外，二十四个节气的时间，与太阳运行一个周天的时间相同，长于一年十二个月，这长出的时间累积到满约一个月时，就产生了闰月。其推算的方法，是首先确定冬至这天的时间，之后用圭表来测量日影照射的角度，以确定日月运行的进度并校正时令节气，最后再推算二十四个节气比十二个月长出的时间，这样，天道运行的度数及时令节气等就全都可以计算出来了。

【导读】地球绕太阳公转一周（360°）为 365 日，平均每天运行近似 1°（古人认为地不动而日行，故曰"日行一度"）。月亮绕地球运转一周约 27.32 天（恒星月），平均每天运行 13.18°。故曰"日行一度，月行十三度而有奇焉"。

【原文】帝曰：余已闻天度矣，愿闻气数何以合之？

岐伯曰：天以六六为节，地以九九制会，天有十日[1]，日六竟而周甲[2]，甲六复而终岁，三百六十日法也。

【注释】

[1] 十日：十天干。

[2] 日六竟而周甲：竟，完。周甲，干支两两相配循环完毕之后形成的一个甲子周期。由于干一为甲，支一为子，所以应称"甲子"，简称"周甲"。

【语译】黄帝说：我已经明白关于天

道运行的度数的问题了。希望听听地上的二十四个节气是怎样与之应合的。

岐伯回答说：天道的运行是以六个甲子周日为周期的，大地和人体即分别以九州、九野与九窍、九脏等体系跟它相应。对天的运行，人们用十干纪述；对地的运行，人们用十二支纪述。用干支相配之法纪日的时候，当十干用过六轮以后，与十二支两两相配的循环即告完毕，其六十对，可纪六十日，这就是一个"周甲"；经过六个周甲的天数，即为一年，这就是所谓一年三百六十天的计算方法了。

【导读】十月太阳历法在《诗经》《夏小正》《管子》中都有记载，此处"三百六十日法"就是《内经》构建理论体系时应用的历法。一年 360 日、分十月（每月 36 日）、分五季（称"行"，每季行 72 日）等为该历法的最大特点，原文涉及五季、360 数、72 日等内容，就是应用该历法的实例。

本篇还运用了十二月太阳历法知识，如"大小月三百六十五日而成岁"。"积气余而盈

闰"，既指太阳历法 1/4 日累积的"盈润"，也有"阴阳合历"的三年一闰、五年再闰、十九年七闰，还有干支历法、五运六气历法、北斗历法（《灵枢·九宫八风》）。可见，历法知识在《内经》理论建构中有重要作用。

"地以九九制会"，地，指月亮运行规律，天，指太阳运行规律。"天以六六之节，以成一岁"，是按太阳历法计算的，将二十四节气配给阴历，就要"制会"。"制会"是通过置闰，使阴历与阳历二十四节气相符（"会"）。阴历是以月相的变化（即朔望月）为特征制订的历法，354 天为一年，与太阳历法的 365.25 天有很大差异，每年约差十一天，三年约差一个月。如果单凭月亮位置计算年月，而不顾每年太阳的位置，那么每年的节令会相差十一天，且逐年增大，因此要用"积气余而盈闰"的方法，以"正天之度、气之数"。故有"日行一度，月行十三度有奇焉，故大小月三百六十五日而成岁，积气余而盈闰矣"之论。这就是阴历为何要置闰的理由。但在何时置闰调整阴历，使之符合阳历二十四节气的时间？古人在九个九十天后，即每隔大约"九九"八百一十天，就置闰月一次。通过置闰达到"正天之度、气之数"的目的。当然"九九"和"六六"之数一样，都是约数，与实际置闰的时间稍有出入。这就是"地以九九制会"之意。

【原文】夫自古通天[1]者，生之本，本于阴阳。其气九州九窍，皆通乎天气。故其生五[2]，其气三[3]，三而成天，三而成地，三而成人，三而三之，合则为九，九分为九野，九野为九脏[4]，故形脏[5]四，神脏[6]五，合为九脏，以应之也。

帝曰：余已闻六六九九之会也，夫子言积气盈闰，愿闻何谓气？请夫子发蒙解惑焉。

岐伯曰：此上帝所秘，先师传之也。

帝曰：请遂闻之。

岐伯曰：五日谓之候[7]，三候谓之气[8]，六气谓之时[9]，四时谓之岁，而各从其主治[10]焉。五运相袭[11]，而皆治之，终期之日[12]，周而复始，时立气布[13]，如环无端，候亦同法。

【注释】

[1] 通天：懂得（精通）天道的运行。

[2] 五：五运之气及其运行。

[3] 其气三：阴阳之气一分为三，即三阴、三阳之气。

[4] 九野为九脏："九野为"三字，当涉上文"九分为九野"而衍。

[5] 形脏：藏纳有形之物的内脏，为胃、大肠、小肠、膀胱四者。

[6] 神脏：藏守无形之"神"的内脏，即心藏神、肝藏魂、脾藏意、肺藏魄、肾藏志。

[7] 候：日行五度之物候规律。

[8] 气：一个节气。

[9] 时：季节。

[10] 从其主治：主，所主，主宰的时令变化。治，含"治身"（养生）与"治病"二义。一说主治，是"当旺"的意思。如木旺于春、火旺于夏、土旺于长夏、金旺于秋、水旺于冬。亦通。

[11] 五运相袭：此处指木、火、土、金、水五行之气在天地间运行变化的承袭规律。

[12] 终期（jī机）之日：一整年的最后一天。期，一整年。

[13] 时立气布：四季（因五行相袭而）区别，二十四节气（因五行相袭而）确定。立，指确立、确定。

【语译】自古以来，精通天道运行的人，都知道生命的根本，乃是天地阴阳。无论是地的九州，还是人的九窍，都与天气相通。天地间的阴阳之气化生为五运之气，又能演化为三阴三阳之气。三气合而成天，三气合而成地，三气合而成人，三三合而成九气，在地分为九野，在人体分为九脏，形脏四，神脏五，合成九脏，以应天气。

黄帝说：我已经明白了六六九九配合的道理，先生说气的盈余积累成为闰月，我想听你讲一下是什么气？请你来启发我的蒙昧，解除我的疑惑！

岐伯回答说：这是天道不轻易传授的知识，我是经由已故的老师传授之后才懂得的。

黄帝说：请你详细地给我讲讲。

岐伯回答说：五天叫作一候，三候就是一个节气，六个节气就是一个季节，四个季节就成为一年。在这些不同的时段当中，无论是养生还是治病，都要注意顺应它们各自的主气及其主宰的时令变化。五行的运行之气是相承而进的。无论是养生还是治病，也要注意顺应它们在相应季节的主气及其主宰的气候变化。五行在一年之内的运行，是从当年时令的最初一天开始，到最后一天结束，然后又周而复始。四季由此区分开来，二十四个节气由此确定下来。五行及四季、节气的运行、更替，就如一个圆环，无头无尾，不断更替，永无休止。五日一候的推移，也是这样的道理。

【导读】"五日谓之候"中的"候"是气候变化中的最小时间计量单位，以五天为一个物候变化单位。物候学与气候学相似，都是观察各个地方、各个区域春、夏、秋、冬四季变化的科学。《内经》中把物候学知识与人体生理、病理变化密切结合，并将其理论运用于防治疾病，形成了早期的医学生物学，为中医学的发展奠定了科学基础。中医学从其发生之始就把人看作为自然的一分子，认为四时气候变化都会对人体产生一定的影响，因而要求从医者务必要掌握气候变化的规律，并用此推断疾病的发生及预后，要在治疗中顺应气候变化进行辨证论治、处方用药。

【原文】故曰：不知年之所加[1]，气之盛衰，虚实之所起，不可以为工矣。

【注释】

[1] 加：加临。不同属性的主客之气相互叠加，产生相应的气候。

【语译】所以说，如果不懂得随着年份而变的客气叠加于不变的主气的情况，不懂得一年之内节气的盛衰，不懂得疾病虚实的起因，就不可以做一名医生。

【导读】"不知年之所加，气之盛衰，虚实之所起，不可以为工矣"（即"三不知"）是《内经》为医者设立的门槛，也是为医者必备的知识。所谓"年之所加"，是指天文历法的推演，如太阳历法对每年所余 1/4 日的置闰、每 4 年有一个闰年（称为大年）、366 天等，也指五运六气理论中的气运太过与不及、客主加临等，还指《灵枢·阴阳二十五人》

中的"忌年"。"气之盛衰"，指各年份及各年份不同季节气候变化的太过与不及。"虚实之所起"，指不同季节气候变化对人体造成的病理改变。如在"运气七篇"中反复强调要"先立其年，以明其气"，依据气运变化的具体情况实施治病用药的处方原则也属此例。就针刺方法而言，根据全年季节气候变化施针可见《素问·四时刺逆从论篇》，依据月相的盈亏施针补泻可见《素问·八正神明论篇》《素问·缪刺论篇》等。诸如此类知识，不懂得天文历法的人难以理解和认识。这就是本篇中要求"三不知""不可以为工"的理由。

【原文】帝曰：五运之始，如环无端，其太过不及何如？

岐伯曰：五气更立[1]，各有所胜，盛虚之变，此其常也。

帝曰：平气[2]何如？

岐伯曰：无过[3]者也。

帝曰：太过不及奈何？

岐伯曰：在《经》[4]有也。

帝曰：何谓所胜？

岐伯曰：春胜长夏，长夏胜冬，冬胜夏，夏胜秋，秋胜春，所谓得五行时之胜[5]，各以气命其脏[6]。

帝曰：何以知其胜？

岐伯曰：求其至也，皆归始春，未至而至，此谓太过，则薄所不胜[7]，而乘[8]所胜也，命曰气淫[9]。不分邪僻内生，工不能禁[10]。至而不至，此谓不及，则所胜妄行，而所生受病，所不胜薄之也，命曰气迫[11]。所谓求其至者，气至之时也。谨候[12]其时，气可与期[13]，失时反候[14]，五治[15]不分，邪僻内生，工不能禁[16]也。

帝曰：有不袭乎？

岐伯曰：苍天之气，不得无常也。气之不袭，是谓非常[17]，非常则变矣。

帝曰：非常而变奈何？

岐伯曰：变至则病，所胜则微，所

不胜则甚，因而重感于邪则死矣。故非其时则微，当其时则甚也[18]。

【注释】

[1] 五气更立：五运之气更替着主宰春、夏、长夏、秋、冬五时。立，主宰。

[2] 平气：五运中运行平和、无偏盛乘侮之气，即气候平和。

[3] 过：意为"太过与不及"。

[4]《经》：指《内经》中有关运气的篇章，为《素问》部分之"运气七篇大论"。

[5] 得五行时之胜：五时（春、夏、长夏、秋、冬）获得了五行按着时令的规律运行所具有正常健旺之气。胜，正常健旺之气。

[6] 各以气命其脏：五时各以其正常健旺之气赋予相应的五脏而使之发挥不同的作用。命，有"赋予生机"或"使……获得生机"之意。

[7] 薄所不胜：指侵凌被制约的某一行之气。薄，通"迫"，侵凌。所不胜，与上文中的"所胜"相对，五行之气循环相克关系中制约的某一方（某一行）。

[8] 乘：欺凌，以强凌弱。

[9] 气淫：时令未到就已出现该时令的气候以致其相应的脏器之气过盛、混乱而且反欺对其有制约作用的脏器所造成的疾病。

[10] 不分邪僻内生，工不能禁：自王冰以来，众多医家一致认为这十个字乃本段下文"五治不分，邪僻内生、工不能禁"的误重，系错简所致。从之。

[11] 气迫：时令已到可是还未出现相应的气候以致该时令中制约的与被制约的脏腑之气妄

行所造成的疾病。

[12]候：观察。

[13]气可与期：五时之气太过与不及，人都会与之相应且产生变化。气，五时之气。期，约期，相应。

[14]失时反候：违背四季的时令变化。

[15]五治：根据五脏与五行、五时相应的道理采用相应的养生方法，即与五行五时相应的养生方法。治，养生。

[16]禁：治疗。

[17]非常：不循常规，即反常。

[18]故非其时则微，当其时则甚也：谓某一年及某一季中与五行相应的某脏器患病以后，如果该年该季不是与该脏器相应的某一行当令，则该脏器的病情就较轻，反之则重。其时，五行中与患病脏器相应的一行当令之时。

【语译】黄帝问道：五行运行周而复始的情况，就如圆环，无头无尾，不断更替，永无休止，这个道理我也听懂了。那么，五行在运行中太过和不及的表现是怎样的呢？

岐伯回答说：五行的运行之气在更替着主宰春、夏、长夏、秋、冬这五时之气当中，各有制约和被制约的一方，那么，互有盛衰的变化，这属于正常情况。

黄帝问道：五行在运行中的平和之气是怎样的呢？

岐伯回答说：就是既无太过，也无不及之气。

黄帝问道：那么太过和不及各是怎样的情况呢？

岐伯回答说：这个问题非常复杂，一言难尽，所以在经书中有专门的论述。请你阅读有关五运六气理论的文章就清楚了。

黄帝问道：五行之气在更替主宰五时之气当中，各有制约和被制约的一方。那

么其制约的关系及其在五时中的表现是什么呢？

岐伯回答说：春、夏、长夏、秋、冬五时，分别与木、火、土、金、水五行之气相应。所以，木克土，就表现为春气制约长夏之气；土克水，表现为长夏之气制约冬气；水克火，表现为冬气制约夏气；火克金，表现为夏气制约秋气；金克木，表现为秋气制约春气。五时之所以能够正常更替并对人体产生相应的积极影响，是由于它们分别获得了五行按着时令规律而运行时所具有的正常健旺之气。也因为这样，它们才能够各以其正常健旺之气赋予相应的五脏而使之发挥不同的作用。

黄帝问道：怎样才能够知道五行按着时令的规律运行时具有的正常健旺之气呢？

岐伯回答说：这个通过推求五行之气在五时依次到来的时间就可以知道。而其关键所在，是推求五行的周而复始之气是否在立春这一天到来。如果五行之气在时令还未到来而它却提前到来，这就叫作"太过"，就会侵凌被它制约的某一行之气，而反欺制约它的某一行之气；这种情况称作"气淫"，人体相应的脏器就会随之发病；如果时令已经到来而五行之气却还未到来，这就叫作"不及"，那么制约它的某一行之气就会任意肆行，生它的一行就会受到侵害，而被它制约的一行也来反欺于它，这种情况称作"气迫"，人体相应的脏器也会随之发病。所谓通过推求五行之气在五时依次到来时间的话，就是指上述情况而言的。只要能够仔细观察五行之气在五时依次到来的时间，那么五时之气无论是太过还是不及，人都可以做到与之相应不违。如果违背四季的时令变化，且对与

五行五时相应的养生方法弄不清楚，病邪就会由内而生，即使是医生也无法治疗了。

黄帝问道：五行之气有不依次序相承的情况吗？

岐伯回答说：来自苍穹和天地阴阳的五行之气，不可能没有常规。五行之气如果不是依次相承而进，就属于反常，反常就会使气候发生异变。

黄帝问道：五行之气的运行出现反常造成气候异变会怎样呢？

岐伯回答说：气候发生了异变，人体就会患病。如果是与五行五时相应而在气候异变的时令中起着制约作用的脏器患了病，就比较轻微；如果是被制约的脏器患了病，则比较严重。要是患病严重的时候又被邪气侵袭，就会不治而死。同理，气候发生异变以后，如果异变的年份或季节中与五行五时相应的脏器患了病，而该年该季却不是与该脏相应的某一行当令，那么该脏的病情比较轻微，反之则比较严重。

【导读】此处以"太过""不及""平气"三种气运变化对人体的影响为例，简要论述了不同季节气候变化对人体的影响，指出医生在临床工作的必须具备相应的运气知识。

所谓"太过"则"气淫"，是指气候先于时令而至，太过之气会侵犯所不胜之气，克制所胜之气，如木气太过，就会侮金、乘土，人体也会相应地出现肝气旺、脾气虚等病证。"不及"则"气迫"，是指气候晚于时令而至，即"至而不至"，同样因气候变化与时令更迭不同步，就会发生反侮，所生之气得不到资助也会生病，这种病理过程称为"气迫"。既无"太过"又无"不及"，气候随时令到来而按时来到的"平气"时分，气候变化虽然平和，但人体依然会发病，不过受气候变化的影响较小。

【原文】帝曰：善。余闻气合而有形，因变以正名[1]。天地之运，阴阳之化[2]，其于万物，孰少孰多，可得闻乎？

【注释】

[1] 气合而有形，因变以正名：气，阴阳之气。形，有形之万物。变，阴阳多少之变化。正，确定。因强调名称的确立，须做到得义之正者，以便言顺、事成，故曰"正"。

[2] 天地之运，阴阳之化：此为互文句，即天地阴阳之运化。

【语译】黄帝说：讲得很好。我听说天地阴阳之气交会以后就产生了有形的万物，有形的万物又随着阴阳之气的变化而具有了不同的特点并因而被人确定了名称。那么天地阴阳的运化，就其对万物所起的作用来说，哪个少哪个多呢？能够听你讲讲吗？

【导读】此节一论"气合而有形，因变以正名"。这是从唯物主义自然观出发，阐明气不但是物质的实体，还是万物化生的基础。自然界万物都是由阴阳二气运动变化形成。自然界上有天，下有地，天属阳，地属阴。天地阴阳间的相互作用，产生了万物，万物各有自己的特征。人是自然界万物之一，故人也是阴阳二气交合后产生的，"气合而有形"讲的就是这个道理。

"形"，指事物的形态表征，"正名"，指命名事物。事物的名称是由其内在本质及表现于外的表象决定的，不同事物的本质和表象互有区别，但起决定作用的是构成该事物

"气"之运动状态和结构变化，故曰"因变以正名"。

二论万物禀受天地阴阳之气的多少。"天地之运，阴阳之化，其于万物，孰多孰少，可得闻乎"之问，从所举草木的例子中，肯定了万物禀受阴阳之气有多有少的不同。尽管万物皆由阴阳二气所生，但禀受的阴阳二气是有差别的，这就表现为世界万物千差万别。原文以草之五味变化"不可胜极"，五色变化"不可胜视"，说明万物的复杂内涵。万物变化的千差万别，不仅与禀受阴阳的多少有关，与万物本身的物种有关，还与土壤气候等条件有关，对此不能简单化。另外，人作为自然的一员，禀受的阴阳之气也有多有少，所以本段的最终目的是从自然到人，再到五脏六腑，逐步深入。

【原文】岐伯曰：悉哉问也，天至广不可度，地至大不可量，大神灵[1]问，请陈其方。草生五色[2]，五色之变，不可胜视；草生五味，五味之美，不可胜极。嗜欲不同，各有所通[3]。

【注释】

[1] 大神灵：对黄帝的尊称。灵，谓高明、深奥。

[2] 五色：青、赤、黄、白、黑。

[3] 嗜欲不同，各有所通：此处言万物对自然界物质的客观需求不同，各有一定的选择性。嗜欲，即嗜好，需求。通，通应。

【语译】岐伯回答说：你问得真详尽啊！天，是极其之广的，不可能揣测而知；地，是极其之大的，同样不可能丈量而知。你所提出的高明而深奥的问题，我也不能完全懂得。不过，其概要我还知道，请允许我陈述一下。草木生长之时，有青、赤、黄、白、黑这五类颜色，变化起来令人不能全部分清；植物长成之时，有酸、苦、甘、辛、咸五种滋味，美妙可口令人不能统统说尽。当然，由于习性与要求不同，对于美妙的五味，不同的人则各有所好。

【导读】论"嗜欲不同，各有所通"。由于万物禀受阴阳之气有多有少，因而各种事物就有了自身的本质、特点和运动变化规律，这就导致了自然界事物呈现出千差万别的复杂性。以草木为例，其禀受阴阳之气的多少，决定了其内在的本质，故草之五味变化"不可胜极"，其五色变化"不可胜视"，并以此比喻人体之内脏，有脏与腑、阴脏与阳脏的区别等。人体与自然界相通相应，由于内脏之间有着本质的差异，因而五脏所通外界事物不一，如"五气入鼻，藏于心肺""五味入口，藏于肠胃"即为此例。《素问·至真要大论篇》中也有"五味入胃，各归所喜，故酸先入肝，苦先入心，甘先入脾，辛先入肺，咸先入肾"之论，说明了五脏各自的本质不同，对五色、五味的嗜欲"各有所通"。这就说明了从本质上认知事物的方法。

【原文】天饲人以五气，地饲人以五味[1]。五气入鼻，藏于心肺，上使五色脩明[2]，音声能彰。五味入口，藏于肠胃，味有所藏，以养五气[3]，气和而

生，津液相成，神乃自生[4]。

【注释】

[1] 天饲人以五气，地饲人以五味：五气，即风、寒、暑、燥、湿，泛指自然界之清气，亦

指供人呼吸之气。五味，即酸、苦、甘、辛、咸，泛指饮食物。

　　[2] 脩明：脩，通"修"，修饰也。明，指明亮润泽。

　　[3] 五气：五脏之气。

　　[4] 津液相成，神乃自生：后天水谷之精气充足，则人体生命活动正常。

【语译】天是用五时之气养育人的，地

是用五味饮食养育人的。五时之气通过鼻孔进入人体，贮藏于心肺二脏，上行而使人的面色润泽有光，使人的声音清晰洪亮；五味饮食通过口而进入人体，积存于肠胃之中，其精微物质经消化吸收而贮藏下来，以充养五脏之气。五脏之气在得到饮食精微的充养以后，就会产生合和的作用。

【导读】论"天食人以五气，地食人以五味"。五味、五气是维持人体生命活动最基本物质的泛称，气虽通于肺，但只有心肺中的气血交会才能收藏为用。肠胃受纳水谷，经脾消化吸收，把营养物质输布全身，供给脏腑，发挥正常功能，从而表现出正常的生命活动，即"神乃自生"。可见，人的生命活动状态可以通过面色、声息等表征予以诊察、分析和判断。这就是中医临床认知疾病的基本思路。

【原文】帝曰：藏象[1]何如？

岐伯曰：心者，生之本[2]，神之变[3]也，其华[4]在面，其充[5]在血脉，为阳中之太阳[6]，通于夏气。肺者，气之本，魄之处也，其华在毛，其充在皮，为阳中之太阴[7]，通于秋气。肾者，主蛰[8]，封藏之本，精之处也，其华在发，其充在骨，为阴中之少阴，通于冬气。肝者，罢极之本[9]，魂之居也，其华在爪，其充在筋，以生血气，其味酸，其色苍[10]，此为阳中之少阳[11]，通于春气。脾、胃、大肠、小肠、三焦、膀胱者，仓廪之本，营[12]之居也，名曰器[13]，能化糟粕，转味而入出者也，其华在唇四白[14]，其充在肌，其味甘，其色黄，此至阴之类，通于土气[15]。

【注释】

　　[1] 藏象：张介宾："象，形象也。藏居于内，形见于外，故曰藏象。"

　　[2] 生之本：生命的根本。

　　[3] 变：《太素》中作"处"，当是。

　　[4] 华：精华，光华，荣华，为表现于外的精华之象。

　　[5] 充：充养的器官或组织，充养的对象。

　　[6] 阳中之太阳：前"阳"指部位，后"阳"指功能特性及所通应季节阴阳之气的多少。

　　[7] 阳中之太阴：肺居胸中阳位，但其性主收敛、肃降，应于秋气，秋为少阴之气，故当为"阳中之少阴"。

　　[8] 蛰：昆虫伏藏谓蛰。此处指肾脏藏精的功能，有生机内藏之意。

　　[9] 罢极之本：罢极，历代注家见解不一。罢，免除，解除。极，劳困。肝藏血主筋，能耐劳作而消除疲劳，故为罢极之本。

　　[10] 其味酸，其色苍：据林亿等的《新校正》，这二句六字与下文的"其味甘，其色黄"六字，应为衍文，故译文舍之。

　　[11] 阳中之少阳：肝居下焦阴位，通于春季，具有少阳生发之性，故当为"阴中之少阳"。

　　[12] 营：营气。为饮食水谷化生的精气，运行于脉中，有化生血液、营养周身和收舍神志

的功用。

[13] 器：容器。喻指胃肠、三焦、膀胱等内脏的作用。

[14] 唇四白：口唇四周。

[15] 至阴之类，通于土气：至，到达，往复。脾居中焦，其气转枢，交通上下，使周身气机得以升降、往复；脾主长夏，属"至阴"，为土。故称脾为"阴中之至阴"。

【语译】黄帝又问道：人的脏腑及其功能活动表现于外的征象是什么呢？

岐伯回答说：心，是人生命的根本，主宰精神意志，其精华表现在人的面部，所充养的五体之一是血脉，位居属阳的胸中，与属太阳的夏气相通应，所以称为"阳中之太阳"；肺是人体之气的根本，是魄所藏之处，其精华表现在毫毛，所充养的五体之一是皮肤，位居属阳的胸中，与属性为少阴的秋气相通应，所以称为"阳中之太（少）阴"；肾主管人体精气的蛰

伏，是阳气内藏的根本，是精气所处之处，其精华表现在头发，所充养的五体之一是骨骼，位居属阴的腹部，与属太阴的冬气相应通，所以称为"阴中之少（少）阴"；肝是人体消除疲劳的根本，是魂所内藏的部位，其精华表现在爪甲，所充养的五体之一为诸筋，还能生养血气，位居属阴的腹部，与属性为少阳的春季相通应，所以称为"阴中之少阳"；脾、胃、大肠、小肠、三焦、膀胱这些脏是饮食水谷受纳运化的根本，是营气所生与所存的地方。它们都像容器一般，能受纳饮食水谷，消化吸收其中的精华，排除其中的糟粕。它们的精华表现在口唇四周，所充养的五体之一为肌肉，位居属阴的腹部，所受纳传化的饮食水谷又都属于浊阴之物，与属性为至阴的长夏之气相通应，所以都是至阴一类的内脏。

【导读】论藏象。"藏象"术语，精辟地表达了五脏之本及与外象间的辩证关系。明确提出了"五脏为本"的观点，指出精、气、血、津液、神的主要藏处是五脏，是生命活动的根本，与"血、脉、营、气、精、神，此五脏之所藏也……是故五脏主藏精者也，不可伤，伤则失守而阴虚，阴虚则无气，无气则死矣"（《灵枢·本神》）的论述一致，突出人体以五脏为中心，联络各个器官，构成了以五脏为中心的五大生理系统，最终成为有机的统一体，而"心者，生之本"等原文就是强调五脏在人体的重要性。

本部分内容论述了五脏与组织（体、华、窍）结构的关系、五脏与四时的关系等内容，都是藏象理论的基础。

【原文】凡十一脏，取决于胆也[1]。

【注释】

[1] 凡十一脏，取决于胆也：众说不一，以

"十一"乃"土"字之误的观点较妥。

【语译】以上这些脏器状况如何，还都取决于胆腑的功能。

【导读】关于十一脏取决于胆的问题，历代医家解释不一，纵观诸说，均从胆的功能方面加以阐释，然与文义牵强，因文中本句以上所述脏腑只有十个，若言"十一脏"则包括胆本身，这就不能自圆其说，殊不知此"十一脏"当为"土脏"之误。古代书刊多为竖排，在传抄过程中有误将两字合为一字者，亦有将一字误为二字者，此处将"土"字误抄成"十一"。从医理言，《灵枢·本输》中云："肝合胆，胆者中精之府。"说明在生理上，

脾胃对饮食水谷的消化、吸收、排泄依赖于肝胆疏泄及胆汁的正常分泌，反之，肝胆疏泄失职，将导致脾胃功能失常，故应是"土脏取决于胆"。

【原文】 故人迎[1]一盛[2]，病在少阳[3]；二盛，病在太阳；三盛，病在阳明；四盛以上，为格阳[4]。寸口[5]一盛，病在厥阴；二盛，病在少阴；三盛，病在太阴；四盛以上，为关阴[6]。人迎与寸口俱盛四倍以上，为关格[7]，关格之脉赢[8]，不能极[9]于天地之精气，则死矣。

【注释】

[1] 人迎：切脉的部位，在结喉两侧的颈动脉搏动处。

[2] 一盛：大一倍。下文"二盛""三盛""四盛"即大二倍、大三倍、大四倍。盛，脉大。

[3] 少阳：少阳经脉。下文"太阳""阳明""厥阴""少阴""太阴"均指经脉。

[4] 格阳：因阳气盛极，损伤阴气导致的阴阳失和。

[5] 寸口：切脉的部位，在手腕桡动脉处。

[6] 关阴：因阴气太盛损伤阳气所致的阴阳失和、隔绝不通的病证，多见小便不通。

[7] 关格：阴阳盛极的实证。阴气盛极为关，阳气盛极为格，阴阳俱盛、两不相协为关格。

[8] 赢：赢，音义同盈，为有余之意。

[9] 极：通达。

【语译】 人迎的脉搏如果比正常情况大了一倍，表明病在少阳经脉；比正常情况大了两倍，表明病在太阳经脉；比正常情况大了三倍，表明病在阳明经脉；要是比正常情况大了四倍以上，就表明阳气已经盛极，损伤了阴气，发生了阴阳失和的变化，这种情况叫作"格阳"，其症状表现主要是饮食不入。寸口的脉搏如果比正常情况大了一倍，表明病在厥阴经脉；比正常情况大了两倍，表明病在少阴经脉；比正常情况大了三倍，表明病在太阴经脉；要是比正常情况大了四倍以上，就表明阴气已经盛极，损伤了阳气，造成了阴阳失和、隔绝不通的病变，这叫作"关阴"，其主要症状是小便不通。人迎和寸口的脉搏都非常旺盛，比正常情况大出四倍以上，就表明阴阳都已盛极并已两不相协，这种病变叫作"关格"。发生了"关格"的病变，脉象的特点就是盛之又盛，这实际上是人体真元内竭的表现，患者的五脏六腑已不能与天地四时的精气相应相通了，必然很快就会不治而死。

【导读】 论人迎寸口二部诊法。此处专论人迎寸口二部诊脉方法，《内经》中的诊脉方法较多，除三部九候诊法（《素问·三部九候论篇》）、独取寸口诊法、虚里诊法外，还有人迎寸口二部诊脉方法。原文中"气口候阴，人迎候阳"之论（《灵枢·四时气》），就是人迎寸口二部诊脉方法的运用依据。张介宾注释说："气口在手，手太阴肺脉也，气口独为五脏主，故以候阴；人迎在颈，阳明胃脉也，胃为六腑之大源，故以候阳。"张氏之解，淋漓尽致。此种诊脉方法在《内经》中广泛运用于经脉病证的诊察，在《灵枢·经脉》中，凡阳经之实证，人迎脉皆大于气口脉，而阳经之虚证，人迎脉皆小于气口脉。反之，诸阴经之实证，气口脉皆大于人迎脉，而阴经之虚证，气口脉皆小于人迎脉。其他篇也记载了这一诊脉方法。可见，这一诊法普遍运用于《内经》时代。

五脏生成篇第十

【题解】 五脏即心、肝、脾、肺、肾。生，相生。成，相成。本篇从生理、病理、诊断等方面论述了五脏之间及五脏与五体、五色、五味、五脉之间的相生、相克、相反、相成关系。吴崑说："五脏未病，有相生相成之理；五脏已病，亦有相生相成之理。"

【原文】 心之合[1]脉也，其荣[2]色也，其主[3]肾也；肺之合皮也，其荣毛也，其主心也；肝之合筋也，其荣爪也，其主肺也。脾之合肉也，其荣唇也，其主肝也；肾之合骨也，其荣发也，其主脾也；是故多食咸，则脉凝泣[4]而变色；多食苦，则皮槁而毛拔；多食辛，则筋急而爪枯；多食酸，则肉胝胎而唇揭[5]；多食甘，则骨痛而发落。此五味之所伤也。故心欲苦，肺欲辛，肝欲酸，脾欲甘，肾欲咸，此五味之所合[6]也。

【注释】

[1] 合：配合。人体内有肝、心、脾、肺、肾五脏，外有相应的筋、脉、肉、皮、骨表里配合，叫作"合"。

[2] 荣：荣华，精华。

[3] 主：制约者。张介宾："心属火，受水之制，故以肾为主。"

[4] 泣：通"涩"，血凝于脉而不畅。

[5] 肉胝胎（zhī zhòu 支皱）而唇揭：谓皮肉厚而皱缩，嘴唇高而翻出。胝，皮肉厚。揭，掀起，翻起。

[6] 合：相宜，适宜。

【语译】 人体在内的心，与其配合的是血脉，其精华表现于面色，制约它的是肾；人体在内的肺，与其配合的是皮肤，其精华表现于毫毛，制约它的是心；人体在内的肝，与其配合的是诸筋，其精华表现于爪甲，制约它的是肺；人体在内的脾，与其配合的是肌肉，其精华表现于口唇，制约它的是肝；人体在内的肾，与其配合的是骨骼，其精华表现于头发，制约它的是脾。因此过多食用咸味之物，就会使血脉凝滞不畅而面色无华；过多食用苦味之物，就会使皮肤尽失润泽而汗毛脱落；过多食用辛辣之物，就会使筋脉牵引拘急而爪甲枯槁；过多食用酸味之物，就会使肉变厚、皱缩而口唇翻起；过多食用甘甜之物，就会使骨骼发生疼痛而头发脱落。这就是饮食五味偏嗜过度造成的伤害。所以心需要苦味之物滋养，肺需要辛味之物滋养，肝需要酸味之物滋养，脾需要甘味之物滋养，肾需要咸味之物滋养。这是由于苦、辛、酸、甘、咸五味分别与心、肺、肝、脾、肾五脏彼此相宜的缘故。

【导读】 本段从"所荣""所合"论证了五脏与体表组织的关系。"合"，即配合、连属，"荣"，即显现、荣华，指五脏之精气连属、荣养并显现于特定的体表组织。如"心之合脉也，其荣色也"，临床通过观察面部色泽，判断心主血脉功能状态，这是中医临床诊察疾病的思维模式，古人在大量认知经验积累的基础上，形成了"司外揣内，司内揣外"的诊法思维，将人体内在脏腑组织的功能活动状况与外在表现之间类比为"日与月焉，水与镜焉，鼓与响焉"的关系。因为"夫日月之明，不失其影，水镜之察，不失其形，鼓响之应，不后其声。动摇则应和，尽得其情"，所以能取得"合而察之，切而验之，见而得之，若清水明镜之不失其形也"（《灵枢·邪客》）的推理效果。若见"五音不彰，五色不明"的现象，可能反映了患者体内有"五脏波荡"的病理改变。这也是此处论述五脏之"所合""所荣"的实践价值。

原文认为，"心……其主肾也""肺……其主心也"等，指出了五脏之间的制约关系，即后世所说的五脏相克关系，五脏相克关系维持着脏腑间的平衡协调，正如《素问·六微旨大论篇》中"亢则害，承乃制，制则生化"理论在藏象理论中的应用。

【原文】 五脏之气[1]，故色见青如草兹[2]者死，黄如枳实[3]者死，黑如焰[4]者死，赤如衃血[5]者死，白如枯骨者死，此五色之见死也。青如翠羽[6]者生，赤如鸡冠者生，黄如蟹腹者生，白如豕膏[7]者生，黑如乌羽者生，此五色之见生也。生于心，如以缟裹朱[8]；生于肺，如以缟裹红[9]；生于肝，如以缟裹绀[10]；生于脾，如以缟裹栝楼实[11]；生于肾，如以缟裹紫[12]。此五脏所生之外荣也。

【注释】

[1] 气：色气，色泽。

[2] 草兹：草席。

[3] 枳实：药名，颜色青黄不泽。

[4] 焰（tái 台）：烟煤的灰。

[5] 衃（pēi 胚）血：王冰："谓败恶凝聚之血，色赤黑也。"

[6] 翠羽：翠鸟的羽毛，其色青而光泽。

[7] 豕（shǐ 史）膏：猪的脂肪。

[8] 以缟（gǎo 搞）裹朱：言隐然红润光泽之色。缟，纯白色的精细生绢。朱，朱砂，色正红。

[9] 红：粉红色。

[10] 绀（gàn 干）：深青透红之色。

[11] 栝楼实：药名，其色黄。

[12] 紫：紫红色。

【语译】 五脏是患了死证还是富有生机，通过观察面部的气色就能知道。面部犹如枯草的青色，为死证；犹如枳实的黄色，为死证；犹如煤灰的黑色，为死证；犹如凝血的红色，为死证；犹如枯骨的白色，为死证。这是通过面部的五色来判断五脏死证的。面部犹如翠鸟之羽那样的青色，是有生机；犹如雄鸡之冠那样的红色，是有生机；犹如螃蟹之腹那样的黄色，是有生机；犹如猪之脂肪那样的白色，是有生机；犹如出乌鸦之羽那样的黑色，是有生机。这是通过反映于面部的五色来判断五脏具有生机的情况。凡是心脏富有生气，面色就如白绢裹着朱红之物；肺脏富有生气，面色就如白绢裹着粉红之物；肝脏富有生气，面色就如白绢裹着青红之物，脾脏富有生气，面色就如白绢裹着栝楼之实；肾脏富有生气，面色如白绢裹着紫色之物。这些面色，都是五脏富有生气时表现于外的健康之色。

【导读】在长期临床实践中,《内经》作者观察到体内五脏变化会在面部表现出相应的色泽,并总结了一套比较系统的色脏相关理论和以五色察五脏的诊断方法,此处重点介绍了五脏死、病、常色三个方面。其中生机之色"如翠羽""如豚膏"等,即为常色,也谓"生色"。无生机之色"如枯骨""如衃血"等,皆为死色,是内脏精气衰竭的征兆,即为"死色"。"如以缟裹朱""如以缟裹紫"等润泽含蓄之色,皆为常色。总之,但凡正常的色泽,当明润光泽,隐而不露,含蓄有神,称生色、善色,提示病易治,预后较好。凡本脏色兼见制己之脏色或色失光泽者,提示预后不良,谓死色,如肝之死色为"青如草兹",为青中兼白之色,肺之死色为"白如枯骨",为白无光泽之色。这些内容既是《内经》时代的临床经验结晶,也是后世乃至今日临床望色诊病的理论源泉。

【原文】色味当[1]五脏:白当肺,辛;赤当心,苦;青当肝,酸;黄当脾,甘;黑当肾,咸。故白当皮,赤当脉,青当筋,黄当肉,黑当骨。

【注释】

[1] 当:合,与……相合。

【语译】五色和五味与五脏相合的情况为:白色与肺脏及辛味之物相合,赤色与心脏及苦味之物相合,青色与肝脏及酸味之物相合,黄色与脾脏及甘味之物相合,黑色与肾脏及咸味之物相合。正因为这样,所以白色又与皮肤相合,青色又与血脉相合,赤色又与诸筋相合,黄色又与肌肉相合,黑色又与骨骼相合。

【导读】此处从五脏生理、病理方面讨论五脏与五味的关系。生理上,五脏对不同的药食之味有一定的亲和性,即"心欲苦,肺欲辛,肝欲酸,脾欲甘,肾欲咸,此五味之所合也"。病理上,若食之不当或偏嗜,会伤害五脏,成为疾病发生的原因,即"多食咸,则脉凝泣而变色;多食苦,则皮槁而毛拔……五味之所伤"之类。从五脏、五味相互制约的角度,列举了损伤他脏会引起的病证。

【原文】诸脉者皆属[1]于目,诸髓者皆属于脑,诸筋者皆属于节,诸血者皆属于心,诸气者皆属于肺,此四支八溪[2]之潮汐也。

【注释】

[1] 属:联属,统属。

[2] 八溪(xī 西):两臂的肩、肘和两腿的髋、膝八大关节。

【语译】人体所有的经脉之气,都上注于目;所有的精髓之气,都上注于脑;所有的筋脉,都系联着关节;所有的血脉,都统属于心脏;所有的气机,都统属于肺脏。这也正是人的四肢与八大关节能够受到犹如潮水往来一般的血气流注循行而得以健康运动的原因啊!

【导读】此段专论脉、髓、筋、血、气与脏腑组织器官的连属关系,并概括为"此四支八豀之朝夕也",指出了脉、髓、筋、血、气与四肢肘、腋、髀、膝等部位密切相关,不可分离。从经脉角度言,"八溪"是经脉循行必经之处,也必然是气血灌注之地,故有"凡此八虚者,皆机关之室,真气之所过,血络之所游"(《灵枢·邪客》)之论;从骨节的角度言，"八溪"为人身之大关节，既是筋、肉、骨骼的聚集之处，又是骨髓溢泽部位。显然，此处以五脏与脉、髓、筋、血、气的关系推论出五脏与筋肉关节的联系，进一步突出"五脏为本"的理念。

【原文】故人卧血归于肝，肝受血而能视，足受血而能步，掌受血而能握，指受血而能摄。卧出而风吹之，血凝于肤者为痹，凝于脉者为泣，凝于足者为厥，此三者，血行而不得返其空[1]，故为痹厥也。

【注释】

[1] 反其空：谓（血行）流注到关节孔窍。空，人体的关节、孔窍。

【语译】人在躺卧的时候，血液就回归到肝脏之中。肝血充养于目，才能视物；人在活动之时，血运行于经脉之中。腿脚得到了血的充养才能够行走，手掌得到了血的充养才能握持，手指得到了血的充养能够取物。刚刚睡起，又受到风邪的侵袭，血就会发生凝滞。要是行于皮肤的血液发生凝滞，就会发生麻木而失去知觉的痹证；要是行于脉内的血液发生凝滞，就会造成血流不畅；要是行于下肢的血液发生凝滞，就会出现下肢逆冷。痹证和血流不畅、下肢逆冷这三种病变，都是因为血液凝滞而不能循行至关节、孔窍，以致风邪侵入而造成的。

【导读】以血的循行状态受肝脏调节为例，论述血液生理以及血液循环失常导致的相关病证。其中"人卧血归于肝……指受血而能摄"，阐述了血行状态受肝调节的观点，说明"肝藏血"（《灵枢·本神》）有动态调节作用。

同时，原文从生理、病理两个方面阐述了血是维持人体功能活动的基础物质。在生理方面，论述眼、足、指等组织器官必须在血气的滋养下，才能发挥正常的视、走、握、摄功能，强调了血液的濡养作用；在病理方面，论述了不良因素会导致血行阻滞，产生痹、血凝塞、厥等疾病。其共同的病理基础是"血行不得反其空"，即血气凝滞，局部经络受阻。可见，血气在经脉中之常态为"流行不止，环周不休"，一旦循行瘀阻，便是病态。

【原文】人有大谷十二分，小溪三百五十四名[1]，少十二俞[2]，此皆卫气之所留止，邪气之所客也，针石缘[3]而去之。

【注释】

[1] 大谷十二分，小溪三百五十四名：杨上善："小曰溪，大曰谷，溪谷皆流水处也。故十二经脉名为大谷，三百六十五络名曰小溪。"

[2] 十二俞：十二个脏腑的背俞穴。

[3] 缘：因，据。

【语译】人体大的经脉共有一十二条，小的络脉则有三百五十四条，除去十二脏腑的背俞穴，都是卫气守护的部位，也是外邪侵入的途径。对于从这些部位侵入人体的病邪，可根据情况而使用针刺、砭石的方法予以祛除。

【导读】此处"十二分""十二俞"对应天文中十二辰和历法中太阳历法十二个月、太阴历法十二个月。"三百五十四名"之数，合太阴历法中小年 354 天。所以《内经》反复强调学习经文务必要"上知天文"（《素问·著至教论篇》）。

【原文】诊病之始[1]，五决[2]为纪，欲知其始，先建其母[3]。所谓五决者，五脉[4]也。是以头痛巅疾[5]，下虚上实[6]，过[7]在足少阴、巨阳[8]，甚则入肾；徇蒙招尤[9]，目冥耳聋，下实上虚，过在足少阳、厥阴，甚则入肝；腹满䐜胀[10]，支鬲胠胁[11]，下厥上冒[12]，过在足太阴、阳明；咳嗽上气，厥[13]在胸中，过在手阳明、太阴；心烦头痛，病在鬲中[14]，过在手巨阳、少阴。

【注释】

[1] 始：即"始终""自始至终"。下文"知其始"的"始"，疾病的起始。

[2] 五决：以五脏应时之脉来判断疾病。决，辨也，指判断。

[3] 母：应时脉象中的胃气。

[4] 五脉：五脏的应时脉象。

[5] 巅疾：头部疾患。巅，喻人头部。

[6] 下虚上实：李中梓："下虚，少阴肾虚也；上实，巨阳膀胱实也。肾虚不能摄巨阳之气。故虚邪上行而为头痛。"

[7] 过：指疾病。

[8] 巨阳：足太阳膀胱经。

[9] 徇蒙招尤：头晕目眩，摇动不已。徇，通"眴"，目眩。蒙，目视不明。招尤，即"招摇"，头摇。尤，通"摇"。

[10] 䐜（chēn 琛）胀：腹膈胀满。

[11] 支鬲胠（qū 驱）胁：胸膈胁肋部像有物支撑着一样。支，支撑。鬲，通"膈"，腋下胁上部位。

[12] 下厥上冒：下部气逆，导致头目昏眩。冒，通"瞀"，目昏眩。

[13] 厥：气逆。

[14] 心烦头痛，病在鬲中：《针灸甲乙经》中作"胸中痛，支满，腰背相引而痛"。似是。

【语译】诊察疾病时，自始至终都要将"五决"作为纲领。要想知道疾病是从哪一脏器起始的，则首先必须弄清应时脉象的胃气。所谓"五决"，是指五脏的脉象。

头痛之类的病证，是由于在下之经虚损、在上之经邪盛造成的，病在足少阴、足太阳二经。如果病情严重，就会传入肾；眩晕头摇，目暗耳聋，则是在下之经邪盛、在上之经虚损造成的，病在足少阳、足厥阴二经，如果病情严重，就会传入肝；腹部胀满，胸胁就像有物支撑一样，这是下部气逆而上侵犯于目造成的，病在足太阴、足阳明二经；咳嗽喘促，气逆于胸，病在手阳明、手太阴二经；心烦，头痛，胸膈胀痛，病在手太阳、手少阴二经。

【导读】"诊病之始，五决为纪，欲知其始，先建其母"中的"五决"，即"谓以五脏之脉，为决生死之纲纪也"（王冰注）。"欲知其始，先建其母"指先确定病因。原文突出了脏腑经脉在诊病中的作用，只有明确了疾病在何经、在何脏，以及疾病原因、性质，才能有效地治疗用药。

原文在指出疾病定位诊断重要性的同时，着眼于经脉的表里关系，列举头痛等十多种病证的辨证。《内经》中对疾病证候的辨证方法多种多样，有从脏腑辨证的，有从经络辨证的，有从六气辨证的，也有从表里、阴阳辨证的。只要融会贯通，灵活应用，各种辨证方法都有临床意义。

【原文】 夫脉之小大滑涩浮沉，可以指别；五脏之象，可以类推；五脏相音[1]，可以意识；五色微诊，可以目察。能合脉色，可以万全。

赤脉之至也，喘[2]而坚，诊曰有积气在中，时害于食，名曰心痹[3]，得之外疾，思虑而心虚，故邪从之；白脉之至也，喘而浮，上虚下实，惊，有积气在胸中，喘而虚，名曰肺痹，寒热，得之醉而使内[4]也；青脉之至也，长而左右弹[5]，有积气在心下支胠，名曰肝痹，得之寒湿，与疝同法，腰痛足清头痛；黄脉之至也，大而虚，有积气在腹中，有厥气，名曰厥疝[6]，女子同法[7]，得之疾使四支汗出当风；黑脉之至也，上坚而大，有积气在小腹与阴[8]，名曰肾痹，得之沐浴清水[9]而卧。

凡相五色之奇脉[10]，面黄目青，面黄目赤，面黄目白，面黄目黑者，皆不死也；面青目赤，面赤目白，面青目黑，面黑目白，面赤目青，皆死也。

【注释】

[1] 相音：张介宾："相是形相（形貌），如阴阳二十五人形；音是五音，如肝音角、心音徵、脾音宫、肺音商、肾音羽。"

[2] 喘：脉来急迫、急促。

[3] 心痹：张志聪："积气痹闭于心下也。"

[4] 使内：性交。

[5] 长而左右弹：张介宾："言两手俱长而弦强也。弹，搏击之义。"

[6] 厥疝：张介宾："脾虚则木乘其弱，水无所畏，而肝肾之气上逆，是为厥气；且脾、肝、肾三经皆结于阴器，故名曰厥疝。"

[7] 女子同法：高世栻："女子无疝，肝木

乘脾之法则同也。"

[8] 阴：前阴。

[9] 清水：凉水、冷水。

[10] 之奇脉：因本段仅言色诊，未言脉诊，《针灸甲乙经》无此三字。当是。

【语译】 脉搏的小、大、滑、涩、浮、沉等象，都可以用手指分辨清楚；五脏的病情，都可以可据其一推知其余；五脏的形志及特有的声音，都可以据意会感悟而知；五色的隐微征兆，都可以用眼睛一一察别。医生能够达到综合判断脉象与气色时，诊断和治疗就可以做到万无一失。

患者面色发红，脉搏急促而坚挺，即可断定其有病气积于中脘，常常妨碍饮食，这种病叫作"心痹"，是感受外邪，又思虑过度，使心气虚耗，邪气乘机侵入造成的；患者面色发白，脉搏急迫而虚浮，其上焦正气已虚而下焦邪气正盛，受过惊骇，有病气积于胸中，所以气喘而虚弱，这种病叫作"肺痹"，或"寒热"，是酒醉之后又犯房事造成的；患者面色发青，两手之脉弦长并搏指有力，即可断定其有病气积于心下，撑满胸胁，这种病叫作"肝痹"，是感受寒湿之邪的缘故，与疝气的病理相同，可见腰痛、下肢逆冷、头痛等症；患者面色发黄，脉搏洪大而虚，即可断定其有病气积于腹中，并有厥逆之气，这种病叫作"厥疝"。女子虽然不患疝气，但会出现同样的病痛，发病机制与厥疝一致，都是因四肢过劳，汗出感受风邪造成的。患者面色发黑，脉搏坚劲洪大，即可断定其有病气积于小腹和前阴，这种病叫作"肾痹"，是由于冷水沐浴之后就去睡觉的原因造成的。

凡是根据五色来诊察疾病并断定生死的时候，患者如果面色发黄而目色发青，

或面色发黄而目色发红，或面色发黄而目色发白，或面色发黄而目色发黑，就都不会不治而死；如果面色发青而目色发红，或面色发红而目色发白，或面色发青而目色发黑，或面色发红而目色发青，则都是死的征象。

【导读】原文以五脏痹的形成和辨证为例，从病因、病机、证候、诊断等方面对五脏异常色脉所主病证作了较系统的论述，旨在突出察色按脉在诊断方面的重要性。原文中认为面色赤，脉象急数而坚硬者，病机为气结胸中，说明本病的形成，一是思虑太过，"怵惕思虑者则伤神"（《灵枢·本神》），神伤则心虚；二是外邪乘虚入侵，心脉痹阻不通，故病名叫作心痹。

原文"凡相五色……面黄目黑者，皆不死也"，说明观察面目色泽，可以帮助医生判断疾病的预后。如面见黄色者，预后较好；反之不兼见黄色，预后不良。因为黄色为脾胃所主，面有黄色说明胃气尚存，有胃气则生，故虽病"皆不死"，无黄色则表明胃气已败，无胃气则死，故病不得愈，曰"皆死也"，此论有待于临床进一步验证。

五脏别论篇第十一

【题解】 本篇首先论述了五脏、六腑、奇恒之腑的功能特点及其区别和关系，说明了脏腑分类的基本依据，继而讨论了五脏病变"上察鼻窍，下察魄门，中察气口"的原理及意义，补充了五脏之象的内容，并进一步论述了心理因素在治疗中的作用，提倡医学科学，反对迷信鬼神。本篇既区分了内脏，又强调了五脏之象的甄别，有别于其他篇章。

【原文】 黄帝问曰：余闻方士[1]，或以脑髓为脏，或以肠胃为脏，或以为腑，敢问更相反，皆自谓是，不知其道，愿闻其说。

岐伯对曰：脑、髓[2]、骨、脉、胆、女子胞[3]，此六者，地气之所生[4]也，皆藏于阴而象于地[5]，故藏而不泻[6]，名曰奇恒之府。夫胃、大肠、小肠、三焦、膀胱，此五者，天气之所生也，其气象天[7]，故泻而不藏，此受五脏浊气[8]，名曰传化之府[9]，此不能久留输泻[10]者也。魄门亦为五脏使[11]，水谷不得久藏。

所谓五脏者，藏精气而不泻[12]也，故满而不能实[13]；六腑者，传化物而不藏，故实而不能满[13]也。所以然者，水谷入口，则胃实而肠虚；食下，则肠实而胃虚。故曰实而不满，满而不实也。

【注释】

[1] 方士：此指懂得医理的人，或医生。

[2] 髓：指脊柱，与脑、骨者区别。

[3] 女子胞：子宫。

[4] 地气之所生：禀受于阴，属性为阴。地

气，阴气。

[5] 藏于阴而象于地：谓脑、髓等六者的作用是藏纳阴精，像大地藏纳万物。阴，阴精。

[6] 泻：有转输与排泄之义。

[7] 其气象天：指胃、大肠、小肠、膀胱、三焦的共同功能是运化水谷，传化不已，像天阳之气运转不息，故以"天"喻之。

[8] 此受五脏浊气：胃、大肠、小肠、三焦、膀胱运化食物，将所化生的水谷精微中的精华部分给予五脏。受，"授"，给予。浊，水谷精微中的稠厚部分。

[9] 传化之府：传输转化的内脏。

[10] 输泻：谓输精华于五脏，泻糟粕于体外。泻，指排泄。

[11] 魄门亦为五脏使：魄门也为五脏主使和所用。"魄"，通"粕"。魄门，排泄糟粕之肛门。使，役使、使用。

[12] 泻：通"泄"，"使……散失"之意。

[13] 满而不能实，实而不能满：满，前者作"充满"解，后者有闭塞不通之意。实，充实、旺盛。

【语译】 黄帝向岐伯问道：我从方士那里听到过关于脏腑的既与众不同、又互不一致的说法，比如有的以脑和髓为脏，有的以肠和胃为脏，有的则以肠和胃为腑。我冒昧地向他们请问为什么关于脏和腑的

说法是不一样的，甚至是相反的，他们却都认为自己是正确的。我不明白其中的道理，希望听你谈谈对这一问题的看法。

岐伯回答说：脑、髓、骨、脉、胆和女子胞（子宫）六者，乃是禀受了地气而生成的。它们其功能都是藏纳阴精，就像大地藏纳万物一样。相对于胃肠等腑而言，只负责阴精的藏纳，而不管饮食水谷的转输与糟粕的排泄，可以称为"奇恒之腑"；至于胃、大肠、小肠、三焦和膀胱这五者，则是禀受上天之气而生成的。它们的功能在于受纳、转输饮食水谷并排泄糟粕，犹如天的健运不息一样。相对于脑、髓等腑而言，它们是只负责饮食水谷的转输与其糟粕的排泄，而不管阴精的藏纳。此外，它们将所化生水谷精微中的稠厚部分给予五脏，可以统称为"传化之腑"。之所以可称为"传化之腑"，是由于它们所受纳的饮食水谷都不能长久停留，要将其中的精华输送到五脏中去、要将其中的糟粕排泄出去的缘故。肛门也是被五脏主使的器官，它的作用是使饮食水谷的糟粕及时排泄出去。

我们一般所说的五脏，功能在于藏守精气而不致使它散失，所以它们都因为无形的精气而总是处于充满状态，而不像六腑那样总是被水谷充实；我们一般所说的六腑，功能在于消化、转输饮食水谷而并不贮藏精气，所以它们都被有形的水谷充实，而不像五脏那样被无形的精气充满。六腑之所以是这样的情况，是由于饮食水谷从口进入体内之后，先是胃被充实而肠道排空；饮食水谷下行之后，肠道被充实而胃中排空。所以说，六腑因被水谷充实，不像五脏那样为精气所充满；而五脏则被精气充满，不像六腑那样为水谷所充实。

【导读】论内脏分类。《内经》时代人们对脏腑的归类比较混乱，说明当时命名为脏、为腑、为奇恒之腑的标准、依据存在分歧。因此，对脏腑的分类，确定一个比较准确的客观标准，以便医者有法可依，就显得很重要，这就是本篇立论主旨。本篇从生理功能和生理特征上对内脏予以鉴别，即"藏""泻""满""实"。

【原文】帝曰：气口[1]何以独为五脏主？

岐伯曰：胃者，水谷之海，六腑之大源也。五味[2]入口，藏于胃以养五脏气，气口亦太阴[3]也。是以五脏六腑之气味，皆出于胃，变现[4]于气口。故五气[5]入鼻，藏于心肺，心肺有病，而鼻为之不利也。

【注释】

[1] 气口：诊脉部位，在手腕上桡骨内侧的桡动脉上。

[2] 五味：泛指各种饮食物。

[3] 太阴：足太阴脾经。

[4] 变现：变化表现。

[5] 五气：自然界五时之气。

【语译】黄帝问道：气口为什么能独独作为诊察五脏疾病的切脉部位呢？

岐伯回答说：胃，是受纳饮食水谷的主要器官，就像汇纳百川的大海一样，是六腑发挥转输传化作用的根源。饮食五味从口中进入体内后，先贮存在胃里，经过它和脾脏的消化，五脏之气才得以充养。气口也是太阴经脉之气集中反映的部位，所以五脏之气和六腑之味，都来源于胃，其变化则表现于气口。同时，五时之气从鼻孔进入人体之后，藏纳于心肺二脏，所以心肺有了病变，鼻子就会不通。

【导读】论寸口诊法原理。张介宾："气口之义，其名有三：手太阴肺经脉也，肺主诸气，气之盛衰见于此，故曰气口；肺朝百脉，脉之大会聚于此，故曰脉口；脉出太渊，其长一寸九分，故曰寸口。是名虽三，其实则一也。"所谓"气口亦太阴也"，是指"气口本属太阴，而曰亦太阴者何也？盖气口属肺，手太阴也。布行胃气，则在于脾，足太阴也。按《营卫生会》曰：'谷入于胃，以传于肺，五脏六腑，皆从受气。'《厥论》曰：'脾主为胃行其津液者也。'《经脉别论》曰：'饮入于胃，游溢精气，上输于脾。脾气散精，上归于肺。'然则胃气必归于脾，脾气必归于肺，而后行于脏腑营卫。所以气口虽为手太阴，而实即足太阴之所归，故曰气口亦太阴也"（张介宾注）。说明气口虽为手太阴之脉，却汇聚了脏腑水谷之精，说明了五脏与气口密切相关，是诊寸口脉以候五脏病证的理论依据。

【原文】凡治病必察其下[1]，适[2]其脉，观其志意，与其病也。

【注释】

[1] 察其下：《太素》中作"必察其上下"。即全面诊察。

[2] 适：观察、审视。

【语译】大凡治病，都必须诊察，诊测患者的脉象，观察患者的精神状态及其他临床症状表现。

【导读】论全面诊察。在寸口诊法后，要求从全身上下、脉搏、神志等方面全面诊察，寓有四诊合参之意。这种既重视脉诊，又强调观察神色精神、上下全身的综合诊病方法，是中医学的诊病思想。

【原文】拘于鬼神者，不可与言至德[1]。恶[2]于针石者，不可与言至巧[3]。病不许治者，病必不治，治之无功矣。

【注释】

[1] 至德：高深的医理。

[2] 恶（wù 务）：不信任。

[3] 至巧：最巧妙的针刺技术。

【语译】被鬼神思想束缚的人，就不能跟他们谈论最高明的医理；对针刺不信任的人，就不能跟他们谈论最巧妙的针刺技术；不赞同用医术治疗的人，他们的病就一定不会痊愈，即使治疗也没有功效。

【导读】论"三不治"。其临证原则如下：①"拘于鬼神""恶于针石""病不许治"三者不必为其诊治，既提倡了科学，又反对迷信。②要求医生认真了解患者的就诊心理，不了解患者的心理需求和就诊心态，不仅对治病无益，还会贻误病情，恶化医患关系。这是医生临床应诊时要关注的问题。

异法方宜论篇第十二

【题解】 异法，指不同的治病方法。方宜，指不同地域环境各有所宜。本篇讨论因居住地区不同，人们受自然环境及生活条件的影响不同，形成了体质上的差异，因而各地疾病的流行谱也有区别，在治疗疾病时必须采用不同的方法因地制宜。故名"异法方宜论"。

【原文】 黄帝问曰：医之治病也，一病而治各不同，皆愈，何也？

岐伯对曰：地势使然也。

故东方之域，天地之所始生[1]也，鱼盐之地，海滨傍水，其民食鱼而嗜咸，皆安其处，美其食。鱼者使人热中[2]，盐者胜[3]血，故其民皆黑色疏理[4]，其病皆为痈疡，其治宜砭石。故砭石者，亦从东方来。

西方者，金玉之域，沙石之处，天地之所收引也。其民陵[5]居而多风，水土刚强，其民不衣而褐荐[6]，其民华食而脂肥[7]，故邪不能伤其形体。其病生于内[8]，其治宜毒药[9]。故毒药者，亦从西方来。

北方者，天地所闭藏之域也。其地高陵居，风寒冰冽，其民乐野处而乳食[10]。脏寒生满病[11]，其治宜灸焫[12]。故灸焫者，亦从北方来。

南方者，天地所长养[13]，阳之所盛处也。其地下，水土弱，雾露之所聚也。其民嗜酸而食胕[14]，故其民皆致理[15]而赤色。其病挛痹[16]，其治宜微针。故九针[17]者，亦从南方来。

中央者，其地平以湿，天地所以生万物也众，其民食杂而不劳[18]，故其病多痿厥寒热，其治宜导引按跷[19]。故导引按跷者，亦从中央出也。

故圣人杂合以治，各得其所宜，故治所以异而病皆愈者，得病之情，知治之大体也。

【注释】

[1] 始生：开始生发。东方为春气生发的地域。

[2] 热中：热积体内的病。

[3] 胜：伤。

[4] 疏理：皮肉腠理疏松。

[5] 陵：靠近山陵。居处地势较高。

[6] 不衣而褐（hè 赫）荐：民众穿衣不用丝绵，而用毛布之褐，细草之席。褐，粗毛或粗麻做成的衣服。荐，细草编成的席。

[7] 华食而脂肥：吃鲜美的酥酪、肉类食物，导致形体肥胖。

[8] 病生于内：因饮食不节，肠胃失调而病起于内。

[9] 毒药：泛指药物。

[10] 乐野处而乳食：喜欢迁徙，以乳汁为食。即游牧生活。

[11] 脏寒生满病：张介宾："地气寒，乳性亦寒，故令人脏寒。脏寒多滞，故生胀满等病。"

[12] 灸焫（ruò 若）：用艾炷灸治。

[13] 长养：南方阳光充足，故宜万物生长

养育。

[14] 胕（fǔ 腐）：通"腐"，腌制发酵后有臊臭味的食物。

[15] 致理：皮肉腠理致密。

[16] 挛痹：肢体筋脉拘急、麻木不仁。

[17] 九针：九种不同规格的针。

[18] 食杂而不劳：食杂，食物种类多。不劳，不过分地劳累。

[19] 导引按跷：导引，为养生兼治病的方法，以肢体运动、呼吸吐纳与自我按摩相结合为特点。

【语译】黄帝问：医生在治病的时候，虽然是同一种病，可是各人采用的方法并不相同，结果还都痊愈了，这是为什么呢？

岐伯回答说：这是由于地理环境与条件不同而使得医生们采用了相适宜的治法。

东方，是天地之气周而复始、重新生发的地方，盛产鱼、盐，临海傍水，所以那里的人们以食鱼为主并偏嗜咸味食物，都能以他们的住处为舒适、他们的饮食为甘美。由于鱼类食物属性火热，食用过多会使人体内热郁积；而盐入血分，食用过多会损伤血脉，所以那里的人们大都皮肤较黑、腠理粗疏，所患的疾病多为痈肿疮疡，治疗宜用砭石。所以用砭石治病的方法，也就源于东方。

西方，是盛产金玉的地区，多沙石，是天地敛收之气来源之处。那里的人们都依山而住。而西方风多，水土性硬有力。人们所穿的衣服是粗毛或粗麻织成的，睡觉的席子由细草编成；由于吃的主要是鲜美的肉类、奶类，所以大多长得又壮又胖。因此，外邪不易侵害他们的身体，他们的

疾病大多是由于自身内部的原因而生成的，适宜用药物治疗。因此用药物治病的方法源于西方。

北方，是天地闭藏之气产生的地区。那里地势很高，气温最低，一年四季长时间的寒风凛冽，滴水成冰。那里的人们喜欢到处迁徙，食物主要是牛羊的乳汁。由于天地气寒，而乳也性寒，就易使内脏受寒；寒积成邪，就会生胀满等病，治疗宜用艾灸。所以用艾灸治病的方法源于北方。

南方，是天地长养之气产生的地区，也是阳气最盛的所在。地势低下，水土之性软弱，雾露最多。那里的人们偏嗜酸味、腐熟的食物，因此肌腠致密，皮肤多呈红色，易患筋脉拘急、肢体麻木等病，治疗宜用微针刺治。所以用九针治病的方法源于南方。

中央的地区，地势平坦而地气湿润，因此，天地所生的万物在这里才能够数量最多。这里的人们饮食丰富，生活安逸，所以多患肢体痿弱、逆厥与寒热等病，治疗宜用导引、按跷之道。所以用导引、按跷治病的方法源于中央地区。

最高明的医生都能够全面掌握上述的治病方法而予以综合运用或选择运用，从而达到一切都很适宜的境界。因此可以说，治病的时候采用的方法不同，可是结果都能痊愈，乃是因为医生能够掌握包括地理环境、患者个人与疾病本身的详情，并且懂得治疗的所有方法与适宜运用之道的缘故啊！

【导读】本篇论述了五方的地理环境和气候特点、不同地区居民的生活习惯、不同地域人们的生理状态、生活在各方地域人们的不同体质特点、各地域不同疾病流行谱系，因而在治疗时分别应用不同的治疗方法，体现了因地、因人、因病制宜的治病原则，即"一

病而治各不同"之意。该思想与医学地理学有相似之处，且该思想源于实践、源于临床知识积累，因而仍有效地指导着临床用药，如北方治疗风寒外感，习用麻黄、桂枝、细辛之类，且用量较大，而南方有些地方麻黄、桂枝用量一般较轻。这体现了因人、因地、因病制宜的治疗原则，突出了人与自然密切相关的整体思想。

本篇还提出"杂合以治，各得所宜"的治病观念。无论是砭石疗法、药物内治、九针刺治、艾灸灼烧，还是导引按跷，都有各自的适应证和应用范围。临证时，在全面了解病情后，必须要汇集各种方法，针对具体病情，选用恰当的方法予以针对性地治疗，才能做到治得所宜。

移精变气论篇第十三

【题解】 移，指转移。精，指精神。变气，指改变人体精气运行。本篇首先论述了用转移精神（通过祝由方法）改变精气运行的方法，达到治疗疾病的目的，故以为篇名，继而阐述了诊病时要"无失色脉""数问其情"的道理，强调察色、切脉、问诊相参为用，是"治之大则"，还强调"神"的得失对判断疾病预后有重要价值，指出了病情随时代的变化而不同，告诫人们要重视早期防治等内容。

【原文】 黄帝问曰：余闻古之治病，惟其移精变气[1]，可祝由而已[2]。今世治病，毒药治其内，针石治其外，或愈或不愈，何也？

岐伯对曰：往古人居禽兽之间，动作以避寒，阴居以避暑，内无眷慕[3]之累，外无伸宦[4]之形，此恬憺之世，邪不能深入也。故毒药不能治其内，针石不能治其外，故可移精祝由而已。当今之世不然，忧患缘[5]其内，苦形伤其外，又失四时之从，逆寒暑之宜，贼风数至，虚邪朝夕，内至五脏骨髓，外伤空窍肌肤，所以小病必甚，大病必死，故祝由不能已也。

【注释】

[1] 移精变气：调适患者的精神状态并改善人体精气的运行。

[2] 祝由而已：通过符咒、祈祷的方法使疾病痊愈。祝由，用画符诵咒、祈祷神灵的方法来祛邪除疾。已，病愈。

[3] 眷慕：贪恋、仰慕（名利）。

[4] 伸宦：郭霭春："按'申宦'各本作'申官'亦难解。疑应作'忧患'。古作'忧寰'……如作'外无忧患之形'，则语义豁然。"

[5] 缘：《太素》中作"琢"，与下句"伤"互文对举，同义。

【语译】 黄帝问道：我听说古代的医生治病，只需根据情况调适患者的精神状态即可改善患者气的运行，或者采用画符诵咒、祈祷神灵的"祝由"之法即可治愈疾病。如今的医生治病，用药物治疗患者的内脏病证，用针刺治疗患者的形体病证，然而有的疾病痊愈了，有的疾病不能痊愈，这是为什么呢？

岐伯回答说：远古时候的人们，生活在动物中间。冬天则通过运动抵御寒气，夏天则居住在阴凉的地方以躲避暑气。既没有贪恋与仰慕名利的烦恼，也没有谋求一官半职的需求。民风淳朴，人心淡泊，所以邪气不可能深入到神气健旺的体内。当人体内在的精神、气机有了病患，就不能用药物进行治疗；当人体外在肌肤肢体有了病患，就不能用针刺去治疗。这时，无论是对在内的病患还是在外的病患，只需调适患者的精神并改善其气运行状态，或采用"祝由"之法，就可使之痊愈。如今时代的人们却不是这样的。在内，心理活动被名利忧患所煎熬，在外，身体被劳苦所损伤，又不能顺应四季寒暑的变化规律，所以常被贼风侵袭，邪气一旦伤人，就会深入五脏、骨髓，或者伤害孔窍、肌肤。小病也会逐渐加重，大病则会死亡，所以"祝由"的方法就不能够使之痊愈了。

【导读】此节一论生活状态与疾病关系。原文通过对比上古时期原始社会与《内经》时代人类不同的生活状态，说明时代的变迁、环境的改变、人们的生活居住条件和精神情志状态的不同，强调人类疾病流行谱与生活状态有着十分密切的关系，这一学术观点有其现实意义和临床实用价值。

二论"祝由"。"祝由"是指通过符咒、祈祷的方法使疾病痊愈。虽为迷信，但对患者的精神心理状态有一定影响，对某些由精神影响造成的疾病，有一定的治疗效果。所谓"移精变气"，是指转移人的注意力，调节人体之气的运行，调摄精神，增强抗病能力，可用于治疗部分精神类疾病。"祝由"治病机制，有人认为可能是通过对神灵的祷告，有人认为是用五志相胜的原理调摄情志使之不偏亢，有人认为是导引（气功之类疗法），有人认为通过某些体育锻炼方法使精神振作，提高机体抗病能力等。无论"祝由"治病是何机制，其目的都在于使患者的精神情志得到调摄，气机运行改变以治疾病。"祝由"最主要的特点是注重调摄情志精神，不施针药，与现代心理调适、精神治疗有相通之处。

【原文】帝曰：善。余欲临病人，观死生，决嫌疑，欲知其要，如日月光[1]，可得闻乎？

岐伯曰：色脉者，上帝之所贵也，先师之所传也。上古使僦贷季[2]，理色脉而通神明[3]，合之金木水火土四时八风六合[4]，不离其常[5]，变化相移，以观其妙，以知其要，欲知其要，则色脉是矣。色以应日，脉以应月[6]，常求其要[7]，则其要也。夫色之变化，以应四时之脉，此上帝之所贵，以合于神明也，所以远死而近生。生道以长，命曰圣王[8]。

中古之治病，至而治之[9]，汤液[10]十日，以去八风五痹[11]之病，十日不已，治以草苏草荄之枝，本末为助[12]，标本已得[13]，邪气乃服。

暮世[14]之治病也则不然，治不本四时，不知日月[15]，不审逆从，病形已成，乃欲微针治其外，汤液治其内，粗工凶凶[16]，以为可攻，故病未已，新病复起。

帝曰：愿闻要道。

岐伯曰：治之要极，无失色脉，用之不惑，治之大则。逆从到行[17]，标本不得，亡神失国。去故就新，乃得真人[18]。

帝曰：余闻其要于夫子矣，夫子言不离色脉，此余之所知也。

岐伯曰：治之极于一[19]。

帝曰：何谓一？

岐伯曰：一者因得之。

帝曰：奈何？

岐伯曰：闭户塞牖[20]，系之病者[21]，数问其情[22]，以从其意，得神者昌，失神者亡[23]。

帝曰：善。

【注释】

[1] 如日月光：姚止庵："日月之光，有目共见。此问治病之要，欲求其显而易见也。"

[2] 僦（jiù 就）贷季：人名，相传是岐伯的祖师。

[3] 理色脉而通神明：神明，指诊治疾病的原理、规律。

[4] 六合：上下四方，犹"天地之间"。

[5] 不离其常：张介宾："色脉之应，无往不合，如五行之衰旺，四时之往来，八风之变，六合之广，消长相依，无不有常度也。"

[6] 色以应日，脉以应月：张介宾："色分五行而明晦是其变，日有十干而阴晴是其变，故'色以应日'；脉有十二经而虚实是其变，月有十二建而盈缩是其变，故'脉以应月'。"

[7] 常求其要：经常注意探求气色明晦，脉息虚实的差异，此为诊法的要领。

[8] 圣王：张志聪："圣王者，上古之圣，能修其养生之道，亦归于真人。"

[9] 至而治之：张介宾："中古之治病，必病至而后治之。"

[10] 汤液：用五谷酿制、用来调养身体、祛除病邪的汁液。

[11] 五痹：筋痹、脉痹、肌痹、皮痹、骨痹五体痹证。

[12] 治以草苏草荄（gāi 该）之枝，本末为助：马莳："苏者，叶也；荄者，根也；枝者，茎也。荄为本，枝、叶为末，即后世之煎剂也。"

[13] 标本已得：指医者的诊治思路和方法与患者的病情相符。

[14] 暮世：后世，近世，中古以后之世。

[15] 不知日月：不能辨识色脉。与前文"色以应日，脉以应月"相参。

[16] 粗工凶凶：工，医生。凶凶，鲁莽自用貌。

[17] 到行：倒行，逆行。到，通"倒"。

[18] 去故就新，乃得真人：张介宾："去故者，去其旧习之陋；就新者，进其日新之功。新而又新，则圣贤可以学至，而得真人之道矣。"真人，指高明的医生。

[19] 治之极于一：马莳："此详言治法以色脉为要之极，而其要之一，惟在于得神而已。神者，病者之神气也。"

[20] 牖（yǒu 有）：窗户。

[21] 系之病者：与患者进行沟通。系，这里有交谈、沟通的意思。之，于。

[22] 数问其情：张介宾："从容询其情，委曲顺其意，盖必欲得其欢心，则问者不觉烦，病者不知厌，庶可悉其本末之因而治无误也。"数，多或细致。

[23] 得神者昌，失神者亡：郭霭春："所谓'得失'者，简言之，面色光泽，脉息平和，是谓'得神'；形羸色败，脉逆四时，是谓'失神'。得失之间，生死系焉。"

【语译】 黄帝说：很好！我想面对患者，来观察他们生死的征兆，决断不明的疑问，必须要掌握其中的要领，才能够达到心中就像日月之光一样明明白白的程度。我能够听听其中的要领吗？

岐伯回答说：望色和切脉，是上古帝王特别重视、而经由先师传授下来的诊病方法。上古时候的医生僦贷季，他全面地研究了人的气色和脉象，且精通诊法的原理和规律。他将望色和切脉的道理纳入五行、四季、八风及天地万物之中予以检验，从而辨识疾病的变化而不会发生差错。因为气色和脉象是随着疾病的变化而变化的，通过望色和切脉，就能了解其中微妙的变化并抓住问题的要害。因此，你想知道的诊病要领，就是望色和切脉。气色的明暗变化犹如太阳有晴有阴，脉象的虚实变化犹如月亮有圆有缺。所以，只要能够坚持探求气色和脉象的道理，就会最终掌握诊病的要领。又气色的变化和四季的脉象相应，这也是上古帝王重视的道理。因为掌握了这一道理，就掌握了诊法原理的精髓，可使人远离死亡并获得长寿。能够阐明养生之道并使人获得长寿的人，是"圣王"的作为。

中古时候的医生治病，是等到疾病已经形成才治疗。先用五谷汁液治疗十天，以祛除八风之邪和五痹之病。如果十天还不痊愈，就再用药剂治疗。由于中古之时用药剂治病，可以做到掌握病情并恰当用药，所以病邪能被制伏，患者能够痊愈。

今世医生治病的时候却不是这样。他们不遵循四季阴阳的规律，不懂得气色、脉象有着犹如日月阴晴圆缺那样的变化，不去详尽了解气机的逆顺，等到疾病已经生成了，才想起来用微针治疗患者的外部形体病证，用汤药治疗患者的内脏病证。技术粗疏的医生又不懂得恰当的治法，却还自以为是，鲁莽自用，认为可以使用峻猛的攻法，所以常使旧病未愈，新病又生。

黄帝说：我希望听听治病的重要方法。

岐伯回答说：治病时不要忽略了望色和切脉。能够将气色和脉象辨别清楚而毫无疑惑，就等于掌握了治病的基本法则。

如果诊察气色和脉象时得出了相反的结论，就会使患者受到伤害甚至使其神气丧失、生命死亡，犹如国家的君主倒行逆施到了极点就必然导致国家败亡一样。只有去除旧有的陋习，深入地学习望色与切脉这一奥妙技术的人，才能够成为高明的医生，达到远古真人的境界。

黄帝说：你讲的诊病施治的要领和关键，我已经懂得了。所说诊病时始终不要放弃望色、切脉的道理，这是我以前就知道的。是否还有其他关键问题呢？

岐伯回答说：治病的关键问题，是还有一点。

黄帝问道：这一点是什么？

岐伯回答说：这一点，就是通过问诊来了解病情。

黄帝问道：是怎样的情况呢？

岐伯回答说：就是先选好个房间，将门窗全部关上，然后与患者进行交谈，耐心询问患者的病情。询问时，要做到让患者情绪顺畅，无所顾忌地叙说自己的情况，如此才能全面了解患者的病情与精神情志。只要患者神气不失，就能康复；要是神气已失，就会不治而死。

黄帝说：讲得很好！

【导读】论望诊、脉诊、问诊合参是诊病的"要极"。原文从上古时期、中古时期、暮世时期这三个不同时期诊治方法的比较中，论述了医者若能合参问诊、脉诊、望诊，将对早期正确诊断和治疗十分重要。强调治之"要极"（极为重要的准则）是"无失色脉"，问诊方面要"数问其情"，判断预后要把握"得神者昌，失神者亡"，要早治疗，不要等"病形已成"才治，对医者也反复强调要"本四时，审逆从，无失色脉"，不要"粗工凶凶"等，本篇重在强调，应用任何治病方法，必须以精准的临床诊断为前提。

汤液醪醴论篇第十四

【题解】汤液，指清酒。醪，为稠浊之酒。醴，为甜酒。张介宾说："汤液醪醴，皆酒之属。"本篇主要叙述了各种酒的制作方法及治疗作用、精神状态对治疗的影响、医患合作的重要性、浮肿病的发病机制及治疗方法等。本篇首先从汤液醪醴起论，故名"汤液醪醴论"。

【原文】黄帝问曰：为五谷[1]汤液及醪醴奈何？

岐伯对曰：必以稻米，炊之稻薪，稻米者完，稻薪者坚[2]。

帝曰：何以然？

岐伯曰：此得天地之和，高下之宜，故能至完，伐取得时，故能至坚也。

帝曰：上古圣人作汤液醪醴，为而不用何也？

岐伯曰：自古圣人之作汤液醪醴者，以为备耳[3]，夫上古作汤液，故为而弗服也。中古之世，道德稍衰，邪气时至，服之万全。

帝曰：今之世不必已[4]何也？

岐伯曰：当今之世，必齐毒药[5]攻其中，镵石[6]针艾治其外也。

【注释】

[1] 五谷：麦、黍、稷、稻、豆。

[2] 稻米者完，稻薪者坚：稻米的气味完备，稻薪的性质坚实。

[3] 以为备耳：姚止庵："圣人不治已病治未病，故但为备用而不服也。"

[4] 不必已：已，止也，病愈。

[5] 齐毒药：俞樾："齐当读为'资'（即通'资'）。资，用也。"又"齐"通"剂"，配伍也。毒药，性味纯厚、功效峻猛的药物。

[6] 镵（chán 缠）石：尖而锐的石针。

【语译】黄帝问道：怎样用五谷来制作清酒、醪醴这些用于治病的酒类呢？

岐伯回答说：要以稻米为原料、以稻秆为燃料来制作，品质才会最好。因为稻米之气最为完备，而稻秆火力最为强劲。

黄帝问道：为什么呢？

岐伯回答说：由于稻子禀受了天地阴阳的和谐之气，生长在五方之中地势最为适宜的地方，所以稻米之气最为完备；又在秋季这一最为得当的时候收割，所以稻秆之力最为强劲。

黄帝问道：上古时代，圣人虽然制成了清酒与醪醴，但却备而不用，这是为什么呢？

岐伯回答说：上古时代的圣人酿制清酒与醪醴，是预备治病的。由于那时的人们淳朴淡泊，精神健旺，没有什么需用酒剂才能治疗的疾患，所以上古时的圣人虽然制成了清酒与醪醴，就只备而不用。到了中古时代，人们的道德品质已经有所下降，追求名利物欲的思想开始恣行，正气已不健旺，所以邪气才会不时地侵入人体而造成疾患，但只要饮服一些清酒或醪醴，还是能够使身体得以保全的。

黄帝问道：那么当今的人们患病后服用这些酒剂却不一定能全部康复，这是为什么呢？

岐伯回答说：当今人们患病以后，必须用汤药来治疗其内脏病证，用砭石、针灸治疗来治疗其外在形体的病证，才能够使他们恢复健康。

【导读】原文用上古、中古、今世（《内经》时代）三个不同时期汤液醪醴治疗效果的差异，论述了人的精神状态在疾病发生和治疗中的重要作用。有如下提示：①不同时代的病证谱是有差异的。②人的心理状态是影响疾病的重要因素。③酒剂可以治疗较为单纯的疾病。④对于病情复杂、病位深在者，必须针药结合，多措并举。⑤精神变化是导致病情复杂难治的重要因素，此类疾病可用"移精变气"等方法治疗，即所谓"心病仍需心药医"。⑥原文寓有克服私欲杂念，情志稳定，就会少患病或有病也易于治疗的思想。

【原文】帝曰：形弊血尽[1]而功不立[2]者何？

岐伯曰：神不使[3]也。

帝曰：何谓神不使？

岐伯曰：针石，道也[4]。精神不进，志意不治[5]，故病不可愈。今精坏神去，荣卫不可复收。何者？嗜欲无穷，而忧患不止，精气弛坏[6]，荣泣卫除[7]，故神去之而病不愈也。

【注释】

[1] 形弊血尽：疾病已发展到形体衰败，血气竭尽的程度。弊，败坏。尽，耗竭。

[2] 功不立：治疗时不能见效。

[3] 神不使：机体处于"形弊血尽"和反常的精神意识状态，对各种治疗不能作出反应和调节。"神"，指机体脏腑气血的功能作用以及反应性，也指精神意识活动对机体的调节作用。"使"，运用，役使。

[4] 针石，道也：针刺、砭石是治疗方法。

[5] 精神不进，志意不治：不进，衰退。治，和顺。不治，为散乱之意。

[6] 弛坏：衰败。

[7] 荣泣卫除：荣卫运行滞涩不通。"荣"，通"营"。"泣"，通"涩"。"除"，通"储"，指蓄积。

【语译】黄帝问道：如果患者身体衰败、气血枯竭，治疗时就难以见效，这是什么道理呢？

岐伯回答说：这是患者的神气已经不能发挥作用的缘故。

黄帝问道：神气是怎样不能发挥作用的呢？

岐伯回答说：用针刺治病，不过是疏导人体的气机而已。患者要是精神衰败，志意散乱，其病就不能治疗了。患者的身体已经衰败、气血也已经枯竭，正说明精神已衰、神气已失，营卫之气也不能再恢复了。这是为什么呢？是由于患者对物质的嗜好与欲望没有穷尽，对名利地位的忧患无休无止，这样就必使其精气耗泄衰败，营气枯涩，卫气消亡，所以神气丧失而疾病不能痊愈。

【导读】论精与神在治疗中的作用。此处突出了"神"在疾病治疗中的作用。"神不使"，指精神散乱，机体对任何治疗方法都失去应有的反应性。神，此处指机体的反应能力。人体之"精"是"神"的物质基础。"嗜欲无穷，忧患不止""精神坏"等均为"神不使"状态，也是"病不可愈"的内在基础。原文既重视形体，又强调"精神不进，神不使"等内在因素，故有"针石，道也。精神不进，志意不治，故病不可愈"之论。

【原文】帝曰：夫病之始生也，极微极精[1]，必先入结于皮肤。今[2]良工皆称曰：病成[3]名曰逆[4]，则针石不能治，良药不能及也。今良工皆得其法，守其数[5]，亲戚兄弟远近[6]，音声日闻于耳，五色日见于目，而病不愈者，亦何暇[7]不早乎？

岐伯曰：病为本，工为标，标本不得，邪气不服，此之谓也。

【注释】

[1] 极微极精：极其隐微不显。

[2] 今：连词，表示假设关系，相当于"若""假如"。

[3] 成：病情深重。

[4] 逆：逆证，病情危重而预后不良的病证。

[5] 守其数：遵守医疗规律和法则。数，指规律、法则。

[6] 亲戚兄弟远近：对待患者如同兄弟般亲近。远近，偏义词，偏近。

[7] 何暇：《太素》中作"可谓"。

【语译】黄帝说：疾病初起的时候，是极其隐微而轻浅的。邪气侵犯人体，必先伤及皮肤。如果高明的医生都说病已形成，叫作逆证，那么针刺就不能治疗，汤药也无法奏效了。要是高明的医生都懂得治病的道理，能够运用他们的医术；又如兄弟般对待患者，医生能够每天听到患者的声音，看到患者的气色，可是疾病却不能痊愈，这难道是由于治疗不够及时的原因吗？

岐伯回答说：患者是本，医生是标。这标本之间如果不能配合，即使是高明的医生，病邪也不能被制伏的。这说的就是你所询问的情况了。

【导读】原文在医生医术高明（判断病情准确）、医德高尚（对待患者如"亲戚兄弟"）、认真负责（"音声日闻于耳，五色日见于目"）的职业精神基础上，患者的疾病仍然未能治愈的前提下，提出了"病为本，工为标"的医患观，突出了医患关系在疾病治疗时的作用，这也是《素问·移精变气论篇》中所说的"标本不得，亡神失国"之意。

【原文】帝曰：其有不从毫毛而生，五脏阳以竭[1]也，津液充郭[2]，其魄独居[3]，孤精于内，气耗于外[4]，形不可与衣相保[5]，此四极急而动中[6]，是气拒于内而形施于外[7]，治之奈何？

岐伯曰：平治于权衡[8]，去宛陈莝[9]，微动四极，温衣，缪刺[10]其处，以复其形。开鬼门[11]，洁净府[12]，精以时服[13]，五阳已布，疏涤五脏，故精自生，形自盛，骨肉相保，巨气[14]乃平。

帝曰：善。

[1] 五脏阳以竭：五脏脏气被伤，因而功能受到影响，导致气机失调，津液代谢障碍。《新校正》引全元起本及《太素》中"阳"皆作"伤"。

[2] 津液充郭：水充满胸腹，为浮肿的症状。津液，此处指水液。郭，原指郭城，即外城，此处喻指人的形体。

[3] 其魄独居：五脏功能障碍，水液凝聚，所以阴精独居于内。魄，指阴精。

[4] 孤精于内，气耗于外：精中无气，在内水邪凝聚，在外表现为阳气虚损。

[5] 形不可与衣相保：身体浮肿，使原来的衣服显得窄小不合身或穿不上。

[6] 四极急而动中：四极，四肢。急，浮肿胀急。动中，影响并损及内脏。

[7] 气拒于内而形施于外：气机失调于内，水液代谢障碍，外部形体因浮肿而变化。拒，阻遏。"施"，通"易"，变化，改易。

[8] 平（pián 骈）治于权衡：辨识治疗疾病于衡量比较之中（即辨证施治）。平，意义同"辨"，辨识、辨别。权衡，衡量、比较、斟酌。

[9] 去宛（yù 遇）陈莝：去除瘀血。宛陈，指瘀血。

[10] 开鬼门：发汗治法。鬼门，通"魄门"，故又指通大便以利水，如十枣汤。此指后者。

[11] 洁净府：利尿治法。净府，膀胱。

[12] 缪（miù 谬）刺：病在左而刺右，病在右而刺左的刺络法。

[13] 精以时服：适时地食用精美食品。服，服食。精，富含营养的食物。

[14] 巨气：人体的正气。

【语译】黄帝问道：有的疾病不是从人的体表毫毛之间发生的，是由于五脏的阳气衰竭之后，以致水液充满胸腹，魂魄无所依附，精气困阻于内，阳气耗散于外，身体浮肿而不能穿上衣服，四肢拘急而影响到内脏。对这种精气困阻于内而身体浮肿在外的病情，治疗时应该怎么办呢？

岐伯回答说：要辨证施治。要祛除瘀血，缪刺放血，活动四肢，衣服穿暖，适时地食用富含营养的食品。同时应用通便和利尿的方法，泄除体内的水湿。等到五脏的阳气得以敷布，阳气温煦五脏，如此则患者的精气就会生发，身体就会恢复健康，骨肉能够彼此相护，正气就会恢复。

黄帝说道：讲得好啊！

【导读】论内伤性浮肿病的发病、病机、临床表现、治则治法。此处所论属内伤性浮肿而非外感（"其有不从毫毛而生"），究其内伤原因，不外乎精神因素（上文所论）和饮酒太过（今世对待"汤液醪醴"之态度），基本病机为阳虚不化（"五脏阳以竭""气耗于外"），水湿泛滥（"津液充郭，其魄独居，孤精于内"），其临证表现为全身高度浮肿（"形不可与衣相保"），四肢肿胀尤甚（"四极急"），其治疗原则为辨证施治（"平治于权衡"），具体治疗方案如下。

（1）内治法：①通便利水（开鬼门）。②利尿消肿（洁净府）。正如《医学正传》所说："治湿不利小便非其治也。"可选防己茯苓汤、真武汤、五苓散之类。③活血化瘀（"去宛陈莝"，《素问·针解篇》中有"菀陈则除之者，出恶血也"）。因为"血不利则为水"（《金匮要略·水气病》），故活血化瘀即可奏利水消肿之效。

（2）外治法：刺络放血（缪刺）。

（3）护理措施：①舒展阳气（"微动四极"，四肢为诸阳之本）。②固护阳气（"温衣"

保暖，即《类经·疾病类》中所注"欲助肌表之阳，阴凝易散也"）。③饮食调养（"精以时服"。"精"，指精美食物，即富含营养的食物；"时服"，按不同时令服食某些食物以防病、治病。）《素问·病能论篇》中"食人于阴，长气于阳"体现了食用"精美食物"与"五阳已布"的内在联系，与药物攻邪，食物扶正，药食配合的治疗思想一致。总之，本处原文明确地论述了内伤性浮肿的病机、治疗和临床护理。

玉版论要篇第十五

【题解】玉版，指玉石做成的刻字版，喻其珍贵，用于记录重要言论。要，指重要。本篇以色脉诊法为例，论述了"揆度奇恒"（推测疾病的浅深、轻重、顺逆以及分辨常病与奇病的方法）的具体应用，对通过色脉诊法预测病势的论述颇为透彻，故名。

【原文】黄帝问曰：余闻揆度奇恒[1]，所指不同，用之奈何？

岐伯对曰：揆度者，度病之浅深也；奇恒者，言奇病[2]也。请言道之至数[3]。五色脉变，揆度奇恒，道在于一[4]。神转不回，回则不转，乃失其机[5]。至数之要，迫近以微[6]，著之玉版，命曰合《玉机》[7]。

【注释】

[1] 揆度（kuí duó 葵夺）奇恒：诊病的方法，即下文所谓"度病之浅深（者）也"。

[2] 奇病：异常的疾病。

[3] 道之至数：诊法中至关重要的技术，即下文所述望色、切脉之法。道，诊法。至数，指望色、切脉之术，因其神妙而可以洞察玄机，故云。数，指技术。

[4] 道在于一：道，指医理。一，指色脉中反映的神气。

[5] 神转不回，回则不转，乃失其机：神，指气血及其运行规律。转，运转。回，逆转，引申为逆乱。机，生机。

[6] 至数之要，迫近以微：诊断疾病，不仅要察看色脉，还要察其神机，这才是微妙的功夫。

[7] 著之玉版，命曰合《玉机》：玉机，《素问》第十九篇篇名简称。

【语译】黄帝问道：我听说揆度、奇恒虽然都是诊病的方法，但各自的内涵及其应用却并不相同。它们的区别和应用是怎样的呢？

岐伯回答说：揆度，是用来衡量疾病深浅的方法；奇恒，则是辨别异于恒常疾病的方法。请允许我先谈谈诊法中至关重要的理论和技术。通过诊察气色和脉象的变化来衡量疾病的深浅并鉴别其是否异常，关键在于色泽和脉象中有无神气这一点。人体的气血随着四季的更替而不断地循环而不能逆乱。如果发生逆乱，就不能正常运行了，人体也就会丧失生机。运用望色和切脉方法的关键就在于此。气血的运行犹如天体的运行，望色、切脉的方法可以使人洞察其中的神机，这是极其精细而又玄妙的。这些道理与《素问·玉机真脏论篇》的旨义相同，可以相互合参；这些内容极为重要、宝贵，可以记载于玉版，慎重保藏并使之永远流传。

【导读】应用"揆度""奇恒"等察辨疾病的方法，分析患者神气与色脉的关系以及有神与否，将其作为辨识疾病部位浅深、病情轻重、病势顺逆的重要依据，若患者神与色脉变化一致（相得），提示病情轻浅，预后较好，为顺证（"恒"）；若神与色脉变化不相应，提示病情深重，预后不良，病情变化异常（"奇"）。"神"，指人体气血及其活动规律和外象（《素问·八正神明论篇》中"血气者，人之神也"）。

【原文】容色见上下左右，各在[1]其要。其色见浅者，汤液[2]主治，十日已[3]；其见深者，必剂主治，二十一日已；其见大深者，醪酒主治，百日已；色夭面脱，不治，百日尽已；脉短气绝[4]死，病温虚甚死。

【注释】

[1] 在：察，察别。

[2] 汤液：用五谷所制的汁液。

[3] 已：痊愈。

[4] 脉短气绝：脉气短促、阳气衰竭。

【语译】面部气色的变化，呈现在上下左右不同的部位。医生诊察时应当注意辨别其深浅逆顺等情况。如果色气较浅，表明疾病轻微，用五谷做成的汁液调治，十天后即可痊愈；如果色气较深，表明疾病已重，必须用汤药治疗，二十一天后即可痊愈；如果色气过深，表明疾病已经严重，必须用醪酒治疗，需经过一百天才能痊愈；如果色气枯槁、面部瘦削，表明疾病十分严重，这时要是不予治疗，患者在一百天后就会死去。此外，患者如果脉气短促、阳气衰竭，属于死证；要是得了温热之病而又正气极虚，也是死证。

【导读】所谓"容色见（显现）上下左右，各在其要"，说明观察面部色泽（"客色"）有性别、年龄、体质、肤色差异，如不能掌握查色要领，就难以分辨疾病的轻重吉凶。依据面部色泽，可以辨别病情轻重，推断预后。

【原文】色见上下左右，各在其要。上为逆，下为从[1]。女子右为逆，左为从；男子左为逆，右为从。易，重阳死，重阴死[2]。阴阳反他[3]，治在权衡相夺[4]，奇恒事也，揆度事也。

【注释】

[1] 上为逆，下为从：（面部气血）上行属于逆向，下行属于顺向。逆，预后不良。从，没有危险。

[2] 易，重阳死，重阴死：面色的逆顺出现颠倒。若男子病色现于左，即为重阳；女子病色现于右，即为重阴。皆提示病情深重，预后不良。易，变更，颠倒。

[3] 阴阳反他：指阴阳相反，阴阳颠倒。他，当为"作"。

[4] 治在权衡相夺：衡量病情的轻重，以决定采取相应的治疗原则。权衡，考量。夺，用强力改变"阴阳反作"的病情。

【语译】面部气色的变化，呈现在上下左右的不同部位，医生诊察时还应察别其上行、下行、在左、在右及其变易情况。凡气色上行者为逆，下行者为顺；女子气色在右的为逆，在左的为顺；男子气色在左的为逆，在右的为顺。如果病色的位置出现颠倒，男子就会呈现在面部的左侧，这属于"重阳"之象，表明患者必然死亡；在女子就会表现在面部的右侧，这属于"重阴"之象，患者也必然死亡。如果阴阳出现反常的变化，应当赶快斟酌病情的轻重，采用恰当的措施予以治疗。这时要弄

清病情，就是揆度、奇恒的内容。也就是
说，需将这两者结合起来用以诊病，然后
施治。

【导读】因为神与血气密切相关，所以可从神（神指血气及其外露的征象）与色脉的变化预测病位的浅深，分辨常病与奇病。血气是神的物质基础，神能反映血气状态。故《素问·八正神明论篇》中说："血气者，人之神，不可不谨养也。"既昭示了血气与神的关系，也强调了补养血气的临床意义。在生理状态下，人的气血随四时气候变迁正常运转而不逆乱（"神转不回"），在病理状态下，气血运行逆乱就会丧失生机（"回则不转，乃失其机"）。通过观察神色，切脉动静判断病情，故曰"至数之要，迫近以微，著之玉版"。

【原文】搏脉痹躄[1]，寒热之交。脉孤为消气[2]，虚泄为夺血[3]。孤为逆，虚为从[4]。行奇恒之法，以太阴[5]始。行所不胜曰逆[6]，逆则死；行所胜曰从，从则活。八风四时之胜，终而复始[7]，逆行一过，不复可数[8]，论要毕矣。

【注释】

[1] 搏脉痹躄（bì 避）：搏脉，即大而硬、无柔和之象的脉。痹躄，为病名。

[2] 脉孤为消气：高世栻："脉者血之先，脉孤则阳气内损，故为消气。孤，谓弦、钩、毛、石，少胃气也。"

[3] 虚泄为夺血：虚泄，脉虚而又有泄泻。泄，通"泻"，泄泻。

[4] 孤为逆，虚为从：高世栻："脉孤而无胃气，真元内脱，故为逆；虚泄而少血液，则血可渐生，故为从。"

[5] 太阴：手太阴肺经的寸口脉。

[6] 行所不胜曰逆：所来之脉是制约者的脉象，是逆脉。

[7] 八风四时之胜，终而复始：高世栻："八方之风主四时，各有所胜（克制、制约）。如东风主春木而胜土，南风主夏火而胜金，西风主秋金而胜木，北风主冬水而胜火，四隅中土而

胜八风。四时之胜，各主其时，循环无端，故终而始。"

[8] 逆行一过，不复可数：四时之气失常，导致人的气血、脉象失调逆乱，就不能再用常规的色脉之理来推断病情了。

【语译】脉象表现为搏击指下而又患了痹症或者躄症的话，表明患者的寒热之邪发生了交会。如果脉象中无胃气，表明患有阳气内损；如果脉虚而又有泄泻，表明患有阴血亏耗。凡是脉无胃气的，属于逆证，表明预后不良；凡是仅见脉虚的，属于顺证，表明预后较佳。运用"奇恒"之法诊脉，要始终重视手太阴经寸口的脉象。如果寸口所来之脉是与五行相应的五时、五脏中的相制约的脉象，是逆脉。出现逆脉，就是死证；如果寸口之脉是与五行相应的五时、五脏中的被制约者的脉象，就是顺脉。凡见顺脉，就能治愈。此外，八方之风分别主宰四季气候，又是更替循环、周而复始的，也就是都有规律。如果四季之气的更替丧失常规而导致人的气色、脉象失调逆乱，就不能再去运用常规的色脉之理来推断病情了。关于揆度和奇恒的要领，到这里可以说已经完尽了。

【导读】望神是望诊的重要内容，《内经》多篇论及，本篇以色脉为例，阐述了揆度、奇恒诊法的运用，强调了"五色脉变，揆度奇恒，道在于一""一者神也，色脉本神气以

运行"（《素问直解》），即通过揆度面色和脉象之奇（异也，异常之病色、病脉）恒（常也，正常的色泽和脉象），辨别病位深浅。色脉是外在变化，能够反映内在脏腑、经络、气血变化，故衡量色脉变化的常与变，就能判断神气之得失，也能判断病情之轻重、病势之进退、预后之吉凶。

诊要经终论篇第十六

【题解】吴崑说："诊要者，诊视之旨要；经终者，六经败绝而终之证也。"本篇根据人与自然息息相关的整体观念，论述一年十二个月的天地之气和人体的五脏之气相应相通理论，指出在诊治疾病时，必须重视四时气候的变化，进而阐明了不同季节针刺部位及刺法各有所异的道理，又论述了十二经脉之气终绝时的临床表现，故名"诊要经终论"。

【原文】黄帝问曰：诊要何如？

岐伯对曰：正月二月，天气始方[1]，地气始发，人气在肝；三月四月，天气正方[2]，地气定发[3]，人气在脾；五月六月，天气盛，地气高，人气在头；七月八月，阴气始杀，人气在肺；九月十月，阴气始冰[4]，地气始闭，人气在心；十一月十二月，冰复[5]，地气合，人气在肾。

【注释】

[1] 方：与下句中的"发"互文，有"发"之意。即"正在生发"。

[2] 正方：吴崑："以时正暄也，生物正升也，岁时正兴也。"

[3] 定发：张介宾："定发，专于发生也。"

[4] 冰："凝"之义，指凝滞，凝结。

[5] 冰复：高世栻："复，犹伏也。水冰气伏，故冰复。"

【语译】黄帝问道：诊病的要领是什么？

岐伯回答说：关键要看一年四季十二个月中人的主气在哪脏器。只要能将这一问题完全弄清，诊治疾病就不会出错。正月和二月，天之气正在生发，地之气开始萌动，此时人的主气在肝；三月和四月，天之气处于旺盛状态，地之气开始繁育万物，此时人的主气在脾；五月和六月，天气最盛，地之气升到极高，此时人的主气在头；七月和八月，阴气开始肃杀，此时人的主气在肺；九月和十月，阴气开始凝结，地之气开始闭藏，此时人的主气在心；十一月和十二月，天之气凝滞而隐伏，地之气完全闭藏，此时人的主气在肾。

【导读】开篇以人与自然息息相关的整体观念为依据，论述人体脏腑经脉之气与自然界阴阳盛衰变化的关系，作为论证脏腑经脉之气盛衰变化的纲要。

【原文】故春刺散俞[1]，及与分理[2]，血出而止，甚者传气，间者环也[3]；夏刺络俞[4]，见血而止，尽气闭环[5]，痛病必下[6]；秋刺皮肤，循理[7]，上下同法，神变[8]而止；冬刺俞窍[9]于分理，甚者直下[10]，间者散下[11]。春夏秋冬，各有所刺，法其所在。

春刺夏分[12]，脉乱气微，入淫[13]骨髓，病不能愈，令人不嗜食，又且少气；春刺秋分，筋挛，逆气环[14]为咳嗽，病不愈，令人时惊，又且哭；春刺冬分，邪气著[15]脏，令人胀，病不愈，又且欲言语。

夏刺春分，病不愈，令人解㑊[16]；夏刺秋分，病不愈，令人心中欲无言，惕惕如人将捕之；夏刺冬分，病不愈，令人少气，时欲怒[17]。

秋刺春分，病不已，令人惕然欲有所为，起而忘之[18]；秋刺夏分，病不已，令人益嗜卧，又且善梦；秋刺冬分，病不已，令人洒洒[19]时寒。

冬刺春分，病不已，令人欲卧不能眠，眠而有见[20]；冬刺夏分，病不愈，气上，发为诸痹[21]；冬刺秋分，病不已，令人善渴[22]。

【注释】

[1] 散俞：散布于经络的腧穴。俞，通"腧"。

[2] 分理：肌肉的会合之处与纹理。指"分理"间的腧穴。

[3] 甚者传气，间者环也：吴崑："病甚者，久留其针，待其传气，日一周天而止。少差而间去，暂留其针，伺其经气环一周身而止。"

[4] 络俞：孙络的腧穴。

[5] 尽气闭环：按闭针孔，使经气恢复循环状态。

[6] 下：指祛除、痊愈。

[7] 循理：顺着皮肉的纹理而刺。理，皮肉纹理。

[8] 神变：神色转为正常。

[9] 俞窍：位深的腧穴。

[10] 直下：吴崑："言病气甚，则直刺而下，不必按而散其卫气也。"

[11] 散下：张介宾："谓或左右上下散布其针而稍宜缓也。"

[12] 夏分：夏季应刺的部位。分，指应刺的部位、腧穴。

[13] 入淫：深入而为乱，谓深入并侵害。

[14] 环：转化。

[15] 著（zhuó 灼）：附着，谓侵入，深入。

[16] 解㑊：肢体懈怠。解，同"懈"。㑊，通"惰"。

[17] 令人少气，时欲怒：张介宾："夏伤其肾，则精虚不能化气，故时少气。水亏则木失所养，而肝气强急，故时欲怒也。"

[18] 起而忘之：善忘。

[19] 洒洒（xiǎn 显）：寒冷貌。

[20] 眠而有见：张介宾："肝藏魂。肝气受伤，则神魂散乱，故令人欲卧不能眠，或眠而有见，谓怪异等物也。"

[21] 气上，发为诸痹：吴崑："刺夏分而伤心火，则脾土失其母。脾虚故气上而为浮肿。脾强则制湿，虚则不能制湿，故为痿痹不仁之疾。"

[22] 令人善渴：张志聪："肾藏津液，肺乃水之化源，刺秋分，故善渴也。此言五脏之气，随时而升降浮沉，非五脏经脉之谓也。"

【语译】 春季应当针刺散布于络脉及肌腠之间的腧穴，待到出血就要停针。如果病情较重，就要留针，待到经气流通并布散时再出针；如果病情较轻者，暂留其针，待到经气在体内循行一周后可出针；夏季应当针刺孙络的腧穴，出血就停针，待到经气在体内循行一周后，按闭针孔，病痛就会祛除；秋季针刺位于皮肤的腧穴，要顺着皮肉的纹理而刺，无论是上部还是下部，都应如此，患者的神色转为正常时就停针；冬季当针刺位于肌腠深处的腧穴。如果病情较重的，应当将针直着深刺腧穴，不必用手辅助按摩；如果病情较轻者，则可从腧穴的上下左右分散用针。总之，在春、夏、秋、冬，人体各有适宜针刺的部位、腧穴，针刺也各有适宜的方法。用针时应以时令和人的主气之脏为依据，来确定要刺的腧穴与适宜的刺法。

春季误刺了夏天应刺的部位，会损伤心气，使人脉搏逆乱而心气微弱，邪气反而深入体内并侵害骨髓，疾病就很难治了。由于心气微弱，影响脾气，会使人不思饮食、正气不足；误刺了秋天应刺的部位，会使人筋脉拘挛、气机逆乱，导致咳嗽，疾病就难治了，不但使人时常惊骇，还会使人悲伤欲哭；误刺冬天应刺的部位，邪气就会深入五脏，使人胀满，疾病同样很难痊愈了，使人常想说话。

夏天误刺春天应刺的部位，疾病不能痊愈，而且使人肢体懈怠；误刺秋天应刺的部位，疾病不能痊愈，而且使人不想说

话，常常惊惧不安，就像害怕有人随时前来逮捕自己一样；误刺冬天应刺的部位，疾病不能痊愈，而且使人正气虚弱，常常想发怒。

秋天误刺春天应刺的部位，疾病不能痊愈，而且使人常表现出似乎有所警觉而想到做某事的神态，可很快忘记；误刺夏天应刺的部位，疾病不能痊愈，而且使人嗜睡、做梦；误刺冬天应刺的部位，疾病不能痊愈，而且使人感到寒冷。

冬天误刺春天应刺的部位，疾病不能痊愈，而且使人嗜睡、但卧不成眠，会有怪异的梦境；误刺夏天应刺的部位，疾病不能痊愈，而且使气机上逆，导致各种痹证；误刺秋天应刺的部位，疾病不能痊愈，而且使人常常口渴。

【导读】 随着四时的更迭，天地之气也有相应的温、热、凉、寒迁移，人生活在天地之间，其阳气亦有升降浮沉的变化。因此，临证针刺治病，应根据四时气候的不同，结合人体之气所在部位来确定针刺方法及部位，否则变生他病，引起不良后果。据此，原文提出了"四时不同气，针刺不同法"的刺治原则，因而有刺散腧、分理、络腧、皮肤、腧窍等不同部位之别，"春夏秋冬，各有所刺，法其所在"。同时还经过临床正反两个方面的实践，总结了"刺不法四时"所致恶果。反面教训给人留下深刻的印象，四时刺逆（如"春刺冬分""冬刺秋分"等），非但不能治病，反而会造成不良后果，变生他病。

【原文】 凡刺胸腹者，必避五脏。中心者环[1]死，中脾者五日死，中肾者七日死，中肺者五日死，中鬲[2]者，皆为伤中[3]，其病虽愈，不过一岁必死。刺避五脏者，知逆从[4]也。所谓从者，鬲与脾肾之处，不知者反之[5]。刺胸腹者，必以布憿著[6]之，乃从单布上刺，刺之不愈复刺。刺针必肃[7]，刺肿摇针[8]，经刺勿摇，此刺之道也。

【注释】

[1] 环：经气在体内循环。

[2] 鬲：通"膈"，膈膜。

[3] 伤中：张介宾："心肺居于鬲上，肝肾居于鬲下，脾居在下，近于鬲间。鬲者，所以鬲清浊，上下而限五脏也。五脏之气，分主四季，若伤其鬲，则脏气阴阳相乱，是为伤中。"

[4] 知逆从：张介宾："知而避之为从，不知者为逆。"

[5] 所谓从者，鬲与脾肾之处，不知者反之：张介宾："膈连胸胁四周，脾居于中，肾著于脊。知而避之者为从，不知者为逆，是谓反也。"

[6] 憿（jiǎo 缴）著：于鬯："'憿'，当读

为缴（即通'缴'），有'缠'义。'懒著'，谓以布缠着于胸腹也。作'懒'者，借字。"

[7] 肃：张介宾："敬谨毋忽也。"

[8] 刺肿摇针：张介宾："摇大其窍，泻之速也。"

【语译】 凡是针刺胸腹部位的腧穴时，注意一定要避免刺伤五脏。如果刺伤了心，经气在体内循行一日后，就会死亡；如果刺伤了脾，患者在五天之内死亡；如果刺伤了肾，患者在七天之内死亡；如果刺伤了肺，患者在五天之内死亡；如果刺伤了膈膜，与刺伤内脏完全一样。治疗之后，疾病虽然暂时痊愈，但不过一年，患者仍然会死亡。针刺时要避免刺伤五脏之意，在于强调知道下针的"逆从"：所谓"从"，是说要知道膈膜和脾肾等脏的部位，下针时要避开；不知道膈膜和脾肾等脏的部位，下针时就可能刺伤内脏，这就是"逆"。针刺胸腹部位的腧穴时，要用布先将该处裹上，然后再从单布上进针刺治；刺后没有痊愈，就继续刺治。这样就不会伤到五脏。下针时及下针后，医生要安静且认真地等候经气的到来并辨析其盛衰存亡。刺治痈肿时，用摇针之法去除脓血；刺治经脉之病时，则不能摇针。这都是针刺应遵循的法则。

【导读】 "凡刺胸腹，必避五脏"，这是临床积累的经验。"夫胸腹，脏腑之郭也""若匣匮之藏禁器也。各有次舍，异名而同处一域之中"（《灵枢·胀论》）。胸腹腔中的脏腑储藏了人之精神、血气、魂魄，故凡取胸腹部位腧穴针刺者，务必要谨慎从事，避免刺伤内脏，否则会引起严重后果。在临证时应明确人体内脏的准确部位，掌握正确的针刺方法，免伤内脏，防止医疗事故的发生。

【原文】 帝曰：愿闻十二经脉之终奈何？

岐伯曰：太阳之脉，其终也，戴眼[1]、反折[2]、瘈疭[3]，其色白，绝汗[4]乃出，出则死矣；少阳终者，耳聋，百节皆纵，目睘绝系[5]，绝系一日半死。其死也，色先青白，乃死矣；阳明终者，口目动作，善惊妄言，色黄，其上下经盛[6]，不仁，则终矣；少阴终者，面黑齿长[7]而垢，腹胀闭，上下不通而终矣；太阴终者，腹胀，闭，不得息[8]，善噫[9]、善呕，呕则逆，逆则面赤[10]，不逆则上下不通，不通则面黑，皮毛焦而终矣[11]。厥阴终者，中热嗌[12]干，善溺心烦，甚则舌卷卵上缩而终矣。此十二经之所败也。

【注释】

[1] 戴眼：眼睛上翻不动。

[2] 反折：角弓反张。

[3] 瘈疭（chì zòng 赤纵）：手足抽搐，痉挛，抽风。

[4] 绝汗：患者临死之时所出的汗。

[5] 目睘（qióng 穷）绝系：双目惊恐地直视前方，目系之气已经衰绝。绝系，入属于脑的目系已绝，目失灵动，而直视如惊。

[6] 上下经盛：张介宾："上下经盛，谓头颈手足阳明之脉，皆躁动而盛，是胃气之败也。"

[7] 齿长：牙龈萎缩而牙齿似乎有所增长。

[8] 腹胀，闭，不得息：张介宾："足太阴脉入腹属脾，故为腹胀，闭；手太阴脉上膈属肺而主呼吸，故为不得息。"闭，大小便闭塞不通。息，呼吸。

[9] 噫：嗳气。

[10] 逆则面赤：张介宾："腹胀闭则升降

难，不得息则气道滞，故为噫为呕。呕则气逆于上，故为面赤。"

[11] 不逆则上下不通，不通则面黑皮毛焦而终矣：吴崑："若不逆，痞塞于中，肺气在上而不降，脾气在下而不升，上下不相交通。不通则土气实，肾水受邪，故面黑。手太阴为肺，主皮毛，故令皮毛焦。"

[12] 嗌：咽喉。

【语译】黄帝问道：十二经脉之气衰竭时的表现各是如何呢？

岐伯回答说：太阳经气衰竭时，患者会眼睛上翻而不能转动，角弓反张，手足抽搐，面色苍白，流出"绝汗"，"绝汗"之后，就会不治而死；少阳经气衰竭时，患者就会丧失听力，四肢百骸痿弱无力，双目惊恐而直视，目系之气消亡，目系之气消亡以后，再过一天半就会不治而死，死亡之前，面色发青，等到发白时，就是

死证；阳明经气衰竭时，患者肢体会不自主地牵引抽动，惊骇不已，谵语，面色发黄，手足经气过盛会使人烦躁不安、肢体麻木、丧失知觉，这就是不治的死证；少阴经气衰绝时，患者就会面色发黑，牙龈萎缩而似乎变长，布满污垢，腹部胀满，上下格阻不通，这就是不治的死证；太阴经气衰竭时，患者就会腹部胀满，上下格阻不通，嗳气、呕吐。呕吐属于气逆，面色赤，而气不上逆，则上下不通，上下不通，面色就会发黑，皮毛枯萎，就是不治的死证；厥阴经气衰竭时，患者就会出现内热、咽喉干燥、小便频数、心情烦乱等症，渐渐加重后会有舌卷，囊缩症状，这是不治的死证。这就是人体十二经脉之气衰竭的不同表现及其预后。

【导读】出现十二经脉终之气绝病证，提示阴阳精气败绝，疾病预后不良。经脉之气终绝主要是脏腑精气先行衰竭的结果，脏腑之气竭绝，累及经脉。反之，经脉之气终绝必然影响脏腑。十二经脉是一个整体，一经终绝，就会累及多经，故任何一经绝出现相应证候，即表明病情危重，故"曰死"。十二经脉气终绝的不同证候表现，体现了定位辨证的思路。

脉要精微论篇第十七

【题解】脉，指脉诊。要，指要领、要点。精微，指精深微妙。本篇论述了望、闻、问、切四诊精深微妙的原理、要领及应用，因以论脉为主，故名"脉要精微论"。

【原文】黄帝问曰：诊法[1]何如？

岐伯对曰：诊法常以平旦[2]，阴气未动，阳气未散[3]，饮食未进，经脉未盛，络脉调匀，气血未乱[4]，故乃可诊有过之脉[5]。

【注释】

[1] 诊法：此处指各种诊病原理和方法。

[2] 常以平旦：常在清晨时进行。平旦，太阳刚升出地平线之时，即清晨，早晨。

[3] 阴气未动，阳气未散：文互相备的修辞。平旦之时，人刚刚醒寤，尚未进食和劳作，体内阴阳之气未动未散，处于相对的平静状态。

[4] 气血未乱：体内气血未受到疾病以外因素的干扰，脏腑经脉气血的盛衰状态能够真实地反映出来。

[5] 有过之脉：异常之脉。

【语译】黄帝向岐伯问道：诊脉的方法都有哪些呢？

岐伯回答说：诊察脉象，原则上应当在清晨进行。因为这时候人们刚刚起床，没有开始做事，阴气未被扰动，阳气也未耗散；加之没有进用饮食，经脉之气不盛，络脉之气调匀，气血也很平和不乱，所以就能比较容易地诊知异于正常的有病之脉。

【导读】论诊法常以"平旦"。诊病的最佳时间是"平旦"。患者经过一夜休整，机体的内环境还处于相对稳定状态，人体之阴阳气血，脏腑经络，尚未受到体外因素的干扰，因而能比较客观地表现疾病的真实情况，所以"平旦"是诊察疾病最理想的时间，所以说"阴气未动，阳气未散，饮食未进，经脉未盛，络脉调匀，气血未乱，故乃可诊有过之脉"。

【原文】切脉动静[1]而视精明[2]，察五色，观五脏有余不足，六腑强弱，形之盛衰，以此参伍[3]，决死生之分[4]。

【注释】

[1] 切脉动静：动静言脉象的变化。

[2] 精明：指瞳神。

[3] 参伍：错综比验，相参互证。

[4] 决死生之分：通过四诊参伍，判断疾病的预后吉凶。决，分辨，判断。分，异也，区别。

【语译】切脉时，既要诊察患者脉搏的动静变化，又要审视患者的眼神，观察患者的面部气色，以了解其五脏之气的盈亏、六腑之气的强弱与身体功能的盛衰。还要相互参证，才可以决断患者疾病的预后。

【导读】论诸诊合参及其意义。原文从切脉、望神、察色、观察形体强弱等方面，强调了全面检查，诸诊合参，只有广泛地收集临床资料，才能作出准确的判断。

【原文】夫脉者，血之府[1]也，长则气治[2]，短则气病，数则烦心[3]，大则病进[4]，上盛则气高，下盛则气胀[5]，代则气衰[6]，细则气少[7]，涩则心痛[8]，浑浑革至如涌泉[9]，病进而色弊[10]，绵绵其去如弦绝，死[11]。

【注释】

[1] 脉者，血之府：谓脉为血与气的汇聚之处。

[2] 长则气治：谓长脉则气机顺畅。气治，气血平和。

[3] 数（shuò 朔）则烦心：脉数主热，热则心烦不安。

[4] 大则病进：脉象满指而大，疾病正在发展。大，大脉，其象满指而大。

[5] 上盛则气高，下盛则气胀：上指寸口脉的近腕部，下指寸口脉的远腕部。

[6] 代则气衰：代脉主五脏气衰弱。

[7] 细则气少：细脉主诸虚劳损，血气衰少。

[8] 涩则心痛：涩脉主气滞血瘀，故见心痛之症。

[9] 浑浑革至如涌泉：浑浑，滚滚之意，水流盛大貌。"革"，急也，谓脉来滚滚而急，如泉水急促上涌，盛于指下。

[10] 病进而色弊：《脉经》《千金要方》中"色"作"危"，"弊"下并重"弊"字，属下读。宜从。

[11] 绵绵其去如弦绝，死：绵绵，脉细微欲绝之象。此为脏气衰竭，生机已尽，故主死。

【语译】脉道是血液汇聚与循行之处，所以，脉的搏动可以反映正气的运行状况。长脉为气机顺畅、身体健康，短脉气分有病，数脉表明心有烦热，大脉表明疾病正在发展；上部脉象过盛，表明有因气逆于上导致的喘满之症；下部脉象过盛，表明有因气滞于下导致的腹胀之症；代脉主阳气已衰；细脉主气虚而少；涩脉表明有气血瘀阻的心痛之病；如果脉来如泉水滚滚，表明疾病正在加剧，其气色必然随之衰败；如果脉去如弓弦断绝，此为死脉。

【导读】论诊脉原理及脉象举例。"脉者，血之府"，这是对切脉诊病道理的扼要概括。列举了长、短、数、大、盛、代、细、涩、浑浑革至如涌泉、绵绵其去如弦绝10种不同脉象及其主病，印证了脉为血之府的原理。脉是人体输送气血和传递各种生命信息的通道，所以触摸和体悟脉搏动静状态，能够获得与生命状态相关的信息，这是将诊脉作为临床察病方法的理由。

【原文】夫精明五色者，气之华也[1]，赤欲如白裹朱，不欲如赭[2]；白欲如鹅羽，不欲如盐；青欲如苍璧之泽，不欲如蓝[3]；黄欲如罗裹雄黄[4]，不欲如黄土；黑欲如重漆色，不欲如地苍[5]。五色精微象见矣，其寿不久[6]也。

【注释】

[1] 精明五色者，气之华也：姚止庵："精明以目言，五色以面言。言目之光彩精明，面之五色各正，乃元气充足，故精华发见于外也。"

[2] 赭（zhě者）：张介宾："代赭也，色赤而紫。"

[3] 蓝：草名，色为靛青。

[4] 罗裹雄黄：为黄中透红之色。罗，丝织物。

[5] 地苍：土黑色，色晦暗而黑。

[6] 五色精微象见矣，其寿不久：五脏之真脏色外露，败象显现，故预后不良。见，出现的意思。

【语译】人的面色，是体内精气在外的反映。如果呈现像白绢裹着朱砂一样的红色，表明人体健康；如果呈现出像代赭石那样的紫红色，表明有病；如果呈现像鹅毛一样的白色，表明健康；如果呈现像盐那样的颜色，表明有病；如果呈像苍璧一样润泽的青色，表明健康；如果呈现像蓝草那样的靛蓝之色，表明有病；如果呈现像绫罗裹着雄黄一样的黄色，表明健康；如果呈现像黄土一样的颜色，表明有病；如果呈现像重漆一样的明润黑色，表明健康；如果呈现像地苍一样的晦暗黑色，表明有病。要是精气衰竭而出现无光泽的青、赤、黄、白、黑五种色相而呈现在面部，那么寿命就不会长久了。

【导读】"夫精明五色者，气之华也"，这是望神色诊病的根据。原文以"精明、五色为气之外华"为喻，说明眼神、面色是人体精气血的集中体现，故可通过观察眼神、面色状态，判断人体气血阴阳的盛衰变化，预测疾病的顺逆吉凶。其中面部望诊中的"五欲""五不欲"说明了色诊的顺逆，可以判断疾病的预后吉凶。凡五欲之色，为明润不露之色，表明气血虽病但不衰败，预后吉祥，为顺；五不欲之色，即面色枯暗外露，提示气血已虚而邪气方盛，预后不良，为逆。

【原文】夫精明者，所以视万物，别白黑，审短长。以长为短，以白为黑，如是则精衰矣。

【语译】眼睛，是用来观察万物、分辨黑白、区别长短的。如果将长的看作短的，将白的看作黑的，表明人的精气已经衰竭了。

【导读】"五脏六腑之精气，皆上注于目而为精（指眼睛）"（《灵枢·大惑论》），故察目可以诊病。目能"视黑白，别长短"，是神清，脏气不衰的特征，若有"视黑为白，以长为短"之视觉异常，是脏气衰竭之象。

【原文】五脏者，中之守也[1]，中盛脏满[2]，气胜伤恐者[3]，声如从室中言，是中气之湿[4]也。言而微，终日乃复言者，此夺气也。衣被不敛，言语善恶，不避亲疏者，此神明之乱也。仓廪不藏[5]者，是门户不要[6]也。水泉不止[7]者，是膀胱不藏也。得守[8]者生，失守者死。

夫五脏者，身之强[9]也。头者，精明之府[10]，头倾视深[11]，精神将夺矣。背者，胸中之府，背曲肩随，府将坏矣[12]。腰者，肾之府，转摇不能，肾将惫[13]矣。膝者，筋之府，屈伸不能，行则偻附[14]，筋将惫矣。骨者，髓之府，不能久立，行则振掉[15]，骨将惫矣。得强则生，失强则死。

【注释】

[1] 五脏者，中之守也：五脏在体内藏精藏神，为精与神的藏守之处，各有职守。

[2] 中盛脏满：中，指内脏。盛，邪气炽盛。脏满，气机壅滞，内脏胀满。据后文，此处"脏"指脾。

[3] 气胜伤恐者：脾脏功能失调而伤于恐惧。恐为肾志，取土克水之义。

[4] 中气之湿：中土壅滞，水湿不运，湿邪内蕴。中气，脾胃之气。

[5] 仓廪不藏：指泄泻、大便失禁等症状。仓廪，喻肠胃。

[6] 门户不要（yāo 腰）：门户，指幽门、阑门、魄门等。要，为约束之意。

[7] 水泉不止：指遗尿、小便失禁。水泉，喻指尿。

[8] 得守：五脏能够藏守精与神，发挥正常的功能，即忠于职守。

[9] 强：强健之本。

[10] 头者，精明之府：头是精气神气会聚之处。府，会聚之处。

[11] 头倾视深：头倾，头低垂不能抬举。视深，目陷无光。

[12] 背曲肩随，府将坏矣：背弯曲不能直，肩随之垂不能举，是脏气精微不能营于肩背，心肺失强之象。随，下垂之意。

[13] 惫：同"败"，坏也。

[14] 偻（lóu 娄）附：偻，曲也，背脊弯曲。附，行动不便，必依附于他物。

[15] 振掉：指震颤摇摆。

【语译】 五脏是精气在人体的藏守之处。腹中气盛，脾脏实满，脾气过盛伤及于肾，声音犹如从房里传出，这是脾胃被湿邪壅滞所致；声音微弱，良久重复的，这是正气损失之故；衣冠不整，恶言恶语，不避亲人者，这是精神错乱；肠胃不能受纳饮食水谷，这是由于肾气虚衰、不能约束的缘故；小便失禁，这是膀胱不能贮藏津液。五脏能够藏守精气，就能生存；五脏丧失藏守功能，就会死亡。

五脏是人体强健的根本。头是精神聚集之处。头部歪垂，目陷无光，表明精神将要丧失；背部是肺所藏居之处。背部弯曲，双肩下垂，表明肺将败坏；腰部是肾所藏居之处，腰身不能转动，表明肾将衰竭；膝部是筋会聚之处，膝部不能屈伸，走路时下肢弯曲、需依附于物，表明筋将衰竭；骨骼是骨髓藏居之处，不能久立，行走时摇摇晃晃，表明骨将衰竭。五脏是人体强健的根本，所以五脏功能正常，身体健康；五脏功能损伤，就丧失了强健的根本，就会死亡。

【导读】"五脏者，中之守也""五脏者，身之强也"，这是临证时闻诊、望诊、问诊的理论依据。人以五脏为本，五脏将藏的精气输送至全身，维持机体的正常活动，如"故五脏主藏精者也，不可伤，伤则失守而阴虚，阴虚则无气，无气则死矣"（《灵枢·本神》）。身体强壮与否取决于五脏的盛衰，五脏是身强之本，"身之守"是从脏藏精、藏神而言的，"身之强"是从五脏与机体强弱关系而论的，从机体外形及各种活动状态，就可以判断内脏盛衰，这就是此处论述望诊、闻诊、问诊的立论依据。

"精明之府"可理解为脑，有学者论述脑的功能时，认为李时珍首创"脑为元神之府"（《本草纲目·辛夷》）。然此处"头者精明之府"，明确指出了头与精神活动的关系，说明《内经》对脑已经有了认识。

【原文】岐伯曰：反四时者[1]，有余为精，不足为消[2]。应太过，不足为精；应不足，有余为消。阴阳不相应，病名曰关格。

【注释】

[1] 反四时：脉象与四季气候相反。

[2] 有余为精，不足为消：四季之气不足而脉气旺盛，人体是健康的；四季之气过盛而脉气不足，表明血气亏耗。

【语译】岐伯又说：人的脉象与四季之气相反的时候，表现为"有余为精，不足为消"。这句话的意思是说，如果四季之气不足而脉气偏盛，表明人体是健康的；如果四季之气太过而脉气不足，则表明人的气血受到了损伤而有亏耗。要是人阴阳俱盛、不相协调，就会患上叫作"关格"的病证。

【导读】论脉象变化与四时关系。人与自然密切相关，此处围绕脉"反四时"论题，讨论脉诊理论。列举了五种"反四时"之脉及主病。

人与自然息息相关，一年之中四时阴阳变化，脉象也随之有相应的变化。这个变化是有一定规律的，如果脉象的变化与四时的变迁规律一致，就属于生理之脉，否则就是病脉。

脉"反四时"为病的5类脉象如下。①"有余为精"："有余"指脉搏呈现有余的体象，俗称脉大，或称"躁""躁盛""喘"等，病多属实，也称为"精"（甚也）。②"不足为消"："不足"指脉搏呈现弱小无力的体象。"消"，指减少，减弱，正气耗损。脉象呈弱小不足之状者，是正气消损，主虚证。③"应太过，不足为精"：上述两种"反四时"而动的病脉，仍属于病理变化，倘若应该表现出"太过"之脉，但反见弱小不足之象，是邪气太甚，正气被邪气郁阻之故，临床所见的真实假虚证即属此例。④"应不足，有余为消"：指根据病情，应当出现弱小不足之脉，但反见"有余"脉象，是正气虚极，欲有外脱之象，如真虚假实证的脉象，浮取呈大，但稍用力，则指下全无，或呈散乱无根之象，即属此例。⑤"阴阳不相应，病名曰关格"：指脉象的阴阳变化（即阴脉和阳脉）与四时阴阳变化不相应。如秋冬阴盛之时，脉象相应地呈现阴脉，春夏阳盛之时，脉象亦相应地呈阳脉，此为阴阳相应，若与此相反，则属于"阴阳不相应"。若春夏见阴脉，是机体阴邪太甚，秋冬反见阳脉，为人体内阳邪偏亢。如"阴气太盛，则阳气不能营也，故曰关。阳气太盛，则阴气弗能营也，故曰格。阴阳俱盛，不得相营，故曰关格"（《灵枢·脉度》），这是依据脉象变化，测知内在病机之例，关格之词如同"精""消"，都是病机概念而非病证。

【原文】帝曰：脉其[1]四时动奈何？知病之所在奈何？知病之所变奈何？知病乍[2]在内奈何？知病乍在外奈何？请问此五者，可得闻乎？

岐伯曰：请言其与天运转大也[3]。万物之外，六合[4]之内，天地之变，阴阳之应，彼[5]春之暖，为[6]夏之暑，彼秋之忿[7]，为冬之怒[8]，四变之动，脉与之上下，以春应中[9]规[10]，夏应中矩[10]，秋应中衡[10]，冬应中权[10]。

【注释】

[1] 其：据《针灸甲乙经》中当作"有"。

[2] 乍（zuò 作）：同“作”。起，兴起也，疾病的发生。

[3] 其与天运转大也：脉象的变化与天体运转的规律相应，有同样广博精深的道理。其，指脉象。大，广博精深。

[4] 六合：一年四季。上文“万物之外”言空间，此处言时间。

[5] 彼：《说文解字》：“彼，往有所加也。”

[6] 为：变成，成为。

[7] 忿：指秋气肃杀劲急之势。

[8] 怒：指冬寒凉冽，北风怒号之势。

[9] 中：合也。

[10] 规、矩、衡、权：均为古之衡器和量具，引申为判断事物的准绳。喻指判断四时脉象有一定的标准。四时脉象有别，故分别以规、矩、衡、权喻之。

【语译】黄帝问道：四季脉象各是怎样的呢？如何通过诊脉了解病证所在？如

何通过诊脉了解病证的变化？怎样依据脉象判断病证发生在内、发生在外呢？请问这五个问题，你能讲讲吗？

岐伯回答说：请允许我先谈谈人体的阴阳、脉搏与天体运行相应这一道理吧。万物之外，一年之内，万物的变化，阴阳的呼应，四季气候，是由春天的温暖，发展为夏天的暑热；夏天的暑热，转而成为秋天的劲急；秋天的劲急，发展为冬天的严寒；然后再由冬天的极寒，转而成为春天的温暖。人的脉搏升降沉浮，与四季气候的变化是相应的。春天的标准脉象为轻软而滑（以“规”喻之），夏天的标准脉象为洪大而盛（以“矩”喻之），秋天的标准脉象为浮毛而平（以“衡”喻之），冬天的标准脉象为沉而实（以“权”喻之）。

【导读】论“四变之动，脉与之上下”。脉象为何能应四时而动？因为人生活在自然之中，依赖自然所提供的物质生存，而且“天地之变……为冬之怒”等自然界的各种变化，对人体有着直接的影响，如“天暑衣厚则腠理开，故汗出……天寒则腠理闭……则为溺”（《灵枢·五癃津液别》）即是其例。脉象变化必然受四时气候变化的影响，这就是脉应四时而变化的缘由。

【原文】是故冬至四十五日，阳气微上，阴气微下；夏至四十五日，阴气微上，阳气微下。阴阳有时，与脉为期[1]。期而相失，知脉所分，分之有期[2]，故知死时。微妙在脉，不可不察，察之有纪，从阴阳始，始之有经[3]，从五行生，生之有度[4]，四时为宜，补泻勿失，与天地如一，得一之情[5]，以知死生。是故声合五音，色合五行，脉合阴阳[6]。

【注释】

[1] 期：相应。

[2] 分之有期：判断脉象变化有一定的尺度、标准。期，度也。

[3] 经：法则、义理。

[4] 度：计算长短的标准和器具。引申为标准。

[5] 得一之情：掌握了人与天地如一之理。

[6] 声合五音，色合五行，脉合阴阳：张介宾：“声合宫商角徵羽，色合金木水火土，脉合四时阴阳。虽三者若乎有分，而理则一次。”

【语译】因此冬至到立春的四十五天，阳气渐升而阴气渐降；夏至到立秋的四十五天，阴气渐升而阳气渐降。阴阳之气在四季的发展转化有周期性规律，人的脉象变化与阴阳之气的消长过程一致。如果脉象与阴阳之气在四季规律上不能相应而错乱，医生就可通过错乱之脉诊知发病部位；能够弄清五脏之脉的四季盛衰消长规律，就能预知发病脏器向愈还是转重以及不治的期限。这些微妙的道理，都表现于脉象，所以脉象理论，要予以研究。研究脉象，自有要领，就是从脉象与四季阴阳相应的道理入手；要认识经脉活动与五行变化规律的关系，又自有法度，这就必须审视脉象变化与四季气候是否相应。在确定用补还是用泻的治法时，就不会出错，也能够使人的气血与天地阴阳变化一致。只要掌握了脉象与天地阴阳变化一致的道理，就能预知疾病的生死。在诊病时还要注意患者的声音是否与五音相合，气色是否与五行相合，脉象是否与阴阳相合。

【导读】自然界阴阳四时的变化有一定规律，太阳与地球之间，有节律地一年往返移动一周次，所以地处北半球的黄河流域，就出现"冬至四十五日，阳气微上，阴气微下；夏至四十五日，阴气微上，阳气微下"的阴阳消长规律，也就产生了春暖、夏热、秋凉、冬寒的气候特点。生活在该地域的族群，其脉搏变化也会随之产生相应的改变，所以说"阴阳有时，与脉为期"。

当然，掌握脉应四时的规律后，诊脉辨证时不要忘记四诊合参，根据面色变化，结合五行配属和生克乘侮规律，可帮助确定病在何处（《灵枢·五色》），病性何如（《灵枢·五色》），以及五脏病证的相互传变（《素问·玉机真脏论篇》）。只有把脉诊和望五色、闻五音等相互"参伍"，才能全面把握病情，故曰"是故声合五音，色合五行，脉合阴阳"，只有把声音、五色、脉搏变化都与自然界的阴阳五行变化规律结合起来，才能"以知死生"。

【原文】是知[1]阴盛则梦涉大水恐惧，阳盛则梦大火燔灼；阴阳俱盛则梦相杀毁伤[2]；上盛则梦飞，下盛则梦堕[3]；甚饱则梦予，甚饥则梦取；肝气盛则梦怒，肺气盛则梦哭；短虫[4]多则梦聚众，长虫多则梦相击毁伤。

【注释】

[1] 知：助词。

[2] 阴阳俱盛则梦相杀毁伤：高世栻："阴阳俱盛，则水火亢害，故梦相杀毁伤。相杀，争战也。毁伤，俱败也。"

[3] 上盛则梦飞，下盛则梦堕：高世栻曰："上盛则气并于上，故梦飞。飞者，肝藏魂而上升也。下盛则气并于下，故梦堕。堕者，肺藏魄

而下降也。此水火阴阳，木浮金沉之义。"

[4] 短虫：短小的寄生虫，如蛲虫。下句"长虫"与此相对。长虫，蛔虫。

【语译】阴气过盛，人会梦见渡大水而心中恐惧；阳气过盛，人会梦见自己被大火焚烧；阴阳俱盛，人会梦见与人互相残杀而死伤；身体上部阳气过盛，人会梦见向上飞行；身体下部阴气过盛，人会梦见向下坠落；腹中过饱，人会梦见送物于人；腹中过饥，人会梦见抢夺别人之物；肝气过盛，人会在梦中发怒；肺气过盛，人会在梦中哭泣；短小的寄生虫过多，人会梦见众人在聚集；细长的寄生虫过多，人会梦见有人在互相殴斗并造成死伤。

【导读】论梦诊病。此处从梦的产生起论，依据患者的不同梦，诊断不同的病证。梦是人体大脑在睡眠时对外界事物刺激的再现，同机体其他活动一样，梦也是体内脏腑经络、气血阴阳盛衰变化所产生的不同的内在变化，就会有不同的功能状态，就会产生不同梦。

此处有三种归类方法：①运用类比方法予以论述，如水属阴，故阴盛可梦见大水，火为阳，故阳盛可梦见大火燃烧等。②依据机体病变所在脏腑组织的生理特征予以归类，如肝"在志为怒"，故"肝气盛则梦怒"。③"梦飞""梦堕""梦取""梦予"等，都需要结合机体内在阴阳盛衰变化去认识。

【原文】是故持脉有道，虚静为保[1]。春日浮，如鱼之游在波[2]；夏日在肤，泛泛乎万物有余[3]；秋日下肤，蛰虫将去[4]；冬日在骨，蛰虫周密，君子居室[5]。故曰：知内者按而纪之[6]，知外者终而始之[7]。此六者[8]，持脉之大法。

【注释】

[1] 虚静为保：诊脉清虚宁静至为重要。保，通"宝"，重要。

[2] 春日浮，如鱼之游在波：春季之脉虽浮动而未全出，故如鱼之游在水波之中。

[3] 夏日在肤，泛泛乎万物有余：形容夏季的脉象浮于肤表，盈满指下而洪大，如万物之有余。"泛泛乎"，指众盛貌。

[4] 秋日下肤，蛰虫将去：下肤，脉象由浮趋沉，在皮肤之下。蛰虫，藏伏越冬的昆虫。

[5] 冬日在骨，蛰虫固密，君子居室：形容冬日阳气内藏，脉沉在骨。如蛰虫封闭，君子居室不出。"周"，据《太素》应改作"固"。

[6] 知内者按而纪之：要了解内脏的变化情况，可通过切脉进行诊察，找出头绪。内，内脏。纪，丝缕的头绪。

[7] 知外者终而始之：要了解经脉的变化情况，可据经脉自始至终的循行，终而复始的周期性变化进行诊察。外，经脉。

[8] 六者：一谓春夏秋冬内外六种脉法。二谓内外按纪终始六种诊脉之法。三谓诊法有平旦、四诊合参、脉应四时、虚静为保、脉合阴阳、知内知外六种持脉大法。三说皆通，各据其理，可以互参。

【语译】诊脉时有一定的法则，要想准确诊得脉象，精神清静、心思专注是很重要的。春天的脉象上浮，就像鱼在水波中游动一样；夏天的脉象充于肤表，满泛外涌，就像万物茂盛一样；秋天的脉象搏动于肤下，就像冬眠的动物将要蛰藏一样；冬天的脉象搏动于骨间，就像冬眠的动物已经隐伏一样，也像人们深居内室而不外出。所以说，想要知道在内的五脏之脉，可以根据五脏的切脉部位进行判断；想要知道在外的经气变化，可以根据经脉从始至终的运行状态进行诊察。上述六个方面，是诊脉时的大法。

【导读】论"持脉有道，虚静为保"。这是诊脉时的总体要求，呼应开篇"诊法常以平旦"。"平旦"为诊脉的最佳时间，"平旦"之时，无论是患者的内外环境，还是医生，都处于相对"静"的状态，医生保持"虚静"状态，就能积精凝神，从微妙的脉象变化中，判断病脉，正确地了解病情，集中精力体察脉象变化及其所反映的内在机制，进而悉心遣方用药，患者保持"虚静"状态，就能排除不必要的干扰，脉搏变化就更接近内在环境的真实状况，为医生准确诊断提供了可靠资料，就医环境也要安静，才能减少和避免对医患双方的干扰。正因为"虚静"对诊脉治病有重要的作用，所以"持脉有道，虚静为保"是诊脉治病的基本要求。"虚"在此处还包括医生和患者在诊脉时心境"静""虚"或"虚无"，就是心理清净，心绪宁静。

"春日浮""冬日在骨"等句，不能仅从"脉应四时"理解，这是在论述"脉应四时"的前提下，提出如何判断四时不同的脉象，用多大的指力，着力的深浅，讲的是诊脉方法。所以原文用"持脉之大法"一句作为该段原文的结束语。具体来说，"持脉之大法"有春脉浮；夏脉洪；秋脉"下肤"（如"蛰虫将去"）；冬脉在骨，脉位深在，相对处于较静之状；病位深在时，脉位较深，要重按；病在表，脉位浅。要通过轻取重按的比较判断这六种脉诊时指力指法的运用技巧。张介宾深谙其中的道理，指出"知此四时内外六者之法，则脉之动，病之所在，及病之或内或外，皆可得而知也，故为持脉之大法"。

【原文】心脉搏坚而长，当病舌卷不能言[1]；其软而散者，当消环自己[2]。肺脉搏坚而长，当病唾血；其软而散者，当病灌汗[3]，至令不复散发也[4]。肝脉搏坚而长，色不青，当病坠若搏[5]，因血在胁下，令人喘逆；其软而散色泽[6]者，当病溢饮[7]，溢饮者，渴暴多饮，而易入[8]肌皮肠胃之外也。胃脉搏坚而长，其色赤，当病折髀[9]；其软而散者，当病食痹[10]。脾脉搏坚而长，其色黄，当病少气[11]；其软而散色不泽者，当病足胻[12]肿，若水状也。肾脉搏坚而长，其色黄而赤者，当病折腰；其软而散者，当病少血，至令不复也。

帝曰：诊得心脉而急，此为何病？病形何如？

岐伯曰：病名心疝[13]，少腹当有形也。

帝曰：何以言之？

岐伯曰：心为牡脏[14]，小肠为之使[15]，故曰少腹当有形也。

帝曰：诊得胃脉，病形何如？

岐伯曰：胃脉实则胀，虚则泄。

【注释】

[1] 心脉搏坚而长，当病舌卷不能言：尤怡："搏坚而长，太过之脉。心象火而脉萦舌，心火有余，故病舌卷不能言也。"

[2] 其软而散者，当消环自己：尤怡："'软而散'者，不足之脉，心不足则精神为'消'；'环自已'者，言经气依次相传，如环一周，复至其本位，而气自复、病自已也。"已，指病愈。

[3] 灌汗：汗出淋漓，身如灌洗。

[4] 至令不复散发也：张介宾："汗多亡阳，故不可更为发散也。"

[5] 坠若搏：谓跌伤或击伤。若，或者之意。搏，击伤，被击伤。

[6] 色泽：面色润泽有光。张志聪："《金匮要略》云：'夫水病人，面目鲜泽。'盖水溢于皮肤，故其色润泽也。"

[7] 溢饮：病名，症见面色润泽、脉濡弱而散，或涩、口渴多饮等，因水液溢滞于皮肤四肢所致，故名。

[8] 易入：《新校正》引《针灸甲乙经》"易"作"溢"。

[9] 折髀（bì 必）：股骨疼痛、犹如骨折。髀，股骨。

[10] 食痹：病名，由胃气上逆所致，症见胸膈闭阻、闷痛、饮食不下等。

[11] 少气：正气不足，阳气虚少。

[12] 足胻（héng 恒）：小腿上部近膝的部位。足，指小腿。胻，"胻"的异体字。

[13] 心疝：病名，由寒邪犯心所致，症见腹痛、腹皮隆起、自觉有气从脐上冲心等。

[14] 心为牡脏：张介宾："牡，阳也。心属火而居于膈上，故曰牡脏。"

[15] 为之使：被心支配的器官。使，被役使、被支配（的器官）。

【语译】 心脉搏指有力而坚挺、过长，表明人将患上舌头上卷、不能说话的疾病；如果患病以后心脉虚软而散，其病在经脉循行一周之后就会自行痊愈；肺脉搏指有力而坚挺、过长，表明人将患上咯血的疾病；如果肺脉虚软而散，则表明人将患"灌汗"的疾病，汗出过多，容易耗散阳气，不宜再次发汗；肝脉搏指有力而坚挺、过长，面色不青，表明人将患上跌伤或者击伤的疾病，由于跌伤或击伤后，血瘀于胁下，所以又会使人喘促气逆；如果肝脉虚软而散，面色润泽，表明人将患上"溢饮"的疾病，"溢饮"，是由于口渴之下暴饮多饮导致水液很容易地注入皮肉之间与肠胃之外造成的；胃脉搏指有力而坚挺、过长，面色发红，表明人将患上股骨疼痛、犹如骨折的疾病；如果胃脉虚软而散，则表明人将患上"食痹"的疾病；脾脉搏指有力而坚挺、过长，面色发黄，表明人将患上阳气虚少的疾病；如果脾脉虚软而散，面色无光，表明人将患上小腿近膝处浮肿的疾病，其肿就像浮肿一样；肾脉搏指有力而坚挺过长，面色发黄发红，表明人将患上腰痛如折的疾病；如果肾脉虚软而散，则表明人将患上精血虚少的疾病。到了严重的时候，就会使人很难康复。

黄帝问道：诊脉的时候，诊得心脉劲急，这表明人患了什么病？其表现又是怎样的呢？

岐伯回答说：诊得心脉劲急，表明人患了"心疝"病，表现为少腹部隆起。

黄帝问道：这是什么道理呢？

岐伯回答说：心属阳脏，小肠与心相表里，是心脏所支配的器官，所以心脉劲急，位于少腹的小肠就会发病而使得少腹隆起。

黄帝问道：诊得胃脉有病，其表现是怎样的呢？

岐伯回答说：胃脉如果盛实，其表现为腹胀；如果虚弱，其表现为泄泻。

【导读】 论五脏脉象。此处讨论了五脏及胃的多种脉象特点及主病，结合色诊，判断病证及预后，是对诊脉要求、诊脉大法的具体应用。

【原文】 帝曰：病成而变[1]何谓？

岐伯曰：风成为寒热，瘅成为消中[2]，厥成为巅疾[3]，久风为飧泄[4]，脉风成为疠[5]，病之变化，不可胜数。

帝曰：诸痛肿筋挛骨痛，此皆安生？

岐伯曰：此寒气之肿，八风之变也。

帝曰：治之奈何？

岐伯曰：此四时之病，以其胜治

之[6]，愈也。

【注释】

[1] 病成而变：张介宾："成言病之本，变言病之标。"

[2] 瘅（dān 单）成为消中：瘅，热，热邪。消中，中消病。

[3] 厥成为巅疾：吴崑："巅、癫同，古通用。气逆上而不已，则上实而下虚，故令忽然癫仆，今世所谓'五痫'也。"

[4] 久风为飧（sūn 孙）泄：张志聪："风乃木邪，久则内干脾土而成飧泄矣。"飧泄，完谷不化的泄泻。

[5] 脉风成为疠：《素问·风论篇》："风寒客于脉而不去，名曰疠风，或名曰寒热。"疠，通"癞"，指麻风。

[6] 以其胜治之：张志聪："'以胜治之'者，以五行气味之胜治之而愈也。如寒淫于内，

治以甘热；如东方生风，风生木，木生酸，辛胜酸之类。"

【语译】黄帝问道：疾病的成因及其表现是怎样的呢？

岐伯回答说：风邪造成的疾病表现为寒热；热邪造成的疾病表现为消中；气逆造成的疾病表现为癫痫；风邪留滞日久会导致飧泄；风寒在脉中留滞不去会导致疠风。疾病的变化，不能逐一尽说。

黄帝问道：各种痈肿、筋挛、骨痛的疾病，都是怎样产生的呢？

岐伯回答说：这是寒气、风邪侵入人体造成的。

黄帝问道：应该采用什么方法治疗呢？

岐伯回答说：这是四季邪气导致的疾病，依据五行相克的法则治疗就可以治愈。

【导读】原文简要地讨论了外感病（因"八风之变"）的成因、变化规律及治疗方法，对疾病的临床表现特征作了扼要叙述。外感病的发生与季节气候变化密切相关，根据五行相互制胜规律予以治疗，体现了因时制宜的用药原则。

【原文】帝曰：有故病五脏发动[1]，因伤脉色，各何以知其久暴至之病[2]乎？

岐伯曰：悉乎哉问也！徵其脉小色不夺者，新病也[3]；徵其脉不夺其色夺者，此久病也[4]；徵其脉与五色俱夺者，此久病也[5]；徵其脉与五色俱不夺者，新病也。肝与肾脉并至[6]，其色苍赤，当病毁伤[7]，不见血，已见血，湿若中水[8]也。

【注释】

[1] 有故病五脏发动：五脏触感新邪而发生疾患。

[2] 久暴至之病：久病还是新病。暴，突然，指新病。

[3] 徵其脉小色不夺者，新病也：徵，检验，验看。夺，失也，引申为不正常。

[4] 徵其脉不夺其色夺者，此久病也：张琦《素问释义》："色发于脏，故久病色必夺。脉兼经络，故新脉即夺。"

[5] 徵其脉与五色俱夺者，此久病也：色脉俱夺，为气血俱败，故主久病。

[6] 肝与肾脉并至：肝脉弦，肾脉沉。此言弦沉之脉象并至。

[7] 毁伤：跌打损伤，毁伤筋骨。

[8] 湿若中（zhòng 仲）水：若，或者之意。中水，被水邪所伤。

【语译】黄帝问道：患者原有旧病，其五脏受到影响而出现疾患，由此又使脉象、气色受到损伤。这样，旧病、新病在脉象、气色上就都有反映。那么，怎样根

据脉象与气色区分所发病是旧病还是新病呢？

岐伯回答说：你问得真详尽啊！这可以通过审验患者的脉象与气色而区分开来：如果患者脉象虽小而气色正常，就是新病；如果患者脉象正常而气色失常，则为旧病；如果患者的脉象与气色全都失常，就是旧病；如果患者的脉象与气色全都正常，则为新病；如果肝脉、肾脉同时出现，提示为跌打损伤，无论出血还是不出血，都像湿邪侵入经脉或者被水邪所伤一样，成为瘀血胀肿之证。

【导读】论色脉合参。文中用色诊、脉诊合参的方法，作为判断病程长短、病之久暂的依据。新病的特征为"脉小色不夺"，或"脉与五色俱不夺"；久病的特征为"脉不夺其色夺"，或"脉与五色俱夺"。若肝肾两脏之脉并见，同时见有赤色时，提示不但肝肾有病，还波及于心，可以判断病在血分。这仍是"持脉大法"的具体应用。

【原文】尺内两傍[1]，则季胁[2]也，尺外以候肾，尺里以候腹。中附上[3]，左[4]外以候肝，内以候鬲；右[4]外以候胃，内以候脾。上附上[5]，右外以候肺，内以候胸中；左外以候心，内以候膻中。前以候前，后以候后[6]。上竟上[7]者，胸喉中事也；下竟下[8]者，少腹腰股膝胫足中事也。

【注释】

[1] 尺内两傍：尺内，谓尺肤之内，前臂内侧自腕至肘（尺泽）的皮肤。两傍，两臂尺肤部尺侧近肘关节的部分。

[2] 季胁：季胁，又名软肋，即第十一、十二肋软骨处。

[3] 中附上：将尺肤分为三段，近腕部三分之一为上段，近肘部三分之一为下段，中间三分之一为中段。中附上，即中段。

[4] 左、右：左手、右手。下同。

[5] 上附上：上段，为上部附于中部之上。

[6] 前以候前，后以候后：候，诊察。前，

尺肤部的前面，即臂内阴经之分，前部候察胸腹部的病变。后，尺肤部的背面，即臂后阳经之分，后部候察背部的病变。

[7] 上竟上：竟，尽。上部尽处再向上，即尺肤近腕部向上直达鱼际部。

[8] 下竟下：下部尽处再向下，即尺肤近肘部向内直达肘窝处。

【语译】尺肤正对着季胁，尺肤外侧诊察肾的病情，尺肤内侧察腹部病情。尺肤的中段，左外侧可以诊察肝的病情，左内侧可以诊察鬲部病情；右外侧候察胃的病情，右内侧可以诊察脾脏的病情。尺肤的上段，右外侧诊察肺的病情，右内侧诊察胸中病情；左外侧诊察心的病情，左内侧诊察膻中病情；臂内阴经所属的部位可以诊察前胸腹的病情；臂外阴经所属的部位，可以诊察肩背的病情；尺肤上部尽处之上的部位，反映的是胸部、喉部病情；尺肤下部尽处之下的部位，反映的是少腹、腰股、膝部、小腿等处的情况。

【导读】论尺肤诊法。通过观察腕肘间掌侧皮肤的色泽及触摸其温度变化，作为诊病的方法，见图2尺肤分部定位图。将腕肘间掌侧等份为三，近肘的三分之一为"尺里"，内侧候腹，外侧（桡侧）候肾。中三分之一为"中附上"，左外侧（桡侧）候肝，左内侧（尺侧）候鬲，右外侧候胃，右内测候脾。近腕的三分之一为"上附上"，左外侧（桡侧）候心，左内侧（尺侧）候膻中，右外侧候肺，右内侧候胸中。腕横纹以上为"上竟上"，

察胸部咽喉病变。肘横纹至上臂端为"下竟下"，候腰、股、膝、胫、足的变化。

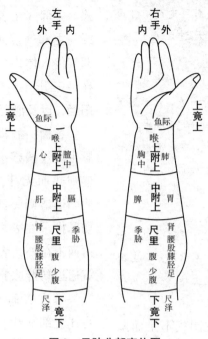

图2　尺肤分部定位图

【原文】粗大[1]者，阴不足阳有余，为热中也。来疾去徐[2]，上实下虚，为厥巅疾[3]；来徐去疾，上虚下实，为恶风[4]也。故中恶风者，阳气受也。有脉俱沉细数者，少阴厥也[5]；沉细数散者，寒热也；浮而散者为眴仆[6]。诸浮不躁者皆在阳，则为热；其有躁者在手[7]。诸细而沉者，皆在阴，则为骨痛；其有静者在足[8]。数动一代[9]者，病在阳之脉也，泄及便脓血。

诸过者切之[10]，涩者阳气有余也，滑者阴气有余也。阳气有余为身热无汗，阴气有余为多汗身寒，阴阳有余则无汗而寒。推而外之，内而不外，有心腹积也[11]。推而内之，外而不内，身有热也。推而上之，上而不下，腰足清也[12]。推而下之，下而不上，头项痛也[13]。按之至骨，脉气少者，腰脊痛而

身有痹也。

【注释】

[1] 粗大：脉象洪大。

[2] 来疾去徐：指脉搏起时急迫而落时徐缓。来、去，分别指脉的搏起、下落。疾，急迫。

[3] 上实下虚，为厥巅疾：厥，厥逆。巅疾，头部病证。

[4] 恶风：恶厉之风。又，指癞风。

[5] 有脉俱沉细数者，少阴厥也：姚止庵："沉细而缓，肾之平脉也，数则为火。今沉细数者，是阴虚水亏而火上逆，名曰少阴厥。厥，逆而上也，所谓阴虚火动是矣。"

[6] 眴（xuàn 弦）仆：眴，同"眩"。

[7] 其有躁者在手：张介宾："脉浮为阳，而躁则阳中之阳。若浮而兼躁，乃为阳极，故当在手，谓手三阳经也。"

[8] 其有静者在足：张介宾："若沉细而静，乃为阴极，故当在足，谓足三阴经也。"

[9] 数动一代：脉动过速而有歇止。数，频

数。代，代脉。

[10] 诸过者切之：各种疾病可通过切脉诊察得知。过，疾病。一说指天过之脉。切，切脉。

[11] 推而外之，内而不外，有心腹积也：张介宾："凡病若在表，而欲求之于外矣，然脉则沉迟不浮，是在内而非外，故知其心腹之有积也。"

[12] 推而上之，上而不下，腰足清也：张介宾："凡推求于上部，然脉止见于上，而下部则弱，此以有升无降，上实下虚，故腰足为之清冷。"

[13] 推而下之，下而不上，头项痛也：张介宾："凡推求于下部，然脉止见于下，而上部则亏，此以有降无升，清阳不能上达，故为头项痛也。"

【语译】 脉象洪大，主阴气不足而阳气偏盛的内热病；脉搏起时急迫而落时徐缓，主上部邪盛而下部正虚的厥逆和头部之病；脉搏起时徐缓而落时急迫，主上部正虚而下部邪盛的恶风病；所有的脉象都沉细而数，主足少阴经气厥逆；脉象沉细数散，主感受寒热之邪；脉象虚浮而散，主目眩、昏倒之病；所有的脉象都浮而不躁，主邪气在表之发热病证；脉象浮而兼躁，主邪气侵入手三阳经；脉象沉细，主邪气侵入体内之骨痛病；脉象静者，主邪在足三阴经；数脉兼见代脉之象，主邪在阳经，以及泄泻、便下脓血证。

各种疾病都可以通过切脉而诊知。涩脉主阳气偏盛；滑脉主阴气偏盛。阳气偏盛则热而无汗；阴气偏盛则多汗而身寒；阴阳俱盛则无汗而身寒。表证明显就通过切脉推求在表之病，可是脉象却反映邪在内而不在外，表明有心腹积聚；里证明显就通过切脉去推求在里之病，可是脉象却反映邪在表而不在里，表明人体有外热；身体上部症状明显，就通过切脉去推求在上之病，可是脉象却反映邪在下而不在上，表明有腰腿清冷；身体下部症状明显，就通过切脉去推求在下之病，可是脉象却反映邪在上而不在下，表明有头项疼痛。重按到骨，诊得脉气少，表明有腰脊疼痛或身有痹病。

【导读】 在论述诊脉时间、诊脉方法、诊脉要求以及合参诊法后，原文进一步讨论了多种病脉体象及主病。从"粗大者"至"浮而数者为仆"，应联系上段理解，似是对"风成为寒热……"段病机和脉象的补充。通过"脉象之浮沉分阴阳，脉象之滑涩辨虚实，推指确定病位之上下内外"的纲领性论述，进一步突出"脉要"主题。

平人气象论篇第十八

【题解】平人，指气血平和无病之人。气，指脉气。象，指脉体形象。本篇从"平人之常气禀于胃"的立场出发，强调脉以胃气为本，分析脉息动数变化和四时五脏的平脉、病脉、死脉之脉体形象，作为诊断疾病、推断预后的依据，故名"平人气象论"。

【原文】黄帝问曰：平人何如？

岐伯对曰：人一呼脉再动，一吸脉亦再动，呼吸定息[1]脉五动，闰以太息[2]，命曰平人。平人者，不病也。常以不病调病人[3]，医不病，故为病人平息以调之为法[4]。

【注释】

[1] 呼吸定息：两次呼吸之间的间歇。

[2] 闰以太息：一次较长的呼吸。太息，长的呼吸。

[3] 常以不病调（diào 掉）病人：以健康之人的呼吸来诊测患者的脉象。调，测度，诊测。不病，无病的健康人。

[4] 平息以调之为法：医生在呼吸均匀平稳时测算患者的脉搏跳动，这是诊脉的基本法则。平息，指调节呼吸使之平静调匀。调之，指衡量患者的脉息至数。

【语译】黄帝问道：正常人的脉象是怎样的呢？

岐伯回答说：正常人的脉象是一呼脉跳动两次，一吸也跳动两次。在两次呼吸之间脉可跳动第五次，有时脉跳动五次则是因为呼吸较长的缘故，这是指平人而言的。所谓的平人，就是没有病的人。诊脉的法则是用无病之人的呼吸来诊测患者的脉率，医生是无病之人，所以调匀呼吸来诊测患者的脉搏次数。

【导读】知常达变、"以不病调病人"、辨别病脉与死脉，是本篇提出的诊脉基本原则。计算脉搏的至数，要以一定的时间为标准。在安静状态下，健康人的脉率与呼吸的比率基本固定。"呼吸定息脉五动"与《难经·十四难》中"脉来一呼再至，一吸再至，不大不小曰平"，同现代所说的呼吸与脉搏比率基本一致。

【原文】人一呼脉一动，一吸脉一动，曰少气。人一呼脉三动，一吸脉三动而躁，尺[1]热曰病温，尺不热脉滑曰病风，脉涩曰痹。人一呼脉四动以上曰死[2]，脉绝不至曰死[3]，乍疏乍数[4]曰死。

【注释】

[1] 尺：尺肤。

[2] 人一呼脉四动以上曰死：一呼四动以上，是常人之倍。主阳极阴竭，精气衰败，难免死亡。《难经》中称此脉为"夺精"。

[3] 脉绝不至曰死：脉气渐绝，是五脏精气

竭绝，神气乃去，故曰死。

[4] 乍疏乍数：脉搏跳动忽快忽慢，为阴阳败乱无主，后天化源已绝，故为死脉。

【语译】若人一呼脉跳动一次，一吸脉也跳动一次，这是气虚表现。人一呼而脉跳动三次，一吸脉也跳动三次，并且脉

势躁疾，若兼尺肤发热，便是温病；若尺肤不热，脉象往来流利者，这是风病；脉象涩滞的，是痹病。若一呼而脉动四次以上的，是死脉；脉象中断不至的，是死脉；脉象忽快忽慢的，亦是死脉。

【导读】本篇虽然主要论述脉，通过脉率来辨别病变及预后，但并不拘泥于诊脉一法，而是把诊脉与诊尺肤结合，全面分析病情。

【原文】平人之常气禀于胃，胃者，平人之常气[1]也，人无胃气曰逆，逆者死。

【注释】

[1] 胃者，平人之常气：脉有胃气的表现。

即脉来流畅，从容和缓，节律均匀。

【语译】平人正常之脉象源于胃气，而胃气就是平人脉象的正常之气。人的脉象若无胃气，是逆脉，见逆脉就是死证。

【导读】此处原文强调脉以胃气为本，并以五脏四时的平脉、病脉和死脉为例，突出判断的关键在于脉象胃气有无和多少，从而肯定了"脉以胃气为本"的重要意义。

【原文】春胃微弦曰平[1]，弦多胃少曰肝病，但弦无胃曰死，胃而有毛曰秋病[2]，毛甚曰今病。脏真散于肝，肝藏筋膜之气也[3]。

夏胃微钩曰平，钩多胃少曰心病，但钩无胃曰死，胃而有石曰冬病，石甚曰今病。脏真通于心，心藏血脉之气也。

长夏胃微软弱曰平，弱多胃少曰脾病，但代无胃[4]曰死，软弱有石曰冬病，弱甚曰今病。脏真濡于脾，脾藏肌肉之气也。

秋胃微毛曰平，毛多胃少曰肺病，但毛无胃曰死，毛而有弦曰春病，弦甚曰今病。脏真高于肺，以行荣卫阴阳也。

冬胃微石曰平，石多胃少曰肾病，

但石无胃曰死，石而有钩曰夏病，钩甚曰今病。脏真下于肾，肾藏骨髓之气也。

【注释】

[1] 春胃微弦曰平：春令木旺，其脉当弦，然有胃气之弦脉，当微弦冲和，无太过和不及才谓之平脉。下文各脏之平脉皆为此义。

[2] 胃而有毛曰秋病：如果春天脉虽有胃气，但兼有秋毛之脉者，至秋要发病。胃，指脉有胃气。毛，指秋令所主的脉象。

[3] 脏真散于肝，肝藏筋膜之气也：因肝旺于春，故春天脏真之气主要布于肝。脏真，指脏之真气。肝主管全身之筋膜，故曰"肝藏筋膜之气也"，下仿此。

[4] 但代无胃：脾气衰，脉象在搏动过程中，偶有歇止。

【语译】春时的脉象，弦象中兼有柔和胃气的，是平脉；弦象多而柔和的胃气少，是肝病脉象；只见弦象而无柔和的胃

气，是死脉；虽有胃气而兼见毛脉，是春见秋脉，预测秋天会生病；若毛脉过甚，会立即发病。春季脏真之气散布于肝，肝藏着营养筋膜之气。

夏天的脉象，洪象兼有柔和胃气的，是平脉；洪象多而柔和的胃气少，是心病脉象；只见洪象而无柔和的胃气，是死脉；虽有胃气而兼见沉脉，是夏见冬脉，预测冬天会生病；若沉脉太甚，会立刻发病。夏季脏真之气通于心，心藏营养血脉之气。

长夏的脉象，微软弱而有柔和胃气的，是平脉；脉弱多而柔和的胃气少，是脾病脉象；只见弱脉而无柔和之胃气，是死脉；弱脉兼见沉脉，预测冬天会发病；若沉脉

太甚，会立刻发病。长夏脏真之气充养于脾，脾藏营养肌肉之气。

秋时的脉象，微浮而有柔和之象，是平脉；脉象浮多而柔和的胃气少，是肺病脉象；只见浮脉而无胃气，是死脉；浮脉兼见弦脉，预测春天会发病；若弦象过甚，会立刻发病。秋季脏真之气藏于肺，肺位高居而主运行营卫阴阳之气。

冬天的脉象，沉脉而有柔和之象，是平脉；沉多而柔和之胃气少，是肾病脉象；只见沉脉而无胃气，是死脉；沉脉兼见洪象，预测夏天会生病；若洪脉过甚，会立刻生病。冬季脏真之气下藏于肾，肾藏营养骨髓之气。

【导读】各脏在所主时令的平脉，均以"胃气"为主，兼见本脏的应时之脉，如肝之平脉"春胃微弦"等。各脏病脉则以本脏应时之脉为主，但少平和从容之胃气，如脾之病脉为"弱多胃少"等。各脏死脉则是毫无胃气的应时之脉，如肾之死脉为"但石无胃"，心之死脉为"但钩无胃"等。至于四时脉象的规律，并非全都按照五行生克规律进行，提示后人不可拘泥于五行生克乘侮关系。

【原文】胃之大络，名曰虚里[1]，贯鬲络肺，出于左乳下，其动应衣[2]，脉宗气也。盛喘数绝者，则病在中[3]；结而横，有积矣；绝不至曰死[4]。乳之下其动应衣，宗气泄也。

【注释】

[1] 虚里：腧穴名，位于左乳下心尖搏动之处。

[2] 其动应衣：《针灸甲乙经》中"衣"作"手"，宜从。

[3] 盛喘数绝者，则病在中：心尖搏动急速并且频有间歇，反映胸中之心肺有疾。

[4] 结而横，有积矣；绝不至曰死：脉来迟中一止，横格于指下，表明气机阻滞，故有积聚之患。绝不至，即虚里搏动中断，绝而不复，此乃宗气衰竭，故死。

【语译】胃经的大络，称为虚里，出于左乳之下，穿膈而上络于肺，其脉搏动应手，这是脉中宗气的表现。若此处跳动急剧且极快，乃是病在心肺胸中的表现。若见跳动时止，位置横移的，主病有积块；若脉绝不至，就会死亡。若乳下虚里处搏动可外见于衣下，这便是宗气外泄之象了。

【导读】虚里，是足阳明胃经的又一大络，不包括在十五络脉之内，循行部位是"贯鬲络肺，出于左乳下"。大络以所注的腧穴名称而命名，虚里指心尖搏动处。

"脉宗气"即脉气之宗，指全身之脉气皆起于虚里，从虚里的搏动状态就可以了解全

身脉气的盛衰，推测内脏的生理和病理。虚里是胃之大络，其搏动状态还可以反映胃气的盛衰。原文表达了诊虚里的四种临床意义：①虚里搏动"盛喘数绝"，言其搏动急速并且频发间歇，提示心肺有疾。②虚里搏动"结而横"，谓其搏动较慢而有力，偶有不规则的间歇，提示体内有积聚。③虚里搏动"绝不至"（搏动突然中断，良久不复），提示病情预后差。④搏动剧烈，"其动应衣"，提示宗气大泄，预后不良。这是《内经》时代心前区触摸诊法及其临床意义。

【原文】欲知寸口太过与不及，寸口之脉中手[1]短者，曰头痛。寸口脉中手长者，曰足胫痛。寸口脉中手促上击者，曰肩背痛。寸口脉沉而坚者，曰病在中。寸口脉浮而盛者，曰病在外。寸口脉沉而弱，曰寒热及疝瘕、少腹痛。寸口脉沉而横，曰胁下有积，腹中有横积痛。寸口脉沉而喘[2]，曰寒热。脉盛滑坚者，曰病在外。脉小实而坚者，病在内。脉小弱以涩，谓之久病。脉滑浮而疾者，谓之新病。脉急者，曰疝瘕少腹痛。脉滑曰风，脉涩曰痹，缓而滑曰热中，盛而紧曰胀。

【注释】

[1] 中手：脉搏应手显著。

[2] 脉沉而喘：脉象既沉又数。喘，脉搏跳动急促。

【语译】切脉须知寸口脉的太过和不及。若寸口脉应指而短，主头痛。寸口脉应指而长，主足胫痛。寸口脉促而有力，上搏指下，主肩背痛。寸口脉沉而坚硬，主病在内。寸口脉浮而盛，主病在表。寸口脉沉而弱，沉候始见，举之则无，主里病，为寒热、疝瘕、积聚、少腹疼痛。寸口脉沉而有横斜之状的，为阴气内结，主胁下病、腹中有横积痛。寸口脉沉而急促，主寒热。脉象盛滑而坚的，主病在外。脉象小实而坚的，主病在内。脉来小弱涩滞，主久病。脉来浮滑且疾，主新病。脉来绷急，主病疝瘕、少腹疼痛。脉来滑利，主病风。脉来涩滞，主病痹。脉来缓滑，主病热甚于中。脉来盛紧，主病腹胀。

【导读】此处讨论了寸口脉象大、小、短、长、浮、沉、滑、涩状态，以辨别病位、病性，推断疾病预后吉凶，不同部位、不同性质的病证必然会有不同的脉象特征，不同的疾病有其各自的特征反映于体表和寸口，这种通过体表特征推断内脏病证的方法，就是中医辨治疾病的基本方法之一。①辨病位上下内外：如病在头、足、内、外、背等。②辨病因之寒热：如风、热等。③辨病情之久渐：如"久病""新病"。④辨不同性质之病证：如"寒热、疝瘕、少腹痛""积""痹""胀"等。此处仅为举例，临证当举一反三，灵活应用。

【原文】脉从阴阳，病易已；脉逆阴阳，病难已。脉得四时之顺，曰病无他；脉反四时及不间脏[1]，曰难已。

【注释】

[1] 不间脏：为传其所克之脏。

【语译】脉与病之阴阳相顺，病易痊愈。脉与病之阴阳相逆，病就不易痊愈了。脉与四时阴阳相顺，即便患病，也不会有其他危险。若脉与四时相反，或出现其所克之脏的脉象，就难以治疗了。

【导读】原文从两个方面辨别脉象顺逆。①从寸口脉象与主病辨顺逆："脉从阴阳"为顺证，即阳病见阳脉，阴病见阴脉，预后好；"脉逆阴阳"为逆证，即阳病见阴脉，阴病见阳脉，预后差。脉证一致者为顺，主吉，故"病易已"；脉证相矛盾者为逆，主凶，故"病难已"。②寸口脉象与产生该脉季节之顺逆：脉与四时一致者为顺，即"春病得弦脉，夏病得钩脉，秋病得毛脉，长夏病得缓脉，冬病得石脉"（马莳注），顺者预后好，故"曰病无他"；脉反四时者为逆，脉与四时相逆也有一定的规律，若按五行相克顺序出现者称为"逆"，如"若脉反四时则春得涩脉，夏得石脉，长夏得弦脉，秋得钩脉，冬得缓脉，是谓反四时者也"（马莳注），即"不间脏曰难已"。"不间脏"为"相克而传"。总之，寸口脉的变化，不但可以辨别病变部位、病变新久、病变性质，还可以通过脉的顺逆推断预后，验证了"气口成寸，以决死生"之论。

【原文】臂多青脉，曰脱血。尺脉缓涩，谓之解㑊[1]。安卧脉盛，谓之脱血。尺脉涩滑，谓之多汗。尺寒脉细，谓之后泄。脉尺粗常热者，谓之热中[2]。

肝见庚辛死，心见壬癸死，脾见甲乙死，肺见丙丁死，肾见戊己死，是谓真脏见皆死[3]。

颈脉动喘疾咳，曰水。目裹[4]微肿，如卧蚕起之状，曰水。溺黄赤安卧者，黄疸。已食如饥者，胃疸[5]。面肿曰风。足胫肿曰水。目黄者曰黄疸。

【注释】

[1] 解㑊（xiè yì 懈亦）：四肢懈惰、倦怠无力的病证。

[2] 脉尺粗常热者，谓之热中：疑在脉后有脱简，若脉后有一"细"字，即"脉细尺粗常热者"，上下文义较顺。

[3] 肝见庚辛死……是谓真脏见皆死：五脏的真脏脉出现时，各在其所不胜之月死。

[4] 目裹：眼胞。

[5] 胃疸：病名。胃有热而致多饮、多食之症。

【语译】臂多青脉，是由于失血。尺肤缓而脉来涩，主倦怠无力、喜卧。安卧时脉来盛疾，主有大脱血。尺肤涩而脉来滑，主多汗。尺肤寒而脉来细，主大便泄泻。脉来细而尺肤粗常显热者，主热在里。

出现肝的真脏脉，至庚辛月死；出现心的真脏脉，至壬癸月死；出现脾的真脏脉，至甲乙月死；出现肺的真脏脉，至丙丁月死；出现肾的真脏脉，至戊己月死；出现真脏脉者为死证。

颈部脉搏动过甚，兼见喘咳症状，主水病。目胞微肿如卧蚕、睡起之状，也是水病。小便黄赤，困倦喜卧，是黄疸病。饮食过后即觉饥饿，是胃疸病。面部浮肿的，是风病。足胫肿胀的，是浮肿病。目睛发黄的，是黄疸病。

【导读】①将尺肤、寸口合参诊法结合应用予以示范。②论肝病见真脏脉时的病情预测。③辨识浮肿、胃疸病证。④甲、乙……壬、癸仍是十月太阳历法天干纪月的标记。

【原文】妇人手少阴脉动甚[1]者，妊子也。

脉有逆从四时，未有脏形[2]，春夏而脉瘦，秋冬而脉浮大，命曰逆四时也。风热而脉静，泄而脱血脉实，病在中脉虚，病在外脉涩坚者，皆难治，命曰反四时也。

【注释】

[1] 手少阴脉动甚：今多解释为尺部脉动甚。动甚，即搏动较为明显，亦有人说指滑脉。

[2] 未有脏形：马莳："未有正脏之脉相形，而它脏之脉反见。"

【语译】妇女手少阴脉搏动较甚者，是妊娠的征象。

脉有不顺从四时的，即当其时不出现本脏的脉象，反见他脏之脉，如春夏的脉象反见细小，秋冬的脉象反见浮大，这叫作逆反四时。风热的脉应躁而反见沉静，泄泻脱血之脉象应虚而反见实脉，病在内的脉应实而反见虚脉，病在外的脉应浮滑而反见涩坚的，这样的病都较难治，因为脉象不合四时阴阳的规律。

【导读】此处从两个方面辨别脉之顺逆：一为脉时顺逆，脉与四时一致者为顺，预后良，没有危险；脉反四时者为逆，如春夏时节脉象应洪大反"脉瘦"（细小而弱），秋冬脉象应沉细反"浮大"，即为反四时之脉；二为脉证性质相逆，如脉象与病性相逆，风热之证为阳证，反见属阴之"脉静"，泄泻、脱血必然正虚而反见邪盛之"实脉"；如脉与病位相逆，如病位在内而反"脉虚"，为正气虚损，病位在外脉而反"涩坚"，为里邪盛实。无论脉时相逆还是脉证性质相逆，预后均凶险，故曰"皆难治"。

【原文】人以水谷为本，故人绝水谷则死，脉无胃气亦死。所谓无胃气者，但得真脏脉不得胃气也。所谓脉不得胃气者，肝不弦、肾不石[1]也。

【注释】

[1] 肝不弦、肾不石：马莳："即如肝脉当弦而不弦，肾脉当石而不石之类。"石，即沉脉。

【语译】人的生命活动以水谷饮食为根本，倘若断绝了水谷饮食，人就要死亡，脉象没有胃气，就是死脉。所谓无胃气之脉，就是仅见真脏之脉，而没有胃气征象的脉象。所谓脉象没有胃气，如肝脉不见弦而有胃气，肾脉不见沉而有胃气。

【导读】此处突出了人的生命活动依赖水谷精微，脉象应以胃气为根本。文中通过人的生命、水谷精气、胃气、脉象之间的关系，进一步突出了胃气的有无及多少在脉诊中的意义。

【原文】太阳[1]脉至，洪大以长；少阳脉至，乍数乍疏，乍短乍长；阳明脉至，浮大而短。

夫平心脉来，累累如连珠，如循琅玕[2]，曰心平，夏以胃气为本。病心脉来，喘喘连属，其中微曲[3]，曰心病。

死心脉来，前曲后居，如操带钩[4]，曰心死。

平肺脉来，厌厌聂聂，如落榆荚[5]，曰肺平，秋以胃气为本。病肺脉来，不上不下，如循鸡羽[6]，曰肺病。死肺脉来，如物之浮，如风吹毛[7]，曰肺死。

平肝脉来，软弱招招，如揭长竿末梢[8]，曰肝平，春以胃气为本。病肝脉来，盈实而滑，如循长竿[9]，曰肝病。死肝脉来，急益劲，如新张弓弦[10]，曰肝死。

平脾脉来，和柔相离，如鸡践地[11]，曰脾平，长夏以胃气为本。病脾脉来，实而盈数，如鸡举足[12]，曰脾病。死脾脉来，锐坚如乌之喙，如乌之距[13]，如屋之漏，如水之流[14]，曰脾死。

平肾脉来，喘喘累累如钩，按之而坚[15]，曰肾平，冬以胃气为本。病肾脉来，如引葛，按之益坚[16]，曰肾病。死肾脉来，发如夺索[17]，辟辟如弹石[18]，曰肾死。

【注释】

[1] 太阳：指夏季。此处与下文"少阳""阳明"均表示月份时令。

[2] 累累如连珠，如循琅玕（gān 肝）：累累，形容脉象连续不断。循，抚摸，触及。琅玕，如珠的玉石。

[3] 喘喘连属，其中微曲：喘喘连属，脉来急疾而连续不断，即疾数。中，脉动应手。微曲，脉象去时衰减较明显。

[4] 前曲后居，如操带钩：前、后，指脉动起伏。前曲，指脉来有力。后居，指脉去沉伏。

[5] 厌厌聂聂，如落榆荚：肺的平脉如同榆钱离枝后，似落而翩翩轻飘，似浮却缓缓而下的轻浮和缓之象。

[6] 不上不下，如循鸡羽：上、下，指脉之浮沉，形容肺的病脉既不像榆钱的翩翩飘浮，也不像榆钱的缓缓落下。如同按循在鸡的羽毛上，来去有坚涩之感。

[7] 如物之浮，如风吹毛：形容脉象空虚无

根，散乱无绪。

[8] 软弱招招，如揭长竿末梢：形容肝脉来时，和缓弦长而柔软，如高举的长竿末梢那样长而柔和。

[9] 盈实而滑，如循长竿：肝病脉来，如摸在长竿上那样弦硬有余，柔和之象不足。

[10] 急益劲，如新张弓弦：脉来弦硬的程度如同新张的弓弦一样又紧又硬，毫无柔和之感。

[11] 和柔相离，如鸡践地：脾平脉来像鸡徐徐行走一样的从容不迫，柔和适宜。

[12] 实而盈数，如鸡举足：脾病脉来弦硬而数，如同鸡举足疾速行走之势。

[13] 锐坚如乌之喙，如乌之距：喙，指鸟嘴。距，指鸟的爪后突出像趾的部分。锐，指尖利，形容脉细。坚，硬也。

[14] 如屋之漏，如水之流：脾死脉来，好像破屋漏水，良久一滴，快慢不匀，或像流水，去而不返。

[15] 喘喘累累如钩，按之而坚：喘喘累累，即心脉之累累。钩，指心的平脉。坚，坚牢之意，引申为沉而有力。

[16] 如引葛，按之益坚：引，牵引，拉动。葛，葛藤。益坚，脉更沉。

[17] 发如夺索：脉来坚硬，如按在两人争夺着的绳索一样。

[18] 辟辟如弹石：脉来坚硬如以指弹石之象。

【语译】 太阳主时，脉来洪大而长；少阳主时，脉来忽快忽慢、忽长忽短；阳明主时，脉来浮大而短。

心的常脉，像颗颗连珠不停地流转，如同手摸玉石一样光滑圆润，是心的平脉，夏时以胃气为本；脉来疾数连续、来盛去衰，是心的病脉；脉来全显洪象，如同触摸带钩样全无和缓之象，是心的死脉。

肺的常脉，轻浮虚软，像风吹榆钱一

样和缓，是肺的平脉，秋时以胃气为本；脉来不浮不沉，如摸鸡的羽毛样坚劲，是肺的病脉；脉来如草浮在水上，如风吹毛般轻浮散乱，是肺的死脉。

肝的常脉，如同举起的长竿末梢样柔软起伏而弦长，是肝的平脉，春季以胃气为本；脉来满指滑实，像摸长竿样坚硬，是肝的病脉；脉来急而有劲，像新张的弓弦般强急，是肝的死脉。

脾的常脉，脉来和柔相济，如同鸡足缓缓落地、徐徐行走一般，是脾脏的平脉，长夏以胃气为本；脉来充实而数，如鸡之举足疾速行走样急疾，是脾脏的病脉；脉来如同乌鸦的嘴、鸟类的爪距一样坚锐，如同房屋漏水样点滴无规律，如同流水般去而不返，是脾的死脉。

肾的常脉，脉来连续不断，速而圆滑，有如心之钩脉，按之沉而有力，是肾的平脉，冬季以胃气为本；脉来如牵引葛藤，按之更沉，是肾的病脉；脉来如同按在争夺着的绳索上，又如同弹石样的促而坚硬，是肾的死脉。

【导读】人以水谷为本，脉以胃气为本。人的生命活动依赖水谷精微，脉象应以胃气为根本。没有胃气的脉象，就是真脏脉，也称为死脉。原文通过人的生命、水谷精气、胃气、脉象之间的联系，并结合五脏四时平脉、病脉、死脉的脉体形象举例，突显了胃气的有无及多少在脉诊中的意义。

"胃气"，指脉象特征，如"脉弱以滑，是有胃气"（《素问·玉机真脏论篇》）"谷气来也徐而和"（《灵枢·终始》）。但凡脉来和缓均匀，不浮不沉，不大不小，不疾不徐，不长不短，应指柔和有力，来去节律规整，便是有胃气之脉。临证辨脉，不但要辨是否有"胃气"，还要看是否具备"有神""有根"的特点，这是在"脉以胃气为本""有胃则生""无胃则逆，逆则死"的基础上发展起来的。

玉机真脏论篇第十九

【题解】玉机，即璇玑玉衡，本来指北斗七星中的第2、第3、第5这三颗星，古人以此命名测量天体坐标的天文仪器。真脏，即五脏无胃气之脉。本篇讨论了四时五脏的平脉、太过不及的病脉、无胃气的真脏脉，并阐述了五脏发病的传变规律，五脏虚实与死的机制，同时论述了五脏之脉凭借胃气才能到达气口的道理。以脉有无胃气为重点，以无胃气之真脏脉来预测病情，如同以玉机窥测天道一样重要，故名"玉机真脏论"。

【原文】黄帝问曰：春脉如弦，何如而弦？

岐伯对曰：春脉者肝也，东方木也，万物之所以始生也，故其气来，软弱轻虚而滑，端直以长，故曰弦[1]，反此者病。

帝曰：何如而反？

岐伯曰：其气来实而强，此谓太过，病在外；其气来不实而微，此谓不及，病在中。

帝曰：春脉太过与不及，其病皆何如？

岐伯曰：太过则令人善忘[2]，忽忽眩冒而巅疾[3]；其不及则令人胸痛引背，下则两胁胠[4]满。

帝曰：善。夏脉如钩，何如而钩？

岐伯曰：夏脉者心也，南方火也，万物之所以盛长也，故其气来盛去衰，故曰钩，反此者病。

【注释】

[1] 软弱轻虚而滑，端直以长，故曰弦：张介宾："弦者，端直以长，状如弓弦有力也。然软弱轻虚而滑，则弦中自有和意。"

[2] 善忘：当作"善怒"。

[3] 忽忽眩冒而巅疾：眩冒，即眩瞀。瞀，即乱。

[4] 胠（qū区）：腋下胁肋。

【语译】黄帝问道：春季脉象如琴弦，什么是弦脉呢？

岐伯回答说：春脉应肝，属东方之木，春是万物始生的季节，因而其脉气来时软弱轻虚而滑，端直以长，称为弦脉，与此相反则是病脉。

黄帝又问道：怎样才叫相反呢？

岐伯回答说：脉气来时，应指实而有力，这是太过，主病在外；若脉来时，应指不实而微弱，这是不及，主病在内。

黄帝问道：春脉太过和不及，所主病变是怎样的呢？

岐伯回答说：春脉太过，主恼怒、目眩、瞀闷、头痛；春脉不及，主胸部疼痛，并牵引背部，向下会引起两胁胀满。

黄帝说：讲得好。夏时的脉象如同带钩样，什么是钩脉呢？

岐伯说道：夏脉应心，属南方之火，夏季是万物盛长的季节，脉气来时充盛，去时衰微，就是钩脉，与此脉相反则是病脉。

【导读】 论五脏常脉与病脉。五脏的常脉与病脉，可以通过气口的脉象反映于外。正常的脉象，不仅受脏腑功能状态的影响，还受四时气候阴阳盛衰变化的影响。此处原文分别归纳了五脏四时的常脉与病脉，可结合《素问·平人气象论篇》中的相关原文理解。

【原文】 帝曰：何如而反？

岐伯曰：其气来盛去亦盛，此谓太过，病在外；其气来不盛去反盛，此谓不及，病在中。

帝曰：夏脉太过与不及，其病皆何如？

岐伯曰：太过则令人身热而肤痛，为浸淫[1]；其不及则令人烦心，上见咳唾，下为气泄[2]。

帝曰：善。秋脉如浮，何如而浮？

岐伯曰：秋脉者肺也，西方金也，万物之所以收成也，故其气来，轻虚以浮，来急去散，故曰浮[3]，反此者病。

帝曰：何如而反？

岐伯曰：其气来，毛而中央坚，两傍虚，此谓太过，病在外；其气来，毛而微，此谓不及，病在中。

帝曰：秋脉太过与不及，其病皆何如？

岐伯曰：太过则令人逆气而背痛，愠愠然[4]；其不及则令人喘，呼吸少气而咳，上气见血，下闻病音[5]。

帝曰：善。冬脉如营[6]，何如而营？

岐伯曰：冬脉者肾也，北方水也，万物之所以合藏也，故其气来沉以搏[7]，故曰营，反此者病。

帝曰：何如而反？

岐伯曰：其气来如弹石者，此谓太

过，病在外；其去如数[8]者，此谓不及，病在中。

【注释】

[1] 浸淫：湿热伤于肌肤，流连日久发为疮疡，流脓淌水，逐渐扩散蔓延。

[2] 气泄：矢气下即肛门排气。

[3] 来急去散，故曰浮：吴崑："阳气在于皮毛，未能沉下，故来急。阴气新升，阳气将散去，故去散也。"

[4] 愠（yùn 运）愠然：气郁而心情不舒畅貌。愠，小怒。

[5] 上气见血，下闻病音：气上逆而出血，喉间有喘息的声音。

[6] 冬脉如营：冬季脉气营居于内，指沉脉。

[7] 搏：《针灸甲乙经》中作"濡"，软也。

[8] 其去如数：虚数脉。

【语译】 黄帝问道：怎样才叫相反呢？

岐伯答说：脉气来时充盛，去时也充盛，就是太过，主病在外；脉气来时不盛，去时却充盛，就是不及，主病在内。

黄帝问道：夏脉太过和不及，发生怎样的病变呢？

岐伯答说：夏脉太过，主发热、肤痛，浸淫生疮；夏脉不及，主心烦闷乱，在上有咳唾，在下有矢气下泄。

黄帝说道：讲得好！秋时脉浮如水中漂木，怎样才是浮脉呢？

岐伯答道：秋脉应肺，属西方之金，秋是万物收成的季节，脉气来时，应指轻虚而浮，来急去散，叫浮脉。与此相反的是病脉。

黄帝问道：怎样才称为相反呢？

岐伯答道：脉气来时，浮软而中央坚实，两旁空虚，这是太过，主病在外；脉气来时浮软而衰弱，这是不及，主病在内。

黄帝问道：秋脉的太过与不及，会发生怎样的病变呢？

岐伯答说：秋脉太过，主气逆，背部作痛，郁闷而不舒畅；秋脉不及，主气喘咳嗽，呼吸气短，在上部则气逆出血，在下部则喘息有音。

黄帝说道：讲得好。冬时的脉位深在而沉，怎样的脉象是沉脉呢？

岐伯答说：冬脉应肾，属北方之水，冬季是万物闭藏的季节，脉象来时沉而软弱，叫作营。与此相反的是病脉。

黄帝问道：怎样叫作相反呢？

岐伯答说：脉气来时如弹石击手，便是太过，主病在外；脉去时浮细而软，便是不及，主病在内。

【导读】论五脏四时病脉及主病。五脏四时病脉，指人体五脏功能异常，同时受四时阴阳变化影响在脉象上的反映。病脉脉象分为太过、不及两种。脉象太过多因邪气亢盛，脏腑功能亢进；其不及多因某些因素导致脏腑功能低下，气血阴阳不足。结合原文，理解五脏四时的病脉特征及其主病。

【原文】帝曰：冬脉太过与不及，其病皆何如？

岐伯曰：太过则令人解㑊，脊脉痛而少气不欲言；其不及则令人心悬如病饥[1]，䏚中清[2]，脊中痛，少腹满，小便变[3]。

帝曰：善。

【注释】

[1] 心悬如病饥：形容心中空虚而怯弱，如饥饿感。

[2] 䏚（miǎo 秒）中清：软肋下有清冷的感觉。䏚，季肋下空软处。

[3] 小便变：小便异常。

【语译】黄帝问道：冬脉太过和不及，所主的病变是怎样的呢？

岐伯回答说：冬脉太过，主身体倦怠不舒，脊骨疼痛，气短，不想说话；冬脉不及，主心悬若饥，季肋下空软处清冷，脊骨作痛，少腹胀满，小便失常。

黄帝说道：讲得好。

【导读】论五脏之脉与四时阴阳盛衰变化相应的机制。①人禀受自然界正常之气而生存。若受到自然环境气候变化影响，脉象也会随着自然环境气候变化而变化。②五脏之气通应于四时气候，脉象随着四时气候变化而变化。

有学者从生物钟与"时脏脉"关系探讨了脉应四时的机制，认为四时阴阳消长是"时脏脉"形成的主要条件，"时脏脉"的形成以脏腑功能、气血运行、经络活动、四时节律为基础。

【原文】帝曰：四时之序，逆从之变异也，然脾脉独何主？

岐伯曰：脾脉者土也，孤脏以灌四傍[1]者也。

帝曰：然则脾善恶，可得见之乎？

岐伯曰：善者不可得见，恶者

可见。

帝曰：恶者何如可见？

岐伯曰：其来如水之流者，此谓太过，病在外；如鸟之喙者，此谓不及，病在中。

帝曰：夫子言脾为孤脏，中央土以灌四傍，其太过与不及，其病皆何如？

岐伯曰：太过则令人四肢不举[2]；其不及，则令人九窍不通，名曰重强[3]。

【注释】

[1] 孤脏以灌四傍：脾属土，位居中央，寄旺于四季，主运化水谷精微，外营养四肢百骸，内濡润脏腑，故曰以灌四傍。孤脏，心、肝、肺、肾各有固定季节相配，唯独脾无相应季节，故称孤脏。

[2] 四肢不举：四肢沉重困倦。

[3] 重强（zhòng jiàng 众匠）：沉重拘强。疑为衍文。

【语译】黄帝问道：四季的顺序，是脉象顺逆变化的根本原因，脾脏主哪个时令呢？

岐伯回答说：脾属于土，位居中央，为孤脏以滋润四旁之脏。

黄帝问道：脾脉的正常与反常能看得出来吗？

岐伯回答说：正常的脾脉是看不出来的，但有病的脾脉是可以看出来的。

黄帝问道：有病的脾脉来时，如同水流动样，这是太过，主病在外；脉来时如同鸟嘴样的坚硬，这是不及，主病在内。

黄帝问道：你说脾脏是孤脏，位居中央，滋润四旁之脏，那么，脾脉太过和不及，所主病变是怎样的呢？

岐伯答说：脾脉太过，主四肢沉重，不能举动；脾脉不及，主九窍闭塞不通，叫作重强。

【导读】脾胃之气是时脏脉形成的重要因素。四时五脏之气依赖胃气的滋养才能布达手太阴寸口，形成时脏脉，即"胃者，五脏之本也。脏气者，不能自致于手太阴，必因于胃气，乃至于手太阴也"（《素问·玉机真脏论篇》）。所以有胃气之脉必须具备"脉弱以滑"或"胃气来也徐而和"（《灵枢·终始》）的体象特征，无论时脏脉中的浮弦、洪大、微毛、沉石等，均应和缓从容、节律一致、应指有力，此为有胃气、有神、有根，为常脉，或有病也为轻证。在病变过程中，脉之胃气的存亡直接关系到疾病的转归预后，此即"人无胃气曰逆，逆者死"（《素问·平人气象论篇》）之义。无胃气的时脏脉称为"真脏脉"，也称为"死脉"，是疾病危重的征象，故曰"所谓无胃气者，但得真脏脉不得胃气也"。在现代诊断学中，将其拓展为色诊、舌诊、饮食口味问诊的内容，足见其临床意义之深远。

【原文】帝瞿然而起，再拜而稽首曰：善。吾得脉之大要，天下至数，五色脉变，揆度奇恒，道在于一。神转不回，回则不转，乃失其机[1]，至数之要，迫近以微，著之玉版，藏之藏府[2]，每旦读之，名曰《玉机》。

五脏受气于其所生[3]，传之于其所胜[4]，气舍于其所生[5]，死于其所不胜[6]。病之且死，必先传行至其所不胜，病乃死。此言气之逆行也，故死。

肝受气于心，传之于脾，气舍于肾，至肺而死。心受气于脾，传之于肺，气舍于肝，至肾而死。脾受气于肺，传之于肾，气舍于心，至肝而死。肺受气于肾，传之于肝，气舍于脾，至心而死。肾受气于肝，传之于心，气舍于肺，至脾而死。此皆逆死也。一日一夜五分之，此所以占死生之早暮也。

【注释】

[1] 神转不回，回则不转，乃失其机：神的功用是运转不息，向前不回。若回而不运转，便失去生机。回，逆向运行。

[2] 藏府：喻藏物之处所。

[3] 五脏受气于其所生：五脏所受的病气来自于所生之脏。即子病犯母。

[4] 传之于其所胜：传变到所克的脏。

[5] 气舍于其所生：病气留在生己之脏。

[6] 死于其所不胜：疾病传于克我之脏，多死。

【语译】 黄帝肃然起立说道：很好！我懂得了诊脉的根本要领，这是天下最重要的道理。望色切脉，测度正常与否，总的要领归结为"神"。神的功用运转不息，向前而不能回却，若回而不转，就失掉了生机。这是最主要的道理，是非常切近而微妙的。要将这些道理记录在玉版上，收藏在重要之处，每日早起诵读，就称为《玉机》吧。

五脏所受的病气，来自它所生之脏，传给它所克之脏，存留在生己之脏，死于其所不胜之脏。病发展到死证时，必先传行到其所不胜之脏，患者才会死去。这就是病气的逆传，所以会死亡。如肝受病气于心，传行到脾，其病气留存于肾，待传到肺的时候，就是死证。心受病气于脾，传行到肺，留存于肝，传行到肾时，便是死证。脾受病气于肺，传行到肾，留存于心，待传行到肝时，就是死证。肺受病气于肾，传行到肝，留存于脾，待传行到心时，便是死证。肾受病气于肝，传行到心，留存于肺，待传到脾时，便是死证。凡此种种，都是病气逆传，所以是死证。一昼夜时辰按五行分属五脏，就可以推测死亡的大致时辰。

【导读】

1. 脏病传变规律

子病及母→传之所胜（相乘）→（再）子病及母→（再）传之于所不胜（相侮）。

2. 脏病传变举例

心病传肝为子病及母；肝病传脾为传之所胜（相乘）；肝病传肾为子病及母；肝病传肺为传之于所不胜（相侮）。其他脏类此。

3. 掌握脏病传变规律的意义

将一昼夜按五行归类方法分为五个时段，据此可预测五脏病情变化。

【原文】 黄帝曰：五脏相通，移皆有次，五脏有病，则各传其所胜。不治，法三月若六月，若三日若六日，传五脏而当死，是顺传所胜之次。故曰：别于阳[1]者，知病从来；别于阴[2]者，知死生之期。言知至其所困而死。

【注释】

[1] 阳：指有胃气之脉。

[2] 阴：无胃气之脉。

【语译】黄帝问道：五脏间是相通的，疾病的传变皆有次序。如一脏有病，则传其所胜之脏；若不适时治疗，长则三个月、六个月，短则三天、六天，传遍五脏就会死亡。这是相克顺传次序。所以能辨别有胃气之脉者，可以测知病从何经而来；能辨别无胃气之脉者，可以测知病的死生日期，是至其所不胜之脏而死。

【导读】五脏疾病的传变规律依据五行学说来推理。①发病于子脏：任何一脏的疾病都发生于子脏，如肝受气于心、心受气于脾等，即"五脏受气于其所生"。②以次相传：包括顺传所胜和逆传所不胜。顺传所胜，即传其所胜，如脾传肾、肾传心等。逆传所不胜，即传其所不胜之时病情加重或死亡，如心病死于属水之亥、子时，肾病死于属土之辰、戌、丑、未时。

疾病是千变万化的，也有不依次相传的，如"其卒发者，不必治于传"和"忧恐悲喜怒，令不得以其次"，指出了疾病传变的特殊性。只有知常达变，才能把握疾病发展变化的机制、趋向及预后。

此处指出五脏病情发生传变的基础是五脏之间有经脉连通，因为五脏之间有相生相克关系，所以病情发生传变有一定的规律和次第。但都以传之于"所胜"之脏为常见。如若不能及时治疗，就会在或长或短的时间中出现病情加重，甚至死亡。脉象有无"胃气"是判断预后的主要依据。

【原文】是故风者百病之长也。今风寒客于人，使人毫毛毕直，皮肤闭而为热，当是之时，可汗而发也；或痹不仁肿痛，当是之时，可汤熨及火灸刺而去之。弗治，病入舍于肺，名曰肺痹，发咳上气。弗治，肺即传而行之肝，病名曰肝痹，一名曰厥，胁痛出食[1]，当是之时，可按若刺耳[2]。弗治，肝传之脾，病名曰脾风，发瘅[3]，腹中热，烦心出黄[4]，当此之时，可按可药可浴。弗治，脾传之肾，病名曰疝瘕，少腹冤热[5]而痛，出白[6]，一名曰蛊[7]，当此之时，可按可药。弗治，肾传之心，病筋脉相引而急，病名曰瘛，当此之时，可灸可药。弗治，满十日，法当死。肾因传之心，心即复反传而行之肺，发寒热，法当三岁死，此病之次也。

【注释】

[1] 出食：呕吐。

[2] 可按若刺耳：用按摩或针刺治疗。

[3] 发瘅：产生脾瘅病，即脾热之病。

[4] 出黄：二便色黄。

[5] 冤热：郁闷烦热。

[6] 出白：小便色白而浑浊。

[7] 蛊：病名。病邪深入，致使患者消瘦，如被蛊虫侵蚀一样。

【语译】风为六淫之首，是外感病邪之先导。风寒侵入人体，会使人毫毛竖直，皮肤闭塞而发热，此时可用发汗法治疗；风寒侵入经络，发生麻木不仁或肿痛等症状，可用汤熨、艾灸、针刺等方法散邪；如不及时治疗，病气内传于肺，为肺痹，会有咳嗽上气症状；若不及时治疗，传变至肝，叫肝痹，又称肝厥，便会产生胁痛、呕吐等症状，此时可用按摩、针刺方法治疗；如不及时治疗，会传变至脾，叫作脾风，产生黄疸、腹中热、心烦、小便色黄等症状，此时可用按摩、药物、热汤沐浴等方法治疗；如再不治，就会传行至肾，叫作疝瘕，发生少腹烦热疼痛，小便色白而浑浊，称为蛊病，此时可用按摩或药物方法治疗；如再不治疗，病变由肾传变至心，会产生筋脉牵引拘挛，称为瘛病，此时可用灸法，或用药物方法治疗；如再不治疗，十天之后，就会死亡。若病邪由肾传至心，心又反传至肺，发为寒热，可能三年死，这是疾病传变的一般次序。

【导读】 此处以外感病为例，阐述病传规律、所致症状以及治疗。因为"气有定舍，因处为名"（《灵枢·百病始生》），所以邪气所传部位不同会有不同症状，也就有不同的治法。

【原文】 然其卒发者，不必治于传，或其传化有不以次，不以次入者，忧恐悲喜怒，令不得以其次，故令人有大病矣。因而喜大虚则肾气乘矣，怒则肝气乘矣，悲则肺气乘矣[1]，恐则脾气乘矣，忧则心气乘矣，此其道也。故病有五，五五二十五变，及其传化。传，乘之名也。

【注释】

[1] 怒则肝气乘矣，悲则肺气乘矣：过怒则肝气乘脾，过悲则肺气乘肝。

【语译】 假如骤发的疾病，就不必根据这个相传次序而治；有些病不依该次序传变，如忧、恐、悲、喜、怒等情志之病，病邪就不依照这个次序相传变了，这是因为使会使人产生大病了。如因喜极伤心，心虚则肾气相乘；或因大怒，则肝气乘脾；或因悲伤，则肺气乘肝；或因惊恐，则肾气内虚，脾气乘肾；或因大忧，则肺气内虚，心气乘肺；因情志过度，使疾病不依次序传变的道理。所以病虽有五种，及其传化，就有二十五种变化。所谓传化，就是相乘之意。

【导读】 本处运用了五行生克乘侮理论、天人相应观点、四时阴阳逆从理论，详细说明了五脏疾病的传变规律及生死预后。具体言之如下。①因七情所致病证，可以不按上述病传规律进行传变。前面所述的是一般传变规律，此为特殊状态。②情志所伤，直接伤脏。如过喜伤肾、过恐伤脾、过忧伤心等。③每脏的病情都有5种传变形式，五脏共有25种。④相"乘"而传，就是传其所胜之脏，故曰"传，乘之名也"。

【原文】 大骨枯槁，大肉陷下，胸中气满，喘息不便，其气动形，期六月死，真脏脉见，乃予之期日。大骨枯槁，大肉陷下，胸中气满，喘息不便，内痛引肩项，期一月死，真脏见，乃予之期日。大骨枯槁，大肉陷下，胸中气满，喘息不便，内痛引肩项，身热脱肉破䐃[1]，真脏见，十月之内死。大骨枯槁，大肉陷下，肩髓内消[2]，动作益衰，真脏来见，期一岁死，见其真脏，乃予之期日。大骨枯槁，大肉陷下，胸中气满，腹内痛，心中不便，肩项身热，破䐃脱肉，目眶陷，真脏见，目不见人，立死，其见人者，至其所不胜之时则死。急虚^[3]身中卒至，五脏绝闭，脉道不通，气不往来，譬于堕溺，不可为期。其脉绝不来，若人一息五六至^[4]，其形肉不脱，真脏虽不见，犹死也。

【注释】

[1] 脱肉破䐃（jiǒng 炯）：肌肉极度消瘦。

[2] 肩髓内消：骨髓内消。

[3] 急虚：正气暴虚。

[4] 若人一息五六至：张志聪："或有一呼五六至，则一吸亦五六至，是一息有十二至，皆绝魂脉也。"

【语译】人的大骨软弱，大肉瘦削，胸中气满，呼吸困难，呼吸时全身动摇，大约六个月就会死亡，见了真脏脉，就可预测死日。大骨软弱，大肉瘦削，胸中气满，呼吸困难，胸中疼痛，牵引肩项，如此，大约一个月就会死亡，见了真脏脉，就可预测死日。大骨软弱，大肉瘦削，胸中气满，呼吸困难，胸中疼痛，上引肩项，全身发热，脱肉破䐃，真脏脉见，十个月之内就要死亡。大骨软弱，大肉瘦削，两肩下垂，骨髓内消，动作衰颓，真脏脉未出现，为期一年死亡，若见到真脏脉，就可预测死日。大骨软弱，大肉瘦削，胸中气满，腹中疼痛，心中气郁不舒，肩项身上俱热，破䐃脱肉，目眶下陷，真脏脉出现，精脱目不识人，就会立即死亡；倘若能识人，是精气未脱，到了所不胜之时，便会死亡。如果是正气暴虚，外邪陡然伤人，猝然获病，五脏气机闭塞，全身经脉不通，气不往来，譬如人从高处跌落，或溺水之类病证，这样突然的病变，是无法预测死期的。若其脉绝不至，或一呼五六至，形肉未脱，即使不见真脏脉，也一样会死。

【导读】此处论述五脏病情严重，真脏脉出现时的病机、临床表现及预后。

一是从病机的角度。以症状言病机，指出内脏精气严重衰败。如"大骨枯槁"提示肾气衰败、"大肉陷下"提示脾气衰败、"胸中气满，喘息不便"提示心肺气衰，突出了"五脏为本"的观点。

二是强调"真脏脉"。只有在真脏脉出现时才能对病情预后作出判断。

三是特殊原因。因特殊原因所致的病证（如"堕溺"）不会有上述病传规律，也就无法用上述方法判断预后。

四是五脏危重证。五脏危重证均有"大骨枯槁""大肉陷下"等表现，突显经文重视先天之本"肾"、后天之本"脾"在五脏病机中的重要地位。

【原文】真肝脉至，中外急^[1]，如循刀刃责责然^[2]，如按琴瑟弦，色青白不泽，毛折，乃死。真心脉至，坚而搏，如循薏苡子累累然^[3]，色赤黑不泽，毛折，乃死。真肺脉至，大而虚，如以毛羽中人肤，色白赤不泽，毛折，乃死。真肾脉至，搏而绝^[4]，如指弹石辟辟然^[5]，色黑黄不泽，毛折，乃死。真脾脉至，弱而乍数乍疏，色黄青不泽，毛折，乃死。诸真脏脉见者，皆死不治也。

【注释】

[1] 中外急：中外，脉象的浮沉。急，脉来劲急。

[2] 责责然：锐利可畏貌。

[3] 累累然：连续不断貌。形容脉象短而坚实。

[4] 搏而绝：搏手或转索欲断之脉象。

[5] 辟辟然：脉象沉而坚，如以指弹石之感。

【语译】　肝的真脏脉至，内外劲急，如手按刀刃样锋利，或如按在琴弦上一样的硬直，面色青白颜色而不润泽，毫毛枯憔，就是死证。心的真脏脉至，坚而搏指，如循薏苡子那样的短而圆实，面部颜色赤

黑而不润泽，毫毛枯憔，就是死证。肺的真脏脉至，大而空虚，如毛羽着人皮肤般的轻虚，面部颜色白赤而不润泽，毫毛枯憔，就是死证。肾的真脏脉至，搏手若转索欲断，或如以指弹石一样的坚硬，面部颜色黑黄而不润泽，毫毛枯憔，就是死证。脾的真脏脉至，软弱无力，快慢不匀，面部颜色黄青而不润泽，毫毛枯憔，就是死证。凡见到五脏的真脏脉，皆为不治的死证。

【导读】　本处主要论述了以下三个观点：①与五脏病证"真脏脉"相伴出现的"真脏色"："真脏色"即无胃气之色，缺乏隐约微黄，光泽明润的特点，表现为"晦暗、枯槁、无光泽"之特征。②与五脏病证"真脏脉"相伴出现的"毛折"症状："肺者气之本"，其华在毛。"肺者，脏之长也"，故"毛折"指五脏精气严重衰败。③重申"真脏脉"的意义及应用："诸真脏脉见者，皆死不治也"即是其意。

【原文】　黄帝曰：见真脏曰死，何也？

岐伯曰：五脏者，皆禀气于胃，胃者，五脏之本也，脏气者，不能自致于手太阴，必因于胃气，乃至于手太阴也，故五脏各以其时，自为[1]而至于手太阴也。故邪气胜者，精气衰也。故病甚者，胃气不能与之俱至于手太阴，故真脏之气独见，独见者病胜脏也，故曰死。

【注释】

[1] 自为：张琦："'为'作'胃'。"义顺。

【语译】　黄帝问道：真脏脉出现就是死证，这是什么原因呢？

岐伯回答说：五脏之气，都依赖胃化生的精微物质来营养，因而胃是五脏的根本。五脏之气，不能直接到达手太阴的寸口部位，必须借助胃气，才能在各脏所旺之时，以不同的特征表现于手太阴的寸口。倘若邪气充盛，精气必然衰败，所以病证严重时，胃气就不能同脏气一同到达手太阴，而真脏脉便会单独出现了。真脏脉单独出现，就是病气胜了脏气，就是死证。

【导读】　此处强调以下三点。①"真脏脉"的发生机制。胃气是传递人体脏腑组织器官功能活动的载体。当病情严重，邪气盛，精气衰，胃气无力传载生命信息于寸口，于是寸口的脉象变化只反映病理状态下的各脏应时之脉，不表现出"从容和缓，柔和有力"的有胃气脉象特点。②从"真脏脉"角度提出"胃者五脏之本"的重要观点，突出了脾胃在人体生命活动中的重要意义。③"真脏脉"出现提示病情凶险，预后较差，是精气衰败，脏气衰微的表现，提示病情凶险，预后较差。

【原文】帝曰：善。

黄帝曰：凡治病，察其形气色泽，脉之盛衰，病之新故，乃治之，无后其时。形气相得[1]，谓之可治；色泽以浮[2]，谓之易已；脉从四时，谓之可治；脉弱以滑[3]，是有胃气，命曰易治，取之以时。形气相失，谓之难治；色夭不泽，谓之难已；脉实以坚，谓之益甚；脉逆四时，为不可治。必察四难[4]，而明告之。

所谓逆四时者，春得肺脉，夏得肾脉，秋得心脉，冬得脾脉，其至皆悬绝沉涩[5]者，命曰逆四时。未有脏形[6]，于春夏而脉沉涩，秋冬而脉浮大，名曰逆四时也。病热脉静，泄而脉大，脱血而脉实，病在中脉实坚，病在外脉不实坚者，皆难治。

【注释】

[1] 形气相得：形，形体。气，神气。相得，契合。

[2] 色泽以浮：颜色润泽明朗而不干枯。

[3] 脉弱以滑：脉象柔和而滑利。有胃气脉象之特征。

[4] 四难：形气相失、色夭不泽、脉实以坚、脉逆四时这四种难治之证。

[5] 悬绝沉涩：脉象浮而无根，或涩滞不起

之状。

[6] 未有脏形：未见到真脏脉象。脏，脏脉。

【语译】黄帝说：讲得好。

黄帝问道：大凡治病，必须首先诊察形体盛衰，气的强弱，色泽如何，脉之虚实，病之新久，然后及时治疗，不能错过时机。患者形气相称是可治之证。气色浮润，病亦易于治愈。脉象和四时相应是可治之证。脉来弱而流行通利，是脉有胃气的表现，为易治之病，必须抓紧时间治疗。患者形气不相称，是难治之证。色泽枯燥又不润泽，是难以治愈的疾病。脉实而坚，病必加重。脉象与四时相违背，是不可治之病。必须察明这四种难治之病，并清楚地告诉患者。

所谓脉与四时相违背，就是春得肺脉，夏得肾脉，秋得心脉，冬得脾脉，而且脉来时都是独见沉涩之象，这就是脉象违背四时规律。在四时中未见有真脏脉，春夏季节，仅见沉涩脉象；秋冬季节，反见浮大脉象，这叫作违背四时的脉象。病属热而脉反清静，发生泄泻而脉反见洪大，出现脱血反见实脉，病在内而脉反坚实，病在外而脉反倒不实坚，这些脉症相反的情况，都是难治的病证。

【导读】察病内容有形、气、色、脉和病之新旧。分析诊察资料，做出"易治""难治"的判断。

（1）"易治"证候预后良好，表现有四。①"形气相得"：气，指病机，邪正力量较量；形，即病形，指症状。"形气相得"即病机和临床症状相符，病情单纯，预后较好。②"色泽以浮"：面色光泽、明润，且显现部位较浅，病轻易治。③"脉从四时"：脉象变化与季节气候同步，病情单纯。④"脉有胃气"。正气未衰，预后良好。

（2）"难治"证候预后凶险，表现有四。①"形气相失"：病情复杂，预后凶险。②"色夭不泽"：精气衰败，预后不良。③"脉逆四时"：病情复杂，预后较差。④"脉无胃气"（脉实以坚）：正气已衰，胃气已败，预后凶险。

【原文】黄帝曰：余闻虚实以决死生，愿闻其情。

岐伯曰：五实死，五虚死。

帝曰：愿闻五实、五虚。

岐伯曰：脉盛，皮热，腹胀，前后不通，闷瞀，此谓五实。脉细，皮寒，气少，泄利前后，饮食不入，此谓五虚。

帝曰：其时有生者何也？

岐伯曰：浆粥入胃，泄注止，则虚者活；身汗得后利，则实者活。此其候也。

【语译】黄帝问道：我听说可以根据脉象的虚实来预测生死，请你讲讲其中的道理。

岐伯回答说：凡有五实是死证，五虚也是死证。

黄帝说道：请讲讲什么叫五实、五虚吧！

岐伯回答说：脉来势盛，皮肤发热，脘腹胀满，大小便不通，心里烦乱，是五实证的表现。脉象极细，皮肤发冷，气短不促，大小便失禁，不欲饮食，是五虚证的表现。

黄帝问道：患了五实五虚之证，也有痊愈的，这是什么原因呢？

岐伯答说：若患者能吃些粥浆，胃气慢慢地恢复，大小便失禁停止，五虚之证便可痊愈。若原来身热无汗的，而得以出汗，二便不通的，现在通利了，五实之证也可痊愈。这就是五实五虚之证能治愈的机制。

【导读】五虚，指五脏精气不足所致的病证，预后凶险。五实，指五脏精气不虚，邪气偏盛所致的病证，预后凶险。五实之证并非必死，其可活之转机在于"身汗得后利"，为邪有去路。五虚之证亦非必亡，其可生之转机在于"浆粥入胃，泄注止"，为胃气复转，正气恢复有望。这一认识提示临床治疗实证的关键是要使邪有出路，清除伤害正气的因素；治疗虚证的关键是恢复胃气，使损伤的正气得以恢复。

三部九候论篇第二十

【题解】三部九候是古代脉诊法之一。三部，指人体上、中、下三个诊脉部位。九候，指每部各有天、地、人三处候察脉象变化的观测点，三三合为九候。本篇以人与天地相参的观点，论述了三部九候诊脉法的原理及其临床运用，故名"三部九候论"。

【原文】黄帝问曰：余闻《九针》[1]于夫子，众多博大，不可胜数。余愿闻要道，以嘱子孙，传之后世，著之骨髓，藏之肝肺[2]，歃血而受，不敢妄泄，令合天道，必有终始，上应天光[3]星辰历纪[4]，下副[5]四时五行，贵贱更立[6]，冬阴夏阳，以人应之奈何？愿闻其方。

岐伯对曰：妙乎哉问也！此天地之至数。

【注释】

[1] 九针：为古代文献，已佚。

[2] 著之骨髓，藏之肝肺：指深刻铭记。

[3] 天光：日月星辰。

[4] 星辰历纪：星辰一年周历于天体，各有

标志。纪，标志之意。

[5] 副：符合。

[6] 贵贱更立：四时五行之气，当令为贵，不当时为贱，交替当令为更立。

【语译】黄帝问道：我听先生讲了九针的道理，觉得高深广博，难尽其说。还想继续了解其中的道理，以便嘱咐子孙后代，铭刻在心，传于后世。我愿歃血发誓接受所学，决不随便泄露，使之合于天道，有始有终，上应日月星辰节气之数，下合四时五行之变。冬阴夏阳，人体是如何与之相适应的呢？请讲讲其中的道理。

岐伯回答说：问得太妙了！这是天地间最深奥的道理呀！

【导读】开篇强调了九针的道理，高深广博。医者务要在阴阳五行观念的指导下，以严肃认真的态度学习九针理论。

【原文】帝曰：愿闻天地之至数，合于人形，血气通，决死生，为之奈何？

岐伯曰：天地之至数，始于一，终于九焉[1]。一者天，二者地，三者人，因而三之，三三者九，以应九野。故人有三部，部有三候，以决死生，以处百病，以调虚实，而除邪疾。

【注释】

[1] 始于一，终于九焉：即洛书1、2……8、9之数所表达的天文历法及四时阴阳消长规律。

【语译】黄帝又问道：想听你讲讲这些道理，与人的气血相通应，以决断死生，这是怎样一回事呢？

岐伯答道：天地至极之数，始于一而终于九。一者天，二者地，三者人，合而为三，三三为九，以应九野之数。所以人有三部，每部各有三候，可以凭借其脉象变化特点来决断死生，处理百病，调理虚实，祛除病邪。

【导读】 篇首在"人与天地相参"观念的指导下，导入人体三部九候之诊脉方法，认为这一诊法具有"以决死生，以处百病，以调虚实，而除邪疾"的效能。《内经》中4次提到"始于一，终于九"，依据《灵枢·九宫八风》中图例可知，"始于一，终于九"指"洛书"1、2、3……9之数理及其表达的天文历法理念，包括三部九候诊法在内的医学理论和相关方法，都要遵循这一数理所表达的四季阴阳消长规律，而人体的脉象无论在任何空间、任何时间，都必然顺应着四时阴阳消长变化而变化，故用"天地之至数"概之。

【原文】 帝曰：何谓三部？

岐伯曰：有下部，有中部，有上部。部各有三候，三候者，有天有地有人也，必指而导之，乃以为真[1]。上部天，两额之动脉[2]；上部地，两颊之动脉[3]；上部人，耳前之动脉[4]。中部天，手太阴[5]也；中部地，手阳明[6]也；中部人，手少阴[7]也。下部天，足厥阴[8]也；下部地，足少阴[9]也；下部人，足太阴[10]也。故下部之天以候肝，地以候肾，人以候脾胃之气。

帝曰：中部之候奈何？

岐伯曰：亦有天，亦有地，亦有人。天以候肺，地以候胸中之气，人以候心。

帝曰：上部以何候之？

岐伯曰：亦有天，亦有地，亦有人。天以候头角之气，地以候口齿之气，人以候耳目之气。

三部者，各有天，各有地，各有人。三而成天，三而成地，三而成人。三而三之，合则为九。九分为九野，九野为九脏。故神脏五[11]，形脏四[12]，合为九脏。五脏已败，其色必天，天必死矣。

【注释】

[1] 必指而导之，乃以为真：必须有老师的当面指授，乃得诊法的真谛。

[2] 两额之动脉：张介宾："额旁动脉，当颔厌之分，足少阳脉气所行也。"

[3] 两颊之动脉：鼻旁足阳明胃经的巨髎穴处。

[4] 耳前之动脉：手太阳小肠经的耳门穴处。

[5] 手太阴：手太阴肺经经渠穴之气口。

[6] 手阳明：手阳明大肠经的合谷穴处。

[7] 手少阴：手少阴心经的神门穴处。

[8] 足厥阴：足厥阴肝经的五里穴（男）、太冲穴（女）处。

[9] 足少阴：足少阴肾经的太溪穴处。

[10] 足太阴：足太阴脾经的箕门穴处。

[11] 神脏五：即肝藏魂，心藏神，脾藏意，肺藏魄，肾藏志。

[12] 形脏四：六腑中胃、小肠、大肠和膀胱。

【语译】 黄帝问道：什么是三部？

岐伯答道：有上部、中部和下部。每部各有三候，三候分别以天、地、人表达。上部天，两额动脉；上部地，两颊动脉；上部人，耳前动脉。中部天，手太阴经寸口动脉；中部地，两手阳明经合谷穴处动脉；中部人，手少阴经神门穴处动脉。下部天，足厥阴经五里（或太冲）穴处动脉；下部地，足少阴经太溪穴处动脉；下部人，足太阴经箕门穴处动脉。所以，下部天可以诊察肝气，下部地可以诊察肾气，下部人可以诊察脾胃之气。

黄帝问道：中部诊察哪些部位呢？

岐伯答说：中部亦有天、地、人三个部位的分别。中部天，可以诊察肺气；中部地，可以诊察胸中之气；中部人，可以诊察心气。

黄帝问道：上部诊察哪些部位呢？

岐伯答曰：上部同样有天、地、人三个部位的划分。上部天，可以诊察头角之气；上部地，可以诊察口齿之气；上部人，可以诊察耳目之气。

三部之中，各有天、地、人的部位划分。三候为天，三候为地，三候为人，三三相乘，合为九候。诊脉的九候，以应地之九野，以应人之九脏。所以人有肝、肺、心、脾、肾藏神的五脏和胃、大肠、小肠、膀胱这四形脏，合为九脏。如果五脏败坏，必见气色枯暗，而气色枯暗，必为死证。

【导读】 脉诊是中医诊法中的重要内容，《素问·脉要精微论篇》《素问·平人气象论篇》《素问·三部九候论篇》中论述得尤为详细。对于凭脉诊病的原理、切脉的部位、诊脉的要求及方法、脉之胃气、脉象与病证关系等内容，均有阐述。

《内经》所论诊脉方法有三：①三部九候诊脉法。②人迎寸口二部合参诊脉法，"气口候阴，人迎候阳"（《灵枢·四时气》）是其辨析脉象的原理。③独取寸口诊脉法，在《素问·五脏别论篇》《素问·玉机真脏论篇》《素问·经脉别论篇》中阐述了其诊病原理。这一诊脉方法源于《内经》，成熟于《难经》，后经《脉经》的倡导沿用至今。

【原文】 帝曰：以候奈何？

岐伯曰：必先度其形之肥瘦，以调其气之虚实，实则泻之，虚则补之。必先去其血脉[1]而后调之，无问其病，以平为期。

帝曰：决死生奈何？

岐伯曰：形盛脉细，少气不足以息者危[2]。形瘦脉大，胸中多气者死[3]。形气相得者生。参伍不调[4]者病。三部九候皆相失者死。上下左右之脉相应如参春[5]者病甚。上下左右相失不可数者死。中部之候虽独调，与众脏相失者死。中部之候相减者死。目内陷者死[6]。

帝曰：何以知病之所在？

岐伯曰：察九候独小者病，独大者病，独疾者病，独迟者病，独热者病，独寒者病[7]，独陷下者病。以左手足上，上去踝五寸按之，庶右手足当踝而弹之[8]，其应过五寸以上，蠕蠕然[9]者不病；其应疾，中手浑浑然[10]者病；中手徐徐然[11]者病；其应上不能至五寸，弹之不应者死。是以脱肉身不去[12]者死。中部乍疏乍数者死。其脉代而钩者，病在络脉。九候之相应也，上下若一，不得相失。一候后则病，二候后则病甚，三候后则病危。所谓后者，应不俱[13]也。察其腑脏，以知死生之期，必先知经脉，然后知病脉，真脏脉见者胜死。足太阳气绝者，其足不可屈伸，死必戴眼。

【注释】

[1] 去其血脉：祛除脉中瘀血。

[2] 形盛脉细，少气不足以息者危：张介宾："形盛脉细，少气不足以息者，外有余而中不足，枝叶盛而根本虚也，故危亡近矣。"

[3] 形瘦脉大，胸中多气者死：姚止庵："肌肉既脱而脉反浮大，为真原枯竭。胸中多气，为元气脱根。"

[4] 参伍不调：脉至乍疏乍数，或大或小，或迟或疾，往来出入无常，错综不调。

[5] 参舂（chōng 冲）：脉象数大，鼓指如春杵此上彼下，彼上此下，参差不齐。

[6] 目内陷者死：五脏精气俱绝，故曰死。

[7] 独热者病，独寒者病：脉独滑、独紧者皆主病脉。

[8] 以左手足上，上去踝五寸按之，庶右手足当踝而弹之：《针灸甲乙经》中作"以左手于左足上，去踝五寸按之，以右手当踝而弹之"。可参。

[9] 蠕蠕然：脉象软滑而匀和。蠕，虫行貌。

[10] 浑浑然：脉势急促，混乱不清貌。

[11] 徐徐然：脉势迟滞貌。

[12] 身不去：体弱不能行动。

[13] 应不俱：脉动不一致。

【语译】黄帝问道：怎样诊察呢？

岐伯答道：首先估量患者形体的肥瘦程度，而后调和气血的虚实。气实的，泻其有余；气虚的，补其不足。采用补泻的方法，必须设法去掉血脉里的瘀滞，再调补气血的虚实。无论治疗什么疾病，都要以气血平和为准则。

黄帝问道：怎样判断死生呢？

岐伯答说：形体壮盛而脉反细弱，气短，呼吸困难者病情危险；形体消瘦而脉反粗大，胸中多气者是死候；形体与脉象相称者主生，与脉象不相协调者为病态；三部九候与疾病完全不相协调者，主死候；上下左右的脉，彼此上下参差不齐，如同舂杵一样，主病情严重；上下左右的脉象不协调，甚至不能计算其至数的，是死候；中部之脉虽然协调，但与上下两部众脏之脉不相协调，主死候；中部之脉较上下两部之脉偏弱的，主死证；目眶内陷，正气衰竭，主死证。

黄帝问道：怎样才能知道疾病之所在呢？

岐伯答说：诊察九候的脉象，凡出现独小、独大、独疾、独迟、独热、独寒、独陷下的征象，都是有病的脉象。左手轻微地按在患者足内踝上五寸处，用右手指轻弹患者足内踝之上，按脉的左手即会感到五寸以上处有虫动之象，主无病；若其脉动疾急，中手急促，主有病；脉动中手迟滞，主有病；脉动上不及五寸，弹之不应手者，主死证；肌肉极度瘦削，体弱不能行动的，主死证；中部之脉忽忽忽缓的，主死证；脉代而钩的，主病在络脉。九候之脉应当上下一致，不得互相参差。有一候不相应的，则病；有两候不相应的，病重；有三候不相应的，病危。所谓不相应，就是指上中下三部不一致。诊察病邪所在的脏腑，可以预测死生的时间，首先要了解正常的脉象变化，然后才能知道什么是病脉。若真脏脉出现，而病邪又胜，则必定死亡。足太阳脉气衰竭，下肢不能屈伸，死亡时目睛必定上翻。

【导读】三部九候诊脉法在疾病诊断、辨证、推测预后方面有重要价值。但是要达到"决死生、处百病"的境界，还应诸诊合参。辨别患者死生者有如下五个要点。①三部九候相失者死：三部九候是一个不可分割的整体，因此临床上必须从三部九候脉象之间是否相互协调来诊察全身脏腑气血活动的状态。故有"九候之相应也，上下若一，不得相失"之论。②形气相失者死："凡治病，察其形气色泽……形气相得，谓之可治……形气相失，谓之难治"（《素问·玉机真脏论篇》）。如"形盛脉细，少气不足以息者""形瘦脉大，胸中多气者"，都属于形气相失。③目内陷者死：五脏六腑之精气皆上注于目（《灵枢·大惑论》），目内陷提示内脏精气衰竭，故预后不良。④脱肉身不去者死：说明脾胃衰竭，肝肾败坏，预后不良。故有"形肉已脱，九候虽调，犹死"的论述。⑤弹之不应者死：弹，是古代的叩诊法。此处专指弹足内踝上，观察足太阴脉的振动情况。《灵枢·经脉》云："经脉十二者，伏行分肉之间，深而不见，其常见者，足太阴过于外（当作"内"）踝之上，无所隐故也。"盖足太阴脾为后天之本，观此可观察脾气的盛衰。

【原文】帝曰：冬阴夏阳奈何？

岐伯曰：九候之脉，皆沉细悬绝者为阴，主冬，故以夜半死[1]。盛躁喘数者为阳，主夏，故以日中死[1]。是故寒热病者，以平旦死[1]。热中及热病者，以日中死。病风者，以日夕死[1]。病水者，以夜半死[1]。其脉乍疏乍数，乍迟乍疾者，日乘四季死[2]。形肉已脱，九候虽调，犹死。七诊[3]虽见，九候皆从者不死。所言不死者，风气之病及经月之病[4]，似七诊之病而非也，故言不死。若有七诊之病，其脉候亦败者死矣，必发哕噫。

必审问其所始病，与今之所方病，而后各切循其脉，视其经络浮沉，以上下逆从循之，其脉疾者不病，其脉迟者病，脉不往来者死，皮肤著[5]者死。

帝曰：其可治者奈何？

岐伯曰：经病者治其经，孙络病者治其孙络血，血病身有痛者治其经络。其病者在奇邪[6]，奇邪之脉则缪刺之。留瘦不移[7]，节而刺之。上实下虚，切而从之，索其结络脉[8]，刺出其血，以

见通之[9]。瞳子高[10]者太阳不足，戴眼者太阳已绝，此决死生之要，不可不察也。手指及手外踝上五指留针[11]。

【注释】

[1]夜半死、日中死、平旦死、日夕死：根据一天阴阳消长之变化，结合病变阴阳属性，来推断死期。

[2]日乘四季死：脾脏居中，属土，寄旺于四季，日乘四季，指辰、戌、丑、未之时。

[3]七诊：指独小、独大、独疾、独迟、独热、独寒、独陷下这七种病候。

[4]经月之病：一指妇女月经病；二指经年累月之病。

[5]皮肤著：皮肤干枯着骨。

[6]奇邪：留于大络之邪，其行无常处。

[7]留瘦不移：指病邪久留而不移。

[8]索其结络脉：探索其脉络郁结的部位。索，求。

[9]以见通之：张介宾："刺其出血，结滞去而通达见矣。"

[10]瞳子高：两目微有上视，但不像戴眼那样定直不动。

[11]手指及手外踝上五指留针：王冰认为此句为错简。

【语译】黄帝问道：冬阴夏阳，脉象

是怎样与之相应的呢？

岐伯回答说：九候的脉象都是沉细悬绝者，为阴，为冬，死于夜半时分；若九候的脉象都是盛疾搏数者，为阳，为夏，死于日中时分。因此寒热交作的病，死于阴阳交会的平旦时分；内外有热的病，死于日中阳盛时分；伤于风者，死于日夕申酉时分；伤于水者，死于夜半阴盛时分；若脉象忽快忽慢，忽疏忽密的，是脾气内绝，死于辰、戌、丑、未时分，即日乘四季的时分；若形肉已脱，即便是九候调顺，也是死候；若出现七诊之病脉，但九候顺于四时，可以不死。所说不死的病，如风气所致的病、月经病，虽出现类似七诊之病脉，实则不同，所以不是死候。若七诊之病脉出现，脉候有败象，是死证，死时必发呃逆。

所以，治病时必须详细询问患者开始得病的情形和现在的症状，然后分部位切脉，观察脉气的沉浮及上下逆顺。脉来流利的，不病；脉来迟滞的，则病；脉不往不来的，死证；久病瘦削，皮肤贴着骨头上的，是必死证。

黄帝问道：应怎样处理可治之病呢？

岐伯答说：病在经的，刺其经；病在孙络的，刺孙络使其出血；血病而有身痛症状的，则治其经与络。若病邪留在大络，则用右病刺左、左病刺右的缪刺法治疗。若邪气留久不移，可在四肢八溪之间、骨节交会处针刺。上实下虚，当切按其脉，而探索其络脉郁结的所在，刺其出血，以通其气血。眼睛上视的，是太阴经气不足；目上视而不转睛的，是太阳经气已绝。这是判断死生之要诀，不能不仔细体察。针刺手指及外踝上小指侧时，刺后可以留针。

【导读】原文强调诸诊合参、脉症合参、三部九候合参，提示临证时应该广泛搜集与疾病有关的资料，全面分析病情，以判断疾病的性质，推测疾病的预后，再次强调"必审问其所始病，与今之所方病，而后各切循其脉"。

原文以"天人相应"的立场论述疾病的加重、死亡，其规律是阳病死于阳盛之时，阴病死于阴盛之时，阴阳交争之病死于阴阳出入之时，人之死亡与自然变化有关。

何谓"七诊"，王冰、张介宾认为，七诊即前文所说的独小者病、独大者病、独疾者病、独迟者病、独热者病、独寒者病、独陷下者病。此解与原文精神基本吻合，若脉形体出现独小、独大、独疾、独迟、独滑、独紧、独沉七种变化时，只要九候脉象协调，患者就仍有转机，故不死。

经脉别论篇第二十一

【题解】 本篇首先讨论了惊恐、恚劳、劳逸、过用等导致经脉失其常度，五脏功能紊乱，出现喘、汗等病变，继以饮食入胃后，在人体输布的过程为例，阐明经脉的作用及诊寸口"以决死生"的机制，并简要论述了三阴脉气、三阳脉气独至的病变、脉象和治法。因本篇专论各经生理功能和相关病证的鉴别，故名"经脉别论"。

【原文】 黄帝问曰：人之居处动静勇怯[1]，脉[2]亦为之变乎？

岐伯对曰：凡人之惊恐恚劳[3]动静，皆为变也。是以夜行则喘出于肾[4]，淫气[5]病肺。有所堕恐[6]，喘出于肝，淫气害脾。有所惊恐，喘出于肺，淫气伤心。度水跌仆，喘出于肾与骨。

【注释】

[1] 居处动静勇怯：居处，生活环境。动静，劳逸。勇怯，体质强弱。

[2] 脉：经脉中的气血。

[3] 恚 (huì 会) 劳：泛指精神情志活动。恚，气怒。劳，劳心。

[4] 夜行则喘出于肾：夜行扰肾，肾失封藏，摄纳失司，致肺失清肃而作喘，故喘出于肾。孙鼎宜认为"作'惴'，形误"。义为"恐

惧"。下同。

[5] 淫气：过盛为害之气。

[6] 恐：郭霭春认为似应作"坠"。

【语译】 黄帝问道：人的居住环境、行为动静、体质强弱不同，经脉血气也会随之发生相应的变化吗？

岐伯回答说：人的惊恐、气怒、劳作、动静等情况不同，经脉血气都会受到影响而发生相应的变化。因此夜间行路时，肾会受到影响而使人感到恐惧，肾受损而产生过盛之气，又会使肺发病；人从高处坠落时，肝会受到影响而使人恐惧，肝受损伤而产生过盛之气，会使脾发病；突然被吓，肺会受到影响而使人恐惧，肺受损伤而产生过盛之气，会使心发病；渡水或不慎跌倒时，肾与骨会受到影响而使人恐惧。

【导读】 上文"喘出于肾"等"喘"字之意，历代多解为"气喘"。通观《内经》中"喘"字的意义，除有呼吸急迫气喘之外，还有脉跳疾速之意。此处旨在讨论经脉的作用及病理变化，故"喘"指"脉动状态"。其理由如下：①篇名"经脉别论"，以讨论经脉为主要内容。②此处提出人的居处、动静、勇怯是否会引起脉的变动，岐伯认为"皆为变"。人体在夜行、堕恐、渡水、跌仆等情况下，出现心跳加快，脉象数疾如喘状，正说明了经脉的变动。③居处、动静、勇怯导致脉为之变，说明当时是健康无病状态。而气喘症状在《内经》中都出现在疾病时。故此"喘"，不指气喘。④因惊恐、夜行、跌仆使脉疾如喘与因饮食、惊恐、持重、远行、疾走、劳苦导致汗出一样，都是人们生活中常见的

生理现象，可以自行恢复，虽然"脉皆为之变"，但不属于病理。

【原文】当是之时，勇者[1]气行则已，怯者[1]则着而为病也。故曰：诊病之道，观人勇怯骨肉皮肤，能知其情[2]，以为诊法也。

【注释】

[1] 勇者、怯者：勇者指体质壮实之人，怯者指体质虚弱之人。

[2] 其情：病因。

【语译】在这样的时候，身体强壮的人很快就能气血流通。他们的气血一旦流通，身体随即恢复正常；而身体虚弱的人则会因恐惧而导致气血不畅，邪气侵入身体，产生疾病。所以说，诊病的时候，只要善于观察患者的体质强弱和骨肉、皮肤的情况，就能得知病因，这可以作为诊病的重要方法。

【导读】此处强调体质与发病的关系。发病与不发病，关键在于人体正气的强弱，而人体正气的强弱与锻炼、营养、精神调摄、卫生保健等关系很大，因此要注意摄生、保养正气。

【原文】故饮食饱甚，汗出于胃[1]。惊而夺精，汗出于心[2]。持重远行，汗出于肾[3]。疾走恐惧，汗出于肝[4]。摇体劳苦，汗出于脾[5]。

【注释】

[1] 饮食饱甚，汗出于胃：马莳："饮食入胃，太过于饱，食气蒸迫，故汗出于胃。"

[2] 惊而夺精，汗出于心：夺，指使……丧失、损伤之意。精，指精神，神志。

[3] 持重远行，汗出于肾：持重则伤骨，远行则阳气内动，故汗出于肾。

[4] 疾走恐惧，汗出于肝：吴崑："肝主筋而藏魂，疾走则伤筋，恐惧则伤魂，肝受其伤，故汗出于肝。"

[5] 摇体劳苦，汗出于脾：张介宾："摇体劳苦，则肌肉四肢皆动，脾所主也，故汗出于脾。"

【语译】饮食过饱时，胃会受到影响而使人出汗；发生惊恐而伤及精气时，心会受到影响而使人出汗；负重远行时，肾会受到影响而使人出汗；因于恐惧而快步行走时，肝会受到影响而使人出汗；身体动作幅度太大、劳苦过度时，脾会受到影响而使人出汗。

【导读】"汗出溱溱是谓津"（《灵枢·决气》），明确了汗是津液出于皮肤的部分。"阳加于阴谓之汗"（《素问·阴阳别论篇》）指阳气蒸发津液出于皮肤是人体出汗的机制。出汗与"饮食饱甚""持重远行""疾走""摇体劳苦"等机体活动剧烈、阳气亢盛有关。文中"汗出于胃""汗出于肾"等，是在整体思想的指导下，因不同因素作用于不同脏腑，导致阳气迫津外泄而有汗出。当然，人有生理性出汗（如天热、情绪激动、运动等），也有病理性出汗（如发热、气脱、虚阳外越、气虚表卫不固、阴虚盗汗等），此处的"汗"为生理性出汗。

【原文】故春秋冬夏，四时阴阳，生病起于过用[1]，此为常也。

【注释】

[1] 过用：使用过度，指七情、劳逸、饮食等超出常度，就成为致病因素。

【语译】 所以在春夏秋冬和四季阴阳的变化之中，如果生病，其起因不外乎是饮食过量，或劳作过度，或精神心理过于紧张等，这可以说是一条不变的规律。

【导读】 "生病起于过用"，这是《内经》中重要的发病学观点，指疾病的产生是由于外界各种因素发生异常变化，超过了人体的适应限度，损伤脏腑气血所导致的。就《内经》而言，下列因素可使脏腑气血"过用"而致病。①情志失常过用致病，即情志过激致病者，如"大怒伤肝""久思伤脾"等。②饮食失节过用致病，如饥饱无度，寒温失调，恣食肥甘，偏嗜五味，皆可伤及脏腑而生病。③过劳过逸致病，包括"劳则气耗""久卧伤气"，过于劳心，暗耗阴血，心神失养；房劳过度，纵欲伤肾耗精等。④气候异变致病，如"非时之气"，但有太过、不及之分，如"未至而至，此谓太过""至而不至，此谓不及"（《素问·六节藏象论篇》）。气候发生太过、不及的变化，违背了四时阴阳正常消长变化规律，破坏了人体"阴平阳秘"生理状态，使阴阳偏盛、偏衰，脏腑功能失调，疾病随之而生。⑤医生临床治疗过度，包括用药过度（如剂量大、组方的药味过多、用药时间过长、过用寒凉药物、过用攻逐祛邪伤正之品、过用扶正补益药物等）、手术切除病灶时对正常组织损伤太过等，也属"过用"之列，也可引起变证。

总之，"生病起于过用"观点，提示疾病的产生，是人体内外各种因素发生太过、超越正常限度所引起的。《内经》虽然强调人体正气在发病中的主导作用，也不忽视外界因素的致病性，是发病学内容之一。

【原文】 食气入胃，散精于肝，淫气于筋[1]。食气入胃，浊气[2]归心，淫精于脉[3]。脉气流经，经气归于肺[4]，肺朝百脉[5]，输精于皮毛[6]。毛脉合精[7]，行气于府[8]。府精神明[9]，留于四脏[10]，气归于权衡[11]。权衡以平，气口成寸，以决死生。

【注释】

[1] 淫气于筋：水谷精气充盈于肝而濡养于筋。淫，浸淫、滋养。

[2] 浊气：水谷精微中稠厚的部分。

[3] 淫精于脉：水谷精微中稠厚部分渗入脉内，化生为营血，沿经脉运行全身。

[4] 脉气流经，经气归于肺：经脉之气沿经脉输布运行，首先到肺。

[5] 肺朝百脉：经气由肺通向全身的经脉。朝，朝会、汇聚。

[6] 输精于皮毛：肺由经脉输布精气，内至脏腑，外达皮毛全身。皮毛，指代全身。

[7] 毛脉合精：张志聪："夫皮肤主气，经脉主血，毛脉合精者，血气相合也。"

[8] 府：指经脉。

[9] 府精神明：经脉中气血充盈，则人神精明。

[10] 留于四脏：留，通流。四脏，指心、肝、脾、肾。

[11] 权衡：特指肺。

【语译】 饮食水谷入胃之后，经过消化而将一些精微之气转输到肝，濡养全身之筋；饮食水谷入胃之后，经过消化而将另一部分精微转输到心，濡养全身的血脉。

血气运行于脉中，又都流归于肺，肺汇聚百脉中的气血之后，再将精微物质转输到全身乃至皮毛；营养皮毛的精气和脉中的精气会合后，运行于经脉；经脉中的精气充盛，人的神气就会保持健旺状态。经脉中的水谷之精气分别藏守于心、肝、脾、肾四脏之中。所有经脉的气血流归于肺。肺的功能平衡协调，就会表达于气口，气口虽然只有寸许之长，但可以作为决断病情死生状态的依据。

【导读】论"权衡"。《内经》见"权衡"之词共5处，加上"权衡规矩"及"中权""中衡"共7处。权和衡是古代计量物体质量的器具。分析《内经》中用"权衡"的语境，内涵有五：①指秤。《素问·至真要大论篇》中有"气之相守司也，如权衡之不得相失也"。王冰："权衡，秤也。"②以衡器权与衡的协调，类比事物在运动中维持平衡状态。③从"标准"引申，指季节的标准脉象。《素问·阴阳应象大论篇》中"善诊者，察色按脉，先别阴阳……观权衡规矩，而知病所主"中的"权衡"与"规矩"即为此意。④即比较、斟酌之意。《素问·汤液醪醴论篇》论述浮肿病的治疗法则时指出，要"平治于权衡"即是此意。⑤特指肺。"权衡"特指肺，是《内经》中特有的用词。在"气归于权衡，权衡以平，气口成寸，以决死生"语境中的"权衡"，是在衡具"秤"的基础上，引申并特指肺。因为肺有宣发、肃降作用，还有调气机功能，主治节，主水液代谢等，犹如秤的权与衡一样，"高者抑之，下者举之"，对人体气、血、津液有重要的调节作用。如此解释，可使文通理顺。

【原文】饮入于胃，游溢精气[1]，上输于脾。脾气散精，上归于肺，通调水道，下输膀胱。水精四布，五经并行[2]，合于四时五脏阴阳，揆度以为常也[3]。

【注释】

[1] 游溢精气：游溢，浮游盈溢。精气，指津液。

[2] 水精四布，五经并行：张志聪："水精四布者，气化则水行，故四布于皮毛。五经并行者，通灌于五脏之经脉也。"

[3] 合于四时五脏阴阳，揆度以为常也：揆度，揣度，诊察之义。

【语译】水液进入胃中以后，能够使津液散布开来并继续运行，并转输到脾；经过脾的运化，其精华物质向上输布于肺，在通调水道的作用下，转输于膀胱。水液的精华散布于全身，与五脏的经气共同运行而滋养形体。人体的水液运行与四季、五脏阴阳消长的规律是相应的，这就是临床分析、判断津液输布代谢的常规之理。

【导读】原文指出了饮食经肠胃消化之后，水谷精微和水液通过三个通道输送至全身：①经肝至全身。②经心至全身。③经肺至全身。论述了水液吸收、输布、代谢的全过程。详见图3。

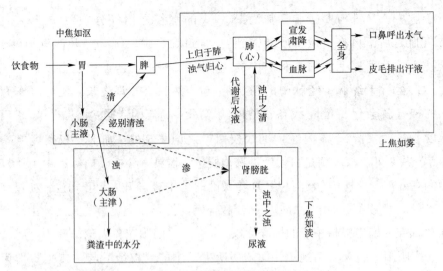

图3　津液输布代谢示意图

【原文】太阳脏独至[1]，厥喘虚气逆，是阴不足阳有余也，表里[2]当俱泻，取之下俞[3]。阳明脏独至，是阳气重并[4]也，当泻阳补阴，取之下俞[5]。少阳脏独至，是厥气[6]也。跷前卒大[7]，取之下俞[8]。少阳独至者，一阳之过也。太阴脏搏[9]者，用心省真[10]，五脉气少，胃气不平，三阴[11]也，宜治其下俞，补阳泻阴[12]。一阳独啸，少阳厥也[13]，阳并于上，四脉争张，气归于肾[14]，宜治其经络，泻阳补阴。一阴[15]至，厥阴之治[16]也，真虚痟心[17]，厥气留薄[18]，发为白汗[19]，调食和药，治在下俞。

帝曰：太阳脏何象？

岐伯曰：象三阳而浮[20]也。

帝曰：少阳脏何象？

岐伯曰：象一阳也，一阳脏者，滑而不实也。

帝曰：阳明脏何象？

岐伯曰：象大浮也。太阴脏搏，言

伏鼓[21]也。二阴搏至，肾沉不浮也。

【注释】

[1] 太阳脏独至：太阳经脉独盛。

[2] 表里：足太阳膀胱经、足少阴肾经。

[3] 下俞：肢体下部的输穴，此处指足太阳之束骨穴和足少阴之太溪穴。

[4] 阳气重并：阳明经感受阳邪而阳热偏胜。

[5] 下俞：足阳明之输穴陷谷穴和足太阴之输穴太白穴。

[6] 厥气：张介宾："胆经之病连于肝，其气善逆，故少阳独至，是厥气也。"

[7] 跷前卒（cù 猝）大：跷，阳跷脉，其前乃足少阳经所行。卒大，突然肿大。

[8] 下俞：马莳："当泻胆经之输穴临泣。"

[9] 搏：坚强搏指。

[10] 省真：省，察也。真，真脏脉。

[11] 三阴：太阴经脉。

[12] 补阳泻阴：张介宾："补足阳明之陷谷，泻足太阴之太白。"

[13] 一阳独啸，少阳厥也：此句当为"二阴独啸，少阴厥也"。二阴，少阴经。独啸，独盛。

[14] 阳并于上，四脉争张，气归于肾：少

阴肾经之相火并于上，以致肺、心、肝、脾四脉不和，失去协调柔和之常态。

[15] 一阴：此处指厥阴经脉。

[16] 治：主宰，指太过。

[17] 真虚痏（yuān 渊）心：真气虚弱，心中酸痛不适。

[18] 厥气留薄：厥逆之气留滞并侵害经脉。薄，通迫，有侵害之义。

[19] 白汗：自汗。

[20] 象三阳而浮：张介宾："太阳之象三阳者，阳行于表，阳之极也，故脉浮于外。"

[21] 伏鼓：脉沉伏而鼓指有力。

【语译】太阳经气偏盛，出现厥逆、喘促、虚弱、气逆等症，是阴气不足而阳气偏盛的缘故，治疗时应当对表里两经应用泻法刺治，取其下肢腧穴（束骨与太溪）；阳明经气偏盛，是太阳、少阳、阳明经气相并的原因造成的，应当用泻法针刺足阳明经的下肢腧穴（陷谷），用补法针刺足太阴经的"下输"（太白）；少阳经气偏盛，是气逆所致，阳跷脉前的少阳脉会突然充盛，应当选取足少阳经的"下输"（临泣）针刺。少阳经脉偏盛，是少阳经气太过的反映；太阴经气偏盛而脉搏过大时，应当审辨真脏脉。如果五脏脉气减少，胃气不和，是太阴经脉太过导致的，用补法

针刺足阳明经的"下输"（陷谷）、用泻法针刺足太阴经的"下输"（太白）；少阴经脉偏盛，是少阴经脉热厥所致的，虚阳上逆，心、肺、肝、脾四脏之脉竞相亢逆，病气在肾，应治其表里经络，用泻法针刺足太阳的经穴（昆仑）和络穴（飞扬），用补法针刺足少阴的经穴（复溜）和络穴（大钟）；厥阴经脉偏盛，是厥阴经气太过所致，可见真气虚弱，心脉痛，厥逆之气留滞并侵害厥阴经脉，会使患者自汗，要调理饮食和用药并重的方法治疗，针刺厥阴经的"下输"（太冲）。

黄帝问道：太阳经的脉象特点是什么？

岐伯回答说：太阳经的脉象犹如三阳经脉相会之气，最为旺盛有力而外浮。

黄帝问道：少阳经的脉象特点是什么？

岐伯回答说：少阳经的脉象犹如一条阳经论初生之状，其特点为滑而不实。

黄帝问道：阳明经的脉象特点是什么？

岐伯回答说：阳明经的脉象特点是大而外浮。此外，所谓太阴经的脉象能搏指有力，是说太阴经虽是开始沉伏之脉，但因并未全部沉伏，所以仍然搏指有力；少阴经的脉象总是搏指有力，表明肾气沉而不浮。

【导读】本篇以三阴三阳经脉的脉象特点、三阴三阳经脉主病及相互鉴别点而收官，既呼应了"经脉别论"之篇名，也突出了理论服务于实践的主旨大义。至于一阳、二阳、三阳、一阴、二阴、三阴的次序由来，是根据阴阳盛衰的程度而命名的，与阴阳分太少的意义相同，但和六经传变顺序相比，是两个不同的概念。

脏气法时论篇第二十二

【题解】脏气，人体五脏之气。法时，效法四时。本篇从天人相应的整体观念出发，以五行生克理论为依据，分别从生理、病理、治法、药食等方面阐述五脏之气与四时五行、五味的关系，说明五脏的虚实病证、补泻治法、药食宜忌、传变预后等都与四时阴阳消长规律有着密切的联系。"合人形以法四时五行而治"，这是本篇的中心论点，意在说明人身五脏之气皆象法于四时（十二月太阳历一年分四季，即四时）五行（十月太阳历一年分五季，即五行），医生临证时应充分考虑这一联系施以合适的治法，故名"脏气法时论"。

【原文】黄帝问曰：合人形以法四时五行而治，何如而从？何如而逆？得失之意，愿闻其事。

岐伯对曰：五行者，金木水火土也，更贵更贱[1]，以知死生，以决成败，而定五脏之气[2]，间甚[3]之时，死生之期也。

帝曰：愿卒闻之。

岐伯曰：肝主春[4]，足厥阴、少阳主治[5]，其日甲乙[6]。肝苦急[7]，急食甘以缓之。心主夏，手少阴、太阳主治，其日丙丁。心苦缓，急食酸以收之。脾主长夏，足太阴、阳明主治，其日戊己。脾苦湿，急食苦以燥之[8]。肺主秋，手太阴、阳明主治，其日庚辛。肺苦气上逆，急食苦以泄之。肾主冬，足少阴、太阳主治，其日壬癸。肾苦燥，急食辛以润之，开腠理，致津液，通气也[9]。

病在肝，愈于夏[10]，夏不愈，甚于秋[11]，秋不死，持[12]于冬，起[13]于春，禁当风[14]。肝病者愈在丙丁，丙丁不愈，加于庚辛，庚辛不死，持于壬癸，起于甲乙。肝病者，平旦慧[15]，下晡[16]甚，夜半静。肝欲散，急食辛以散之，用辛补之，酸泻[17]之。

病在心，愈在长夏，长夏不愈，甚于冬，冬不死，持于春，起于夏，禁温食热衣[18]。心病者，愈在戊己，戊己不愈，加于壬癸，壬癸不死，持于甲乙，起于丙丁。心病者，日中慧，夜半甚，平旦静。心欲耎，急食咸以耎之，用咸补之，甘泻之。

病在脾，愈在秋，秋不愈，甚于春，春不死，持于夏，起于长夏，禁温食饱食湿地濡衣。脾病者，愈在庚辛，庚辛不愈，加于甲乙，甲乙不死，持于丙丁，起于戊己。脾病者，日昳[19]慧，日出甚，下晡静。脾欲缓，急食甘以缓之，用苦泻之，甘补之。

病在肺，愈在冬，冬不愈，甚于夏，夏不死，持于长夏，起于秋，禁寒饮食寒衣。肺病者，愈在壬癸，壬癸不愈，加于丙丁，丙丁不死，持于戊己，起于庚辛。肺病者，下晡慧，日中甚，夜半静。肺欲收，急食酸以收之，用酸补之，辛泻之。

病在肾，愈在春，春不愈，甚于长夏，长夏不死，持于秋，起于冬，禁犯焠㶼[20]热食温炙衣[21]。肾病者，愈在甲乙，甲乙不愈，甚于戊己，戊己不死，持于庚辛，起于壬癸。肾病者，夜半慧，四季[22]甚，下晡静。肾欲坚，急食苦以坚之，用苦补之，咸泻之。

【注释】

[1] 更贵更贱：更，更替。

[2] 定五脏之气：判断五脏脏气的虚实常变。

[3] 间甚：疾病的轻（愈）与重。

[4] 肝主春：肝与春相应，其气旺于春。

[5] 主治：主宰、主旺。

[6] 其日甲乙：肝的望日在十月太阳历法中的甲月、乙月。下文"其日……"仿此。但后文"起于甲乙"等则是天干纪日方法中的甲、乙日等，二者不可混淆。

[7] 苦急：不能耐受过急之气。苦，患。这里是"不能耐受"之意。

[8] 急食苦以燥之：丹波元简："五脏中宜食苦者有二，而无一宜食咸者，且末段列五脏色味，正与此段相反，而有'脾色黄、宜食咸'句，然则此'苦'字，为'咸'字之误明矣。"

[9] 开腠理，致津液，通气也：滑寿："此一句九字，疑原是注文。"

[10] 病在肝，愈于夏：马莳："病在肝者，以肝性属木，其病从春始也。至夏属火，则火能克金，而金不能克木，故肝病当愈于夏。"其余类推。

[11] 夏不愈，甚于秋：肝属木，秋属金。

依五行相克的关系，金克木。到了秋天，金气旺盛，故属木之肝的病情就会加重。其余类推。

[12] 持：病情平稳，不增不减。

[13] 起：疾病减轻。

[14] 禁当风：禁忌或避免受风。

[15] 平旦慧：天亮的时候病情减轻。慧，清爽。

[16] 下晡（bū 逋）：下午申时之末，即将近黄昏之时。晡，申时，相当于今之15～17时。

[17] 泻：此处指用收涩法治疗。

[18] 禁温食热衣：心病当禁燥热食品、温热衣着。

[19] 日昳（dié 迭）：未时正中左右，即下午两点左右。

[20] 焠㶼（cuì āi 翠哀）：烧烤煎爆的食物。

[21] 温炙衣：用火烘烤的衣服。

[22] 四季：此处指一日中的辰、戌、丑、未四个时辰，依次为7～9时、19～21时、1～3时、13～15时，为一日中土旺之时，土克水，故这个时候肾病加重。

【语译】黄帝问道：结合人体的五脏之气，遵从四季、五行的规律治疗疾病时，什么是顺？什么为逆？其中成败得失的真谛各是什么？我希望听听有关的道理。

岐伯回答说：五行，就是金、木、水、火、土。它所主宰的四季气候是更替消长变化的，医生可以据此推知疾病的可治与否、弄清治疗的成败原因，从而确定五脏之气的盛衰、病情的转愈与加重的时机及生死的期限等。

黄帝说道：我希望详尽地听听有关的情况。

岐伯回答说：肝主春，春天是足厥阴肝与足少阳胆主宰人体之气的季节；春季的甲月、乙月属木，所有的时日均为其旺日。肝苦于拘急、挛急之证，如果出现此类病变，应当迅速服用甘味药物予以舒缓。

心主夏，夏天是手少阴心与手太阳小肠主宰人体之气的季节；夏季的丙月、丁月属火，所有时日均为其旺日。心苦于涣散之证，如果出现此类病变，应当迅速服用酸味药物予以收敛。

脾主长夏，长夏是足太阴脾与足阳明胃主宰人体之气的季节；长夏的戊月、己月属土，所有时日均为其旺日。脾苦于湿气所致之证，如果出现此类病变，应当迅速服用咸味药物燥除之。

肺主秋，秋天是手太阴肺与手阳明大肠主宰人体之气的季节；秋季的庚月、辛月属金，所有时日均为其旺日。肺苦于气上逆，如果出现此类病变，应当迅速服用苦味药物泄除之。

肾主冬，冬天是足少阴肾与足太阳膀胱主宰人身之气的季节；冬季的壬月、癸月属水，所有时日均为其旺日。肾苦于燥，如果出现此类病变，应当迅速服用辛味药物以濡润其燥。因为辛味之品具有开腠理、滋生津液、疏通脏腑气机的作用。

肝有病，在夏天痊愈；如果夏天未能痊愈，到了秋天就会加重；若秋天不死，冬天即可平稳维持；次年春天会有所减轻，但要避免受风。肝病在日期上的变化为：在丙丁之月痊愈；若丙丁之月未愈，庚辛之月会加重；若庚辛之月不死，壬癸之月即可平稳维持；再到甲乙之月时，将会好转。肝病在一日之内的变化规律为：平旦时，病情最轻，神志清爽；将近黄昏时，病情加重；半夜则病情平稳。肝气需要疏散，如果肝气郁结，应当迅速服用辛味药物宣散之；因为辛味药的发散作用顺应了肝的特性，此谓以辛补之；而酸味收敛，违逆肝的疏散之性，故曰以酸泻之。

心有病，在长夏痊愈；若长夏未能痊愈，到了冬天就会加重；若冬天不死，次年春天即可平稳维持，次年夏天会有所减轻。禁热性饮食和穿戴过于暖和的衣服。肝病在日期上的变化是：在戊己之月痊愈，如果戊己之月未能痊愈，在壬癸之月加重；若壬癸之月不死，甲乙之月即可平稳维持；丙丁之月将会好转。心病在一日之内的变化为：正午时病情最轻，神志清爽；半夜病情加重，次日平旦病情转为平稳并安静。心气需要和软，如果心脉坚急，需服用咸味药使之和软；因为咸味之药有软坚功效顺应心需和软之性，故曰滋之；若服用甘味之药，则为泻之。

脾有病，在秋天痊愈；如果秋天未能痊愈，次年春天就会加重；若次年春天不死，次年夏天就会平稳维持；次年长夏将会有所减轻。要禁热性饮食、饱食，避免环境潮湿和穿着潮湿的衣服。脾病在日期上的变化为：在庚辛之月痊愈；若庚辛之月未能痊愈，甲乙之月就会加重；若甲乙之月不死，丙丁之月就会平稳维持；到戊己之月时会有所好转。脾病在一日之内的变化为：未时最轻，神志清爽；次日平旦病情加重，黄昏时病情转为平稳，患者也安静下来。脾气需要和缓，应当迅速服用甘味药予以和缓，用苦味之药以燥其脾湿，甘味之品予以滋补。

肺有病，在冬天痊愈；如果冬天未能痊愈，次年夏天就会加重；如果次年夏天不死，次年长夏就会平稳维持；到次年秋天将会减轻。要禁忌寒冷的饮食，避免受寒。肺病在日期上的变化为：在壬癸之月痊愈，如果壬癸之月未愈，到了丙丁之月就会加重；若丙丁之月不死，戊己之月就会平稳维持；庚辛之月时将会好转。肺病在一日之内的变化为：将近黄昏时病轻，神志清爽；次日正午病情加重，次日夜半时病情平稳而安静。肺气需要收敛，应当迅速服用酸味药予以敛收。酸味之药收敛作用顺应了肺欲收之性，故为补；辛味之药具有发散作用，违逆肺欲收之性，故曰泻。

肾有病，在春天痊愈；如果春天未能痊愈，长夏就会加重；如果长夏不死，秋天就会平稳维持；冬天将会有所减轻。要禁忌烧烤煎炒的热性食物，避免穿着用火烘烤过的衣服。肾病在日期上的变化为：在甲乙之月痊愈；如果甲乙之月未愈，戊己之月就会加重；如果戊己之月不死，庚辛之月就会平稳维持；壬癸之月时将会好转。肾病在一日之内的变化为：夜半病情最轻，神志清爽；辰、戌、丑、未时段，病情加重；将近黄昏时病情平稳而安静。肾精需要内守坚固，应当迅速服用苦味药物坚阴之；由于苦味药物具有"坚阴"功效，顺应了肾欲坚的特性故为补，而咸味之品的软坚作用违逆肾欲软的特性，故曰泻。

【导读】此处甲、乙……壬、癸十天干是十月太阳历法中的甲、乙……壬、癸月，分别标记着春、夏、长夏、秋、冬五季，绝非是纪日。清代孙鼎宜之"按所云十干，皆统一时言，非仅谓值其日也"的解释颇有见地，他显然在斟酌用了日干解释此处的甲、乙……壬、癸十天干于理难通后，才指出应以"时"（季节）诠释。唐代尹之章注《管子·四时》"是故春…甲乙之日"为"甲乙统春之三时也"可佐证，亦可从《素问·阴阳类论篇》中"春甲乙青，中主肝，治七十二日，是脉之主时"得到证明。但凡一年分为五季的原文，皆体现了十月太阳历法知识。但《内经》中又运用了十二月太阳历法中的每月三旬，每旬用十干纪日方法，论述各脏病证在一旬十日之内的变化状态。所以，每段原文前后两次应用天干的内容，要区别对待，不可混淆。

【原文】夫邪气之客于身也，以胜相加[1]，至其所生而愈[2]，至其所不胜而甚，至于所生而持，自得其位[3]而起，必先定五脏之脉，乃可言间甚之时，死生之期也[4]。

【注释】

[1] 以胜相加：指五行相克之气欺凌于相关内脏。如风胜则脾病（木克土），燥胜则肝病（金克木）等。加，指侵凌。

[2] 至其所生而愈：五脏之病，到其所生之脏当旺之时，就容易痊愈。如肝病在夏季丙、丁之月就容易痊愈。其余类推。

[3] 自得其位：五脏到了各自当旺之时。如肝脏当旺之时为春季的甲、乙月。其余类推。

[4] 必先定五脏之脉……死生之期也：张介宾："欲知时气逆顺，必须先察脏气；欲察脏气，必须先定五脏所病之脉，如肝主弦、心主钩、肺主毛、肾主石、脾主代。脉来独至，全无胃气，则其间甚、死生之期，皆可得而知之。"

【语译】外邪伤人发病，是由于五行中的胜气加害于相应之脏导致的。病邪传到其所生之脏当旺时，就容易痊愈；传到其所不胜之脏当旺时，就会加重；到了各自的生己之脏当旺的时候，就会平稳维持；传到各脏主旺之时，就会好转。所以诊治疾病时，要结合四季五行的规律，弄清五脏之脉，才可谈论疾病的转愈、加重的时机及生死期限。

【原文】肝病者，两胁下痛引少腹，令人善怒，虚则目䀮䀮[1]无所见，耳无所闻，善恐，如人将捕之。取其经[2]，厥阴与少阳，气逆，则头痛，耳聋不聪颊肿，取血者。

心病者，胸中痛，胁支满[3]，胁下痛，膺背肩甲[4]间痛，两臂内痛；虚则胸腹大，胁下与腰相引而痛。取其经，少阴太阳，舌下血者。其变病，刺郄中[5]血者。

脾病者，身重善肌[6]肉痿、足不收，行善瘈，脚下痛，虚则腹满肠鸣，飧泄食不化。取其经，太阴阳明少阴血者。

肺病者，喘咳逆气，肩背痛，汗出，尻[7]阴股[8]膝，髀腨[9]胻[10]足皆痛；虚则少气不能报息[11]，耳聋嗌干，取其经，太阴足太阳之外厥阴内血者[12]。

肾病者，腹大胫肿，喘咳身重，寝汗出，憎风[13]，虚则胸中痛，大腹小腹痛，清厥[14]意不乐。取其经，少阴太阳血者。

【注释】

[1] 䀮䀮（huāng 荒）：两目昏花、视物不清貌。

[2] 取其经：选择所属经脉之穴。

[3] 支满：支撑胀满。

[4] 甲：通"胛"。

[5] 郄（xì 戏）中：穴名，阴郄穴。

[6] 善肌：指容易饥饿。肌，当作"饥"。

[7] 尻（kāo 考）：尾骶骨。

[8] 阴股：大腿内侧。又指外阴和大腿。

[9] 腨（shuàn 涮）：腿肚子。

[10] 胻（héng 恒）：脚胫。

[11] 不能报息：张介宾："报，复也。不能报息，谓呼吸气短、难于接续也。"

[12] 足太阳之外厥阴内血者：郭霭春："《脉经》卷六第七、《甲乙》卷六第九、《千金》卷十七'厥阴内'下并有'少阴'二字。按下注'视左右足脉少阴部分有血满异于常者'，是王所据本原有'少阴'二字，与《脉经》合，应据补。"

[13] 憎风：恶风。张介宾："凡汗多者表必虚，表虚阳必衰，故恶风。"

[14] 清厥：清冷厥逆，即四肢厥冷。

【语译】肝病实证，可见两胁下痛，痛引少腹，易怒；如果是虚证，则见两眼昏花，视物不清，耳聋听声不清，容易惊恐，就像有人要逮捕自己一样。取厥阴、少阳经腧穴刺治。如果肝气上逆，可见头痛、耳聋而不能听声、面颊肿胀等，仍然选取厥阴、少阳经的腧穴刺治，针刺时须刺出血。

心病实证，可见胸中疼痛，胁部支撑胀满，胁下疼痛，胸部两侧和肩胛之间疼痛，两臂内侧疼痛等；如果是虚证，则见胸腹胀大、胁下与腰部牵引作痛等。选取少阴、太阳经的腧穴刺治。针刺舌下廉泉穴时，须刺出血。如果病情变化，可刺阴郄穴并刺出血。

脾病实证，可见身体沉重，容易饥饿，肌肉痿弱，两腿不能行走，容易抽搐，脚下疼痛等；如果是虚证，则见腹部胀满，肠中作响，泻下之物为完谷未化等。选取太阴、阳明、少阴经的腧穴，针刺并刺出血。

肺病实证，可见咳喘，气逆，肩背疼痛，汗出不止，脊骨末端、外阴、大腿、胯骨、腿肚、小腿上部疼痛等；如果是虚证，则见肺气不足，呼吸气短难以接续，耳聋，咽干等。选取足太阳之外、厥阴经之内的少阴经上的腧穴予以针刺并刺出血。

肾病实证，可见腹部胀大，小腿浮肿，喘息咳嗽，身体沉重，睡中出汗，恶风等；如果是虚证，则见胸中疼痛，大腹与小腹全都痛，四肢清冷厥逆，心中闷闷不乐等。选取少阴、太阳经的腧穴予以针刺并刺出血。

【导读】原文以脏腑功能及所属经脉为依据，运用脏腑和经脉辨证方法，归纳五脏疾病的虚实证候。分析各脏虚实证候时，结合了各脏的生理功能、生理特征、所属经脉循行部位等。

五脏疾病的针刺治疗，遵循本经取穴和表里经取穴两大原则，如治肝病证候，取足厥阴肝经和足少阳胆经穴位。

某些复杂的疾病，往往涉及多个脏腑经脉，或与其他经脉脏腑有联系，也可针刺多经穴位。例如脾病时，除针刺足太阴脾经、足阳明胃经穴外，还可取足少阴肾经，盖少阴肾藏命门之火，火可暖土，助脾运化。

针对某些邪气壅实的急重病证，还可以采取刺穴放血疗法，以泄邪气。例如肝病气火上逆而头痛、耳聋、面颊红肿者，针足厥阴、足少阳经的穴位，并放出其血；心病者，除刺手少阴、手太阳经穴外，同时针刺舌下廉泉穴并放出其血。对于病情变化者，可以随证施治，如心病有变证时，刺阴郄穴等。

【原文】肝色青，宜食甘，粳米、牛肉、枣、葵[1]皆甘。心色赤，宜食酸，小豆、犬肉、李、韭皆酸。肺色白，宜食苦，麦、羊肉、杏、薤[2]皆苦。脾色黄，宜食咸，大豆、豕肉、栗、藿[3]皆咸。肾色黑，宜食辛，黄黍[4]、鸡肉、桃、葱皆辛。辛散，酸收，甘缓，苦坚，咸耎。

【注释】

[1] 葵：菜名，指冬葵。

[2] 薤（xiè 谢）：野菜名。鳞茎名薤白，味苦。俗称"小蒜"。

[3] 藿：豆叶。

[4] 黄黍（shǔ 鼠）：张介宾："即糯小米。北方谓之黄米，又曰黍子。"

【语译】肝主青色，宜食甘味之物予以养护，粳米、牛肉、大枣、冬葵等都是甘味之物；心主赤色，宜食酸味之物予以养护，小豆、狗肉、李子、韭菜等都是酸味之物；肺主白色，宜食苦味之物予以养护，麦子、羊肉、杏、薤白等都是苦味之物；脾主黄色，宜食咸味之物予以养护，大豆、猪肉、栗子、豆叶等都是咸味之物；肾主黑色，宜食辛味之物予以养护，黄黍、鸡肉、桃子、大葱等都是辛味之物。辛味之物具有发散的作用，酸味之物具有收敛的作用，甘味之物具有缓和的作用，苦味之物具有坚敛的作用，咸味之物则有软坚的作用。

【导读】五脏与五行、五味、五时相应，五脏各有适宜药食之气（寒、热、温、凉性质）、药食之味（酸、苦、甘、辛、咸之味）及相应的生理特征，五脏罹病后，可以根据这些特点选取相应的药食气味予以补泻调理。例如肝属春令风木之脏，性喜疏畅条达而恶抑郁，若疏泄太过，五志过激而恼怒伤肝，则应急用甘味的药食来缓和肝气；若疏泄不及，肝郁不舒，又当选用辛味的药食来疏散肝气。"顺其性为补，反其性为泻"（吴崑注）。肝木喜辛散而恶酸收，所以辛味疏散之品顺应肝气的疏泄之性，故在肝为补；而酸涩收敛之品违逆肝气之性，故在肝为泻。其余四脏病证的五味药食补泻规律，仿此类推。

【原文】毒药攻邪，五谷[1]为养，五果[2]为助，五畜[3]为益，五菜[4]为充，气味[5]合而服之，以补精益气。此五者，有辛酸甘苦咸，各有所利，或散或收，或缓或急[6]，或坚或耎，四时五脏，病随五味所宜也[7]。

【注释】

[1] 五谷：粳米、小豆、麦、大豆、黄黍五种谷物。王冰所注五谷，乃五谷中的精品。

[2] 五果：王冰："谓桃、李、杏、栗、枣也。"

[3] 五畜：王冰："谓牛、羊、豕、犬、鸡也。"

[4] 五菜：王冰："谓葵、藿、薤、葱、韭也。"

[5] 气味：性味，不同性味的五谷、五果等。

[6] 或急：衍文，译文舍之。

[7] 四时五脏，病随五味所宜也：谓四时五脏的不同病证，要分别选用与四时五脏相宜的药食之味来治疗和调养。

【语译】凡是药物，都是用来攻除邪气的。至于用来养护身体的应为粳米、小豆、麦子、大豆和黄黍这"五谷"，应以桃子、李子、杏、栗子、大枣这"五果"作为辅助之物，应以牛肉、羊肉、猪肉、狗肉、鸡肉这"五畜"之肉作为滋养之物，应以冬葵、豆叶、薤、葱、韭菜这"五菜"作为补充之物。如果能够将这些不同性味的食物搭配得当，并遵从四季五行的规律，依照五脏所需，合理应用，就能起到补精益气的作用。这些不同功用的五类食物，都有辛、酸、甘、苦、咸五味，又各有养护内脏的作用，有的能发散，有的能收敛，有的能缓和，有的能坚敛，有的能软坚。所以说，遵从四季五行的规律、结合人体的五脏之气调治疾病时，还要依据五味之物适宜的对象情况。

【导读】五脏与四时、五行、五味相应，药物以及五谷、五畜、五果、五菜等食物皆有五味之异，药物的五味用以祛邪治病，饮食五味则是人体营养的重要源泉。故有"毒药攻邪，五谷为养，五果为助，五畜为益，五菜为充"之论。五谷粮食是人类营养的主要来源；五果作为饮食之辅助；五畜之肉是血肉有情之品，常用来补益人体；各种蔬菜也是营养的必要补充。总之，饮食物的五味都能充养助益人体，只有使饮食五味和调，无偏颇之弊，才能使五脏的精气旺盛充盈，从而保证正常的生命活动。此即"气味合而服之，以补精益气"之意。临证时务要了解五脏与四时、五行、五味的关系，掌握五味的功效特点，根据五味所宜，结合四时五脏，调摄药食，养生治病。

本篇原文中的"五行"以十月太阳的一年分五季的内含为主，同时包含了哲学中的五行内容，两种情况交织，应当关注。

宣明五气篇第二十三

【题解】宣明，即宣扬阐明。五气，指五脏精气。本篇以五脏为中心，运用五行理论，宣扬阐明五脏精气的生理、病理、治疗特点及规律，将其作为临床诊治的准则。因文无问答之辞，故称"宣明五气"。

【原文】五味所入：酸入肝，辛入肺，苦入心，咸入肾，甘入脾，是谓五入。

【语译】饮食五味各有所入之脏：酸味入于肝，辛味入于肺，苦味入于心，咸味入于肾，甘味入于脾，这就是"五入"。

【导读】论"五味所入"。五味，泛指具有各种味道的药物饮食；所入，言其所归的脏腑。由于人身五脏的生理功能和性质特点不同，因此对药食五味就有不同的选择。药食五味经过胃纳脾运，化生精微后，再根据五味与五脏的亲和关系将其输送到诸脏，以充养五脏的正气，所以说五味各有所入。五味入五脏的基本规律是：先入五味所属的本脏，后入其他脏腑。正如《素问·至真要大论篇》中所说的"夫五味入胃，各归所喜攻，酸先入肝，苦先入心，甘先入脾，辛先入肺，咸先入肾"。

"五味所入"理论是根据五味配五行，从其本性则化、化则入的理论提出来的。如《素问·阴阳应象大论篇》之"木生酸，酸生肝""水生咸，咸生肾"。所以酸味从木化而入肝，咸味从水化而入肾等。这即是张介宾所说的"五味各从其类，同气相求也"之义。

【原文】五气所病[1]：心为噫，肺为咳，肝为语[2]，脾为吞[3]，肾为欠[4]、为嚏，胃为气逆，为哕[5]、为恐，大肠、小肠为泄，下焦溢为水[6]，膀胱不利为癃[7]，不约[8]为遗溺，胆为怒，是谓五病。

【注释】

[1] 五气所病：五脏气机失调所出现的主要病证。

[2] 语：独语、多语。

[3] 吞：吞酸。

[4] 欠：呵欠，打呵欠。

[5] 哕：呃逆。

[6] 溢为水：水液泛溢而形成浮肿。水，浮肿。

[7] 癃：小便不通。

[8] 不约：（膀胱）因气虚而不能发挥约束节制津液的作用。

【语译】五脏之气发生病变后，各有不同的表现：心为嗳气；肺为咳嗽；肝为独语、多语；脾为吞酸；肾呵欠、喷嚏。六腑之气发生病变后，同样有各自不同的表现：胃病为气逆、呃逆、恐惧；大肠与小肠病为泄泻；下焦病则水液泛溢于皮；

膀胱病为小便不通，或为遗尿；胆病为易　　怒。这就是"五病"。

【导读】论"五气所病"。脏腑气机紊乱所导致的主要病证为"五病"。"噫"，指太息，长大呼吸，心病患者因气血供应不足而不时太息。"嗳"，即嗳气，指气从胃中上逆之症。"语"，指独语、多语，而不是谵语。此为七情所伤，思虑过度，肝气被郁之故。"吞"，指吞酸，吐酸、泛酸症状。胃气以和降通顺为常，胃失和降，逆而上行则发生哕（干呕或呃逆）之症。膀胱是人体水液代谢的重要器官，依赖肾阳温煦而气化排尿，临证时无论症见癃闭，或小便频数，或遗尿等小便失常病变，皆与肾和膀胱有关。"膀胱不利为癃，不约为遗尿"是其主要临床表现。

【原文】五精所并[1]：精气并于心则喜，并于肺则悲，并于肝则忧，并于脾则畏，并于肾则恐，是谓五并，虚而相并者也[2]。

【注释】

[1] 五精所并：五脏精气聚集于某一脏。并，指聚积。

[2] 虚而相并者也：张介宾："脏气有不足，则胜气得相并也。"

【语译】五脏的精气聚于一脏，就会发生病变，临床表现分别为：聚于心，表现为嬉笑不休；聚于肺，表现为容易悲伤；聚于肝，表现为忧虑不已；聚于脾，表现为胆怯畏惧；聚于肾，表现为容易惊恐。这就是"五并"。并，就是"聚积"之义。五脏的精气聚积于某脏的病变，是由于该脏精气虚弱而导致的。

【导读】论"五精所并"。五脏的精气是人体情志活动的物质基础，"人有五脏化五气，以生喜怒悲忧恐"（《素问·阴阳应象大论篇》），即是此意。五脏的精气充足，各藏于本脏，则人的精神情志活动协调。如若某脏失调，其他脏的精气乘势相并，聚积于此，就造成该脏气偏胜而会有情志的异常改变，如五脏精气聚积于心，使心气偏胜，则会有大笑不止的症状，如心气"实则笑不休"（《灵枢·本神》）即是其例。

【原文】五脏所恶[1]：心恶热[2]，肺恶寒[3]，肝恶风[4]，脾恶湿[5]，肾恶燥[6]，是谓五恶。

【注释】

[1] 恶（wù 务）：憎恶，厌恶。

[2] 心恶热：马莳："心本属火，火之性热，受热则病，故恶热。"

[3] 肺恶寒：马莳："肺本属金，金之体寒，而受寒则病，故恶寒。"

[4] 肝恶风：马莳："肝属木，其性与风气相通，而感风则伤筋，故恶风。"

[5] 脾恶湿：马莳："脾属土，土湿则伤肉，故恶湿。"

[6] 肾恶燥：张介宾："肾属水而藏精，燥胜则伤精，故恶燥。"

【语译】五脏各有憎恶：心憎恶热，肺憎恶寒，肝憎恶风，脾憎恶湿，肾憎恶燥。这就是"五恶"。

【导读】论"五脏所恶"。此处根据五脏与五行、五气的关系归纳五脏的生理特性。肝、心、脾、肺、肾五脏分别与木、火、土、金、水五行，风、热、湿、寒、燥五气相应。因为"五脏之气，喜于生化，故本气自胜者恶之"（张志聪注）。

【原文】五脏化液[1]：心为汗，肺为涕，肝为泪，脾为涎，肾为唾，是谓五液。

【注释】

[1] 化液：五脏接受水谷精微，化生滋养外窍的津液。

【语译】五脏各有所化之液：心化之液为汗水，肺化之液为鼻涕，肝化之液为泪水，脾化之液为涎，肾化之液为唾。这就是"五液"。

【导读】论"五脏化液"。液，是汗、涕、泪、涎、唾五种分泌液的统称，亦称为"五液"，是津液的一部分，来源于水谷精微，经五脏气化后贯注于外窍而成，分别隶属于五脏。

【原文】五味所禁：辛走气，气病无多食辛；咸走血，血病无多食咸；苦走骨，骨病无多食苦；甘走肉，肉病无多食甘；酸走筋，筋病无多食酸。是谓五禁，无令多食。

【语译】五味各有禁忌：辛味行于气分，气分有病，不要多食辛味之物；咸味行于血分，血分有病，不要多食咸味之物；苦味入于骨骼，骨骼有病，不要多食苦味之物；甘味入于肌肉，肌肉有病，不要多食甘味之物；酸味入于筋脉，筋脉有，不要多食酸味之物。这就是"五禁"。其关键是不要多食应禁之物。

【导读】论"五味所禁"。"五味所入"与"五味所禁"，表达了药食既能养人也能伤人的两重作用，尤其是在人体有病的状态下更要慎用。此处说明五脏及其所属的气、血、筋、骨、肉在病理状态时，容易被某种特定气味的药食所伤。

【原文】五病所发[1]：阴病发于骨[2]，阳病发于血[3]，阴病发于肉[4]，阳病发于冬[5]，阴病发于夏[6]，是谓五发。

【注释】

[1] 五病所发：五脏病变的好发部位或好发时令。

[2] 阴病发于骨：肾受邪则发骨骼病。阴，指肾。

[3] 阳病发于血：心受邪则发血脉病。阳，指心。

[4] 阴病发于肉：脾受邪则发肉分病。阴，指脾。

[5] 阳病发于冬：春季所生的痿厥病，是肝在冬季受到邪气的侵袭而留下的病根。阳，指肝。

[6] 阴病发于夏：秋季生成的疟疾，是肺在夏季受到邪气的侵袭而留下的病根。阴，指肺。

【语译】五脏受邪致病的部位与时令各不相同：肾受邪则发生骨骼病，心受邪则发生血脉病，脾受邪则发作于肉分，肝在冬季受邪就合理下在春季发为痿厥的病根，肺在夏季受邪就会埋下秋季发作疟疾的病根。这就是"五发"。

【导读】论"五病所发"。五脏疾病发生显现各有一定的部位和规律，此处根据阴阳学说，结合五脏与五体、四时阴阳的相应关系，论述了五脏疾病的发病规律，同时也论述了五脏伏邪所致的病证。

【原文】五邪所乱[1]：邪入于阳则狂[2]，邪入于阴则痹[3]，搏阳则为巅疾[4]，搏阴则为喑[5]，阳入之阴则静[6]，阴出之阳则怒[7]，是谓五乱。

【注释】

[1] 五邪所乱：邪气扰乱五脏引起阴阳失调的病证。

[2] 邪入于阳则狂：张介宾："邪入阳分，则为阳邪，邪热炽盛，故病为狂。《生气通天论》曰：'阴不胜其阳，脉流薄疾，并乃狂'。"

[3] 邪入于阴则痹：张介宾："邪入阴分，则为阴邪，阴盛则血脉凝涩不通，故病为痹。《寿夭刚柔》篇曰：'病在阴，命曰痹。'《九针论》曰：'邪入于阴，则为血痹。'"

[4] 搏阳则为巅疾：邪入阳分，与正气交争，会导致头部的病变。搏，交争。巅疾，头部疾病。

[5] 喑（yīn 阴）：声音嘶哑，或言不出声。

[6] 阳入之阴则静：张志聪："阳分之邪而入之阴，则病者静，盖阴盛则静。"之，相当"于"。

[7] 阴出之阳则怒：张志聪："阴分之邪而出之阳，则病者多怒，盖阳盛则怒也。"

【语译】五脏被邪气侵害扰乱之后，发生的疾病各不相同：热邪侵入阳脉，阳气大乱而使人发狂；寒邪侵入阴脉，阴气逆乱而发生血痹；邪气侵入阳分，与正气交争，会生头部疾病；邪气侵入阴分，与正气交争，会生音哑病；邪气从阳分侵入阴分，表现平静而不躁乱；邪气从阴分传到阳分，表现为躁乱不安。这就是"五乱"。

【导读】论"五邪所乱"。此节讨论邪气侵袭，扰乱五脏，使机体阴阳失调而致病的机制。所出现的相关病证与脏腑功能失常、阴阳气血失调有关。

【原文】五邪所见[1]：春得秋脉[2]，夏得冬脉，长夏得春脉，秋得夏脉，冬得长夏脉，名曰阴出之阳，病善怒不治[3]，是谓五邪，皆同命[4]死不治。

【注释】

[1] 五邪所见：五脏受邪所出现的脉象。

[2] 春得秋脉：出现五脏相胜且无胃气之脉，多预后不良。余类推。

[3] 名曰阴出之阳，病善怒不治：《新校正》认为此处系错简，应删。

[4] 命：预后。

【语译】五脏被邪气侵害以后所出现的五种与时令不相应的脉象：春季出现秋季应有的毛脉，夏季出现冬季应有的石脉，长夏出现春季应有的弦脉，秋季出现夏季应有的钩脉，冬季出现长夏应有的缓脉。这些与时令不应的脉象，统称为"五邪之脉"。患者的预后全都相同，是不治的死证。

【导读】论"五邪所见"。此处以五行相克原理，论述五脏发病若出现与五脏四时相逆之脉象，皆主预后不良，故有"脉从四时，谓之可治……脉逆四时，为不可治""所谓逆四时者，春得肺脉……其至皆悬绝沉涩者，命曰逆四时"（《素问·玉机真脏论篇》）之论。

【原文】 五脏所藏：心藏神，肺藏魄，肝藏魂，脾藏意[1]，肾藏志[2]，是谓五脏所藏。

【注释】

[1] 意：思虑、思考之功能。

【导读】 论"五脏所藏"。人的精神意识思维活动可概之为神、魄、魂、意、志五者，是以五脏所藏的精气为物质基础，随生命的孕育而产生，随着生命的终结而消亡。人以五脏为本（《素问·六节藏象论篇》）。五神及精气血等物质基础皆为五脏所藏，故曰"五脏所藏"。

【原文】 五脏所主[1]：心主脉，肺主皮，肝主筋，脾主肉，肾主骨，是谓五主。

【注释】

[1] 五脏所主：主，主宰。此处言五脏充养

【导读】 论"五脏所主"。此节讨论了五脏与五体（形体的五层次）的密切联系。人体以五脏为中心，五脏居内，皮、肉、筋、骨、脉居外，外在之形体五层次依赖于内在脏腑精气的充养（当然也有功能配合），故有五脏主五体之论。

【原文】 五劳[1]所伤：久视伤血，久卧伤气，久坐伤肉，久立伤骨，久行伤筋，是谓五劳所伤。

【注释】

[1] 五劳：即"久视""久卧""久坐""久立""久行"。劳，过度劳累。

【导读】 论"五劳所伤"。此节所论分为两类：一是过度劳累带来的伤害，如视、立、行导致血、筋、骨损伤；二是过度安逸对人体的伤害，如久卧、久坐对阳气、肌肉的伤害。各种活动贵在有节、有时、有度，如若活动太过，则会使体内气血耗损，阴阳失调，脏腑失和，从而造成相应损伤而致病。

【原文】 五脉应象：肝脉弦，心脉钩，脾脉代[1]，肺脉毛，肾脉石，是谓五脏之脉。

【注释】

[1] 代：代脉，具有脾之柔和特点的常脉。

[2] 志：情志、情绪。

【语译】 五脏各有所藏：心所藏为神，肺所藏为魄，肝所藏为魂，脾所藏为意，肾所藏为志。这就是五脏所藏内容。

并主宰五体。

【语译】 五脏各有主宰：心主宰血脉，肺主宰皮毛，肝主宰筋脉，脾主宰肌肉，肾主宰骨骼。这就是五脏各有主宰的内容。

【语译】 五种过劳之事对人各有所伤：用目过度损伤血脉；躺卧过多损伤阳气；坐得太久损伤肌肉；站立太久损伤骨骼；行走过多损伤筋脉。这就是五种过劳之事造成不同损伤的情况。

【语译】 五脏之脉与五时之气相应脉象为：肝的应时之脉为弦；心的应时之脉为钩；脾的应时之脉为代；肺的应时之脉为毛；肾的应时之脉为石。这就是五脏的应时之脉。

【导读】论"五脉应象"。人与自然界息息相关，人体脉象随自然界四时阴阳的盛衰而有适应性的生理变化，此节讨论肝、心、脾、肺、肾五脏之应时脉象特点分别为弦、钩、代、毛、石四时五行之象，故曰"五脏应象"。

血气形志篇第二十四

【题解】形志，指形体和神志。本篇讨论了六经的气血多少、出气出血的治疗所宜、三阴三阳互为表里的关系、形志苦乐所致各种证候及治疗方法、背部五脏俞穴的取穴方法等。其中以血气多少和形志苦乐疾病为重点，故名"血气形志"。

【原文】夫人之常数[1]，太阳[2]常多血少气，少阳常少血多气，阳明常多气多血，少阴常少血多气，厥阴常多血少气，太阴常多气少血，此天之常数。

【注释】

[1] 常数：气血多少的常规数值。

[2] 太阳：太阳经。下文"少阳""太阴"等，均指经脉。

【语译】人体经脉中气血的多少，各有一定的常规数值。太阳经常血多气少，少阳经常血少气多，阳明经常气多血多，少阴经常血少气多，厥阴经常血多气少，太阴经常气多血少。这就是人体经脉中气血多少的正常状态。

【导读】"人之所有者，血与气耳"（《素问·调经论篇》），血和气，生成于脏腑，又是维持人体生命活动的基本物质。人体脏腑、四肢九窍、皮肉脉筋骨等，各具有不同的生理功能，共同维系着人的整体活动，在经脉系统的沟通和协调下，使人体内外上下保持着协调统一，构成有机的统一整体。经脉系统有联系人体各组织器官、通行血气、传递信息、抗御外邪、保卫机体的作用，其血气之多少皆有定数，临证当了解六经生理之常规，便于掌握病理变化及正确治疗方法。

【原文】足太阳与少阴为表里，少阳与厥阴为表里，阳明与太阴为表里[1]，是为足阴阳[2]也。手太阳与少阴为表里，少阳与心主[3]为表里，阳明与太阴为表里，是为手之阴阳[4]也。今知手足阴阳所苦[5]，凡治病必先去其血，乃去其所苦，伺之所欲[6]，然后泻[7]有余，补[8]不足。

【注释】

[1] 表里：内外、阴阳的相互联系。

[2] 足阴阳：足三阴经、足三阳经。

[3] 心主：心包络，经脉为手厥阴经。

[4] 手之阴阳：手三阴经、手三阳经。

[5] 手足阴阳所苦：手三阴经、手三阳经、足三阴经、足三阳经。所苦，所患的病证。

[6] 伺之所欲：观察了解患者的意愿、需要，以判断病情，决定治疗。伺，观察，了解。之，患者。

[7] 泻：用泻法针刺。

[8] 补：用补法针刺。

【语译】人体十二条经脉，足太阳膀胱经与足少阴肾经为表里关系，足少阳胆经与足厥阴肝经为表里关系，足阳明胃经

与足太阴脾经为表里关系，这是足三阴经与足三阳经所患的病，治疗就
与足三阳经之间的关系；手太阳小肠经与有的放矢了。大凡治疗时，通过针刺去除
手少阴心经为表里关系，手少阳三焦经与患病之经的壅滞之气血，就可以立即缓解
手厥阴心包经为表里关系，手阳明大肠经病痛；然后再了解患者的愿望和需要，或
与手太阴肺经为表里关系，这是手三阴经用泻法针刺以泻除偏盛的实证，或用补法
与手三阳经之间的关系。如果据此弄清手针刺以补养虚证。

【导读】 联系《灵枢·经脉》内容可知，三阴三阳六经分别以手足命名，手足三阳经内属于六腑，为表，手足三阴经内属于五脏，为里。脏腑阴阳相配，通过经脉的联系沟通，从而构成手三阳与手三阴、足三阳与足三阴相互络属的表里关系。

【原文】 欲知背俞[1]，先度其两乳间，中折之，更以他草度去半已，即以两隅[2]相拄[3]也，乃举以度其背，令其一隅居上，齐脊大椎，两隅在下，当其下隅者，肺之俞也。复下一度[4]，心之俞也。复下一度，左角肝之俞也，右角脾之俞也。复下一度，肾之俞也。是谓五脏之俞，灸刺之度[5]也。

【注释】

[1] 背俞（shù 树）：位于背部的五脏俞穴。

[2] 隅：两边相交的地方，即几何学中所谓"角"。

[3] 拄（zhǔ 主）：支撑。

[4] 一度：此处等腰三角形的上角至底部正中点的直线长度。

[5] 度：法度。

【语译】 要想找到人体背部五脏腧穴的确切位置，可先用一根草测量人两乳头间的长度，将这一长度的草对折后，再将与这一长度相等的另一根草尺折去一半，用留下的一半撑住第一根草尺的两头，使之成为一个等腰三角形，然后用它去度量人的背部。度量时，先让等腰三角形的上角对齐背部正中的大椎穴，两个下角所处部位，就是左右肺俞了；之后，以左右肺俞连线的中点为基点，将等腰三角形的上角下移于此。两个下角所处部位就是左右心俞；接着，再以左右心俞连线的中点为基点，将等腰三角形的上角下移于此，左下角对应的为肝俞，右下角对应为脾俞；最后，以肝俞和脾俞连线的中点为基点，将等腰三角形的上角下移于此，两个下角对应的就是肾俞。这就是位于背部五脏的俞穴，也是针灸取穴的法度。

【导读】 腧穴是位于经脉上的特定针灸刺激点，取穴正确与否，直接影响到治疗效果。正确选定腧穴位置是针刺的前提。《内经》记载了多种取穴定位法，本节介绍量取背部五脏俞穴的具体方法。尽管此法所取穴位与《灵枢·背俞》及《针灸甲乙经》中背俞穴位置不太一致，但是不可否认，该法在针灸学创始之早期，不失为一种规范取穴的好方法。这不仅说明当时古人已经以患者两乳间的距离作为标准长度，同身度量，因人而异，制作取穴工具，还说明古人取穴十分认真，力求准确。

【原文】 形乐志苦，病生于脉，治之以灸刺；形乐志乐，病生于肉，治之

以针石。形苦志乐，病生于筋，治之以熨[1]引[2]。形苦志苦，病生于咽嗌，治之以百[3]药。形数惊恐，经络不通，病生于不仁，治之以按摩醪药[4]。是谓五形志[5]也。

【注释】

[1] 熨：热敷法。用来热敷的东西有药、汤（开水）、酒、铁、土等。

[2] 引：指导引，又称道引，是我国上古时的一种强身健体、祛病延年的养生方法。

[3] 百：《针灸甲乙经》中作"甘"，当是。

[4] 醪（láo 劳）药：药酒，酒剂。

[5] 五形志：上述五种身体与情志异同的情况，即"形乐志苦""形乐志乐""形苦志乐"

"形苦志苦""形数惊恐"五者。

【语译】人要是身体安逸而情志忧苦，其病患多发于经脉，适宜用灸法与针刺治疗；要是身体安逸且情志愉快，其病患多发于肌肉，适宜用针刺与砭石治疗；要是身体劳苦而情志愉快，其病患多发于筋骨，适宜用热敷法与导引法治疗；要是身体劳苦又情志忧苦，其病患多发于咽喉，适宜用甘味药物治疗；要是身体虚弱且常常惊恐不已，经络不通畅，其病患多表现为肢体麻木没有知觉，适宜用按摩与酒剂治疗。这就是与人的形志状态有关的五种病患及其相应的治法。

【导读】形与神的关系在《灵枢·本神》等篇中有论述，神以身形为基础，随着形体的生理病理变化而有变化。这种相互依存关系称为"形神亦恒相因"，如"血气已和，营卫已通，五脏已成，神气舍心，魂魄毕具，乃成为人"，以及"人生……百岁，五脏皆虚，神气皆去，形骸独居而终矣"（《灵枢·天年》）之论述，就是从养生的角度对形神关系的确切表达。此节从形志苦乐立论，从病理角度讨论形与神的关系，说明形志苦乐所致病证及治疗方法。

【原文】刺阳明出血气，刺太阳出血恶[1]气，刺少阳出气恶血，刺太阴出气恶血，刺少阴出气恶血，刺厥阴出血恶气也。

【注释】

[1] 恶（wù 务）：不宜，不要。恶，通"毋"。

【语译】针刺阳明经时，可以出血，也可使气外泄；针刺太阳经时，可以出血，但不宜伤及经气；针刺少阳经时，可使气外泄，但不宜伤及血；针刺太阴经时，可以使气外泄，但不宜伤及血；针刺少阴经时，可使气外泄但不宜伤及血；针刺厥阴经时，可以出血，但不宜伤及经气。

【导读】由于六经气血多少的不同，所以在针刺治疗时，应根据各经气血多少来决定补泻原则。如阳明为多气多血之经，患病多属热证实证，治宜泄热祛实，而阳明气分热实者当清泻气分，阳明血分热者宜清泄血热。所以说"刺阳明，出血气"。此即所谓"十二经血气各有多少不同，乃天禀之常数。故凡用针者，但可泻其多，不可泻其少，当详查血气而为之补泻也"（张介宾注）。

宝命全形论篇第二十五

【题解】"宝"通"保",指保全、珍重。全形,指保全形体。本篇从天人相应的整体观念出发,说明在天地之间、万物之中,莫贵于人。人是天地万物之主宰,又与天地万物的变化密切相关。医生只有充分了解人体经脉气血阴阳消长与天地间阴阳变化的联系,审察至微,随机应变,才能正确施治,获得较好的疗效,从而达到顺应自然、珍重生命、保全形体、健康无病的目的。故名"宝命全形论"。

【原文】黄帝问曰:天覆[1]地载,万物悉备,莫贵于人。人以天地之气生,四时之法成[2]。

【注释】

[1] 覆:通"孚",孵化、养育。

[2] 四时之法成:随着春生夏长秋收冬藏的规律成长。法,指规律、法度。

【语译】黄帝问道:由于自然界的养育、大地的承载,万物都具备了。在天地万物之间,没有比人更宝贵的了。人是在天地之气的作用下诞生且随着四季变化规律而成长。

【导读】天地万物人最贵,自然界中,虽然存在着多种多样的生物,但是人类最为珍贵,与《尚书·泰誓上》中所说的"惟天地万物父母,惟人万物之灵"相合。

【原文】君王众庶,尽欲全形。形之疾病,莫知其情,留淫日深,著于骨髓,心私虑之[1]。余欲针除其疾病,为之奈何?

岐伯对曰:夫盐之味咸者,其气令器津泄;弦绝者,其音嘶败;木敷者其叶发[2];病深者其声哕。人有此三者,是谓坏府[3],毒药无治,短针无取。此皆绝皮伤肉,血气争黑[4]。

【注释】

[1] 心私虑之:张介宾:"病在皮毛,浅而未甚,不早治之,则留注日深,内着骨髓,故可虑也。"

[2] 发:通"废",凋零。

[3] 坏府:内脏有严重损害。

[4] 血气争黑:血挟病邪,与肺气相争相搏,两败俱伤,面色发黑。

【语译】无论是君王还是民众,都想保全身体。但是身体如果有了疾患,却往往不知其中的原因,以致病邪在体内蔓延并加重,最后就会附着于骨髓,我心中常暗自忧虑。想用针刺解除他们的疾患,对此怎么做才好呢?

岐伯回答说:盐味咸,其特性是能使贮存的器物浸出水珠;琴弦将断时,琴声会嘶嘶作响、破损不清;树木朽坏时,树叶会凋零;病情严重时,人就会出现呃逆。人有了如此征象,就可以说脏腑败坏,药物已不能治疗了,针刺也不能奏效。这都是因为人的皮肉严重损伤，血挟病邪、与肺气相争，最后导致两败俱伤，色黑为其面部特征。

【导读】此节用比类取象思维，借器具（如瓦罐）贮藏咸盐后有卤汁外渗、琴弦将断时发出嘶败之音、树木已腐朽时枝叶枯谢等现象为喻，表达脏腑功能失常，必在外部形体有所反映，即"有诸内必形诸外"，列举临证辨证的经验，如某些大病、久病见哕逆，往往提示病势危重，胃气将绝。借此说明临床医生要善于通过形体的某些微小变化，测知内部脏腑的病变，才不致病邪"留淫日深，著于骨髓"，进而发展到"坏府，毒药无治，短针无取，此皆绝皮伤肉，血气争黑"等不可挽救的危险境地。以此强调察表知里，见微知著认知方法的重要性。

【原文】帝曰：余念其痛，心为之乱惑反甚，其病不可更代，百姓闻之，以为残贼，为之奈何？

岐伯曰：夫人生于地，悬命于天，天地合气，命之曰人。人能应四时者，天地为之父母。知万物者，谓之天子。天有阴阳，人有十二节[1]。天有寒暑，人有虚实。能经天地阴阳之化者[2]，不失四时；知十二节之理者，圣智不能欺也；能存八动[3]之变，五胜更立[4]，能达虚实之数者，独出独入，呿吟至微[5]，秋毫在目。

【注释】

[1] 十二节：十二条经脉。

[2] 能经天地阴阳之化者：能掌握天地阴阳变化的人。经，治理，掌握。

[3] 八动：八风的变化。

[4] 五胜更立：指五行之气的盛衰消长及其更替主宰着四季之气（的道理）。五，五行之气。胜，通"盛"，单词复用，盛衰、消长。

[5] 呿（qū驱）吟至微：患者为之唉声叹气的、极其隐微的病情。呿吟，张口发声为呿，

闭口发声为吟，是人难受时反映于气息声音上的表象。

【语译】黄帝问道：我挂念民众的病痛，以致心中昏乱糊涂。而我又不能够代替他们忍受病痛。民众听到这种情况，将会认为我很残忍。对此应该怎么办才好呢？

岐伯回答说：人虽然生活在地上，但却由上天主宰着生命。天地阴阳之气交会形成有灵性的生命，就是人类。人类能适应四季阴阳变化的话，天地间所有阳气阴精就都为其发挥养育的作用。懂得万事万物道理的人，称作天子。天有阴阳之气，人有十二经脉；天有寒暑之别，人有虚实不同状态。人如果能够效法天地阴阳的变化，就不会违背四季节律；如果能够懂得十二经脉理论，就是圣人的智慧也不能超过；如果能够洞察八风的变化和五行之气的盛衰及其制胜，就能通晓虚实的变化规律，就能达到认识并治疗疾病的高超境界。患者为之唉声叹气的、哪怕是极其隐微的病痛，也能像明察秋毫一样的准确。

【导读】人类生存离不开自然，人与天地自然之间密切相关，人既要依靠天气（风、寒、暑、湿、燥、火六气）地气（饮食物的酸、苦、甘、辛、咸五味）生存，也要接受四时春生、夏长、秋收、冬藏规律的影响而生存。只有适应自然，才能保全形体，使身体健

康，这就是"宝命全形"的基本内涵。

此节原文还强调临床掌握了八风的演变以及五行的生克制化规律，通晓病情的虚实变化，在辨证上才会有独到的见解，才能够明察秋毫，做一个明白医生。

【原文】帝曰：人生有形，不离阴阳，天地合气，别为九野，分为四时，月有小大，日有短长，万物并至，不可胜量，虚实呿吟，敢问其方？

岐伯曰：木得金而伐，火得水而灭，土得木而达，金得火而缺，水得土而绝，万物尽然，不可胜竭。

【语译】黄帝问道：人类活着所拥有的身体，不能离开阴阳之气。天地阴阳相互交合而生成万物，又有九州域内之分野，有在四季之中的不同时令，月份还有大小的区分，有昼夜长短的差别。万事万物都来到了世间，我不能说尽它们的数量。包括人类所患虚实证候以及各种病痛，请问其治疗的方法是怎样的呢？

岐伯回答说：木可被金伐断，火可被水浇灭，土可被木穿透，金可被火熔化，水可被土填堵。万事万物都是这样的道理，不能一一说尽。

【导读】自然界的一切事物都是由具有木、火、土、金、水五种属性事物的运动变化所构成的，人体脏腑之间的生理病理变化也存在着五行生克制化的基本原理。此节原文就是对五行相互制约（相克）规律的最直接表述。"伐、灭、达、缺、绝"是用比类的方法说明相互"克制"的关系，进而体现其存在于自然万物之中。人体疾病变化多端，可按照五行生克规律去认知，如"见肝之病，知肝传脾，当先实脾"（《金匮要略·脏腑经络先后病脉》），就是对这一关系的具体应用。

【原文】故针有悬布天下者五，黔首共余食，莫知之也。一曰治神[1]，二曰知养身，三曰知毒药为真[2]，四曰制砭石小大，五曰知腑脏血气之诊。五法俱立，各有所先。今末世之刺也，虚者实之，满者泄[3]之，此皆众工所共知也。若夫法天则地[4]，随应而动[5]，和之者若响，随之者若影，道无鬼神，独来独往[6]。

【注释】

[1] 治神：调养精神（使能专一）。

[2] 知毒药为真：毒药，性味峻烈之药。真，指药物性能。

[3] 泄：通"泻"，用泻法针刺。

[4] 法天则地：互文句，即"法则天地"。法则，效法。

[5] 随应而动：根据人体对天地阴阳的感应变化而灵活地采用针法进行治疗。

[6] 独来独往：来、往，二字互文，犹如进出，此谓诊察并治疗疾病的诊治过程。

【语译】所以针刺的法则已经有五种并公布于天下，民众只知道谋求饱食，没有谁懂得它们。针刺的五种法则：一是调养精神使之能够专一，二是弄懂养身的道理，三是弄清药物的四性五味，四是根据治病的需要制定砭石的大小，五是精通脏腑气血之病的诊断方法。明确这五种针刺法则后，应用时还应当根据实际情况而有先后次序。近来人们运用针刺治病时，是患者患了虚证就用补法针刺，患了实证就用泻法针刺，这是医生都懂得的方法。至于效法天地，根据人体对天地阴阳的感应变化而灵活采用针法，从而取得犹如回声、像身形与影子一样的疗效，这就不是普通医生能够懂得了的。针刺理论和方法，是没有鬼神之法的，是有其自身规律的。只要掌握其精髓，就能达到自如诊治的境地。

【导读】"针有悬布天下者五"，指出临床应用针刺法治病时，应当重视五个关键问题。其中"治神"要求医生临证之际，应先调整自己的心态，做到注意力集中，精神专一，全神贯注，认真负责地诊治，切不可左顾右盼，马马虎虎，敷衍了事。孙思邈在《备急千金要方·大医精诚》中"凡大医治病，必当安神定志，无欲无求"就是对此要求的具体表述，这也是医生必须遵循的道德、品质、性格的修养和高尚医德风范的修为。

【原文】帝曰：愿闻其道。

岐伯曰：凡刺之真，必先治神，五脏已定，九候[1]已备，后乃存针。众脉不见，众凶弗闻[2]。外内相得，无以形先。可玩往来，乃施于人。人有虚实，五虚[3]勿近，五实[4]勿远。至其当发，间不容瞚[5]。手动若[6]务，针耀而匀，静意视义[7]，观适之变[8]。是谓冥冥[9]，莫知其形，见其乌乌，见其稷稷，从见其飞，不知其谁[10]。伏如横弩，起如发机[11]。

帝曰：何如而虚[12]？何如而实？

岐伯曰：刺虚者须其实，刺实者须其虚[13]，经气已至，慎守勿失，深浅在志，远近若一[14]，如临深渊，手如握虎[15]，神无营[16]于众物。

【注释】

[1] 九候：《素问·三部九候论篇》中指头部两额、两颊和耳前，中部寸口、合谷和神门；下部内髁后、大趾内侧和大趾与次趾之间共九处动脉。《难经·十八难》中则指寸、关、尺三部以浮、中、沉指法所取的脉候。

[2] 众脉（mò 莫）不见，众凶弗闻：脉，同"脉"，指视，看。凶，喧嚷之声。

[3] 五虚：脉细、皮寒、气少、泄利、饮食不入五种虚证特征。

[4] 五实：指脉盛、皮热、腹胀、二便不通、心中烦乱五种实证特征。

[5] 间不容瞚（shùn 顺）：喻指抓紧时机，片刻也不要耽误。瞚，"瞬"的异体字。

[6] 若：就。

[7] 静意视义：医生要神情安静地观察针后患者的反应。

[8] 观适之变：下针后，应注意观察所刺经穴的反应变化。

[9] 冥冥：指（经气变化）十分隐微渺茫、毫无形状的样子。

[10] 见其乌乌，见其稷稷，从见其飞，不知其谁：乌乌、稷稷，在此处都用来比喻经气产生和来到时的状态与人的感觉情况。从，当作"徒"，形似而误，意为"只是"。

[11] 伏如横弩（nǔ 努），起如发机：用针之际，气未至时，应留针候气，如横弩待发，气至之时，则应迅速行针，如拨动弓弩之机关。

[12] 虚：虚证。用作动词，意为刺治虚证。下句"实"字，理同此。

[13] 刺虚者须其实，刺实者须其虚：刺治虚证时要等到经气实热之际才能出针，刺治实证

时要等到经气虚凉之际才能出针。

[14] 远近若一：远近，经穴的远近。吴崑认为穴在四肢为远，在腹背为近。

[15] 虎：虎符，古代皇帝调兵遣将用的兵符。

[16] 营：通"萦"，指惑，扰乱。

【语译】黄帝说：我希望听听其中的道理。

岐伯回答说：所有针刺的正道方法，一定是首先调理精神使之专一。待到五脏的虚实已被确定、九部的脉候已被全部弄清的时候，然后才去考虑用针。在用针的时候，即使有众人在旁边看着，也要视而不见；即使有众人在旁边喧嚷，也要充耳不闻。要将外在的证候与内在的病机相互结合起来诊断疾病，看二者是否相符，不要把外在的证候作为诊病的首要依据。到了能够自如地把握经脉气血的运行并运用针刺技术的时候，才能够对人用针。人的病证有虚实的不同，当患者表现出脉细、皮寒、气少、泻利前后、饮食不入这"五虚"症状时，就不要用泻法针刺；当患者表现出脉盛、皮热、腹胀、二便不通、心中烦乱这"五实"的症状时，就不要用补法针刺。病情到了时间需要立即刺治时，

抓紧时机、连一眨眼的时间也不要耽误。动用针具以后，就要心神专注、毫不二用，所用之针必须光亮洁净而且粗细均匀；下针后，则要静心关注患者的反应，观察所刺腧穴的经气变化。其变化隐微渺茫，很难察知其形迹。经气到来时，医生会感到它就像鸟儿忽隐忽现地飞来、随即又感到它就像鸟儿疾速地飞去，但只能感到它像鸟儿在飞，却无法知道它是什么具体形态。在留针等候经气到来之时，情况就像是准备好了用机栝发射的弩弓，静待发射的样子；经气骤然到来时，则犹如扣动了机栝，箭迅速离弦而射中箭靶一样。

黄帝问道：怎样才是治虚证的方法？怎样才是治实证的方法？

岐伯回答说：刺治虚证时，要等到有热感时才能出针；刺治实证时，要等到有凉感时才能出针。经气到来后，要严守针法，不得错失良机。是刺深还是刺浅，要根据情况灵活把握；所取腧穴有远有近，但是等候经气的到来和用针的道理则是一样的。用针时，要像来到深渊旁边一样，手中要像握着虎符一样，精神专注不要被外物干扰。

【导读】此节专论针刺注意事项及针刺具体手法：①"凡刺之真，必先治神"。这是针刺前对医生的首要要求，医生必须先调整心志，精神专一，全神贯注，"众脉不见，众凶弗闻"，仔细体察病情，认真辨识患者五脏盛衰、三部九候的脉搏变化等，做到了然胸臆，"外内相得"之时，才可施针。②详辨疾病之虚实。人体病证不外虚、实两类证型，只有明辨了病情之虚实性质，才能根据"泻有余，补不足"原则施治，实施"刺实者须其虚，刺虚者须其实"方法刺治。③根据病情，选择适当的针具。"制砭石小大""针耀而匀"就是对所用针具的要求。④掌握正确的针刺手法。无论是进针、出针、行针、留针皆如是，要求在针刺时手的动作要专一，进针后应平心静意地体会、观察用针后患者机体的反应状况。经气未至之时，须留针候气，如横弩待发之静；经气已至之时，应迅速起针，有如拨动弩之机关，弩箭随之而出，"至其当发，间不容瞚"即是此意。⑤关注针刺得气。"得气"即"气至"，或"针感"，经过手法操作或较长时间的留

针，使患者出现、麻、胀、重等感觉，行针者亦觉针下有沉紧、吸纳之状。针刺得气与疗效有密切的关系，此即"刺之要，气至而有效"（《灵枢·九针十二原》）之意。所以，"经气已至，慎守勿失者，勿变更也"（《素问·针解篇》），提示若已经得气，应谨慎，切勿随意变更手法。

八正神明论篇第二十六

【题解】八正，指天地八方、四时八节之时空区位，以候八方、八节之虚邪。本篇主要从四时八节、天地八方之时空区位，日月星辰的变化，来说明它们与人体经脉气血虚实、针刺补泻都有密切的关系。还指出四诊应结合四时阴阳虚实，来分析病机和诊断疾病；讨论诊察疾病时形与神的含义。由于这些内容都深奥微妙，非慧然独悟，难以昭然独明，故名"八正神明论"。

【原文】黄帝问曰：用针之服[1]，必有法则焉，今何法何则？

岐伯对曰：法天则地，合以天光。

帝曰：愿卒闻之。

岐伯曰：凡刺之法，必候日月星辰四时八正之气，气定乃刺之[1]。是故天温日明，则人血淖液[2]而卫气浮，故血易泻，气易行[3]；天寒日阴，则人血凝泣而卫气沉。月始生，则血气始精[4]，卫气始行；月郭满，则血气实，肌肉坚；月郭空，则肌肉减，经络虚，卫气去，形独居。是以因天时而调血气也。是以天寒无刺，天温无疑[5]，月生无泻，月满无补，月郭空无治，是谓得时而调之。因天之序，盛虚之时，移光定位[6]，正立而待之。故曰：月生而泻，是谓脏虚[7]；月满而补，血气扬溢，络有留血，命曰重实[8]；月郭空而治，是谓乱经。阴阳相错，真邪不别，沉以留止，外虚内乱，淫邪乃起。

帝曰：星辰八正[9]何候？

岐伯曰：星辰者，所以制日月之行也。八正者，所以候八风之虚邪以时至者也。四时者，所以分春秋冬夏之气所在[10]，以时调之也。八正之虚邪，而避之勿犯也。以身之虚，而逢天之虚，两虚相感，其气至骨，入则伤五脏，工候救之，弗能伤也，故曰：天忌[11]不可不知也。

【注释】

[1] 服：用针的技术。

[1] 气定乃刺之：根据气候变化运用针刺方法。

[2] 淖（nào 闹）液：指润滑濡泽。

[3] 故血易泻，气易行：言气血运行加快。泻，行也。

[4] 血气始精：气血旺盛流通之意。

[5] 天温无疑：天气温和时，用针刺之法不要迟疑。

[6] 移光定位：古代用圭表测量日影的长短，以定时序。移光，日光变移。

[7] 脏虚：郭霭春："疑作'重虚'，与下'重实'对文。《太素》杨注作'重虚'。"

[8] 重实：实上加实。

[9] 八正：八方之正位，以候八方之风。

[10] 春秋冬夏之气所在：春夏秋冬正常气候所在的月份。

[11] 天忌：根据四时节气，不适于针刺之

日期，谓之天忌。

【语译】黄帝问道：针刺技术，有一定的规则，究竟是怎样的规则呢？

岐伯回答说：用针之法应效法于天地阴阳变化，以及日月的运行等自然规律。

黄帝说道：愿详尽地了解一下。

岐伯回答说：大凡针刺方法，必须结合日月星辰、四时八方之气，才能进行针刺治疗。所以，如果气候温和，日光明亮，则人体的血液流行滑润，而卫气浮行于表，血行流畅，气运顺通；如果天气寒冷，日光晦暗，人体的血行就滞涩不畅，卫气深沉于里。月亮初生之时，血气随月新生，卫气随行；月亮正圆之时，血气旺盛，肌肉坚实；月黑无光之时，肌肉减瘦，经络空虚，卫气不足，形体独居。所以要顺应天时而调和气血。因此，天气寒冷，不要针刺；天气温和，不要迟疑；月亮初生，不宜用泻法；月亮正圆，不宜用补法；天黑无光时，不要针刺。这就是顺应天时而调理气血的法则。根据天时运行的顺序，按虚实予以调理，务要观察日影长短，确定四时八正之气。所以，月初生时泻，会使内脏虚弱；月正圆时补，会使血气充溢，以致脉络中气血留滞，就是重实；天黑无光时针刺，就会扰乱经气。这些都是阴阳错乱，正气与邪气不分的行为，会使病变反而深入，致使外虚内乱，淫邪就发生了。

黄帝问道：怎样观察星辰八正呢？

岐伯回答说：观察星辰的方位，可以测定日月运行的规律。观察八正之气的交替，可以测出八风的病邪是在时候发生。观察四时，可以分辨春、夏、秋、冬气候之变化，以便顺时序调养。辨别八方虚邪，就能避免外邪的侵犯。假如身体虚弱，又感受到自然界的虚邪，两虚重合，邪气就会侵犯至骨，甚至伤害内脏。医生如果懂得气候变化的道理，便可以及时挽救，就会避免受邪发病。所以说天时的宜忌，不可不通晓。

【导读】"法天则地，合以天光"是临床针刺治病的方法和准则。"人与天地相参也，与日月相应也"（《灵枢·岁露论》），日月星辰的晦明圆缺及运行变化，无时不对人体经脉气血产生巨大的影响。因此在施以针刺时，不仅要关注四季气候、阴阳盛衰，还必须考量日月星辰运行变化对人体的影响。故有"凡刺之法，必候日月星辰，四时八正之气，气定乃刺之"之论述。八正，包括天之八正，指四时八节之时间区位；地之八正，谓四正（东、西、南、北）、四维（东南、西南、西北、东北）八个空间方位。要求医生在针刺时，必须弄清楚日月星辰的运行规律，掌握四季八方的气候变化，选择对人体经脉气血影响较小、且有助于扶正或祛邪的时机才可行针，这是天人合一思想在施针治病中的具体应用。

顺应自然，得时而调，这是针刺的择时原则。原文指出天时及太阳、月亮运行对人体气血的影响，强调针刺应当顺应天时，按照太阳、月亮的情况来选择针刺的时机，决定针刺补泻。

依据"太阳"运行规律而刺治者，即按天时寒温、天气之阴晴来选择针刺时机。天气暖、阳光明媚的时日，人的血液流行滑润，卫气偏浮于表，所以气血运行流畅，宜行针刺治疗。反之，在天气寒冷的季节，或阴云密布、毫无阳光的日子，人的血液运行涩滞不畅，卫气沉伏于里，此时血难以泄、气难以行，所以不宜施针，此即"天寒无刺"的由来。

依据"月象"变化规律而刺治，即按月生、月满、月廓空来决定针刺补泻。"月生无泻，月满无补，月廓空无治"是对按日月运行规律行针刺法则的总结。

无论"月生而泻，是谓脏虚"，还是"月满而补，血气扬溢，络有留血，命曰重实"，都是对违背天时而针刺所造成恶果的评估，这种"虚虚""实实"之误应当禁戒。

【原文】帝曰：善。其法星辰者，余闻之矣，愿闻法往古者。

岐伯曰：法往古者，先知《针经》[1]也。验于来今者，先知日之寒温，月之虚盛，以候气之浮沉，而调之于身，观其立有验也。观其冥冥者，言形气荣卫之不形于外，而工独知之，以日之寒温，月之虚盛，四时气之浮沉，参伍相合而调之，工常先见之，然而不形于外，故曰观于冥冥焉。通于无穷者，可以传于后世也，是故工之所以异也，然而不形见于外，故俱不能见也。视之无形，尝之无味，故谓冥冥，若神仿佛。虚邪者，八正之虚邪气也。正邪者，身形若用力，汗出腠理开，逢虚风，其中人也微，故莫知其情，莫见其形。

【注释】

[1] 针经：马莳："针经者，即《灵枢经》也。"

【语译】黄帝说道：讲得好！关于效法于星辰的道理，我已经知道了，还想再听听怎样效法于前人？

岐伯回答说：要效法前人，首先要懂得《针经》。要想把古代的经验在现今的治疗中加以验证，首先要知道太阳的寒温，月亮圆缺朔望，借以测验气的浮沉，再结合患者的身体情况进行考察，就会看到它是确实有效的。所谓"观察于冥冥"，是说血气荣卫的变化并不显露于外。而医生却能将太阳的寒温、月亮的盛虚、四时气候的浮沉，结合起来相互参合，因此才能预测病情，然而疾病并未显露于外，这是所谓"观察于冥冥"。能够运用这种方法，通达各种事理，就可以流传于后世，这便是有学识经验的医生不同于一般医生的地方。然而，因为病情是不显露于外面的，所以一般人都不容易发现。看不见形迹，尝不出味道，所以叫作冥冥，仿佛像神灵一样似有若无。虚邪就是八方之正位的病邪。正邪是在身体饥饿时，因劳累出汗，遭受虚风邪气侵袭的结果。正邪伤人较轻浅，所以，一般医生既不知道其病情，也不知道其病象。

【导读】法古验今，强调医生应善于吸取前人学术理论及经验，掌握天地日月四时阴阳的变化规律，指导临床实践，这是对医生不断进行自身学术修养的基本要求，更是对传承医学知识的阐发，如果医生能做到法古验今，就能达到"观于冥冥""工独知之"的高超诊疗境界。

天地四时八正之气，是自然界的正常状态，是人类赖以生存的必要条件，了解并顺应这些变化，可以养生保健、防病治病。反之，天地四时、阴阳气候发生异常变化，八正之气变为八风虚邪，就成为导致人体生病的致病因素。就养生保健而言，对于八风虚邪则应避之勿犯，此即"虚邪贼风，避之有时"（《素问·上古天真论篇》）的养生要求；若摄养不慎，在正气不足、身体虚弱的前提下，又感受了八风虚邪，邪气就会乘虚而入，由表及里，由浅到深，伤及五脏，就会造成严重的疾患。所以，临床医生必须懂得天地四时八风及其对人体生理、病理的影响，以预防为主，早期施治。

【原文】上工救其萌牙[1]，必先见三部九候之气，尽调不败而救之，故曰上工。下工救其已成，救其已败。救其已成者，言不知三部九候之相失，因病而败之也。知其所在者，知诊三部九候之病脉处而治之，故曰守其门户[2]焉，莫知其情而见邪形[3]也。

【注释】

[1] 上工救其萌牙：高明的医生能早期诊治疾病。牙，通"芽"。

[2] 守其门户：诊察三部九候之脉搏变化。守，等候，在此指诊脉。门户，三部九候之脉气显现中部位。

[3] 莫知其情而见邪形：虚邪的伤人，尚未出现明显的症状，上工就能通过三部九候之诊，观察到病邪的存在及变化。

【语译】高明的医生注重在病刚刚萌芽时进行治疗，他善于观察三部九候的脉气变化，在病情尚未恶化之前就进行调治，所以人们称之为上工。而技术拙劣的医生则在病已形成或病情恶化时才治疗。之所以在病已形成后才治疗，是因为他不懂得三部九候脉象的相得相失，才使病情恶化了。知道病之所在的医生，掌握三部九候的诊脉方法并及时治疗，如同把守住了门户一样，在外表尚未出现体征的，就已经看见病邪的行迹了。

【导读】"上工"临证，"善调尺者，不待于寸；善调脉者，不待于色；能参合而行之者，可以为上工，上工十全九"（《灵枢·邪气脏腑病形》），指能够综合色脉，医术精良的高明医生即为"上工"。但凡医术精良的高明医生，总是通过三部九候脉象的细微变化诊察出疾病，在气血尚未混乱和衰败的疾病早期就给予调治，因此疗效较高，故称之为"上工"。

"下工"临证，因医理不明，医术不精，不能通过三部九候脉象的细微变化早期诊断疾病，只有等到气血逆乱，疾病已经形成，甚至恶化后才能发现疾病，进行治疗。因而只能是"救其已成，救其已败"，当正气衰败、病情危重时，其治疗效果必然较差，故谓之为"下工"。

可见，"上工""下工"治病的区别，关键在于能否掌握三部九候诊法，能否及时发现疾病，早期施治。所以原文总结说，掌握了三部九候脉法，就如同看守门户一样重要。许多外表尚未出现明显病态的疾病早期，医生通过三部九候的变化，就可以发现疾病的形迹了。

【原文】帝曰：余闻补泻，未得其意。

岐伯曰：泻必用方，方者，以气方盛也，以月方满也，以日方温也，以身方定也，以息方吸而内针[1]，乃复候其方吸而转针[2]，乃复候其方呼而徐引针[3]，故曰泻必用方，其气乃行焉。补必用员，员[4]者行也，行者移也，刺必中其荣[5]，复以吸排针[6]也。故员与方，非针也。

【注释】

[1] 内（nà 纳）针：进针。

[2] 转针：捻针。

[3] 引针：出针。

[4] 员：用针之法。员，通"圆"，随和之意。

[5] 必中其荣：针刺部位较深，必须达到营分、血脉。

[6] 以吸排针：吸气时出针。

【语译】黄帝问道：我听说针刺的方法有补有泻，却不明白其中的道理。

岐伯回答说：泻法必须掌握一个"方"字。所谓方，就是患者正气方盛，月亮方满，天气方热，身心方稳定的时候，并且要在患者方吸气时进针，还须等到患者方吸气时捻针，要等到患者方呼气时慢慢地拔出针来。所以说泻必用方，才能使邪气泄去而正气运行通畅。而补法必须掌握一个"圆"字，所谓圆，就是行气，行气就是导移其气以达病所，针刺时必须达到营气，还要在患者吸气时推移其针。所谓方和圆，并不是指针的形状而言。

【导读】本节所论"泻必用方，补必用员"，其"方"与"员"主要是从针刺时间的选择来说的，既不是指针具的形状，也不是指针刺的具体手法。此处所论与《灵枢·九针论》之员针、《灵枢·官能》针刺手法之"泻必用员，补必用方"的含义互有区别，不可不辨。

【原文】故养神者，必知形之肥瘦，荣卫血气之盛衰。血气者，人之神，不可不谨养。

帝曰：妙乎哉论也！合人形于阴阳四时，虚实之应，冥冥之期，其非夫子孰能通之。然夫子数言形与神，何谓形？何谓神？愿卒闻之。

岐伯曰：请言形，形乎形，目冥冥，问其所病，索之于经，慧然在前，按之不得，不知其情，故曰形。

帝曰：何谓神？

岐伯曰：请言神，神乎神，耳不闻，目明心开而志先[1]，慧然独悟[2]，口弗能言，俱视独见，适若昏，昭然独明，若风吹云，故曰神。三部九候为之原，九针之论不必存也。

【注释】

[1] 目明心开而志先：形容看问题尖锐而深刻，思维敏捷。

[2] 慧然独悟：意指非常清醒地领悟了其中的道理。

【语译】所以，善于运用针刺的医生，必须观察患者形体的肥瘦，营卫气血的盛衰，因为气血是神气舍存之处，不能不谨慎地加以调养。

黄帝说道：先生讲得妙极了！这种说法，把人的形体与阴阳四时结合起来，虚实的感应，无形的情况，这是出神入化的结合，要不是先生，谁又能弄得懂呢？然而先生几次讲到形和神，究竟什么叫形，什么叫神？请你再详细地讲讲。

岐伯回答说：请让我先讲"形"。所谓形，就是诊察形体的变化，看着虽不明显，但只要问明有什么痛苦，再诊察经脉，病情就清楚地摆在面前了。若是按寻之而不可得，那就不容易知道他的病情了，所以叫形。

黄帝问道：什么叫"神"？

岐伯回答说：请让我再讲讲"神"。所谓神，就是望而知之的神奇诊病方法。闻诊未能得到相关资料，但通过望诊心中就能明了病情的变化，思想上可以先得出疾病的相关判断。这种心领神会的领悟，无法用语言表达。有如观察一种事物，大家都在观看却都没有发现，唯有自己看见，刚才还是模糊的东西，突然间就变得清楚无比，如同风吹云散一般，这便叫作神。临床辨识疾病的根本是三部九候之法，不必泥守《九针》中论述的方法。

【导读】此节强调临床诊断疾病时，要把望、闻、问、切四诊与阴阳四时虚实等联系起来，综合分析，并借诊察疾病的过程，说明"形"与"神"的概念。形，指形体各种变化可以通过医生感官直接察知的临床表现。而有的病理表现医生无法直接感知需要运用思辨方法求知（如脉象分析），谓之"目冥冥"。神，即仅凭借医生的临床经验一望就可以掌握病机之所在者。这种"心领神会，望而知之"的独悟、独见、独明，屡试不爽的"神奇"技能，用"神"表述，此正是"望而知之谓之神"（《难经·六十一难》）之谓也，也是篇名"神明"之义，神明，即神。

离合真邪论篇第二十七

【题解】离，分。合，即并也。真，真气，正气。邪，指病邪。本篇讨论了通过针刺使邪气与真气离而不合，合而早离，使人体恢复健康状态，故名"离合真邪论"。

【原文】黄帝问曰：余闻九针九篇，夫子乃因而九之，九九八十一篇，余尽通其意矣。经言气之盛衰，左右倾移，以上调下，以左调右，有余不足，补泻于荥输，余知之矣。此皆荣卫之倾移，虚实之所生，非邪气从外入于经也。余愿闻邪气之在经也，其病人何如？取之奈何？

岐伯对曰：夫圣人之起度数，必应于天地，故天有宿度[1]，地有经水，人有经脉。天地温和，则经水安静；天寒地冻，则经水凝泣；天暑地热，则经水沸溢；卒风暴起，则经水波涌而陇起。

【注释】

[1] 宿度：古代天文学按二十八星宿的位置划周天为三百六十度，谓之宿度。

【语译】黄帝问道：我听说《九针》共有九篇，而先生又依照九篇的内容加以发挥，演绎为的不同八十一篇，我已经完全明白了其中的道理。经中所言气之盛衰，左右的偏胜，以及取上以调下，取左以调右，取荥输之穴来补泻有余和不足，我已懂得了。这些变化都是营卫的偏胜偏衰、气血虚实而形成的，并不是邪气从外侵入经脉的病。我希望掌握邪气侵入经络时，是如何伤害人体而致病的？医生应该如何治疗？

岐伯答说：圣人制定治法时，一定要应合自然变化规律。如天有宿度，地有江河，人有经脉。如天地之气温和，则江河之水安静平稳；如天寒地冷，则江河之水凝滞不流；如天地酷热，则江河之水沸腾扬溢；如烈风骤起，则江河之水波涛汹涌盛溢。

【导读】此节以类比思维论述了人与自然息息相通，与天地相应的道理。通过举例论证了气候变化对人体经脉中气血运行的影响，从而阐明人体感邪侵入，循经入里，如同"卒风暴起，则经水波涌而陇起"一样出现相应变化，医生就是通过对这些变化的诊察，认知邪气伤人所致的病证。

【原文】夫邪之入于脉也，寒则血凝泣，暑则气淖泽，虚邪因而入客，亦如经水之得风也，经之动脉，其至也亦时陇起，其行于脉中循循然[1]，其至寸口中手也，时大时小，大则邪至，小则平，其行无常处，在阴与阳，不可为度[2]，从而察之，三部九候，卒然逢之，早遏其路[3]。

【注释】

[1] 循循然：有顺序貌。

[2] 不可为度（duó夺）：邪行无常，在阴在阳，不可以推测。度，指推测，估计。

[3] 卒然逢之，早遏其路：在三部九候时觉察到病邪，应尽早阻遏其径路，限制其发展。

【语译】
因此病邪侵入经脉，寒则使血脉凝滞，热则使气血滑润流利，如果是虚邪贼风入侵，就像江河之水遇到暴风一样，经脉的搏动，不时出现波涛隆盛之象。虽说血气同样依次在经脉中流动，但在寸口处按脉，指下就会感觉到有大有小的变化，大则表示邪盛，小则表示病邪平静。邪气的变化并不固定，假如在寸口部诊察，无法辨别病邪在阴还是在阳，则应当用三部九候之法诊察，若诊察到病邪变化就早期治疗，遏止病邪的发展。

【导读】
外邪入侵，宜早遏其路，这是此节强调的观点。外邪客于经脉，随脉必至寸口，故可以根据寸口乃至三部九候的脉象变化辨别，当尽早遏止其路，防微杜渐，体现了有病早治的治未病思想。

【原文】
吸则内针，无令气忤，静以久留，无令邪布。吸则转针，以得气为故[1]。候呼引针，呼尽乃去，大气[2]皆出，故命曰泻。

帝曰：不足者补之，奈何？

岐伯曰：必先扪而循之[3]，切而散之[4]，推而按之，弹而怒之[5]，抓而下之[6]，通而取之[7]。外引其门，以闭其神[8]，呼尽内针，静以久留，以气至为故，如待所贵，不知日暮，其气以至，适而自护[9]，候吸引针，气不得出，各在其处，推阖其门，令神气存，大气[10]留止，故命曰补。

【注释】

[1] 故：法则，度。

[2] 大气：邪气。

[3] 扪而循之：循着穴位抚摸，使皮肤舒缓。扪，指抚摸。

[4] 切而散之：用手指按摩穴位，促使经气疏散流通。

[5] 弹而怒之：用手指弹动穴位，使络脉怒张之意。

[6] 抓而下之：用左手爪甲掐其正穴，用右手进针。

[7] 通而取之：下针后，等气脉流通后拔出针。

[8] 外引其门，以闭其神：右手拔针，左手随即按闭进针的孔穴，不让真气外泄。门，孔穴。神，经气，真气。

[9] 其气以至，适而自护：针刺后得气，防止气散。

[10] 大气：经气。

【语译】
治疗的方法是：吸气时进针，进针时别让气逆，进针后要静候其气，留针较久，不让病邪扩散，在吸气时转捻其针，以得气为度，然后在呼气时，慢慢地拔针，呼气尽时，针就拔出。这样，大邪之气就能一齐外出，这就是泻法。

黄帝问道：不足的虚证，怎样用补法？

岐伯答说：首先循摸腧穴，抚按皮肤，再用手指掐穴位，使经气布散，然后推按皮肤，弹动腧穴，让患者集中精神，在所掐按腧穴进针，待脉气流通后将针取出，右手出针，左手随即闭按针孔，不使正气外泄。进针是在患者呼气将尽时进行，安静地留针，以得气为目的。进针候气，要像等待贵客一样，当得气时要守护，等患者吸气时，拔出其针，气就不会外泄了；

出针后揉按腧穴，使针孔闭合，才能使真气内存，经气得以存留，这就是补法。

【导读】呼吸补泻是指用针刺手法时配合患者的呼吸而行的补泻方法。当患者吸气时进针、转针，于呼气时出针，并摇大针孔，为泻法。与此相反，当患者呼尽进针，留针得气，于吸气时出针，并揉按穴位，闭合针孔，为补法。

辅助手法可根据不同的情况选用，如"扪而循之""切而散之""推而按之""弹而怒之""抓而下之""外引其门，以闭其神"等。通过针刺辅助手法的使用可达到取穴准确，减少疼痛，促进得气，产生感应，增强疗效，借以疏通经络，调和气血，取得最佳效果。

【原文】帝曰：候气[1]奈何？

岐伯曰：夫邪去络入于经也，舍于血脉之中，其寒温未相得，如涌波之起也，时来时去，故不常在[2]。故曰方其来也，必按而止之，止而取之，无逢其冲[3]而泻之。

真气者，经气也。经气太虚，故曰其来不可逢[4]，此之谓也。故曰候邪不审，大气已过，泻之则真气脱，脱则不复，邪气复至，而病益蓄，故曰其往不可追[5]，此之谓也。

不可挂以发[6]者，待邪之至时而发针泻矣。若先若后者，血气已尽，其病不可下[7]，故曰知其可取如发机，不知其取如扣椎[8]，故曰知机道者不可挂以发，不知机者扣之不发，此之谓也。

【注释】

[1] 候气：识察邪气。

[2] 其寒温未相得，如涌波之起也，时来时止，故不常在：言邪气之寒热，尚未与正气相合而转化，故邪气遂波涌而起，来去于经脉之中，而无常居也。

[3] 无逢其冲：邪气方盛，宜避其锐。

[4] 其来不可逢：邪气方盛，正气已虚，不

可妄用泻法。

[5] 其往不可追：气虚不可用泻法。

[6] 不可挂以发：掌握针刺时间，不可有丝毫迟疑。

[7] 其病不可下：疾病还未消除的意思。

[8] 不知其取如扣椎：不善用针者，就像敲击木椎一样顽钝不化。椎，木椎、木槌。

【语译】黄帝问道：进针后怎样候气呢？

岐伯答说：当邪气离开络脉而进入经脉后，便停留在血脉之中。或寒或热，还未与正气结合，所以脉象浮大，时显时隐，邪气不是留在一处。所以说在邪气刚来时，必须按而止之，制止后再消除它，但不要在邪气方盛时用泻法。所谓真气，就是经气。真气虚了，反用泻法，会使经气大虚，所以说气虚时不可用泻法，就是指这一点而言的。如果审察邪气时不谨慎，针下经气所聚之时已过，这时再用泻法，便会使真气虚脱，而虚脱后就不容易恢复。这样，病邪便会再来，病变就更加严重了。所以说邪气若随针而去，就不可追，就是指而言的。制止邪气，使用泻法，是间不容发的事，须待邪气到时，随即下针泻除，或先或后的进针，都是不适时的，非但不能

祛邪，反会使血气受伤，病就不容易治愈了。所以说，懂针刺奥妙的，像拨动弩机一样，机智灵活，不善于用针的，就像敲击木椎，顽钝不灵。所以说，识得机宜的，是间不容发；不懂得机宜的，明明看到邪气，亦不会下针，像扣机不能发动一样，就是这个道理。

【导读】当针刺后无得气感觉，医生就要采取措施促使得气，称之为"候气"与"催气。"可概之为二：①根据补泻手法来候气。②针刺后久而气未至，或虽至而未能充盛时，采取手法催动经气，以达气至病所的目的。《灵枢·九针十二原》中"刺之而气不至，无问其数。刺之而气至，乃去之，勿复针"即是此意。

【原文】帝曰：补泻奈何？

岐伯曰：此攻邪也，疾出以去盛血，而复其真气，此邪新客，溶溶[1]未有定处也，推之则前，引之则止，逆而刺之，温血[2]也。刺出其血，其病立已。

帝曰：善。然真邪以合，波陇不起，候之奈何？

岐伯曰：审扪循三部九候之盛虚而调之，察其左右上下相失及相减者，审其病脏以期之。不知三部者，阴阳不别，天地不分。地以候地，天以候天，人以候人，调之中府[3]，以定三部，故曰刺不知三部九候病脉之处，虽有大过且至[4]，工不能禁也。诛罚无过[5]，命曰大惑[6]，反乱大经[7]，真不可复，用实为虚，以邪为真，用针无义，反为气贼，夺人正气，以从为逆，荣卫散乱，真气已失，邪独内著，绝人长命，予人天殃，不知三部九候，故不能久长。因不知合之四时五行，因加相胜[8]，释邪攻正，绝人长命。邪之新客来也，未有定处，推之则前，引之则止，逢而泻之，其病立已。

【注释】

[1] 溶溶：张介宾："溶溶，流动貌。"

[2] 温血：瘀血。温，通"蕴"，指郁积。

[3] 中府：胃腑。

[4] 大过且至：大邪之气将要来侵。过，淫也。且，将也。

[5] 诛罚无过：不掌握泻的方法，不当泻而泻，反伤正气，是谓诛罚无过。

[6] 惑：迷乱。

[7] 大经：五脏六腑的经脉。

[8] 因加相胜：六气加临，五运相胜。

【语译】黄帝问道：究竟怎样补泻呢？

岐伯答说：应以攻邪为主。要及时刺出盛血，以恢复正气，因为病邪刚刚侵入，流动未有定处，推之则前进，引之则制止，迎其气而泻之，以出其瘀血，刺出其血，病就立即好了。

黄帝说道：讲得好！假若病邪和正气结合以后，脉气不出现波动，又该怎样诊察呢？

岐伯答说：仔细审察三部九候的盛衰虚实而调治。检查的方法是在其左右上下部位，观察有无不相称或特别减弱之处，就可以知道病在哪一脏腑，待其气至而刺之。若不懂得三部九候，则阴阳不能辨别，上下也不能分清；更不知道以下部脉诊察下部，上部脉诊察上部，中部脉诊察中部，结合胃气多少有无来判定病位。所以说，针刺而不知道三部九候以了解病脉之处，则虽然有大邪为害，医生也没有办法事先预防。如果攻泻无邪的脏腑，这是特为"大惑"，反而扰乱了脏腑之气，使正气不能恢复，把实证当作虚证，把邪气当作正气，用针毫无道理，反而助长邪气为害，削夺患者正气，使顺证变成逆证，使患者营卫散乱，正气丧失，邪气独存体内，断送患者的性命，给人家带来莫大的祸殃。

这种不知三部九候的医生，是不能长久的；因为不知配合四时五行五运相胜六气加临的道理，于是放纵了邪气，伤害了正气，以致断绝了患者的性命。病邪新侵入人体，没有留着在某一个部位，推它便向前，引它就阻止，迎其气而泻之，其病是立刻可以治愈的。

【导读】论述掌握三部九候的意义。用针刺治疗疾病，必须懂得三部九候的诊法，同时必须结合天地阴阳，五运六气的知识分析病情，突出地说明要治病必先识病的道理，三部九候诊法的重要性就在于此。其意义在于：审察三部九候，可知病之虚实；诊三部九候，可知病的部位；若不掌握三部九候，绝人寿命；三部九候，仍以胃气为本。

强调临床诊病要脉、症、四时合参。天人相应，其理昭彰。脉应四时，故有春弦、夏钩、秋毛、冬石的变化，知此，临床诊疗时才不会迷惑。否则"因不知合之四时五行，因加相胜，释邪改正，绝人长命"，提示医生辨识疾病必须脉、症、四时合参，才能确保临证无误。

通评虚实论篇第二十八

【题解】通评，指全面、广泛地评述。本篇以"邪气盛则实，精气夺则虚"为纲，全面、广泛地论述了脏腑、经络、气血、脉象和有关病证的虚实状态，并以虚实病机为依据，判断预后和指导治疗，故名"通评虚实论"。

【原文】黄帝问曰：何谓虚实？

岐伯对曰：邪气盛则实，精气夺则虚[1]。

帝曰：虚实何如？

岐伯曰：气虚者，肺虚也[2]；气逆者，足寒也[3]。非其时则生，当其时则死[4]。余脏皆如此。

帝曰：何谓重实[5]？

岐伯曰：所谓重实者，言大热病，气热脉满，是谓重实。

帝曰：经络俱实何如？何以治之？

岐伯曰：经络皆实，是寸脉急而尺缓[6]也，皆当治之，故曰滑则从，涩则逆也[7]。夫虚实者，皆从其物类始，故五脏骨肉滑利，可以长久也。

【注释】

[1] 邪气盛则实，精气夺则虚：张介宾："邪气有微甚，故邪盛则实；正气有强弱，故精夺则虚。夺，失也。"

[2] 气虚者，肺虚也：张介宾："肺主气，故气虚者，即肺虚也。"

[3] 气逆者，足寒也：马莳："气逆者，气上行而逆，则在下之足，以无气而寒。"因气逆于上，肺气壅塞，则阳气不布，无以及于四肢，故足寒。

[4] 非其时则生，当其时则死：非时，非相

克之时；当时，遇相克之时。

[5] 重（chóng）实：指热证而见气盛脉盛的病情。

[6] 寸脉急而尺缓：寸，寸口。脉急，紧脉。尺，尺肤。缓，松弛。

[7] 滑则从，涩则逆也：张介宾："滑，阳脉也；涩，阴脉也。实而兼滑，阳气胜也，故为从。若见涩，则阴邪胜而阳气去也，故为逆。"

【语译】黄帝问道：什么是虚证、什么是实证？

岐伯回答说：邪气过盛造成的病，就是实证；精气亏失所致的病，就是虚证。

黄帝问道：虚实的本质及其预后各是怎样的呢？

岐伯回答说：肺主宰一身之气，因此，气虚就是肺虚；如果气逆，就会出现足寒之症。肺虚发生在肺气不受克制的秋冬季节，就能治愈；要是发生在肺气受到克制的春夏季节，则会加重或不治而死。其余各脏的情况都可以据此推知。

黄帝问道：什么是重实？

岐伯回答说：所谓重实，是说人患了大热之病以后，又出现气盛而热，脉盛而满等阴阳气血盛实的状况，这就是重实。

黄帝问道：经脉和络脉盛实是怎样的情况呢？应当怎样进行治疗？

岐伯回答说：经脉和络脉全都盛实，表现为寸口脉急而尺肤脉缓。这种病，应当取经脉和络脉予以治疗。脉搏滑利，表明气血通畅，属于顺象；脉搏涩滞，表明气血不畅，属于逆象。治疗的效果如何，应以脉搏的逆顺作为检验准则。经络气血

的虚实滑涩，与万物的状态类似。万物如果富有生气，就显得欣欣向荣，这是万物的充盛滑利；如果丧失生气，就必然枝枯叶落，这是万物的虚衰涩滞。所以说，人体五脏和筋骨肌肉的功用要是毫无障碍，就表明人体精气充盈，可以健康长寿。

【导读】 此节开门见山，直奔主题。①以"邪气盛则实，精气夺则虚"确立以邪正关系论虚实的主旨并贯穿全篇乃至全书。②举例说明虚实病机所致证候的临床主症。③从脉象（实脉，指正气充足）和大热（邪气盛实）两方面回答了何谓"重实"。体现了"实"是邪气盛而正气也不虚的病机。④解释了经脉和络脉"皆实"，病机的判断要点是"寸脉急而尺缓"。寸，指寸口。尺，指尺肤。⑤脉之滑、涩是判断邪正盛衰、病证逆顺的重要依据。滑为正气盛，正能胜邪，故曰"可以长久"。涩为正气受损，正不胜邪病机的脉象。

【原文】 帝曰：络气不足，经气有余，何如？

岐伯曰：络气不足，经气有余者，脉口热而尺寒也，秋冬为逆，春夏为从[1]，治主病者。

帝曰：经虚络满，何如？

岐伯曰：经虚络满者，尺热满、脉口寒涩也，此春夏死、秋冬生也。帝曰：治此者奈何？

帝曰：治此者奈何？

岐伯曰：络满经虚，灸阴刺阳；经满络虚，刺阴灸阳[2]。

【注释】

[1] 秋冬为逆，春夏为从：张志聪："秋冬之气降沉，不能使邪外散，故为逆；春夏之气升浮，故为从也。"

[2] 络满经虚，刺阴灸阳：张介宾："此正以络主阳、经主阴。灸所以补，刺所以泻也。"

【语译】 黄帝问道：络气不足、经气有余的情况是怎样的呢？

岐伯回答说：络气不足、经气有余，表现为寸口脉热而尺肤寒。这种情况，在秋冬属逆，而在春夏为顺。络气、经气与四季相逆而发生病变的时候，只要治疗其主要病证即可。

黄帝问道：经脉气虚而络脉邪盛的情况是怎样的呢？

岐伯回答说：经脉气虚而络脉邪盛，表现为尺肤热而盛实，寸口脉寒而涩滞。患者在春夏出现这种情况，就能康复；要是在秋冬出现这种情况，就会不治而死。

黄帝问道：治疗这种疾病的方法是什么呢？

岐伯回答说：如果是络脉邪盛而经脉气虚，应当灸治属阴的经脉而针刺属阳的络脉；如果是经脉邪盛而络脉气虚，则应针刺属阴的经脉而灸治属阳的络脉。

【导读】 此节以经络俱实、经实络虚、经虚络实等病机之例分别从其临床表现、与季节顺逆关系，以及刺治方法予以讨论，示人寸口诊经、尺肤察络的诊断方法，并对经络虚实病证提出了相应的针刺原则。

【原文】帝曰：何谓重虚？

岐伯曰：脉气上虚尺虚[1]，是谓重虚。

帝曰：何以治之？

岐伯曰：所谓气虚者，言无常[2]也。尺虚者，行步恇然[3]。脉虚者，不象阴[4]也。如此者，滑则生，涩则死也。

帝曰：寒气暴上，脉满而实，何如？

岐伯曰：实而滑则生，实而逆则死[5]。

帝曰：脉实满，手足寒，头热[6]，何如？

岐伯曰：春秋则生，冬夏则死[7]。脉浮而涩，涩而身有热者死[8]。

【注释】

[1] 脉气上虚尺虚：《新校正》中"按：《甲乙经》作'脉虚、气虚、尺虚，是谓重虚。此少一'虚'字，多一'上'字"。

[2] 言无常：张志聪："言无常者，宗气虚而语言无接续也。"

[3] 行步恇（kuāng 匡）然：形容行动怯弱无力貌。

[4] 不象阴：不能与四季的阴气相应，或曰似乎无阴之象。

[5] 实而滑则生，实而逆则死：张志聪："盖脉气生于胃腑，而发原在于少阴，是以上节论生气之原，此以下复论发原之始。夫肾脏主水，在气为寒，寒气暴上者，水寒之气，暴上而满于脉也。实而滑者，得阳明之气相和，故生。逆者，少阴之生气已绝，故死。盖寒气上逆，则真气反下逆矣。"

[6] 脉实满，手足寒，头热：脉实满，为邪气盛；手足寒，为阴邪盛于下；头热，为阳邪盛于上。此属上热下寒、寒热错杂证。

[7] 春秋则生，冬夏则死：马莳："此即脉证杂见阴阳者，而以时决其死生也。脉实满者，是阳脉也；头热者，是阳证也，皆邪气有余也。手足又寒，是阴证也，乃真气又虚也。若此者，真邪不分，阴阳相杂。然春秋者，阴阳未盛之时也，正平和之候，故生。冬夏者，偏阴偏阳之时也，脉盛头热者，不能支于夏；手足寒者，不能支于冬，故死。"

[8] 脉浮而涩，涩而身有热者死：张志聪："脉浮而涩，阴越于外而虚于内也。涩而身热，阳脱于内而弛于外也。此复言阴阳之根气脱者，皆为死证，非但冬夏死而春秋可生。"

【语译】黄帝问道：什么叫作重虚？

岐伯回答说：经脉气虚、上部气虚、尺肤脉弱，这就叫作重虚。

黄帝问道：用什么方法治疗呢？

岐伯回答说：上部气虚，则见语声微弱而不能连续；尺肤脉弱，则见行步无力，像是非常怯弱的样子；经脉气虚，则见似乎已无阴气的样子。出现这些情况，如果脉象滑利，就能康复；如果脉象涩滞，就会不治而死。

黄帝问道：症见寒气突然上逆、脉搏满指而盛实的病，将会怎样呢？

岐伯回答说：如果脉搏盛实而有滑利之象，患者就能康复；如果脉搏盛实而有涩滞之象，患者就会不治而死。

黄帝问道：症见脉搏盛实满指、手足寒冷、头部发热的病，将会怎样呢？

岐伯回答说：人在春秋二季患上此病，就能康复；在冬夏二季患上此病，就会不治而死。另外，脉象虚浮而涩滞，同时身体发热的患者，也会不治而死。

【导读】此节论述了"重虚"以及因寒而致实寒的病机、临床表现、与季节关系及治疗方法，并以脉证关系为例，言及病证的预后，若脉证相逆，预后差，若脉浮而涩，涩而身有热者死。

【原文】帝曰：其形尽满[1]可如？

岐伯曰：其形尽满者，脉急大坚，尺涩而不应[2]也。如是者，故从则生，逆则死。

帝曰：何谓从则生，逆则死？

岐伯曰：所谓从者，手足温也。所谓逆者，手足寒也。

【注释】

[1] 其形尽满：疾病的症状均显现出盛实之象。形，病形，即症状。

[2] 脉急大坚，尺涩而不应：脉急大坚，为邪气充盛；尺不应，为寒水闭阻络脉。血不营肤，故尺肤滞涩不仁，与急大坚之脉象不相应。

【语译】黄帝问道：患者全身浮肿的情况及其预后是怎样的呢？

岐伯回答说：患者全身浮肿的表现，是寸口之脉急迫而洪大坚挺，尺肤之脉涩滞而不应于指。如果呈现顺象，患者就能康复；如果呈现逆象，患者就会不治而死。

黄帝问道：怎样的情况才是顺象、怎样的情况才是逆象呢？

岐伯回答说：所谓顺象，就是患者手足发热温暖；所谓逆象，就是患者的手足发冷冰凉。

【导读】此节讨论了四种脉症虚实及预后：①"寒气暴上，脉满而实"者，脉滑（邪盛正气不衰）为顺，脉涩（邪盛气血衰）为逆。②"脉实满，手足寒、头热"者，为阳邪盛于上，阴邪盛于下的寒热错杂证，遇春秋阴阳平和之时则生，逢冬夏阴阳盛极之时则死。③"脉浮而涩，涩而有身热"者，是虚阳外越，正气虚极，阴阳离决之候，故为死证。④"其形尽满，脉急大坚，尺肤涩而不应"者，为寒水泛溢肌腠，闭阻络脉，血不营肤之证。如见手足温者，为阴寒虽盛而阳气未衰，故生；如见手足寒者，为阴寒之气充斥内外，阳气虚极不能温煦四肢，故死。

【原文】帝曰：乳子[1]而病热，脉悬小者，何如？

岐伯曰：手足温则生，寒则死[2]。

帝曰：乳子中风热，喘鸣肩息者，脉何如？

岐伯曰：喘鸣肩息者，脉实大也，缓则生，急则死[3]。

【注释】

[1] 乳子：产妇。

[2] 手足温则生，寒则死：张介宾："若脉虽小而手足温者，以四肢为诸阳之本，阳犹在也，故生；若四肢寒冷，则邪胜其正，元阳去矣，故死。"

[3] 脉实大也，缓则生，急则死：高世栻："脉实大而缓，脉有胃气，则生；脉实大而急，脉无胃气，则死。"

【语译】黄帝问道：产妇患热病，脉急悬细而小，将会怎样呢？

岐伯回答说：如果手足温暖，就能康复；如果手足寒冷，就会不治而死。

黄帝问道：产妇生产以后感受风热，出现喘息有声、张口抬肩症状，其脉象及预后是怎样的呢？

岐伯回答说：产妇感受风热之邪而出现喘息有声、张口抬肩的症状，其脉象为盛实洪大。如果盛实洪大脉象和缓不急，表明尚有胃气，就能康复；如果盛实洪大的脉象急迫不缓，表明已无胃气，将不治而死。

【导读】此节论产妇热病的临床表现及预后。其病机为正虚感邪，依据脉症相参判断其预后。①寸口脉象与手足寒温变化相参判断预后：脉悬小、手足温，则生；脉悬小、手足寒，则死。②乳子中风热而兼"喘鸣肩息"的预后："脉实大"而"缓则生"，"脉实大"而"急则死"。有胃气之脉为"缓"脉。"急"是无胃气之脉。

【原文】帝曰：肠澼便血何如？

岐伯曰：身热则死，寒则生[1]。

帝曰：肠澼下白沫何如？

岐伯曰：脉沉则生，脉浮则死[2]。

帝曰：肠澼下脓血何如？

岐伯曰：脉悬绝则死，滑大则生[3]。

帝曰：肠澼之属，身不热，脉不悬绝，何如？

岐伯曰：滑大者曰生，悬涩者曰死，以脏期之[4]。

【注释】

[1] 身热则死，寒则生：肠澼便血，为阳热邪盛，灼伤阴液所致，若身热则更耗阴液，正气更伤，甚则可致死亡。不发热者，提示阴伤不甚，故寒则生。

[2] 脉沉则生，脉浮则死：张介宾："病在阴而见阴脉者为顺，故生；见阳脉者为逆，故死。"

[3] 脉悬绝则死，滑大则生：肠澼下脓血，其预后在于脉之悬绝或滑大，悬绝者为真脏脉现则死，滑大者为血气未伤则生。悬绝，谓脉气将绝，犹如悬物的细绳将断之状。

[4] 以脏期之：以真脏脉的出现来推断患者的死期，真脏脉现，死于其所不胜之时。如肝病之真脏脉现，则死于庚、辛时，余脏类推。

【语译】黄帝问道：人患了肠澼而不便血，将会怎样呢？

岐伯回答说：患者如果发热，就会不治而死；如果不发热，就能康复。

黄帝问道：人患了肠澼而便下白沫，将会怎样呢？

岐伯回答说：患者如果脉沉，就能康复；如果脉浮，就会不治而死。

黄帝问道：人患了肠澼而便下脓血，将会怎样呢？

岐伯回答说：患者如果脉搏悬细将绝，就会不治而死；如果滑利洪大，就能康复。

黄帝问道：人患了肠澼之类的疾病以后，身不发热、脉搏也无悬细将绝之象，又将会怎样呢？

岐伯回答说：患者的脉象如果滑利洪大，就是康复的征兆；如果悬细涩滞，则是死亡的表现。患者的死期需以真脏之脉的出现来进行推断。

【导读】此节论不同类型肠澼的表现（便血、身热、下脓血、下白沫、脉象变化等）及预后。①"肠澼便血"的预后："身热"是邪正相争，正不胜邪，故"死"；"身寒"是正胜邪退，故"生"。②"肠澼下白沫"的预后：本病为里证，"脉沉"主里，脉证相应，故"生";"脉浮"主表证，脉证相逆，故"死"。③"肠澼下脓血"的预后："脉弱以滑，是有胃气"（《素问·玉机真脏论篇》）；"有胃气则生，无胃气则死"（《素问·平人气象论篇》）。④"肠澼之属，身不热"的预后："滑大者曰生，悬涩者曰死"，其理同。⑤"死"之判断依据，"以脏期之"，即以五行为依据，判断各脏病情加重的时日。

【原文】帝曰：癫疾[1]何如？

岐伯曰：脉搏大滑，久自已；脉小坚急，死不治[2]。

帝曰：癫疾之脉，虚实何如？

岐伯曰：虚则可治，实则死[3]。

【注释】

[1] 癫疾：癫痫。

[2] 脉搏大滑，久自已；脉小坚急，死不治：张介宾："搏大而滑为阳脉，阳盛气亦盛，故久将自已；若小坚而急，则肝之真脏脉也，全失中和而无胃气，故死不治。"

[3] 虚则可治，实则死：马莳："然癫疾之脉，当有取于虚也，必搏大滑中带虚（柔和之

象）可治，若带实则邪气有余，乃死候也。"

【语译】黄帝问道：癫痫的预后是怎样的呢？

岐伯回答说：患者的脉象如果搏指有力、洪大滑利，表明过上较长的时间就会自行痊愈；如果细小而坚挺急迫，将不治而死。

黄帝问道：癫痫之脉的虚实分别预示着什么呢？

岐伯回答说：患者如果脉虚，表明癫痫还可治愈；如果脉实，表明癫痫已不能治愈，患者也将死去了。

【导读】论癫疾的预后判断。①依据脉象判断："脉搏大"为邪盛，"滑"为有胃气，正气不衰，故"自已"；"脉小坚"为邪盛正虚，"急"为无胃气之脉，故"死"。②依据病机判断：癫疾之"虚"，为正气不足，邪气不盛，故"可治"；癫疾之"实"，为正虚而邪盛，难治，故"死"。

【原文】帝曰：消瘅[1]虚实何如？

岐伯曰：脉实大，病久可治[2]；脉悬小坚，病久不可治。

帝曰：形度骨度脉度筋度，何以知其度也[3]？

帝曰：春亟治经络，夏亟治经俞，秋亟治六腑，冬则闭塞。闭塞者，用药而少针石也。所谓少针石者，非痈疽之谓也[4]，痈疽不得顷时回[5]。痈不知所，按之不应手，乍来乍已，刺手太阴傍三痏[6]与缨脉各二。掖[7]痈大热，刺足少阳五[8]，刺而热不止，刺手心主[9]

三，刺手太阴经络者大骨之会[10]各三。暴痈筋緛，随分而痛，魄汗不尽，胞气不足[11]，治在经俞。

腹暴满[12]，按之不下，取手太阳经络者，胃之募也[13]，少阴俞去脊椎三寸傍五，用员利针。霍乱，刺俞傍[14]五，足阳明及上傍三[15]。刺痫惊脉五[16]，针手太阴各五，刺经[17]太阳五，刺手少阴经络傍者一，足阳明一，上踝五寸，刺三针。

【注释】

[1] 消瘅（dān 单）：即消渴病。张介宾：

"消瘅，三消之总称，谓内热消中而肌肤消瘦也。"

[2] 脉实大，病久可治；脉悬小坚，病久不可治：张志聪："脉实大者，精血尚盛，故为可治。脉悬小者，精气渐衰，故为难治。"

[3] 形度骨度脉度筋度，何以知其度也：此问之下无答，故历来多以为错简。

[4] 所谓少针石者，非痈疽之谓也：张介宾："冬月气脉寒闭，宜少用针石者，乃指他病而言，非谓痈疽亦然也。盖痈疽毒盛，不泄于外，必攻于内，故虽冬月，亦急宜针石泻之。"

[5] 顷时徊：有片刻的迟疑、犹豫。

[6] 痏（wěi 伟）：针刺的次数，在同一个穴位上刺一次为一痏。

[7] 掖：通"腋"。

[8] 五：为针刺次数。

[9] 手心主：《灵枢·本输》："腋下三寸手心主者，名曰天池。"

[10] 大骨之会：肩贞穴。

[11] 胞气不足：胞，通"脬"，膀胱。

[12] 腹暴满：腹部突然胀满。脾主腹，为脾之病。

[13] 取手太阳经络者，胃之募也：募，募穴，分布于胸前为募，为脏腑经气聚集输注处。

[14] 俞傍：张介宾："俞傍，即上文少阴俞之傍，志室穴也。"

[15] 足阳明及上傍三：张介宾："足阳明，言胃俞也。再及其上之傍，乃脾俞之外，则意舍（穴）也，当各刺三痏。"

[16] 刺痏惊脉五：治疗惊风要针刺五条经脉，即下文所说的手太阴、手太阳、手少阴、足阳明、足少阴这五条经脉。痏惊，惊风。

[17] 刺经：吴崑："凡言其经而不及其穴者，本经皆可取，不必拘其穴也。"

【语译】黄帝问道：消渴患者脉象的虚实及其预后是怎样的呢？

岐伯回答说：患者的脉象如果盛实洪大，表明其病即使拖延日久也能治愈；如果悬细而小、又很坚挺，表明其病已拖延太久而不能治愈了。

黄帝指出：春天治病时，应当及时针刺各经的络穴；夏天治病时，应当及时针刺各经的腧穴；秋天治病时，应当及时针刺六腑的合穴；冬天治病时要注意：由于冬天是天地之气闭藏之季，人体之气闭藏在内，应当多用药物而少用针刺治疗。少用针刺治疗的疾病，是不包括痈肿、毒疮的。对痈肿、毒疮，无论什么季节，都一定要用针刺进行治疗，不得有片刻的迟疑。

痈肿、毒疮初起之际，不知它们生在什么部位，用手摸寻也不能找到，忽然疼痛，忽而又不痛的，可连刺胸部手太阴经旁的气户等穴连刺三次，将颈部两侧足阳明经的穴位各刺二次；对于腋痈而高热不退的病证，应当针刺足少阳经上的渊腋、辄筋等穴五次；如果刺过之后，高热仍然不退，就再在天池穴上连刺三次，刺手太阴经的络穴和肩贞穴各三次；急性痈肿、筋肉挛缩并随着痈肿所在的肉分而痛、汗出不止的病证，是由于膀胱经气不足而造成的，应刺的地方是足太阳经的穴位。

治疗腹部突然胀满、用手按摩而不见减轻时，应手太阳经的络穴即中脘穴和十四脊椎两侧三寸处的足少阴肾腧穴各刺五次，选用员利针。治疗霍乱时，应当连刺肾俞两侧的志室穴五次，分别针刺足阳明经的胃俞穴和其上两侧的意舍穴各三次。治疗惊风时，应当针刺手太阴经的经渠穴五次，针刺手太阳经的阳谷穴五次，针刺手少阴经络之旁的支正穴一次，针刺足阳明经的解穴一次，针刺足踝上方五寸处的筑宾穴三次。

【导读】 此节介绍了"形度、骨度、脉度、筋度"在针刺治病中的应用。①根据人体气血在四季不同气候条件下的运行和输布状态，分别针刺不同部位。②冬季气血闭藏于内，不宜用针刺而用药物内服的方法治疗，痈疽除外。③痈的刺治方法，以及腋痈的刺治。④"暴痈筋緛"是因痈引起拘挛的针刺方法。⑤"腹暴满""霍乱""痫惊"等病证的刺治。

根据虚实，确定治法。人与自然是息息相通的，人体经络气血随着四时气候变化亦有生长化收藏的相应反应，此处提出了虚实病证的四时针刺及用药规律，即春治络，夏治经，秋治腑，冬应用药而少用针石，反之则伤正。临证时对此治疗原则要灵活对待，若冬月患痈疽，应及时针刺祛邪，不必拘泥于"冬月少针石"之戒。疾病不同，虚实各异，故针刺治法亦不同，并列举痈疽、腹暴满、霍乱、痫惊等病的具体针刺方法。

【原文】 凡治消瘅、仆击[1]、偏枯痿厥、气满发逆[2]，肥贵人，则高梁[3]之疾也。隔塞闭绝，上下不通，则暴忧之病也。暴厥而聋，偏塞闭不通，内气暴薄[4]也。不从内，外中风之病，故瘦留著也[5]。蹠跛[6]，寒风湿之病也。

黄帝曰：黄疸、暴痛、癫疾、厥狂，久逆之所生也[7]。五脏不平，六腑闭塞之所生也[8]。头痛耳鸣，九窍不利，肠胃之所生也[9]。

【注释】

[1] 仆击：突然昏仆。

[2] 气满发逆：吴崑："气满，气急而粗也；发逆，发为上逆也。"

[3] 高梁：通"膏粱"，肥美丰厚的食物。

[4] 内气暴薄：内在的情志骤然激荡而上迫。薄，通"迫"。

[5] 不从内，外中风之病，故瘦留著也：著，谓邪气留滞。即病不是从内生，而由外中风邪。

[6] 蹠（zhí 直）跛：足病引起的跛行。

[7] 久逆之所生也：张介宾："以此气逆之久，而阴阳营卫有所不调，然后成此诸证，皆非一朝所致也。"

[8] 五脏不平，六腑闭塞之所生也：张介

宾："六腑闭塞，则水谷无以化，津液无以行，精气失所养，故五脏有不平矣。"

[9] 头痛耳鸣，九窍不利，肠胃之所生也：马莳："肠胃否塞，则升降出入、脉道阻滞，故为头痛耳鸣、为九窍不利诸证所由生也。"

【语译】 此外所要诊治的消渴、昏仆、半身不遂、身体虚弱、四肢厥逆、气粗上逆等病证，对肥胖的王公贵人来说，多是由于过于享用丰厚的美食导致的；胸膈郁塞闭阻、上下不通等症，多是由于突遇大忧之事造成的；突然昏厥而又发生耳聋、二便不通等症，多是由于内在的情志骤然激荡而邪气上迫的原因而引发的。疾病如果不是由内而生的邪气造成的，而是由于外在的风邪侵入人体导致的，也会使人消瘦。因为风邪侵入人体以后，要是留滞下来，时间一久，就会化为热邪，消烁肌肉，从而使人变得消瘦；跛足之症，多由寒邪与风湿之邪导致。

黄帝又指出：黄疸、骤然剧痛、癫痫、厥逆、狂证，多是由于气逆日久造成的；五脏不和，常常是由于六腑阻塞不通；头痛、耳鸣、九窍不利等症，多是由于肠胃发生的病变引起的。

【导读】论病证虚实的原因。病证虚实各异，其原因各不相同，此节列举的消瘅、仆击、偏枯、痿厥、气逆发满都是由饮食所伤引起，因肥胖权贵之人，生活条件较好，多为嗜食肥甘厚味所致；"暴厥而聋"者，是人体脏腑之气突然逆乱导致一侧经脉阻塞不通，气血不能环流荣养之故；"瘦留著""蹁跛"者，是风寒湿复合邪气侵犯人体筋脉骨肉所致；黄疸、暴痛、癫疾、厥狂者则是五脏不和，六腑闭塞，气上逆引起的；"头痛耳鸣，九窍不利"者，常常是肠胃功能失调，气机逆乱所致。

太阴阳明论篇第二十九

【题解】 本篇讨论了足太阴脾、足阳明胃的生理功能、病理变化，以及脾胃的相互关系。故名"太阴阳明论"。

【原文】 黄帝问曰：太阴阳明为表里，脾胃脉也，生病而异者何也？

岐伯对曰：阴阳[1]异位，更虚更实，更逆更从[2]，或从内，或从外[3]，所从不同，故病异名也。

【注释】

[1] 阴阳：阴，此处指足太阴脾经。阳，此处指足阳明胃经。

[2] 更虚更实，更逆更从：更，更替。

[3] 或从内，或从外：张志聪："或从内者，或因于饮食不节、起居不时而为腹满飧泄之

病；或从外者，或因于贼风虚邪而为身热喘呼。"

【语译】 黄帝问道：足太阴和足阳明两经，互为表里，都属于脾胃的经脉，可是生病以后，情况却并不相同，这是什么道理呢？

岐伯回答说：足太阴经属阴而足阳明经属阳，一阴一阳且各行其道，在四季中的虚实逆顺又恰恰相反，发生疾病，一者多由内伤引起，一者多由外感所致，也就是病因与途径不同，所以情况及名称就有区别了。

【导读】 开宗明义，说明足太阴脾与足阳明胃的密切关系，二者在生理功能上相互配合，在病理变化上相互影响，脾胃互为表里。脾胃生病各异的原因，主要是脾胃阴阳异位，即脾胃经脉有阴阳属性的不同；适应自然有虚实逆从之别；感邪有从内、从外之异这三个方面。所以，脾胃虽为表里关系，但两者所生病证，无论从病证性质、病证部位、病证传变、病证转归，还是治疗方法均有区别。

【原文】 帝曰：愿闻其异状也。

岐伯曰：阳者，天气也，主外；阴者，地气也，主内。故阳道实，阴道虚[1]。

故犯贼风虚邪者，阳受之；食饮不节，起居不时者，阴受之。阳受之则入六腑，阴受之则入五脏[2]。入六腑，则身热不时卧[3]，上为喘呼；入五脏，则䐜[4]满闭塞，下为飧泄，久为肠澼。故

喉主天气，咽主地气[5]。

【注释】

[1] 阳道实，阴道虚：张介宾："阳刚阴柔也。又外邪多有余，故阳道实；内邪多不足，故阴道虚。"

[2] 阳受之则入六腑，阴受之则入五脏：阴、阳，指感受病邪的途径。阳为阳经，是自外而来的贼风虚邪侵害人体的途径；阴为阴经，是内伤饮食等邪伤害人体的途径。

[3] 不时卧：据《针灸甲乙经》应改作

"不得眠"。

[4] 膜（chēn 琛）：胀满。

[5] 喉主天气，咽主地气：王肯堂："喉所以候气，咽所以咽物。盖肺主气，天也；脾主食，地也。"

【语译】黄帝说道：我想听听二者的不同情况。

岐伯回答说：属阳的经脉，犹如自然界的上天之气，主管人体的外部，也就是在外部卫护人体；属阴的经脉，犹如地气，主管人体的内部，也就是在内部滋养人体。所以阳经之气性刚充盛，阴经之气性柔易虚。

【导读】"阳道实，阴道虚"，明确说明脏为阴，藏精气，满而不实，阴者主内，有藏有虚的特点，阴经属脏，故阴道为虚。腑为阳，传化物，实而不满，有盈有实的特点，阳经属腑，故阳道实。这种用阳阴刚柔，内外虚实，满实盈亏有别来高度概括脾胃生理特性的方法，同样适用于其他表里相配的脏腑。

就脾胃罹病后的病机、症状特征而言：胃经属阳，通天气，主外，主喉，其病多实；脾经属阴，通地气，主内，主咽，其病多虚。就其病证特点而言：胃经多为阳证（身热、不时卧、喘呼），多为外邪侵犯；脾经多为阴证（膜满闭塞，飧泄肠澼），多为内伤。

【原文】故阳受风气，阴受湿气[1]。故阴气从足上行至头，而下行循臂至指端；阳气从手上行至头，而下行至足。故曰阳病者，上行极而下，阴病者，下行极而上[2]。

故伤于风者，上先受之；伤于湿者，下先受之[3]。

【注释】

[1] 阳受风气，阴受湿气：王冰："同气相求尔。"

[2] 阳病者，上行极而下，阴病者，下行极而上：张志聪："此言邪随气转也。人之阴阳出入，随时升降，是以阳病在上者，久而随气下行；阴病在下者，久而随气上逆。"

[3] 伤于风者，上先受之；伤于湿者，下先

正因为如此，外感贼风邪气乘虚侵袭人体时，阳经首先受而发病；内伤饮食不节、起居失常等原因伤害人体时，阴经首先受而发病。阳经受邪发病后，就会传入六腑；阴经受邪发病后，就会传入五脏。外邪由阳经传入六腑，就会发热，使人睡眠失常，在上也可表现为气逆喘息等；内伤邪气由阴经传入五脏，胸腹就会胀满使上下格阻不通，在下则会发生完谷不化的飧泄，日久会成为肠澼。喉接受天气，是呼吸的要道；咽接受地气，是饮食进入体内的通道。

受之：张介宾："阳受风气，故上先受之；阴受湿气，故下先受之。然上非无湿，下非无风，但受有先后耳。曰先受之，则后者可知也。"

【语译】所以阳分易受风邪的侵袭，阴分易受湿邪的伤害。足三阴经脉之气从足部上行到头部，然后往下沿着两臂向下循行到指端；手三阳经脉之气从手上行到头部，然后向下经过胸腹循行到足部。所以自外侵入阳经的病邪，先是沿着阳经上行到头部，然后向下传变；由内而生伤害阴经的病邪，先是沿着阴经下行到足部，然后才向上传变。所以，人体被风邪侵袭，上部首先受而发病；被湿邪伤害，下部首先受而发病。

【导读】人体经脉既是气血运行的通路，也是邪气在体内传变的路径，故此处以经脉的生理循行路径提示病传规律。就脾胃受邪而言，胃经，主要感受风邪（贼风虚邪），上先受之，由手上头至足（上行极而下）；脾经，主要感受湿邪（饮食起居），下先受之，由足上头至手（下行极而上）。

【原文】帝曰：脾病而四支不用，何也？

岐伯曰：四支皆禀气于胃，而不得至经[1]，必因于脾，乃得禀也。今脾病不能为胃行其津液，四支不得禀水谷气，气日以衰，脉道不利，筋骨肌肉，皆无气以生，故不用焉。

【注释】

[1] 至经：《太素》中作"径至"，意为直接到达。

【语译】黄帝问道：脾有病，四肢也

随之失去正常的功用，这是什么道理呢？

岐伯回答说：四肢之所以能发挥各自的功用，是由于得到了胃中水谷精微的滋养。但胃中的水谷精微并不能够直接输达四肢，一定需经过脾的运化才能够输达四肢。如果脾有病而不能运化并输布胃中的水谷精微，四肢也就不能得到水谷精微的滋养。水谷精气日益衰减，就会使经脉缺乏营养而不能畅利，筋骨肌肉也随之缺乏生气而痿弱无力，所以脾有病，四肢就会随之失去正常的功用。

【导读】论脾病而四肢不用的机制。四肢为诸阳之本，脾胃主之。若脾不健运，水谷精气不能达到四肢，久则懈惰无力，四肢痿废不用。

【原文】帝曰：脾不主时[1]何也？

岐伯曰：脾者土也，治中央[2]，常以四时长[3]四脏，各十八日寄治，不得独主于时也[4]。脾脏者常著[5]胃土之精也，土者生万物而法天地，故上下至头足，不得主时也[6]。

【注释】

[1] 脾不主时：主，指关联，与……相应。时，指四季。

[2] 治中央：治，意为主、旺也。张介宾："五脏所主，故肝木主春而旺于东，心火主夏而旺于南，肺金主秋而旺于西，肾主水冬而旺于北，唯脾属土而蓄养万物，故位应中央，寄旺四时各一十八日。"

[3] 长：马莳："长，掌同，主也。"

[4] 各十八日寄治，不得独主于时也：寄

治，指分别在（四季中）各旺或各主时令。由于土之气并不独主一季，而是在四季中各主十八日，所以说"寄治"。

[5] 著：使动用法，使……昭著，可译为"使……得以转化并输布全身"。

[6] 故上下至头足，不得主时也：张介宾："脾为脏腑之本，故上至头，下至足，无所不及，又岂独主一时已哉？！"

【语译】黄帝问道：肝、心、肺、肾四脏都有相应的季节，唯独脾没有，这是为什么呢？

岐伯回答说：脾在五行中属土，掌管着人体的中央，随着四季的更替而分时主宰人体的肝、心、肺、肾。脾当旺而主宰人体的时间，是春、夏、秋、冬每一季的最后十八天，并不单独在某一季中主宰人

体。脾使胃的水谷之精得到转化并输布全身。脾胃属性都为土，而土的作用是生养万物，上通于天而立本于地，与天地之道相合。脾胃的道理与此相通，滋养着全身，上到头，下到足，无处不到，无所不养，就像五行中的土不单独主宰某个季节的情况一样，所以脾也就没有单一的相应季节。

【导读】脾胃为脏腑之本，能运化水谷，化生气血，还能滋养五脏六腑、四肢百骸，如同土能生长、滋养万物一样，突出说明了脾胃为后天之本的重要性。所谓"脾不主时"，说明了脾虽不独主一时，但对四季无时不主，人体任何脏腑组织器官在任何时令中，都不能离开脾胃化生的水谷精气滋养，此与"脾脉者土也，孤脏以灌四旁也"（《素问·玉机真脏论篇》）的精神一脉相承。

一年分五季是十月太阳历的基本特点之一，脾胃所主的"长夏"为第三季（行）即戊（阳月）、己（阴月），计72天。因为此季已经由属阳的上半年开始转入属阴的下半年，故该季属性为"至阴"。一年分四季是十二月太阳历的特点，脾旺四季，各十八日寄治是依据这种历法确定的。"刺皮无伤肉，肉伤则内动脾，脾动则七十二日四季之月，病腹胀烦，不嗜食"（《素问·刺要论篇》）与此节"脾者土也，治中央，常以四时长四脏，各十八日寄治，不得独主于时也"等，都是太阳历法中十二月历和十月历并存的遗痕，即四时各寄十八日为七十二日的说法。可见，脾主长夏、脾旺四季各十八日缘于两套历法不同制式的产物，不能用同一种思维去解释。

【原文】帝曰：脾与胃以膜相连耳，而能为之行其津液，何也？

岐伯曰：足太阴者，三阴也，其脉贯胃属脾络嗌，故太阴为之行气于三阴[1]。阳明者表也，五脏六腑之海也，亦为之行气于三阳[2]。脏腑各因其经而受气于阳明[3]，故为胃行其津液。四支不得禀水谷气，日以益衰，阴道不利，筋骨肌肉无气以生，故不用焉[4]。

【注释】

[1] 太阴为之行气于三阴：足太阴脾将胃中的水谷精气转输到三阴经。三阴，指太阴、少阴、厥阴三阴经，实指五脏。

[2] 亦为之行气于三阳：张介宾："虽阳明行气于三阳，然而赖脾气而后行，故曰亦也。三阳者，即六腑也。"

[3] 脏腑各因其经而受气于阳明：指各个脏腑接受阳明胃气的滋养，是通过脾经来完成的。

[4] 四支不得禀水谷气……故不用焉：丹波元简："此下二十八字，与上文复，正是衍文。"

【语译】黄帝问道：脾与胃依靠系膜相连，能为胃运化并输布水谷精微，这是什么道理？

岐伯回答说：足太阴脾经又称作"三阴"的原因，是由于它能贯通胃，连属脾，系咽喉，所以能将胃中的水谷精微运化并输送到三阴经，以滋养内脏。足阳明胃经，是足太阴脾经之表，为五脏六腑的营养化生之海，所以也能将足太阴脾经所运化的水谷精微转输到三阳经中，以滋养体表，二者是相辅相成的。所有的脏腑都是通过足太阴脾经的运化输布才得到胃中水谷精微的滋养，因此说，脾能够为胃运化并输布水谷精微。

【导读】本篇讨论了足太阴脾、足阳明胃的生理功能、病理变化，以及脾胃的相互关系，并以脾胃和四肢的关系为例，表达了"四肢皆禀气于胃，而不得至经。必因于脾，乃得禀也"观点，论述时寓病理于生理之中，表明"四支不用"是由于脾失健运，不能为胃运行精微物质营养四肢的缘故，进一步突出了脾胃关系及其在人体生命活动中的重要作用。

阳明脉解篇第三十

【题解】本篇解释了阳明经的病变及症状，故名"阳明脉解"。正如吴崑所说："解，释也。此篇皆所以释阳明脉为病之义。"

【原文】黄帝问曰：足阳明之脉[1]病，恶[2]人与火，闻木音则惕然[3]而惊，钟鼓不为动，闻木音而惊[4]何也？愿闻其故。

【注释】

[1] 足阳明之脉：足阳明胃经，又称胃脉，十二经脉之一。

[2] 恶（wù 务）：厌恶，怕。

[3] 惕（tì 替）然：惊惧貌。

【导读】此处之"木音"，指《周礼·春官·大师》中所说的八音之一，即柷（zhù，指打击乐器，方形，以木棒击奏）、敔（yǔ，指打击乐器，形如伏虎，以竹条刮奏）所奏之音。八音，指金、石、丝、竹、匏（pá）、土、革、木八种不同材质制作乐器所奏出的音乐。

[4] 钟鼓不为动，闻木音而惊：《素问·脉解篇》解释阳明脉病证的机制时，有"所谓欲独闭户牖而处者"句，可参。

【语译】黄帝问道：足阳明胃经发病之后，患者就厌恶见到别人与火，听到了木的声音就会受惊恐惧，但听到钟鼓的声音却没有这种反应。那么患者听到了木的声音就受惊恐惧的原因是什么呢？希望听听其中的道理。

【原文】岐伯对曰：阳明者胃脉也，胃者土也，故闻木音而惊者，土恶木也。

帝曰：善。其恶火何也？

岐伯曰：阳明主肉，其脉血气盛，邪客之则热，热甚则恶火。

【语译】岐伯回答说：足阳明经，又称胃脉，胃在五行中属土。克土者为木，故足阳明胃经发病的患者听到了木音就恐惧的原因，是土怕被木所克的缘故。

黄帝叹道：讲得很好！那么患者厌恶火的原因是什么呢？

岐伯回答说：足阳明胃经主管人体的肌肉，它的特点是血多气多，所以一旦被邪气侵袭，就会发热；热盛的时候，就会使人厌恶火。

【导读】阳明"热甚则恶火"，实际言阳明与火证的关系。阳明经多气多血，邪入阳明，多从阳化火，火热之性炎上，故易躁扰心神，出现神昏谵语、循衣摸床、烦躁等热证表现。阳明火热证候宜用清热泻火、釜底抽薪法治之，《伤寒论》中用大承气汤和桃仁承气汤治疗神乱证即是其例。

【原文】帝曰：其恶人何也？

岐伯曰：阳明厥则喘而惋[1]，惋则恶人。

帝曰：或喘而死者，或喘而生者，何也？

岐伯曰：厥逆连脏则死，连经则生。

帝曰：善。病甚则弃衣而走，登高而歌，或至不食数日，逾垣[2]上屋，所上之处，皆非其素所能也，病反能者何也？

岐伯曰：四支者，诸阳之本也，阳盛则四支实，实则能登高也。

【注释】

[1] 阳明厥则喘而惋（mán 蛮）：厥，厥逆。惋，郁结烦闷。《针灸甲乙经》中作"闷"。

[2] 逾垣（yú yuán 于元）：逾，越过，翻越。垣，墙。

【语译】黄帝问道：患者厌恶见人则是什么原因？

岐伯回答说：足阳明胃经如果发生厥逆，患者就会出现喘促、烦闷、厌恶见人。

黄帝问道：有的患者会因厥逆喘促而死，有的患者虽然发生厥逆喘促却仍能生存，这是什么缘故呢？

岐伯回答说：如果厥逆累及内脏，就会喘促而死；如果厥逆仅限于经脉，虽有喘促，却仍能生存。

黄帝叹道：讲得很好！阳明经病情严重时，患者会脱衣乱跑，登高唱歌，甚至数天不吃不喝，翻墙上屋。这些很高的地方，他们平时都不能够上去，可是发病后却能轻易上去，这是为什么呢？

岐伯回答说：四肢是人体各阳经的根本。阳气旺盛，四肢就会强壮，就能上到高处去了。

【导读】历代医家对"四支者，诸阳之本"有多种解释，但多遵王冰之说，认为"阳受气于四肢，故四肢为诸阳之本也"，这种解释虽然未完全阐明其义，却符合原旨。"诸阳"指手足阳经。虽是解释阳明经脉的病变，但阳明经脉直接关乎诸阳经气血的盛衰，如"阳明者，表也，五脏六腑之海也，亦为之行气于三阳"（《素问·太阴阳明论篇》），所以可通过诸阳经的盛衰，判断阳明经的虚实。考"本"字之义，有"重要""关键"的意涵。四肢末端是手足三阳经和手足三阴经的交接之处，是测知和判断经气盛衰的"关键"部位。故将四肢称为"本"。据《灵枢·终始》"阴者主脏，阳者主腑，阳受气于四末，阴受气于五脏"之说，阳经将经气授予四肢，阴经则将经气授予五脏。结合《内经》其他篇章内容，"诸阳"只能指经脉，"本"当为判断经气盛衰的"关键"，或者"依据"。在此前提下，才会有"阳盛则四支实，实则能登高"的必然结果。

【原文】帝曰：其弃衣而走者何也？

岐伯曰：热盛于身，故弃衣欲走也。

帝曰：其妄言骂詈[1]，不避亲疏而歌者何也？

岐伯曰：阳盛则使人妄言骂詈不避亲疏，而不欲食，不欲食故妄走也。

【注释】

[1] 詈（lì 利）：骂。

【语译】黄帝问道：那么患者脱衣乱跑的原因是什么呢？

岐伯回答说：阳明经病情严重时，患

者身上会因热邪过于旺盛而难以忍耐，精神错乱，所以要脱衣乱跑。

黄帝问道：那么患者胡言乱语、恶言咒骂而不避开亲人的原因又是什么呢？

岐伯回答说：阳气过盛，会使人神志失常而胡言乱语、恶言咒骂而不避亲人，也不知道进食，所以乱跑乱唱。

【导读】此节以"弃衣而走""妄言、骂詈不避亲疏""不欲食""妄走"症状为例，结束本篇对阳明经病证病因病机、症状特点的论述。原文认为，阳明经脉之"血气盛，邪客之则热"，强调此处所论阳明病证为外邪传入阳明所致。由于该经具有多气多血生理特征，所以邪气传入阳明则从阳化火，火热充斥内外，上下窜扰，导致相关脏腑经脉的功能失常，故而出现以上述症状为特征的阳明实热病证。同时也呼应"阳明脉解"之篇题。

热论篇第三十一

【题解】 热，指外感热病。本篇系统论述了外感热病的概念、成因、主症、六经辨证、传变规律、治疗大法、预后及饮食宜忌等内容，是讨论热病的专篇，故名"热论"。

【原文】 黄帝问曰：今夫热病者，皆伤寒[1]之类也，或愈或死，其死皆以六七日之间，其愈皆以十日以上者何也？不知其解，愿闻其故。

【注释】

[1] 伤寒：病名，为外感热病的总称。

【语译】 黄帝问道：现在所说的热病，都属于伤寒病的范畴。其中有的患者痊愈了，有的死亡了；而那些死亡的人往往在得病六七天之内便死去了，痊愈的人大都在十天以上才会痊愈，这是什么缘故呢？我不理解，很想听你讲讲其中的道理。

【导读】 热病是《内经》研究的重点病种之一，之所以命名为"热病"，是因为该类疾病以热象为主要临床特征。其中以"热"病名篇者共有7处之众，足见该类疾病在《内经》时代受到重视的程度。

此处一论热病的定义。"今夫热病者，皆伤寒之类也"，明确地指出一切外感热病，皆属于伤寒的范畴。外感病称为伤寒者，乃是从病因言之；谓之热病，是以症状特点命名。因为发热是外感病的共同特征，故泛称外感病为热病，目前更直接地称为外感热病。本文所言伤寒即后世之广义伤寒，如《难经》中"伤寒有五：有中风，有伤寒，有湿温，有热病，有温病"。

二论发热是外感病的特征。"人之伤于寒也，则为病热，热虽甚不死"，在外感病中，邪气侵袭人体，正气与之抗争。正邪交争，阳气郁遏于肌表，故见发热。可见，外感病之发热是人体卫阳之气不衰的反应，若人体正气不足，无力抗邪，卫阳之气虚衰，一般不会发热。所以说"热虽甚不死"，《素问·生气通天论篇》中"体若燔炭，汗出而散"，则是从治疗的角度，论述外感病发热是邪正交争、正气不衰的表现。

【原文】 岐伯对曰：巨阳者，诸阳之属也[1]，其脉连于风府[2]，故为诸阳主气也。人之伤于寒也，则为病热，热虽甚不死；其两感于寒[3]而病者，必不免于死。

【注释】

[1] 诸阳之属也：太阳经是所有阳经的统帅。

[2] 风府：穴位名称，位于项后入发际一寸处，属督脉，是足太阳经、督脉、阳维之会。

[3] 两感于寒：互为表里的阴阳两经同时受

邪而发病。例如太阳、少阴同病，少阳、厥阴同病，阳明、太阴同病。寒，泛指多种外邪。

【语译】岐伯回答说：足太阳经是人体阳经的统帅。其经脉连于风府与督脉相交会，而督脉总督全身的阳气，所以太阳

经统率诸经阳气。人体受到寒邪的侵袭，就会发热。发热虽很严重却不会导致死亡，表里两经同时受邪而患两感病则难免有死亡的危险。

【导读】原文"人之伤于寒也，则为病热，热虽甚不死"，体现了发热是外感病的特征。外感邪气伤人，阳气郁遏于肌表，故见发热，即所谓"阳盛生外热奈何……上焦不通利，则皮肤致密，腠理闭塞，玄府不通，卫气不得泄越，故外热"（《素问·调经论篇》）之义。

【原文】帝曰：愿闻其状。

岐伯曰：伤寒一日，巨阳受之[1]，故头项痛，腰脊强。二日阳明受之，阳明主肉，其脉侠鼻络于目，故身热[2]目疼而鼻干，不得卧也。三日少阳受之，少阳主胆[3]，其脉循胁络于耳，故胸胁痛而耳聋。三阳经络皆受其病，而未入于脏者[4]，故可汗而已[5]。四日太阴受之，太阴脉布胃中络于嗌，故腹满而嗌干。五日少阴受之，少阴脉贯肾络于肺，系舌本，故口燥舌干而渴。六日厥阴受之，厥阴脉循阴器而络于肝，故烦满[6]而囊缩[7]。三阴三阳，五脏六腑，皆受病，荣卫不行，五脏不通，则死矣[8]。

【注释】

[1] 伤寒一日，巨阳受之：患伤寒病的第一天，太阳经首先受邪而得病。

[2] 身热：发热较甚。

[3] 少阳主胆：胆，《针灸甲乙经》《太素》中均作"骨"，可从。少阳胆与厥阴肝相表里，而肝主筋，筋会于骨，所以少阳主骨。此与上文"阳明主肉"相应。

[4] 未入于脏者：邪气尚未波及三阴经及五脏。脏，含有"三阴"及"里"之义。

[5] 可汗而已：张介宾："三阳为表属腑，邪在表而未入于三阴之脏者，皆可汗而散也。"

[6] 烦满：烦闷。满，通"懑"。

[7] 囊缩：阴囊收缩。

[8] 三阴三阳……则死矣：此处虽属"不两感于寒者"，但邪气深重仍可致正气衰竭而亡。

【语译】黄帝说：我想了解伤寒病的临床表现都有哪些。

岐伯回答说：伤寒病的第一天，太阳经首先受邪而发病。太阳主一身之表，所以出现头项疼痛、腰脊僵直不适等症状。第二天邪气传于阳明而发病，阳明主肌肉，经脉挟鼻而络于眼睛，因此出现发热、眼睛疼痛、鼻孔干燥、不得安卧等症状。第三天邪传于少阳而发病，少阳主胆，经脉循行于胸胁，上络于耳，因此出现胸胁疼痛、耳聋等症状。三阳经络都受邪而发病，但邪气尚未波及三阴之里，因此采取发汗解表的方法即可治愈。第四天邪气继续深入，传入太阴而发病，其经脉散布于胃中，上络于咽喉，所以太阴受邪就出现腹部胀满、咽喉干燥等症状。第五天邪传少阴而发病，其经脉下贯于肾脏，上络于肺而连于舌根，所以少阴受邪就出现口燥舌干而渴等症状。第六天邪传厥阴而发病，其经脉循绕外生殖器而上络于肝，所以出现烦

闷、阴囊收缩等症状。如果三阴经脉、三阳经脉、五脏六腑都受邪而发病，营卫气血不能运行，五脏功能失调，就可能导致死亡。

【导读】论热病的传变规律及六经分证。一是传变规律：原文"伤寒一日，巨阳受之……二日阳明受之"，论述了热病的传变规律，即太阳经病→阳明经病→少阳经病→太阴经病→少阴经病→厥阴经病。二是六经分证原则：文中所列举的六经症状皆为实热证，未涉及虚寒证。

【原文】其不两感于寒者，七日[1]巨阳病衰，头痛少愈；八日阳明病衰，身热少愈；九日少阳病衰，耳聋微闻；十日太阴病衰，腹减如故[2]，则思饮食；十一日少阴病衰，渴止不满[3]，舌干已而嚏；十二日厥阴病衰，囊纵少腹微下[4]，大气皆去，病日已矣。

【注释】

[1] 七日：与下文的八日、九日、十日、十一日、十二日均指热病过程中，邪退正复疾病转愈的概数，其时间长短取决于邪正力量的对比。

[2] 腹减如故：腹部胀满减轻，症状消失而恢复正常。故，原来的正常状态。

[3] 不满：丹波元简："《甲乙》《伤寒例》并无'不满'二字，上文不言腹满，此必衍文。"宜从。

[4] 囊纵少腹微下：阴囊收缩及少腹拘急的症状逐渐舒缓。

【语译】患者如果不是表里两经同时受邪而患两感病的，到第七天太阳病就逐渐减退，头痛等症状稍有减轻；第八天阳明病就逐渐减退，发热等症状稍有减轻；第九天少阳病就衰减，耳聋等症状稍有减轻，听觉逐渐恢复；第十天太阴病衰减，腹部胀满已消失，想吃东西；第十一天少阴病衰减，口渴、舌干症状消失，并打喷嚏；第十二天厥阴病衰减，患者的阴囊松弛，少腹部的拘急也减轻。由于六经的病邪都已消退，疾病也就痊愈了。

【导读】论伤寒病顺传的转归过程及判断依据，"不两感于寒"为伤寒病的顺传，伤寒病顺传的转归过程，即病情好转的过程，所言时日为邪退正复疾病转愈的概数，以临床症状为依据判断病情转归。

【原文】帝曰：治之奈何？

岐伯曰：治之各通其脏脉[1]，病日衰已矣。其未满三日者，可汗而已；其满三日者，可泄而已。

【注释】

[1] 治之各通其脏脉：治疗六经病证应通调其六经所属的脏腑经脉。

【语译】黄帝问：怎样治疗呢？

岐伯回答说：治疗的原则是根据六经病证的表现，分别通调各脏腑的经脉，这样疾病就日渐衰退而痊愈了。一般来说，发病未满三天的，病邪在三阳之表，采用发汗散邪法，可使疾病痊愈；发病已满三天的，病邪在三阴之里，采用泄法，可使疾病痊愈。

【导读】论热病治疗。原文"其未满三日者，可汗而已；其满三日者，可泄而已"是为伤寒病制定的治疗原则。邪在三阳之表，用汗法治疗；邪热壅积于三阴之里，用通利之法去其热。"汗""泄"两法的运用，当视病情而定，"然伤寒病有传者，有不传者，有八九日仍在表阳而当汗者，有二三日邪中于里阴而急当下者，此又不在阴阳六气之常法也"（张志聪注）。

【原文】帝曰：热病已愈，时有所遗[1]者，何也？

岐伯曰：诸遗者，热甚而强食之[2]，故有所遗也。若此者，皆病已衰，而热有所藏，因其谷气相薄[3]，两热相合，故有所遗也。

【注释】

[1] 时有所遗：某些热病患者在疾病后期余热稽留不退。

[2] 热甚而强食之：在热势尚甚时就勉强进食。

[3] 薄：通"搏"，互相冲突扭结。

【语译】黄帝又问道：患热病已经痊愈了，但有的患者却余热稽留不尽，这是为什么呢？

岐伯说：余热稽留不退的原因，是在发热还较甚时勉强进食，导致邪热稽留不尽。像这种情况，大都是在病势已减退，但还有邪热蕴藏于内之时，又勉强进食，食物积滞生热，食热与邪热相合，所以就发生余热稽留不退的遗热证。

【导读】外感热病的预后较为复杂，涉及病位、受邪轻重、病邪性质、体质因素等方面，但总与邪正力量消长有关。文中"热虽甚不死"，指出寒邪束表，汗孔闭塞，外邪方盛，此时正气未衰，抗病力旺盛，邪正斗争较剧，所以有发热症状，当汗出身凉，诸症消失，如"体若燔炭，汗出而散"（《素问·生气通天论篇》）。若"两感于寒而病者，必不免于死"，因为两感于寒，表里同病，病邪内传，伤及脏腑及营卫气血，病情复杂，邪气充斥内外，预后较差，倘若不能及时采取有效的治疗措施，最终可导致邪盛正衰而"必不免于死"。

【原文】帝曰：善。治遗奈何？

岐伯曰：视其虚实，调其逆从，可使必已矣。

帝曰：病热当何禁之？

岐伯曰：病热少愈，食肉则复，多食则遗，此其禁也。

【语译】黄帝说：你讲得真好！那么如何治疗这种遗热证呢？

岐伯说：应当观察病情的虚实，调治其阴阳的失常，就可以治好了。

黄帝又问道：患热病时，有哪些禁忌？

岐伯说：患热病过程中，在热势稍微减轻时，如果吃了肉类等油腻难以消化的食物，就会使病情复发；如果勉强过多进食，就会使余热稽留不退。因此，在患热病时要禁食肉类，也不可暴食多食。

【导读】文中对热病过程中出现的"病遗""食复"等变证发生的原因、病机、治疗方法及热病禁忌作了论述。"病遗"，指热病的后遗症，如消瘦、长期低热等；"食复"，指热病过程中因为饮食因素导致病情反复。"病遗"和"遗热"的原因是热甚而强食之，因其与谷气相薄，两热相合，治疗时视其虚实，调其逆从。热病患者应注意"病热少愈，食肉则复，多食则遗"。

【原文】帝曰：其病两感于寒者，其脉应与其病形何如？

岐伯曰：两感于寒者，病一日则巨阳与少阴俱病，则头痛口干而烦满；二日则阳明与太阴俱病，则腹满身热，不欲食谵言；三日则少阳与厥阴俱病，则耳聋囊缩而厥，水浆不入，不知人，六日死。

【语译】黄帝问：表里两经同时受邪的两感证，所病的经脉和相应的临床症状有哪些呢？

岐伯说：表里两经同时受邪的两感证，一般在患病的第一天，太阳和少阴就共同受邪而发病，临床表现有头痛、口干、烦闷等症状。第二天，阳明经和太阴经共同受邪而发病，临床表现有腹部胀满、身体发热、不欲食、谵语等症状。第三天，少阳经和厥阴经共同受邪而发病，临床表现有耳聋、阴囊收缩、四肢厥逆等症状。这是表里同病，脏腑俱伤，病情很危重。如果进一步又出现水浆不能饮入，神志昏迷而不知人事症状，到第六天就会死亡。

【导读】此处论述了伤寒病的两种传变、两种预后：顺传则"热虽甚不死""其愈皆以十日以上"；两感于寒（即逆传）则"必不免于死""其死皆以六七日之间"，这就是本篇对该病预后的表达。外感热病的预后是复杂的，涉及病位、受邪轻重、病邪性质、体质因素等各方面，但总与邪正的消长有关。其中"水浆不入"症状，表明患者的胃气已绝；"不知人"为"失神"，二者皆为死候。然"死"与"不死"仅言病情之轻重、预后之好坏而已。

【原文】帝曰：五脏已伤，六腑不通，荣卫不行，如是之后，三日乃死何也？

岐伯曰：阳明者，十二经脉之长也[1]，其血气盛，故不知人[2]，三日其气乃尽，故死矣。

凡病伤寒而成温[3]者，先夏至日[4]者为病温[5]，后夏至日者为病暑[6]，暑当与汗皆出，勿止。

【注释】

[1] 阳明者，十二经脉之长也：足阳明胃为后天之本，水谷之海，气血化生之源，为多气多血之经，故为"十二经脉之长"。

[2] 不知人：神志昏迷。

[3] 温：温热病。

[4] 先夏至日：病发于夏至之前。

[5] 病温：患温病。

[6] 病暑：在夏至以后发病者。暑病，泛指夏季感受暑热邪气而发生多种热性病，如中暑、伤暑等。

【语译】黄帝问道：两感病患者发展到五脏已伤，六腑不通，营卫不行以后，为什么还要再过三天才会死亡呢？

岐伯回答说：足阳明所属的脏腑和经脉，是水谷之海，气血化生之源，而为十二经脉之长。由于本经多血多气，受邪之后容易出现神志昏迷，再过三天之后，阳明经的血气才会竭尽，胃气败绝，因此才会死亡。

一般伤于寒邪而变成温热病的，如果在夏至以前发病的称为温病，在夏至以后发病的称为暑病。暑病多有出汗，暑热邪气可以随汗出而外泄，所以治疗暑病时不宜止汗。

【导读】伤寒之类泛指一切外感热病，因为四时不同的时邪会导致不同特点的外感热病，冬日感受寒邪为伤寒（即狭义伤寒），夏日感受时邪为暑病，夏至以前的春季若感时邪便成温病，秋季感受时邪为秋燥。这种按感受四时不正之气所患病证的分类方法促进了温病学的发展。

"暑当与汗皆出，勿止"，指出暑病的治疗，切勿见汗止汗，治宜清暑益气，若错用止汗收敛之法，会导致暑热内闭，关门留寇，暑热必传心包，造成危急证候，故张介宾说："暑气侵入，当令有汗，则暑随汗出，故曰勿止。"

刺热篇第三十二

【题解】 热，指五脏热病。刺，指针刺的选穴原则和方法。本篇叙述了五脏热病的临床表现、诊断、针刺选穴原则和方法以及热病的预后等内容，故名"刺热"。

【原文】 肝热病者，小便先黄，腹痛多卧身热。热争[1]则狂言及惊，胁满痛，手足躁，不得安卧[2]。庚辛甚，甲乙大汗[3]，气逆则庚辛死[4]。刺足厥阴、少阳[5]。其逆[6]则头痛员员[7]，脉引冲头[8]也。

【注释】

[1] 热争：邪热与正气相争。下文四脏"热争"义同此。

[2] 狂言及惊，胁满痛，手足躁，不得安卧：肝主惊风，故肝热时出现手足躁扰惊骇等症状；肝脉循胁肋，故胁满痛；肝魂不藏，故不得卧。

[3] 庚辛甚，甲乙大汗：因庚辛为金日，金克木，故肝病在庚辛日病情明显加重；甲乙为木日，肝气旺盛之时，正气来复能胜邪，故大汗出而病退。这里用五行相克推论肝脏热病加重，至其本脏旺日，则汗出病退。其余四脏与此同义。

[4] 气逆则庚辛死：正不胜邪，病情恶化，可能在庚辛日死亡。庚辛日属金，为木所不胜，故死。其余四脏仿此。

[5] 刺足厥阴、少阳：针刺足厥阴肝经、足少阳胆经的腧穴。盖少阳与厥阴互为表里，故肝热病可刺此二经。

[6] 其逆：厥阴肝气上逆。

[7] 员员：眩晕。员，通"晕"。

[8] 脉引冲头：逆气循肝经上逆冲头。

【语译】 肝脏发生热病，患者小便先发黄、腹中疼痛、嗜卧、身体发热。邪热与正气相互交争，就表现为狂言乱语及发惊、胁肋部胀满疼痛、手足躁扰、不得安卧等。病情在庚辛日明显加重，在甲乙日就大量出汗；如果邪气胜于正气，疾病恶化，就会在庚辛日死亡。治疗当针刺足厥阴经和足少阳经的腧穴。如果肝气上逆，患者就会出现头痛眩晕，这是邪热循着肝脉上冲于头所致。

【导读】 十天干用以纪年、纪月、纪日、纪时，又各具有不同的五行属性，甲乙木、丙丁火、戊己土、庚辛金、壬癸水，《内经》将十干分别标记的时日与人体不同五行属性的五脏配属，用以标记各脏腑精气在不同时日中的盛衰变化，在此前提下，依照"五脏受气于其所生，传之于其所胜，气舍于其所生，死于其所不胜。病之且死，必先传行至其所不胜，病乃死"（《素问·玉机真脏论篇》）的五脏病传规律，这就是此处原文结合各脏临床表现进行五脏病证预测的思路。

【原文】 心热病者，先不乐，数日乃热。热争则卒心痛，烦闷善呕，头痛面赤无汗。壬癸甚，丙丁大汗，气逆则壬癸死。刺手少阴、太阳。

脾热病者，先头重颊痛，烦心颜青[1]，欲呕身热。热争则腰痛[2]不可用俯仰，腹满泄，两颔痛[3]。甲乙甚，戊己大汗，气逆则甲乙死。刺足太阴、阳明。

肺热病者，先淅然厥[4]，起毫毛，恶风寒，舌上黄，身热。热争则喘咳，痛走胸膺背，不得大息，头痛不堪，汗出而寒。丙丁甚，庚辛大汗，气逆则丙丁死。刺手太阴、阳明，出血如大豆，立已。

肾热病者，先腰痛胻酸，苦渴数饮身热。热争则项痛而强，胻寒且酸，足下热，不欲言，其逆则项痛员员澹澹然[5]。戊己甚，壬癸大汗，气逆则戊己死。刺足少阴、太阳。诸汗者，至其所胜日汗出也[6]。

肝热病者，左颊先赤；心热病者，颜先赤；脾热病者，鼻先赤；肺热病者，右颊先赤；肾热病者颐先赤[7]，病虽未发，见赤色者刺之，名曰治未病。热病从部所起者[8]，至期而已[9]；其刺之反者[10]，三周而已[11]；重逆[12]则死。诸当汗者，至其所胜日，汗大出也[13]。

【注释】

[1] 颜青：前额部发青。

[2] 腰痛：张介宾："腰者，肾之府。热争于脾，则土邪乘肾，必注于腰，故为腰痛。"

[3] 两颔痛：下颔、颊车部位疼痛。

[4] 淅（xī 析）然厥：形容突然感觉寒冷的样子。

[5] 员员澹澹然：头晕而有摇晃旋转貌。

[6] 诸汗者，至其所胜日汗出也：上述五脏热病大汗出的机制，是逢五脏各自当旺之日，正能胜邪，故汗出而热退。

[7] 肾热病者颐（yí 夷）先赤：张志聪："腮下谓之颐，肾属水，而位居北方，故颐先赤。"颐，指面颊下腮部。

[8] 热病从部所起者：五脏热病初起，仅在五脏所主面之色部出现赤色。如肝左颊、肺右颊、心颜、脾鼻、肾颐等。

[9] 至期而已：到了五脏各自所旺之日，就可以使病邪减退而病向愈。

[10] 刺之反者：针刺治法掌握应用不当，诸如当泻反补、当补反泻等。

[11] 三周而已：必须经过三个脏气所旺之日，疾病才能痊愈。

[12] 重（chóng 虫）逆：一误再误，多次误治。逆，指错误的治法。

[13] 诸当汗者，至其所胜日，汗大出也：张志聪："此言热病从部位所起者，至期大汗而病已也。胜日，谓本气胜旺之日。如肝之甲乙，心之丙丁。"

【语译】 心热病，患者先有情绪抑郁不乐，经过几天以后才出现发热。邪热与正气相互交争，就会突然发生心痛、心烦闷乱、多呕、头痛、面赤、无汗等。病情在壬癸日明显加重，在丙丁日大量出汗。如果邪气胜于正气，病情恶化，就会在壬癸日死亡。治疗应针刺手少阴心经和手太阳小肠经的腧穴。

脾热病，患者先感觉头部沉重、面颊疼痛、心烦、前额部发青、恶心欲呕、身体发热。邪热与正气相互交争，就会出现腰痛、难以前俯后仰、腹部胀满、泄泻、两颔部疼痛等症。病情在甲乙日加重，在戊己日大量出汗。如果正不胜邪，病情恶化，就会在甲乙日死亡。治疗应针刺足太阴脾经和足阳明胃经的腧穴。

肺热病，患者先有突然凛寒、皮肤粟起、汗毛竖直、恶风寒、舌苔发黄、身体发热等症状。邪热与正气相互交争，就会出现气喘咳嗽、胸膺及背部走窜状疼痛、不能深呼吸、头痛剧烈难忍、汗出而恶寒等症。病情在丙丁日明显加重，在庚辛日出大汗。如果正不胜邪，病情恶化，就会在丙丁日死亡。治疗应针刺手太阴肺经和手阳明大肠经的腧穴，使其出血像大豆样一滴，病情立即就减轻了。

肾热病，患者先感觉腰痛、小腿困、苦于口渴多饮、身体发热。邪热与正气相互交争，就会出现头项部疼痛而强滞不舒、小腿部发凉而且困、足心发热、不想说话。如果肾气上逆，就表现为颈项疼痛，头昏晕而摇晃不定。病情在戊己日明显加重，在壬癸日大量出汗。如果正不胜邪，病情恶化，会在戊己日死亡。治疗应当针刺足

少阴肾经和足太阳膀胱经的腧穴。上述各脏热病的大汗，是在五脏各自当旺之日，正胜邪却，所以大量出汗。

肝热病的患者，左侧面颊先见红色；心热病的患者，前额部先见红色；脾热病的患者，鼻部先见红色；肺热病的患者，右侧面颊先见红色；肾热病的患者，两腮部先见红色。疾病虽然没有明显发作，见到面部出现红色，就给予针刺治疗，这就叫作"治未病"。热病初期，仅在五脏所主的部位出现红色，就给以治疗，到了五脏所胜之日，脏气旺盛，就可使汗出而病愈。如果刺法掌握不当，则使病程延长，必须经过三个脏气所胜之日，才有可能病愈。如果多次误治，重伤正气，就可能导致死亡。总之，热病应当出汗，必须掌握正确的治疗方法，到其所胜之日，脏气旺盛，正能胜邪，可使汗出而愈。

【导读】 此处"治未病"是指内脏颜面色部出现"赤"色时，要及早治疗，即所谓"治其先兆"。既不同于"未病先防"（《素问·四气调神大论篇》），也有别于把握疾病过程中邪正盛衰关键时机而刺治（《灵枢·逆顺》）的"治未病"内涵。

【原文】 诸治热病，以饮之寒水[1]，乃刺之；必寒衣之，居止寒处，身寒而止也。

【注释】

[1] 以饮之寒水：先给患者饮清凉的饮料。

【导读】 此处所论热病，多数不因外感温热之邪引起，而是由于内生湿热之邪或五志化火所致。

以，《针灸甲乙经》中作"先"，宜从。

【语译】 治疗热病，应先给患者饮清凉的饮料，然后再针刺治疗。同时让患者少穿衣服，居住在凉爽的地方，这样才能有助于邪热的祛除。

【原文】 热病先胸胁痛，手足躁，刺足少阳，补足太阴[1]，病甚者为五十九刺[2]。热病始手臂痛者，刺手阳明、太阴[3]而汗出。热病始于头首者，刺

项太阳[4]而汗出止。热病始于足胫者，刺足阳明而汗出止[5]。热病先身重骨痛，耳聋好瞑[6]，刺足少阴，病甚为五十九刺。热病先眩冒而热，胸胁满，刺

足少阴、少阳。

太阳之脉，色荣颧骨，热病也，荣未交[7]，曰今且得汗，待时[8]而已。与厥阴脉争见[9]者，死期不过三日，其热病内连肾，少阳之脉色也[10]。少阳之脉，色荣颊前，热病也，荣未交，曰今且得汗，待时而已，与少阴脉争见者[11]，死期不过三日。

热病气穴[12]：三椎下间[13]主胸中热，四椎下间主膈中热[14]，五椎下间主肝热，六椎下间主脾热，七椎下间主肾热，荣在骶[15]也。项上三椎陷者中[16]也。

颊下逆颧为大瘕[17]，下牙车[18]为腹满，颧后为胁痛，颊上者膈上也[19]。

【注释】

[1] 刺足少阳，补足太阴：针刺足少阳经用泻法，刺足太阴经用补法。盖少阳病不解，当传太阴，故补足太阴有治未病防止邪气深入之意。

[2] 五十九刺：治疗热病的五十九个腧穴。

[3] 刺手阳明、太阴：针刺手阳明大肠经和手太阴肺经的腧穴。盖阳明和太阴两经互为表里，故取之。

[4] 刺项太阳：针刺足太阳经头项部的腧穴，如天柱、大杼等穴。

[5] 刺足阳明而汗出止：高世栻："足阳明之脉，循胫下足，故热病始于足胫者，当针足阳明，而汗出止。"

[6] 身重骨痛，耳聋好瞑：张介宾："肾主骨，在窍为耳，热邪居之，故为身重，骨痛，耳聋。热伤真阴，则志气昏倦，故好瞑。"

[7] 荣未交：患者的色泽未恶而尚荣润。

[8] 待时：等待其当旺之时，就是上文所说的"所胜日"。

[9] 与厥阴脉争见：谓和少阴脉证同时并见。"厥"为"少"之误。

[10] 少阳之脉色也：《新校正》："旧本无'少阳之脉色也'六字，乃王氏所添。王注非，当从上善之义。"宜删。

[11] 与少阴脉争见者：和厥阴脉证同时并见。"少阴"为"厥阴"之误。

[12] 热病气穴：治疗热病的穴位。气穴，即腧穴。

[13] 三椎下间：第三脊柱下面的腧穴。

[14] 膈中热：《针灸甲乙经》中作"胃中热"。

[15] 荣在骶：治营分热病应取骶骨部的腧穴。荣与"营"通。骶，脊柱骨的尽头尾骶部。

[16] 项上三椎陷者中：从颈项三椎之下凹陷的中央取大椎穴。

[17] 颊下逆颧为大瘕：病色从面颊下上逆于颧部的是大瘕泄。大瘕，即大瘕泄，乃泄泻之一。

[18] 牙车：颊车穴，位于颊部。

[19] 颧后为胁痛，颊上者膈上也：病色见于颊部之上的，主膈上有热。

【语译】热病患者，症见胸胁疼痛，手足躁扰不安，是病发于足少阳经；治疗应针刺足少阳胆经，采用泻法；同时补足太阴脾经，以防胆邪乘脾；如果病情较重者，就采用热病的"五十九刺"法。热病患者，症见手臂疼痛的，是病发于手阳明大肠经，治疗应针刺手阳明大肠经，手太阴肺经的腧穴，使其汗出则热退。热病患者，症状见于头面部的，是足太阳膀胱经为病，治疗应针刺足太阳经头项部的穴位，使其汗出则热退。热病患者，症状见于足胫部位，是病发于足阳明经，治疗宜针刺足阳明经腧穴，使其汗出则热退。热病患者，症见身体重滞，骨骼疼痛，耳聋，喜卧多眠的，是病发于足少阴肾经；治疗宜针刺足少阴肾经的穴位，病重者采取"五十九刺"法。热病患者，症见头目眩冒，发热，胸胁胀满的，是病发于足少阳，将传入足少阴，治疗宜针刺足少阴肾经和足少阳胆经的腧穴。

太阳经脉之病，红色显露于颧骨，是热病的征象；如果色泽荣润，是病邪轻浅，等到太阳经气当旺之时，就可得汗而愈；如果同时又见到少阴经的脉证，其死期不超过三天，这是因为热邪已经入里波及肾了。少阳经脉之病，红色见于面颊的前方，是热病的征象；如果色泽荣润，是病邪轻浅，待到少阳经气当旺之时，就可以得汗出而愈；如果同时兼见厥阴的脉证，那么其死期不超过三天，这是因为邪热入里，已波及肝。

治疗热病的腧穴：第三脊椎下面的腧穴，主治胸中的热病；第四脊椎下面的腧穴，主治胃中的热病；第五脊椎下面的腧穴，主治肝热病；第六脊椎下面的腧穴，主治脾热病；第七脊椎下面的腧穴，主治肾热病。治疗营血分热病的腧穴在尾骶部。从颈项三椎之下凹陷的中央，就是大椎穴。

通过望面部之色的变化，也可以判断疾病。例如病色从颊腮上逆到颧部，主大瘕泄；病色从颊部下行到颊车部位的，主腹满；病色见于颧部后方，主胁痛；病色见于颊部之上的，主膈上有热。

【导读】面部神色改变对于诊断疾病、判断病情有重要的作用，对于热病尤其如此。由于人体"诸阳之会，皆在于面""十二经脉，三百六十五络，其血气皆上于面"（《灵枢·邪气脏腑病形》），热为阳邪，其性上炎，所以各类热病面部先赤，而颜面不同区域分属于五脏（《灵枢·五色》），所以不同的热病可先在该脏所属颜面区域出现赤色，如肝热病在出现小便先黄，腹痛多卧，身热时，其左颊先赤，即是其例。

这一观察面部颜色进行临床诊察和辨证的方法，后世医家有所继承和发扬，也是当今中医诊断学中的重要内容。当然，对于颜面色部与脏腑配属内容则要分具体情况具体对待，不可过分拘泥。

评热病论篇第三十三

【题解】 评，指评论。本篇论述了阴阳交、风厥、劳风、风水等病证的病因、病机、症状、治疗及预后。由于这些病证都属于外感热病类，故名"评热病论"。

【原文】 黄帝问曰：有病温者，汗出辄复热[1]，而脉躁疾不为汗衰[2]，狂言不能食，病名为何？

岐伯对曰：病名阴阳交[3]，交者，死也。

帝曰：愿闻其说。

岐伯曰：人所以汗出者，皆生于谷，谷生于精[4]，今邪气交争于骨肉而得汗者，是邪却而精胜也，精胜则当能食而不复热。复热者，邪气也，汗者，精气也。今汗出而辄复热者，是邪胜也。不能食者，精无俾[5]也，病而留者，其寿可立而倾也[6]。且夫《热论》[7]曰：汗出而脉尚躁盛者死。今脉不与汗相应，此不胜其病也，其死明矣。狂言者，是失志，失志者死。今见三死[8]，不见一生，虽愈必死也。

【注释】

[1] 汗出辄（zhé 折）复热：汗出之后又发热。辄，立即之意。

[2] 不为汗衰：病情没有因为出汗而减轻。衰，减轻。

[3] 阴阳交：病证名。新感之邪引动内伏之邪，内外之邪相交所致的病证。

[4] 谷生于精：水谷是人体精气化生的源泉。精气，人体的正气。

[5] 精无俾：精气得不到补益充养。俾，

补益。

[6] 病而留者，其寿可立而倾也：寿，寿命，代表生命。倾，倾倒，含有危险、败坏之意。

[7] 《热论》：指《灵枢·热病》。

[8] 今见三死：杨上善："汗出而热不衰，死有三候：一不能食，二犹脉躁，三者失志。汗出而热，有此三死之候，未见一生之状，虽差必死。"

【语译】 黄帝问道：有的温病患者，在汗出之后就立即又发热，并且脉象躁乱疾速，病情不因出汗而减轻，甚至会出现语言狂乱，不能进食等。这叫什么病呢？

岐伯回答说：这种病名叫"阴阳交"，阴阳交是死证。

黄帝问道：我想听听阴阳交病的有关内容。

岐伯问道：人体之所以能够出汗，是由于水谷入胃后化生了精微；精微充足，能够战胜邪气，因此出汗。现在邪气与正气交争于骨肉之间而能够出汗的，是正气胜而邪气消退的表现。正气胜，患者就应当能进饮食而不再发热。那种又发热的，是邪气留恋未除；汗出的，是精气胜邪。如今患者在汗出之后而立即又发热，这是邪气胜于正气的标志。患者不能进食，精气就得不到补益。病热迁延，邪气留滞不去，就会迅速危及患者的生命。况且《灵

枢·热病》篇曾记载：热病汗出后脉象仍躁疾的是死证。现在，患者的脉象与汗出之后的情况不相符合，这是精气衰竭，不能战胜邪气的反映，死亡的征象已经很明显了。况且语言狂乱，是神志失常的表现，神志失常也属死证。根据上述临床表现，只见到三种死亡的征象，而找不到一线生机，虽然某些时候某些症状可能稍有好转，但仍免不了死亡。

【导读】论阴阳交。此节专论阴阳交的含义、病因、病机、症状和预后。明确指出了阴阳交作为热病之变证，其基本病机是阴精不足，热邪亢盛，阳热之邪与阴精交结不解。纵观《内经》中论述热病篇章有《素问·评热病论篇》《素问·刺热论篇》《素问·热论篇》和《灵枢·热病》4篇专论，本篇重点在于论述温病。

何谓阴阳交？历代注家有三种见解：①张介宾"以阳邪交于阴分，阴气不能守，故曰阴阳交"为解，认为是温病过程中，阳邪入于阴分，邪正交争互为胜复，邪胜正衰所致的一种危重证候。②王冰从字义为解，认为"交，谓交合，阴阳之气不分别也"。③张志聪从病机为解，提出"阴阳交者，谓汗乃阴液，外出于阳，阳热不从汗解，复入于阴，名曰阴阳交"。章虚谷认为"外感阳分之邪，与内发阴分之邪交合为一"。因为在《素问·刺热篇》中有"荣未交"之语，荣未交指冬伤于邪，藏于脉中，复感外邪，新感尚未引动脉中之伏邪，据此可知"阴阳交"即"荣已交"之义，外邪引动内伏邪气，内外邪相交。

根据原文精神分析，阴阳交是一个按病理过程命名的病证，并非一个独立的疾病。多种温热病的中后期或因邪盛正衰，或因失治误治伤津，皆可出现这一种病证的危重证候。对于"交者，死也"的"死"字，如吴鞠通所说："经谓必死之证，谁敢谓生，然药之得法，有可生之理。"只要辨证明确，合理用药而取效者，屡见不鲜。

【原文】帝曰：有病身热，汗出烦满，烦满不为汗解，此为何病？

岐伯曰：汗出而身热者，风也；汗出而烦满不解者，厥[1]也，病名曰风厥[2]。

帝曰：愿卒闻之。

岐伯曰：巨阳主气[3]，故先受邪，少阴与其为表里也，得热则上从之[4]，从之则厥也。

帝曰：治之奈何？

岐伯曰：表里刺之[5]，饮之服汤。

【注释】

[1] 厥：气逆。肾气上逆。

[2] 风厥：病证名。马莳："以其太阳感风，少阴气厥，名为风厥之证。"

[3] 巨阳主气：足太阳经主宰全身阳经之气。

[4] 上从之：少阴经随从足太阳经上逆。

[5] 表里刺之：治疗当表里两经同时俱刺治，法当泻足太阳，补足少阴。

【语译】黄帝问道：有些患者身体发热，汗出，烦闷，其烦闷不因出汗而缓解，这是什么病呢？

岐伯回答说：汗出而身体发热，是由于感受风邪；汗虽出而烦闷症状不解除，是肾气上逆的缘故，这种病名叫"风厥"。

黄帝问道：我能详尽地了解风厥病的情况吗？

岐伯回答说：足太阳经主宰全身的阳

经之气，为一身之表。所以外邪侵犯人体，太阳经首先受邪。足少阴肾经与足太阳经互为表里，在太阳经受邪之时，少阴经受太阳经发热的影响，肾气随之上逆，于是就成为风厥病。

黄帝问道：应如何治疗风厥病呢？

岐伯回答说：应针刺足太阳经、足少阴经两经的腧穴，并同时配合内服汤药。

【导读】论风厥。此节阐述了风厥的含义、病机、症状和治疗。风厥是风邪侵袭太阳经脉，引动少阴虚火上逆而烦满的热性病变。原文认为此是太阳受风汗出烦闷之证，其病机为太阳受邪，传入少阴，经气厥逆。之所以有此症状，是因为风性开泄，故有汗出，风邪袭表而有身热之状，少阴经气气厥而见烦闷。所以针刺时要泻太阳之邪，补少阴之气。还可以内服汤药。

风厥与阴阳交皆属外感温热病范畴，都有身热汗出、热不为汗解的症状，但二者的病机不同，证情轻重有别，风厥轻而阴阳交重。对于风厥，《内经》中有三处提到，但这三处所指不同。《素问·阴阳别论篇》中指风邪伤肝胃出现的病证；《灵枢·五变》中指素体虚弱，卫外不固，易感风邪而发生的病证；本篇指太阳少阴并病，少阴之气上逆的病证。三篇所论风厥，名同义别，不可混淆。

【原文】帝曰：劳风[1]为病何如？

岐伯曰：劳风法在肺下[2]，其为病也，使人强上冥视[3]，唾出若涕，恶风而振寒，此为劳风之病。

帝曰：治之奈何？

岐伯曰：以救俯仰[4]、巨阳，引精者[5]三日，中年者五日，不精者七日，咳出青黄涕，其状如脓，大如弹丸，从口中若鼻中出，不出则伤肺，肺伤则死也。

【注释】

[1] 劳风：病证名。杨上善："劳中得风为病，名曰劳中，亦曰劳风。"

[2] 法在肺下：劳风的病位通常在肺部。

[3] 强上冥视：头项强滞而目眩头晕。

[4] 以救俯仰：俯仰，据"喘为之俯仰"可知，肺失宣降则有此症，故"救俯仰"即治肺之法。

[5] 引精者：精气充足，正气旺盛之人。

【语译】黄帝问道：劳风病的病因病机和临床表现有哪些？

岐伯回答说：劳风病是过度劳累，又感受了风邪，病位在肺的疾患。这种病的临床表现是头项强滞、头晕目眩、咳嗽唾出黏痰如鼻涕状、恶风而且身体寒战，这些就是劳风病的症状。

黄帝问题：怎样治疗呢？

岐伯回答说：要用利肺解表法治疗。精气充盛，抵抗力较强的患者，三天即可痊愈；中年患者，因其精气稍衰，需五天才可痊愈；老年患者的精气已衰，需七天才能治愈。如果患者咳嗽、咯唾痰涎黏液，色青黄像脓一样，或者凝结成块，大如弹丸状，必须使痰液从口中或鼻中排出，如果不能排出就会损伤肺脏，可能会导致死亡。

【导读】论劳风。此节阐述了劳风的含义、病位、病机、治则和预后。文中明确说明了劳风是汗劳当风、风袭太阳，内犯于肺，化热灼津，痰热壅盛的实证。其病位在肺，风邪袭肺，灼伤阴液，痰热壅盛，肺失宣降为其基本病机。临床可因风邪犯肺而见咳嗽；热邪煎熬肺之阴津，可见咳黄脓痰；风邪袭表，则见恶风而振寒；太阳经气不利，可见"强上冥视"。临证总以利肺（救俯仰）解表（救治巨阳）为治。

此证预后以及病程长短与患者正气盛衰密切相关，故曰"引精者三日，中年者（正气少衰）五日，不精者（正气虚弱）七日"。要注意临床护理，保持呼吸道畅通，及时排出分泌物，否则"伤肺则死矣"。预后的好坏与年龄及精气的盛衰有直接关系，但不可拘泥于具体的日数。"不出则伤肺，伤肺则死也"，说明古人已经认识到痰液不能及时排出，阻塞于气管可窒息而死，在当时就有如此深刻的认识是很可贵的。提示后人对于痰涎壅盛之证应因势利导，使邪有出路，且不可闭门留寇，酿成后患。劳风病和《金匮要略》中肺痈的症状表现相似。治疗时可用千金苇茎汤和桔梗白散方加减。张氏设此方治疗肺痈，与这一观点有理论渊源。

【原文】 帝曰：有病肾风[1]者，面胕[2]痝然壅[3]，害于言[4]，可刺不？

岐伯曰：虚不当刺，不当刺而刺，后五日，其气必至[5]。

帝曰：其至何如？

岐伯曰：至必少气时热，时热从胸背上至头，汗出手热，口干苦渴，小便黄，目下肿，腹中鸣，身重难以行，月事不来，烦而不能食，不能正偃[6]，正偃则咳甚，病名曰风水[7]，论在《刺法》中。

【注释】

[1] 肾风：病证名，风邪客于肾脏所致的疾患。

[2] 胕（fū 夫）：足面。

[3] 痝（máng 茫）然壅：浮肿的样子。

[4] 害于言：妨碍语言。

[5] 其气必至：病邪到来，使病情加重。

[6] 正偃（yǎn 演）：仰卧平躺。偃，仰面倒下。

[7] 风水：病证名。此指肾风误用针刺而发生变证的名称。

【语译】 黄帝问道：患肾风病的人，头面部及足部都浮肿得很厉害，并且影响患者说话。这种病可以针刺吗？

岐伯回答说：肾风病是因为肾虚又感受风邪所致的疾患。本病以虚为主，所以不能用针刺法。假如不应当刺而误用刺法，五天之后邪气到来，病必加重。

黄帝问道：邪气到来后的临床表现有哪些？

岐伯回答说：病邪到来会出现少气不足以息，时常发热，有时感觉热势从胸背上至头部，伴有出汗、手心发热、口干、口苦、口渴、小便色黄、眼睑浮肿、腹中鸣响、身体重滞难以行动，妇女月经不来，心烦而不能进食，夜晚则不能仰卧，如果平躺就喘促咳嗽。把肾风误用刺法后造成的这种变证叫"风水"。风水在《刺法》篇有详细的论述。

【导读】 论风水与肾风。风水，指因风所伤，水液代谢失常，以浮肿为主要表现的病证，是肾风误刺产生的变证（也称坏证），肾风不仅有虚热的症状，还有水邪为病等更为复杂、严重的临床表现，此处论述了该证的含义、病因、病机和治疗。

【原文】帝曰：愿闻其说。

岐伯曰：邪之所凑，其气必虚。阴虚者，阳必凑之，故少气时热而汗出也。小便黄者，少腹中有热也。不能正偃者，胃中不和也。正偃则咳甚，上迫肺也。诸有水气者，微肿先见于目下也。

帝曰：何以言？

岐伯曰：水者阴也，目下亦阴也，腹者至阴之所居，故水在腹者，必使目下肿也。真气上逆[1]，故口苦舌干，卧不得正偃，正偃则咳出清水也。诸水病者，故不得卧，卧则惊，惊则咳甚也。腹中鸣者，病本于胃也。薄脾[2]则烦不能食，食不下者，胃脘隔也。身重难以行者，胃脉在足也。月事不来者，胞脉闭也，胞脉者，属心而络于胞中，今气上迫肺，心气不得下通，故月事不来也。

帝曰：善。

【注释】

[1] 真气上逆：心气上逆。

[2] 薄脾：影响到脾。薄，通"迫"。

【语译】黄帝说：还想听你讲讲风水病的机制。

岐伯说：凡是被邪气侵犯的地方，其正气必定虚弱不足。肾为阴脏，风为阳邪。今肾虚而风邪乘虚入侵，出现少气、时常发热、汗出等症状。小便色黄，是少腹中有邪热；不能仰卧，是胃中不和；仰卧则使咳嗽加剧，那是水气上逆迫肺的缘故。通常有水气病的人，首先发现下眼睑微有浮肿。

黄帝问道：这是为什么呢？

岐伯回答说：水为阴邪，目下为属阴部位，腹部是至阴之处，同类相求，因此腹中有水时，会使目下肿胀。水气内停，使心之气火上逆，所以又出现口苦、舌干；睡眠难以平躺仰卧，仰卧就会咳吐清水。水气病的患者，一般不能仰卧，仰卧时水气必然上迫心肺，导致惊悸不安、咳嗽加剧。腹中鸣响，是水气在胃中所致。水气影响到脾，会出现心胸烦闷、不能饮食。不能进食，是胃脘被水饮隔阻所致。患者身体重滞，难以行动，是因为水气犯胃，留滞于肌肉，影响胃脉不能正常行于足部所致。妇女月经不来，发生闭经，是水气内停，胞脉阻闭不通的缘故。因为胞脉隶属于心而下络于胞中，现在水气上迫于心肺，使心气不得下行，胞血失其资源，所以月经就不来了。

黄帝说：讲得真好！

【导读】因肾阴不足，而有少气、时热汗出之症状；少腹有热，故小便黄；水气上逆于肺，故见仰卧时咳嗽；水气上泛，故目下微肿；胆热液泄，故口苦舌干；胃气上逆，故不能正偃，此所谓"胃不和则卧不安"之意；由于水气凌心，故见惊悸不安；水湿阻滞胞脉，故月事不来；水迫脾胃，故烦闷不思食，腹中鸣；水邪外溢形体，故身重难行。

风水与肾风有轻重程度的不同。《内经》中多处提到风水一病，如"面肿曰风，足胫肿曰水"（《素问·平人气象论篇》）；如"勇而劳甚则肾汗出……本之于肾，名曰风水"（《素问·水热穴论篇》）；如"视人之目裹上微痈，如新卧起状，其颈脉动，时咳，按其手足上，窅而不起者，风水肤胀也"（《灵枢·论疾诊尺》）等。

对于肾风，《内经》中也有多处论及，如"以冬壬癸中于邪者为肾风……诊在肌上，其色黑"（《素问·风论篇》），"有病痝然如有水状……病生在肾，名为肾风"（《素问·奇病论篇》）。可见，风水、肾风的产生，与肾虚不能行水有关，都因水邪为病，但更为复杂、严重。所以丹波元简认为"本篇所谓风水者，乃因肾风误刺而变之称"（《素问识》）。《内经》重视从临床表现动态观察疾病，提出了对疾病转归的预见性看法，对于正确治疗疾病，防止变证产生，具有重要的指导意义。

逆调论篇第三十四

【题解】逆调，即失调、不协调。人体的阴阳气血等生理功能均以和调为顺，如果失调就会百病丛生。本篇讨论的肉烁、内热、内寒、骨痹、肉苛等均为阴阳、气血、营卫失调所致，故名"逆调论"。

【原文】黄帝问曰：人身非常温也，非常热也[1]，为之热而烦满者何也？

岐伯对曰：阴气少而阳气胜[2]，故热而烦满也。

帝曰：人身非衣寒[3]也，中非有寒气[4]也，寒从中生[5]者何？

岐伯曰：是人多痹气[6]也，阳气少，阴气多，故身寒如从水中出。

【注释】

[1] 非常温也，非常热也：非常，指并非一般。

[2] 阴气少而阳气胜：阴虚火旺的病机。

[3] 衣寒：衣服单薄而感寒。

[4] 中非有寒气：饮食寒冷直伤中焦。中，中焦之意。

[5] 寒从中生：寒从人体内部产生，即阳虚则寒。

[6] 痹气：痹，闭，郁阻之意。此处指因阳虚阴盛导致气机郁阻。

【语译】黄帝问道：人身并不是感受一般的温邪或热邪而生病，却表现为发热、烦闷症状，这是什么原因呢？

岐伯回答道：这是由于人体阴气虚少，阳气偏胜的缘故。因为阳胜则热，所以患者就发热而心烦闷乱。

黄帝问：人体并不是由于衣服单薄而感受寒邪，也不是由于饮食生冷而寒伤中焦，但却从内部生寒，这是什么原因呢？

岐伯回答说：这种人多是由于阳虚阴盛，气机郁阻而患病。因为阳气虚少，阴气偏盛，所以患者感觉身体寒冷，犹如刚从水中出来一样。

【导读】论阴阳失调。此节论述人体阴阳失调导致寒热病变的机制与主症。人体在无明显感染时，由于素体"阴气少而阳气胜"，阴虚无以制阳则阳亢而虚热内生，故有"热而烦满（通"懑"，闷也）"，或者素体"阳气少，阴气多"，阳虚无力制阴而阴气偏胜，故有"身寒如从水中出"之虚寒表现。此处从体质的角度论述人在罹患疾病后证候性质的热化、寒化与人体质的偏阳虚、偏阴虚有直接关系，此所谓病证性质随人体质转化之故。

【原文】帝曰：人有四支热，逢风寒[1]如灸如火者何也？

岐伯曰：是人者阴气虚，阳气盛。四支者阳也，两阳相得[2]而阴气虚少，少水不能灭盛火，而阳独治[3]，独治者，不能生长也，独胜而止耳。逢风而如炙如火者，是人当肉烁也。

【注释】

[1] 寒：疑为"而"之误，宜改。下文"逢风而如炙如火"可证。

[2] 两阳相得：四肢属阳，风性属阳，四肢发热又逢风气，故称两阳相得。

[3] 阳独治：阳气独旺。治，旺也。

【语译】黄帝问：有的人患四肢发热，如果再遇到风则四肢灼热如火烤一般，这

是为什么呢？

岐伯说：这种人的阴气虚少，阳气偏盛。四肢属阳，风气也属阳，两阳相合而更盛，阴气更虚，不足之阴气不能制约亢盛之阳热，以致阳热独盛，而独盛的阳气不能充养肌体，只是熏灼四肢的肌肉而已，因而遇到风气便感到四肢灼热如火烤，而且此人必定肢体瘦削。

【导读】论肉烁。肉烁病缘于患者具有"阴气虚，阳气盛"（阴虚阳盛）的病理体质，加之复感属性为阳之风邪，两阳相遇，阳热愈炽，灼伤阴津，故见四肢发热，肌肉消瘦等表现，称为"肉烁"。

【原文】帝曰：人有身寒，汤火不能热[1]，厚衣不能温，然不冻栗[2]，是为何病？

岐伯曰：是人者，素肾气胜，以水为事[3]，太阳气衰，肾脂枯不长[4]，一水不能胜两火[5]，肾者水也，而生于骨[6]，肾不生则髓不能满，故寒甚至骨也。所以不能冻栗者，肝一阳也，心二阳也[7]，肾孤脏也[8]，一水不能胜二火，故不能冻栗，病名曰骨痹[9]，是人当挛节[10]也。

【注释】

[1] 汤火不能热：喝热水、烤火都不能使之暖和。汤，热水。

[2] 不冻栗：不因寒冷而战栗。

[3] 以水为事：长期从事水湿作业。

[4] 肾脂枯不长：肾精消竭不充。脂，指肾精。

[5] 一水不能胜两火：疑衍文，当删。

[6] 肾者水也，而生于骨：《太素》作"肾者水而主骨"，宜从。

[7] 肝一阳也，心二阳也：高世栻："肾水生肝木，肝为阴中之阳，故肝一阳也；少阴合心火，心为阳中之阳，故心二阳也。"

[8] 肾孤脏也：高世栻："肾为阴中之阴，故肾孤脏也。"

[9] 骨痹：又称肾痹。寒伤肾阳，但未损及心肝，症见身冷、骨节拘挛而不冻栗。

[10] 挛节：骨节拘挛。

【语译】黄帝问：有的人患病全身寒冷，即使用热水洗浴、向火取暖也不觉得温热，虽然加厚衣被也不能使他暖和，但是他也不会寒战，这是什么病呢？

岐伯回答说：这种人平素肾气偏盛，由于长期从事水湿作业，寒湿之邪浸渍日久，致使太阳经气虚损，导致肾精消竭不充。肾虚不能生髓，则骨髓不能充满，所以就表现为寒甚至骨的症状。之所以不会寒战，是由于肝、心两个阳脏，肾是孤脏，肾脏独虚，心肝犹盛，所以没有寒战症状。此病叫作"骨痹"，这种患者必定有骨节拘挛的症状。

【导读】论骨痹病。缘于患者素有"阳气少，阴气多"（阳虚阴盛）的病理体质，又

自恃肾气素盛，长期从事水中作业，肾阳、太阳气衰导致虚寒内生，最后形成本证。肾属水，主骨生髓，肾阳虚衰则骨髓不满，阴寒之气内侵骨髓，生成寒冷至骨的骨痹。

【原文】帝曰：人之肉苛[1]者，虽近衣絮，犹尚苛也，是谓何疾？

岐伯曰：荣气虚，卫气实也[2]。荣气虚则不仁，卫气虚则不用，荣卫俱虚，则不仁且不用，肉如故[3]也，人身与志不相有[4]，曰死。

【注释】

[1] 肉苛：指肢体麻木不仁、废而不用的疾患。

[2] 荣气虚，卫气实也：此七字与下文"荣气虚、卫气虚、荣卫俱虚"不相合，恐是衍文，宜删。

[3] 肉如故：肢体外形及肌肉没有明显变化。如故，指如常。

[4] 人身与志不相有：人身的形体与意志不能协调统一，亦即形体不受意志的支配。

【语译】黄帝问：有的人患病皮肉麻木不仁，虽然穿了衣服，盖了被子，还是麻木不仁，没有任何感觉。这是什么病呢？

岐伯回答：这是营卫失调所致。营卫气血运行于全身，营虚血少，失于濡养就表现为肌肤麻木不仁；卫气虚弱，失于温煦，就表现为肢体不能随意活动。如果营卫两虚，那就既麻木不仁，又不能随意活动了，但是肢体外形肌肉却没有多大变化。这种病，由于人的形体已经不受意志的支配，所以说预后不良。

【导读】论肉苛。此节论述肉苛病的病机要点、临床表现和预后。肉苛病的基本病机为营卫俱虚，肌肤失荣，肢体失用。其临床特征为肌肤麻木不仁，肢体沉重难举甚至活动不灵。"人身与志不相有"指人的肢体不受心神的支配，所以病情较重。

【原文】帝曰：人有逆气，不得卧[1]而息有音者，有不得卧而息无音者，有起居如故而息有音者，有得卧、行而喘者，有不得卧、不能行而喘者，有不得卧、卧而喘者？皆何脏使然？愿闻其故。

岐伯曰：不得卧而息有音者，是阳明之逆也，足三阳者下行，今逆而上行，故息有音也。阳明者，胃脉也，胃者六腑之海，其气亦下行，阳明逆不得从其道，故不得卧也。《下经》[2]曰：胃不和则卧不安，此之谓也。

夫起居如故而息有音者，此肺之络脉逆也。络脉不得随经上下，故留经而不行[3]，络脉之病人也微，故起居如故而息有音也。

夫不得卧、卧则喘者，是水气之客也。夫水者，循津液而流也，肾者水脏，主津液，主卧与喘也。

帝曰：善。

【注释】

[1] 不得卧：不能平卧。

[2]《下经》：古医经名。

[3] 留经而不行：肺气留滞于经，而不行于络。

【语译】黄帝问道：患逆气病的人，有的不能平卧，并且呼吸有声；有的虽不能平卧但呼吸无声音；有的起居正常而呼吸有声音；有的能平卧，但一活动就气喘；有的既不能平卧，也不能活动，但仍然气喘；有的不能平卧，平卧就气喘等。这都是哪些脏腑发生的病变呢？我想了解各自发生的机制。

岐伯回答说：不能平卧并且呼吸有声音的，是阳明经气上逆所致。足三阳经脉之气应当从上向下行，现在却逆而上行以致迫肺，所以呼吸不利而有声音了。阳明属胃脉，胃主受纳水谷，是六腑之海。阳明胃气以和降为顺，如今阳明气逆，所以患者就不能平卧。《下经》曾说"胃不和则卧不安"，讲的就是这个道理。

起居如常但呼吸有声音的，是肺气上逆所致。由于络脉逆气不能随经气上下运行，所以肺气就留滞于经脉而不能行于络脉，但是络脉的病变比较轻微，因此起居正常仅仅表现为呼吸不利而有声。

那种不能平卧，卧下就喘促的，是水气内停，上迫于肺所致。水气在体内是循着津液流行的道路而运转，肾为水脏，主司津液，当津液循着肾脉经过胃，上注于肺的时候，水气也会随之上逆于肺胃，因此就导致不能平卧、卧下则喘的症状。

黄帝说：讲得很好！

【导读】论脏腑经络气机失调。此节论述脏腑经络气机失调及其所致的 3 类病证，围绕着"得卧"与"不得卧"，"息有音"与"息无音"，"喘"三类表现的气机失调病机进行讨论。①胃气上逆。足阳明胃经之气以和降下行为顺，若外邪、情志、饮食等因素影响到胃气的和降，"阳明逆不得从其道"，就会导致不得卧，所谓"胃不和则卧不安"。阳明逆气上行，冲击了肺的呼吸之气，故呼吸有声音。②肺气上逆。肺主气司呼吸，通过宣发肃降将清气布散全身，将浊气排出体外，其气机运行特点也以下行为顺。若因某种因素影响到肺的宣发肃降功能，使其上逆，就会在呼吸时发出声音。③水气上逆。肾为水脏，水气上逆根源于肾阳虚衰，故下焦水寒无所制伏，水停于下，久则上逆射肺，影响肺气的肃降，因而出现不得平卧、卧则呼吸困难的症状。

"肾者水脏，主津液，主卧与喘也"，肾主卧与喘，是指不得卧、卧则喘的症状而言。肾主水，水液气化失常，水邪客肺，就会影响到肺的肃降功能，从而导致气喘不能平卧、卧则喘甚，这是从肾主水的角度来理解肾主卧与喘的，临床上有实践意义。肾主喘是从病理的角度来表达后世所说"肾主纳气"，肾参与呼吸的功能，这应当是后世虚喘从肾论治的理论源头。

疟论篇第三十五

【题解】疟，指病名，疟属于外感病，以感受风、暑之邪为主因，多发于夏秋，但四季皆有，是以寒战、高热、头痛、汗出热退、发作有时为特征的一类疾病。本篇专论疟疾之种类、病因、病机、诊断及治疗原则和方法，故名"疟论"。

【原文】黄帝问曰：夫痎疟皆生于风，其蓄作有时者，何也？

岐伯对曰：疟之始发也，先起于毫毛，伸欠乃作，寒栗鼓颔[1]，腰脊俱痛，寒去则内外皆热，头痛如破，渴欲冷饮。

帝曰：何气使然？愿闻其道。

岐伯曰：阴阳上下交争[2]，虚实更作[3]，阴阳相移[4]也。阳并于阴，则阴实而阳虚，阳明虚则寒栗鼓颔也；巨阳虚，则腰背头项痛；三阳俱虚则阴气胜，阴气胜则骨寒而痛；寒生于内，故中外皆寒；阳盛则外热，阴虚则内热，外内皆热，则喘而渴，故欲冷饮也。此皆得之夏伤于暑，热气盛，藏于皮肤之内，肠胃之外，此荣气之所舍[5]也。此令人汗空疏[6]，腠理开，因得秋气，汗出遇风，及得之以浴，水气舍于皮肤之内，与卫气并居。卫气者，昼日行于阳，夜行于阴，此气得阳而外出，得阴而内薄，内外相薄，是以日作。

【注释】

[1] 寒栗鼓颔（hàn 汉）：因寒冷战栗，全身发抖，下颔鼓动。鼓，鼓动。颔，下颔。

[2] 阴阳上下交争：王冰："阳气者，下行

极而上；阴气者，上行极而下，故曰阴阳上下交争也。"

[3] 虚实更作：阴阳交替相胜。更作，更替、交替之意。

[4] 阴阳相移：阳并于阴，阴并于阳，虚实互相移易转化。

[5] 荣气之所舍：营气所留居的地方。

[6] 汗空疏：汗孔疏松。空，通"孔"。

【语译】黄帝问道：疟疾是因感受风邪所致。为什么它的发作和歇止有一定的时间规律呢？

岐伯回答说：疟疾刚开始发作时，先有毫毛竖起，伸懒腰，打呵欠，继而全身寒战，下颔鼓动，伴见腰脊疼痛；待到寒冷过去，就全身发热，头剧烈疼痛如裂，口渴饮冷水。

黄帝问：是什么邪气使疾病这样呢？请你讲讲其中的道理。

岐伯说：这是由于阴阳上下交争，虚实更替而作，阴阳虚实相互移易转化而造成的。阳气入于阴分，使阴气盛实而阳气虚弱。阳明经气虚，出现寒战，两颔鼓动；太阳经气虚，就表现为腰脊、背部及头项疼痛。三阳经气都虚，则使阴气偏胜，阴气胜就出现骨寒而疼痛；寒从内生，因此内外皆寒。阳气盛就生外热，阴气虚就生

内热。患者既阳盛于外，又阴虚于内，因此内外皆热；热势炽盛，就出现气喘而口渴，所以患者喜欢饮冷水。这是由于夏天伤于暑气，暑热邪气留藏于皮肤之内，肠胃之外，即营气居留之处。暑热邪气使人的汗孔疏松，腠理开泄。待到秋凉之际，汗出而感受风邪，或者由于汗出而洗浴，感受水气。风邪和水气乘虚而入，停留于皮肤之内，与卫气居于一处。人体的卫气运行有一定规律，白昼行于阳分，夜晚行于阴分。由于邪气与卫气同居一处，当卫气行于阳分时邪气就外出，行于阴分时就入里，邪气随之而出外入里，所以疟疾就天天发作。

【导读】原文认为，疟疾发作时的机制是"阴阳上下交争，虚实更作，阴阳相移"。故其恶寒症状是卫外阳气不足，并伴随毫毛竖直表现；阴阳之气争引故四肢引申，呵欠频作；阳明主肌肉，阳明经气虚故寒战鼓颔；足太阳经脉循肩挟脊抵腰中，太阳经气虚故腰背头项疼痛。

疟发恶寒之后即发热，是因疟邪侵袭机体，正气（阳气）奋起抗邪于外。阳盛于外故发热；阳盛而消阴，阴虚则内热，故见内外皆热的发热症状；阳盛而津液耗伤，故口渴，欲饮冷水；阳热之邪升浮于上，经气不利，故头痛如破裂。

疟疾发生有两种情况：一为风暑合邪，发疟疾。夏伤于暑，暑热过亢，藏于皮肤之内，肠胃之外，此乃经脉之中，荣血之内。暑热内伏，汗孔疏松，腠理开泄，至秋感受风寒，暑与风寒相合，发为疟疾。二是汗出受风，或沐浴时感受水气，水与风邪停留在皮肤之内，与卫气相合，发为疟疾。

就其病因而言，夏伤于暑，热气盛，藏于皮肤之内，肠胃之外。因得秋气，汗出遇风，及得之以浴，水气舍于皮肤之内，与卫气并居。其总病机为阴阳上下交争，虚实更作，阴阳相移。

疟疾发作时的主要症状为恶寒、发热交替出现，其伴随症状有寒先起于毫毛，使毫毛竖直，继而四肢引申，呵欠频作，寒冷而全身战抖，两颔鼓动，腰背疼痛，发冷之后便出现全身内外发热，头痛如破裂，口渴喜冷饮等症状。疟邪"得阳而外出，得阴而内薄，内外相薄"。卫气一昼夜出入人体表里一次，与卫气搏击，故一日一作。间日作者，疟邪侵入部位较深，两日与卫气搏击一次。

【原文】帝曰：其间日而作[1]者何也？

岐伯曰：其气之舍深，内薄于阴，阳气独发，阴邪内著，阴与阳争不得出，是以间日而作也。

帝曰：善。其作日晏与其日早[2]者，何气使然？

岐伯曰：邪气客于风府，循膂而下[3]，卫气一日一夜大会于风府，其明日日下一节，故其作也晏[4]，此先客于脊背也，每至于风府，则腠理开，腠理开则邪气入，邪气入则病作，以此日作稍益晏也。其出于风府，日下一节，二十五日下至骶骨，二十六日入于脊内，注于伏膂之脉[5]，其气上行，九日出于缺盆之中[6]，其气日高，故作日益早也。

其间日发者，由邪气内薄于五脏，横连募原[7]也，其道远，其气深，其行迟，不能与卫气俱行，不得皆出，故间日乃作也。

【注释】

[1] 间日而作：隔日而发作。

[2] 其作日晏（yàn 厌）与其早：疟疾发作有的逐日推迟，有的逐日提早。日晏，即逐日推迟。

[3] 循脊（lǚ 吕）而下：邪气沿着脊柱骨向下行。脊，脊柱骨。

[4] 其明日日下一节，故其作也晏：邪气每天向下移行一个脊柱，所以发作的时间也一天比一天晚。

[5] 伏脊之脉：即冲脉。

[6] 出于缺盆之中：上出于任脉的天突穴（位于胸骨上窝的正中）。

[7] 募原：膈膜。

【语译】 黄帝问：间日发作的疟疾又是什么原因引起的呢？

岐伯说：由于邪气留舍的部位较深，向内迫于阴分，使阳气独行，而阴分之邪留着于里，阴与阳相争而不能迅速外出，所以间隔一天发作一次。

黄帝说：讲得好！有些疟疾的发作逐日推迟，有些疟疾的发作又逐日提前，这是什么原因呢？

岐伯说：邪气由风府侵入之后，沿着脊柱骨逐日逐节向下移行。人体的卫气一昼夜会聚于风府，而邪气却逐日向下移行一个脊柱节，所以疟疾发作的时间也就逐日推迟了。这种情况见于邪气先侵袭脊背者，常常因为卫气行于风府时使腠理开泄，邪气得以乘虚而侵袭，邪气侵入就发为疟疾；由于邪气每日下移一节，所以发病时间就一天比一天迟。这种邪袭风府，逐日下移一节的疟疾，大约经过二十五天，邪气下行到尾骶骨；第二十六天又入于脊内，流注于冲脉。邪气再循着冲脉上行，大约经过九天，即上出于缺盆之中（胸骨上窝，天突穴处）；此时由于邪气逐日上升，所以发病的时间也就一天比一天早了。

至于那种间隔一天发作一次的疟疾，是由于邪气内迫于五脏，横连在肠间膈膜之间，它的路径较远，邪气较深，循行迟缓，邪气不能和卫气并行，不能同时皆出，所以间隔一日发作一次。

【导读】 其一，论风府。此处"风府"有特定涵义。风府，本文所指含义有二：一指督脉的风府穴，在后发际线正中直上一寸，两斜方肌之间的凹陷处，为风邪侵袭的部位，主治一切风证。文中"邪气客于风府，循脊而下，卫气一日一夜大会于风府"，即指此穴。二指风邪所客之处，凡风邪客留之处即风府，无定处。文中"风无常府"即是也。

其二，论疟疾分类。疟疾分三种类型：①疟疾每日作但每日的发作时间均晚于前一日的机制：是疟邪"邪气客于风府，循脊而下，卫气一日一夜大会于风府，其明日日下一节，故其作也晏"的缘故。②疟疾一日一作但每日的发作时间均早于前一日的机制：是疟邪著"于脊内，注于伏脊之脉，其气上行，九日出于缺盆之中，其气日高，故作日益早"的缘故。③疟疾间日作的机制：疟邪侵入部位较深，两日与卫气搏击一次。

其三，论"膜原"。"膜原"在皮肤之内，分肉之间，胸腹之中，脏腑之外，乃半表半里少阳之间，故后世论疟，多从少阳。自东汉张仲景创小柴胡汤为和解少阳主方以来，后世医家多以小柴胡汤之类作为治疗疟疾之要方，王焘在《外台秘要》中即以柴胡去半夏加栝楼根汤治疟疾伴口渴者及劳疟，吴又可在《温疫论》中创制达原饮（槟榔、厚朴、草果、知母、芍药、黄芩、甘草）治疗疫疟邪伏膜原。其理论源头皆在于此。

【原文】帝曰：夫子言卫气每至于风府，腠理乃发，发则邪气入，入则病作。今卫气日下一节，其气之发也不当风府，其日作者奈何？

岐伯曰：此邪气客于头项循膂而下者也，故虚实不同，邪中异所，则不得当其风府也。

故邪中于头项者，气至头项而病[1]；中于背者，气至背而病；中于腰脊者，气至腰脊而病；中于手足者，气至手足而病。卫气之所在，与邪气相合，则病作。

故风无常府[2]，卫气之所发，必开其腠理，邪气之所合，则其府也。

帝曰：善。夫风之与疟也，相似同类，而风独常在[3]，疟得有时而休者何也？

岐伯曰：风气留其处，故常在；疟气随经络沉以内薄，故卫气应乃作。

【注释】

[1] 气至头项而病：卫气运行到头项，与入中之邪气相合而发病。

[2] 风无常府：风邪侵袭人体没有固定的部位。府，指居所。

[3] 风独常在：风病症状持续存在。

【语译】黄帝问道：先生曾说卫气每

行至风府，腠理就开泄，开则邪气乘虚而入，邪气侵入就发为疟疾。现在卫气与邪气相遇之处日下一节，那么在发病之时并不恰好入侵于风府，而能每日发作，这是什么原因？

岐伯回答道：以上是针对邪气侵犯头项部，沿着脊柱骨逐日下移说的。但是，由于人体各部有虚实之异，邪气侵犯的部位也有所不同，所以就不一定都恰好入侵于风府了。因此，邪气入中于头项的，卫气行至头项时就发病；邪气入中于背部的，卫气运行到背部时就发病；邪气入中于腰脊的，卫气运行到腰脊时就发病；邪气入中于手足的，卫气运行到手足时就发病。总之，卫气运行所到之处，如果与邪气相遇，邪正相争，那病就发作了。所以说，风邪侵袭人体没有固定的部位，只要卫气与之相遇，腠理开泄，邪气得以凑合，这就是邪气侵入之处，也是发病的所在。

黄帝说：讲得好！风病和疟疾相似而同属一类，但是风病的临床症状持续存在，疟疾的症状却时发时止，这又是什么原因呢？

岐伯回答道：风病是风邪留滞于所中之处，并不移动，所以临床症状持续存在；而疟疾是邪气随着经络循行，以致内迫入里，所以必须与卫气相遇，病才发作。

【导读】疟疾之所以有每日发、间日发、间二日发者与人体卫气循行规律有关。行于脉外的卫气，昼夜周行于人身阴阳之分各二十五周而大会。疟邪与卫气亦一昼夜而相合，故疟日发一次；若疟邪入深，内迫于五脏、膜原，卫气行速而疟邪行迟，邪正不能每日相遇于风府，故疟有间日、间二日乃至间数日而发者。卫气与疟邪会风府而日下一节，疟发时间就会一天晚于一天；如日上一节，则会一天比一天早发。若卫气与邪气相离，疟疾发作就会休止。

【原文】帝曰：疟先寒而后热者何也?

岐伯曰：夏伤于大暑，其汗大出，腠理开发，因遇夏气凄沧之水寒[1]，藏于腠理皮肤之中，秋伤于风，则病成矣。

夫寒者，阴气也，风者，阳气也，先伤于寒而后伤于风，故先寒而后热也，病以时作，名曰寒疟。

【注释】

[1] 凄沧之水寒：夏季突然感受寒凉水湿邪气。

【导读】论寒疟。夏伤于暑热而遇微寒，邪藏伏于腠理皮肤之间，秋又伤于风发为寒疟，临证以寒多热少、先寒而后热、发有定时为特征。

【原文】帝曰：先热而后寒者何也?

岐伯曰：此先伤于风，而后伤于寒，故先热而后寒也，亦以时作，名曰温疟。其但热而不寒者，阴气先绝[1]，阳气独发，则少气烦冤，手足热而欲呕，名曰瘅[2]疟。

【注释】

[1] 阴气先绝：阴气不足。

[2] 瘅（dān 单）：王冰："瘅，热也，热极为之也。"

【导读】论温疟。此疟先伤于风而后伤于寒，邪藏于肾，邪气先从内出于外，临床以热重寒轻、先热而后寒、发作有定时为特征。

论瘅疟，为温疟之类，是肺素有热，邪气内藏于心，再感于风寒而发，临床以但热不寒、热势较高、发作无定时为特征。

【原文】帝曰：夫经[1]言有余者泻之，不足者补之。今热为有余，寒为不足。

夫疟者之寒，汤火不能温也，及其热，冰水不能寒也，此皆有余不足之

邪气。

【语译】黄帝问：疟疾发作时，先恶寒而后发热，这是什么原因呢?

岐伯回答说：夏季感受了暑热邪气，在大量出汗、腠理开泄之时，又感受了寒凉水湿邪气，这些邪气就留藏于皮肤腠理之间；待到秋季又感受了风邪，于是就发为疟疾。水寒，是阴邪；风，是阳邪。由于先伤于水寒阴邪，后伤于风阳之邪，所以就先恶寒而后发热，而且疟疾发作有一定的时间规律。这种疟疾叫"寒疟"。

【语译】黄帝问：疟疾发作时，先发热而后恶寒，这是什么原因呢?

岐伯回答：这是由于先伤于风阳之邪，后伤于阴寒邪气，所以就先发热而后恶寒，其发作也有一定的时间规律。这种疟疾叫作"温疟"。还有一种疟疾，临床只发热而不恶寒，这是由于患者阴气不足，阳气独旺所致。临床除见但热不寒外，还伴有少气、烦闷、手足发热、恶心欲呕等症状。这种疟疾叫"瘅疟"。

类。当此之时，良工不能止，必须其自衰乃刺之，其故何也?愿闻其说。

【注释】

[1] 经：指《灵枢·逆顺》篇。

【语译】黄帝说：医经上曾记载，有余的实证应当用泻法，不足的虚证应当用

补法。发热为有余，寒冷为不足。但是疟疾病寒冷时，虽然用热水或烤火也不能使其温暖；以及发热时，使用冰水也不能使其凉爽。这种寒冷和发热，都属有余不足之类。但是，当患者寒冷和发热之时，高明的医生也没有办法消除，必须等待其自行衰退、缓解之后，才能运用针刺治疗。这是什么原因呢？请你讲讲吧！

【导读】寒疟、温疟、瘅疟各有临床特征，其区别在于寒热发作的先后以及风、寒之邪入侵之先后。寒疟之证符合疟疾的临床表现，故后世医家认为其属于"真疟"，而温疟、瘅疟当为其他温热病，可见《内经》所论疟疾的范围较广泛，除现代所说的疟疾外，还包括了其他多种热性病。

【原文】岐伯曰：经言无刺熇熇[1]之热，无刺浑浑之脉[2]，无刺漉漉之汗[3]，故为其病逆，未可治也。

夫疟之始发也，阳气并于阴，当是之时，阳虚而阴盛，外无气[4]，故先寒栗也；阴气逆极，则复出之阳，阳与阴复并于外，则阴虚而阳实，故先热而渴。

夫疟气者，并于阳则阳胜，并于阴则阴胜；阴胜则寒，阳胜则热。

疟者，风寒之气不常也[5]，病极则复[6]。至病之发也，如火之热，如风雨不可当也。

故经言曰：方其盛时必毁，因其衰也，事必大昌[7]，此之谓也。

夫疟之未发也，阴未并阳，阳未并阴，因而调之，真气得安，邪气乃亡，故工不能治其已发，为其气逆也。

【注释】

[1] 熇熇（hè 贺）：热势炽盛的样子。

[2] 浑浑（gǔn 滚）之脉：脉象纷乱貌。

[3] 漉漉（lù 鹿）之汗：出汗较多貌。

[4] 外无气：体表卫气不足。

[5] 风寒之气不常也：疟疾是风寒邪气未按常规伤人所致。

[6] 病极则复：疟疾的发作，必须等待阴阳逆乱至极，才能向相反的方向转化。

[7] 方其盛时必毁，因其衰也，事必大昌：盛，病势盛极，邪气炽盛。毁，正气损伤。大昌，胜利成功。

【语译】岐伯说：医经上曾记载：在高热之时不宜针刺，脉搏纷乱之时不宜针刺，大汗不止之时不宜针刺。因为此时正当邪盛气逆之际，所以不宜治疗。疟疾刚发作时，阳气并入阴分，此时阳气虚而阴气胜，表阳不足，所以先寒战；待到阴气逆乱已极，复出于阳分，阳气和阴气又并入于阳，则阴气虚而阳气胜，所以就发热而口渴。疟疾的邪气并入阳分，则使阳气胜；并入阴分，则使阴气胜；阴气胜就寒冷战栗，阳气胜就发热。疟疾是风寒邪气未按常规伤人所致，其发作也必须等待阴阳之气逆乱至极，才能向相反方向转化。当该病发作之时，其发热就像火焰一样猛烈，其寒冷就如暴风骤雨一样势不可挡。因此，医经上说：正当病势盛极之时，不可攻邪，攻之则必伤正气，应当乘其病势衰退之时攻邪，治疗就成功了。讲的就是这种情况。在疟疾没有发作之前，此时阴气尚未并入阳分，阳气也尚未并入阴分，就给予适当的调治，则正气不至于受到损伤，而邪气得以祛除。所以，医生不在疟疾发作的时候进行治疗，因为此时邪气炽盛、气机逆乱。

【导读】论疟疾之刺治原则。强调治疗疟疾要掌握时机，治当在其未发和邪气已消退时，应避邪气正盛时。"熇熇之热""浑浑之脉""漉漉之汗"等是对邪盛正衰时之高热、脉乱、大汗出的形容，此时若刺之则逆病气而伤正气，定不收效，故曰"无刺"，必在"阴未并阳""阳未并阴"疟疾尚未发作时治疗，才可使邪气消亡，正气安定，获得较好的治疗效果。

【原文】帝曰：善。攻之奈何？早晏何如？

岐伯曰：疟之且发[1]也，阴阳之且移也，必从四末始也。阳已伤，阴从之，故先其时坚束其处[2]，令邪气不得入，阴气不得出，审候见之，在孙络盛坚而血者，皆取之，此真往而未得并者也。

【注释】

[1] 疟之且发：疟疾即将发作。且，副词，有将要之意。

[2] 先其时坚束其处：在疟疾即将发作之前，先把四肢末端扎紧。束，绑、捆之意。

【语译】黄帝说：讲得好。那么疟疾病究竟应如何治疗呢？时间的早晚又应如何掌握呢？

岐伯说：疟疾将发作，正是阴阳相移之时，必定从四肢开始。如果阳气已被损伤，那么阴气也必将受到影响。因此，应当在疟疾将发之前，先缚扎其四肢末端，以阻止邪气上传，使阴气不得外出，也使两者不能相移；同时审察络脉，在孙络充盈的瘀血部位刺其出血，这是当正气尚未与邪气相并之前的一种"迎而夺之"的治法。

【导读】论疟疾之刺治方法。"坚束其处""孙络盛坚而血者，皆取之"等治疟方法，后世时有采用，如《备急千金要方·伤寒下》中就有以绳索紧束四肢末端和刺孙络出血的记载，其机制有待进一步研究。

【原文】帝曰：疟不发，其应何如？

岐伯曰：疟气者，必更盛更虚。当气之所在也，病在阳，则热而脉躁；在阴，则寒而脉静；极则阴阳俱衰，卫气相离，故病得休；卫气集，则复病也。

帝曰：时有间二日或至数日发，或渴或不渴，其故何也？

岐伯曰：其间日者，邪气与卫气客于六腑[1]，而有时相失[2]，不能相得，故休数日乃作也。疟者，阴阳更胜也，或甚或不甚，故或渴或不渴。

帝曰：论言夏伤于暑，秋必病疟，今疟不必应者何也？

岐伯曰：此应四时者也。其病异形者，反四时也[3]。其以秋病者寒甚，以冬病者寒不甚，以春病者恶风，以夏病者多汗。

【注释】

[1] 邪气与卫气客于六腑：邪气与卫气会于风府。

[2] 相失：不能按时相会。

[3] 其病异形者，反四时也：指某些疟疾的临床表现不典型，且与四时的发病规律不一致。

【语译】黄帝问：疟疾在不发作的时候，其情况如何呢？

岐伯说：疟疾病邪在人体，必定会使阴阳虚实更替而作。随着邪气所在的不同，而有不同的表现。病邪在阳分，就发热而且脉象躁动；病邪在阴分时，就寒冷而脉静；病到极期，则阴阳之气衰惫；卫气与邪气相互分离，因此病就得以休止；卫气与邪气相合，则疟疾又发作了。

黄帝问：有些疟疾间隔二日，甚至间隔几日才发作，有的发作时口渴，有的口不渴，这是什么原因？

岐伯说：间隔数日才发作的，是由于邪气和卫气会于风府的时间有时不能吻合，难以相合，所以停歇了几天才又发作。疟疾病的基本病机是阴阳的更替相胜，有的程度重一些，有的程度轻一些，因此，有的人口渴，有的人口不渴。

黄帝问：医经上说夏季伤于暑邪，秋季必定要患疟疾。但是，有些疟疾并不是这样的，又是什么道理？

岐伯说：医经所言夏伤于暑，秋必病疟，是指和四时发病规律相应的情况。也有某些疟疾的临床表现不典型，与四时的发病规律不一致。如发于秋季的疟疾，寒冷较重，发于冬季的疟疾，寒冷较轻；发于春季的疟疾，恶风，发于夏季的疟疾，汗出较多等。

【导读】论疟应四时与疟反四时。疟疾多发于夏秋之际，其他季节偶有发生。夏伤于暑，邪气藏伏，秋遇风邪而病作，此即"应四时"。"反四时"者，指不独在秋季发，其他季节也会发病，且病证也各异，与四时之令不相符。说明《内经》所说的疟疾范围较广，包括其他多种疾病，如《素问·刺疟论篇》中就有六经疟、五脏疟、胃腑疟等。

【原文】帝曰：夫病温疟与寒疟而皆安舍？舍于何脏？

岐伯曰：温疟者，得之冬中于风，寒气藏于骨髓之中，至春则阳气大发，邪气不能自出，因遇大暑，脑髓烁[1]，肌肉消，腠理发泄，或有所用力，邪气与汗皆出，此病藏于肾，其气先从内出之于外也。如是者，阴虚而阳盛，阳盛则热矣，衰则气复反入[2]，入则阳虚，阳虚则寒矣，故先热而后寒，名曰温疟。

帝曰：瘅疟何如？

岐伯曰：瘅疟者，肺素有热，气盛[3]于身，厥逆上冲，中气实[4]而不外泄，因有所用力[5]，腠理开，风寒舍于皮肤之内，分肉之间而发，发则阳气盛，阳气盛而不衰则病矣。其气不及于阴[6]，故但热而不寒，气内藏于心，而外舍于分肉之间，令人消烁脱肉，故命曰瘅疟。

帝曰：善。

【注释】

[1] 脑髓烁：烁，销熔。

[2] 衰则气复反入：衰，发热消退。气，邪气。

[3] 气盛：因热而肺气壅盛。

[4] 中气实：因肺热而胸中气机壅塞。

[5] 有所用力：体劳过度，劳伤形体。

[6] 其气不及于阴：邪气独盛于阳分而不入于阴分。

【语译】黄帝问：患温疟和寒疟疾，邪气是怎样侵入的？邪气留藏于哪个脏腑？

岐伯回答：温疟是冬季感受风寒，邪气藏伏于骨髓之中，至来年春季阳气生发之时，邪气仍然不能自行外出；及至夏季，又遇炎热的暑邪，使人体精神疲倦，头脑昏沉，肌肉消瘦，腠理开泄而汗出，此时若有所劳作，即可使邪气随汗液一起外出。温疟疾邪一般伏藏于肾，它发作之时，邪气从内而出外。这是阴气先虚而阳气偏盛，阳气盛就发热；待发热消退时，邪气又复入于阴分，邪气入阴则阳气虚，阳气虚就寒冷。所以这种疟疾是先发热而后寒冷，名叫"温疟"。

黄帝问：瘅疟怎样呢？

岐伯说：瘅疟是肺脏平素有热，肺气壅盛于里，气逆而上冲，以致胸中气盛不得外泄；此时若有所劳倦，腠理开泄，使风寒乘虚入侵，留滞于皮肤之内，分肉之间而发病。发病就阳气偏盛，阳气独盛而不衰减，因此就病瘅疟。这种邪气不入于阴分，所以临床以但发热不寒冷为特征；病邪入内伏藏于心，而外出流连于分肉之间，能消烁人体的肌肉而使其形体瘦削，名为"瘅疟"。

黄帝说：讲得好！

【导读】本节再次论述了寒疟、温疟、瘅疟的病因病机和临床特点后结束全文，后世将疟疾分为以下 8 种。①正疟，治当和解少阳，解表达邪，方用小柴胡汤合达原饮加减治之。②温疟，治当清热达邪，可用白虎加桂枝汤治之。③寒疟，治当和解少阳，温化达邪，可用柴胡桂姜汤治之。④湿疟，治当清热解暑，祛暑化湿。偏于暑热者，以清热解暑为主，方用加味香薷饮合益元散治之；偏于暑湿者，以祛暑燥湿为主，方用柴平散加藿香、佩兰。此方乃小柴胡汤、平胃散组合而成，用以和解表里，燥湿除满。⑤瘅疟，治当辟秽、解毒、化浊。热毒重者，以辟秽解毒为主，方用清瘅汤；寒湿重者，以辟秽化浊为主，方用加味不换金正气散加减。⑥劳疟，治当补益正气。中气亏虚者，方用补中益气汤；气血两虚者，方用活人饮或五福饮。⑦痎疟，治当解达邪，清化湿热，可用柴芩煎治之。⑧疟母，治当和调补气血，破瘀通络，可用鳖甲煎丸治之。

刺疟篇第三十六

【题解】本篇承接"疟论篇"内容而专述针刺治疗疟疾的方法，并记述了六经疟和脏腑疟的症状、刺法，故名"刺疟"。

【原文】足太阳之疟，令人腰痛头重，寒从背起，先寒后热，熇熇暍暍然[1]，热止汗出，难已，刺郄中[2]出血。

足少阳之疟，令人身体解㑊，寒不甚，热不甚，恶见人，见人心惕惕然，热多汗出甚，刺足少阳[3]。

足阳明之疟，令人先寒，洒淅洒淅，寒甚久乃热，热去汗出，喜见日月光火气乃快然，刺足阳明跗上[4]。

足太阴之疟，令人不乐，好大息，不嗜食，多寒热汗出，病至则善呕，呕已乃衰，即取之[5]。

足少阴之疟，令人呕吐甚，多寒热，热多寒少，欲闭户牖而处，其病难已。

足厥阴之疟，令人腰痛少腹满，小便不利如癃状，非癃也，数便，意恐惧，气不足，腹中悒悒[6]，刺足厥阴。

【注释】

[1] 熇熇（hè 贺）暍暍（yē 耶）然：热势盛极的样子。

[2] 郄（xì 戏）中：委中穴，位于腘窝中央。

[3] 足少阳：足少阳经的侠溪穴。

[4] 足阳明跗上：足阳明经足背之冲阳穴。

[5] 取之：选取足太阴经的腧穴治之。

[6] 悒悒（yì 易）：不畅快的样子。

【语译】足太阳经的疟疾，使人腰痛头重，寒冷从背脊开始，先寒冷而后发热，热势十分炽盛，发热停止就出汗。这种疟疾，难以痊愈，可针刺委中穴并放血。

足少阳经的疟疾，使人身体倦怠，乏困无力，寒冷及发热都不严重，害怕见人，看见人就感到心中恐惧，发热的时间较长，汗出也多。治疗可针刺足少阳经的侠溪穴。

足阳明经疟疾，使人先寒冷，全身冷噤，寒冷持续很长时间才发热，退热出汗；患者喜欢见到日月亮光及火光，如果看见亮光及火光就感到舒服。治疗这种疟疾，可针刺足阳明经足背的冲阳穴。

足太阴经的疟疾，使人抑郁不乐，常太息叹气，不想吃饭，寒冷、发热及汗出；发作时伴有呕吐，呕吐之后才能缓解。治疗这种疟疾，可取足太阴经的穴位刺之。

足少阴经的疟疾，使人呕吐剧烈，发热多于寒冷，喜欢紧闭门窗而独居于室中。这种疟疾难以彻底治愈。

足厥阴经的疟疾，使人腰痛，少腹胀满，小便不利如同癃闭一样，小便次数频繁，内心恐惧，少气，腹中不畅快。治疗这种疟疾，可针刺足厥阴经的太冲等穴。

【导读】此节专论六经疟的辨证及刺治，其辨证依据是各经循行路径及其所属脏器的某些功能失调表现的症状，如足太阳膀胱经过头顶，沿腰背下行，故见"腰痛头重"，又因其统摄营卫，疟邪犯及于此则卫阳偏盛，故见发热等。治疗时取本经腧穴刺治。其余类此。

【原文】肺疟者，令人心寒[1]，寒甚热，热间善惊，如有所见者，刺手太阴阳明[2]。

心疟者，令人烦心甚，欲得清水，反寒多，不甚热，刺手少阴[3]。

肝疟者，令人色苍苍然[4]，太息，其状若死者，刺足厥阴见血。

脾疟者，令人寒，腹中痛，热则肠中鸣，鸣已汗出，刺足太阴。

肾疟者，令人洒洒然[5]，腰脊痛宛转[6]，大便难，目眴眴然，手足寒，刺足太阳少阴[7]。

胃疟者，令人且病也，善饥而不能食，食而支满腹大，刺足阳明太阴横脉[8]出血。

【注释】

[1] 心寒：心里感觉发冷。

[2] 手太阴阳明：手太阴经的列缺穴与手阳明经的合谷穴。

[3] 手少阴：手少阴心经的神门、少海等穴。

[4] 苍苍然：面色呈青色。

[5] 洒洒然：寒冷的样子。

[6] 宛转：即转侧。

[7] 足太阳少阴：足太阳经的委中穴与足少

阴经的大钟、太溪穴。

[8] 足阳明太阴横脉：足阳明经之厉兑、解溪、足三里穴，足太阴经之商丘穴等。

【语译】肺疟疾，使人感到心中发冷，寒冷甚后则发热，高热中易于发惊。宜针刺手太阴肺经的列缺穴，手阳明大肠经的合谷穴。

心疟疾，使人心烦，想喝冷水，寒冷多，发热不太重。宜针刺手少阴心经的神门、少海等穴。

肝疟疾，使人面色发青，善太息，面色青晦如同死人状。宜针刺足厥阴肝经的穴位，并刺络放血。

脾疟疾，使人寒冷，腹中疼痛，发热时伴有腹中鸣响，出汗。宜针刺足太阴脾经的商丘、大都等穴。

肾疟疾，使人洒洒然寒冷，腰脊疼痛而难以转侧，大便困难，目眩且视物不清，手足不温。宜针刺足太阳经的委中穴，足少阴肾经的大钟、太溪穴等。

胃疟疾，发病之前，常感到饥饿但又不能进食，进食后感到腹中支撑胀满，腹胀大。宜针刺足阳明经的足三里、解溪、厉兑穴，并刺足太阴脾经的商丘穴放血。

【导读】此节论述脏腑疟的辨证及刺治，其辨证的依据是各脏腑的生理功能和生理特征，如"肺恶寒"为其生理特征（《素问·宣明五气篇》），因而心之寒邪犯肺，使其功能障碍可发为此证；"心藏神"，主神志，故"心疟者，令人烦心甚"等。治疗时取本脏腑所属经的腧穴刺治。

【原文】 疟发身方热，刺跗上动脉[1]，开其空[2]，出其血，立寒。疟方欲寒，刺手阳明太阴、足阳明太阴[3]。

疟脉满大，急刺背俞，用中针，傍伍胠俞各一[4]，适肥瘦出其血也。疟脉小实，急灸胫少阴，刺指井[5]。疟脉满大，急刺背俞，用五胠俞背俞各一，适行至于血也。疟脉缓大虚，便宜用药，不宜用针[6]。凡治疟先发，如食顷乃可以治[7]，过之则失时也。诸疟而脉不见[8]，刺十指间出血，血去必已，先视身之赤如小豆者尽取之。

十二疟者[9]，其发各不同时，察其病形，以知其何脉之病也。先其发时如食顷而刺之，一刺则衰，二刺则知，三刺则已。不已，刺舌下两脉出血；不已，刺郄中盛经[10]出血，又刺项已下侠脊者[11]必已。舌下两脉者，廉泉也。

【注释】

[1] 跗上动脉：足背冲阳穴，属于足阳明胃经穴。

[2] 空：通"孔"，腧穴。

[3] 手阳明太阴、足阳明太阴：指手阳明大肠经、手太阴肺经、足阳明胃经、足太阴脾经的经穴。

[4] 傍伍胠俞各一：背部五脏俞穴的两旁，靠近脊柱一侧的五个腧穴：魄户、神堂、魂门、意舍、志室。胠，腋下胁上的部位。傍，靠近。

[5] 灸胫少阴，刺指井：艾灸小腿部足少阴经的复溜穴，针刺足太阳经的井穴至阴穴。

[6] 疟脉缓大虚，便宜用药，不宜用针：疟病患者，见脉象缓大而虚，为血气俱虚之征，不可施以针刺疗法，而宜采取药物内服调理。

[7] 凡治疟先发，如食顷乃可以治：如食顷，约吃一顿饭的时间。

[8] 脉不见：邪盛阻遏，而脉搏沉伏不显。

[9] 十二疟者：六经疟、五脏疟及胃疟，共计十二种疟疾。

[10] 郄中盛经：足太阳经腘窝中央的委中穴。盛经，足太阳经。

[11] 项已下侠脊者：项部以下脊柱两侧的穴位。已，通"以"。侠，通"夹"。侠脊，脊柱两侧。

【语译】 疟疾发作，身体正发热时，针刺足背上的动脉（冲阳穴），放血，立即可使热退身凉。疟疾发作，刚要发冷的时候，可针刺手阳明经、手太阴经、足阳明经、足太阴经的穴位。

疟疾患者的脉搏满大而急，可刺背部的腧穴。用中号针刺五俞左右各取一穴，并根据患者的胖瘦掌握进针的深度，刺出其血。疟疾患者的脉搏小实而急者，可灸足胫部足少阴经的复溜穴，并针刺足太阳经趾端的井穴至阴穴。疟疾患者的脉搏满大而急者，刺背部的腧穴，宜选用五俞穴、背俞穴各一穴，并根据患者肥瘦情况，刺之出血。疟疾患者的脉搏缓大而虚者，就应该采用汤药内服法，不宜采用针刺治疗。治疗疟疾，应在疟疾发作前约一顿饭的时候，才可开始治疗，疗效较好；过了这个时间，就失去了治疗时机，肯定无效。各种疟疾患者，如果脉搏沉伏不见者，可急刺十指间并放血，出血后病情即可缓解；并观察全身皮肤，若见肌肤上有小豆般大小的红点，可用针刺去。

这十二种疟疾的发作时间、临床表现各不相同，通过观察其发作的症状，就可以判断疟疾发于哪条经脉，是哪个脏腑的病变。治疗时应在发病前一顿饭的时候予以针刺；针刺一次后就可使病势衰减，针刺两次后就可以见到明显的效果，针刺三次后就能痊愈。假如疟疾未愈，可以再刺舌下两脉，并放血；要是仍未痊愈，就刺足太阳经委中穴放血，同时针刺项部以下脊柱两侧的腧穴。经过这样处理，就能治愈。所说的"舌下两脉"，就是廉泉穴。

【导读】论疟疾的施治。①疟疾刺后未愈的刺法：原文"先其发时如食顷而刺之……不已，刺郄中盛经出血，又刺项已下侠脊者必已"。②依据体质刺法："适肥瘦出其血"即是其例。

【原文】刺疟者，必先问其病之所先发者，先刺之。先头痛及重者，先刺头上及两额两眉间[1]出血。先项背痛者，先刺之[2]。先腰脊痛者，先刺郄中出血。先手臂痛者，先刺手少阴阳明十指间。先足胫酸痛者，先刺足阳明十指间出血。

风疟，疟发则汗出恶风，刺三阳经背俞[3]之血者。

胻酸痛甚，按之不可，名曰胕髓病[4]，以镵针针绝骨[5]出血，立已。身体小痛，刺至阴。诸阴之井无出血，间日一刺。疟不渴，间日而作，刺足太阳。渴而间日作，刺足少阳。温疟汗不出，为五十九刺[6]。

【注释】

[1] 头上及两额两眉间：头顶部的上星、百会穴，两额部的悬颅穴，两眉间的攒竹穴。

[2] 先刺之：先针刺项背部的穴位，如风池、风府、大杼、神道等穴。

[3] 三阳经背俞：足三阳在背部的腧穴，如膀胱俞、胃俞、胆俞，皆位于足太阳经。

[4] 胕髓病：高世栻："胻酸痛甚，因风而酸痛也；按之不可，痛在骨也；髓藏于骨，故名曰胕髓病。"

[5] 绝骨：穴名，又名悬钟。属于足少阳胆经，位于外踝上三寸，腓骨后缘，八会穴之髓会。

[6] 五十九刺：治疗热病的五十九个穴位。

【语译】针刺治疗疟疾，首先了解疾病发作时最早出现症状，给予先刺。例如，先有头痛以及头重者，就先针刺头上部的上星、百会穴，两额部的悬颅穴，两眉间的攒竹穴并放血。先出现项背部疼痛的，就先针刺项部及背部的穴位。先有腰脊疼痛者，就先针刺委中穴并放血。先有手臂疼痛者，就先针刺手少阴经、手阳明经位于十指间的穴位。先出现下肢小腿部痛者，就先针刺足阳明经位于十趾间的穴位并放血。

风疟病患者，疟疾发作就汗出而恶风。治疗宜针刺三阳经位于背部的腧穴并出血。

小腿部痛较重，甚则按之尤甚而拒按者，名叫"胕髓病"。治疗可用镵针刺绝骨穴放血，可使病情立即减轻。身体轻微有些疼痛，可刺至阴穴。不过，针刺各阴经的井穴时不可出血，并且应隔日一刺。疟疾病口不渴，隔日而发作者，可刺足太阳经穴位；如果口渴而隔日发作者，就刺足少阳经穴位。患温疟疾不出汗的，可用"五十九刺"法。

【导读】疟疾的施治是本篇所论的核心内容，这也本篇名"刺疟"的缘由。

其一，刺疟原则。掌握治疗的适当时机，是治疗疟疾的重要原则，即所谓"凡治疟先发如食顷乃可以治，过之则失时也"。因为疟未发之前，正气（卫气）与疟邪未并，刺之攻邪能安正，故可治，即所谓"疟之未发也，阴未并阳，阳未并阴，因而调之，真气得安，邪气乃亡"（《素问·疟论篇》）。

其二，疟疾始发、盛、衰的刺治。①疟之始发刺法：疟疾始发时刚发热，刺足背动脉处冲阳穴出血；疟疾刚要发凉，刺手足阳明、太阴经之井穴和输穴，以调整阴阳，攻补兼施。②疟疾亢盛刺法：疟脉满大而急疾，为阳邪亢盛，刺背俞（五脏俞穴）及五肢前（魄户、神堂、魂门、意舍、志室）。疟脉小实而急疾，为阴寒盛实，灸足少阴（复溜穴），刺足太阳井穴（至阴穴），以温阳泻寒邪。诸疟脉伏不外现，为阳盛阻遏于中不得外达，刺十指间井穴出血乃愈，若身上同时有出血点也要刺点出血，以泻邪热。③疟疾正虚治法：疟脉缓大而虚，为正虚气血不足，宜用药物调补，不宜用针刺。

其三，疟疾刺后未愈的刺法。原文"先其发时如食顷而刺之……又刺项已下侠脊者必已"。另外还有如下刺法。①根据疟发先见症状刺治法：如先见头痛头重者，先刺头上（上星、百会穴）、两额（悬颅穴）、两眉（攒竹穴）使之出血；先见项背痛者，先刺风池、风府、大杼、神道等穴；先见足胫酸痛者，先刺足阳明的井穴（厉兑）出血等。②分证配穴刺法：风疟，汗出恶风，刺足太阳之大杼穴出血；骱酸痛者，按之不可，名曰髓病，刺足少阳之绝骨穴出血；渴而间日作，刺足少阳胆经穴；温疟汗不出，用"五十九刺"（见《素问·水热穴论篇》）。刺阴经诸井穴，不可出血，并应间日刺一次。

气厥论篇第三十七

【题解】气厥，气机逆乱。本篇主要讨论因气机逆乱致寒热相移而产生一系列病证的道理，故名"气厥论"。

【原文】黄帝问曰：五脏六腑，寒热相移者何？

【语译】黄帝问道：五脏六腑的寒热之邪互相转移及其致病的情况是怎样的呢？

【导读】原文以此为纲，统领全篇，有提纲挈领的作用。至于因何导致的寒热相移，篇末以"得之气厥"回答，既照应了篇首的设问，又扼要回答了五脏之间发生寒热相移的基本病机，也就是机体自身气机逆乱所致。

【原文】岐伯曰：肾移寒于肝[1]，痈肿，少气[2]。

【注释】

[1] 肝：当作"脾"。《太素》《针灸甲乙经》中俱作"脾"。

[2] 痈肿，少气：张介宾："痈者，壅也。肾以寒水之气反传所不胜，侵侮脾土，故壅为浮肿；少气者，寒盛则阳虚于下，阳虚则无以化气也。"

【语译】岐伯回答说：五脏六腑之寒邪的转移规律及其致病的情况为：肾脏的寒邪转移到脾脏，造成痈疮、浮肿及阳虚气少等病。

【导读】寒为阴邪，最易遏伤阳气、阻碍气机，所以当寒邪从肾转移至脾时，脾阳被遏，运化失常，致使水液停蓄体内，水湿壅而成肿。"痈者，壅也"。脾运失常后，不能把胃肠道消化吸收的水谷精微之气转输于肺，致宗气乏源，不能行使"行呼吸贯心脉"的功能，故而"少气"。

【原文】脾移寒于肝，痈肿，筋挛[1]。

【注释】

[1] 痈肿，筋挛：杨上善："脾将寒气与肝，肝气壅遏不通，故为痈肿；肝主筋，故病筋挛。"挛，抽搐。

【语译】脾脏的寒邪转移到肝脏，造成痈疮、浮肿及筋脉抽搐等病。

【导读】寒凝血滞，壅而化热，是痈肿发生的病机。寒邪客于肝经血脉，血脉凝滞，血不养筋，加之寒性收引，损伤筋脉，产生筋脉拘急挛缩症状。临床上寒凝肝脉出现筋脉挛缩强急、少腹挛急、阴囊收缩、小腿肚转筋等表现，可以用暖肝煎或天台乌药散治疗。

【原文】 肝移寒于心，狂[1]，隔中[2]。

【注释】

[1] 狂：杨上善："肝将寒气与心，心得寒气，热盛神乱，故狂。"

[2] 隔中：病证名。

【语译】 肝脏的寒邪转移到心脏，造成神昏发狂及饮食隔阻、食入又吐等病。

【导读】 当寒邪转移到心，郁而化火，上扰神明，就会出现狂躁不宁、骂詈不避亲疏等表现。中焦脾胃被寒邪凝滞阻塞，气血不通，胃失和降，就会出现胃脘当心而痛（心口痛）的症状，即"隔中"。

【原文】 心移寒于肺，肺消[1]。肺消者，饮一溲二，死不治[2]。

【注释】

[1] 肺消：病证名。张介宾："心火不足则不能温养肺金，肺气不温则不能行化津液，故饮虽一而溲（小便）则倍之。夫肺者，水之母也。水去多，则肺气从而索矣，故曰肺消。门户失守，本元日竭，故死不能治。"

[2] 饮一溲二，死不治：尤怡："肺居上焦而司气化，肺热则不肃，不肃则水不下；肺寒则气不化，不化则水不布，不特所饮之水直趋而下，且并身中所有之津，尽从下趋之势，有降无升，生气乃息，故曰'饮一溲二，死不治'。"

【语译】 心脏的寒邪转移到肺，造成肺消之病。肺消病的典型症状，是患者凡饮水一份，就排尿两份，预后必死，无法医治。

【导读】 论寒邪阻遏肺中阳气所致病证及其预后。肺消是消渴的一种证型，其表现主要有口渴多饮、口燥咽干、尿频量多、舌边尖红、苔薄黄、脉洪数等。因其邪势过盛，伤津耗液甚速，恶化很快，故"死不治"。

【原文】 肺移寒于肾，为涌水[1]。涌水者，按腹不坚，水气客于大肠，疾行则鸣濯濯[2]如囊裹浆，水之病也。

【注释】

[1] 涌水：病证名。张介宾："涌水者，水自下而上，如泉之涌也。水者，阴气也。其本在肾，其末在肺。肺移寒于肾，则阳气不化于下。阳气不化，则水泛为邪而客于大肠，以大肠为肺之合也。"

[2] 濯濯（zhuó 浊）：水在腹腔或肠间流动的声音。

【语译】 肺脏的寒邪转移到肾，造成涌水之病。涌水病的症状特点，是在按压患者的腹部时，感觉很不坚实，有水气留滞在大肠之内。患者如果快步行走，肠中就会发出激荡流动的声音，就像装着水浆的皮囊在摇晃时发出的声音一样。

【导读】 论肺移寒于肾为"涌水"。原文指出了寒邪阻肾引起的病证及表现。"涌水"为《内经》所论浮肿证之一，是指因肾的气化功能失常引起水湿泛滥全身的病证。根据本文经旨，"涌水"的临床表现有全身浮肿、腹水、水行肠中沥沥有声，就像用皮囊包裹水浆一样。从现代临床观察，浮肿如果合并腹水，这是病情严重的标志。

五脏寒相移的规律：肾先受寒，因为肾为寒水之脏，然后由肾开始向其他脏转移，寒邪先伤肾，由肾传之于脾，由脾传之于肝，由肝传之于心，由心传之于肺，最后由肺传之于肾，周而复始。五脏寒之所以从肾开始，是因为"五脏之气，以肾为本"（高世栻注），又因"诸寒收引，皆属于肾"（《素问·至真要大论篇》），根据后世命门学说，肾寄元阴元阳，是一身阳气之本，如果肾阳不足、命门火衰，既可以产生内寒，也容易招致外寒侵袭，故五脏寒从肾开始。

【原文】 脾移热于肝，则为惊衄[1]。肝移热于心，则死。心移热于肺，传为鬲消[2]。肺移热于肾，传为柔痓[3]。肾移热于脾，传为虚，肠澼死，不可治。

【注释】

[1] 衄：鼻出血。

[2] 鬲消：病证名。鬲，通"膈"，指胸膈。

[3] 柔痓（zhì 志）：指筋脉拘挛强直。

【导读】 其一，五脏热移的规律。从脾开始，脾感热，然后依次传肝、传心、传肺、传肾，最后由肾再传回脾，循环往复。除起始脏与寒移不同外，传移顺序和寒移相同。

其二，五脏热移的病证。当热邪转移到某脏时，导致该脏功能障碍，就会发生相应的病证，如脾移热于肝，"则为惊衄"，心移热于肺则"为鬲消"，肺移热于肾则"传为柔痓"，肾移热于脾则"传为虚，肠澼，死不可治"等。

【原文】 胞[1]移热于膀胱，则癃，溺[2]血。膀胱移热于小肠，鬲肠不便，上为口糜。小肠移热于大肠，为虙瘕[3]，为沉[4]。大肠移热于胃，善食而瘦入[5]，谓之食亦[6]。胃移热于胆，亦曰食亦。胆移热于脑，则辛頞[7]鼻渊。鼻渊者，浊涕下不止也，传为衄衊瞑目[8]，故得之气厥也。

【注释】

[1] 胞：男子为精室，女子为子宫。

[2] 溺（niào 尿）：尿也。

[3] 虙瘕（fú jiǎ 伏假）：病证名。因大肠热结、大便秘涩不通而见小腹结块的病证。虙，通

【语译】 五脏六腑之热邪的转移规律及其致病规律为：脾热转移到肝，造成惊悸和鼻中出血等病；肝热转移到心，这种转移为死证；心热转移到肺，时间久了会演变为膈上烦热、多饮多尿之膈消病；肺热转移到肾，时间久了会演变为筋脉拘挛强直的柔痉病；肾热转移到脾，时间久了会造成气虚、肠澼等病。如果气虚伴有肠澼，就是死证，无法救治。

"伏"，隐伏也。瘕，指腹中积块。

[4] 沉：张志聪："痔也。"

[5] 入：衍文。

[6] 食亦：病证名。因大肠移热于胃，胃热消谷导致善食而瘦、肢体懈怠的病证。亦，通"㑊"，懈怠。

[7] 辛頞（è 遏）：鼻梁内有辛辣之感。

[8] 衄衊（miè 灭）瞑目：衄衊，泛指鼻血。瞑目，指目昏不明。

【语译】 阴胞之热转移到膀胱，就会出现小便不利和尿血的病变；膀胱的热邪转移到小肠，就会使肠道阻塞、大便不通而热邪上行，造成口舌糜烂的病。小肠热邪转移到大肠时，就会造成小腹伏瘕及痔

疮等病；大肠热邪转移到胃时，患者就会出现能吃能喝可是身体反而消瘦的病变，这种病叫作食亦；胃中热转移到胆时，造成的病变也叫食亦；胆中热转移到脑时，鼻梁中会有辛辣感觉并成为鼻渊病。鼻渊病的症状特点，是除鼻梁中有辛辣感觉外，主要为浑浊的鼻涕不断流出，如果日久不愈，会演变为鼻出血和目昏不明等病。这些都是气机逆乱的原因造成的。

【导读】其一，六腑热移规律。六腑热移的顺序是从胞起，然后依次传至膀胱、小肠、大肠、胃、胆，最后传至脑和诸窍。此和五脏热移的不同之处，在于不循环往复。由于六腑为阳，其为病也，多实多热，故言"热相传"。

其二，六腑热移所致病证。当热邪转移到某腑时，会引起该腑功能障碍而出现相应病证。胞移热于膀胱则"癃，溺血"，膀胱移热于小肠则"鬲肠不便，上为口糜"，小肠移热于大肠则"为虑瘕，为沉（痔）"，大肠移热于胃则"善食而瘦入，谓之食亦"，胃移热于胆则"亦曰食亦"，胆移热于脑则"辛頞（鼻頞酸痛）鼻渊"等。

咳论篇第三十八

【题解】本篇讨论了咳嗽的病因、病机、症状、分类、传变规律及治疗原则，故名"咳论"。

【原文】黄帝问曰：肺之令人咳何也？

岐伯对曰：五脏六腑皆令人咳，非独肺也。

【导读】"五脏六腑皆令人咳"的观点，将咳嗽的病理范围扩大到五脏六腑，说明咳嗽与五脏六腑的功能障碍有关。提示临证治疗咳嗽时，不能仅从肺考虑，应当审证求因，拓宽临床治疗思路。这也是《内经》中"重金五行生克制化模型"应用的实例。

【原文】帝曰：愿闻其状。

岐伯曰：皮毛者，肺之合也。皮毛先受邪气，邪气以从其合[1]也。其寒饮食入胃[2]，从肺脉上至于肺则肺寒，肺寒则外内合邪，因而客之，则为肺咳。五脏各以其时受病，非其时各传以与之[3]。

【注释】

[1] 邪气以从其合：邪气侵害皮毛所配合的肺。

[2] 其寒饮食入胃：张介宾："肺脉起于中焦，循胃口，上膈属肺，故胃中饮食之寒，从肺脉上于肺也。所谓形寒寒饮则伤肺，正此节之谓。"其，如果。

[3] 五脏各以其时受病，非其时各传以与之：非其时，不在肺脏相应的时令。

【语译】黄帝说：希望听听其中的道理。

岐伯回答说：皮毛与肺相配合，皮毛首先感受了邪气后，就会侵袭皮毛所配合的肺。如果人进食了寒冷的饮食，其寒气就会随着肺脉而上行到肺，导致肺受寒。肺受寒是内伤饮食的寒气与自外侵入的寒邪两相结合，留滞于肺，造成肺咳。如果肺不是在其相应的时令中发生咳嗽，就是由于五脏在各自相应的时令中受邪发病以后，分别传给肺而造成的。

【语译】黄帝问道：肺病会使人咳嗽，这是什么原因呢？

岐伯回答说：五脏六腑有病，都会使人咳嗽，而不仅仅是肺有病才会使人咳嗽。

【导读】肺咳的病因有二：①外感风寒袭表。②生冷饮食。寒从胃入，致使肺受内外寒邪侵袭，宣降失司，肺气上逆而咳。"形寒寒饮则伤肺，以其两寒相感，中外皆伤，故气逆而上引"（《灵枢·邪气脏腑病形》）以及"重寒伤肺"（《灵枢·百病始生》）之论，也是"肺恶寒"（《素问·宣明五气篇》）生理特性的依据。

【原文】人与天地相参，故五脏各以治时[1]感于寒则受病，微则为咳，甚者为泄、为痛。乘秋则肺先受邪[2]，乘春则肝先受之，乘夏则心先受之，乘至阴[3]则脾先受之，乘冬则肾先受之。

【注释】

[1] 以治时：在当旺的时令中。以，在也。治，旺也。

[2] 乘：介词，在或当……的时候。

[3] 至阴：长夏。

【语译】人体与天地万物乃是相应的，所以五脏在各自当旺的时令中感受了寒邪之后，都会发病。病情轻微，就发为咳嗽；病情较重，就会伴发泄泻、疼痛等。人体在四季中受邪而发为咳嗽的情况为：在秋天，是肺先受邪而发为咳嗽；在春天，是肝先受邪，传到肺而为咳嗽；在夏天，是心先受邪，传到肺而发为咳嗽；在长夏，是脾先受邪，传到肺而发为咳嗽；在冬天，是肾先受邪，传到肺而发为咳嗽。

【导读】论五脏配五时的发病学意义。根据五脏配属四时的原理，各脏在其所主时令中，容易感受相关的邪气而发病，其他季节则是病邪从别脏相传而发病，此虽论咳，但其他诸多疾病亦有类似规律。

"微则为咳，甚者为泄、为痛"是咳病的临床辨证鉴别要点："微则为咳"指咳病单纯、病轻，病位仅在于肺，症状也仅见咳嗽；"甚者"言咳病复杂、病重，病情波及其他脏腑；"为泄、为痛"是咳病在腑、在脏的鉴别要点。但凡咳病在腑者，患者以咳嗽主症伴有物向体外排出（即"泄"）的症状，如胃咳伴有"呕甚则长虫出"，膀胱咳伴有"遗溺"等；但凡咳病在脏者，以咳嗽为主症兼有疼痛症状，如心咳兼有"心痛"，肝咳兼"两胁下痛"等。

【原文】帝曰：何以异之？

岐伯曰：肺咳之状，咳而喘息有音，甚则唾血；心咳之状，咳则心痛，喉中介介[1]如梗状，甚则咽肿喉痹；肝咳之状，咳则两胁下痛，甚则不可以转，转则两胠下满；脾咳之状，咳则右胁下痛，阴阴[2]引肩背，甚则不可以动，动则咳剧；肾咳之状，咳则腰背相引而痛，甚则咳涎。

【注释】

[1] 介介：吴崑："坚硬而有妨碍之意。"

[2] 阴阴：隐隐之意。阴，通"隐"。

【语译】黄帝问道：怎样鉴别呢？

岐伯回答说：肺咳的症状，是咳嗽伴见气喘有声，严重者，伴见咯血。心咳的症状，是咳嗽就伴心痛，喉咙像有物哽住，严重者，伴见咽喉肿痛，甚至壅塞不通。肝咳的症状，是咳嗽就引起两胁下疼痛，严重者，腰身不能转侧，如果转侧，就会使两腋下感到满胀。脾咳的症状，是咳嗽伴有右胁下隐隐作痛，并牵引肩背疼痛，严重者，躯体不能活动，活动后会使咳嗽加剧。肾咳的症状，是咳嗽伴有腰背牵引而痛，严重者，咳唾痰涎。

【导读】五脏咳的辨证要点有三：①咳嗽为主症。②与其对应的形体部位出现疼痛表现。③经脉循行路径出现相应症状，如心咳有喉部症状，肝咳有两胁痛，肾咳有腰背痛等。

【原文】帝曰：六腑之咳奈何？安所受病？

岐伯曰：五脏之久咳，乃移于六腑。脾咳不已，则胃受之；胃咳之状，咳而呕，呕甚则长虫出。肝咳不已，则胆受之；胆咳之状，咳呕胆汁。肺咳不已，则大肠受之；大肠咳状，咳而遗失[1]。心咳不已，则小肠受之；小肠咳状，咳而失气，气与咳俱失。肾咳不已，则膀胱受之；膀胱咳状，咳而遗溺。久咳不已，则三焦受之；三焦咳状，咳而腹满，不欲食饮。

【注释】

[1] 遗失：遗屎，大便失禁。失，当作"矢"，通"屎"。

【语译】黄帝问道：六腑咳各是怎样的？各是怎样受邪发病的？

【导读】论六腑咳。六腑咳的发生机制为"五脏之久咳，乃移于六腑"，六腑咳由五脏咳转化而来，并且是按脏腑表里关系相传的。六腑咳的辨证要点是：咳嗽为主症，兼有相应的机体内容物呈病理性且向体外排出，如大肠咳"咳而遗失"，胆咳"咳呕胆汁"等。

【原文】此皆聚于胃，关于肺，使人多涕唾而面浮肿气逆也[1]。

帝曰：治之奈何？

岐伯曰：治脏者治其俞，治腑者治其合[2]，浮肿者治其经[3]。

帝曰：善。

【注释】

[1] 此皆聚于胃，关于肺，使人多涕唾而面浮肿气逆也：马莳："夫五脏六腑之咳如此，然皆聚于胃，以胃为五脏六腑之主也；关之于肺，以肺先受邪，而后传之于别脏别腑也；使人多涕唾而面浮肿，皆以气逆于上故耳。此乃脏腑咳疾之总语也。"

[2] 合：合穴。

岐伯回答说：五脏咳病日久不愈，其邪气会分别传到六腑而导致六腑咳。脾咳日久不愈，邪气会传到胃而导致胃咳，胃咳的症状，是咳嗽呕吐，伴有蛔虫随咳吐而出。肝咳日久不愈，邪气会传到胆而导致胆咳，胆咳的症状，是又咳又吐并吐出胆汁。肺咳日久不愈，邪气会传到大肠而导致大肠咳，大肠咳的症状，是咳嗽伴有遗屎。心咳日久不愈，邪气会传到小肠而导致小肠咳，小肠咳的症状，是咳嗽伴有放屁，咳嗽停止则放屁亦止。肾咳日久不愈，邪气会传到膀胱而导致膀胱咳；膀胱咳的症状，是咳嗽伴有遗尿。脏腑之咳日久不愈，邪气会传到三焦而导致三焦咳，三焦咳的症状，是咳嗽伴有腹胀，不思饮食。

[3] 经：经穴。

【语译】总而言之，五脏六腑之咳，都和胃、肺有着密切而重要的关系。因为胃是五脏六腑之海，肺则主管一身之气，无论哪一脏器受邪发病，其邪气都会聚于胃中，然后循着肺脉而上行到肺脏，使气机受到侵害而发为咳嗽。也因为这样，才会使人在咳嗽的同时，兼见多涕、多痰、面目浮肿，甚至气逆等症。

黄帝问道：治疗咳嗽的大法是什么呢？

岐伯回答说：治疗五脏之咳，需刺治其输穴；治疗六腑之咳，需刺治其合穴；治疗咳嗽兼浮肿者，需刺治脏腑的经穴。

黄帝叹道：讲得好！

【导读】关于"此皆聚于胃，关于肺，使人多涕唾而面浮肿气逆也"一句，是对咳论全篇的总结。咳嗽从病因上虽分外感内伤，从病证上涉及五脏六腑，但总与肺胃关系更为密切。①"皮毛先受邪气，邪气以从其合"，邪气影响于肺，使肺失宣肃，肺气上逆。②"其寒饮食入胃"，脾胃互为表里，寒饮伤中则痰饮内生，痰饮上贮于肺而为咳。此句更清楚地说明了肺胃与咳嗽的关系。肺主气，外合皮毛，开窍于鼻，外邪从鼻或从皮毛而入，内舍其合，伤及于肺，使肺失宣降而病咳。胃为五脏六腑之大源，与脾相表里，脾胃同为后天之本。如果饮食不节损伤脾胃，运化失司，气机升降失常，一则水谷精微不能转输到五脏六腑；二则营卫之气得不到中焦应有的补充而呈现不足之态，营卫俱虚，卫外功能减退，外邪更容易入侵；三则脾失健运后聚湿生痰，痰浊、痰饮内生，影响肺气的宣降而成咳病。就咳嗽的治疗而言，既要宣降肺气，又要调理脾胃，化痰止咳，同时奏"培土生金"之效，正如陈修园之评价，"《内经》虽分五脏诸咳，而所尤重者，在'聚于胃，关于肺'六字"（《医学三字经·咳嗽第四》）。可见"聚于胃，关于肺"是对咳嗽病因病机的恰当总结。

举痛论篇第三十九

【题解】 本篇以寒邪客于脏腑经脉所引起的多种疼痛为例，突出问诊、望诊、切诊在临证时的具体应用及意义。又讨论了怒、喜、悲、恐、惊、思、寒、热、劳九种致病因素所产生的病机和症状。由于本篇主要列举并论述了多种疼痛病证，故名"举病论"。

【原文】 黄帝问曰：余闻善言天者，必有验于人；善言古者，必有合于今；善言人[1]者，必有厌于己[2]。如此，则道不惑要数极[3]，所谓明也。今余问于夫子，令言而可知[4]，视而可见，扪而可得[5]，令验于己而发蒙解惑，可得而闻乎？

【注释】

[1] 善言人：善于讨论人身形骸、脏腑等生理功能以及病理变化。

[2] 厌于己：必须联系自己的认识。厌，合也。

[3] 道不惑要数极：道，规律、道理。要数，要理、大理。极，透彻。

[4] 言而可知：指通过问诊，可以了解到的病情。

[5] 扪（mén 门）而可得：指通过切诊，可以了解到的病情。扪，指摸、按。

【语译】 黄帝问道：我曾听说善于谈论天地阴阳变化规律的，必定要联系到人身，并且在人体上得到检验和证明；善于谈论前代往事的，必定要联系当代的实际；善于探讨人的生理及病理的，必定要结合自己的认识。只有这样，才能对事物的变化规律有明晰的认识，对问题的关键有透彻的理解，才算得上是明达事理的人。今天，我要向先生求教的是临床通过问诊、望诊、切诊而了解病情的情况，使我听了以后能有体验，启发蒙昧，解除疑惑，也才能成为一个明白医学道理的医生。不知你能告诉我吗？

【导读】 《内经》在此处提出了"三结合"的学习方法："善言天者，必有验于人"，要将天时气候等自然规律与研究人类生命规律结合，这是"天人相应"观念的应用；"善言古者，必有合于今"，强调要将古人的经验与今时的医学应用结合，这是"古为今用"认知方法的应用；"善言人者，必有厌于己"，要将别人的研究成果与自己认知相结合，这是"人为己用"的学习思路。

【原文】 岐伯再拜稽首对曰：何道之问也？

帝曰：愿闻人之五脏卒痛，何气使然？

岐伯对曰：经脉流行不止，环周不休，寒气入经而稽迟[1]，泣而不行[2]，客于脉外则血少，客于脉中则气不通，故卒然而痛。

【注释】

[1] 稽迟: 留止不行。

[2] 泣而不行: 涩滞不畅。泣, 当作"沍", 指水不流。

【语译】岐伯拜了两拜回答说: 你想了解哪些内容?

黄帝问道: 我想知道人的五脏突然疼痛, 这是什么邪气导致的?

【导读】痛证是最常见的病证之一, 可发生于患病机体的任何部位。由于致病因素、病理机制以及患者体质的不同, 疼痛表现的特征差异很大。就病因而言, 有外感所致之痛、内伤 (情志所伤、饮食劳倦) 所致之痛、病理产物 (如痰饮、瘀血、结石) 引起的疼痛、寄生虫等其他原因导致的疼痛等。据病机论之, 有邪气阻闭脉络, 气血运行受阻, "不通则痛" 的实性疼痛; 也有精、气、血、津液、阴阳不足, 脏腑组织失养, "不荣则痛" 的虚性疼痛; 亦有正虚邪实之虚实夹杂之痛等。

此节为论述疼痛病因病机的纲领, 也是后世研究痛证的理论依据。原文在肯定人体经脉内气血 "流行不止, 环周不休" 生理状态的前提下, 突出了 "寒邪" 是致痛的重要原因: ①寒邪有凝滞、收引之性, 人体感寒则经脉因之 "缩踡" "拘急挛缩" 作痛。②气血因之而凝滞不畅或郁阻不通而疼痛。③寒邪属阴, 易伤阳气, 阳气受损, 失于温煦, 有悖血气 "喜温恶寒" 的特性, 从而出现血气因 "寒则泣不能流" (《素问·调经论》) 而致痛。④ "血少" 指经脉因寒而 "缩踡" "拘挛", 血脉外周气血灌注不足导致 "不荣则痛"。这是《内经》对痛证内涵及病机的最基本认识。

【原文】帝曰: 其痛或卒然而止者, 或痛甚不休者, 或痛甚不可按者, 或按之而痛止者, 或按之无益者, 或喘动应手[1]者, 或心与背相引而痛者, 或胁肋与少腹相引而痛者, 或腹痛引阴股者, 或痛宿昔[2]而成积者, 或卒然痛死不知人、有少间复生者, 或痛而呕者, 或腹痛而后泄者, 或痛而闭不通者, 凡此诸痛, 各不同形, 别之奈何?

岐伯曰: 寒气客于脉外则脉寒, 脉寒则缩踡, 缩踡则脉绌急[3], 绌急则外引小络, 故卒然而痛, 得炅[4]则痛立止; 因重中于寒, 则痛久矣。

岐伯回答道: 人体经脉内的气血不停地运行于全身, 循环往复而没有停止的时候。如果寒邪侵入经脉, 就会使气血的流行迟滞不畅, 甚至凝涩而不行; 假如寒邪侵袭在经脉之外, 则使外部血液减少; 侵入经脉之中, 则使脉气不能畅通, 于是就突然发生疼痛了。

寒气客于经脉之中, 与炅气相薄则脉满, 满则痛而不可按也, 寒气稽留, 炅气从上[5], 则脉充大而血气乱, 故痛甚不可按也。

寒气客于肠胃之间, 膜原[6]之下, 血不得散, 小络急引故痛, 按之则血气散, 故按之痛止。寒气客于侠脊之脉[7], 则深按之不能及, 故按之无益也。

寒气客于冲脉, 冲脉起于关元, 随腹直上, 寒气客则脉不通, 脉不通则气因之, 故喘动应手矣。

寒气客于背俞之脉[8]则脉泣, 脉泣

则血虚，血虚则痛，其俞注于心，故相引而痛；按之则热气至，热气至则痛止矣。

寒气客于厥阴之脉，厥阴之脉者，络阴器系于肝，寒气客于脉中，则血泣脉急，故胁肋与少腹相引痛矣。厥气[9]客于阴股，寒气上及少腹，血泣在下相引，故腹痛引阴股。

寒气客于小肠膜原之间，络血之中，血泣不得注于大经[10]，血气稽留不得行，故宿昔而成积矣。

寒气客于五脏，厥逆上泄[11]，阴气竭，阳气未入，故卒然痛死不知人，气复反则生矣。

寒气客于肠胃，厥逆上出，故痛而呕也。寒气客于小肠，小肠不得成聚，故后泄腹痛矣。热气留于小肠，肠中痛，瘅热焦渴，则坚干不得出，故痛而闭不通矣。

【注释】

[1] 喘动应手：腹中筑动，揣之应手。喘，疑是"揣"之误。

[2] 痛宿昔：疼痛日久。

[3] 绌急：屈曲拘急。

[4] 炅（jiǒng 炯）：王冰："炅，热也。"

[5] 炅气从上：热气与寒气交迫。上，疑为"之"之误。

[6] 膜原：膈膜与膈肌之间的部位。

[7] 侠（jiā 加）脊之脉：张介宾："侠脊者，足太阳经也。其最深者，则伏冲、伏膂之脉。"侠，通"夹"。

[8] 背俞之脉：足太阳经。

[9] 厥气：寒逆之气。

[10] 大经：较大的经脉。

[11] 厥逆上泄：厥逆之气上越。

【语译】 黄帝又问：腹部疼痛，有的突然停止了，有的疼痛剧烈而持续不减，有的剧烈疼痛不可揉按，有的得到揉按可使疼痛缓解，有的揉按疼痛不减，有的腹痛揣之筑动应手，有的前心与后背相互牵引而痛，有的胁肋与少腹部相互牵引而痛，有的腹痛可牵引到外阴和大腿，有的腹痛日久形成积块，有的突然剧痛，以致昏厥不知人事，稍停片刻才苏醒，有的腹痛而伴见呕吐，有的腹痛而伴泄泻，有的腹痛而伴大便闭结不通等。上述各种腹痛，症状都不相同，临床应如何辨别呢？

岐伯回答道：寒邪侵袭于经脉之外，则使经脉受寒，经脉受寒就收缩弯曲，收缩弯曲则屈曲拘急，因而牵引在外的细小脉络，所以突然发生疼痛；不过这种疼痛只要得到温暖，就会立即停止。如果多次受到寒邪的侵袭，那么疼痛就变成久病了。

寒邪侵入经脉之中，与人体原有的热气相互交迫，则使经脉满盛，满盛为实，所以疼痛不休而拒按。寒邪留滞，热气与寒气交迫，则使经脉充盈扩大，血气运行紊乱，所以疼痛剧烈而不可触按。

寒邪侵袭肠胃之间，留滞于膜原之下，以致阴血郁滞不能散行，细小的络脉拘急牵引，所以发生疼痛。用手按揉，可使血气散行，因此这种疼痛按揉后即减轻。如果寒邪侵入夹脊之脉，虽然重按也不能到达病所，所以按揉无益，疼痛不减。

冲脉起于小腹关元穴，沿着腹部直向上行。如果寒邪侵犯冲脉，则使冲脉不得畅通，血脉不通则气也随之不通，所以腹痛，揣之有搏动应手的感觉。

寒邪侵入背俞之脉，导致血脉涩滞；血脉涩滞则血虚，血虚失养就发生疼痛。

由于背俞内通于心，所以疼痛可以牵引到心。经过按揉可使阳气通达，阳通得温则可使疼痛缓解。

寒邪侵入厥阴经脉，厥阴经脉环络外生殖器，上系于肝脏。寒邪侵犯厥阴肝脉，就使血液凝涩不畅，筋脉挛急，所以出现胁肋和少腹相互牵引疼痛。寒逆之邪气侵入外阴和大腿，寒邪上行至少腹，血液凝涩在下，上下相互牵引，所以腹痛时连及外阴和大腿。

寒邪侵犯小肠和膜原之间，入于络血之中使小络中的血液涩滞，不能流注到大的经脉里去，因此血气留滞不行，所以迁延日久就逐渐成为积了。

寒邪侵犯五脏，则使五脏之逆气向上发越，阴经之气内竭，阳经之气未入，阴阳之气不能接续，所以突然剧痛而昏迷不省人事。如果少时阳气复反，阴阳接续，就可以苏醒了。

寒邪侵犯肠胃，使胃肠之气上逆，所以腹中疼痛伴见呕吐。寒邪侵入小肠，小肠不能受盛化物，泌别清浊，所以出现腹泻下利，腹中疼痛。如果热邪侵犯小肠，患者也会出现腹中疼痛，伴见发热，口舌干燥而渴，大便坚硬干燥不得出，所以腹痛伴见大便闭结不通。

【导读】此节所论 14 种疼痛，虽有胸胁痛、腹痛，但以腹痛为主。这 14 种胸腹痛可归纳为以下 3 种类型。①疼痛与缓解方法有关者 6 证：得热而疼痛缓解者；疼痛拒按者；按之痛不减者；痛而喜按者有 2 证，一是邪伤肠外小络，按之血气得以畅通，二为按之可使阳热之气直抵病所，使邪气暂时消散；有按之搏动应手者。②牵引性疼痛者 3 证：寒客背俞之脉，心与背相引而痛；寒伤厥阴，胁肋与少腹相引而痛；少腹痛引阴股。③伴有不同兼症之痛者 5 证：邪客小肠、膜原之间，故痛久兼积聚；有寒邪伤脏，故见疼痛性昏厥；寒邪犯胃，胃失和降，故痛兼呕吐；寒邪伤犯小肠，故痛兼腹泻；寒邪从阳化热，或热邪直犯小肠，灼津化燥，故痛兼大便秘结。

【原文】帝曰：所谓言而可知者也，视而可见奈何？

岐伯曰：五脏六腑，固尽有部[1]，视其五色，黄赤为热[2]，白为寒[3]，青黑为痛[4]，此所谓视而可见者也。

【注释】

[1] 固尽有部：五脏六腑在面部本来都各有所主的部位。

[2] 黄赤为热：张介宾："黄赤色者，火动于经，故为热。"

[3] 白为寒：指阳气衰微，血不上荣，故为寒证。

[4] 青黑为痛：青色及黑色主疼痛。青黑色为气滞血瘀所致，故主疼痛。

【语译】黄帝又问：上述都是通过问诊可以知道的，那么通过望诊又能够了解到哪些情况呢？

岐伯回答说：人的五脏六腑，在面部本来都有各自所主的色诊部位。通过望面部的五色变化，就可以推断其病性病情。例如面部呈黄色和红赤色的，都主热证；面色白的主寒证；面色呈现青黑色的，多主疼痛等。这些就是通过望诊可以了解到的情况。

【导读】论疼痛的诊断。原文在论述诸痛病因病机和辨证后，又讲述了诸痛望色诊法：①依据脏腑在面部的色诊部位进行疼痛的定位诊断，即所谓"五脏六腑，固尽有部"。②依据"视其五色，黄赤为热，白为寒，青黑为痛"进行疼痛的定性诊断。

【原文】帝曰：扪而可得奈何？

岐伯曰：视其主病之脉，坚而血及陷下者[1]，皆可扪而得也。

【注释】

[1] 坚而血及陷下者：指观察脉搏之坚实、血络之充盈及经脉之下陷等不同情况。

【导读】论疼痛的审因论治。疼痛的病因颇为复杂，或因寒，或因热，或因外邪入侵，或因情志内伤，或因劳伤太过，或因虫咬冻伤，或因跌仆碰折，不胜枚举。本节以常见的致病因素寒邪为例，明确了疼痛的发病机制不外乎虚实两端。实者是血行迟滞，脉涩不通，即所谓"客于脉中则气不通"之义；虚者缘于经脉收缩，所运行的气血不足，脉外的组织得不到气血的灌注濡养，即所谓"客于脉外则血少"之义。此处之"脉外"与"脉中"，"气"与"血"，均为互文，概括了痛证虚实这两种病机。

【原文】帝曰：善。余知百病生于气[1]也，怒则气上，喜则气缓[2]，悲则气消，恐则气下，炅则气泄，惊则气乱，劳则气耗，思则气结，九气不同，何病之生？

岐伯曰：怒则气逆，甚则呕血及飧泄，故气上矣。喜则气和志达，荣卫通利，故气缓矣。悲则心系急，肺布叶举[3]，而上焦不通，荣卫不散，热气在中，故气消矣。恐则精却[4]，却则上焦闭，闭则气还，还则下焦胀，故气不行[5]矣。寒则腠理闭，气不行[6]，故气收矣[7]。炅则腠理开，荣卫通，汗大泄，故气泄。惊则心无所倚，神无所归，虑无所定，故气乱矣。劳则喘息汗出，外内皆越，故气耗矣。思则心有所存，神有所归，正气留而不行，故气结矣。

【注释】

[1] 百病生于气：多种疾病的发生，都是气的失调所致。百病，多种疾病。

[2] 气缓：气涣散不收。

[3] 肺布叶举：肺叶扩张。

[4] 恐则精却：恐惧太过则耗伤肾精。却，退却也，作"耗伤"解。

[5] 气不行：高世栻："恐伤肾而上下不交，故气不行；不行者，不行于上也。"

[6] 气不行：《新校正》："按《甲乙经》'气不行'作'营卫不行'。"宜从。

[7] 气收：张介宾："寒束于外则玄府闭塞，阳气不能宣达，故收敛于中而不得散也。"

【语译】黄帝说：好。我还听说多种疾病的发生，都是气的失调所致。大怒使气上逆，大喜使气舒缓，悲哀使气消损，恐惧使气下沉，遇寒使气收敛，遇热使气外泄，受惊使气紊乱，过劳使气耗散，思虑使气郁结。上述九种气失调的病机不同，都会导致哪些疾病呢？

岐伯回答道：大怒使肝气上逆，平重时可以引起呕血和飧泄，因此说"怒则气上"。喜乐使人心气和顺，志意畅达，营卫之气通利，因此说"喜则气缓"。过度悲哀，使心系拘急，肺叶扩张，上焦之气不得宣通，营卫之气不得布散，滞于肺中，久而化热，更耗肺气，因此说"悲则气消"。恐惧使人肾的精气下沉，不能上交于心肺，以致上焦之气闭塞，上焦闭塞则气反而郁滞于下，气滞于下就使下焦胀满，因此说"恐则气下"。寒冷使人腠理闭塞，营卫之气难以运行，因此说"寒则气收"。温热使人的腠理畅开，营卫通利，阳气随着汗液而外泄，因此说"炅则气泄"。惊骇使人心无所主持，神无所归留，思虑无所决定，而心气动荡散乱，因此说"惊则气乱"。劳役太过，就出现喘息和汗出，使人体内、外之正气皆泄越而耗散，因此说"劳则气耗"。思虑太过，就使人的心思经常留存于某一件事物，精神也归留于某处，以致正气留结而不行，因此说"思则气结"。

【导读】通过对情志过激（如怒、喜、悲、恐、惊、思）、寒热偏盛、疲劳过度等因素导致脏腑功能紊乱，正气失调九种病机的论证，推而广之，得出"百病生于气"这一观点。此处的"气"指人体正气，蕴涵着气的运行状态（即气机）。

原文论述的情志过激、寒热偏盛、疲劳过度等因素，都能导致脏腑功能紊乱，正气失调，从而发生多种疾病。①外感邪气所伤病机（以寒邪、热邪为例）。②情志所伤病机。③过度劳伤病机：劳力过多，常见喘息、汗出等表现，汗出过多，气随津泄，喘息不止，肺气内耗，故曰"劳则气耗"。

腹中论篇第四十

【题解】本篇论述的病证如臌胀、血枯、伏梁、热中、消中、厥逆等，均在腹内，故名"腹中论"。

【原文】黄帝问曰：有病心腹满[1]，旦食则不能暮食，此为何病？

岐伯对曰：名为鼓胀[2]。

帝曰：治之奈何？

岐伯曰：治之以鸡矢醴，一剂知[3]，二剂已。

帝曰：其时有复发者何也？

岐伯曰：此饮食不节，故时有病也。虽然其病且已，时故[4]当病，气聚于腹也。

【注释】

[1] 心腹满：脘腹胀满。心，指心口处的胃脘。

[2] 鼓胀：张介宾："鼓胀，内伤脾肾，留滞于中，则心腹胀满，不能再食，其胀如鼓，故名鼓胀。"

[3] 知：奏效。

[4] 时故：时过不久。故，时间过去。

【语译】黄帝问道：有的人患病后症见脘腹胀满，早上还能进食，到了傍晚则不能进食，这是什么病呢？

岐伯回答说：这种病叫作"鼓胀"。

黄帝问道：怎样治疗呢？

岐伯回答说：用鸡矢醴治疗。一剂就可见效，两剂就可痊愈。

黄帝问道：这种病还会复发的原因是什么呢？

岐伯回答说：这是由于患者饮食不节的缘故，所以还会复发。由于邪气聚在腹中而没有完全祛除的缘故，则在经过治疗以后，虽然将要痊愈了，时过不久还会复发的。

【导读】此节论述了鼓胀病的病因病机、临床表现、治疗及复发的原因。据注家见解可能有如下原因。①饮食劳倦伤脾，"脾土气虚，不能磨谷，故旦食而不能暮食，以致虚胀如鼓"（张志聪注）。②或因饮食劳倦伤及脾肾，"内伤脾肾，留滞于中，则心腹胀满，不能再食，其胀如鼓"（张介宾注）。③或因内伤因素导致脾虚气滞，湿阻于中。该病多责之于肝、脾、肾三脏失调，肝郁则气血不畅，脾伤则水湿内停，肾伤则气化无权，于是气结、血瘀、水停结聚腹中，阻遏三焦气化和气血运行。临床以胸腹胀满，朝轻暮重，得食胀甚，以及"腹胀身皆大，大与肤胀等也，色苍黄，腹筋起"（《灵枢·水胀》）为表现。该病易于复发，引起复发的原因有二：一是饮食不节，伤及脾胃；二是病虽初愈，又感风寒，风冷邪气聚于腹内，伤及脾肝之故。治之以鸡矢醴，能攻泻利水消胀。

【原文】帝曰：有病胸胁支满者，妨于食，病至则先闻腥臊臭[1]，出清液[2]，先[3]唾血，四支清[4]，目眩，时时前后血[5]，病名为何？何以得之？

岐伯曰：病名血枯，此得之年少时，有所大脱血，若醉入房中，气竭肝伤，故月事衰少不来也。帝曰：治之奈何？复以何术？

岐伯曰：以四乌鲗骨[6]、一藘茹[7]二物并合之，丸以雀卵[8]，大如小豆，以五丸为后饭[9]，饮以鲍鱼[10]汁，利肠中及伤肝也。

【注释】

[1] 臭（xiù 秀）：气味。

[2] 出清液：流清涕。

[3] 先：于鬯："此'先'字当因上文'先'字而衍。"

[4] 四支清：四肢冰冷。

[5] 前后血：大小便出血。

[6] 乌鲗（zé 泽）骨：药名。乌贼外套膜中的舟状骨板。

[7] 藘（lú 驴）茹：药名。张介宾："亦名

茹藘，即茜草也。气味甘寒无毒，能止血治崩，又能益精气，活血通脉。"

[8] 雀卵：麻雀蛋。

[9] 后饭：饭前服下。

[10] 鲍鱼：腌鱼。

【语译】黄帝问道：有的人患病后症见胸胁胀满，妨碍饮食，发病以后会先闻到一股腥臊气味，然后就流清涕、唾血，四肢清冷，出现目眩，大小便时常出血，这种病叫作什么？是什么原因导致的呢？

岐伯回答说：这种病叫作"血枯"病，是由于年少时，有过大失血的病史而留下了病根，成人后又酒醉房劳，使得精气耗尽，而肝受到损伤，从而导致血枯；在女子则表现为月经衰少或经闭。

黄帝问道：怎样治疗呢？要使患者的气血恢复又需采用什么方法呢？

岐伯回答说：将四伤乌贼骨、一伤藘茹（茜草）研细混合，用雀卵拌匀，制成犹如小豆大小的丸药，每次取用五丸，在饭前用鲍鱼汁服下，能通利肠道与治疗肝脏损伤。

【导读】血枯病因血液衰少，脉道枯竭，血海空虚所致。症见头晕乏力、面色萎黄或苍白、形瘦、毛发干枯、肌肤甲错、经少经闭、心悸健忘、肢体麻木等表现，属于虚劳范围。目前认为血枯病（血虚）的病因，不外乎先天因素、饮食劳倦、七情内伤、产后失血、大病久病等，因精血互化障碍，气血生化乏源，暗耗阴血，血液丢失，最终造成血虚。血不上荣，可出现头晕头痛，耳鸣眼花；血不养肝，则目干涩，视力减退或夜盲；血不养筋，血虚生风则见抽掣、麻木；血不养心，神不守舍则见惊惕、善恐、心悸、不寐；血虚胞宫失养则见经闭或经少；血虚生燥可引起便秘口渴、目睛瞤动、皮肤瘙痒等表现。基于本病的形成原因，治宜用补肾生血法、益气生血法、化瘀生血法等，具体用药还需结合脏腑经络定位加减。

【原文】帝曰：病有少腹盛[1]，上下左右皆有根，此为何病？可治不？

岐伯曰：病名曰伏梁[2]。

帝曰：伏梁何因而得之？

岐伯曰：裹大脓血，居肠胃之外，不可治，治之每切按之致死。

帝曰：何以然？

岐伯曰：此下则因[3]阴，必下脓血，上则迫胃脘，生鬲[4]，侠[5]胃脘内痛，此久病也，难治。居齐上为逆[6]，居齐下为从，勿动亟夺[7]。论在《刺法》[8]中。

帝曰：人有身体髀股胻皆肿，环齐而痛，是为何病？

岐伯曰：病名伏梁，此风根[9]也。其气溢于大肠而著于肓[10]，肓之原在齐下，故环齐而痛也。不可动之，动之为水溺涩之病。

【注释】

[1] 少腹盛：小腹满滞。盛，指满，硬而满。

[2] 伏梁：病证名。以腹腔有脓血包块为主症。

[3] 因：指损伤。

[4] 生鬲：孙鼎宜："当作'至'，形误。"鬲，通"膈"，指横膈。

[5] 侠：当作"使"，形近而误。

[6] 居齐上为逆：齐，通"脐"。逆，与下句中"居齐下为从"的"从"字互倒。

[7] 勿动亟（jí 急）夺：高世栻："犹言勿用急切按摩以夺之。不当急夺而妄夺，必真气受伤而致死。"亟，指急切。

[8] 《刺法》：《素问》佚篇之一。

[9] 风根：病根是风寒之邪。风，风寒。根，根由，病因。

[10] 肓：脏腑间的膈膜。

【语译】黄帝问道：有人患病后症见少腹实满，感到病位的上下左右全都好像有根蒂一样，这是什么病呢？能不能治愈？

岐伯回答说：这种病叫作"伏梁"。

黄帝问道："伏梁"病是什么原因导致的呢？

岐伯说：我先来回答能否治愈的问题。如果少腹中裹着大量脓血，盘踞在肠胃之外，就不能治愈，治疗时还常常会因为用重手去按而导致患者死亡。

黄帝问道：为什么会这样呢？

岐伯回答说：因为这种病向下发展会因伤阴精，往上发展会侵害胃脘；如果往上发展而过了横膈，就会使胃脘产生痈病。这种病是邪气长期演变形成的，根深蒂固，难以治愈。"伏梁"要是生于脐上，就属于逆证，预后不良；要是生于脐下，就属于顺证，还可治愈。但治疗时不可急切地采用按摩方法以去除患者的满痛之症，否则就会发生危险。有关专论在《刺法》一文当中。

黄帝问道：有的人患病后身体和大腿、小腿全都浮肿，绕脐而痛，这是什么病呢？

岐伯回答说：这种病也叫"伏梁"，是被风寒之邪侵袭以后患上的。风寒之邪充满大肠而留滞肓膜，肓膜的本原又在脐下，所以使肚脐四周发生疼痛。这种"伏梁"病，不可用攻下法治疗。若用攻下法治疗，就会导致小便涩滞的病证。

【导读】伏梁为古病名，相当于现在的腹内癥块，本篇所论有二：①胃脘伏梁，也称脓血伏梁，与《灵枢·经筋》之"伏梁，唾血脓"，以及"伏梁，在心下，上下行，时唾血"（《灵枢·邪气脏腑病形》）一致，其临床表现为少腹胀满疼痛、拒按，脓血内溃，形成包块，四周界限清楚。②大肠伏梁，亦称风根伏梁，其临床表现有脐周疼痛、下肢浮肿（《素问·奇病论篇》同此）。张介宾认为本病系寒气客于脐腹，类似于现在的肠功能紊乱或不完全性肠梗阻。但《难经·五十六难》之"伏梁"为"心之积，曰伏梁，起脐上，大如臂，上至心下，久不愈，令人烦心"，是五脏积之一，从心下（胃脘部）至脐上发生的包块和"疝症"相似，如《太平圣惠方》中的"疝者，在腹内近脐左右，各有一条筋脉急痛，大者如臂，小者如指，因气而成，如弦之状，故名疝"。《内经》4篇所论之伏梁，名同义别，不可不辨。

【原文】帝曰：夫子数言热中消中[1]，不可服高粱芳草石药，石药发癫，芳草发狂。夫热中消中者，皆富贵人也，今禁高粱，是不合其心，禁芳草石药，是病不愈，愿闻其说。

岐伯曰：夫芳草之气美[2]，石药之气悍，二者其气急疾坚劲，故非缓心和人，不可以服此二者。

帝曰：不可以服此二者，何以然？

岐伯曰：夫热气剽悍，药气亦然，二者相遇，恐内伤脾，脾者土也而恶木，服此药者，至甲乙日更论[3]。

【注释】

[1] 热中消中：病证名。王冰："多饮数溲，谓之热中；多食数溲，谓之消中。"

[2] 美：孙鼎宜："当作'灵'。形误。"

[3] 更论：《针灸甲乙经》中作"当愈甚"。

【语译】黄帝说：先生多次谈到患了热中与消中病的人，不能食用肥美丰厚的饮食，也不可使用芳草、矿石之类的药物，

因为矿石类药物用多了会使人发生癫病，而芳草类药物用多了会使人发生狂病。然而，患了热中与消中病的人，又多是富贵之人。如果不让他们食用肥美丰厚的饮食，就不合他们的心愿，而不用芳草、矿石类药物治疗，病情又不能控制。这真是个两难之事，希望听听其中的道理。

岐伯回答说：芳草类药物性热，矿石类药物性猛，这两类药物的共性是骤至急行、坚劲有力，所以不是心境平缓、性格柔和之人，就不能服用这两类药。

黄帝问道：不是心境平缓、性格柔和的人就不能服用这两类药，是什么道理呢？

岐伯回答说：热气的特点是急骤峻猛，热性的药物也是这样。患热证的患者要是服用了芳草或矿石类药物，就易内生惊恐而伤及于脾。脾属土，畏恶属木的芳草药，所以服用了芳草类药物，病情到了甲乙日就会加重。

【导读】消中病在《内经》中有14篇论及，有多种称谓，如消渴、鬲消、肺消、消瘅等，书中对其病因病理、临床表现、治疗及预后均有论述，为后世研究消渴病奠定了理论基础。仲景将其作为专篇论述，并拟定白虎加人参汤、肾气丸为治疗该病的方剂。隋代巢元方对其病因病机予以补充，认为下焦虚热、肾燥阴亏为基本病机，并认识到本病容易并发痈疽和水肿，并拟定"导引"、散步等辅助疗法。孙思邈认为本病的发生与饮食因素有关，将饮食疗法放在了首位。王焘率先引出"三消"辨治思路并首次记载了患者尿甜的特点（《外台秘要·消渴》）。宋代《太平圣惠方·治消渴诸方》中论证了三消之名，金元时期医家通过学术争鸣发展了消渴的理论，至明清时期，医家对该病的研究渐趋成熟。基于对消渴病阴虚为本、燥热为标的病机认识，其基本治疗原则为清热生津，益气养阴。由于消渴病并发症较多，因此，在运用清热生津、益气养阴基本治法外，还应针对具体情

况，及时合理地选用清热泻火、健脾益气、滋补肾气、补肾涩精、活血化瘀、育阴息风、养肝明目、平肝潜阳、化瘀利水等方法，以求更精准地调整气血阴阳，治愈消渴病。总之，《内经》为消渴病研究之发端。

【原文】帝曰：善。有病膺肿颈痛，胸满腹胀，此为何病？何以得之？

岐伯曰：名厥逆[1]。

帝曰：治之奈何？

岐伯曰：灸之则喑[2]，石之则狂，须其气并，乃可治也[3]。

帝曰：何以然？

岐伯曰：阳气重上，有余于上，灸之则阳气入阴，入则喑[4]；石之则阳气虚，虚则狂[5]；须其气并而治之，可使全[6]也。

【注释】

[1] 厥逆：病证名。张介宾：“此以阴并于阳，下逆于上，故病名厥逆。”

[2] 喑（yīn 阴）：失音。

[3] 须其气并，乃可治也：姚止庵：“‘并’注谓并合是也……盖言气逆之证，上冲胸膺，散漫腹胁，攻之急则气不归经而逆愈甚，故须因势利导，使气合而并于一，然后中满者补其母，阳浮者滋其阴，火盛气壅者消散而清利，则上冲者必降而顺下，散漫者自敛而归于原也。”

[4] 入则喑：张介宾：“阳气有余于上，而复灸之，是以火济火也。阳极乘阴，则阴不能支，故失声为喑。”

[5] 虚则狂：张介宾：“阳并于上，其下必虚。以石泻之，则阳气随刺而去，气去则上下俱虚而神失其守，故为狂也。”

[6] 全：痊愈。

【语译】黄帝叹道：讲得好！有人患病后症见膺肿、颈痛、胸满、腹胀等，这是什么病呢？是什么原因造成的呢？

岐伯回答说：叫作“厥逆”。

黄帝问道：治疗的方法是怎样的呢？

岐伯回答说：如果用灸法治疗，就会使患者失音；如果用砭石治疗，则会使患者发狂。所以，必须等到患者的阴阳之气上下交会时，才可以因势利导地去进行治疗。

黄帝问道：为什么要这样治疗呢？

岐伯回答说：“厥逆”之病，是由于阳气重逆于人体的上部以致上部阳气过盛的原因而患病的，所以如果用灸法治疗，等于在以火助火，阳气势必更盛而侵凌阴气，阴气不能支持，就会使人发生失音之症；如果用砭石治疗，就会使阳气随砭石之刺而越泄散失。“厥逆”患者的阳气本来就是上盛下虚，上部的阳气随着砭刺而泄散之后，阳气即呈上下两虚的状态，从而使得精气不能藏守在内而发为狂病。因此，治疗“厥逆”，必须等到患者的阴阳之气上下交通之时因势利导地予以治疗。唯有这样，才能使患者痊愈。

【导读】论厥逆。本节主要论述厥逆病的形成原因、临床表现及治疗原则。本病病机与《素问·厥论》中“胸腹胀满”的病机一致，所以本病病机为厥气上逆，气机逆乱。在论述治疗前，首言妄用灸法致喑、妄用砭石法致狂的禁忌，可谓警示在先，主论在后。治疗厥逆，应当“须其气并”，即上下之气渐通后，方可言治。提示治疗厥逆之病，要掌握时机，因势利导。

论狂证。“狂”证属阳多热实，《难经·二十难》中“重阳者狂”即是，《内经》多从阳热实证论之，且有专述（《灵枢·癫狂》）。但虚性之"狂"并非没有，如"肺喜乐无极则伤魄，魄伤则狂，狂者意不存人"（《灵枢·本神》）即是例证。狂有狂惑、狂越之分，狂惑是神志错乱，不能自持，多因悲哀动中或喜乐无极，伤及魂魄所致，属虚性证候；而狂越者言语错谬，妄言骂詈不避亲疏，逾垣上屋，毁物伤人，气力逾常多为所欲不遂，郁怒伤肝，五志化火引起，证属实热。属虚属实，随证辨之。

【原文】帝曰：善。何以知怀子之且生也？

岐伯曰：身有病而无邪脉也。

帝曰：病热而有所痛者何也？

岐伯曰：病热者，阳脉也，以三阳[1]之动也，人迎一盛少阳，二盛太阳，三盛阳明，入阴也[2]。夫阳入于阴，故病在头与腹，乃膜胀而头痛也。

帝曰：善。

【注释】

[1] 三阳：指下文少阳、太阳、阳明这三条经脉。

[2] 入阴也：疑为衍文。《针灸甲乙经》《太素》中均无此三字。

【语译】黄帝叹道：讲得好！又问道：怎样才能知道妇人受孕后将顺利分娩呢？

岐伯回答说：无论妇人身体有无疾病，只要没有病脉，就会顺利分娩。

黄帝问道：发热而身体伴见疼痛的病，是什么原因造成的呢？

岐伯回答说：凡是发热的病，都可诊得阳脉，这是由于三阳经脉有病而搏动过盛的缘故。如果人迎脉比寸口脉大一倍，表明病在少阳经脉；如果大两倍，表明病在太阳经脉；大三倍，表明病在阳明经脉。如果病邪由阳分传到阴分，就会出现腹胀、头痛的病证。

黄帝说：讲得好！

【导读】论妊娠的临床鉴别诊断。篇末以"何以知怀子之且生也"发问，后相继回答了正常妊娠与某些病证的区别。妊娠属于生理现象，但亦属腹中之事，妊娠后有停经、恶心、腹部隆起等变化，需要与血枯病、臌胀、伏梁等腹内疾病相鉴别。①妊娠"无邪脉"，妊娠虽然身有不适症状，但不见病脉，反见"阴搏阳别"（《素问·阴阳别论篇》），脉象滑而有力。②将"阴搏阳别"之妊娠脉象与"病热者，阳脉"鉴别，这两种脉象均属于"阳脉"类，热病阳脉是"三阳之动"，且有"膜胀而头痛"，要脉症合参。

刺腰痛篇第四十一

【题解】腰痛，指腰部的诸条经络受邪后产生相应的症状。本文通过叙述各条经脉功能失调后导致腰痛的机制，进而探讨其针刺治疗方法，故名"刺腰痛"。

【原文】足太阳脉令人腰痛，引项脊尻背[1]如重状，刺其郄中[2]，太阳正经[3]出血，春无见血[4]。

少阳[5]令人腰痛，如以针刺其皮中，循循然不可以俯仰[6]，不可以顾[7]，刺少阳成骨之端[8]出血，成骨在膝外廉之骨独起者，夏无见血。

阳明令人腰痛，不可以顾，顾如有见者，善悲，刺阳明于胻前三痏[9]，上下和之[10]出血，秋无见血。

足少阴令人腰痛，痛引脊内廉[11]，刺少阴于内踝上二痏[12]，春无见血，出血太多，不可复也。

厥阴之脉令人腰痛，腰中如张弓弩弦[13]，刺厥阴之脉，在腨踵鱼腹之外[14]，循之累累然，乃刺之，其病令人善言，默默然不慧，刺之三痏[15]。

【注释】

[1] 引项脊尻（kāo 考）背：腰痛时牵引到头项、脊背以及臀部。尻，臀部。

[2] 郄中：委中穴。

[3] 太阳正经：足太阳经脉本身。

[4] 见血：针刺放血。

[5] 少阳：疑"少阳"下脱"脉"字。下文"阳明""足少阴"似亦脱"脉"字。

[6] 循循然不可以俯仰：谓少阳腰痛逐渐发展到背不可俯仰的程度。循循然，渐次也。

[7] 不可以顾：不能左右回顾。顾，回头看。

[8] 成骨之端：膝阳关穴。

[9] 胻（héng 横）前三痏（wěi 委）：可针刺胫骨前的足三里穴三次。痏，指腧穴，也指刺灸次数。

[10] 上下和之：高世栻："上下和之，乃三里合上廉下廉以和之。"

[11] 痛引脊内廉：疼痛牵引到脊柱骨的内侧缘。

[12] 刺少阴于内踝上二痏：针刺足少阴肾经位于内踝上方的复溜穴（左右两穴）。

[13] 腰中如张弓弩弦：腰痛、腰部强硬就如同张开的弓弦一样。弩，指弩弓，利用机械力量发射箭的弓。

[14] 腨（shuàn 涮）踵鱼腹之外：指下肢小腿肚与足跟之间的外侧。腨，指小腿肚。踵，足跟。鱼腹，小腿肚突起之肌肉状如鱼腹。

[15] 刺之三痏：王冰："三刺其处腰痛可除。"

【语译】足太阳经脉的病变，使人发生腰痛时，疼痛可牵引到头项、脊背、臀部，背部沉重如负重物感。诊疗太阳腰痛，应针刺足太阳经的委中穴，并放血，如果在春季，不要放血。

足少阳经脉的病变，使人发生腰痛时，疼痛就好像用针扎皮中一样。腰痛逐渐加重，以致腰背不能屈伸俯仰，不能左右转动回顾。诊疗少阳腰痛，应针刺足少阳经位于成骨末端的穴位（膝阳关）。成骨在膝关节外侧骨突起处。如果在夏季针刺，就不要放血。

足阳明经脉的病变，使人发生腰痛时，腰痛不能转动回视，若回视就眼花如有所见，患者多有伤悲。应针刺足阳明经胫骨前的足三里穴三次。调治上下各穴并放血。如果在秋季，就不要放血。

足少阴经的病变，使人发生腰痛时，腰痛牵引到脊柱骨的内侧。应针刺足少阴

经位于内踝上的左右复溜穴两次。一般在春季就不要放血，如果放血过多，患者就难以恢复了。

足厥阴经脉的病变，使人发生腰痛时，患者腰部僵硬疼痛，如同张开的弓弦一样。应针刺足厥阴经脉的络穴蠡沟穴。该穴位于下肢小腿肚与足跟之间，肌肉突出部位的外侧，用手触摸如有串珠状处。如果患者多言语，或沉默不语、抑郁不乐，就针刺三次。

【导读】此节专论六经腰痛的表现及刺治，虽未明言其病因病机，但依据"审症求因"思维方法推论，其病因可分为内外两途：外为风寒湿邪所伤，阻碍经络气血运行，如太阳腰痛、少阳腰痛者；内为情志久病，伤及气血，导致气滞血瘀，如厥阴腰痛。其病机为实邪阻滞，不通则痛。

腰痛的治疗，要审证求经治之，然后根据具体情况，或循经取穴针刺，或放血疗法，同时针刺方法还要与四时变化相适应，如"春无见血"等就是例证。这是《内经》天人合一观念在治疗方面的体现。

【原文】解脉[1]令人腰痛，痛引肩，目䀮䀮然，时遗溲，刺解脉，在膝筋肉分间郄外廉之横脉[2]出血，血变而止[3]。

解脉令人腰痛如引带，常如折腰状，善恐，刺解脉，在郄中结络如黍米[4]，刺之血射以黑，见赤血而已。

同阴之脉[6]，令人腰痛，痛如小锤居其中，怫然[6]肿，刺同阴之脉，在外踝上绝骨之端[7]，为三痏。

【注释】

[1] 解脉：属足太阳之脉，是经脉之一分为二的分枝。

[2] 横脉：张志聪："膝后筋肉分间，太阳委中穴也。郄外廉之横脉，穴外之横络也。"

[3] 血变而止：高世栻："当刺出其血，血

紫黑而变赤，即当止之。"

[4] 郄中结络如黍米：指在委中穴处有络脉凝结如黍米粒状。

[5] 同阴之脉：指足少阳之别络。

[6] 怫（fū夫）然：郁滞貌。

[7] 绝骨之端：指阳辅穴，位于外踝上四寸，腓骨前缘处。

【语译】解脉的病变，使人腰痛时，疼痛可牵引到肩部，双目视物不清，经常小便失禁。治疗应针刺解脉在膝弯筋肉分界处、委中穴外侧的横脉，并放血，待到血色由紫黑变得红赤时再停止。

解脉的病变，使人腰痛时，疼痛有牵拉感，腰部似乎有折断样剧痛，患者多伴有恐惧感。治疗应针刺解脉在委中穴处凝结如黍米状的络脉，刺后会有紫黑色的血液喷出，等到血色变红再停止。

同阴之脉病变，使人腰痛时，疼痛就好像用小锤敲打腰部一样，痛处隆起肿胀。

治疗应针刺同阴之脉的阳辅穴，该穴位于足外踝上绝骨穴的上部，可针刺三次。

【导读】论辨治解脉、同阴之脉腰痛。解脉是足太阳经的分支，同阴之脉是足少阳经的别络，所致腰痛既与足太阳、足少阳经有相同之处，又各有其自身特点，临床自当省察。

【原文】阳维之脉[1]令人腰痛，痛上怫然肿。刺阳维之脉，脉与太阳合腨下间，去地一尺所[2]。

衡络之脉[3]令人腰痛，不可以俯仰，仰则恐仆，得之举重伤腰，衡络绝，恶血归之，刺之在郄阳筋之间，上郄数寸，衡居为二痏出血[4]。

会阴之脉[5]，令人腰痛，痛上漯漯然[6]汗出，汗干令人欲饮，饮已欲走。刺直阳之脉[7]上三痏，在蹻上郄下五寸横居[8]，视其盛者出血。

飞阳之脉[9]令人腰痛，痛上拂拂然，甚则悲以恐。刺飞阳之脉，在内踝上五寸，少阴之前，与阴维之会[10]。

昌阳之脉[11]令人腰痛，痛引膺，目䀮䀮然，甚则反折，舌卷不能言。刺内筋[12]为二痏，在内踝上大筋前太阴后，上踝二寸所。

散脉[13]令人腰痛而热，热甚生烦，腰下如有横木居其中，甚则遗溲。刺散脉，在膝前骨肉分间，络外廉束脉[14]，为三痏。

【注释】

[1] 阳维之脉：阳维脉，奇经之一，与六阳经相维系，故称阳维之脉。

[2] 脉与太阳合腨下间，去地一尺所：承山穴。该穴位于阳维脉，与太阳经相会合于小腿肚下的中间，离足跟一尺左右处。

[3] 衡络之脉：带脉，奇经之一，能约束纵行的各条经脉，环围腰一周，如束带，故称

带脉。

[4] 刺之在郄阳筋之间，上郄数寸，衡居为二痏出血：针刺委阳、殷门穴。两穴横居于委中穴上方数寸处，可针刺二次。

[5] 会阴之脉：任脉。

[6] 痛上漯漯（tà 踏）然：腰痛处汗出潮湿的样子。漯漯，潮湿的样子。

[7] 直阳之脉：会阴之脉，即任脉。

[8] 蹻上郄下五寸横居：阳蹻的申脉穴，以及委中穴、承山穴。

[9] 飞阳之脉：阴维脉，奇经之一。因该脉由阳经别出，故称飞阳。

[10] 刺飞阳之脉，在内踝上五寸，少阴之前，与阴维之会：当刺筑宾穴。该穴属足少阴肾经穴，位于足内踝上五寸，是阴维脉的郄穴。

[11] 昌阳之脉：阴蹻脉。

[12] 刺内筋：针刺交信穴。交信穴属足少阴肾经，位于复溜前方、胫骨内侧缘后方，阴蹻脉的郄穴。

[13] 散脉：冲脉。

[14] 刺散脉，在膝前骨肉分间，络外廉束脉：针刺犊鼻穴、足三里、上廉穴等。

【语译】阳维脉的病变，使人腰痛时，痛处隆起肿胀，治疗应针刺阳维脉的承山穴。该穴位于阳维脉与足太阳经相会合于小腿肚下的中间，距离足跟大约一尺处。

衡络之脉的病变，使人腰痛时，腰部疼痛不能屈伸俯仰，仰则唯恐跌倒。这种病是用力举重而伤及腰部，衡络脉阻滞不通，瘀血留结所致。治疗应针刺委阳、殷门等穴，这二穴横居于委中穴上方数寸处，可刺两次并放血。

会阴之脉的病变，使人腰痛时，痛处汗出，欲饮水，饮水后就想活动。治疗应针刺会阴之脉的三穴，如申脉、委中、承山穴，并察其血络充盛处，刺之放血。

飞阳之脉的病变，使人腰痛时，疼痛处的络脉突然暴张，并且情绪悲痛而恐惧。治疗应针刺飞阳脉的筑宾穴，此穴位于足内踝上五寸、足少阴肾经上，是阴维脉的郄穴。

昌阳之脉的病变，使人腰痛时，腰痛牵引及胸膺部，并且双目视物不清，严重者腰背反折，舌头卷缩不能说话。治疗应针刺阴脉的郄穴交信穴，此穴位于足内踝上方大筋之前、足太阴经之后，距内踝约二寸处。

散脉的病变，使人腰痛时，疼痛伴见发热，热势较重时就会心烦不安，腰部就像有木棍横阻一般，严重时还会有遗尿。治疗应针刺散脉在膝前骨的犊鼻穴、肉分间的足三里、络外廉的上廉三穴。

【导读】论辨治奇经腰痛。此节主要论述奇经八脉被病邪阻滞所引起腰痛的临床表现及治法，由于《内经》对奇经的称谓与后世不同，所以各家对其循行路线和临床表现就有出入。

【原文】肉里之脉[1]令人腰痛，不可以咳，咳则筋缩急，刺肉里之脉为二痏[2]，在太阳之外，少阳绝骨之后[3]。

腰痛侠脊而痛至头几几然[4]，目䀮䀮欲僵仆，刺足太阳郄中出血。腰痛上寒，刺足太阳阳明；上热，刺足厥阴；不可以俯仰，刺足少阳；中热而喘，刺足少阴，刺郄中出血。

腰痛，上寒不可顾，刺足阳明；上热，刺足太阴；中热而喘，刺足少阴。大便难，刺足少阴。少腹满，刺足厥阴。如折不可以俯仰，不可举，刺足太阳。引脊内廉，刺足少阴。

腰痛引少腹控䏚[5]，不可以仰，刺腰尻交者[6]，两髁胂上[7]，以月生死为痏数[8]，发针立已，左取右，右取左。

【注释】

[1] 肉里之脉：王冰："肉里之脉，少阳所生，则阳维气所发也。"

[2] 刺肉里之脉为二痏：针刺阳辅穴两次。

[3] 在太阳之外，少阳绝骨之后：阳辅穴的位置在足太阳经的外侧、足少阳经绝骨穴的上方。

[4] 几几（jǐn 紧）然：头项部疼痛而项背拘紧、僵滞不柔和的样子。

[5] 腰痛引少腹控䏚（miǎo 秒）：腰部疼痛牵引少腹部及季胁之下。引、控，牵引。䏚，指季胁下空软处。

[6] 腰尻交者：足太阴之络脉，从髀合阳明上贯尻骨，与厥阴、少阳交结于下髎穴。

[7] 两髁（kē 棵）胂（shēn 申）上：穴位在两侧腰骶部夹脊肉上。髁，髀骨、股骨。

[8] 以月生死为痏数：根据每月上半月或下半月的日数来计算针刺的穴位数。

【语译】肉里之脉的病变，使人腰痛时，腰痛时患者不敢咳嗽，要是咳嗽就会使筋脉收缩挛急。治疗应针刺肉里之脉左右阳辅两穴，此穴位于足太阳经外侧、足少阳绝骨穴的上方。

脊柱两侧腰痛，并且疼痛上连及头，以致头项强滞不柔和，双目视物不清，而欲僵直昏仆于地。治疗应针刺委中穴并放出血。腰痛且疼痛处寒冷的，刺足太阳经、足阳明经的穴位；腰痛而痛处发热的，治疗应针刺足厥阴经穴位；腰痛而难以俯仰的，治疗应宜针刺足少阳经穴位。腰痛而兼里热气喘的，治疗应针刺足少阴经穴，并刺委中穴放血。

腰痛而身体上部有寒，伴头项僵滞，难以回头顾视者，治疗应针刺足阳明经穴位。腰痛而身体上部有热者，治疗应针刺足太阴经穴位。腰痛而伴里热气喘的，治疗应针刺足少阴经穴位。

腰痛伴见大便干燥困难的，治疗应针刺足少阴经穴位；腰痛伴见少腹胀满的，治疗应针刺足厥阴经穴位；腰痛剧烈如折、难以俯仰屈伸、不能举动的，治疗应针刺足太阳经的穴位。腰痛牵引到脊柱内侧的，治疗应针刺足少阴经穴位；腰痛牵引到少腹及季胁部、难以伸腰的，治疗应针刺腰骶部的下髎穴，其穴位在腰骶部夹脊肉处。

一般刺法是根据每月的上半月或下半月的日数，逐日递增或逐日减少来计算取穴施针数；取穴原则是左侧腰痛刺右侧，右侧腰痛刺左侧。

【导读】论诸种腰痛的兼症。在分别论述六经、奇经失调令人腰痛的临床表现及刺法后，又论述了腰痛的兼症（如兼肢体活动受限、兼腹满便难等）的刺治，提示临证时对于腰痛病要审证求因，结合兼症予以辨证施治，所兼加的症状不同，就要选取不同的腧穴，施以不同的手法。

本节所论针刺方法有 6 种：①循经取穴法，这是主要的取穴方法。②穴位放血法。③表里配穴法。④局部取穴法。⑤远道刺法，如病在上部头面、躯干，而取下肢穴位的治疗方法。⑥缪刺法，如"左取右，右取左"即是。

论依据月相变化施针治病，"以月生死为痏数，发针立已"，说明针刺要与月亮圆缺变化相应，提示月相的盈亏对人体脏腑、经络、气血的生理病理有着重要的影响，这在《素问·八正神明论篇》中也有论述，如何依据月相变化施针治病，可参考《素问·缪刺论篇》，此为时间医学、气象医学的雏形。

风论篇第四十二

【题解】风，为外感六淫之一。本篇专论风邪侵入人体后，所引起的各种病变机制、证候及诊断要点，阐明了"风者善行而数变"和"风为百病之长"的意义，故名"风论"。

【原文】黄帝问曰：风之伤人也，或为寒热，或为热中[1]，或为寒中[2]，或为疠风[3]，或为偏枯[4]，或为风也[5]，其病各异，其名不同，或内至五脏六腑，不知其解，愿闻其说。

【注释】

[1] 热中：病证名，以目黄为主症。

[2] 寒中：病证名，以两目流泪为主症。

[3] 疠（lài 赖）风：古病名，即"麻风病"，又称大风、癞病、大麻风等。

[4] 偏枯：病证名，因一侧肢体偏瘫，活动不利，日久则患侧肢体比健侧枯瘦，麻木不仁，故名。

[5] 或为风也：此句文义不全，疑有脱字。

【语译】黄帝问道：风邪损伤人体后，有的发为寒热证，有的发为热中证，有的发为寒中证，有的成为疠风病，有的成为偏枯病。虽然同为风邪致病，但各种疾病表现不同，病名各异，甚至有的风邪侵入体五脏六腑之间。我不了解其中的道理，想请你谈谈这些问题。

【导读】风证是指因风气伤人所致的病证，风为六气之首，也是"百病之长""百病之始"，故风邪常指代各种外邪，四时不正之气每以虚风、贼风、虚邪贼风名之，《内经》中，以风为名的病证名称最多，所以含"风"的病名不能尽归于风证。如"风消"（《素问·阴阳别论篇》）指身体迅速消瘦，并非因风致消。有时一名多病，如"二阳一阴发病……名曰风厥"（《素问·阴阳别论篇》）之风厥，为肝木胃土之病，肝与风通，遂以之为名。《灵枢·寿夭刚柔》中所论"病在阳者命曰风，病在阴者命曰痹，阴阳俱病命曰风痹"，将风代表阳，痹代表阴，此为病位之义，不涉及病因，此风痹不应作为风证之一种。总之，风病虽广泛，但要界定清楚。

【原文】岐伯对曰：风气藏于皮肤之间，内不得通，外不得泄；风者，善行而数变，腠理开则洒然寒[1]，闭则热而闷，其寒也则衰食饮[2]，其热也则消肌肉[3]，故使人怢栗[4]不能食，名曰寒热。

【注释】

[1] 洒（xiǎn 显）然寒：恶风寒的状态。洒然，寒冷的样子。

[2] 其寒也则衰食饮：寒邪留于胃中，损伤胃阳，以至于饮食减少。衰，指减少。

[3] 其热也则消肌肉：胃火炽盛，耗伤水谷

津气，机体失养，以致肌肉消瘦。

[4] 怢（tū 突）栗：突然战栗。怢，指突然、不由自主。

【语译】岐伯回答说：风邪侵犯人体，留藏于皮肤之间，内不得通于经脉，外不能够发泄；风的特性是善于游走而变化频繁。如果腠理开泄而疏松，就会感到恶寒

战栗；如果腠理闭塞而致密，就会感到发热而烦闷。如若寒邪入中，损伤胃阳，就会使饮食减少；如若热邪入中，胃火炽盛，就会使人肌肉消瘦；如若寒热交作，就会使人突然寒战而不能饮食，病名叫"寒热"。

【导读】之所以说"风者，善行而数变"，缘于风性属阳主动，其运动变化迅速、频繁。风邪伤人，可由不同途径侵入人体的不同部位，加之人的体质差异，病理变化多样，其病变常无定处，变化多端。原文从风邪伤人的途径、部位予以论述。

【原文】风气与阳明入胃，循脉而上至目内眦，其人肥则风气不得外泄，则为热中而目黄；人瘦则外泄而寒，则为寒中而泣出。

风气与太阳俱入，行诸脉俞[1]，散于分肉之间[2]，与卫气相干[3]，其道不利，故使肌肉愤䐜而有疡[4]，卫气有所凝而不行，故其肉有不仁也。疠者，有荣气热胕，其气不清，故使其鼻柱坏而色败[5]，皮肤疡溃。风寒客于脉而不去，名曰疠风，或名曰寒热[6]。

以春甲乙[7]伤于风者为肝风，以夏丙丁伤于风者为心风，以季夏戊己伤于邪者为脾风，以秋庚辛中于邪者为肺风，以冬壬癸中于邪者为肾风。

【注释】

[1] 行诸脉俞：足太阳经挟脊而行，五脏六腑之经皆附之，故风气从太阳经入，必行诸经及其腧穴。

[2] 分肉之间：肌肉与肌肉之间。

[3] 相干：邪气与卫气相互搏击。

[4] 肌肉愤䐜而有疡：愤，指郁结。䐜，指肿起。疡，指疮疡。

[5] 鼻柱坏而色败：指疠风患者鼻梁溃烂而

塌陷，面部的色泽衰败。

[6] 或名曰寒热：《素问识》中认为此五字属衍文，可从。

[7] 春甲乙：春季甲月、乙月为肝木旺盛之时。

【语译】风邪侵犯由阳明经入胃，循着经脉上行到目内眦，如果患者形体肥胖，那么风邪就难以外泄，稽留在体内化热，就成为热中证，伴见两目发黄。如果患者形体消瘦，则阳气易于向外发泄，而素体内寒，就成为寒中证，伴见流泪。

风邪由太阳经脉侵入，行走到各经脉的腧穴，散布到全身分肉之间，与卫气相互搏击，使卫气通行的道路不得通利，所以肌肉肿胀高起而生疮疡。如果卫气凝滞而不能正常运行，就感觉肌肉麻木。疠风是由于风邪侵入经脉，使营气有热，热盛腐肉，血气污浊不清，所以使人鼻梁塌陷、颜色衰败、皮肤溃烂。因为风寒邪气长期留滞于经脉中而难以祛除，所以叫作"疠风"。

春季甲月、乙月的所有时日属于肝木，若在此时伤于风而生病者为"肝风"；夏季丙月、丁月的所有时日属于心火，若在此时伤于风而生病者为"心风"；长夏的戊

月、已月属于脾土，若在此时伤于风而生病者为"脾风"；秋季的庚月、辛月属于肺金，若在此时伤于风而生病者为"肺风"；

冬季的壬月、癸月属肾水，若在此时伤于风而生病者为"肾风"。

【导读】 此节为十月太阳历天干纪月法在《内经》中的应用。文中甲、乙……壬、癸这十天干是十月太阳历法中用来标记一年十个月的，十个月分为春、夏、长夏、秋、冬五季，绝非是纪日。甲乙，标记春季的甲月、乙月，属木，清代孙鼎宜说："按所云十干，皆统一时言，非仅谓值其日也。"其解释颇有见地，他在认真斟酌了此处甲、乙……壬、癸这十天干用日干难以解释后，指出应以"时"（季节）诠释。唐代尹之章注《管子·四时》"是故春…甲乙之日"为"甲乙统春之三时也"，以及《管子·五行》篇中的内容可证。据《内经》的本证而言，《素问·阴阳类论篇》之"春，甲乙，青，中主肝，治七十二日，是脉之主时，臣以其脏最贵"也是甲乙指春季七十二日的有力证据。其他类此。

【原文】 风中五脏六腑之俞[1]，亦为脏腑之风[2]，各入其门户[3]所中，则为偏风[4]。风气循风府而上，则为脑风[5]。风入系头[6]，则为目风，眼寒。饮酒中风，则为漏风[7]。入房汗出中风，则为内风[8]。新沐中风[9]，则为首风。久风入中，则为肠风飧泄[10]。外在腠理，则为泄风[11]。故风者，百病之长也，至其变化乃为他病也，无常方，然致有风气也。

【注释】

[1] 五脏六腑之俞：五脏六腑的背俞穴。

[2] 亦为脏腑之风：风中脏腑之俞，经络受邪，内传脏腑而发病，与上节各以其受风，病五脏之气者有异。

[3] 门户：人身的腧穴，如同房屋的门户，邪气侵犯人体，必由此入。

[4] 偏风：病证名。风邪偏客于身体的一侧，临床可见半身不遂等症。

[5] 脑风：病证名，系风邪入中于脑，导致脑部疼痛的病证。

[6] 风入系头：风邪侵入目系。目系，眼球通于脑的脉络。

[7] 漏风：病证名。饮酒后汗孔张开汗出，风邪乘虚侵入之证。

[8] 内风：病证名。房事后耗精汗出，风邪由毛孔直中于内之证。

[9] 新沐中风：刚刚洗头，毛孔开泄，风邪乘虚侵入。沐，洗头。

[10] 肠风飧泄：风邪侵入胃肠，从热化则为下血肠风病；从寒化则为消化不良的飧泄病。

[11] 泄风：病证名。风邪侵入腠理，毛孔开泄汗出之证。

【语译】 风邪侵入五脏六腑的腧穴，传入脏腑，成为五脏六腑的风病。如果风邪偏中于某侧经脉，就发为"偏风"病。风邪侵入风府穴，循着督脉上入于脑，就会发生脑痛而为"脑风"病。风邪侵入头而伤及目系，就会出现目寒而为"目风"病。饮酒出汗，风邪乘虚而侵入，就会成为"漏风"病。入房耗精，汗出受风，风邪乘虚入内者，就叫作"内风"病。如果刚刚洗头，邪风乘虚入侵于头，就叫作"首风"。长期患风病，风邪稽留肌腠日久，逐渐入里。若从热化就成为肠风便血证，如果寒化就成为中寒"飧泄"病。风邪侵袭于腠理之间，经常出汗的叫"泄风"病。"风"是引起多种疾病的首要因素，所以说

"风为百病之长"。至于风邪侵入人体之后会变化为多种不同的疾病，就没有一定的了。不过致病的原因，都是由风邪侵入所致。

【导读】 此处以风为百病之长立论。风邪善行而数变，游动而无定处；风邪流动鼓荡，其性轻扬；四时之邪，风居首位；外感邪气为病多兼风邪；风邪最易犯人，可因患者体质、受邪时间、中邪部位及饮食起居等方面不同，相应地产生不同的病变。所以说风邪为病变化多端，故谓"风者，百病之长"。此与《素问·骨空论篇》中"风者百病之始也"的意涵一致，故释之曰"百病因风而生，故为长也；以因于风，变为万病，非唯一途，故风气以为病长也"，提示风邪可致诸多病证。

【原文】 帝曰：五脏风之形状不同者何？愿闻其诊及其病能[1]。

岐伯曰：肺风之状，多汗恶风，色皏然白[2]，时咳短气，昼日则瘥[3]，暮则甚，诊在眉上[4]，其色白。

心风之状，多汗恶风，焦绝[5]善怒吓[6]，赤色，病甚则言不可快[7]，诊在口[8]，其色赤。

肝风之状，多汗恶风，善悲，色微苍，嗌干善怒，时憎女子[9]，诊在目下，其色青。

脾风之状，多汗恶风，身体怠惰，四肢不欲动，色薄微黄，不嗜食，诊在鼻上，其色黄。

肾风之状，多汗恶风，面痝然浮肿，脊痛不能正立，其色炲，隐曲不利[10]，诊在肌上[11]，其色黑。

胃风之状，颈多汗[12]恶风，食饮不下，鬲塞不通，腹善满，失衣则䐜胀，食寒则泄，诊形瘦而腹大[13]。

首风之状，头面多汗恶风，当先风一日则病甚[14]，头痛不可以出内[15]，至其风日，则病少愈。

漏风之状，或多汗，常不可单衣，食则汗出，甚则身汗，喘息恶风，衣常濡[16]，口干善渴，不能劳事。

泄风[17]之状，多汗，汗出泄衣上，口中干，上渍其风[18]，不能劳事，身体尽痛则寒[19]。

帝曰：善。

【注释】

[1] 病能：指疾病的临床症状。能，古通"态"。病能，即病态。

[2] 色皏（pěng 捧）然白：指面色浅白。

[3] 昼日则瘥：指病愈，此处作"减轻"解。

[4] 眉上：指前额部。

[5] 焦绝：指唇舌焦燥，津液干涸。

[6] 善怒吓：指热盛心烦多怒状。

[7] 病甚则言不可快：因心脉上系舌本，舌为心之苗；心经火热炽盛，故舌强且言语不爽利。

[8] 诊在口：诊察的要点在口舌。

[9] 时憎女子：有时厌恶女色，性心理障碍、扭曲。憎，厌恶也。

[10] 隐曲不利：指大小便不得通利。隐曲，即隐蔽之处，指大小便。

[11] 诊在肌上：指诊察要点在颧部。肌上，指颧部。

[12] 颈多汗：指颈部多汗出。

[13] 诊形瘦而腹大：诊察要点是形体瘦削而腹部胀大。

[14] 当先风一日则病甚：指风气发动的前一日，病情就明显加重。

[15] 头痛不可以出内：因头痛而不敢出室外。

[16] 衣常濡：衣服经常被汗液浸湿。常，与"裳"通。濡，即湿，因汗多之故。

[17] 泄风：《新校正》中"按孙思邈云：新房室竟取风为内风，其状恶风，汗流沾衣裳。疑此泄风，乃内风也""故疑此'泄'字，'内'之误也"。可参。

[18] 上渍其风：上渍，指多汗而皮肤湿润如水渍。其风，概括这种风病而言。

[19] 身体尽痛则寒：指患者周身疼痛，畏寒怯冷。

【语译】黄帝问：五脏风病的临床表现有哪些不同呢？我想，请你讲讲五脏风病的诊察要点及临床表现。

岐伯说：肺风病的临床表现是：多汗而恶风，面色浅白，有时咳嗽气短，白天较轻，夜晚较重。诊察的重点在眉上，见到白色。心风病的临床表现是：多汗而恶风，唇舌焦燥，毫无津液，好发怒或惊吓，面色红赤，病重时言语不爽快。诊察的重点在口部，唇口及舌赤。肝风病的临床表现是：多汗而恶风，好悲伤，面色微发青，咽喉干燥，易发怒，或者易惊，有时厌恶女色。诊察的重点在眼睛下方，见到青色。

脾风病的临床表现是：多汗而恶风，身体倦怠，四肢不愿活动，面色无华而稍黄，不欲饮食。诊察的重点在鼻上，鼻部发黄。肾风病的临床表现是：多出汗而恶风，头面虚浮而肿，腰脊疼痛不能直立，面色发黑如煤烟，大便小便都不通利。诊察的要点在颧部，见到颧部发黑。胃风病的临床表现是：颈部多出汗而恶风，饮食不下，胸膈间堵塞不通，腹部经常胀满，如果少穿衣服受凉，则使腹胀加重，若进食生冷饮食，就会发生泄泻。诊察的重点是形体消瘦而腹部胀满。

首风病的临床表现是：头面部多出汗而恶风，在天时风气发动的前一日就病情加重，因头痛剧烈而不敢出外；到天时风气发动的当日，则疼痛减轻。漏风病的临床表现是：有的人出汗特别多，经常不能穿单薄的衣服，而欲穿厚衣，吃饭就会出汗，严重时就全身出汗，喘息恶风，衣服经常被汗液浸湿，口干多渴，不耐劳作。泄风病的临床表现是：出汗多，汗出浸湿衣服，口中干燥而欲饮水，皮肤湿润如水渍。患泄风病的人，不耐劳作，周身疼痛并且畏寒怯冷。

黄帝说：讲得好！

【导读】原文所述9种风证，或内在脏腑，或外在身形，虽然名称各异，但皆由风邪所致，所以临床表现有相同之处，"多汗恶风"是各病证共有的症状。因为风邪外袭，首犯皮毛，风邪主动属阳，风性开泄，且善行多变，故症见"多汗恶风"。如张介宾所说："多汗者，阳受风气，开泄腠理也；恶风者，伤风恶风也。"明确了风邪致病的基本性质与特点，对于临床辨识风证有着重要的意义。

风证按病位分类有如下几种。①头身四肢风证：如脑风、目风、首风、泄风、内风、偏枯（偏风）、风痉、风痹、风痿。②经脉风证：如风厥、劳风、热中、寒中、疠风。③脏腑风证：如肝风、心风、脾风、肺风、肾风、胃风、肠风（原文缺胆、膀胱、三焦风）。

风证的共同特点如下。①起病急，传变快：风邪深入人体后，迅速出现在络、在经、入腑、入脏的证候，体现了该病起病突然，进展迅速的特点。②多有汗出、恶风等表证。风为阳邪，伤人后易致腠理开泄可见汗出、恶风、发热等症。如脑风、首风、漏风及脏腑风等多种风证。所举证候虽有明显差异，但初起无不有"汗出恶风"症状，再如"病风且寒且热，炅汗出，一日数过"（《素问·长刺节论篇》），以及风厥、劳风等皆见"汗出恶风"之症（《素问·评热病论篇》）。

痹论篇第四十三

【题解】 清代张志聪说："痹者，闭也，邪闭而为痛也。言风寒湿三气杂错而至，相合而为痹。"本篇论述了以风寒湿邪为病因，导致机体气血凝滞，运行不利，出现疼痛、麻木等症状的一类痹病，并对各类痹病的成因、证候、病机、分类、治疗等均作了较为系统地阐发，故名"痹论"。

【原文】 黄帝问曰：痹之安生？

岐伯对曰：风寒湿三气杂至，合而为痹也。其风气胜者为行痹[1]，寒气胜者为痛痹[2]，湿气胜者为著痹[3]也。

【注释】

[1] 行痹：痹病之一，以疼痛游走而无定处为主症。此证因风邪偏胜所致，故又称"风痹"。

[2] 痛痹：痹病之一，以疼痛剧烈且有定处为主症。此证因寒邪偏胜所致，又称"寒痹"。

[3] 著痹：痹病之一，以酸重而疼痛不剧，但肢体重滞难举为主症。此证因湿邪偏胜所致，又称"湿痹"。

【语译】 黄帝问道：痹病是怎么发生的？

岐伯回答说：风、寒、湿三种邪气混杂侵犯人体，于是就形成痹病。其中风邪偏重的，就称为行痹；寒邪偏重的，就称为痛痹；湿邪偏重的，就称为著痹。

【导读】 论痹。痹类疾病是以病机为依据命名的，是外感"风寒湿三气杂至"之故。由于本病因三种外感邪气夹杂，致使经脉气血闭阻不通而成，所以本病病程长，病情复杂，容易复发，且与季节气候变化密切相关。《内经》将其视为重要的外感病种予以论述，在《内经》中提及的治病13方中，治痹之方就有"寒痹熨法""马膏膏法"2方，足见对本病的重视。

论痹证病因及症状分类。原文开宗明义，道出风寒湿邪交织错杂侵犯人体，是痹证形成的重要外部因素，自此奠定了中医对痹证病因的基本认识。也提示了六淫致病可以夹杂伤人，所兼邪气种类越多，则所致病证越复杂、越难治。兼加致痹之邪可有偏颇，所偏盛之邪不同，则所致的痹证临床特征也有一定区别，无论所偏之邪还是由此引起的不同临床症状特点，都可以成为痹证临床分类的依据和方法，前者按病因分类，如风痹、寒痹、湿痹，后者按临床症状特点分类，如行痹、痛痹、著痹。

【原文】 帝曰：其有五者何也？

岐伯曰：以冬遇此者为骨痹[1]，以春遇此者为筋痹[2]，以夏遇此者为脉痹[3]，以至阴遇此者为肌痹[4]，以秋遇此者为皮痹[5]。

【注释】

[1] 骨痹：病证名。《医宗金鉴》："骨痹，骨重疼不能举也。"

[2] 筋痹：病证名。《医宗金鉴》："筋痹，筋挛节痛，屈而不伸也。"

[3] 脉痹：病证名。《医宗金鉴》："脉痹，脉中血不流行而色变也。"

[4] 肌痹：病证名。《医宗金鉴》："肌痹，肌顽木不知痛痒也。"

[5] 皮痹：病证名。《医宗金鉴》："皮痹，皮虽麻尚微觉痛痒也。"

【语译】 黄帝又问：痹病分为哪五种呢？

岐伯说：在冬季患痹病者叫"骨痹"；在春季患痹病者叫"筋痹"；在夏季患痹病者叫"脉痹"；在长夏季节患痹病者叫"肌痹"；在秋季患痹病者叫"皮痹"。

【导读】 论痹证部位分类及其与季节感邪的关系。若仅按受邪部位分类，为脉痹、筋痹、肌痹、皮痹、骨痹，其发病与五体应五季理论一致，这是五行归类理论的具体应用。

【原文】 帝曰：内舍五脏六腑，何气使然？

岐伯曰：五脏皆有合[1]，病久而不去者，内舍于其合也。故骨痹不已，复感于邪，内舍于肾。筋痹不已，复感于邪，内舍于肝。脉痹不已，复感于邪，内舍于心。肌痹不已，复感于邪，内舍于脾。皮痹不已，复感于邪，内舍于肺。所谓痹者，各以其时重感于风寒湿之气也。

【注释】

[1] 五脏皆有合：指五脏都有与之相联系的五体。

【语译】 黄帝问：致痹邪气入里而稽留于五脏六腑，这是什么原因呢？

岐伯回答：人体五脏都有与之相联系的外部五体。痹邪久留于五体不去，便逐渐侵入到与之相应的五脏。所以，长期患骨痹不愈，再重复感受邪气，痹邪就内传于肾；长期患筋痹不愈，再重复受邪，痹邪就内传于肝；长期患脉痹不愈，再重复受邪，痹邪就内传于心；长期患肌痹不愈，再重复受邪，痹邪就内传于脾；长期患皮痹不愈，再重复受邪，痹邪就内传于肺。因此说，五脏痹病是五脏在各自所主的节令，又重复感受了风寒湿邪而造成的。

【导读】 本段论述了以下 5 个问题：其一，明确了痹病的病因和病机。痹病的病因是外感之邪，为复合式致病邪气，体现了外感病因的相兼性。痹病的病机为"痹"，即"闭阻不通"，气血经脉闭阻不通为其病机。其二，提出了痹病的病因分类和症状分类方法。病因分类如"风胜""湿胜""寒胜"；症状分类如"行痹""痛痹""著痹"。原文提示致痹之"三气"不是等量"杂至"，而是有所侧重的，也表明邪气性质不同其致病特征也有别。其三，以感邪季节及受邪部位命名。如五体痹，就与季节有关。其四，受邪部位不同，所患痹病有别。体现"气合而有形，得脏而有名"观点。其五，五脏痹的形成机制：①五体痹病久不愈。②在各脏所应季节"复感于邪"。③五脏痹内传其对应的脏。④内脏正气不足是痹邪内传于脏的重要因素。

【原文】凡痹之客五脏者，肺痹者，烦满喘而呕。心痹者，脉不通，烦则心下鼓[1]，暴上气而喘，嗌干善噫，厥气上则恐。肝痹者，夜卧则惊，多饮数小便，上为引如怀[2]。肾痹者，善胀，尻以代踵，脊以代头[3]。脾痹者，四肢解堕，发咳呕汁，上为大塞[4]。

肠痹者，数饮而出不得，中气喘争[5]，时发飧泄。胞痹[6]者，少腹膀胱按之内痛，若沃以汤[7]，涩于小便，上为清涕。

阴气者[8]，静则神藏，躁则消亡。饮食自倍，肠胃乃伤。

淫气喘息，痹聚在肺[9]；淫气忧思，痹聚在心；淫气遗溺，痹聚在肾；淫气乏竭[10]，痹聚在肝；淫气肌绝[11]，痹聚在脾。

【注释】

[1] 心下鼓：心悸。

[2] 上为引如怀：指肝痹的痛势从上引至少腹，腹部膨满的样子如怀孕状。

[3] 尻（kāo 考）以代踵，脊以代头：患者能坐不能起，头俯不能仰。尻，尾骨，此处指屁股。踵，指足后跟。

[4] 大塞：《太素》中"塞"作"寒"。

[5] 中气喘争：腹中攻冲雷鸣，即肠鸣。

[6] 胞痹：膀胱痹。胞，脬也，膀胱。

[7] 若沃以汤：如灌了热水，有灼热感。

[8] 阴气：五脏之气。

[9] 淫气喘息，痹聚在肺：淫气，导致痹病的风寒湿邪气。

[10] 乏竭：气血衰败，疲乏力竭。

[11] 肌绝：肌肉消瘦。

【语译】痹邪侵入到五脏，具临床表现各不相同。肺痹，症见心烦闷乱，喘息而呕吐；心痹，症见血脉不通利，心烦，心下悸动，暴气上冲而喘息，咽喉干燥，多嗳气，逆气上乘于心就发生恐惧；肝痹，症见夜晚睡眠则发惊，多饮水，小便次数频繁，疼痛从上向下抽引小腹，腹胀如怀孕状；肾痹，症见腹胀满，骨骼痿弱不能行走，能坐不能站立行走，头不能抬起，背脊反高于头部；脾痹，症见四肢倦怠，乏困无力，咳嗽，呕吐清水；肠痹，症见多次饮水而小便不利，腹中攻冲雷鸣，经常泄泻，大便中混有未消化的食物残渣而成为飧泄；膀胱痹，症见少腹膀胱部位按之疼痛，有烧灼样感觉，小便涩滞不利，鼻流清涕。

五脏的阴气，安静则收敛内藏，躁动紊乱则易于耗散。饮食过量，暴饮暴食，肠胃就会受到损伤。痹邪入里，引起呼吸喘促者，是痹邪聚集在肺。邪犯入里，引起忧愁思虑的，是痹邪聚集在心。邪犯入里，导致遗尿的，是痹邪聚集在肾。邪犯入里，导致气血衰败，疲乏力竭的，是痹邪聚集在肝。邪犯入里，导致肌肉消瘦的，是痹邪聚集在脾。

【导读】论五脏痹的发生机制和辨证。五脏痹的形成，一是先以脏腑自伤为本，复感痹邪而成。"阴气者，静则神藏，躁则消亡"就隐含着五脏精气损伤的病机。二是体痹不已内传与其相合之脏，形成五脏痹，是"病久不去者，内舍其合"的结果。五脏痹的辨证，一要结合相关内脏的功能失常症状，二要分析经脉循行部位出现的症状。

【原文】诸痹不已，亦益内也。

其风气胜者，其人易已也。

帝曰：痹，其时有死者，或疼久者，或易已者，其故何也？

岐伯曰：其入脏者死，其流连筋骨间者疼久，其留皮肤间者易已。

【语译】各种痹病日久不愈，都可以从表入里，进一步出现脏腑里证。

一般来说，在痹病中，风邪偏胜的行痹，比较容易治疗。

黄帝问道：患痹病者，有死亡的，有疼痛日久不愈的，也有容易痊愈的，这是什么原因呢？

岐伯回答说：患痹病时，如果邪气深入于五脏的，其病势比较深重，就会死亡。如果邪气稽留于筋骨关节之间，难以祛除，就表现为疼痛日久，迁延不愈。如果邪气留滞于皮肤之间，邪浅病轻，就容易痊愈。

【导读】论痹证传变规律。各类痹证未能及时治疗时，均有可能"益内"，即由表入里，由浅入深，由轻转重，其中五体痹内传于相合之脏形成五脏痹即是例证。综合全文并结合医家注释，其总的传变规律不外乎五体痹不已内传形成五脏痹、经络受邪成五体痹或六腑痹、五脏痹与六腑痹表里相传这三种情况。

论痹证预后。有关痹证的预后，原文中从受邪性质、发病部位的深浅及病程长短这几个方面予以论述，明确阐述了"痹，其时有死者，或疼久者，或易已者"结局。

【原文】帝曰：其客于六腑者何也？

岐伯曰：此亦其食饮居处，为其病本也。六腑亦各有俞，风寒湿气中其俞，而食饮应之，循俞而入，各舍其腑也。

【语译】黄帝问道：痹邪侵入六腑又怎样呢？

岐伯回答说：这也是由于饮食不当、居住生活环境条件等，作为发病的根本原因。六腑各有其各自的腧穴，风寒湿邪由外侵犯六腑的腧穴，加之内伤饮食，内外相合，痹邪就循着腧穴而侵入，留滞于相关之腑，于是就成为六腑痹。

【导读】论六腑痹的形成机制。此处仅列举六腑痹中的肠痹（含大肠痹、小肠痹）和胞痹，此类痹证的发生机制如下：①饮食不节，暴饮暴食，肠胃先伤，发为本病，故曰"食饮居处，为其病本也"，体现了邪"中人也方乘虚时"（《灵枢·邪气脏腑病形》）的发病理念。②是"风寒湿气中其俞，而食饮应之，循俞而入"的结果。

【原文】帝曰：以针治之奈何？

岐伯曰：五脏有俞[1]，六腑有合[2]，循脉之分，各有所发，各随其过[3]，则病瘳[4]也。

【注释】

[1] 五脏有俞：五脏各有输穴。俞，"五输穴"中的"输"穴。

[2] 六腑有合：六腑各有其合穴。

[3] 各随其过：根据病变的脏腑经脉选穴施治。过，指病变。

[4] 病瘳（chōu 抽）：病愈。

【语译】黄帝问：用针刺法怎样治疗痹病呢？

岐伯说：五脏各有输穴，六腑各有合穴，循着脏腑所属的经脉，各有发病的部位。因此根据病变所在部位的经脉，就能判断病变涉及的脏腑；治疗五脏痹，可以刺其输穴；治疗六腑痹，可以刺其合穴，痹病就可以痊愈了。

【导读】论痹证的治疗。治痹之法虽然较多，如"寒痹熨法"（《灵枢·寿夭刚柔》）"马膏膏法"（《灵枢·经筋》），但针刺疗法仍为《内经》首选的重要治法。五脏痹刺其输穴，具体来讲就是肝痹针刺太冲，心痹针刺大陵等，六腑痹刺其合穴，具体来讲就是小肠痹针刺小海，膀胱痹针刺委中等，五体痹则要根据病情，循经取穴治疗。

【原文】帝曰：荣卫之气亦令人痹乎？

岐伯曰：荣者，水谷之精气也，和调于五脏，洒陈[1]于六腑，乃能入于脉也，故循脉上下，贯五脏，络六腑也。卫者，水谷之悍气也，其气慓疾滑利[2]，不能入于脉也，故循皮肤之中，分肉之间，熏于肓膜，散于胸腹，逆其气则病，从其气则愈，不与风寒湿气合，故不为痹。

【注释】

[1] 洒陈：均匀地散布。

[2] 慓疾滑利：卫气运行时急疾而流利的状态。慓疾，指迅捷。

【语译】黄帝又问：营气和卫气，也与痹病的发生有关系吗？

岐伯回答说：营气是水谷的精气，它能和调于五脏，散布于六腑，沿着脉道，上下流行，贯通五脏，联系六腑。卫气是水谷之悍气，它的循行急速滑利，所以不能进入脉道中，而循行于皮肤之中，分肉之间，温煦肓膜，敷布胸腹。营气和卫气的运行及其功能失调，都会使人生病，但只要使营卫的运行及功能得到协调，就会使疾病痊愈。如果营卫和调，且没有和风寒湿等邪气相结合，也不会发生痹病。

【导读】论痹证发生与营卫失调的关系。原文在复习营气、卫气生理功能的基础上，认为营卫失常是痹病发生的重要病机。风寒湿邪只有逢遇营卫失调时才可成为痹证，肯定了营卫失调是痹邪伤人致痹的机制。而"从其气则愈"，既强调了营卫与痹证的关系，也从另外一个角度表达了治疗痹证当调理营卫，使其和调，这既是应用刺灸调理经脉，调和营卫气血治疗痹证的理论依据，也为后世应用桂枝汤加味治疗痹证提供了理论支撑。

【原文】帝曰：善。痹或痛，或不痛，或不仁，或寒，或热，或燥，或湿，其故何也？

岐伯曰：痛者，寒气多也，有寒故痛也。其不痛不仁者，病久入深，荣卫之行涩，经络时疏[1]，故不通[2]，皮肤不营，故为不仁。其寒者，阳气少，阴气多，与病相益[3]，故寒也。其热者，阳气多，阴气少，病气胜，阳遭阴[4]，故为痹热。其多汗而濡者，此其逢湿甚也，阳气少，阴气盛，两气[5]相感，故汗出而濡也。

【注释】

[1] 经络时疏：经络空疏。

[2] 故不通：《针灸甲乙经》中作"故不痛"。宜从之。

[3] 与病相益：指阴气与病邪相互助长。益，指增加、助益。

[4] 阳遭阴：遭，《针灸甲乙经》中作"乘"。乘，战而胜之。言患者素体阳胜阴虚，感受风寒湿邪后，阴不胜阳，邪从阳化热，故为痹热。

[5] 两气：指阴气与湿气。阴气，指寒气。

【语译】黄帝说：讲得好！痹病患者，有的疼痛，有的不疼痛，有的感到麻木不仁、不知痛痒，有的畏寒怯冷，有的发热，有的皮肤干燥，有的皮肤湿润等，这是什么原因呢？

岐伯回答道：痹病出现疼痛，是寒邪偏胜。因为寒为阴邪，主收引凝滞，寒盛则经脉闭塞，气血凝滞不通，所以疼痛较重。那些不痛而肌肤麻木不仁的，是痹病迁延日久，痹邪深入，营卫的运行不流利，以致经络有时空虚，所以不痛；皮肤失去营卫的营养，所以麻木不知痛痒。那些畏寒怯冷的，是由于机体阳气虚少，阴寒偏盛，阴寒与风寒湿痹邪相结合，就会加重阴寒，所以畏寒怯冷。那些发热的，是由于阳气偏盛，阴气虚少，阳热与痹邪相结合而加剧，阳热更盛，而阴不胜阳，所以患痹病而发热。那些多汗而皮肤湿润的，是感受湿气太重，机体的阳气虚少，阴气过盛，湿气与阴气相合，所以患者就出汗多而皮肤湿润了。

【导读】论痹证发病与体质的关系。痹证之所以会有不同的临床表现，除感邪性质、病变部位外，还与患病机体的体质类型有着不可分割的关系。若患者为"阳气少，阴气多"体质，邪随人的体质而变化，就会表现为寒痹特征；若患者为"阳气多，阴气少"体质，则会表现为"痹热"；若患者为"阳气少，阴气盛"体质，则会表现为"汗出而濡"的临床特征。这是《内经》体质理论在痹证中的应用。

【原文】帝曰：夫痹之为病，不痛何也？

岐伯曰：痹在于骨则重，在于脉则血凝而不流，在于筋则屈不伸，在于肉则不仁，在于皮则寒，故具此五者，则不痛也。凡痹之类，逢寒则疼[1]，逢热则纵。

帝曰：善。

【注释】

[1] 逢寒则疼：受寒后则筋脉拘急且疼痛加重。

【语译】黄帝问道：痹病患者也有不疼痛的，这是什么缘故？

岐伯说：痹病，其病位在骨的，就身体沉重；病位在经脉的，就血瘀而不行；病位在筋的，就肢体屈而不伸；病位在肌肉的，就麻木不仁；病位在皮肤的，就恶寒。上述五种痹病，就不会出现疼痛了。凡是痹病类的疾患，遇到寒气，则会使筋脉拘急而导致疼痛加剧；遇到热气，则会使筋脉弛缓而疼痛减轻。

黄帝说：讲得好！

【导读】原文"凡痹之类，逢寒则疼，逢热则纵"。所有痹病均有"逢热则痛"和"逢寒则痛"的特点，都会有不同程度、不同性质的疼痛，但在"热"的条件下可表现为不疼，如气候温热的季节、身处温热的环境、患处局部保暖、热敷等，其疼痛可以缓解甚至不疼，提示治疗痹证时要用温热的药物或方法使"通"（气血通、营卫通、经脉通），"通则不痛"。

痿论篇第四十四

【题解】痿，指肢体枯萎，弱而不能运动的一类疾病。主要表现为肢体筋脉弛缓，软弱无力，严重者手不能持物，足不能任身，渐至肌肉萎缩，不能随意运动。本篇以五脏合五体的原理，分别论述了痿躄、脉痿、筋痿、肉痿、骨痿五种痿证的病因、病机、症状、诊断及治疗等，故名"痿论"。

【原文】黄帝问曰：五脏使人痿何也？

岐伯对曰：肺主身之皮毛，心主身之血脉，肝主身之筋膜[1]，脾主身之肌肉，肾主身之骨髓。

【注释】

[1] 筋膜：张介宾："膜犹幕也，凡肉理脏腑之间，其成片联络薄筋，皆谓之膜。"

【语译】黄帝问道：五脏都能使人罹患痿病，这是什么道理？

岐伯回答说：肺主管全身的皮毛，心主管全身的血脉，肝主管全身的筋膜，脾主管全身的肌肉，肾主管全身的骨髓。

【导读】论五脏主（合）五体。开篇首论五脏与五体的关系，用来说明五脏皆可致痿的理论。五脏在内，各有所主之体，提示五脏有病皆可导致皮、肉、筋、脉、骨失养而生痿病。五体之痿，病本在脏。有关五脏五体的相关性，《素问·五脏生成篇》中也有论及。

【原文】故肺热叶焦，则皮毛虚弱急薄[1]，著则生痿躄也。心气热，则下脉厥而上，上则下脉虚，虚则生脉痿，枢折挈[2]，胫纵而不任地也。肝气热，则胆泄口苦筋膜干，筋膜干则筋急而挛，发为筋痿。脾气热，则胃干而渴，肌肉不仁，发为肉痿。肾气热，则腰脊不举，骨枯而髓减，发为骨痿。

【注释】

[1] 急薄：指皮肤干。

[2] 枢折挈（qiè 切）：指四肢关节失养，活动不灵，不能运动，不能提挈，如枢纽之折。枢，关节。挈，提挈。

【语译】所以，肺热炽盛，消耗津液，就会使肺叶焦燥枯萎，以至于皮毛也虚弱干枯，如果热邪久留不去，就会发生痿躄病。心热炽盛，可使血逆于上，血逆行于上则上盛下虚，就会发生脉痿病。临床表现为四肢关节不灵，不能随意举动，足胫驰纵无力，不能着地走路。肝热炽盛，可使胆气上泛而口苦，筋膜失于濡润而干枯，以至筋挛拘急，发生筋痿病。脾热炽盛，可以消铄胃中津液而胃干，胃干则口渴欲饮，肌肉失养则麻木不仁，就会发生肉痿病。肾热炽盛，消耗肾所藏之精，肾精不能生髓则髓少，骨失其养而枯，腰脊不能举动，就发为骨痿病。

【导读】 论痿证病因病机。痿证发病机制不外有三：①五脏气热，气血津液受热灼伤致痿。②肺热叶焦，失于宣散，气血津液不得输布致痿。③阳明虚弱，宗筋失于濡润致痿。

【原文】 帝曰：何以得之？

岐伯曰：肺者，脏之长也[1]，为心之盖也，有所失亡，所求不得，则发肺鸣[2]，鸣则肺热叶焦。故曰：五脏因肺热叶焦，发为痿躄。此之谓也。

悲哀太甚，则胞络绝[3]，胞络绝则阳气内动，发则心下崩[4]，数溲血也。故《本病》[5]曰：大经空虚，发为肌痹[6]，传为脉痿。

思想无穷，所愿不得，意淫于外，入房太甚，宗筋[7]弛纵，发为筋痿，及为白淫[8]。故《下经》[9]曰：筋痿者，生于肝，使内[10]也。

有渐于湿，以水为事，若有所留，居处相湿[11]，肌肉濡渍，痹而不仁，发为肉痿。故《下经》曰：肉痿者，得之湿地也。

有所远行劳倦，逢大热而渴，渴则阳气内伐[12]，内伐则热舍于肾，肾者水脏也，今水不胜火，则骨枯而髓虚，故足不任身，发为骨痿。故《下经》曰：骨痿者，生于大热也。

【注释】

[1] 肺者，脏之长也：肺居于人体五脏的上部，主气而朝百脉，故谓之"长"。

[2] 肺鸣：肺气不畅而出现的喘息咳嗽之声。

[3] 胞络绝：心包络阻绝不通。

[4] 心下崩：心气上下不通，心阳妄动，迫血下行而尿血。

[5] 《本病》：古医经名。

[6] 肌痹：病证名。《太素》中作"脉痹"，

宜从。

[7] 宗筋：许多筋的集合处，指外生殖器。

[8] 白淫：指男子患遗精、滑精、尿浊，女子患带下。

[9] 《下经》：古医经名。

[10] 使内：入房过度。

[11] 居处相湿：久居潮湿之处而伤湿。相，为"伤"之误，《针灸甲乙经》中作"伤"，宜从。

[12] 阳气内伐：阳热邪气攻伐于里伤及津液而口渴。伐，攻伐、伤害。

【语译】 黄帝问：痿病是怎样发生的？

岐伯说：肺是各脏之长，位置最高，主气而朝百脉，又是心的华盖。遇到不如意的事情或某些愿望不能达到时，肺气郁而不畅，发生病变，导致肺热叶焦。因此说，五脏都是由于肺热叶焦，而发为痿躄的，讲的就是这个意思。如果悲伤哀悼太甚，就会影响心包络脉阻绝不通，心包络脉不通，会使心气上下不通，心阳妄动于内，迫血妄行于下，故而经常出现尿血。所以《本病》曾说：大的经脉空虚，发为脉痹，演变成为脉痿。如果无穷无尽地胡思乱想，愿望又难以达到，意志淫泆浮荡于外，房劳过度又伤于内，以致宗筋弛缓，发为筋痿，临床出现遗精、滑精、尿浊、带下等症状。所以，《下经》曾说：筋痿，主要生于肝，且因入房太过，内伤精气所致。如果逐渐感受了湿邪，长期从事水中劳作，使水湿内留，或居住潮湿之地，都可使湿浊浸渍肌肉，以致肌肉麻木不仁，发为肉痿。所以，《下经》曾说：肉痿，是由于久居湿地所致。如果远行劳倦，适逢

气候大热而口渴，口渴即说明阳热内盛，耗伤津液，阳热邪气侵及于肾，肾为水脏，肾水伤则不能制约火热邪气，以至于骨髓虚少而骨骼枯槁，因此两足难以支持身体，而发为骨痿。所以，《下经》曾说：骨痿，是由于大热所致。

【导读】论五脏气热的发生机制。引起五脏气热的原因可归纳为五个方面：①情志所伤，气郁生热，如肺气热、心气热、肝气热。②外感湿邪，湿酿为热，湿热蕴蒸，如脾气热。③房劳过度，损伤阴精，阴虚生热，如肝气热。④因远行劳倦而生内热，如肾气热。⑤感受暑热，汗出伤津，如肾气热。可见，但凡外感或内伤，皆可形成脏腑气热，形成痿证。

【原文】帝曰：何以别之？

岐伯曰：肺热者色白而毛败，心热者色赤而络脉溢[1]，肝热者色苍而爪枯，脾热者色黄而肉蠕动，肾热者色黑而齿槁。

【注释】

[1] 络脉溢：孙络充满血液而现于皮肤。

【语译】黄帝问：怎样区别各种痿病呢？

岐伯回答道：肺热灼伤者，就表现为面色发白而毛发干焦脱落；心热热烁者，就表现为面色发红而浮络充盈；肝热热烁者，就表现为面色发青而爪甲枯槁；脾热热烁者，就表现为面色发黄而肌肉蠕动；肾热热烁者，就表现为面色发黑而牙齿枯槁。

【导读】论五脏气热所致痿证的临床鉴别诊断。此节以五色及五脏所主五体的相关病理改变为依据，又以五行归类理论，概括地讲述了痿病的鉴别要点（以五色定性为依据）与证候分类。

【原文】帝曰：如夫子言可矣，论言[1]治痿者，独取阳明何也？

岐伯曰：阳明者，五脏六腑之海，主闰宗筋[2]，宗筋主束骨而利机关[3]也。冲脉者，经脉之海也，主渗灌溪谷[4]，与阳明合于宗筋，阴阳总宗筋之会[5]，会于气街[6]，而阳明为之长[7]，皆属于带脉，而络于督脉。故阳明虚则宗筋纵，带脉不引[8]，故足痿不用也。

【注释】

[1] 论言：后世注家多认为"论"指《灵枢·根结》而言。也有人认为可能指另一本已失传的古医籍。

[2] 主闰宗筋：濡养滋润宗筋。闰，通"润"，濡润之意。

[3] 宗筋主束骨而利机关：宗筋具有约束骨节使关节滑利的作用。束，指绑、捆，引申为约束、束缚。机关，指人身关节。

[4] 渗灌溪谷：指渗透灌溉腠理肌肉及关节缝隙。

[5] 阴阳总宗筋之会：指人体的阴经、阳经都总会于宗筋。

[6] 气街：穴名，又名气冲，属足阳明胃经，腹股沟稍上方，当脐中下5寸，距前正中线2寸处。

[7] 阳明为之长：阳明经是诸经的统领。长，主也，指统领。

[8] 带脉不引：指带脉不能牵引、约束。

【语译】黄帝说：如先生所讲的五痿

病，可以分经论治。但是，医经上曾记载"治疗痿病应单独取阳明"。这是什么道理呢？

岐伯回答道：足阳明胃经是五脏六腑的大海，气血化生之源泉，能滋养濡润宗筋，宗筋又能约束骨节，使骨节活动滑利。冲脉，是十二经脉之海，它能够渗灌肌肉关节，与阳明会合于宗筋；阴经（冲脉）和阳经（足阳明胃经）在宗筋附近的气街穴处交汇，而阳明经是各经的统领者，都连属于带脉，而联络于督脉。所以，阳明脉气亏虚，就会使宗筋弛纵，带脉就不能约束，因此就使两足痿废软弱而不能自如运动了。

【导读】此节阐明"治痿取阳明"的理由：①"阳明者，五脏六腑之海"，乃是人体皮肉筋脉骨，气血津液滋生的源泉。②阳明"主润宗筋，宗筋主束骨而利关节"，若阳明虚损，则宗筋弛缓。③阳明为奇经八脉之长，"阴阳（经）总宗筋之合，会于气街"，奇经八脉的气血化源皆由阳明经统领。依此，痿证的治疗，就必须重视培补后天之本，滋养阳明胃经。所以"取阳明"就是治痿的重要原则。

论气街。《内经》中气街的含义有二：①腧穴名，即气街穴，又名气冲穴，即"足阳明脉气所发者……气街动脉各一"（《素问·气府论篇》）。②经络的重要组成部分，为经络之外卫气营血汇聚、运行的通道，如"四街者，气之径路也"（《灵枢·动输》）。

【原文】帝曰：治之奈何？

岐伯曰：各补其荥而通其俞[1]，调其虚实，和其逆顺，筋脉骨肉[2]，各以其时受月[3]，则病已矣。

帝曰：善。

【注释】

[1] 各补其荥而通其俞：痿病的针刺治疗，应补各经的"荥"穴，通（泻）各经的"输"穴。

[2] 筋脉骨肉：姚止庵："筋者，肝也；脉者，心也；骨者，肾也；肉者，脾也。五脏独缺肺者，肺合皮毛，皮毛附于肉，或省文也。"

[3] 各以其时受月：根据脏腑所主季节、月份和五体受病情况施行针刺，即在其脏气当旺的月份进行治疗。

【语译】黄帝问：痿病应如何治疗呢？

岐伯说：痿病的针刺治疗，应根据发病的脏腑经络，补各经的荥穴，通泻各经的输穴，来调整虚实，和其逆顺之气。无论筋、脉、骨、肉诸痿，都应当在其脏气旺盛的月份进行治疗，病就痊愈了。

黄帝说：讲得好！

【导读】痿证的辨证施治。在明确"治痿取阳明"的原则后，提出针刺治痿应"各补其荥而通其俞，调其虚实，和其逆顺"，将四时阴阳之气盛衰变化的月份与人体经脉之气联系起来，作为立法选穴的依据，确定针刺的浅深。只有这样，方可针到病除。要求治疗痿证必须依据发病的脏腑，诊察受病之经，补其荥穴，通其输穴，依据补虚泻实的针刺原则，调理气机，还必须结合受邪脏腑与所主季节气候变化、病情轻重的关系予以辨证施治。

厥论篇第四十五

【题解】厥者，气逆也。厥病多因阴阳之气不相顺接，气血逆乱，不能在短时间恢复平衡导致或四肢逆冷，或突然昏倒等病证。本篇较全面地论述了寒热厥病的病因、病机、证候特点，以及六经厥病的症状和治疗，故名"厥论"。

【原文】黄帝问曰：厥之寒热者何也？

岐伯对曰：阳气衰于下[1]，则为寒厥；阴气衰于下[2]，则为热厥。

【注释】

[1] 阳气衰于下：下焦肾阳虚衰。

[2] 阴气衰于下：下焦肾阴虚衰。

【语译】黄帝问道：厥病有寒厥和热厥，是怎样发生的？

岐伯回答道：阳气衰竭于下，就发为寒厥病；阴气衰竭于下，就发为热厥病。

【导读】论厥证的辨证纲领。开篇以寒热性质作为论厥提纲，认为寒厥证、热厥证的病机为"阳气衰于下，则为寒厥；阴气衰于下，则为热厥"。概括了厥病的类别及病机，将厥证分为寒厥与热厥，总的病机是阴阳失调导致阴气或阳气偏衰，热厥是肾阴虚衰，阴虚阳亢所致，寒厥是肾阳虚弱，阴气偏盛所致，并以此为纲，统论六经厥证、十二经厥证。仲景之后所论"热厥证"为真热假寒证（实热证），其病机为"热深厥深"，并以此为命名依据；此处所论"热厥证"是以"手足为之热"的症状为命名依据，为阴虚阳盛之虚热证。二者名同实异，不可混淆。

【原文】帝曰：热厥之为热也[1]，必起于足下者何也？

岐伯曰：阳气起于足五指之表[2]，阴脉者，集于足下而聚于足心[3]，故阳气胜则足下热也。

帝曰：寒厥之为寒也[4]，必从五指而上于膝者何也？

岐伯曰：阴气起于五指之里，集于膝下而聚于膝上，故阴气胜则从五指至膝上寒，其寒也，不从外，皆从内也。

帝曰：寒厥何失[5]而然也？

岐伯曰：前阴者，宗筋之所聚，太阴阳明之所合也[6]。春夏则阳气多而阴气少，秋冬则阴气盛而阳气衰。此人者质壮[7]，以秋冬夺于所用[8]，下气上争不能复[9]，精气溢下[10]，邪气因从之而上[11]也，气因于中[12]，阳气衰，不能渗营[13]其经络，阳气日损，阴气独在，故手足为之寒也。

【注释】

[1] 之为热也：《针灸甲乙经》中无此四个字。

[2] 阳气起于足五指之表：指足三阳经下行，沿下肢外侧而止于足趾外端，故曰"五指之表"。下文足三阴经均起于足趾之内侧端，沿下肢内侧上行，故曰"五指之里"。

[3] 阴脉者，集于足下而聚于足心：谓足少阴肾经循行于足下而经气聚于足心。

[4] 之为寒也：《针灸甲乙经》中无此四个字。

[5] 失：当作"如"。

[6] 前阴者，宗筋之所聚，太阴阳明之所合也：外生殖器是许多筋脉聚集的部位，也是足太阴脾经和足阳明胃经汇合之处。

[7] 此人者质壮：患寒厥病的人，自恃身体强壮而不知惜身。

[8] 夺于所用：过度劳作导致精气耗夺。

[9] 下气上争不能复：指劳伤肾阳，而阳虚阴盛，下焦阴寒之气上逆，人体不能恢复正常。

[10] 精气溢下：阳虚下元不固之滑精。

[11] 邪气因从之而上：指气随精泄，元阳虚衰，阴寒内盛，潜而上逆。

[12] 气因于中：指阴寒之邪上逆于中焦。中，指中焦脾胃。

[13] 渗营：渗透灌注营养。

【语译】黄帝又问：热厥病的发热，必定先从足底开始。这是为什么呢？

岐伯回答道：阳气起始于足五趾的背面，足少阴经过于足下而经气聚于足心。

所以在阴气衰竭于下，阳气偏胜发生热厥时，就感到足下发热。

黄帝问：寒厥病的逆冷，必定先从足五趾开始，逐渐向上发展到膝部。这又是为什么呢？

岐伯回答：阴气起始于足五趾的下面，集于膝下而聚于膝上。所以在阳气衰竭于下，阴气偏胜发生寒厥时，就表现为从足五趾向上波及膝关节部寒冷。不过，这种寒冷，并不是从外部侵入的寒邪，而是由内部脏腑阳虚所导致的。

黄帝问：寒厥是因什么不足而造成的呢？

岐伯说：前阴是众多筋脉聚集之处，也是足太阴脾经和足阳明胃经会合的部位。在春夏季节，阳气偏盛而阴气虚少；秋冬季节，阴气偏盛而阳气虚少。患者自持体质壮实，在秋冬阳气不足之时恣情纵欲，损伤肾阳，而肾的精气难以恢复正常，下部的阴寒之气上逆，于是就发为寒厥。阴寒之气上逆于中焦，脾胃阳气虚衰，不能化生精微气血以渗灌营养于经络，以致阳气虚损日益加重，而阴寒之气独留体内，所以就出现手足寒冷。

【导读】论寒厥证的病因病机及临床特点。所谓寒厥证，可因外感寒邪、阴寒极盛所致，也可因秋冬失于养生，耗伤肾中阳气，阳虚生寒，病起于内，阴寒之气上逆所致。其基本病机是肾阳不足，阴寒内盛，症状特点为肌肤手足逆冷，所以"手足为之寒"为其辨证、鉴别要点。

【原文】帝曰：热厥何如而然也？

岐伯曰：酒入于胃，则络脉满而经脉虚，脾主为胃行其津液[1]者也，阴气虚则阳气入[2]，阳气入则胃不和，胃不和则精气竭[3]，精气竭则不营其四支也。此人必数醉若[4]饱以入房，气聚于脾中不得散[5]，酒气与谷气相薄，热盛于中，故热遍于身内热而溺赤也。夫酒气盛而剽悍，肾气有衰[6]，阳气独胜，故手足为之热也。

【注释】

[1] 脾主为胃行其津液：脾脏能运化输布胃所化生的水谷精微。

[2] 阴气虚则阳气入：饮酒过多脾无所输而阴气虚，阴气虚阳邪就乘虚而入。

[3] 精气竭：水谷精气不足。

[4] 若：有"与"之义。

[5] 气聚于脾中不得散：醉饱入房，脾肾两伤，脾伤不运，肾虚无气资脾，故令酒气与谷气聚而不散。

[6] 肾气有衰：《针灸甲乙经》中作"肾气日衰"，当从。

【语译】 黄帝问：热厥又是怎样形成的呢？

岐伯回答说：饮酒之后，卫气随着酒气就先行于皮肤，充盈于络脉，所以饮酒后能使络脉盈满而经脉空虚。脾主运化，有协助胃输布津液的功能。饮酒过度，脾无所输而致阴气不足；阴气虚则阳邪就乘虚而入，犯及于胃则使胃气不和；胃气失和，则后天之本乏竭，气血津精液之化源断绝，四肢就得不到充分的滋养了。这种人必定是经常酗酒大醉，或者饱食后入房，使阴气虚而阳邪郁聚于脾中不得宣散，酒气与谷气相互搏结，酝酿生热，阳热盛于中焦，所以就表现为周身发热；因为有内热，因此小便色黄。由于酒为熟谷之液，性热而猛烈，加之饱醉入房，长此以往，肾的精气日益损伤，以致形成阴虚而阳气独胜的局面，所以就表现为手足发热而成为热厥。

【导读】 论热厥证的病因病机及临床特点。所谓热厥证，指因酒醉饱食入房，伤及脾肾阴精，使阴虚阳亢，虚热内逆窜扰所致。夺于所用，醉饱入房太过为其发病原因；脾肾阴精损伤，致使阴虚阳亢，虚热内逆窜扰是基本病机；临证以身热、尿赤、手足热为基本症状特征。所以"手足为之热"为其鉴别、辨证要点。

【原文】 帝曰：厥或令人腹满，或令人暴不知人[1]，或至半日远至一日乃知人者何也？

岐伯曰：阴气盛于上则下虚，下虚则腹胀满[2]；阳气盛于上，则下气重上而邪气逆[3]，逆则阳气乱，阳气乱则不知人也。

帝曰：善。愿闻六经脉之厥状病能也。

岐伯曰：巨阳之厥，则肿首头重，足不能行，发为眴仆。

阳明之厥，则癫疾欲走呼，腹满不得卧，面赤而热[4]，妄见而妄言。

少阳之厥，则暴聋颊肿而热，胁痛，骱不可以运。

太阴之厥，则腹满䐜胀，后不利[5]，不欲食，食则呕，不得卧。

少阴之厥，则口干溺赤，腹满心痛。

厥阴之厥，则少腹肿痛，腹胀泾溲不利，好卧屈膝，阴缩肿[6]，骱内热。

盛则泻之，虚则补之，不盛不虚，以经取之。

【注释】

[1] 暴不知人：猝然昏仆，不省人事。

[2] 腹胀满：当作"腹满"。

[3] 下气重上而邪气逆：指偏亢之肾阳成为邪气，并逆于上。下气，偏亢的肾阳。

[4] 面赤而热：《诸病源候论·寒热厥候》中"面赤"上有"卧则"两字。

[5] 后不利：大便不利。

[6] 阴缩肿：阴茎内缩，阴囊肿大。

【语译】 黄帝问：有的厥病使人腹部胀满，有的使人猝然昏仆、不知人事，或者至半天、甚至一天以后才苏醒。这是什么原因呢？

岐伯说：阴气偏盛于上部，则下部的经气就虚损，下部虚损则出现腹部胀满。阳气偏盛于上部，那么下部之气就并行于上，而成为邪气上逆，以致阳气逆乱，于是就猝然昏仆，不知人事了。

黄帝说：讲得好！我还想听听六经厥病的临床表现有哪些？

岐伯回答道：太阳经厥病，表现为头面肿、头沉重，两腿不能行动，发则头晕目眩，昏仆倒地。

阳明经厥病，表现为癫狂状，欲奔走呼叫，腹部胀满，不能安卧，面部红赤而发热，甚则神志逆乱，妄闻妄见而胡言乱语。

少阳经厥病，表现为突然耳聋，面颊部肿胀而发热，胁部疼痛，两腿不能活动。

太阴经厥病，表现为腹部胀满，大便不通利，不欲饮食，食入就呕吐，不能安卧。

少阴经厥病，表现为口干、小便色黄，腹部胀满而心痛。

厥阴经厥病，表现为少腹肿痛，腹部胀满，小便不利，喜欢屈膝而卧，阴茎内缩，阴囊肿胀，小腿内侧发热。

治疗这些厥病的原则是：实证用泻法，虚证用补法；本经自生病，并非因他经虚、实证的影响，取所病的本经腧穴刺治。

【导读】 本节围绕厥病症状和治疗进行了论述。

其一，补充寒热厥证之症状。厥病临床表现中除厥逆症状外，在此予以补充，指明阴盛阳虚之寒厥，因气机升降失常会出现腹满，阴虚阳盛之热厥，因阳气逆乱会出现"暴不知人"。

其二，六经厥病机与病势。①病机：六经厥病皆因本经阴阳失调，经气厥逆，引起本经循行部位或所络属脏腑、器官等发生病变。原文叙述了六经之厥及六经厥逆的症状，其症状多与经脉循行部位及所属脏器有关。②病势：判别六经厥病病情轻重，以一经厥逆为轻，三阳经或三阴经厥逆为重，三阳经和三阴经俱厥逆为最重。由于症状不同，又有厥和厥逆的不同名称。

其三，六经厥的治疗。原文中对不同厥病提出了相应的治疗原则。"盛则泻之"，主要适用于本经经气逆乱，影响所络属脏腑，已形成实证者；"虚则补之"，主要适用于本经经气逆乱，影响所络属脏腑，已形成虚证者；"不盛不虚以经取之"，主要适用于只有经气逆乱而脏腑未成虚实病证者，只需在本经选取其主病的穴位进行治疗。

【原文】 太阴厥逆，胻急挛，心痛引腹，治主病者[1]。

少阴厥逆，虚满呕变，下泄清，治主病者。

厥阴厥逆，挛，腰痛，虚满前闭谵言，治主病者。

三阴俱逆，不得前后，使人手足寒，三日死。

太阳厥逆，僵仆[2]，呕血善衄，治主病者。

少阳厥逆，机关不利，机关不利者，腰不可以行，项不可以顾，发肠痈不可治，惊者死。

阳明厥逆，喘咳身热，善惊，衄呕血。

【注释】

[1] 治主病者：刺其主病的经穴。

[2] 僵仆：杨上善："后倒曰僵，前倒曰仆。"

【语译】足太阴经厥逆，小腿部拘急痉挛，心痛牵引到腹部；治疗当刺其主病的经穴。

【导读】此节论六经厥病之病名、病因、病机、临床表现、治则。依据临床症状分析，六经厥病的病机分为四类：①阳虚阴盛者，如太阳之厥、太阴之厥。②阴虚阳亢者，如少阳之厥。③邪热炽盛者，如阳明之厥。④气机转输不利者，如厥阴之厥。六经厥证的治疗原则为"盛则泻之，虚则补之，不盛不虚，以经取之"。

【原文】手太阴厥逆，虚满而咳，善呕沫[1]，治主病者。

手心主、少阴厥逆，心痛引喉，身热，死不可治。

手太阳厥逆，耳聋泣出，项不可以顾，腰不可以俯仰，治主病者。

手阳明、少阳厥逆，发喉痹，嗌肿，痉[2]，治主病者。

【注释】

[1] 善呕沫：姚止庵："肺受寒，故呕沫。沫，痰水之轻浮白色者。"

[2] 痉（zhì 至）：张介宾："按全元起本，

足少阴经厥逆，腹部虚满，呕逆，泄泻，大便稀薄清冷；治疗当刺其主病的经穴。

足厥阴经厥逆，筋脉拘挛而腰痛，腹部虚满，小便不通，谵语；治疗当刺其主病的经。

如果太阴、少阴、厥阴三阴经气皆厥逆，患者大小便不通，出现手足逆冷者，多在三日内死亡。

足太阳经厥逆，身体僵直而仆倒在地，呕血、鼻孔出血；治疗当刺其主病的经穴。

足少阳经厥逆，筋骨关节部位活动不利，腰部僵直不能转动，颈项强直不能回头以顾；如果兼发肠痈，属不可治的重证；假如发惊，就会死亡。

足阳明经厥逆，就出现喘息咳嗽，身体发热，容易发惊，衄血，呕血等。

作痉。以手臂肩项强直也。"痓，为"痉"之误。

【语译】手太阴经厥逆，胸腹虚满而咳嗽，经常呕唾涎沫；治疗当刺其主病的经穴。

手厥阴经、手少阴经厥逆，就出现心痛连及咽喉，身体发热；此属死证，难以救治。

手太阳经厥逆，出现耳聋流泪，头项不能向后回顾，腰不能前后俯仰；治疗应刺其主病之经穴。

手阳明经和手少阳经厥逆，发生喉痹，

出现咽喉肿胀、疼痛，甚至发痉，见颈项　　治疗当刺其主病之经穴。
强直，口噤不开，牙关紧闭，角弓反张等；

【导读】六经厥病的症状多与经脉循行部位及所属脏器有关，如太阳经之厥病为头痛、僵仆，阳明经之厥病为癫狂走呼、腹满、面赤、妄言等。

病能论篇第四十六

【题解】能（tāi），通"态"。病能，指疾病状态。本篇以胃脘痈、颈痈、卧不安、不得偃卧、厥腰痛、阳厥、酒风七种疾病为例，论述了观察病态和分析病情的重要意义及具体方法，还介绍了几种古医籍。因全篇以论述胃脘痈、卧不安等疾病的状态为主，故名"病能论"。

【原文】黄帝问曰：人病胃脘痈[1]者，诊当何如？

岐伯对曰：诊此者，当候胃脉，其脉当沉细，沉细者气逆，逆者人迎甚盛[2]，甚盛则热。人迎者胃脉也，逆而盛，则热聚于胃口而不行，故胃脘为痈也。

【注释】

[1] 胃脘痈：病证名。又称"胃痈"，因血气壅塞、聚于胃脘而生成的痈病。

[2] 沉细者气逆，逆者人迎甚盛：杨上善："胃脉合浮与大也。今于寸口之中，诊得沉细之脉，即知胃有伤寒逆气，故寸口之脉沉细，上之人迎洪盛者也。"

【语译】黄帝问道：人患了胃脘痈病，诊断的方法应当是怎样的呢？

岐伯回答说：诊断这种疾病的时候，应当诊察患者的胃脉。得了胃脘痈的患者，胃脉必然沉细。胃脉沉细，表明胃气已经上逆；胃气上逆，人迎的脉象必然过盛；人迎脉盛，表明患者内有热邪。人迎之脉，属胃经之脉。其脉逆乱而又搏动过盛，表明患者的热邪已聚于胃口而不能散发了，所以就使胃生痈病。

【导读】胃脘痈是指胃本身的病变，其病机为气逆于上，郁而化热，热聚胃口而不行，发而为痈，以胃脉沉细，人迎脉盛为诊断依据。临证既要重脉象分析，也要重腹部切诊。

【原文】帝曰：善。人有卧而有所不安者，何也？

岐伯曰：脏有所伤，及精有所之寄则安[1]，故人不能悬[2]其病也。

帝曰：人之不得偃卧[3]者，何也？

岐伯曰：肺者脏之盖也，肺气盛则脉大[4]，脉大则不得偃卧。论在《奇恒阴阳》[5]中。

【注释】

[1] 脏有所伤，及精有所之寄则安：之，动词，去也，有"越泄""散失"之义。

[2] 悬：通过切脉而测知（病因）。

[3] 偃卧：仰卧。

[4] 肺气盛则脉大：杨上善："肺居五脏之上，主气，气之有余，则手太阳脉盛，故不得偃卧也。"

[5]《奇恒阴阳》：王冰："上古经篇名，世

本阙。"

【语译】 黄帝说：讲得好。人患轻度的睡眠不安之病，其原因是什么呢？

岐伯回答说：这是患者的五脏有所损伤及精气有所散失的缘故造成的。如果精气不失或者能够各归本脏，睡眠不安就会恢复。医生很难通过切脉了解睡眠不安的病因。

【导读】 卧不安，指辗转反侧难以入睡，即失眠，多因五脏受伤，精无所寄，神气被扰所致。"不得偃卧"，指不能仰面躺卧，病机为肺气壅塞，呼吸困难。张志聪认为此证与五脏皆有关系而不限于肺，缘于"五脏所以藏精者也。精者，胃腑水谷之所生，而分走于五脏，如脏有所伤，及精有往所不受，则为卧不安矣"。此处突出"卧不安"与"不得偃卧"，"抓主症"的辨证模式值得关注。

【原文】 帝曰：有病厥者，诊右脉沉而紧，左脉浮而迟，不然[1]，病主安在？

岐伯曰：冬诊之，右脉固当沉紧，此应四时，左脉浮而迟，此逆四时[2]，在左当主病在肾，颇关在肺，当腰痛也。

帝曰：何以言之？

岐伯曰：少阴脉[3]贯肾络肺，今得肺脉，肾为之病，故肾为腰痛之病也[4]。

【注释】

[1] 然：于鬯："读为'慭'……'不慭病主安在'，不敢以意揣度，故为问也。《甲乙》'不然'作'不知'。"

[2] 左脉浮而迟，此逆四时：脉合四时，冬气伏藏，左右脉皆当沉紧，今左脉反见浮而迟，是为逆四时。

【导读】 厥腰痛，指因肾阳虚引起四肢逆冷、腰痛的病证。肾阳虚则阴寒内盛，阳气

黄帝问道：有的人不能仰卧，这是什么原因呢？

岐伯回答说：肺的位置最高，覆盖着各个器官，肺部邪气充盛，则脉络胀大，肺的脉络胀大，就不能仰卧。在《奇恒阴阳》篇里已有这样的论述。

[3] 少阴脉：足少阴肾经。

[4] 今得肺脉，肾为之病，故肾为腰痛之病也：张介宾："肾脉本络于肺，今以冬月而肺脉见于肾位，乃肾气不足，故脉不能沉而见浮迟，此非肺病，病在肾也。腰为肾之府，故肾气逆者，当病为腰痛。"肺脉，指浮迟的脉象。

【语译】 黄帝问道：有因气逆而病的患者，诊得右手脉象沉紧，左手脉象浮迟，不知其主要病变是什么？

岐伯回答说：在冬天诊察，右手之脉本应沉紧，这与四时相适应；而左手脉象浮迟，这便与四时相违背了。左手之脉象浮迟，当是肾有病，并与肺有关，腰部当感到疼痛。

黄帝问道：为什么这样说呢？

岐伯回答说：少阴肾经脉贯肾并络肺，如果冬天诊得浮迟脉象，这说明肾气不足，所以才有腰痛之病。

不升，病位虽然在肾，但少阴之脉贯肾络肺，故曰"颇关在肺"，通过相关脉象诊察疾病。

【原文】帝曰：善。有病颈痛者，或石治之，或针灸治之，而皆已，其真[1]安在？

岐伯曰：此同名异等[2]者也。夫痛气之息者[3]，宜以针开除去之；夫气盛血聚者[4]，宜石而泻之，此所谓同病异治也。

【注释】

[1] 真：指道理。《针灸甲乙经》中作"治"。

[2] 异等：高世栻："颈痛之名虽同，而在气在血则异类也。"等，类也。

【导读】颈痛，指颈项两侧出现痈肿，有深浅之分，通过触诊、望诊均可诊断，原文重在指明其治法，强调"同病异治"原则，其病机是气结郁滞，或气滞血瘀。应随颈痛病变过程出现的不同病候，分别施以不同的治疗方法。

【原文】帝曰：有病怒狂[1]者，此病安生？

岐伯曰：生于阳也。

帝曰：阳何以使人狂？

岐伯曰：阳气者，因暴折而难决[2]，故善怒也，病名曰阳厥[3]。

帝曰：何以知之？

岐伯曰：阳明者常动[4]，巨阳少阳[5]不动，不动而动大疾，此其候也。

帝曰：治之奈何？

岐伯曰：夺[6]其食即已，夫食入于阴，长气于阳[7]，故夺其食即已。使之服以生铁洛[8]为饮。夫生铁洛者，下气疾[9]也。

【注释】

[1] 怒狂：狂病。其病多怒而狂，故曰怒狂。

[2] 因暴折而难决：马莳："因猝暴之顷，有所挫折，而事有难决，志不得伸。"暴，指突然。

[3] 痈气之息者：气郁停滞。

[4] 气盛血聚者：颈痛之脓已成者。

【语译】黄帝说：讲得好。患有颈痛的患者，有的用砭石治疗，有的用针刺治，结果都能痊愈，其中的道理是什么呢？

岐伯回答说：这是病名虽然一样，但病的类型却不相同的缘故。如果是由于气郁停滞而形成的痈肿，应当用针刺祛除郁滞之气；如果是气盛血聚而致的痈肿，应当用砭石泻除瘀血。这便是同病异治。

[3] 阳厥：病证名。因阳气厥逆所致的多怒发狂之病。

[4] 阳明者常动：足阳明经人迎等处的脉搏总是明显跳动。阳明，指足阳明经人迎等处的脉搏。因阳明经血多气多，故"常动"。

[5] 巨阳少阳：指太阳经的委中、昆仑等穴与少阳经的听会、悬钟等穴。

[6] 夺："减少"之意。

[7] 食入于阴，长气于阳：张介宾："五味入口而化于脾，食入于阴也；藏于胃以养五脏气，长气于阳也。"

[8] 生铁洛：张介宾："即炉冶间锤落之铁屑。用水研浸，可以为饮。其性寒而重，最能坠热开结。"洛，通"落"，指铁屑。

[9] 疾：迅速，见效快。

【语译】黄帝问道：多怒发狂的病，是怎样产生的呢？

岐伯回答说：是阳气过盛产生的。

黄帝问道：阳气盛为何能使人发狂呢？

岐伯回答说：因为阳气过盛的人，突然之间遇到了挫折，而事又得不到解决，心情不能舒展，所以容易发怒。这种病叫作"阳厥"。

黄帝问道：怎样知道的呢？

岐伯回答说：正常人的阳明经脉总是处于明显搏动的状态，而太阳、少阳经脉是不太搏动的。不太搏动而突然搏动得大而且快，这便是"阳厥"的征象。

【导读】阳厥，指暴怒引起的狂证。病机为大怒伤阳，阳气暴逆上冲，扰乱神明。临证以多怒发狂，甚则弃衣而走，登高而歌，三阳之脉搏动过甚等为辨证依据。治宜泄热开结，重镇安神，佐以化痰开窍之品，可内服生铁落饮，以疾泻其热，还应限制进食（"夺其食"），防止多食化火助阳。

黄帝问道：如何治疗呢？

岐伯回答说：减少患者的饮食，便可使之痊愈。因为饮食入胃，经过脾的运化，能助长阳气，所以要减少患者的饮食，即可使之痊愈。再给患者服生铁落饮剂，效果会更好。因为生铁落降气开结的作用最为快捷。

【原文】帝曰：善。有病身热解墯，汗出如浴，恶风少气，此为何病？

岐伯曰：病名曰酒风[1]。

帝曰：治之奈何？

岐伯曰：以泽泻[2]、术[3]各十分，麋衔[4]五分，合以三指撮[5]，为后饭。

【注释】

[1] 酒风：王冰："饮酒中风（受风）者也。《风论》曰饮酒中风，则为漏风，是亦名漏风也……因酒而风，故曰酒风。"

[2] 泽泻：药名。

[3] 术（zhú逐）：药名。

[4] 麋（mí弥）衔：药名。

[5] 合以三指撮：张介宾："用三指撮合，以约其数。"

【语译】黄帝说：讲得好。有的人全身发热，四肢倦怠，汗出很多，就像洗浴一样，怕风，呼吸短而不畅，这是什么病呢？

岐伯回答说：这种病叫作"酒风"。

黄帝问道：怎样治疗呢？

岐伯回答说：用泽泻、白术各十分，麋衔五分，配合研末，每次服三指撮，在饭前服下。

【导读】酒风，也称漏风，多为饮酒后汗出感受风邪所致。临床表现可参考"漏风之状，或多汗……口干善渴，不能劳事"（《素问·风论篇》）。此节对其治法与方药作了较详细的论述，说明《内经》时代治疗本病已有成熟的经验，治用泽泻饮以清热、利湿、健脾、祛风而收功。

【原文】所谓深之细者[1]，其中手如针[2]也，摩之切之[3]，聚者坚也[4]，博[5]者大也。《上经》[6]者，言气之通天也；《下经》者，言病之变化也；《金匮》者，决死生也；《揆度》者，切度之也；《奇恒》者，言奇病也。所谓奇者，使奇病不得以四时死也；恒者，得以四时死也；所谓揆者，方切求之[7]也，言切求其脉理也；度者，得其病处[8]，以四时度之也。

【注释】

[1] 深之细者：重按之而得细脉。之，犹而

也，古书"之""而"常互训。

[2] 中手如针：喻脉应指其细之状。中，犹应也。

[3] 摩之切之：用手推动着诊脉。摩，指推动，推转。

[4] 聚者坚也：喻脉应指有力。

[5] 搏：当作"搏"，脉来搏指有力。

[6]《上经》：与下文中的"《下经》""《金匮》""《揆度》""《奇恒》"等，都是《内经》之前的医经名，均已早佚。

[7] 方切求之：孙鼎宜："《广雅·释诂》：'方，始也。'始切其脉而求其致病之由曰揆。"

[8] 得其病处：孙鼎宜："得其病处，而以四时逆顺，明其治法死生曰度。"

【语译】 所谓沉伏而细小的脉，其脉在指下细小如针，推动着进行诊察时，脉气聚而不散，乃是坚脉；搏击于指下的，是大脉。《上经》是讨论自然界和人体活动关系的书；《下经》是讲述疾病成因及其变化的书；《金匮要略》是讲述诊断疾病、决定死生的书；《揆度》是讲述通过切脉来诊察疾病的书；《奇恒》是论述异常之病的书。在《奇恒》中，所谓"奇"，是指异于常规的病，即不能根据四时气候对人产生相应影响的规律来认识的病；所谓"恒"，则指可以根据四时气候对人产生相应影响的规律来认识的病。在《揆度》书中，所谓"揆"，是指通过切脉来推求疾病的所在及其脉理；所谓"度"，则是指在得知了疾病的所在以后，根据四季气候对人的相应影响来认识病情的轻重，以决断患者的生死。

【导读】 此节虽与前文不相谐，但所涉几种古文献为研究《内经》成书的医学背景提供了宝贵的资料，也提示此前的医学知识积累已颇具规模，门类较为丰富，也是中医药学很早就发展到较高水平的有力证据。

奇病论篇第四十七

【题解】 奇病，指异常的、特殊少见的病证。本篇论述了子喑、息积、伏梁、疹筋、厥逆、脾瘅、厥、胎病（癫疾）、肾风等十种奇病的病因、病机、症状、治法及预后。因所论的都是少见病证，故名"奇病论"。

【原文】 黄帝问曰：人有重身[1]，九月而喑，此为何也？

岐伯对曰：胞之络脉绝[2]也。

帝曰：何以言之？

岐伯曰：胞络者系于肾，少阴之脉，贯肾系舌本，故不能言。

帝曰：治之奈何？

岐伯曰：无治也，当十月复。《刺法》曰：无损不足，益有余[3]，以成其疹[4]，然后调之[5]。所谓无损不足者，身羸瘦，无用镵石也；无益其有余者，腹中有形而泄之[6]，泄之则精出[7]，而病独擅中[8]，故曰疹成也。

【注释】

[1] 重（chóng 崇）身：怀孕。

[2] 胞之络脉绝：胞中的络脉阻隔不通畅。胞，女子胞，子宫。绝，阻隔不通。

[3] 无损不足，益有余：不要用泻法去治疗不足的虚证，不要用补法去治疗邪气有余的实证。损，损伤，作"泻法"解。益，补益。有余，邪气有余之实证。

[4] 疹（chèn 趁）：指疾病。

[5] 然后调之：《新校正》："《甲乙经》及《太素》无此四字……本全元起注文，误书于此也。"宜删。

[6] 腹中有形而泄之：孙鼎宜："泄当作

补，字误，下同。形谓积聚之类，有形自当泻，今反补之，故曰益有余也。"

[7] 精出：精气泄出。

[8] 病独擅中：病邪独留于里。

【语译】 黄帝问道：有的妇女怀孕九个月时就声音嘶哑，发不出声。这是什么缘故？

岐伯回答道：这是由于子宫中的络脉被胎儿压迫，暂时阻隔不通所引起的。

黄帝问：怎样解释呢？

岐伯说：子宫的络脉联系于肾，足少阴肾经贯肾上行，通过咽喉连系于舌根。所以，子宫络脉不通，则少阴肾脉受阻，影响咽喉及舌的功能，于是就表现为声哑发不出音了。

黄帝又问：如何治疗呢？

岐伯说：不需要治疗。待到怀孕十月分娩后，胞络畅通，声音就会自己恢复。在《刺法》篇中曾说：不要用泻法去治疗不足的虚证，不要用补法去治疗有余的实证，以免误治而造成新的疾病。所说的"无损不足"，是指在身体虚羸之时，不要施用镵针和砭石疗法；"无益有余"，是指在腹中已有胎孕之际，不能妄施攻泄，否则会导致精气耗散，胎元受伤、反增其疾病。因此，在怀孕期间的盲目治疗，是会造成疾病的。

【导读】论"重身声喑"。此为胎儿渐大，压迫胞络，致使胞络阻绝，肾脉不通之故。因肾经系舌本，"舌者音声之机"（《灵枢·忧恚无言》），肾脉不通故失音不能言。此证无须特殊处理，产后自愈。子喑的成因有三：①妊娠期因外感邪气导致肺气失于宣降。②因温热病证导致神昏谵语不能言。③胎儿压迫胞络而喑。临证不可拘泥于九月而喑，或七月，或八月亦有之，也不要拘泥于"无治也，当十月复"之论，要准确辨证论治，才不会贻误病情。

【原文】帝曰：病胁下满气逆，二、三岁不已，是为何病？

岐伯曰：病名曰息积[1]，此不妨于食，不可灸刺，积为导引[2]服药，药不能独治也。

【注释】

[1] 息积：《灵枢·百病始生》："留而不去，传舍于肠胃之外，募原之间，留著于脉，稽留而不去，息而成积。"

[2] 导引：《一切经音义》："凡人自摩自捏，伸缩手足，除劳去烦，名曰导引。"包括气功、自我按摩、体育疗法等。

【语译】黄帝问：患病胁下胀满，气逆喘息，有两三年都好不了的，这是什么病？

岐伯说：这种病叫"息积"，是由于肺气阻滞渐积而形成的；积不在胃，所以不妨碍饮食。治疗息积病，不可用艾灸和针刺疗法，必须用导引的方法逐渐使气血疏通，再配合药物调治，以渐消缓解；也不能单纯依靠药物来治疗。

【导读】论息积。此为肺之积证，为肺气不降上逆所致。以胁下满，气逆喘促，病未及胃而不妨于食为临床特征。治以导引兼内服药物的综合方法，灸刺为其禁忌方法。可参《难经·五十六难》肺之积为"息贲"内容。

【原文】帝曰：人有身体髀、股、䯒皆肿，环齐而痛[1]，是为何病？

岐伯曰：病名曰伏梁，此风根也。其气溢于大肠，而著于肓，肓之原在齐下，故环齐而痛也。不可动之[2]，动之为水溺涩之病也。

【注释】

[1] 环齐而痛：肚脐周围疼痛。

[2] 不可动之：一不可触动切按，二不可妄用攻下。

【语译】黄帝问：有的人患病，他的胯部、大腿、小腿部肿胀，并且环绕肚脐周围疼痛，这是什么病呢？

岐伯说：这种病叫作"伏梁"，风邪是导致此证的病根。病邪满布于大肠之外，留着于肓膜之间，肓膜根源于脐下，因此患者绕脐而疼痛。这种病不可轻易触动切按，否则会导致小便涩滞不利。

【导读】论伏梁。此病因风寒邪气侵袭膜原，致使气血结聚肠外膏膜之故。血瘀水停则下肢浮肿，留着膜原则环脐疼痛，可伴见"身体髀、股、䯒"皆肿，甚者可见小便不利等症状。治疗时要慎重，不可妄行攻逐之法。

【原文】帝曰：人有尺脉数甚[1]，筋急而见[2]，此为何病？

岐伯曰：此所谓疹筋[3]，是人腹必急[4]，白色黑色见[5]，则病甚。

帝曰：人有病头痛以数岁不已，此安得之？名为何病？

岐伯曰：当有所犯大寒[6]，内至骨髓，髓者以脑为主，脑逆[7]故令头痛，齿亦痛，病名曰厥逆[8]。

帝曰：善。

帝曰：有病口甘者，病名为何？何以得之？

岐伯曰：此五气之溢[9]也，名曰脾瘅。夫五味入口，藏于胃，脾为之行其精气，津液在脾，故令人口甘也，此肥美之所发也，此人必数食甘美而多肥也，肥者令人内热，甘者令人中满，故其气上溢，转为消渴。治之以兰，除陈气也[10]。

【注释】

[1] 尺脉数甚：脉数为热，尺脉候肾，此处指肾热之脉象。

[2] 筋急而见：尺肤部筋脉拘急明显。

[3] 疹筋：指筋病。因筋急而见，其病在筋，故名。

[4] 腹必急：指腹部肌肉拘急疼痛。

[5] 白色黑色见（xiàn 现）：面部出现白色或黑色。

[6] 大寒：感受严重的寒邪。

[7] 脑逆：寒邪上逆于脑。

[8] 厥逆：张介宾："髓以脑为主，诸髓皆属于脑也。故言大寒至髓，则上入脑而为痛，其邪深，故数岁不已；髓为骨之充，故头痛齿亦痛，是因邪逆于上，故名曰厥逆。"

[9] 五气之溢：脾土之气上溢。五气，土气

也，即脾气。

[10] 治之以兰，除陈气也：治疗脾瘅病可用佩兰，以醒脾化湿，消除郁积湿热之邪气。兰，即佩兰。

【语译】黄帝问：有人患病，尺部脉数疾，可以明显地看到尺肤部筋脉拘急，这是什么病？

岐伯说：这是"疹筋"病。患者腹部必定有拘急疼痛，如果面部出现白色或黑色，疾病就严重了。

黄帝问：有人患病，头痛几年不愈，这种病是怎么得的？病名是什么？

岐伯说：由于感受了特别严重的寒邪，寒邪侵及骨髓，由骨髓上逆侵入脑中，所以使人患长期不愈的头痛，常伴见牙痛。这种病叫作"厥逆"。

黄帝说：讲得好！有的人患病，口中发甜，这种病叫什么名字呢？又是怎样发生的？

岐伯回答说：这种病是由于脾气壅滞，上溢于口而引起的，病名叫作"脾瘅"。饮食水谷由口进入人体，胃主受纳、腐熟，由脾将水谷精气转输于五脏六腑，营养四肢百骸。如今脾有病，不能转输水谷精气，使水谷精气（津液）滞留于脾中，上溢于口，所以使人口发甜。这是饮食过于肥美所引发的疾病。患这种病的人，必定是过于偏嗜甘美而肥腻的食物。肥腻厚味食物，容易使人产生内热；甘甜食物，容易壅滞使人中满。因此，过食甘甜肥腻厚味食物，就会助热壅中滞脾，脾气上溢而发生口甘；日久还会转化为"消渴"。治疗脾瘅病，应当用佩兰，取其芳香化浊，醒脾悦胃，以祛除壅滞在脾的陈腐之气。

【导读】论脾瘅。此病为恣食肥甘厚味，使阳气郁滞，中气滞留，脾运失常，湿热内蕴，湿浊上泛导致口甜，转为消渴的证候。治以芳香醒脾，清化湿热，方用兰草汤。

【原文】帝曰：有病口苦，取阳陵泉[1]，口苦者病名为何？何以得之？

岐伯曰：病名曰胆瘅。夫肝者，中之将也，取决于胆，咽为之使[2]。此人者，数谋虑不决，故胆虚，气上溢，而口为之苦，治之以胆募俞[3]，治在《阴阳十二官相使》[4]中。

帝曰：有癃者，一日数十溲，此不足也[5]。身热如炭，颈膺如格[6]，人迎躁盛[7]，喘息气逆，此有余也。太阴脉微细如发[8]者，此不足也。其病安在？名为何病？

岐伯曰：病在太阴，其盛在胃，颇在肺[9]，病名曰厥[10]，死不治，此所谓得五有余[11]二不足也[12]。

帝曰：何谓五有余二不足？

岐伯曰：所谓五有余者，五病之气有余也。二不足者，亦病气之不足也。今外得五有余，内得二不足，此其身不表不里，亦正死[13]明矣。

帝曰：人生而有病癫疾[14]者，病名曰何？安所得之？

岐伯曰：病名为胎病，此得之在母腹中时，其母有所大惊，气上而不下，精气并居[15]，故令子发为巅疾也。

帝曰：有病痝然如有水状[16]，切其脉大紧[17]，身无痛者，形不瘦，不能食、食少，名为何病？

岐伯曰：病生在肾，名为肾风。肾风而不能食、善惊，惊已，心气痿者死[18]。

帝曰：善。

【注释】

[1] 口苦，取阳陵泉：《新校正》："全元起本及《太素》无'口苦，取阳陵泉'六字，详前后文，疑此有误。"宜从之。

[2] 咽为之使：张介宾："足少阳之脉，上挟咽；足厥阴之脉，循喉咙之后，上入颃颡。是肝胆之脉皆会于咽，故咽为之使。"

[3] 胆募俞：胆的募穴为日月，位于胸部乳头下第七肋处；胆的俞穴在背部足太阳经，位于第十椎骨下旁开一寸五分处。

[4]《阴阳十二官相使》：古医经名，已佚。

[5] 一日数十溲，此不足也：指癃病小便频数，日数十次，是正气虚所致。

[6] 颈膺（yīng 英）如格：指胸膺、咽喉、颈部有堵塞不畅的感觉。格，指阻隔不通。

[7] 人迎躁盛：人迎脉躁动而盛，阳明热盛所致。人迎，在喉旁，阳明经脉所过之处。

[8] 太阴脉微细如发：手太阴寸口脉微细如发，是肺气虚的表现。

[9] 颇在肺：偏重在肺。颇，为程度副词。

[10] 厥：指癃证之危重者。

[11] 五有余：上述身热如炭、颈膺如格、人迎躁盛、喘息、气逆等症状，皆为有余之实证症状。

[12] 二不足：上述病癃一日数十溲、太阴脉微细如发等症状，皆为不足之虚证。

[13] 正死：《针灸甲乙经》中作"死证"。

[14] 癫疾：癫病。

[15] 气上而不下，精气并居：张介宾："惊则气乱而逆，故气上而不下。气乱则精亦从之；故精气并及于胎，令子为癫痫也。"

[16] 如有水状：其临床症状似乎像浮肿病，但实非浮肿病。

[17] 其脉大紧：张志聪："大则为风，紧则为寒。"

[18] 善惊，惊已，心气痿者死：吴崑："肾邪凌心，令人善惊。若惊已而心气犹壮，是神旺，生之徒也；惊已而心气痿，是神亡，死之属也。"痿，有萎弱、衰竭之意。

【语译】 黄帝问：有人患病口苦的，病名叫什么？这种病是怎么得的？

岐伯说：这种病叫作"胆瘅"。肝与胆相连，在生理上相关，在病理往往互相影响。肝为将军之官，主谋虑，胆为中正之官，主决断，足厥阴肝经上咽喉，因此，咽喉是肝胆的外使。患胆瘅口苦病的人，因为多次谋虑而不能决断，以致胆虚，胆气上溢，于是口中发苦。治疗胆瘅病，针刺胆的募穴（日月）和背俞（胆俞）穴。具体的治疗原则和方法，可参阅古医经《阴阳十二官相使》篇。

黄帝问：有患癃病者，一天解小便几十次，这是正气不足，不能固摄所致；同时又见患者周身发热如火炭，咽喉颈部及胸膺部有堵塞不畅的感觉，人迎脉躁动而盛实，呼吸喘促，其气上逆等，这些又是邪气有余的实证征象。寸口脉微细如发丝，则又是正气不足的征象。这种病的根源究竟在哪里？病名叫什么？

岐伯回答说：该病的根本原因在太阴。由于邪热亢盛于胃，热势上壅于胸中，因此临床症状偏重于肺。这种病叫"厥"，是难以救治的死证。该病的临床表现，就是所说的"五有余，二不足"的证候。

黄帝问：什么叫五有余、二不足呢？

岐伯回答道：所谓五有余，就是指身热如炭、颈膺如格、人迎躁盛、喘息、气逆等五种病势亢奋的实证征象；二不足，是指脉细如发、一日数十溲等两种正气不足的虚证征象。如今同一疾病，而外见五有余，内有二不足，既不能随其有余而攻其表，又不能从其不足而补其里，补泄两难，病势危重。所以说，该证必死无疑。

黄帝问：有的生下来就患癫痫病，这种病叫什么？是怎样得的？

岐伯说：此病叫作"胎病"。这是由于胎儿在母腹中时，其母曾经受过严重的惊吓，以致胎气逆于上而不下，精随气逆，影响胎儿的发育所致。所以孩子生下来就患有癫痫病。

黄帝问道：有的人患病，面目就像水肿一样，切他的脉象呈大而紧状，身体没有疼痛，形体不显消瘦，不能进饮食，或者虽食却很少，这叫什么病呢？

岐伯回答说：该病发生在肾，病名叫作"肾风"。患肾风病，若发展到不能饮食，多发惊悸的阶段，病势已十分危重了。往往在惊悸过后，因心气衰竭而死亡。

黄帝说：讲得很好！

【导读】 论胎癫疾。此节讲述了先天性癫痫的发病机制，书中认为妊娠过程中母体受到大惊骤恐刺激，胎气逆乱，影响供养胎儿的精气，就会使胎儿出生后发生癫痫病。这是《内经》论述先天性疾病的内容，也是后世研究此类疾病的理论源头，如钱乙论述小儿癫痫原因为"小儿发痫，因气血未充，精神未实，或为风邪所伤，或为惊怪所触，亦有因妊娠时七情惊怖所致"（《小儿药证直诀》卷下），就是其例。

大奇论篇第四十八

【题解】大，指扩大，推广之意。奇，指异于常候。因为本篇论述了疝、瘕、肠澼、暴厥等病的脉象与病证，分析了它们的病机和预后，并根据脉象，分析了心、肝、肾、胃、胆、胞、大肠、小肠、十二经等精气不足的病证并预测死期。由于这些内容，实际上是《素问·奇病论篇》的扩大和充实，故名"大奇论"。

【原文】肝满、肾满、肺满[1]皆实，即为肿。肺之雍，喘而两胠满。肝雍，两胠满，卧则惊，不得小便。肾雍，脚下[2]至少腹满，胫有大小[3]，髀胻大跛，易偏枯。

【注释】

[1] 肝满、肾满、肺满：肝经、肾经、肺经皆可因邪气壅滞而胀满。满，胀满之意。

[2] 脚下：《针灸甲乙经》中作"胠下"。根据前后文义，宜从。

【导读】此节论述了肝经、肾经、肺经三条经脉壅滞不通所产生的病证。"邪气盛则实"（《素问·通评虚实论篇》），说明肝、肾、肺的经脉因邪气壅滞而满实，出现雍肿的征象。

【原文】心脉满大，痫瘈筋挛[1]。

肝脉小急，痫瘈筋挛。肝脉骛暴[2]，有所惊骇，脉不至若喑，不治自已[3]。

【注释】

[1] 痫瘈（chì 翅）筋挛：癫痫手足抽搐，筋脉拘挛。瘈，抽搐也。

[2] 肝脉骛（wù 务）暴：肝脉疾数。骛，奔驰、疾跑状。

[3] 脉不至若喑，不治自已：吴崑："脉不至，在诸病为危剧。若其暴喑失声，则是肝木厥

[3] 胫有大小：胫部时肿时消。大小，粗细也。肿胀则大，肿消则小。

【语译】肝经、肾经、肺经皆可因邪气壅滞而为满实，当即发生肿的症状。如果肺脉壅滞，就会出现呼吸喘促，两胁部胀满。肝脉壅滞，就表现为两胁部胀满，夜卧容易发惊，小便不利等。肾脉壅滞，就表现为两胁至少腹部胀满，足胫部时肿时消，胯及胫部肿胀，以致行动不便，而成跛行，日久容易发展成为"偏枯"。

逆，气壅不流，故脉不至耳，不必治之，厥还当自止。"

【语译】心脉满盈而大，主心火亢盛，可以出现癫痫、手足抽搐、筋脉拘挛等症状。

肝脉小而急，也会出现癫痫、手足抽搐、筋脉拘挛等症。肝脉脉来疾数，或脉来暂时沉伏不显，是因为受了剧烈的惊恐，脉气一时逆乱所致，就不必治疗，待其自行恢复。

【导读】论心、肝失调所致病证。心主血，肝藏血，心肝二脏相互协调，共同主宰着全身血的循行，调节不同部位对血的需求，故心肝二脏有病，均可致痫瘛筋挛之症，并通过寸口脉象反映出来。

【原文】肾脉小急，肝脉小急，心脉小急，不鼓[1]皆为瘕[2]。

【注释】

[1] 不鼓：脉搏不鼓击于指下。

[2] 瘕（jiǎ 假）：病名。腹内积块，时聚

时散。

【语译】见肾脉小而急、肝脉小而急、心脉小而急，浮取不鼓出于指下者，皆主气聚于腹中的瘕病。

【导读】论肾、肝、心之脉失调所致病证。肾、肝、心三脉细小且急，为寒甚，浮取不能鼓于指下，为气聚腹中之瘕病。以脉测证，故"小急为寒甚，不鼓则血不流，血不流而寒薄，故血内凝而为瘕也"（王冰注）。

【原文】肾肝并沉为石水，并浮为风水[1]，并虚为死，并小弦欲惊。肾脉大急沉，肝脉大急沉，皆为疝[2]。心脉搏滑急为心疝，肺脉沉搏为肺疝[3]。

【注释】

[1] 风水：病名，浮肿病之一。

[2] 疝（shàn 善）：病名。中医学之疝病含义颇广：其一，指腹中剧烈疼痛的病证。其二，指外生殖器，阴囊睾丸部位的病证。其三，指体

腔内容物向外突的病证。

[3] 肺疝：寒邪侵犯肺而成的疝病。

【语译】肾脉和肝脉均见沉象，主石水证；肾脉和肝脉均见浮象，主风水证；肾脉和肝脉都见虚象，主预后不良，是死证；肾脉和肝脉微弦脉，主将要发惊风。肾脉大疾而沉，或肝脉大疾而沉，都主疝病。心脉急搏流利而滑，主心疝病；肺脉沉而搏击于指下的，主肺疝病。

【导读】寸口肾部、肝部脉象相同和寸口肾部、肝部脉象不同所主病证是有区别的，若二部脉象相同，但脉体形态有差异，则所主病证又有区别，此节列举了五种此类脉象及其主病。

【原文】三阳急为瘕，三阴急为疝，二阴急为痫厥[1]，二阳急为惊。

【注释】

[1] 痫厥：昏迷仆倒，猝不知人的病证。

【语译】太阳脉（膀胱、小肠）脉来

急疾，主有瘕病；太阴脉（肺、脾）脉来急疾，主有疝病；少阴脉（心、肾）脉来急疾，主癫痫和厥病；阳明脉（胃、大肠）脉来急疾，主惊病。

【导读】论不同脏腑之急脉所主病证的鉴别。不同脏腑出现同一急脉，所主证候不同，如太阳脉急。

【原文】脾脉外鼓，沉为肠澼，久

自已。肝脉小缓为肠澼，易治。肾脉小

搏沉，为肠澼下血，血温身热者死[1]。心肝澼亦下血，二脏同病者可治，其脉小沉涩为肠澼，其身热者死，热见七日死[2]。

【注释】

[1] 血温身热者死：肠澼下血，为热邪伤血所致。

[2] 其身热者死，热见七日死：张介宾："脉沉细者不当热，今脉小身热是为逆，故当死。而死于热见七日者，六阴败尽也。"

【导读】论肠澼。此乃今之下利便脓血，脾、肝、肾、心皆有，脉与兼症不同，预后有别。提示心、肝所致大便下血，其脉沉为里，可望渐复，反之身热则阴血更伤，是为死证。如果高热持续七日就会死亡，缘阴气终绝之故。

【原文】胃脉沉鼓涩，胃外鼓大，心脉小坚急，皆鬲[1]偏枯，男子发左，女子发右[2]，不喑舌转，可治，三十日起[3]，其从者[4]，喑，三岁起，年不满二十者，三岁死[5]。

【注释】

[1] 鬲：《全生指迷方》中作"为"。

[2] 男子发左，女子发右：男子属阳以气为主，女子属阴以血为主，男子病左，女子病右，示人之本气不足。

[3] 不喑舌转，可治，三十日起：张介宾："若声不喑，舌可转，则虽逆于经，未甚于脏，乃为可治，而一月当起。"

[4] 其从者：男子发于右，女子发为左，皆为顺。从，顺也。

【导读】偏枯病的病程长短及吉凶与男女病发左右侧肢体有关，这仅是《内经》作者的临床记录，不必拘泥于此。

【原文】脉至而搏，血衄身热者死，脉来悬钩浮[1]为常脉。脉至如喘[2]，名曰暴厥[3]，暴厥者，不知与人言。脉至

【语译】脾脉见沉而又有向外鼓动之象者，主肠澼病，病程虽久，但里邪外出，将自愈。肝脉脉来小而缓者，也主肠澼病，容易治疗。肾脉脉来小搏而沉，主肠澼病，大便下血；如果见血分热盛，全身发热，是预后不良的死证。心、肝二脏病肠澼，也可见大便下血；如果两脏同病，则可治；如果脉来沉小而涩，患肠澼病伴见身发高热者，预后不良，发热持续七天，就会死亡。

[5] 年不满二十者，三岁死：马莳："若年不满二十者，而得此疾，不问其在左在右，喑与不喑，主三年而死。盖五脏始定，血气方刚，而早得此疾，乃脏腑血气皆损之极也。其欲生也难矣。"

【语译】胃脉沉，而应指涩滞不畅，或者胃脉外浮应指较大，心脉小急而坚硬的，都主气血阻隔不通、半身不遂的偏枯病。男子发病在左侧，妇女发病在右侧，没有失音，舌头转动灵活的，尚可以救治，大约三十天后才可治愈。那些男子发病在右侧、女子发病在左侧，不能说话、舌头转动不灵活的，大约要经过三年才能痊愈。那些年龄尚不到二十岁的偏枯病患者，在三年以内都会死亡。

如[4]数，使人暴惊，三四日自已。

【注释】

[1] 脉来悬钩浮：脉呈浮大中空之状，即芤脉。

[2] 脉至如喘：脉来急促。

[3] 暴厥：高世栻："暴厥者，一时昏愦，不知与人言。"

[4] 如：《针灸甲乙经》中作"而"。

【语译】患出血、衄血病，脉来大而有力，伴见身体发热者，预后不良。若脉来浮大中空，呈芤脉者，才是失血病应当

出现的常脉。脉来急促如喘者，主暴厥病。暴厥，就是猝然发病，昏愦不知人事，不能说话。脉搏来似有数象，主近日突然受到惊吓，大约经过三四天就自行恢复正常了。

【导读】论暴厥的脉象与预后。若症见脉象急促，不省人事，不能语言，这是因痰热过盛，蒙蔽心神所致。若暴惊使气血暂时性加快，故见脉数，气平则已，故三四日自愈。

【原文】脉至浮合[1]，浮合如数，一息十至以上，是经气[2]予不足也。微见九十日死[3]。脉至如火薪然[4]，是心精之予夺也，草干而死[5]。脉至如散叶[6]，是肝气予虚也，木叶落而死。脉至如省客[7]，省客者，脉塞而鼓[8]，是肾气予不足也，悬去枣华[9]而死。脉至如丸泥[10]，是胃精予不足也，榆荚落而死。脉至如横格[11]，是胆气予不足也，禾熟而死。脉至如弦缕[12]，是胞精予不足也，病善言，下霜而死，不言，可治。

脉至如交漆[13]，交漆者，左右傍至也，微见三十日死。脉至如涌泉[14]，浮鼓，肌[15]中，太阳气予不足也，少气，味韭英而死[16]。脉至如颓土[17]之状，按之不得，是肌气[18]予不足也，五色先见黑，白藟发死[19]。脉至如悬雍[20]，悬雍者，浮揣切之益大，是十二俞之[21]予不足也，水凝而死。

脉至如偃刀，偃刀者，浮之小急，按之坚大急，五脏菀熟[22]，寒热独并于肾也，如此其人不得坐，立春而死[23]。脉至如丸，滑不直手[24]，不直手者，按

之不可得也，是大肠气予不足也，枣叶生而死。脉至如华[25]者，令人善恐，不欲坐卧，行立常听[26]，是小肠气予不足也，季秋[27]而死。

【注释】

[1] 脉至浮合：脉来如水波浮泛，忽分忽合，极难分辨清楚。

[2] 经气：十二经脉中的气血。

[3] 微见九十日死：吴崑："微见，始见也。"

[4] 脉至如火薪然：脉来如火燃薪，焰势甚盛。

[5] 草干而死：草干于冬，寒水行令，水来克火，心气绝也。

[6] 脉至如散叶：脉来如风吹散叶，飘零虚散。

[7] 脉至如省客：脉来如省问之客，或来或去。

[8] 脉塞而鼓：脉搏闭塞似无，忽又应指有力。

[9] 悬去枣华：枣树之花开花落之间。

[10] 脉至如丸泥：张介宾："泥弹之状，坚强短涩之。"

[11] 脉至如横格：脉来长而坚，如物横格在指下。

[12] 脉至如弦缕：弦，如弓弦状。缕，细小之意。

[13] 脉至如交漆：脉来如绞滤漆汁，四面流散无根。交，通"绞"。

[14] 脉至如涌泉：脉来如泉水之涌，有升无降。

[15] 肌：《太素·五脏脉诊》中作"胞"。

[16] 味韭英而死：当死于尝到新韭菜的时候。味，尝之意。韭英，韭菜叶子。

[17] 脉至如颓土：脉来虚大无力，按之即无。颓土，为倒塌之朽土。

[18] 肌气：肌肉的精气。盖脾主肌肉，肌气也就是脾气。

[19] 白蘽发死：在白蘽生发的时候就会死亡。白蘽，藤葛之类。

[20] 脉至如悬雍：脉来就像人之悬雍，浮取大，稍按即小。悬雍，悬雍垂。

[21] 之：《针灸甲乙经》中"之"下方有"气"。

[22] 五脏菀（yù 玉）熟：五脏郁热。菀，郁之意。熟，热也。

[23] 其人不得坐，立春而死：腰为肾之外府，肾病腰不能支持故不得坐。立春阳盛，阴日以衰，所以当死。

[24] 脉至如丸，滑不直手：《针灸甲乙经》中"直"作"著"。脉滑小，不能著于指下，无根而不胜按也。

[25] 脉至如华：脉来轻浮软弱如花。华，通"花"。

[26] 听：幻听，或耳鸣。

[27] 季秋：深秋。

【语译】脉来如水波浮泛，忽分忽合，极难分辨清楚；在一呼一吸之间，跳动在十次以上，是十二经的精气均已不足的征象。从开始见到这种脉象起，大约经过九十天便会死亡。

脉来如火燃柴薪，焰势虽盛，但浮而无根，这是心气亏竭的征象，到秋尽冬初野草干枯时便会死亡。脉来如风吹散叶，

飘零虚弱，这是肝气亏虚的征象，大约到秋季树木落叶时便会死亡。脉来如省问之客而或来或去，脉去似乎闭塞欲绝，但忽又应指有力，这是肾气虚损的征象，大约在枣树花落季便会死亡。脉来如泥土弹丸状，虽有圆象，但不流利，这是胃气亏虚的征象，大约在三月榆钱脱落时便会死亡。脉来长而坚硬，如有物横格指下，这是胆气不足的征象，大约在稻谷成熟时便会死亡。脉来紧张如弓弦、细小如丝线，这是胞气亏虚的征象，如果患者多言语者，大约到冬季下霜时便会死亡，如果患者沉默不言，尚可救治。

脉来如绞滤漆汁，四面流散无根。从初见到这种脉象起，大约三十天便会死亡。

脉来如泉水上涌，有升无降，应指有力，鼓动在肌肉之间，这是太阳经气亏损的征象；伴见少气者，大约吃新韭菜的季节便会死亡。脉来如倾倒的朽土，虚大无力，按之即无，这是肌肉精气不足的征象。如果面部色泽呈现黑色者，这是脾土衰败，肾水泛溢的征象，待到春季白蘽生芽长叶时便会死亡。

脉来如悬雍垂状，上大下小，浮取揣摸则更觉其大，这是十二俞穴的精气不足，大约在冬季天寒水结冰时便会死亡。

脉来犹如仰置的刀刃，浮取脉小而急，重按脉大急而坚，这是五脏郁热，寒热单独交并于肾所致。如果患者仅能睡卧，不能坐起，大约到立春节时便会死亡。

脉来如弹丸，圆滑而不能重按，按之即无，这是大肠精气不足之象，大约在枣树长叶时就会死亡。脉来轻浮软弱如花，患者多有恐惧，坐卧不安，行动站立小心翼翼，时常幻听或耳鸣，这是小肠精气亏

虚的征象，大约在深秋季节便会死亡。

【导读】论怪脉。本篇以辨脉诊病为主旨，论述了心、肝、肾、胃、胆、胞、大肠、小肠、十二经等精气不足的脉体形象、所主病证及预后转归，篇末围绕着脏腑经脉精气衰竭时出现的 14 种怪脉之体象特征、主病及预后予以论述。

所谓"怪脉"，即不同寻常脉的脉体形象，凡脉体形象出现乖戾不和、无生气、无胃气等不同寻常的脉象，皆为怪脉，又称无根脉、无神脉、无胃气脉、真脏脉、死脉等。怪脉的体象特征，可见节律不齐，浮散无根，弦硬坚急，往来无伦等。怪脉所主病证发病机制，皆因脏腑精气竭绝，神气将脱，胃气大伤，人体内环境极度紊乱所致。就其预后而言，皆为功能衰败，生机已绝，死期不远。这是古人的临床观察及经验总结。元代危亦林在《世医得效方》中总结怪脉十种，后世医家除去偃刀、转豆、麻促，称为"七绝脉"，这些内容收录于当今高等医药院校中医诊断学教材之中。

脉解篇第四十九

【题解】脉，指人体三阴三阳经脉。解，指解释阐发。本篇对《灵枢·经脉》篇诸经病证的产生机制以及各经所应的时令变化特点进行了解释和阐发，认为三阴三阳经脉之气，各有主时，在各自所应的时令中受时令气候变异的影响，而有阴阳的盛衰变化，遂成经脉之病，由于本篇专述经脉病证的形成机制，故名"脉解"。

【原文】太阳所谓肿腰脽痛[1]者，正月太阳寅[2]，寅，太阳也。

【注释】

[1] 肿腰脽（shuí 谁）痛：腰部和臀部肿胀疼痛。脽，指臀部。

[2] 正月太阳寅：正月是年之首，月建在寅，三阳经以太阳经为首，所以正月配属太阳。

【语译】太阳经有所说的腰部、臀部肿胀疼痛病证。由于正月是一年之首，太阳经为三阳经之首，故正月配属于太阳；又正月的月建在寅，所以说"正月太阳寅"。

【导读】论太阳经与月相关系以及所致腰脽痛。正月建寅，这是依据斗纲建月决定的，北斗七星围绕北极星顺时针方向运转，一年旋指十二辰（子、丑、寅、卯、辰、巳、午、未、申、酉、戌、亥），以建十二个月、二十四时节。从冬至开始斗杓从正北坎位起，正月建寅、二月建卯……十一月建子、十二月建丑。

【原文】正月阳气出在上，而阴气盛，阳未得自次[1]也，故肿腰脽痛也。病偏虚为跛者[2]，正月阳气冻解，地气而出也，所谓偏虚者，冬寒颇有不足者，故偏虚为跛也。所谓强上引背[3]者，阳气大上而争，故强上也。所谓耳鸣者，阳气万物盛上而跃，故耳鸣也。所谓甚则狂巅疾[4]者，阳尽在上，而阴气从下，下虚上实，故狂巅疾也。所谓浮为聋[5]者，皆在气也。所谓入中[6]为喑者，阳盛已衰，故为喑也[7]。

【注释】

[1] 阳未得自次：次，次序。自次，即自己应该所属的位次，指气候所主时令月份的位次。

[2] 病偏虚为跛者：一侧阳气偏虚，而发生下肢跛行。跛，下肢有病而跛行。

[3] 强（jiàng 降）上引背：头项僵滞而牵引及背部。强，指僵滞而不柔顺。

[4] 狂巅疾：狂病、癫痫病。巅，通"癫"。

[5] 浮为聋：气逆上浮而发生耳聋。

[6] 入中：阳气入走于内。

[7] 阳盛已衰，故为喑也：张介宾："声由气发，气者阳也。阳盛则声大，阳虚则声微，若阳盛已衰，故喑不能言也。"

【语译】虽然正月是阳气升发的季节，但此时阴寒之气尚盛，阳气尚未按正常的次序，在其所主的时令中旺盛。因此就患腰部和臀部肿胀疼痛的病证。有患者阳气偏虚，而发生下肢跛行的，这是正月阳气渐旺，促使冰冻的地气解散而上出，因为寒冬的影响，机体的阳气颇感不足，而使阳气偏虚于机体的一侧，所以患跛足病。所说的头项僵滞，牵引背部的病证，是由于阳气上逆，互相争扰而引起的。所说的耳鸣证，是因为人身的阳气像自然界的万物一样，向上盛长而活跃，所以发生耳鸣。所说的阳气亢盛就发生狂病、癫痫病的，是因为阳气浮在上部，阴气亏损于下部，阴阳失调，下虚上实，所以发生狂病和癫痫。所说的气逆上浮而发生耳聋，完全是由于气分失调。所说的阳气入走于内而发生失音的，是因为阳气由盛而亏衰，所以发生音哑。

【导读】论太阳经所主病证。此节论述了肿腰脽痛、跛、强上引背、耳鸣、狂巅疾、聋、喑7种太阳经所主病证，其发病机制都为足太阳膀胱经经气不利，机体阴阳失调。

【原文】内夺[1]而厥，则为喑俳[2]，此肾虚也。少阴不至者，厥也。

【注释】

[1] 内夺：色欲太过，使精气内耗。

[2] 喑俳（pái 排）：病名，又作"喑痱"。是肾精亏损，以致肾气厥逆而成。

【语译】房室太过，精气内耗，而导致厥证，甚则出现舌喑不能语言，肢体痿废不能运动的喑痱证。这些都是由于肾的精气内亏所致。少阴经阳气不能通达四末，则出现手足逆冷的厥证。

【导读】论少阴经失调所致喑俳证。此以肾论厥与《灵枢·本神》之"肾气虚则厥"和《素问·厥论篇》之论厥精神一致。此证缘于色欲太过，损伤肾精所致，故曰"内夺而厥"。

【原文】少阳所谓心胁痛者，言少阳盛[1]也，盛者心之所表也[2]，九月阳气尽而阴气盛，故心胁痛也。所谓不可反侧[3]者，阴气藏物也，物藏则不动，故不可反侧也。所谓甚则跃者，九月万物尽衰，草木毕落而堕，则气去阳而之阴[4]，气盛而阳之下长[5]，故谓跃。

【注释】

[1] 少阳盛：少阳经邪气盛。

[2] 盛者心之所表也：少阳经邪气盛必定累及于心，病本在少阳，标在心。

[3] 不可反侧：不可转身侧卧。

[4] 气去阳而之阴：气离开阳分而进入到阴分。阳，指表。阴，指里。之，有"入到"之义。

[5] 气盛而阳之下长：阴气盛于上部，阳气循足少阳经下行到足，使两足的阳气相对增加。

【语译】所说的少阳经发生心胁疼痛的病证，是少阳经邪盛所致。少阳经邪气盛，累及于心，病本在少阳胆，发病则影响心。九月，在阳气将尽而阴气渐盛之时，所以心胁部发生疼痛。所说的不可转身侧卧的症状，是由于阴气渐盛，万物开始潜藏，则有静而不动的现象，所以不可转身侧卧。所说的阳气盛则跳跃的症状，是由于九月万物衰败，草木的枝叶脱落凋零，人身的阳气也离开阳分而进入阴分，阴气盛于上部，阳气循少阳经下行到足，使两足的阳气相对增长，所以就容易出现跳跃的症状。

【导读】论少阳经与月相关系及其失调所致病证。少阳经配属九月，阳气较少，月建在戌，由于足少阳经经行于人身之侧，故少阳经经脉失调所致病证有心胁痛、不可反侧、跃三种症状。所谓"跃"，似指跛行甚者，其行走有跳跃之状。

【原文】阳明所谓洒洒振寒[1]者，阳明者午也[2]，五月盛阳之阴[3]也，阳盛而阴气加之，故洒洒振寒也。所谓胫肿而股不收者，是五月盛阳之阴也，阳者衰于五月，而一阴气上，与阳始争，故胫肿而股不收也。所谓上喘而为水者，阴气下而复上，上则邪客于脏腑间，故为水也[4]。所谓胸痛少气者，水气在脏腑也，水者阴气也，阴气在中，故胸痛少气也。所谓甚则厥，恶人与火，闻木音则惕然而惊者，阳气与阴气相薄，水火相恶，故惕然而惊也。所谓欲独闭户牖而处者，阴阳相薄也，阳尽而阴盛，故欲独闭户牖而居。所谓病至则欲乘高而歌，弃衣而走者，阴阳复争，而外并于阳，故使之弃衣而走也。所谓客孙脉则头痛鼻鼽腹肿者，阳明并于上，上者则其孙络太阴也，故头痛鼻鼽腹肿也。

【注释】

[1] 洒洒振寒：恶寒战栗。

[2] 阳明者午也：阳明为阳之盛，相当于五月自然界之盛阳，故阳明配属于五月。

[3] 五月盛阳之阴：五月虽是阳气最盛的时令，但"夏至一阴生"，此时的阴气也渐生发。

[4] 阴气下而复上，上则邪客于脏腑间，故为水也：阳气渐衰，阴气从下而升，阳虚失于气化，阴邪留而为水；水邪上迫于肺则喘，泛溢于肌肤则为浮肿。

【语译】所说的阳明经发生恶寒战栗的病证，是因为阳明经旺于五月，月建在午。此时虽然是阳气最旺盛的季节，但夏至一阴生，阴气在该时也就逐渐生发了。阳明经的病证犹如时令之阳气旺盛而有阴气渐生，所以就出现恶寒战栗的症状。所说的足胫肿而两大腿弛缓无力的，也正如五月份阳热极盛而阴气渐生，阳气从五月开始衰退，而一阴之气上升，阴阳开始相争，所以出现足胫肿胀而两大腿弛缓无力的症状。所说的上气喘逆而患生浮肿病的，是由于阳气渐衰，阴气从下而上升，阳虚失于气化，津液留而为水，水邪上逆迫肺，则喘促气逆；泛溢于肌肤，则为浮肿病。所说的胸部疼痛而少气的症状，也是由于水气留居于脏腑之间所致。水液属阴性，阴邪潴留在胸膈之间，所以出现胸部疼痛而少气的症状。所说的病甚而厥，喜欢安静，厌恶人声及灯火，甚至听见草木的声音就显得惊惕不安的样子，这是由于阳气与阴气相互交争，水火不相协调，所以就出现这种惊惕症状。所说的患者喜欢关闭门窗，而独居暗室的现象，是由于阳气与阴气相互交争，结果阳气衰竭，阴气偏盛，阴者主静、主暗，所以患者经常喜欢独居于门窗紧闭的暗室。所说的发病就喜欢登高而唱歌、脱掉衣服而狂走的症状，是由于阴阳二气重复交争，结果阳气偏盛而出表，并入于阳经，阳者主动，所以患者在发病时就出现登高歌唱，脱掉衣服狂奔的症状。所说的邪入孙络就出现头痛、鼻塞、腹部肿满等症状，是由于阳明经的邪气逆行于上部的孙络，波及太阴经的缘故。邪气上于头部的细小络脉，就发生头痛、鼻　　塞；邪气波及太阴经，就发生腹部肿满。

【导读】论阳明经与月相关系及其失调所致病证。阳明经配属五月，月建在午，在阳气最盛时，后渐转为属阴，故称为"盛阳之阴也"，言其阳气最盛，两阳相合，故阳明经发病，易见阳气亢盛之候，其经脉失常可见此节列举的诸种症状。阳明者土也，土病不能制水，阴邪客犯于脾胃，化为水湿，且肾为水脏，所以此时病变波及肺、肾、脾、胃诸脏腑。故有胫肿而股不收、胸痛、少气、喘、腹肿之病。此经有病则阴阳交争，互有胜负，既有阴偏盛而阳偏衰，又有阳盛而阴衰，故曰"阴阳复争"。阴静阳躁，当阴偏盛时会出现"恶人与火、闻木声则惊、欲静"，阳偏盛时，则有"乘高而歌、弃衣而走"，此即"阳盛则四肢实，实则能登高也"（《素问·阳明脉解篇》）之意。

【原文】太阴所谓病胀者，太阴子也[1]，十一月万物气皆藏于中，故曰病胀。所谓上走心为噫者，阴盛而上走于阳明，阳明络属心[2]，故曰上走心为噫也。所谓食则呕者，物盛满而上溢，故呕也。所谓得后与气[3]则快然如衰者，十二月[4]阴气下衰，而阳气且出，故曰得后与气则快然如衰也。

【注释】

[1] 太阴子也：太阴为三阴，是三阴经中阴之最者；十一月建子，阴气最盛。故太阴配属于子，在十一月。

[2] 阳明络属心：《灵枢·经别》："足阳明之正……散之脾，上通于心。"

[3] 得后与气：排大便与放屁。

[4] 十二月：《太素》中作"十一月"。

【语译】所说的太阴经患胀满病，是因为太阴为阴中的至阴，十一月的月建在子，阴气最盛，所以太阴配属于子，在十一月。十一月阴气隆盛，自然界万物都潜藏于里，人的阳气也藏聚于腹中，所以发生腹部胀满的症状。所说的太阴之气上逆于心则发生嗳气的症状，是因为太阴阴气旺盛而上入于足阳明胃经，阳明胃经的络脉上通于心。因此，太阴阴寒之气过盛，通过胃脉即可上逆于心而导致嗳气。所说的食入而呕吐的症状，是因为暴饮暴食，不能消化，胃中盛满而上溢，所以发生食入即呕吐的症状。所说的大便通下和矢气后就感到腹满减轻、舒服的，这正如十一月阴气盛极而渐衰，而阳气渐出的时令一样，因此就说一旦得大便通利，或放出矢气，就感到舒服，腹胀满即减轻了。

【导读】论太阴经与月相关系及其失调所致病证。太阴经配属十一月（冬月），月建在子。十一月是万物收藏的季节，故与太阴配属。此经所主病证有胀、噫、呕、得后与气则快然如衰等，脾胃为气机升降枢纽，气机失调，故有这些症状，若阳气渐复，阴邪渐退，气机升降功能得以渐复，则大便通，得矢气而腹胀减，快然如病愈之状。

【原文】少阴所谓腰痛者，少阴者肾[1]也，十月[2]万物阳气皆伤，故腰痛也。所谓呕咳上气喘者，阴气在下，阳气在上，诸阳气浮，无所依从，故呕咳上气喘也。所谓色色不能久立久坐[3]，起则目䀮䀮无所见者，万物阴阳不定未有主也[4]，秋气始至，微霜始下，而方杀万物，阴阳内夺，故目䀮䀮无所见也。所谓少气善怒者，阳气不治[5]，阳气不治则阳气不得出，肝气当治而未得，故善怒，善怒者名曰煎厥[6]。所谓恐如人将捕之者，秋气万物未有毕去[7]，阴气少，阳气入，阴阳相薄，故恐也。所谓恶闻食臭[8]者，胃无气[9]，故恶闻食臭也。所谓面黑如地色[10]者，秋气内夺[11]，故变于色也。所谓咳则有血[12]者，阳脉伤[13]也，阳气未盛于上而脉满[14]，满则咳，故血见于鼻也。

【注释】

[1] 肾：按以上下文例，"肾"当作"申"，声误。

[2] 十月：依《太素·经脉病解》中"十"作"七"，与文义甚合。

[3] 色色不能久立久坐：色色，《针灸甲乙经》《太素》中作"邑邑"，为多数注家所遵从。邑与"悒"通，指忧郁不乐，心神不安。

[4] 万物阴阳不定未有主也：万物因为阳气被伤，阴阳失调而失去自身保持平衡的能力。不定，不平衡，不稳定。

[5] 不治：不平衡，失常。治，安定，有秩序，与"乱"相对而言。

[6] 煎厥：古病名。内热消烁阴液而出现的昏厥病证。

[7] 秋气万物未有毕去：在秋天时，万物的阳气虽已开始减弱，但尚未全部退尽。

[8] 恶（wù 误）闻食臭（xiù 秀）：不愿闻到食物的气味。食臭，指食物气味。

[9] 胃无气：胃气衰败，失去受纳消化食物的功能。

[10] 面黑如地色：面色呈青黑色。

[11] 秋气内夺：秋令肃杀之气，内伤其脏腑精气，精气内亏，不能上荣其色。

[12] 有血：即衄血。

[13] 阳脉伤：指阳络损伤。为衄血的病机。阳脉，指上部的脉络。

[14] 阳气未盛于上而脉满：在上部阳气未盛之际，阴血上乘阳位，导致阳脉满，阳络伤等病机。

【语译】 所说的少阴经患腰痛病，少阴是指足少阴肾，肾虚则腰痛；正如七月为秋之初、阴之少者，天地间万物的阳气都衰退一样，足少阴肾配属于十月，肾中的阳气被抑而衰弱，所以发生腰痛。所说的呕吐、咳嗽、上气喘促的症状，是因为阴气偏盛于下，阳气浮盛于上所致。阳气浮盛于上而无所依附，气机上逆，所以有呕吐、咳嗽、喘促等症状。所说患者见情绪抑郁不乐，又心慌意乱，坐立不宁，起立则两目昏花、视物不清等症状，是由于机体因阳气被伤，阴阳失调而失于自身主持平衡的能力所致。这种情况就如同到秋季，肃杀之气已经降临，微霜开始下降，自然界万物因受肃杀之令而生气衰退一样。所以出现双目昏眩，视物不清等症状。所说少气而烦躁易怒的症状，是因为阴阳紊乱而失调所致，阴阳失调，少阳枢机不利，相火内郁不得外出，肝气郁结而不得外泄，肝为将军之官，其志为怒，肝郁化火故烦躁易怒，此病名叫作"煎厥"。所说的恐惧就好像有人要抓捕他一样的症状，就如同秋季肃杀之气初降，万物阳气虽然已开始减弱，但尚未全部退尽一样；阴气初生而少，阳气入里，阴阳相争于里，所以多有恐惧感。所说厌恶闻见食物气味的症状，是因为胃气衰败，失去受纳腐熟消化食物水谷的功能，因此食少纳呆，甚至厌恶闻见食物的气味。所说的面部呈青黑色症状，是因为秋季肃杀之气，内伤阴精所致，因此面色青黑。所说的咳嗽伴见衄血症状，是因为人体上部脉络损伤所致。在阳气未盛之际，阴血上乘阳位，则阳脉满，阳脉满就发生咳嗽；阳络损伤，血溢于外，就鼻孔出血。

【导读】 论少阴经与月相关系及其失调所致病证。"十月"当为"七月"，七月为三阴之月，阴中有阳，阳中有阴，是一年中阴趋于盛，阳渐于衰之际。自然界的气候特征是"秋气始至，微霜始下，而方杀万物"，万物的阳气在这个时候也随之渐藏，故月建在申。此处列举足少阴肾脉发生的9种病证其病机多为阴盛阳虚。

【原文】 厥阴所谓癩疝[1]，妇人少腹肿者，厥阴者辰也[2]，三月阳中之阴，邪在中，故曰癩疝少腹肿也。所谓腰脊痛不可以俯仰者，三月一振荣华[3]，万物一俯而不仰[4]也。所谓癩、癃、疝、肤胀[5]者，曰阴亦盛而脉胀不通，故曰癩、癃、疝也。

所谓甚则嗌干热中者，阴阳相薄而热，故嗌干也。

【注释】

[1] 癩（tuí 颓）疝：病名，疝病之一，临床以阴囊睾丸肿胀，坚硬如石，重坠疼痛为主要表现。

[2] 厥阴者辰也：厥阴配属于三月。辰，阴历三月。春季三月，阳气方生，阴气将尽，月建在辰；厥阴为之将尽，阳气渐生之经，故将厥阴与三月相配。

[3] 三月一振荣华：在三月之时，阳气为之振奋，万物开始生发茂盛。

[4] 一俯而不仰：只能俯身而不能仰身。借草木枝叶低垂之状，喻指患者腰脊疼痛，活动不利，只能俯屈，而难以仰伸的症状。

[5] 癩、癃、疝、肤胀：指前阴肿痛，小便不利，而肌肤肿胀。

【语译】 所说厥阴经的癩疝，妇人少腹肿等病证，厥阴配属于三月，月建为辰，故说"厥阴者辰也"。三月是阳气方生，阴气将尽的季节，为阳中有阴，阴邪积聚于厥阴经脉，所以就易患癩疝、少腹肿胀疼痛等，病证。所说腰脊疼痛而不能前俯后仰，腹部活动不利的病证，是因为在三月之时，阳气为之振奋，万物生发茂盛，但余寒未尽所致。如果阳气受到寒邪的抑制，不能鼓动于外，所以就患腰脊疼痛，难以俯仰。所说癩疝、癃闭、疝气、肌肤肿胀等病证，是因为阴邪偏盛侵犯厥阴，以致厥阴经脉胀塞不通所致。厥阴经脉循阴器，抵小腹，邪凝厥阴经脉，故发为癩疝、癃闭、疝气等外生殖器部位的病证。癃闭而小便不通，水湿不得外泄，内聚外溢，所以进一步发展为肤胀浮肿病。

所说的热盛而咽干里热者，是因为阴气不足，阳气偏盛而阴阳失调，阴虚生内热所致。厥阴经循喉咙之后，进入鼻咽；阴虚失润，虚火上炎，所以出现咽喉干燥。

【导读】 论厥阴经与月相关系及其失调所致病证。"辰，季春也。五阳一阴，阴气将尽，故属厥阴"（张介宾注），从自然界的节令看，阴气将尽，"两阴交尽，谓之厥阴"（《灵枢·阴阳系日月》），因而厥阴发病为阳中有阴，寒中有热，与三月的气候特征相合，故其月建在辰。

刺要论篇第五十

【题解】刺，针刺。要，要领、基本原则。因本篇经文论述了针刺深浅的基本原则，故名"刺要论"。

【原文】黄帝问曰：愿闻刺要。

岐伯对曰：病有浮沉[1]，刺有浅深，各至其理[2]，无过其道。过之则内伤，不及则生[3]外壅，壅则邪从之。浅深不得，反为大贼，内动[4]五脏，后生大病。故曰：病有在毫毛腠理者，有在皮肤者，有在肌肉者，有在脉者，有在筋者，有在骨者，有在髓者。

【注释】

[1] 浮沉：指病的表里。一说指病的轻重。

[2] 理：指针刺的浅深度。下句"道"，义同此。

[3] 生：疑衍，涉下"后生"句所致。

[4] 动：《针灸甲乙经》中作"伤"。

【语译】黄帝问道：希望听听针刺的要领是什么？

岐伯回答说：疾病有表里的不同，针刺有深浅的差异。所以针刺时，既要准确到位，合乎浅深之度的要求，又要把握分寸，不能超过浅深之度。因为超过了浅深之度，就会造成内脏的损伤；而刺得过浅、不能到达病位，就会使外周的气血发生壅滞。外周的气血发生壅滞，邪气就会乘机侵入人体。无论是刺深，还是刺浅，如果不能得法到位，就会反而造成危害，在内会伤及五脏后导致大病。病变部位，有的处在人的毫毛肤腠之间，有的处在人的皮肤之内，有的处在人的肌肉之内，有的处在人的经脉之内，有的处在人的筋脉之内，有的处在人的骨骼之内，有的处在人的骨髓之内。

【导读】论针刺要领。针刺深浅，必须根据疾病部位，要有一定的限度，应深则深，应浅则浅，恰好到气行之处，发挥"行者移也"（《素问·八正神明论篇》）的作用，达到中"气至为故"（《素问·离合真邪论篇》）的效果。《内经》中不同深浅的刺法有"三刺""五刺""十二刺"等，足见其对针刺深浅问题的重视。还论及了不按此法针刺会带来的危害，如针刺超过病所为太过，太过则伤脏腑之气，针刺不达病所为不及，不仅不能中病，反而会造成气血壅滞。故有"疾浅针深，内伤良肉，皮肤为痈；病深针浅，病气不泻，支为大脓"（《灵枢·官针》）之告诫。提示临证施针时，既要考虑针刺深浅产生的不同效果，也要因人、因病、因时辨证施论，灵活施术。这就是此节强调的针刺要领"各至其理，无过其道"。

【原文】是故刺毫毛腠理无[1]伤皮，皮伤则内动肺[2]，肺动则秋病温疟，沂沂然[3]寒栗。刺皮无伤肉，肉伤则内动脾，脾动则七十二日四季之月，病腹胀烦[4]，不嗜食。刺肉无伤脉，脉伤则内动心，心动则夏病心痛。刺脉无伤筋，筋伤则内动肝，肝动则春病热而筋弛。刺筋无伤骨，骨伤则内动肾，肾动则冬病胀[5]腰痛。刺骨无伤髓，髓伤则销铄，胻酸，体解㑊然不去矣。

【注释】

[1] 无：通"毋"，不要之意。

[2] 皮伤则内动肺：张介宾："动，伤动也。皮为肺之合，皮伤则内动于肺。"

[3] 沂沂（sù 诉）然：寒栗的样子。

[4] 烦：《针灸甲乙经》中作"烦满"。

[5] 肾动则冬病胀：姚止庵："其病胀者。人身中之气，本原于命门，肾伤则命门已不能化气，壅遏不行故胀。"

【语译】因此，治疗处在毫毛肤腠间的病邪时，不要损伤人的皮肤。因为皮肤受损后，就会进步伤及于肺，肺被伤则秋天会患温疟疾，表现寒战，留恋难愈。刺治处在皮肤之内的病邪时，不要损伤肌肉，因为肌肉受损后，就会伤及于脾，脾被伤则每季最后一个月的十八天共七十二天天中，就会患腹胀烦满和不思饮食的病证。刺治处在肌肉的病邪时，不要损伤经脉，因为经脉受损后，就会伤及于心，心被伤则夏天会患心痛病证。刺治处在经脉的病邪时，不要损伤经脉，因为经脉受损后，就会伤及于肝，肝被伤则春天会患热证及筋脉弛懈无力的病候。刺治处在筋的病邪时，不要损伤骨骼，因为骨骼受损之后，就会伤及于肾，肾被伤则冬天会患浮肿与腰痛的病证。刺治处在骨骼的病邪时，不要损伤骨髓，因为骨髓受损后，就会日益衰减而使人胻胻酸痛，肢体倦怠无力、不能活动。

【导读】论过刺五体伤五脏。五体为五脏之外应，此处从刺法的角度论述了过刺五体会伤及内脏的观点：①体伤动五脏。若针刺过深，刺入不该刺之处，通过表里相合的关系，会影响相应的内脏发生病变。②脏伤应时。若刺伤五脏，并非当时发病，而是在各脏主时季节发病。③病变所在部位即是应刺的深度，选用不同规格的针具，用于不同深浅的病证。④五体表达人体五个不同深浅的层次，临床施针应根据患者性别、年龄、形体胖瘦、体质强弱、病情虚实、腧穴所在，以及医生想达到的目的，选择与人体不同深浅层次相适宜的针具。

刺齐论篇第五十一

【题解】齐，整齐、定限之义。《玉篇》："齐，整也，无偏颇也。"刺齐，指针刺浅深各有一定限度，故名"刺齐论"。

【原文】黄帝问曰：愿闻刺浅深之分[1]。

岐伯对曰：刺骨者无伤筋，刺筋者无伤肉，刺肉者无伤脉，刺脉者无伤皮，刺皮者无伤肉，刺肉者无伤筋，刺筋者无伤骨。

帝曰：余未知其所谓，愿闻其解。

岐伯曰：刺骨无伤筋者，针至筋而去，不及骨也[2]。刺筋无伤肉者，至肉而去，不及筋也。刺肉无伤脉者，至脉而去，不及肉也。刺脉无伤皮者，至皮而去，不及脉也。

【注释】

[1] 分（fēn 奋）：界线。

[2] 刺骨无伤筋者，针至筋而去，不及骨也：张志聪曰："言其病在骨，刺当及骨，若针至筋而去，不及于骨，则反伤筋之气，而骨病不除，是刺骨而反伤其筋矣。"

【语译】黄帝问道：希望听听针刺时的浅深界线是什么？

岐伯回答说：刺深的界线，是在刺治骨骼中的病邪时不要刺伤筋脉，在刺治筋中的病邪时不要刺伤肌肉，在刺治肌肉中的病邪时不要刺伤经脉，在刺治经脉中的病邪时不要刺伤皮肤；刺浅的界线，是在刺治皮肤中的病邪时不要刺伤肌肉，在刺治肌肉中的病邪时不要刺伤筋，在刺治筋中的病邪时不要刺伤骨骼。

黄帝说：我不太明白这些道理，希望听听你的解释。

岐伯说：所谓刺治骨骼中的病邪时不要刺伤筋，是说不能仅仅刺到筋而不刺到病邪所在的骨骼；所谓刺治筋中的病邪时不要刺伤肌肉，是说不能仅仅刺入肌肉而不刺到病邪所在的筋；所谓刺治肌肉中的病邪时不要刺伤经脉，是说不能仅仅刺入经脉而不刺到病邪所在的肌肉；所谓刺治经脉中的病邪时不要刺伤皮肤，是说不能仅仅刺入皮肤而不刺到病邪所在的经脉。

【导读】论针刺深浅有度。经文中明确地提出了针刺深浅必须要有一定的限度，要适中病所，不可太过亦不可不及。人体的皮肉筋骨，各有浅深之分，病变部位，自有浅深之别，针刺治疗，务必浅深适度。病位浅的，针刺太深，就会损伤正常组织；病位深的，针刺太浅，病邪不得散，就达不到应有的治疗效果。《灵枢·官针》中规定浅刺皮肤的方法有扬刺、半刺；刺筋的方法有恢刺、关刺；刺肌肉的方法有合谷刺；刺骨的方法有输刺、短刺等，这些都是根据不同的病位施以深浅不同的刺法。

【原文】 所谓[1]刺皮无伤肉者，病在皮中，针入皮中[2]，无伤[3]肉也。刺肉无伤筋者，过肉中[4]筋也。刺筋无伤骨者，过筋中骨也。此之谓反[5]也。

【注释】

[1] 所谓：《针灸甲乙经》无"所谓"二字。

[2] 皮中：《针灸甲乙经》无"中"字。

[3] 伤：《针灸甲乙经》中作"中"。

[4] 中（zhòng 仲）：谓刺中。

[5] 反：违背，违背针刺的法度。一说相反，谓得到相反的后果。

【语译】 所谓刺治皮肤中的病邪时不要刺伤肌肉，是因为病邪留在皮肤之内，这时只需将针刺到皮肤中的病位即可，而不能刺得太深而伤及肌肉；所谓刺治肌肉中的病邪时不要刺伤筋，是因为病邪处在肌肉之内，这时只需将针刺到肌肉中的病位即可，而不能刺得太深、透过肌肉。如果透过了肌肉，就会刺中筋而造成筋的受损；所谓刺治筋中的病邪时不要刺伤骨骼，是因为病邪处在筋，这时只需将针刺到筋中的病位即可，而不能刺得太深、透过筋脉。如果透过了筋脉，就会刺中骨骼而使得骨骼受损。要是不知道针刺时刺浅刺深的这些界线，就会违背针刺的法度，造成严重的后果。

【导读】 论掌握针刺深浅适度的要领。本篇与《素问·刺要论篇》都是讨论针刺浅深度的专篇。《素问·刺要论篇》着重说明针刺浅深度不当带来的危害和出现的病变，本篇则具体说明掌握针刺浅深度的标准。《内经》强调保持阴阳和调，"以平为期"，太过和不及都会带来灾害和疾病。体现在治疗上，无论施针还是用药，都要中病即止，过则伤正。《内经》中"气有高下，病有远近，证有中外，治有轻重，适其至所为故也"（《素问·至真要大论篇》）的用药原则，"病有浮沉，刺有浅深，各致其理，无过其道。过之则内伤，不及则生外壅，壅则邪从之。浅深不得，反为大贼，内动五脏，后生大病"（《素问·刺要论篇》）以及本篇关于针刺浅深度的原则，都体现了这一思想。

刺禁论篇第五十二

【题解】刺，针刺。禁，禁忌，制止。本篇经文主要论述人体的一些禁刺部位及误刺之害，以及某些原因不适宜针刺之理，故名"刺禁论"。

【原文】黄帝问曰：愿闻禁数[1]。

岐伯对曰：脏有要害，不可不察。肝生于左，肺藏于右[2]，心部于表[3]，肾治于里[4]，脾为之使[5]，胃为之市。

【注释】

[1] 禁数：针刺禁忌的技术。数，通"术"。

[2] 肝生于左，肺藏于右：杨上善："肝为少阳，阳长之始，故曰生；肺为少阴，阴藏之初，故曰藏。"

[3] 心部于表：杨上善："心者为火，在夏，居于太阳最上，故为表。"部，指分配。表，上也。

[4] 肾治于里：张志聪："肾为阴脏而主水，水性寒凝，故肾气主治于里。"治，指调理。

里，下也。

[5] 脾为之使：脾使水谷精气运化于全身。使，类比脾运化传输水谷精气的功能。

【语译】黄帝问道：希望听你讲讲关于针刺禁忌的相关技术（知识）。

岐伯回答说：人的脏器各有特殊重要的作用，不能不仔细地了解清楚。肝气升于人体左侧，人的阳气赖其升发；肺气降于人体右侧，气机之降始于此；心主宰并调节阳气在人体上外部的功用；肾主宰并调节阴精在人体下部的功用；脾运化传输水谷精气于全身；胃则主要受纳并消化饮食水谷，犹如无所不容的市场。

【导读】论"脏有要害，不可不察"。"肝生于左"，面南而立，必然是：左东，春（少阳），三（洛书之数，见《灵枢·九宫八风》），"天三生木，地八成之"（河图），在脏为肝，就将"肝"与"左""东方""春"相联系。"河图""洛书"确立了左旋而升的顺时运行法则，人身整体气机从左而升，为肝所主。又据"在下者必升"原理，肝之升必从下，故将"肝"的功能效应定位于下焦，这是肝生于左、位于下焦的文化背景。

"肺藏于右"，面南而立，必然是：右西，七（洛书之数，见《灵枢·九宫八风》），"地四生金，天九成之"（河图），应时为秋，在脏为肺。肺所应的西方、秋季（少阴），均主阳气收敛沉降，故杨上善有"肺为少阴，阴藏之初，故曰藏"之注。"河图""洛书"布阵，确立了左旋右降的顺时运行法则，人整体气机从右而降，由肺所主。据"在上者必降"原理，肺之降必从上，故将"肺"的功能效应定位于上焦。

"心部于表"，面南而立，必然是：上南，九（洛书之数，见《灵枢·九宫八风》），"地二生火，天七成之"（河图），应时为夏，在脏为心。心所应的南方、夏季（太阳），均主阳气最盛。"表，上也"（《素问考注》）。在方位辨识中，南为"上"，心的解剖部位、功能效应均居于上而统领全身，故曰"心部于表"。"表"，有"标记"之义。心所主的"南"方，是国人辨识方位的"标记"。

"肾治于里"，面南而立，必然是：上南下北，冬季（太阴），在脏为肾。肾所应的北方、冬季（太阴），均主阳气潜藏且阴气最盛。"里，下也"（《素问考注》）。在方位辨识中，北为"下"，肾的解剖部位、功能效应均居于下焦，故曰"肾治于里"。

"脾为之使，胃为之市"，肝、肺、心、肾均有方位表述，脾胃则无，这正是"河图""洛书"土居中央的体现。是"脾胃者，仓廪之官，五味出焉"（《素问·灵兰秘典论篇》）"脾者主为卫，使之迎粮"（《灵枢·师传》）"胃者，五脏六腑之海也，水谷皆入于胃，五脏六腑皆禀气于胃"（《灵枢·五味》）的具体应用。"脾为之使"的"使"，有使用之义，指脾为各脏腑提供所需的水谷精气。"胃为之市"的"市"，指货物交易。喻胃肠纳、降、出、入、聚、散水谷，如同集市。张志聪说："盖以四脏之气，分左右表里上下，脾胃居中，故为之市。"

【原文】鬲肓[1]之上，中有父母[2]，七节之旁[3]，中有小心[4]，从之有福，逆之有咎[5]。

【注释】

[1] 鬲肓：鬲，通"膈"，横膈膜。肓，心脏到横膈膜间的位置。

[2] 父母：指心肺。

[3] 七节之旁：吴崑："此言七节，脊椎中部第七节也。"

[4] 小心：指心包络。马莳："心为君主，为大心；而包络为臣，为小心。"

[5] 咎（jiù 旧）：灾祸。

【语译】在膈膜和膏肓的上边，是主宰血气的，对于人体来说就像养育儿女的父母一样的心肺二脏；在脊柱中部第七节的旁边，则是可以称为"小心脏"的心包络。这些脏器有了疾病而需用针刺治疗时，如果能够做到使它们各自正常发挥其特殊重要的作用，人体就能恢复健康，否则就会产生灾祸。

【导读】位于横膈之上胸腔内的心肺，心为阳，主血，肺为阴，主气，气血运行于全身，维持着生命活动，故为父母。第七椎旁有心包络，强调了胸背部的重要性，在针刺治疗时应当注意，假如伤及这些紧要部位是很危险的。所以对于医生来说，遵守这个禁忌，就不会肇祸，违背了就要发生灾祸。

【原文】刺中[1]心，一日死，其动为噫。刺中肝，五日死，其动为语。刺中肾，六日死，其动为嚏。刺中肺，三日死，其动为咳。刺中脾，十日死，其动为吞。刺中胆，一日半死，其动为呕[2]。

刺跗上，中大脉[3]，血出不止死。刺面，中溜脉[4]，不幸为盲。刺头，中脑户[5]，入脑立死。刺舌下[6]，中脉太过，血出[7]不止为喑。刺足下布络[8]中脉，血不出为肿。刺郄中[9]大脉，令人仆脱色[10]。刺气街中脉，血不出为肿鼠仆[11]。刺脊间，中髓为伛[12]。刺乳上[13]，中乳房，为肿，根蚀[14]。刺缺盆中内陷[15]，气泄，令人喘咳逆。刺手鱼腹[16]内陷，为肿。

无刺大醉，令人气乱。无刺大怒，令人气逆。无刺大劳人，无刺新饱人，无刺大饥人，无刺大渴人，无刺大惊人。

刺阴股中大脉，血出不止死。刺客主人[17]内陷中脉，为内漏[18]、为聋。刺膝髌[19]出液，为跛。刺臂太阴脉，出血多立死。刺足少阴脉，重虚[20]出血，为舌难以言。刺膺中陷，中肺，为喘逆仰息。刺肘中内陷，气归之，为不屈伸[21]。刺阴股下三寸内陷，令人遗溺。刺掖下胁间内陷，令人咳。刺少腹，中膀胱，溺出，令人少腹满。刺腨肠内陷，为肿。刺眶上[22]陷骨中脉，为漏[23]、为盲。刺关节中液出，不得屈伸。

【注释】

[1] 刺中（zhòng 仲）：中，指刺伤。下文"中"字均同。

[2] 其动为呕：张介宾曰："呕出于胃而胆证忌之，木邪犯土，见则死矣。"

[3] 大脉：指冲阳穴之高骨间动脉。

[4] 溜脉：马莳："即脉与目流通者。五脏六腑之精，皆上注于目而为之精，此溜脉之义。"溜，通"流"，指流注、贯注。

[5] 脑户：腧穴名，指枕骨大孔。

[6] 舌下：指廉泉穴，位于喉结上方与舌骨下方之间的凹陷处。

[7] 出：《医心方》卷二引无"出"字。

[8] 布络：指四散分布的络脉。

[9] 郄（xì 戏）中：穴名，指委中穴，位于腘窝横纹中央。郄，通"隙"。

[10] 脱色：面色苍白。

[11] 鼠仆：比喻血肿如伏鼠之状。

[12] 伛（yǔ 雨）：背曲，驼背。

[13] 乳上：指乳中穴，在乳头正中处。

[14] 根蚀："根"有"生"义。蚀，腐蚀，溃烂。根蚀，由肿而生败疮。

[15] 刺缺盆中内陷：缺盆，腧穴名，位于锁骨中央上方的凹陷之处。内陷，谓刺得过深。

[16] 手鱼腹：掌上大拇指下方肌肉隆起处。张志聪谓"鱼际穴"。

[17] 客主人：腧穴名，今称上关穴。

[18] 内漏：张介宾："脓生耳底，是为内漏。"

[19] 髌（bìn 殡）：指膝盖骨。

[20] 重虚：张介宾："肾气虚而复刺出血，是重虚也。"

[21] 刺肘中内陷，气归之，为不屈伸：张志聪："内陷者（刺得太深的话），不能写（泻）出其邪，而致气归于内也。气不得出，血不得散，故不能屈伸。"归，结聚之意。

[22] 眶上：目眶之上。

[23] 漏：张介宾："流泪不止而为漏。"

【语译】用针刺治疗疾病时，要是刺中心脏，患者就会在一天之内死去，其病变表现为嗳气不已。要是刺中了肝，患者就会在五天之内死去，其病变表现为胡言乱语。要是刺中了肾，患者就会在六天之内死去，其病变表现为喷嚏。要是刺中了肺，患者就会在三天之内死去，其病变表现为咳嗽。要是刺中了脾，患者就会在十天之内死去，其病变表现为吞咽。要是刺中了胆，患者就会在一天半内死去，其病变表现为呕吐。

在针刺足背腧穴时，如果刺伤了大血

管，就会造成血流不止，患者就会死去。在针刺面部腧穴时，如果误刺伤了流注于目的经脉，就会使患者失明而成为盲人。在针刺头部的脑户穴时，如果误将针刺入脑内，患者就会立即死去。在针刺廉泉穴时，如果刺伤了血管并刺得太深，就会造成血出不止，患者就会失音。在针刺足下腧穴时，如果刺伤了足下散布的络脉，就会造成瘀血，患者的脚会肿胀。在针刺委中穴时，如果刺伤了大血管，就会使患者由于失血而昏倒在地、面色苍白。在针刺气街穴时，如果刺伤了血管，就会造成瘀血，患者被刺的局部就会发生血肿，肿的样子犹如伏着的老鼠。在针刺脊间腧穴时，如果误刺脊髓，患者就会成为驼背。在针刺乳中穴时，如果刺伤了乳房，就会使乳房肿胀而发生溃疡。在针刺缺盆穴时，如果刺得太深而伤及于肺，就会导致肺气外泄，使患者发生喘促、咳逆的病变。在针刺手鱼腹上的腧穴时，如果刺得过深，就会使手掌肿胀。

在患者大醉时，不要针刺，否则会使人气机紊乱。在患者大怒时，不要针刺，否则会使人气机逆乱。此外，也不要针刺疲劳过度的患者，不要针刺刚刚饱食的患者，不要针刺饥饿过度的患者，不要针刺口渴过度的患者，不要针刺受惊过度的患者。

在针刺大腿内侧的腧穴时，如果刺伤

了大血管，造成血出不止，患者就会死去。在针刺上关穴时，如果刺得过深而伤了经脉，就会使患者耳底生脓、成为聋子。在针刺膝盖骨处的腧穴时，如果出错而致液体流出，患者就会成为跛子。在针刺臂上手太阴经的腧穴时，如果出错导致大量出血，患者就会立即死去。在针刺足少阴经的腧穴时，由于肾已虚弱，却还误伤其经而造成出血，就会使患者更加虚弱，出现舌根发硬、说话困难等病变。在针刺胸前正中陷下处的腧穴时，如果刺得太深而伤及于肺，就会使患者出现喘促气逆、仰头呼吸。在针刺肘中腧穴时，如果刺得太深，经气便会聚到该处，造成胳膊不能屈伸。在针刺大腿内侧向下三寸之处的腧穴时，如果刺得太深，就会使患者出现遗尿等病变。在针刺腋下胁肋之间的腧穴时，如果刺得太深，就会使患者出现咳嗽不止等病变。在针刺小腹部的腧穴时，如果出错而刺破了膀胱，导致尿液流入腹腔，就会使患者出现少腹胀满等病变。在针刺小腿肚上的腧穴时，如果刺得太深，就会造成小腿肿胀等病变。在针刺眼眶上边眉骨陷下处的腧穴时，如果出错而刺伤了经脉，就会使患者流泪不止以至眼睛失明。在针刺人身关节处的腧穴时，如果出错而致液体流出，患者的肢体就会因此不能屈伸活动了。

【导读】论禁刺要点。本篇提出了禁刺要点：①人体有一些要害部位，禁刺。如五脏要害，针刺时必须避开，否则就会导致死亡。②刺伤血脉导致出血，也会引起不良后果。③某些部位不可深刺，如"刺脊间，中髓为伛；刺缺盆中内陷，气泄，令人喘咳逆；刺手鱼腹内陷，为肿"。④患者在暴饮暴食、大饥大渴、过度疲劳和情绪剧烈波动的情况下不可施针。

刺志论篇第五十三

【题解】志，即铭记之意。本篇所论的虚实之要和补泻之法，属于针刺时应当铭记不忘的重要内容，故名"刺志论"。

【原文】黄帝问曰：愿闻虚实之要。

岐伯对曰：气实形实，气虚形虚，此其常也，反此者病[1]。谷盛气盛，谷虚气虚，此其常也，反此者病。脉实血实，脉虚血虚，此其常也，反此者病。

【注释】

[1] 气实形实，气虚形虚，此其常也，反此者病：马莳："气者，人身之气也；形者，人之形体也。气实则形实，气虚则形虚，此其相称者为常，而相反则为病矣。然此气之虚实，必于脉而验之，但不可即谓气为脉也，观下文有血脉对举者可知。"

【语译】黄帝问道：请问针刺中必须了解的各种虚实的关键问题有哪些？

岐伯回答说：人的正气充盈，身体也会强健；正气不足，身体就会偏弱。这是正常的情况。与此相反，人就会发病。人的胃口很好而食量又多，正气也会旺盛；胃口不好而食量又少，正气就会偏虚。这是正常的情况。与此相反，人就会发病。脉实有力的，这是血液充盈；脉虚无力的，这是血液不足。这是正常的情况。与此相反，人就会发病。

【导读】此节一论"虚实之要"。本篇提出掌握"虚实之要"的关键，在于观察和分析形与气、谷与气、脉与血的内外表现是否相应。相应者，就属于正常；不相应者，就为病态。并以此为纲，展开论述。

二论形气关系。形气相应为"常"，是为生理。"形与气相任则寿，不相任则夭"（《灵枢·寿夭刚柔》）指出人形与气的表现，应当一致，盛则俱盛，壮则同壮，弱则俱弱，这是正常的生理，不是病态，因此，也能长寿。经文还讲了纳谷的多少与气的强弱、血液的盛衰与脉的大小等，都要相应，同样都属于生理。所以说马莳说："凡气与形，谷与气，脉与血，相称者为常。"

【原文】帝曰：如何而反？

岐伯曰：气虚身热，此谓反也[1]。谷入多而气少，此谓反也。谷不入而气多，此谓反也。脉盛血少，此谓反也。脉小血多，此谓反也。

气盛身寒，得之伤寒[2]。气虚身热，得之伤暑。谷入多而气少者，得之有所脱血，湿居下也。谷入少而气多者，邪在胃及与[3]肺也。脉小血多者，饮中热也[4]。脉大血少者，脉有风气[5]，水浆不入，此之谓也。

【注释】

[1] 气虚身热，此谓反也：据《针灸甲乙经》文，"气"前当补"气盛身寒"四字。

[2] 伤寒：被寒邪所伤。

[3] 及与：同义词连用，有"或者"之意。

[4] 脉小血多者，饮中热也：高世栻："脉小血反多者，其内必饮酒中热之病，酒行络脉，故血多行于外，而虚于内，故脉小。"

[5] 风气：风邪。

【语译】黄帝问道：反常的情况是怎样的呢？

岐伯回答说：正气旺盛身体反而发冷，正气虚弱可是身体反而发热，这是反常情况；食量不小可是正气反而不足，这是反常情况；饮食不入可是正气反而旺盛，这是反常情况；脉搏实而有力，可是血液反而偏少，这是反常情况；脉搏虚弱无力，可是血液反而充盈，这也是反常情况。

正气旺盛可是身体反而发冷，是由于被寒邪所伤造成的；正气虚弱可是身体反而发热，是由于被暑邪所伤造成的；饮食不少可是正气反而不足，是由于失血或湿邪聚于人身下部的缘故；食量偏少可是正气反而旺盛，是由于邪气侵入胃或者肺脏的缘故；脉搏虚弱，可是血液反而充盈，是由于饮酒过量而中焦有热的缘故；脉搏实而有力，可是血液反而偏少，是由于风邪侵入了经脉和汤水不进的缘故。这些，就是人体各种虚实发生反常现象的病理。

【导读】论形气相失的临床意义。形气不相应者为"反"，是为有"病"。形靠气养，气赖形存。脉为血之府，血旺脉亦充。气生于谷，谷化生气。因此，在正常状态下，他们都是相应的，倘若上述对应关系破坏而不相应，就为病态，所以原文三次强调"反此者病"。

【原文】 夫实[1]者，气[2]入也。虚[3]者，气[4]出也。气实[5]者，热也。气虚者，寒也。入实者，左手[6]开针空[7]也；入虚者，左手闭针空也。

【注释】

[1] 实：补法。下文"入实"的"实"，指实证。

[2] 气：正气。下文"气实"的"气"同此。

[3] 虚：泻法。下文"入虚"的"虚"，指虚证。

[4] 气：邪气。下文"气虚"的"气"，同此。

[5] 实：充实。

[6] 左手：指压手，辅助"刺手"。右手为"刺手"，左手为压手。

[7] 开针空：谓将针拔去后不要按闭针孔，以便使邪气外散。空，通"孔"，针刺后留下的针眼。

【语译】补的方法，就是要使正气入内留守；泻的方法，就是要使邪气排出。正气充实时，针下有温热的感觉；邪气衰退时，针下有寒凉的感觉。用针刺治疗实证时，在将针拔去之后不要用压手摩闭针孔，以便使邪气散出；用针刺治疗虚证时，在将针拔去之后要用压手摩闭针孔，以便收到补虚的效果。

【导读】论针刺三类六种方法。此处所论刺之三类六法，适应病机仍不脱"邪气盛则实，精气夺则虚"（《素问·通评虚实论篇》）的基本精神，虚实病证的补泻原则和具体针刺手法如下。①针刺原则："夫实者，气入也"，指补法，要使正气入内留守，不使外散；"虚者，气出也"指泻法，要使邪有出路。②针刺手法："入实者，左手开针空也"，指针刺实证时，不要闭针孔，要开放，使邪有去路；"入虚者，左手闭针空也"，指在针刺虚证时，要用左手闭按针孔，使正气入内守留，不让气从针孔向外散耗。③补泻针感："气实者，热也"，通过闭按针孔的手法，使人体正气逐渐充实，针下就有热感；"气虚者，寒也"，指出通过开放针孔的手法，使病邪外出有路，邪在体内渐趋虚衰，邪去身凉，故针下有寒凉之感。

针解篇第五十四

【题解】高世栻说："针解，解《灵枢》《素问》所言之针法也。"本篇论述了针刺补泻的手法及用针时的注意要点，并阐明了人与天地相应的道理及九针针具的适应病证。由于通篇内容是以解释用针的道理为主，故名"针解"。

【原文】黄帝问曰：愿闻九针[1]之解，虚实[2]之道。

岐伯对曰：刺虚则实之[3]者，针下热也[4]，气实[5]乃热也。满而泄之[6]者，针下寒也[7]，气虚[8]乃寒也。菀陈[9]则除之者，出恶血也。邪胜则虚之[10]者，出针勿按。徐而疾则实[11]者，徐出针而疾按之。疾而徐则虚[12]者，疾出针而徐按之。言实与虚者，寒温气多少也。若无若有者，疾不可知也[13]。察后与先者，知病先后也。为虚与实者，工[14]勿失其法。若得若失[15]者，离其法也。虚实之要，九针最妙者，为其各有所宜也。补泻之时者，与气开阖相合[16]也。九针之名，各不同形者，针穷[17]其所当补泻也。

【注释】

[1] 九针：针刺疗法中所用的九种不同规格的针具。

[2] 虚实：针刺的补法、泻法。

[3] 虚则实之：虚证要用补的方法针刺。虚，指虚证。实，指用补法针刺，使正气充实。

[4] 针下热也：张介宾："针下热者，自寒而热也。热则正气至而虚者实矣，故为补。"

[5] 气实：正气充实。

[6] 满而泄之：指实证要用泻的方法针刺。

满，实证。泄，通"泻"。

[7] 针下寒也：张介宾："针下寒者，自热而寒也。寒则邪气去而实者虚矣，故为泻。"

[8] 气虚：病气的虚衰。

[9] 菀陈：瘀血。菀，通"郁"。

[10] 邪胜则虚之：邪气旺盛的话就要用泻的方法针刺。胜，通"盛"。虚，用泻法针刺，使邪气消除。

[11] 徐而疾则实：用针刺治疗虚证时，应徐徐出针，出针后要赶快按闭针孔，属于补的刺法。徐，徐出针。疾，出针后迅速按闭针孔。实，指补法针刺。

[12] 疾而徐则虚：用针刺治疗实证时，应快速出针，出针后不要马上按闭针孔，属于泻的刺法。疾，疾出针。徐，指过上一会儿再按闭针孔。虚，泻法针刺。

[13] 若无若有者，疾不可知也：马莳："其（针感）寒温多少，至疾而速，正恍惚于有无之间，真不可易知也。"疾，针感到来很快。

[14] 工：指医生。

[15] 若得若失：医生不能肯定到底该用补法还是用泻法针刺。

[16] 与气开阖（hé 合）相合：要与腧穴上经气的开阖相配合。气，指经气。阖，指关闭，穴闭。

[17] 穷：尽也。全面适应之意。

【语译】黄帝向岐伯说：希望你对九针之理作些解释，并讲讲用针的虚实补泻之法。

岐伯回答道：所谓"刺虚则实之"，是说治疗虚证要用补法针刺，要点为进针后需待到针下发热时再出针，因为正气恢复而充实了，针下自会发热；所谓"满而泻之"，是说治疗实证要用泻法针刺，要点为进针后需待到针下发凉时再出针，因为病气经针刺而衰退了，针下自会发凉；所谓"菀陈则除之"，是说络脉之中发生瘀血而且历时日久的，要用针刺治疗，以祛除瘀血；所谓"邪盛则虚之"，是说邪气旺盛时要用泻法针刺，要点是出针后不要用手按闭针孔；所谓"徐而疾则实"，是说用补法刺治虚证时，待针刺完毕要徐徐出针，出针后需赶快用手闭按针孔，这样才能收到补的效果；所谓"疾而徐则虚"，是说用泻法刺治实证时，针刺完毕后要迅速出针，出针后不要马上用于按闭针孔，这样才能收到泻的效果；所谓"言实与虚"，是说讲到针感，有热凉的不同，针刺时要辨别针感的热凉及其程度，以把握行针的时间和分寸；所谓"若无若有"，是说针感不来则已，来时十分疾速，但由于十分微妙，所以针感到来与否及热凉多少常常使人感到难以觉察和把握；所谓"察后与先"，是说要辨别疾病的标本先后；所谓"为虚与实"，是说医生在治疗时注意弄清用补法针刺还是用泻法针刺，千万不可在补泻方法上发生失误；所谓"若得若失"，是说医生如果不能肯定该用补法还是该用泻法进行针刺，治疗时就会偏离正确的方向而造成祸端；所谓"虚实之要，九针最妙"，是说用刺法治疗虚证或实证的重要方法当中，九针之法最为奥妙，因为这九种针具各有适应的病证，可治疗多种虚实疾患；所谓"补泻之时"，是说用补法或泻法针刺时，要注意与腧穴上经气的开阖相互配合；所谓"九针之名，各不同形"，是说九种不同名称的针具，各有不同的规格形状，可完全适用于补法或泻法刺治的病证。

【导读】论针刺的虚实补泻原则。补虚泻实，是针刺治病的基本法则。九种针具的适应证各不相同，推究其终极目的，仍不外乎补虚泻实两端。补泻原则和操作方法固然互异，但仍不脱补虚泻实之大旨，此即"穷其所当补泻也"之义，医生务必要掌握，故曰"勿失其法"。

论14种针刺补泻方法。此节对《灵枢》相关篇章提出的14种针刺补泻方法予以阐释：①针感的寒热、强弱，是判断针刺补泻疗效的标准，如"言实（补）与虚（泻）者，寒温气多少也"。②要注意针感产生的快慢，不易察知者，如"若无若有，疾不可知"。③要根据疾病过程中的虚实先后，相应地采用不同的补泻方法，如"察后与先者，知病之先后也"。对于临床医生则要熟练掌握针刺原则及相应手法，故谓之"勿失其法"。

【原文】刺实须其虚者，留针阴气隆至，乃去针也。刺虚须其实者，阳气隆至，针下热乃去针也。经气已至，慎守勿失[1]者，勿变更也。深浅在志[2]者，知病之内外也。近远如一[3]者，深浅其候等[4]也。如临深渊者，不敢堕[5]也。手如握虎者，欲其壮[5]也。神无营[6]于众物者，静志观病人，无左右视也。义无邪下[7]者，欲端以正也。必正其神者，欲瞻病人目，制其神，令气易行也。所谓三里[8]者，下膝三寸也。所谓跗之[9]者，举膝分易见也。巨虚[10]者，跷足胻[11]独陷者。下廉者，陷下者也。

【注释】

[1] 慎守勿失：在确定了正确的针法以后，一定要坚守不变，以免造成失误。

[2] 深浅在志：是深刺还是浅刺，完全在于医生心中，要根据具体情况灵活把握。志，指心中。

[3] 近远如一：近远，所取穴位的远近。

[4] 候等：候，等候经气的到来。等，同样，相同。

[5] 壮：王冰："谓持针坚定也。"

[6] 营：有"惑"之义，扰乱。

[7] 邪下：下针不正。邪，通"斜"。

[8] 三里：腧穴名，足三里穴。

[9] 跗之：张介宾："当作'跗上'，即阳明冲阳穴也。"

[10] 巨虚：腧穴名。马莳："巨虚有巨虚上廉，又名上巨虚，在三里下三寸；有巨虚下廉，又名下巨虚，在上廉下三寸。"上巨虚。

[11] 胻（héng 恒）：小腿上部接近膝盖的地方。

【语译】所谓"刺实须其虚"，是说用泻法刺治实证时，要注意进针后应当留针，待到阴气旺盛到来，针下感到发凉时，才能出针；所谓"刺虚须其实"，是说用补法刺治虚证时，要注意进针后应留针，待到阳气旺盛，针下感到发热时，才能出针；所谓"经气已至，慎守勿失"，是说在经气到来时，一定要严守正确的针法，不要随意变更；所谓"深浅在志"，是说是深刺还是浅刺，医生心中要根据具体情况灵活把握，而其关键在于首先要弄清疾病的内外部位；所谓"远近如一"，是说所取穴位有近有远，但是取穴之后等候经气的到来和用针的道理却是完全一致的，特别要注意的是必须以同样的态度静心等候经气的到来；所谓"如临深渊"，是说用针的时候要像站在深渊旁边一样，必须慎之又慎，不可懈怠；所谓"手如握虎"，是说拿着针具要像握着虎符一样，必须坚定有力；所谓"神无营于众物"，是说精神不要被外在的众多事物所干扰，专心致志地观察病情的变化，不要左顾右盼，也不要心不在焉；所谓"义无邪下"，是说针法要求将针拿正、依法刺穴；所谓"必正其神"，是说医生在观察患者时，要看着患者的眼睛来调控其精神状态，使其专心地接受诊治，患者的经气就容易出现积极的反应；所谓"三里"，是指在膝下外侧三寸处的腧穴；所谓"跗上"，是挺直膝部后即可看到的位于足背的腧穴；巨虚，也是穴名，在小腿挺直后，接近膝盖处的陷下处；下廉，穴名，在小腿凹陷处的下方。

【导读】论针刺治疗时"守神"的意义。此节强调医生施针刺治时贵在守神，其意义如下：①强调静观患者，谨候气至，经气已至，慎守勿失。②明确病变部位，准确掌握针刺深浅。③行针谨慎，态度认真，"如临深渊""手如握虎"即是。④精神专注，精力集中，如"神无营于众物者，静志观病人，无左右视也"即是。⑤调节患者的精神活动，取得患者的配合，即所谓"必正其神者，欲瞻病人目，制其神，令气易行也"。⑥准确取穴，方能取效。

【原文】帝曰：余闻九针，上应天地四时阴阳，愿闻其方，令可传于后世，以为常也。

岐伯曰：夫一天、二地、三人、四时、五音、六律[1]、七星[2]、八风[3]、九野[4]，身形亦应之，针各有所宜，故曰九针。人皮应天[5]，人肉应地[6]，人脉应人，人筋应时[7]，人声应音，人阴阳合气应律，人齿面目应星，人出入气应风，人九窍三百六十五络应野。故一针皮，二针肉，三针脉，四针筋，五针骨，六针调阴阳，七针益精，八针除风，九针通九窍，除三百六十五节气，此之谓各有所主也。人心意应八风，人气应天，人发齿耳目五声应五音六律，人阴阳脉血气应地，人肝目之九。

【注释】

[1] 六律：古代音乐中用律管定出的六种标准音调。黄钟、太簇、姑洗、蕤宾、夷则、无射这六者为六阳律；大吕、夹钟、仲吕、林钟、南吕、应钟，这六者为六阴律。

[2] 七星：北斗七星，即天枢、天璇、天玑、天权、玉衡、开阳、摇光七星。

[3] 八风：八方之风。

[4] 九野：张介宾："九野，八卦九宫之位也。"

[5] 人皮应天：张志聪："一者，天也。天者，阳也。五脏之应天者肺，肺者五脏六腑之盖也，皮者肺之合也，人之阳也，故人皮以应天。"

[6] 人肉应地：张志聪："二者，地也。人之所以应土者肉也，故人肉应地。"

[7] 人筋应时：张志聪："四时之气，皆归始春，筋乃春阳甲木之所生，故人筋应时。"

【语译】黄帝说道：我听说，九针的道理，在上与天地、四季和阴阳相应。希望听听其中的道理，以便使之传到后世，作为后世人们学习与运用的准则。

岐伯回答说：天地之间的事物，按照次序排列，第一是天，第二是地，第三是人，第四是四季，第五是五音，第六是六律（六吕），第七是七星，第八是八风，第九是八卦九宫之位。人的身体与这些事物全都有着相应的关系，由于针具是根据与这些事物相应的人体之疾患而创制的，各有适宜刺治的病证，所以具有不同规格的九种。人的身体与天地及其之间事物的相应关系表现在：人的皮肤与天相应，人的肌肉与地相应，人的脉搏与人的生机相应，人的筋脉与四季之气相应，人的声音与五音相应，人的阴阳合和之气与六律的谐调美妙相应，人的牙齿面目与七星相应，人的出入之气与八方之风相应，人的九窍、三百六十五个腧穴与八卦九宫之位相应。所以针刺治病的时候，第一镵针，刺治侵入皮肤的病邪；第二员针，刺治侵入肌肉的病邪；第三锓针，刺治侵入经脉的病邪；第四锋针，刺治侵入筋的病邪；第五铍针，刺治侵入骨骼的病邪；第六员利针，调治阴阳气血使之和谐；第七毫针，补益精气；第八长针，刺治风邪；第九大针，疏通九窍并祛除周身三百六十五穴的邪气。这就是九针各有所治的情况。人的思想情绪与八方之风相应，因为二者都变化无常；人体的阳气与自然之道相应，因为二者都健运不息；人的毛发、牙齿、耳目、声音与五音、六律相应，因为都专司一职而又互相配合，从而达到整体的谐调；人体的阴阳经脉血气与大地的江河流水相应，因为都日夜奔行，发挥着滋养生机的作用；人的肝之窍目与作为数目之极的九相应，因为肝气上注于目，人通过目的精光，可以　看到天地九州之间无穷无尽的事物。

【导读】此节一论九针以应天地四时阴阳的道理。由于人的身形和自然界休戚与共，息息相通，人身所患病证需要采用不同的刺激方法，于是不同形状规格的针具就产生了，正因为人应自然，在此基础上产生的针具和刺法也就与"天地四时阴阳"相应了。

二论病位不同，针刺深浅各异。"九种针具，各有所主也"。人体不同部位的病变，需要选用不同的针具，并施以不同的刺法，"一针皮、二针肉……九针通九窍"就分别指出了九针各自所刺的深浅和所治的病证。

【原文】九窍三百六十五，人一以观动静天二以候五色七星应之以候发毋泽五音一以候宫商角徵羽六律有余不足应之二地一以候高下有余九野一节俞应之以候闭节三人变一分人候齿泄多血少十分角之变五分以候缓急六分不足三分

寒关节第九分四时人寒温燥湿四时一应之以候相反一四方各作解[1]。

【注释】

[1] 九窍三百六十五……各作解：王冰："此一百二十四字，蠹简烂文，义理残缺，莫可寻究"。故不注不译，谨录备考。

长刺节论篇第五十五

【题解】长，扩充，推广。刺节，针刺经穴的方法。本篇是继《灵枢·官针》《灵枢·刺节真邪》后，结合头痛、寒热等十二种病证的刺治，补充了五节、十二节的刺法内容，故名。

【原文】刺家不诊，听病者言，在头，头疾痛，为藏针之[1]，刺至骨[2]病已上[3]，无伤骨肉及皮，皮者道也。

【注释】

[1] 为藏针之：《新校正》："按全元起本无'藏'字，今从之。"

[2] 至骨：指颅骨。

[3] 病已上：郭霭春："'上'并作'止'……此谓病愈止针。"

【语译】善于用针刺治病的医生，在还没有诊脉时，只要先听患者的叙述就能了解病情。如果病在头且头痛严重的，就用针刺治头部，刺到头骨，病就可以痊愈。头痛停止以后，就要停针。针刺头痛时要注意不要刺伤骨肉与皮肤，虽然说皮肤是将针刺入腧穴的必经之处。

【导读】重视患者"主诉"在治病中的重要意义。"刺家不诊，听病者言"，是指精通针术的医家，必需听取患者的自诉。患者的主要症状可以为医生辨证施治提供线索。当然诊察病证不能只靠问诊，还要和切脉等诸种诊法相结合，脉症合参才能做到心中有数，取得发无不中的效果。张介宾评价说"乃诊病之要领，临证之首务"。

【原文】阴刺[1]，入一傍四处[2]，治寒热，深专[3]者，刺大脏，迫脏刺背，背俞[4]也，刺之迫脏，脏会，腹中寒热去而止，与刺之要[5]，发针而浅出血。

【注释】

[1] 阴刺：当为"阳刺"。《太素》中"阴"作"阳"。

[2] 入一傍四处：居中直刺一针，紧挨着再斜刺四针。

[3] 深专：病邪深入，专伤内脏。

[4] 背俞：足太阳经分布于背部的五脏俞穴，即肺俞、心俞、脾俞、肝俞、肾俞。

[5] 与刺之要：郭霭春："按'与'字疑为'举'之坏字。'举'有'凡'义。此谓凡刺之要点，出针之时，贵浅出其血，以通脉络。"

【语译】阳刺的手法，是先在腧穴正中直刺一针，然后紧挨着在其旁侧斜刺四针。这种刺法能够治疗寒热之病。病邪如果深入而专伤五脏，应当针刺五脏之穴；如果迫近而伤及五脏，就针刺五脏的背俞穴。邪气迫近并伤及五脏，所以要针刺五脏的背俞穴，是因为它们是五脏之气的会聚处。针刺时，只要腹中的寒热退去，就可停针。凡是运用阳刺的手法，在出针时　　宜使腧穴稍微出点血。

【导读】"大脏"之论。何谓"大脏"？诸家皆指"五脏"，唯杨上善以肺释之，"大脏，肺脏也。肺脏之形，大于四脏，故名大脏"。其解虽与各家不同，但有一定的道理，临证治疗寒热病证时常选肺经中府及肺俞穴治疗。从临床角度而言，表证寒热，从肺论治，宣肺解表，不论是针刺还是用药都是可行的，例如里热证刺肺经穴以退热，不失为有效之法。

【原文】治腐肿者，刺腐上，视痈小大深浅刺，刺大者多血，小者深之，必端内针[1]为故止。

病在少腹有积，刺皮髓以下，至少腹而止，刺侠[2]脊两傍四椎间，刺两髂髎[3]季胁肋间，导腹中气热下，已。病在少腹，腹痛不得大小便，病名曰疝，得之寒，刺少腹两股间，刺腰髁骨间，刺而多之，尽炅[4]病已。

病在筋，筋挛节痛，不可以行，名曰筋痹。刺筋上为故，刺分肉间，不可中骨也，病起筋炅，病已止。病在肌肤，肌肤尽痛，名曰肌痹，伤于寒湿，刺大分、小分[5]，多发针而深之，以热为故，无伤筋骨；伤筋骨，痛发若变，诸分尽热，病已止。病在骨，骨重不可举，骨髓酸痛，寒气至，名曰骨痹，深者刺，无伤脉肉为故，其道大分、小分，骨热病已止。

病在诸阳脉，且寒且热[6]，诸分且寒且热，名曰狂，刺之虚脉[7]，视分尽热，病已止。病初发，岁一发；不治，月一发；不治，月四五发，名曰癫病。刺诸分诸脉，其无寒者以针调之，病已止。病风且寒且热，炅汗出，一日数过，先刺诸分理络脉；汗出且寒且热，三日一刺，百日而已。病大风[8]，骨节重，须眉堕，名曰大风，刺肌肉[9]为故，汗出百日，刺骨髓[10]，汗出百日，凡二百日，须眉生而止针。

【注释】

[1] 端内针：直着将针刺入。端，直也。

[2] 侠：通"夹"。

[3] 两髂髎（qià liáo 恰辽）：马莳："髂为腰骨。两髂髎者，居髎穴也。"

[4] 炅（jiǒng 迥）：热也。

[5] 大分、小分：分别指大的肌肉会合处与小的肌肉会合处。

[6] 且寒且热：张介宾："皆阳邪乱其血气，热极则生寒也，故病为狂。"

[7] 刺之虚脉：虚，使……虚，指用泻法针刺以泻除邪气。

[8] 大风：病名。又称疠风、大麻风、癞风。

[9] 刺肌肉：张介宾："所以泄阳分之毒，风从汗散也。"

[10] 刺骨髓：张介宾："所以泄阴分之风毒也。"

【语译】刺治变为脓包的痈肿时，可直接将针刺入痈肿里边。至于刺的深浅，要根据痈肿的大小来定。如果较大，脓血就多，需将它刺破，把脓血尽量排出；如果较小，就要刺到深处。痈肿无论大小，刺的时候要将针直着刺入，这是法度，达到一定程度时就要停止用针。

邪在少腹而造成积聚病证，应当从脐

下横骨之端开始针刺，往上到少腹为止；同时并刺第四椎间两侧的腧穴和髂骨两侧的居髎穴，到将腹中的热邪引导下去时，病就痊愈了。邪在少腹，使得腹部疼痛，不能进行大小便的病叫"疝"，是受了寒气的原因而得上的。应当针刺少腹两侧与大腿内侧相连处的腧穴，并刺腰部和髁骨处的腧穴，可以多刺些腧穴，待到少腹发热时，病就痊愈了。

邪在筋脉，使得筋脉拘挛，关节疼痛而不能行走的病叫作"筋痹"。应先针刺疼痛之筋上边的腧穴，这是原则，然后再针刺肉膜的腧穴。行针时，不要刺中筋旁之骨。其病恢复的标志，是筋脉发热。待到病愈时，就要止针。邪在肌肤，肌肤整个感到疼痛的病叫作"肌痹"，这是被寒湿之邪所伤导致的，应当针刺大小肌肉会合处的腧穴。行针时要多刺些腧穴并深刺，以发热为度，注意不要刺伤筋骨。如果刺伤了筋骨，就会生成痈肿或者导致别的病变。待到肌肉的各个会合处全都发热时，病就痊愈了。痊愈以后，就要止针。邪在骨骼，以致骨骼沉重，四肢不能举动，骨髓酸痛，感到寒气袭骨的病叫作"骨痹"。应当深刺，刺时注意不要刺伤经脉和肌肉，宜刺的腧穴在肌肉的大小会合处，待到骨头发

热时，病就痊愈了，痊愈后就要止针。

邪在手足的三阳经脉当中，使人忽而发冷、忽而发热，肌肉会合处也忽而发冷、忽而发热的病叫作"狂"。应当用泻法针刺，以祛除各阳经的病邪。用针以后要观察肌肉会合处的反应，待到肌肉的会合处都感到发热时，病就痊愈了，痊愈后就要止针。这种病，在初起时是一年发作一次；如果不予治疗，就会一个月发作一次；再不治疗，就会一个月发作四五次。到了一个月发作四五次时，就叫作癫病。应当针刺肌肉会合处的腧穴和各经的腧穴。患了癫病后如果没有寒邪，宜用针调治，病就能痊愈。被风邪侵袭后，患者会忽而发冷、忽而发热，如果是发热汗出，而且一天数次的，应当先刺肌肉各处纹理上和络脉上的腧穴；如果是汗出伴见忽而发冷、忽而发热的症状，可三天针刺一次，一百天后就会痊愈。若患大风病，就会出现全身骨节沉重，须发眉毛逐渐脱落的症状，就是患上了"大麻风"病。应当针刺肌肉上的腧穴并使之出汗，这是必须遵守的法度。这样连续刺治一百天以后，再刺骨髓并使之出汗，继续治疗百天，前后共治疗二百天了。到了二百天时，须发眉毛就会重新长出，这时就要停止用针。

【导读】论12种疾病的刺治手法。本篇阐述了头痛等12种疾病的针刺手法，所取腧穴以及针刺后的反应等，说明了针刺治病，要根据疾病的病位、性质等，掌握进针的深度、次数和疗程。

根据病情寒热虚实的不同性质采用温凉补泻的不同刺法，是本篇的主要精神，例如疝气病得之于寒，在针刺时"刺而多之，尽炅病已"，就是说在针刺时要多次得气，使针下产生热感，以温散寒邪。同样，肌痹之病亦伤于寒湿，故在针刺时要"多发针而深之，以为故""诸分尽热，病已止"，也要深刺，激发人体的卫气、阳气，使针下的肌肉产生热的针感，则寒湿之气可散，肌痹可愈。

相反，狂病邪在阳分阳经，阳盛则狂为实证，针刺治疗时需采用"实而虚之"的

方法，即文中所说的"刺之虚脉，视分尽热，病已止"。就是用针刺，把在阳脉的实邪排出去，将阳分的热邪除尽，才可止针，所以说疾病性质是决定针刺手法的主要依据。

皮部论篇第五十六

【题解】 皮部指体表的皮肤按经脉分布部位的分区。本篇讨论了十二经脉在皮肤的分属部位和从皮肤络脉色泽判断病邪浅深、性质、所主病证的方法，以及皮肤络脉在病传中的作用。由于所论均与皮肤有关，故名"皮部论"。

【原文】 黄帝问曰：余闻皮有分部，脉有经纪，筋有结络[1]，骨有度量，其所生病各异，别其分部，左右上下，阴阳所在，病之始终，愿闻其道。

【注释】

[1] 结络：筋肉相连的筋络。

【语译】 黄帝向岐伯问道：我听说，十二经在皮肤上各有分属的部位，脉络呈散布状态而有纵有横，诸筋都有与肉和骨相连的筋络，骨骼则有大小长短的差别，这些地方所产生的疾病各不相同。那么怎样才能区分经脉、络脉在皮肤上分属的部位，左右上下的所在，阴阳的属性以及疾病的发生和预后等情况呢？我希望听你讲讲其中的道理。

【导读】 论皮部及其功能。皮，又称"肤""肤腠""皮毛"等，是人类机体的最外层，附有毫毛、汗孔（又称毛孔、汗空、玄府），是人体卫气在白昼时主要分布且发挥作用的部位。

【原文】 岐伯对曰：欲知皮部以经脉为纪[1]者，诸经皆然。阳明之阳[2]，名曰害蜚[3]，上下同法[4]，视其部中有浮络者，皆阳明之络也。

【注释】

[1] 纪：纲纪。

[2] 阳明之阳：阳明经脉的阳络。阳，阳络，即位于体表的或上行的络脉。

[3] 害蜚：通"阖扉"，指门扇，比喻阳明经为里、为阖的作用。

[4] 上下同法：张志聪："谓手足二经，皆同此法。"

【语译】 岐伯回答说：要知道经脉与络脉在皮肤上分属的部位，就必须以经脉循行的部位为基准，所有经脉的情况都是这样。阳明经的阳络，就其作用而言，犹如阳明经"害蜚"（门扇）。无论是对手阳明大肠经还是对足阳明胃经，全都一样。在其所属的皮肤部位中所看到的浮络，都是阳明经的络脉。

【导读】 论阳明经"皮部"的命名及意义：①阳明经"皮部"命名为"害蜚"（通"阖扉"）。"阖扉"以"关上门扇"喻指阳明经主里，又叫"阳明之阳"。三阳经为表为阳，故三阳经之皮部皆称为"阳"。②阳明经"皮部"的浮络谓之"阳明之络"，临证可根据其色泽变化进行阳明经寒、热、虚、实的病证诊断。③"皮部"及脉络既是信息传入的通路，又是邪气传变的路径，原文"络盛则入客于经"即是言此。

【原文】其色多青则痛，多黑则痹，黄赤[1]则热，多白则寒，五色皆见，则寒热也[2]。络盛则入客于经[3]，阳主外，阴主内。

【注释】

[1] 黄赤：《太素》卷九"黄赤"上有"多"字，应据补。

[2] 寒热也：杨上善："青赤黄等为阳色，白黑为阴色。今二色俱见，当知所病有寒热也。"

[3] 络盛则入客于经：盛，邪盛。客，侵入，向内传。

【语译】如果浮络偏青色，表明患有痛证；如果黑色多，表明患有痹病；如果黄赤之色偏多，表明感受了热邪；如果白色偏多，表明感受了寒邪；要是五色尽现，则表明患有寒热相兼之病。如果阳明经络脉邪气过盛，就会内传到阳明经。络脉属阳而主体表的气血，经脉属阴而主体内的气血。

【导读】论研究皮部的临床价值。其一，皮部与脏腑关系：①肺主皮毛。"肺主身之皮毛"（《素问·痿论篇》），肺"在体合皮，其华在毛"（《素问·阴阳应象大论篇》）。②五脏六腑与皮毛皆有关系，见下文"十二皮部"。其二，皮部与经脉关系：十二正经各有皮部分区，因此皮肤与十二经脉密切相关。皮部是经脉感应外界信息并将其传入内脏的重要部位。其三，皮部的临床意义：①皮毛是外邪伤人的重要途径。②外邪伤人所致的外感病证皆为表证，若影响到卫气的运行，患者症见有汗或无汗、恶寒、发热等表现。③通过脏腑辨证可以治疗皮肤病，如运用玉屏风散、防风通圣散治疗风疹等皮肤病即是例证。④通过对皮肤的灸刺、按摩，治疗全身疾病。

【原文】少阳之阳，名曰枢持[1]，上下同法，视其部中有浮络者，皆少阳之络也，络盛则入客于经，故在阳者主内，在阴者主出，以渗于内，诸经皆然[2]。

【注释】

[1] 枢持：门的转轴，类比具有转枢出入作用的少阳经之阳络。

[2] 故在阳者主内，在阴者主出，以渗于内，诸经皆然：郭霭春："滑寿说：'故在阳者至诸经皆然十九字，上下不相蒙，不知何谓。'按'在阳者'十九字，张琦以为讹误，孙鼎宜以为衍文，吴注本则删此十九字，并与滑说合。"

【语译】少阳经的阳络，就其作用来说，犹如少阳经的"枢持"（门轴）。这一作用，无论是对手少阳三焦经还是足少阳胆经，全都一样。在其所属皮部中所看到的浮络，都是少阳经的络脉。这些络脉的邪气如果过盛，就会向内传到少阳经。所以位在阳分的邪气，主要内传到经脉之中；位在阴分的邪气，从经脉中蔓延侵入内脏，各条经脉的邪气传变情况都是这样。

【导读】论少阳经"皮部"的命名及意义：①少阳经的"皮部"命名为"枢持"，又名"少阳之阳"。枢持，即门轴，喻指少阳经为枢，是气机出入表里之枢纽。三阳经为表为阳，故三阳经之皮部皆可称"阳"。②少阳经"皮部"的浮络谓之"少阳之络"，临证可依据其色泽进行少阳经寒、热、虚、实病证的诊断。

【原文】 太阳之阳，名曰关枢[1]，上下同法，视其部中有浮络者，皆太阳之络也，络盛则入客于经。

【注释】

[1] 关枢：门闩与门轴，类比太阳经固护、转输阳气的作用。

【语译】 太阳经的阳络，就其作用来说，犹如太阳经的"关枢"（门闩与门轴）。这一作用，无论是对手太阳小肠经还是足太阳膀胱经，全都一样。在其所属皮部中看到的浮络，就是太阳经的络脉。这些络脉的邪气如果过盛，就会向内传到太阳经中。

【导读】 论太阳经"皮部"的命名及意义：①太阳经的"皮部"命名为"关枢"，又名"太阳之阳"。因太阳经皮部在机体的最外层，故通常我们所说的阳指该经的皮部。三阳经为表为阳，三阳经之皮部皆可称"阳"。"关枢"，即门闩与门轴，喻指太阳经有固护卫气，能防御外邪，还有转输阳气的功能。②太阳经"皮部"的浮络谓之"太阳之络"，临证可以根据其色泽进行太阳经的寒、热、虚、实病证的诊断。

【原文】 少阴之阴，名曰枢儒[1]，上下同法，视其部中有浮络者，皆少阴之络也，络盛则入客于经，其入经也，从阳部注于经[2]，其出者[3]，从阴内[4]注于骨。

【注释】

[1] 枢儒：当作"枢檽"，指门窗的枢轴与木格，类比少阴开阖转输阴阳之气的作用。

[2] 注于经：郭霭春："经，疑蒙上误，似当作'筋'，'经''筋'声误。'注于筋'与下句'注于骨'对文。"

[3] 其出者：《太素》卷九"其"下有"经"字。"经"应在"出"字下。"其出经者"与上句"其入经者"对文。

[4] 阴内：属阴且在内的经脉。

【语译】 少阴经的阴络，就其作用而言，犹如少阴经的"枢儒"（当作椽门窗的枢轴与木格）。这一作用无论手少阴心经还是足少阴肾经，全都一样。在其所属皮部中看到的浮络，就是少阴经的络脉。这些络脉的邪气如果过盛，就会内传到少阴经中。其邪向内传到少阴经是从属阳的络脉进入的。少阴经的邪气继续传变，则从属阴的经脉向内传到骨骼。

【导读】 论少阴经"皮部"的命名及意义：①少阴经的"皮部"命名为"枢儒"，又名"少阴之阴"。三阴经为里为阴，三阴经之皮部皆可称"阴"。枢儒，门窗的枢轴和木格，喻指少阴转输三阴经气机的功能。②少阴经"皮部"的浮络谓之"少阴之络"，临证可以根据其色泽进行少阴经病证的诊断。

【原文】 心主之阴[1]，名曰害肩[2]，上下同法，视其部中有浮络者，皆心主之络也，络盛则入客于经。

【注释】

[1] 心主之阴：厥阴经脉的阴络。心主，手厥阴心包经。

[2] 害肩：通"阖楄"，本义为门上置枢之处，喻指有关合作用的"心主之阴"。

【语译】厥阴经的阴络，就其作用而言，犹如厥阴经的"害肩"（门上置枢之处）。这一作用，无论是对手厥阴心包经还是对足厥阴肝经，全都一样。在其所属的皮肤部位中看到的浮络，就是厥阴经的络脉。这些络脉上的邪气如果过盛，就会向内传到厥阴经中。

【导读】论厥阴经"皮部"的命名及意义：①厥阴经的"皮部"命名为"害肩"，又叫"心主之阴"。三阴经为里为阴，故三阴经之皮部皆可称"阴"。"害肩"，本意指门窗放置"枢"的部位，喻指厥阴经有关阖、闭藏之功用。②厥阴经"皮部"的浮络称为"心主之络"，临证可以根据其色泽进行厥阴经病证的诊断。

【原文】太阴之阴，名曰关蛰[1]，上下同法，视其部中有浮络者，皆太阴之络也，络盛则入客于经。凡十二经络脉者，皮之部也。

【注释】

[1] 关蛰：门闩与动物的蛰伏，喻指有封藏作用的"太阴之阴"。

【语译】太阴经的阴络，就其作用而言，犹如太阴经的"关"和"蛰"。这一作用，无论是对手太阴肺经还是对足太阴脾经，全都一样。在其所属皮部中看到的浮络，都是太阴经的络脉。这些络脉上的邪气如果过盛，就会内传到太阴经中。总之，以上所述十二经的络脉所在的部位，就是十二经在皮肤上的分属部位。

【导读】论太阴经"皮部"的命名及意义：①太阴经"皮部"的命名为"关蛰"，又名"太阴之阴"。三阴经为里为阴，三阴经皮部皆可称"阴"。"关蛰"，喻指太阴经皮部有封藏的功能。②太阴经"皮部"的浮络称为"太阴之络"，临证可以根据其色泽进行太阴经病证的诊断。

【原文】是故百病之始生也，必先[1]于皮毛，邪中之则腠理开，开则入客于络脉；留而不去，传入于经；留而不去，传入于腑，廪[2]于肠胃。邪之始入于皮也，泝然[3]起毫毛，开腠理；其入于络也，则络脉盛色变；其入客于经也，则感虚乃陷下；其留于筋骨之间，寒多则筋挛骨痛，热多则筋弛骨消，肉烁䐃破[4]，毛直而败[5]。

【注释】

[1] 先：《太素》卷九《经脉皮部》与《针灸甲乙经》卷二"先"下有"客"字。

[2] 廪：原指米仓，引申为积聚。

[3] 泝（sù 素）然：寒栗的样子。

[4] 肉烁䐃（jiǒng 窘）破：皮肉受损、肌肉瘘坏。烁，通"铄"，指毁坏。䐃，指人体隆起的块状肌肉。

[5] 毛直而败：热盛煎津，毛发失荣，枯槁败坏。

【语译】因此，各种疾病的发生，都必然先从皮毛开始。病邪侵袭皮毛以后，皮肤的纹理就会被迫打开；皮肤的纹理被迫打开以后，病邪就会侵入络脉，留滞下来而不离去；进步就会向内传到相应的经脉，也留滞下来而不离去；再进一步就会向内传到六腑，聚于肠胃。病邪刚刚侵入皮肤时，会令人突然感到发冷打颤，同时毫毛竖起、肤腠打开；当病邪侵入络脉时，络脉就会盛满而且颜色随之变得异常。病邪侵入经脉的情况，是由于经气虚招致的。经脉气虚，病邪侵入后就会不断向纵深发展。病邪滞留在筋骨之间，如果是寒邪偏盛，就会使人筋脉痉挛而骨骼疼痛；如果是热邪偏盛，就会使人筋脉痿弱而骨骼无力，同时使人皮肉受损而肌肉败坏，毛发失荣而干枯脱落。

【导读】论皮部理论的临床应用。皮部是人体最外层，外邪侵袭时，皮部首当其冲，邪气可以通过皮肤深入络脉，继而传入经脉乃至脏腑，即由表及里，由浅入深。相反，内脏有病，亦可通过经脉、络脉反应于皮部。由此可见，皮部是病邪传变的途径之一。本节指出了"皮部"在发病以及病理传变中的意义。①发病学意义："皮部"是外邪入侵人体的门户，是人体抗御外邪入侵的第一道防线。②病理传变意义：外邪伤人侵犯皮肤（"皮部"），经过络脉、经脉、筋骨、脏腑。③外邪传入的部位不同就有不同的临床表现，这些不同的临床表现，正是疾病传变过程中的辨证要点。如"泝然""筋挛骨痛""肉烁䐃破，毛直而败"。④据其临床表现，可以辨别病证的寒热性质。如"寒多则筋挛骨痛""热多则筋弛骨消，肉烁䐃破，毛直而败"。

【原文】帝曰：夫子言皮之十二部，其生病皆何如？

岐伯曰：皮者，脉之部也。邪客于皮则腠理开，开则邪入客于络脉，络脉满则注于经脉，经脉满则入舍于腑脏也，故皮者[1]有分部，不与[2]而生大病也。

帝曰：善。

【注释】

[1] 皮者：《针灸甲乙经》中"皮"下无"者"字。按无"者"字是，与篇首句应。

[2] 与：通"愈"。

【语译】黄帝问道：先生所讲皮肤上的十二个部位，它们发生病变的情况是怎样的呢？

岐伯回答说：皮肤是络脉分布的处所，病邪侵袭皮肤后，皮肤的纹理就会被迫打开；皮肤的纹理被迫打开以后，病邪就会侵入络脉；络脉中病邪盛满以后就会侵入经脉，经脉中病邪盛满以后就会侵入六腑五脏。所以皮肤上有十二经分属的部位，如果治而不愈，就会导致大病。

黄帝赞道：讲得好！

【导读】皮部理论的应用主要体现在针灸治疗中，《内经》多篇都记载了针刺皮部治疗疾病的方法，如《灵枢·官针》中刺皮部的"毛刺""半刺"方法。刺皮部之所以能治疗疾病，原因如下：①与皮部的生理有关，"卫气先行皮肤，先交络脉"，而皮部正是"卫气之所留止，邪气之所客也，针石缘（因）而去之"（《素问·五脏生成篇》）的所在，针刺皮部可以充分调动卫气，故有"审察卫气，为百病母"（《灵枢·禁服》）之说，把卫气放在抵抗外邪、治愈疾病的首要地位。②皮部与穴位治病一样，都是借助外来刺激激发经络脏腑的功能活动，使气血运行畅通无阻，增强抗病能力，从而防病治病。

刺治皮部的方法：古代有毛刺、半刺、扬刺、络刺、赞刺、豹文刺、直针刺等；现代有皮肤针、皮内针、三棱针、滚刺筒等；艾灸、拔火罐也是刺激皮部的方法，通过温热刺激以温通气血、疏通经络、振奋阳气，治疗疾病；皮内针法、挑治法、药物敷贴法、推拿疗法、捏疗法，都是对皮肤的直接刺激，通过经气的传导作用影响脏腑经脉，调整机体的功能状态，起到治疗疾病的作用。

经络论篇第五十七

【题解】本篇讨论了经络的色泽变化，指出经脉之色内应五脏之色，根据络脉的五色变化，可以诊察病情，并从颜色上对经脉和络脉进行了区别，补充了《素问·皮部论篇》之不足，因本篇所论与经络有关，故名"经络论"。

【原文】黄帝问曰：夫络脉之见也，其五色各异，青黄赤白黑不同，其故何也？

岐伯对曰：经有常色而络无常变也[1]。

帝曰：经之常色何如？

岐伯曰：心赤、肺白、肝青、脾黄、肾黑，皆亦应其经脉之色也。

帝曰：络之阴阳[2]，亦应其经乎？

岐伯曰：阴络之色应其经，阳络之色变无常[3]，随四时而行也。寒多则凝泣，凝泣则青黑，热多则淖泽[4]，淖泽则黄赤，此皆常色，谓之无病。五色具见者，谓之寒热。

帝曰：善。

【注释】

[1] 经有常色而络无常变也：马莳："此言络脉无病之色有常，有病之色无常，皆异于经有常之色，而可以验病也。"

[2] 阴阳：指阴络与阳络。阴络，部位较深的络脉。阳络，部位较浅的络脉。

[3] 阴络之色应其经，阳络之色变无常：张介宾："阴络近经，色则应之，故分五行以配五脏而色有常也……阳络浮显，色不应经，故随四时之气以为进退而变无常也。"

[4] 淖（nào 闹）泽：濡润，润泽。

【语译】黄帝问道：络脉显现时，其颜色各不相同，有的呈现青色，有的呈现黄色，有的呈现红色，有的呈现白色，有的呈现黑色，这是什么原因呢？

岐伯回答说：经脉各有一定的颜色，永远不变；络脉则没有固定的颜色，所以常常变化不定。

黄帝问道：经脉不变的颜色各是怎样的？

岐伯回答说：心色红，肺色白，肝色青，脾色黄，肾色黑。五脏的这些不同的颜色，都是与五脏所属的经脉之色相应而有的。也就是说，五脏所属的经脉之色与五脏之色相同。

黄帝问道：阴络和阳络的颜色，也是与其所属的经脉之色相同吗？

岐伯回答说：阴络位于人体的深层而靠近经脉，其色与经脉相应；阳络位于人体的浅层远离经脉，其色变化无常。阳络的颜色，是随着四季气候而变化的，寒气偏多时，人体络脉的运行就迟滞不畅，血络运行迟滞不畅，阳脉就呈现为青黑之色；热气偏多时，人体络脉的运行就滑利，络脉运行滑利，阳络就呈现为黄赤之色。这些都是常见的颜色，都是无病之色。如果青、黄、赤、白、黑都显现出来，则说明人体发生了寒热相兼的病变。 　　　　　　　　黄帝说：讲得很好！

【导读】论"经有常色而络无常变"。此句表达了经脉和络脉在颜色变化上的区别。这是因为"经脉十二者，伏行分肉之间，深而不见……诸脉之浮而常见者，皆络脉也"（《灵枢·经脉》）的缘故。经脉是经络系统的主干，其色泽与五脏之色相应，即所谓"心赤、肺白、肝青、脾黄、肾黑，皆亦应其经脉之色也"。络脉是经络系统的分支部分，循行于人体较浅的部位，有的络脉还显现于体表，在人体分布极为广泛，在机体不同层次中都有分布，其色泽变化不尽一致。有的络脉色泽变化与内脏及相应经脉相应，也有的络脉行于肌表浅层，其色泽变化受四季气温的影响而随之改变，故谓络脉之色"变无常，随四时而行也"。

论阳络、阴络以及络脉诊法。络脉在机体的不同层次中均有分布，因而其色泽变化与分布层次的浅深有关。阴络位于机体深层，其色"应其经"；阳络浮行于肌肤表层，其色受四时气候变化的影响。经脉气血"寒则泣不能流，温则消而去之"（《素问·调经论篇》）。当气温降低，机体受寒冷刺激后，络脉收引紧缩，脉中的气血运行减慢，呈现"凝泣"状态，因而络脉颜色为青黑色，如严冬遇冷，人的口唇、指甲、面色便见青紫色，当气温升高，机体受热刺激后，血气濡润，运行滑利，络脉颜色呈现赤黄色，这都属于常态，是无病之色，故谓"此皆常色，谓之无病"。

络脉诊法《内经》以降，主要有望鱼际络脉法、望小儿食指络脉法、望山根诊法、望舌下络脉法、望目中络脉法、望耳后络脉法等。其中较多地运用于儿科的有望小儿食指络脉法和望山根诊法。望小儿食指络脉法是从诊鱼际络脉法发展而来的，因食指内侧的络脉，是手太阴之脉的分支，所以诊小儿食指络脉与诊鱼际络脉和寸口脉同出一理。

气穴论篇第五十八

【题解】气，指脏腑经络之气。穴，腧穴。本篇论述了人体脏腑经络之气所输注的365个腧穴所在的部位，气穴与孙络、溪谷的关系以及热病、水病、寒热、背与心相控而痛等所应取的穴位，故名"气穴论"。

【原文】黄帝问曰：余闻气穴[1]三百六十五，以应一岁，未知其所，愿卒闻之。

岐伯稽首再拜对曰：窘[2]乎哉问也！其[3]非圣帝，孰能穷[4]其道焉！因请溢意[5]尽言其处。

帝捧手逡巡而却[6]曰：夫子之开余道[7]也，目未见其处，耳未闻其数，而目以明，耳以聪矣。

岐伯曰：此所谓圣人易语[8]，良马易御也。

帝曰：余非圣人之易语也，世言真数[9]开人意，今余所访[10]问者真数，发蒙解惑，未足以论也。然余愿闻夫子溢志尽言其处，令解其意，请藏之金匮，不敢复出。

【注释】

[1] 气穴：脏腑经气转输于体表的腧穴。

[2] 窘：高明之义。

[3] 其：假设连词，若也。

[4] 穷：推究。

[5] 溢意：畅达之义。

[6] 捧手逡（qūn 群）巡而却：形言恭敬谦逊的样子。逡巡，因顾虑而徘徊不前。

[7] 开余道：即为我开导，讲述道理。

[8] 圣人易语：聪明有德的人（圣人），很

容易理解事物和接受意见（易语）。

[9] 真数：腧穴数目。

[10] 访：通"方"。

【语译】黄帝向岐伯问道：我听说人体共有三百六十五个腧穴，和一年三百六十五天的天数相应，不知道这些腧穴的具体部位，请你详细地告诉我。

岐伯再次跪拜后回答说：你问的这个问题真高明啊！除非圣帝你，谁能对这个问题进行如此深刻的研究呢？因此我把所知道有关腧穴的具体部位毫不保留地给你讲一讲。

黄帝捧着手很谦逊地说：先生对我的讲解很有条理，我虽然没有看到你所讲的腧穴部位，也没有听完你所讲述的腧穴之数，但已经使我对这些内容有所领会了。

岐伯说：这就是所谓的"圣人易语，良马易御"啊！

黄帝说：我并不是那种闻声知情，无所不达的圣人。一般人说，懂得了推究事物道理的过程就能开拓人的思路，今天我向你询问的虽然也是腧穴之数，但不过求得一些启发和解除疑惑的道理，还谈不上明白这些道理的深奥之处。希望你尽量说得详细一点，把腧穴的部位全部讲出来，使我懂得它的大意，并将它记录收藏在金

匮里，没有合适的继承人决不轻易传授。

【导读】通篇以腧穴为主题展开讨论，开篇先指出经脉有 365 个穴位，即所言之"真数"。"真数"的意涵，除表达腧穴所在部位、所属经脉取穴方法及临床应用外，还体现了其取法于太阳历法一年之数，如此才能体现其具有"发蒙解惑"的作用，也是值得"藏之金匮"的重要内容。

【原文】岐伯再拜而起曰：臣请言之。背与心[1]相控[2]而痛，所治天突[3]与十椎[4]及上纪，上纪者，胃脘也[5]，下纪者，关元也[6]。背胸邪系阴阳左右，如此其病前后痛涩，胸胁痛而不得息，不得卧，上气短气偏痛，脉满起[7]斜出尻脉，络胸胁支心贯膈，上肩加天突[8]，斜下肩交十椎下。

【注释】

[1] 背与心：后背与前胸。

[2] 控：《广雅·释诂一》："控，引也。"

[3] 天突：穴名，在胸骨上窝正中，乃奇经任脉之穴。

[4] 十椎：中枢穴。

[5] 上纪者，胃脘也：上纪为胃脘，即中脘穴，是胃的募穴。

[6] 下纪者，关元也：下纪为关元，即关元

穴，是小肠的募穴。

[7] 脉满起：高世栻："经脉满盛，从下而起。"

[8] 加天突：会于天突穴。加，重叠交会。

【语译】岐伯再次跪拜后回答说：圣帝请听我说。背部与胸部互相牵掣而痛，其治疗方法选用天突穴及第十椎下的中枢穴，以及上腹部的中脘穴和下腹部的关元穴。因为背部与胸部的经脉联系着前后左右，所以其病胸部与背部牵引疼痛而痹阻不通，胸胁痛不得呼吸，不能平卧，上气喘息，呼吸急促，或偏痛而经脉胀起，这是因为经脉斜出于尻部，而络于胸胁部，并通至心脏，穿过横膈，上肩而至于胸骨上窝的天突穴，斜向下过肩交会于背部第十椎之下的缘故。

【导读】论"背与心相控而痛"的临床意义。"背与心相控而痛"表达了《内经》是以临床事实为依据升华出相关理论的，正因为经脉具有沟通、联络、感传功能，所以才会有这样的临床表现。原文举例论证了"背与心相控而痛"在任督二脉上取天突、中枢、中脘、关元穴的应用，举例说明了掌握气穴，应了解其所在部位，所属经脉，发病机制及应用。

【原文】脏俞五十穴[1]，腑俞七十二穴[2]，热俞五十九穴，水俞五十七穴，头上五行、行五[3]，五五二十五穴，中胳两傍各五[4]，凡十穴，大椎上两傍各一[5]，凡二穴，目瞳子浮白二穴，两髀厌分中二穴[6]，犊鼻二穴，耳中多所闻二穴[7]，眉本二穴[8]，完骨二

穴，顶中央一穴[9]，枕骨二穴[10]，上关二穴，大迎二穴，下关二穴，天柱二穴，巨虚上下廉四穴，曲牙二穴[11]，天突一穴，天府二穴，天牖二穴，扶突二穴，天窗二穴，肩解二穴[12]，关元一穴，委阳二穴，肩贞二穴，喑门一穴[13]，齐一穴[14]，胸俞十二穴[15]，背

俞二穴[16]，膺俞十二穴[17]，分肉二穴[18]，踝上横二穴[19]，阴阳跷四穴[20]，水俞在诸分[21]，热俞在气穴[22]，寒热俞在两骸厌中二穴[23]，大禁二十五[24]，在天府下五寸，凡三百六十五穴，针之所由行也。

【注释】

[1] 脏俞五十穴：心、肝、脾、肺、肾各有五输穴，即井、荥、输、经、合穴，共二十五穴，左右共有五十个腧穴。俞，通"输"。

[2] 腑俞七十二穴：大肠、小肠、膀胱、三焦、胃、胆各有井、荥、输、原、经、合六个腧穴，共三十六穴，左右共有七十二穴。

[3] 头上五行、行五：刺热病的五十九穴在头部有五条经脉，每经有五穴。

[4] 中膂（lǚ 吕）两傍各五：脊骨两旁各开一寸五分，足太阳经第一侧线上的五脏背俞穴。

[5] 大椎上两傍各一：疑是足太阳膀胱经的天柱穴。

[6] 两髀厌分中二穴：指环跳穴。

[7] 耳中多所闻二穴：指听宫穴。

[8] 眉本二穴：指攒竹穴。

[9] 顶中央一穴：指风府穴。"顶"疑为"项"。《太素·气穴》中作"项"。

[10] 枕骨二穴：指头窍阴穴。因其位于枕骨，故又名枕骨穴。

[11] 曲牙二穴：指颊车穴。

[12] 肩解二穴：指肩井穴。

[13] 喑门一穴：指哑门穴。

[14] 齐一穴：指神阙穴。齐，通"脐"。

[15] 胸俞十二穴：即俞府、或中、神藏、灵墟、神封、步廊，左右共十二穴。

[16] 背俞二穴：指膈俞穴。

[17] 膺俞十二穴：即云门、中府、周荣、胸乡、天溪、食窦，左右共十二穴。

[18] 分肉二穴：指阳辅穴。

[19] 踝上横二穴：指解溪穴。

[20] 阴阳跷四穴：指照海穴和申脉穴。

[21] 水俞在诸分：张介宾："水属阴，多在肉理诸分之间，故治水者当取诸阴分。如水俞五十七穴是也。"

[22] 热俞在气穴：张介宾："热在阳，多在气聚之穴，故治热者当取诸阳分，如热俞五十九穴是也。"

[23] 两骸厌中二穴：张介宾认为是阳关穴。

[24] 大禁二十五：禁刺之穴（手五里）不可针刺至二十五次。

【语译】五脏的五输穴有五十个，六腑的输穴有七十二个，治疗热病的腧穴有五十九个，治疗水肿病的腧穴有五十七个。在头上五行，每行五穴，五五共二十五穴。五脏的背俞在脊柱两旁各五，计十穴。大椎两旁的天柱穴共二穴，瞳子髎、浮白二穴，两侧髀厌部环跳二穴，犊鼻二穴，听宫二穴，攒竹二穴，完骨二穴，风府一穴，头窍阴二穴，上关二穴，大迎二穴，下关二穴，天柱二穴，巨虚上下廉计四穴，颊车二穴，天突一穴，天府二穴，天牖二穴，扶突二穴，天窗二穴，肩解二穴，关元一穴，委阳二穴，肩贞二穴，哑门一穴，神阙一穴，胸俞十二穴，膈俞二穴，膺俞十二穴，阳辅二穴，解溪二穴，阳跷申脉、阴跷照海计四穴。治水者当取诸阴分。如水俞五十七穴；治热者当取诸阳分，如热俞五十九穴。阳陵泉二穴，大禁穴在天府穴下五寸的部位即手五里，针刺不可达到二十五次。以上三百六十五穴，就是针刺时所用的穴位。

【导读】论特定腧穴的临床意义。此节分别列举了各类腧穴之数，如"脏俞""腑俞""热俞""水俞"等特定腧穴，这是依据腧穴主治功效进行归类的，也是《内经》全书应用针刺方法治病取穴的依据。

【原文】帝曰：余已知气穴之处，游针之居，愿闻孙络溪谷，亦有所应乎？

岐伯曰：孙络三百六十五穴会[1]，亦以应一岁，以溢奇邪[2]，以通荣卫，荣卫稽留，卫散荣溢，气竭血著，外为发热，内为少气，疾泻无怠，以通荣卫，见而泻之，无问所会。

【注释】

[1] 孙络三百六十五穴会：张介宾："孙络之云穴会，以络与穴为会也，穴深在内，络浅在外，内外相会，故曰穴会，非谓气穴之外，别有三百六十五络穴也。"

[2] 以溢奇邪：有祛除奇邪的作用。溢，水满外流，引申为祛除。

【语译】黄帝说：我已知道腧穴部位和运用针刺的道理，还希望听听有关孙络与溪谷的理论，是否也与一年三百六十五天之数相应呢？

岐伯回答说：孙络与三百六十五穴相应，也与一岁相应。孙络的作用，能驱散邪气，能通畅荣卫，如果邪气侵入人体，造成荣卫稽留，卫气外散，荣血内溢，卫气散竭而荣血留着，外则发热，内则少气。在这个时候，迅速用针泻之，以通泻荣卫，只要见到瘀血停滞的络脉，就行泻法，不必问其是否为交会穴之所在。

【导读】论孙络与腧穴关系。此节专论孙络与腧穴的关系，孙络"传注十二络脉"，外通于皮毛，内达于经脉，是营卫气血运行的道路，也是经脉之气所注的道路。腧穴是经脉之气在机体浅表部位的汇聚处，因此与孙络密切相关。在病理情况下，若人体感受邪气，邪气就会沿着经脉，由表入里传变，先传孙络，后传经脉，再传及脏腑。孙络及络脉中通行的气血在病理过程中，为邪气出入之处。当邪气侵及孙络时，可致营卫滞留，正气虚衰，卫气外散，营血内溢，发为发热少气之症。

【原文】帝曰：善。愿闻溪谷之会也。

岐伯曰：肉之大会为谷，肉之小会为溪，肉分之间，溪谷之会，以行荣卫，以会大气[1]。邪溢气壅，脉热肉败，荣卫不行，必将为脓，内销骨髓，外破大䐃，留于节凑[2]，必将为败。积寒留舍，荣卫不居[3]，卷肉缩筋[4]，肋肘不得伸，内为骨痹，外为不仁，命曰不足，大寒留于溪谷也。溪谷三百六十五穴会，亦应一岁。其小痹淫溢，循脉往来，微针所及，与法相同[5]。

帝乃辟左右而起，再拜曰：今日发蒙解惑，藏之金匮，不敢复出。乃藏之金兰之室[6]，署曰《气穴》所在。

岐伯曰：孙络之脉别经者，其血盛而当泻者，亦三百六十五脉，并注于络，传注十二络脉，非独十四络脉也，内解泻于中者十脉[7]。

【注释】

[1] 大气：即宗气。

[2] 节凑："凑"当作"腠"。节腠，指骨肉相连之处。

[3] 荣卫不居：居，治也。荣卫不治，为营

卫不能正常循行之意。

[4] 卷肉缩筋：张志聪："寒邪凝滞，又不得正气以和之，以致肉卷而筋缩也。"

[5] 与法相同：王冰："若小寒之气，流行淫溢，随脉往来为痹病，用针调者，与常法相同尔。"

[6] 金兰之室：杨上善："金兰之室，藏书府也。"

[7] 内解泻于中者十脉：骨解之中经络受邪，亦能够向内传变到五脏之脉。

【语译】 黄帝称赞道：讲得很好。我还想听听溪谷的会合。

岐伯回答说：肌肉的大会处叫谷，肌肉的小会处叫溪。分肉之间，是溪谷会合之处，能够通行营卫，会合宗气。如果邪热温毒壅塞溪谷，脉络郁热，荣卫不能通行，必定会形成痈脓，内部可使骨髓销铄，外部可使肌肉溃烂。如果邪毒流连于骨节之间，必将成为更严重的败症。寒邪稽留而不去，荣卫不能正常运行，则筋肉和脉络都要卷缩，肋肘不能屈伸，在内成为骨痹，在外会有麻木不仁，这是大寒留于溪谷所造成的。溪谷三百六十五穴会，亦应于一岁。如果痹病范围小，邪在皮肤、孙络，随着络脉往来无定，用微针就可以治疗，治疗与一般刺孙络的方法相似。

黄帝遣开侍从，起身拜道：今天受到你的开导，解除了我的疑惑，我应当把它藏在金匮之中，不敢轻易拿出来向人展示。随即藏于金兰之室，题名为《气穴所在》。

岐伯补充说：孙络之脉与经脉不同，因其血盛就能泻注，亦有三百六十五脉，它们都贯注于十二络脉，不仅是与十四络脉相贯通，即或骨解之中经络感受了邪气，亦随时能够向内传变到五脏之脉。

【导读】 论溪谷与营卫循行。溪谷是营卫运行的交通要道，是经脉之气灌注的必经之路，腧穴则是转输经络气血的处所，是脏腑经络之气输注于体表的特殊部位。经脉中的气血必须通过腧穴的转输才能灌注络脉，渗濡毛窍，输布筋骨，布散肌肤，也就是说溪谷、肌肉只有通过气穴转注经气的作用才能得到濡养。因此，溪谷在病邪传变、疾病演化以及临床治疗中都具有重要意义。

气府论篇第五十九

【题解】 气，经脉之气。府，聚也。气府，即经脉之气汇聚之处。本篇论述了手足三阳经脉及督脉、任脉、冲脉之经气在经脉中的聚发穴位及分布情况，故名"气府论"。

【原文】 足太阳脉气所发[1]者七十八穴[2]：两眉头各一，入发至项三寸半，傍五，相去三寸[3]，其浮气在皮中者凡五行，行五，五五二十五，项中大筋两傍各一[4]，风府两傍各一[5]，侠背以下至尻尾二十一节[6]，十五间各一[7]，五脏之俞各五，六腑之俞各六，委中以下至足小指傍各六俞[8]。

足少阳脉气所发者六十二穴：两角上各二[9]，直目上发际内各五[10]，耳前角上各一[11]，耳前角下各一[12]，锐发下各一[13]，客主人[14]各一，耳后陷中各一[15]，下关各一，耳下牙车之后各一[16]，缺盆各一，披下三寸，胁下至胠，八间[17]各一，髀枢中傍各一[18]，膝以下至足小指次指各六俞[19]。

足阳明脉气所发者六十八穴：额颅发际傍各三[20]，面鼽骨空各一[21]，大迎之骨空各一[22]，人迎各一，缺盆外骨空各一[23]，膺中骨间各一[24]，侠鸠尾之外，当乳下三寸，侠胃脘各五[25]，侠齐广三寸各三[26]，下齐二寸侠之各三[27]，气街动脉各一[28]，伏菟上各一[29]，三里以下至足中指各八俞，分之所在穴空。

手太阳脉气所发者三十六穴：目内眦各一，目外各一[30]，鼽骨下各一[31]，耳郭上各一[32]，耳中各一[33]，巨骨穴各一，曲掖上骨穴各一[34]，柱骨上陷者各一[35]，上天窗四寸各一[36]，肩解各一[37]，肩解下三寸各一[38]，肘以下至手小指本各六俞。

手阳明脉气所发者二十二穴：鼻空外廉，项上各二[39]，大迎骨空各一，柱骨[40]之会各一，髃骨之会[41]各一，肘以下至手大指次指本各六俞。

手少阳脉气所发者三十二穴：鼽骨下各一，眉后各一[42]，角上各一[43]，下完骨后各一[44]，项中足太阳之前各一[45]，侠扶突各一[46]，肩贞各一，肩贞下三寸分间各一[47]，肘以下至手小指次指本各六俞。

督脉气所发者二十八穴：项中央二[48]，发际后中八[49]，面中三[50]，大椎以下至尻尾及傍十五穴[51]，至骶下凡二十一节，脊椎法也。

任脉之气所发者二十八穴：喉中央二[52]，膺中骨陷中各一[53]，鸠尾下三寸，胃脘五寸，胃脘以下至横骨六寸半一[54]，腹脉法也。下阴别一[55]，目下各一[56]，下唇一[57]，龂交一。

冲脉气所发者二十二穴：侠鸠尾外

各半寸至齐寸一[58]，侠齐下傍各五分至横骨寸一[59]，腹脉法也。

【注释】

[1] 所发：与其经有密切关系之腧穴，不一定全属于本经。

[2] 七十八穴：此为腧穴数，诸家说法不同。

[3] 入发至项三寸半，傍五，相去三寸：高世栻："顶，旧本讹'项'，今改'顶'，前顶穴也。自攒竹入发际，至前顶，其中有神庭、上星、囟会，故长三寸半。前顶在中行，次两行，故旁五，言中自及旁，有五行也。"

[4] 项中大筋两傍各一：指天柱二穴。

[5] 风府两傍各一：指风池穴。

[6] 侠背以下至尻尾二十一节：由大椎至尾骶计二十一椎节。

[7] 十五间各一：二十一节中，内有十五椎间，左右各一，即附分、魄户、膏肓、神堂、谚语、膈关、魂门、阳纲、意舍、胃仓、肓门、志室、胞肓、秩边、承扶，左右共计三十穴。

[8] 委中以下至足小指傍各六俞：即委中、昆仑、京骨、束骨、通谷、至阴，左右共计十二穴。

[9] 两角上各二：即天冲、曲鬓，左右共计四穴。

[10] 直目上发际内各五：自瞳孔直上发际中，即头临泣、目窗、正营、承灵、脑空，左右各五穴。

[11] 耳前角上各一：指颔厌穴。

[12] 耳前角下各一：指悬厘二穴。

[13] 锐发下各一：指和髎穴。

[14] 客主人：指上关穴。

[15] 耳后陷中各一：指翳风穴。

[16] 耳下牙车之后各一：王冰、张介宾作颊车穴。

[17] 间：肋骨与肋骨之间。

[18] 髀枢中傍各一：指环跳穴，左右二穴。

[19] 膝以下至足小指次指各六俞：即阳陵泉、阳辅、丘墟、足临泣、侠溪、足窍阴穴。

[20] 额颅发际傍各三：王冰、张介宾作悬颅、阳白、头维，左右共计六穴。

[21] 面鼽（qiú 球）骨空各一：即四白穴。鼽，指颧部。

[22] 大迎之骨空各一：高世栻："大迎在颊车下，承浆旁，穴在骨间，故曰大迎之骨空。"

[23] 缺盆外骨空各一：指天髎穴。

[24] 膺中骨间各一：即气户、库房、屋翳、膺窗、乳中、乳根，左右共计十二穴。膺中，指前胸两侧肌肉隆起处。

[25] 侠胃脘各五：即不容、承满、梁门、关门、太乙穴。

[26] 侠齐广三寸各三：侠，通"挟"。齐，通"脐"。

[27] 下齐二寸侠之各三：即大巨、水道、归来穴。

[28] 气街动脉各一：即气冲穴，左右共计二穴。

[29] 伏菟上各一：指髀关穴。

[30] 目外各一：指瞳子髎穴。

[31] 鼽骨下各一：指颧髎穴。

[32] 耳郭上各一：指角孙穴。

[33] 耳中各一：指听宫穴。

[34] 曲掖上骨穴各一：指臑俞穴。

[35] 柱骨上陷者各一：指肩井穴。

[36] 上天窗四寸各一：王冰、张介宾作天窗、（头）窍阴二穴，高世栻作天窗、浮白二穴。本书从王冰、张介宾注。

[37] 肩解各一：指秉风穴。

[38] 肩解下三寸各一：指天宗穴。

[39] 鼻空外廉，项上各二：指迎香、扶突穴。

[40] 柱骨：高世栻："柱骨，项骨也。柱骨之会，谓项骨相会之处。"

[41] 髃骨之会：指肩胛相会之处，即肩髃穴。

[42] 眉后各一：指丝竹空穴。

[43] 角上各一：吴崑、张介宾作颔厌穴。

[44] 下完骨后各一：指天牖穴。

[45] 项中足太阳之前各一：王冰、张介宾作风池穴。

[46] 侠扶突各一：指天窗穴。

[47] 肩贞下三寸分间各一：即肩髎、臑会、消泺，左右共计六穴。

[48] 项中央二：即风府、哑门穴。

[49] 发际后中八：即神庭、上星、囟会、前顶、百会、后顶、强间、脑户八穴。

[50] 面中三：张介宾、高世栻等认为是素髎、水沟、兑端这三穴。

[51] 大椎以下至尻尾及傍十五穴：即大椎、陶道、身柱、神道、灵台、至阳、筋缩、中枢、脊中、悬枢、命门、腰阳关、腰俞、长强、会阳穴，共计十五穴。

[52] 喉中央二：即廉泉、天突穴。

[53] 膺中骨陷中各一：高世栻："膺中，胸之中行也。骨陷中有璇玑、华盖、紫宫、玉堂、膻中、中庭各一，共六穴。"

[54] 鸠尾下三寸，胃脘五寸，胃脘以下至横骨六寸半一：上脘、中脘、下脘统称为胃脘。鸠尾骨以下至胃之上脘，计三寸间，有鸠尾、巨阙穴。自胃之上脘至脐中央神阙穴五寸间，有上脘、中脘、建里、下脘、水分五穴。自神阙穴至横骨毛际计六寸半，有阴交、气海、石门、关元、中极、曲骨六穴。以上自鸠尾以下至毛际共十四寸半，共计十四穴，每穴间距一寸。

[55] 下阴别一：指会阴穴。

[56] 目下各一：指承泣穴。

[57] 下唇一：指承浆穴。

[58] 侠鸠尾外各半寸至齐寸一：幽门夹巨阙两旁，肓俞夹脐两旁，左右旁开各同身寸之半寸，每穴上下相去各一寸。

[59] 侠齐下傍各五分至横骨寸一：高世栻："并脐下两傍，各开五分，下至横骨，有中注、四满、气穴、大赫、横骨，其穴相去亦一寸也。"

【语译】足太阳经脉气输注于体表的有七十八个腧穴：两眉陷中攒竹穴各一，从眉头上行入发际至前顶穴，其间有神庭、上星、囟会三穴，共长三寸半，前顶居中央一行，两旁各分二行，连中央共五行，中行至外行相去三寸。其上浮于头部的经脉之气运行在头皮有五行，每行五个腧穴，五五二十五穴。下行至项中大筋两旁各有一个腧穴，即天柱穴，风府穴两旁各有一个风池穴。自此向下至脊背两旁，从大椎骨节往下至尾骶共有二十一椎节，其中有十五个椎间左右各有 1 个腧穴，即附分、魄户、膏肓、神堂、谵谵、膈关、魂门、阳纲、意舍、胃仓、肓门、志室、胞肓、秩边、承扶穴，左右共计三十个腧穴。五脏背俞穴左右各五穴，即肺俞、心俞、肝俞、脾俞、肾俞，六腑背俞穴左右各有胃俞、大肠俞、小肠俞、三焦俞、膀胱俞、胆俞六个腧穴。以委中穴向下到足小趾左右各有委中、昆仑、京骨、束骨、通谷、至阴六个腧穴。

足少阳经脉经气输注于体表的有六十二穴：两头角上各有天冲、曲鬓四穴。与眼睛成一条直线入发际内左右各有头临泣、目窗、正营、承灵、脑空穴。耳前角上有颔厌穴左右各一，耳前角下有悬厘穴左右各一，锐发下有和髎、上关穴左右各一，耳后陷中是翳风穴、下关穴左右各一，耳下牙车之后有颊车穴、缺盆穴左右各一，腋下三寸，从胁下到季胁八肋之间有渊液、辄筋、天池、日月、章门、带脉、五枢、维道、居髎等穴。髀枢部有环跳穴左右各一，从膝以下至足第四趾有阳陵泉、阳辅、丘墟、足临泣、侠溪、足窍阴六穴左右各一。

足阳明经脉气输注于体表的有六十八穴：额颅发际旁有悬颅、头维、阳白左右各三穴，面部眶下孔有四白穴左右各一，大迎穴在骨空陷中左右各一，喉结旁人迎穴左右各一，缺盆的外侧天髎穴左右各一，膺中骨中间有气户、库房、屋翳、膺窗、乳中、乳根左右各一，侠鸠尾穴之外，正当乳下三寸，挟胃脘左右各五穴，即不容、承满、梁门、关门、太乙穴，挟脐横开三寸有滑肉门、天枢、外陵左右三穴。挟脐下横开二寸有大巨、水道、归来左右各三穴，气街穴在脉动之处左右各一，伏兔穴上是髀关穴左右各一，足三里穴以下至足中趾左右各有足三里、上巨虚、下巨虚、解溪、冲阳、陷谷、内庭、厉兑左右各八个腧穴，每个腧穴都有其一定的孔窍。

手太阳脉气输注于体表的有三十六穴：目内眦有睛明穴左右各一，目外侧有瞳子髎穴左右各一，颧骨下有颧髎穴左右各一，耳廓上是角孙穴左右各一，听宫穴左右各一，巨骨穴左右各一，在肩臑后大骨下有臑俞穴，柱骨上陷中有肩井穴，天窗穴至其上四寸有天窗、头窍阴穴，肩胛部有秉风、天宗各二穴，肘部以下至手小指有小海、阳谷、腕骨、后溪、前谷、少泽左右各有六穴。

手阳明经脉气输注于体表的有二十二穴：在鼻翼外廉有迎香穴左右各一以及项上的扶突穴，大迎在骨空陷者中左右各一，柱骨与肩部交界处有天鼎穴左右各一，肩臂相会之处有肩髃穴左右各一，肘部以下至食指各有手三里、阳溪、合谷、三间、二间、商阳左右各六穴。

手少阳经脉气输注于体表的有三十二穴：颧骨下颧髎二穴，眉梢处有丝竹空左右各一，角上有颔厌穴左右各一，完骨后下方有天牖穴左右各一，项中足太阳经之前有风池穴左右各一，挟扶突穴各有天窗穴、肩贞穴左右各一，肩贞穴下三寸其间有肩髎、臑会、消泺左右各三穴，肘部以下至手无名指端左右各有天井、支沟、阳池、中渚、液门、关冲左右各六穴。

督脉经气输注于体表的有二十八穴：项部正中线有哑门、风府穴，前发际以至后中行有神庭、上星、囟会、前顶、百会、后顶、强间、脑户八穴，面部正中央鼻至唇有素髎、水沟、兑端三穴，大椎以下至尻尾之间有大椎、陶道、身柱、神道、灵台、至阳、筋缩、中枢、脊中、悬枢、命门、腰阳关、腰俞、长强以及长强穴两旁会阳穴共计十五穴。从大椎以下至尾骶二十一椎节，这就是计算背部各椎骨的方法。

任脉经气输注于体表的有二十八穴：在喉中央有廉泉、天突二穴，膺中行有璇玑、华盖、紫宫、玉堂、膻中、中庭各一，共六穴，鸠尾下三寸间有鸠尾、巨阙二穴。自上脘穴至脐之中央神阙穴五寸间有上脘、中脘、建里、下脘、水分五穴，自神阙穴至横骨毛际计六寸半，有阴交、气海、石门、关元、中极、曲骨六穴，每穴之间各有一穴，共有十四穴，这是腹部取穴的方法。下部前后二阴之间有会阴穴，目下有承泣穴，下唇下凹陷中有承浆穴、龈交穴。

冲脉之气输注于体表的有二十二穴：挟鸠尾外两旁各横开半寸到脐旁有六穴，即幽门、通谷、阴都、石关、商曲、肓俞，每穴间距为一寸，挟脐两旁各横开五分向下至横骨各有五穴，即中注、四满、气穴、大赫、横骨穴，这是取腹部经脉穴位的方法。

【导读】此言督脉经气所发 28 穴后，说"脊椎法也"，言督脉行于背部正中线，其腧穴在背部，取穴时应以脊柱为标准，脊柱"大椎以下至尻尾及傍十五穴，至骶下凡二十一节"，其中胸椎 12 节，腰椎 5 节，骶椎 4 节，取穴时应以各部脊柱为标记。在任脉之气所发 28 穴及冲脉之气所发 22 穴后，均言"腹脉法也"，因任脉、冲脉均循行于腹部，其腧穴也在腹部，故取穴时应以腹部的分区为标准，并将任脉、冲脉之穴相照应。"脊椎法""腹脉法"均说明了临证取穴之要领。为后世取穴法如"体表解剖标志定位法"和"骨度分寸定位法"奠定了基础。

【原文】足少阴舌下[1]，厥阴毛中急脉各一，手少阴各一[2]，阴阳跷各一，手足诸鱼际脉气所发者[3]，凡三百六十五穴也。

【注释】

[1] 足少阴舌下：指廉泉穴。

[2] 手少阴各一：指手少阴之阴郄穴。

[3] 手足诸鱼际脉气所发者：指手足都有鱼际，都是脉气所发之处。

【语译】足少阴经脉所注于舌下的有廉泉穴，足厥阴经在毛际中各有一急脉穴，手少阴经有阴郄穴各一，阳跷脉有申脉穴、阴跷脉有照海穴各一，手足鱼际也是脉气输注的部位，以上共计三百六十五穴。

【导读】人体有 365 穴，人体腧穴数与太阳历法中一年的日数相应，这是"天人相应"思想的体现。

骨空论篇第六十

【题解】骨空，指周身骨节之孔穴。骨空是经气出入及骨骼赖以滋养之所。本篇论述了多种疾病的针灸治疗方法，其取穴多在骨孔，故名"骨空论"。

【原文】黄帝问曰：余闻风者百病之始也，以针治之奈何？

岐伯对曰：风从外入，令人振寒，汗出头痛，身重恶寒，治在风府，调其阴阳，不足则补，有余则泻。大风[1]颈项痛，刺风府，风府在上椎[2]。大风汗出，灸谚语[3]，谚语在背下侠脊傍三寸所，厌之[4]令病者呼谚语[5]，谚语应手。从风憎风，刺眉头。

【注释】

[1] 大风：风邪较甚者。

[2] 风府在上椎：风府穴在颈椎第一椎上，入后发际一寸处。

[3] 谚语：腧穴名，属足太阳膀胱经，在第六椎下两旁距脊各三寸。

[4] 厌之：用手指按压腧穴。

[5] 呼谚语：痛苦、悲恨之声。

【语译】黄帝问道：我听说风为百病之始，若用针刺灸法治疗，应采取什么方法呢？

岐伯回答说：风邪从外侵入人体，使人寒战出汗、头痛、身体发重、怕冷，治疗应取风府穴，以调和其阴阳。大凡正气不足的虚证，便采用补法；凡邪气有余的实证，便采用泻法。若感受严重的风邪，使人颈项疼痛，可刺风府穴，风府穴在颈椎第一椎上面。若因感受风邪而汗出，应灸谚语穴，谚语穴在背部下第六椎旁开三寸处，用手指压其穴位，患者就会感觉疼痛而发出谚语的声音，这时谚语穴就在手指下跳动。若见恶风症状的患者，应刺眉头攒竹穴。

【导读】论"风者百病之始"。风性开泄，侵犯人体后常使机体腠理疏松，汗孔开张，卫外御邪能力下降，为其他邪气侵犯人体创造了条件，故言"风者百病之始"，所以说风为外感病邪之首。风邪易伤卫表，出现汗出、恶风等表虚伴营卫不和之证。当以"调其阴阳，不足则补，有余则泻"为治疗原则：一则祛除外风，二则调补正气，共凑调和营卫阴阳的目的。

【原文】失枕，在肩上横骨间[1]，折，使榆臂，齐肘正，灸脊中[2]。

肭络季胁[3]引少腹而痛胀，刺谚语。

腰痛不可以转摇，急引阴卵[4]，刺八髎与痛上，八髎在腰尻分间。

鼠瘘寒热[5]，还刺寒府[6]，寒府在附膝外解营[7]。取膝上外者使之拜[8]，取足心者使之跪[9]。

【注释】

[1] 肩上横骨间：腧穴名。一说为巨骨穴，

一说为肩井穴。

[2] 折，便揄臂，齐肘正，灸脊中：落枕项痛如折者，可使患者上臂下垂屈肘，取两肘连线，平督脉交叉处，相当于十六椎下之阳关穴，施予灸法。

[3] 胁络季胁：侧腹部十二肋软骨下，髎嵴上方的松软处。

[4] 阴卵：睾丸。

[5] 鼠瘘寒热：感受寒热邪毒而成的如鼠洞之漏道。

[6] 还刺寒府：还须刺寒府之穴。

[7] 解营：骨缝中间的穴位。解，骨缝。营，指窟穴。

[8] 拜：指取穴之体位。

【导读】 此节列举"失枕""胁络季胁引少腹而痛胀""腰痛"等疼痛性疾病和鼠瘘寒热病的针刺取穴。

[9] 跪：指取穴的体位。

【语译】 落枕患者，应取横骨之间的腧穴治疗，取穴的时候使患者曲臂，并引两肘尖相合在一体的姿势，然后在肩胛骨上端引一条直线，正当脊部中央的部位，施以灸法。胁络季胁牵引少腹而痛胀者，可刺噫谑穴。腰痛不可以转侧活动，痛且筋挛，下引睾丸者，可刺八髎穴和疼痛部位，八髎穴在腰尻骨间孔隙中。得了鼠瘘病而发寒热的，应刺寒府穴，寒府穴在膝腘旁的骨缝中。凡取膝上外侧的孔穴，使患者身体弯曲成拜跪体位。取足心涌泉穴时，应使患者呈跪的体位。

【原文】 任脉者，起于中极之下，以上毛际，循腹里上关元，至咽喉，上颐循面入目[1]。

冲脉者，起于气街，并少阴之经，侠齐上行，至胸中而散。

任脉为病，男子内结七疝，女子带下瘕聚[2]。冲脉为病，逆气里急。

督脉为病，脊强反折[3]。

督脉者，起于少腹以下骨中央[4]，女子入系廷孔[5]，其孔，溺孔之端也，其络循阴器合篡间[6]，绕篡后，别[7]绕臀，至少阴与巨阳中络者，合少阴上股内后廉，贯脊属肾，与太阳起于目内眦，上额交巅，上入络脑，还出别下项，循肩髆内，侠脊抵腰中，入循脊络肾；其男子循茎下至篡，与女子等[8]；其少腹直上者，贯齐中央，上贯心入喉，上颐环唇，上系两目之下中央。

此生病，从少腹上冲心而痛，不得前后[9]，为冲疝[10]。其女子不孕，癃痔遗溺嗌干。督脉生病治督脉，治在骨上[11]，甚者在齐下营[12]。

其上气有音者，治其喉中央，在缺盆中者[13]。其病上喉者治其渐[14]，渐者上侠颐也。

【注释】

[1] 上颐循面入目：疑为衍文。

[2] 带下瘕聚：病名，即带下、癥瘕、积聚。

[3] 脊强反折：脊柱强硬后折而屈伸不利。

[4] 少腹以下骨中央：少腹以下耻骨联合中间。

[5] 廷孔：阴道口。

[6] 篡间：前后阴之间，会阴部。

[7] 别：经脉分歧而行。

[8] 与女子等：与女子同。等，同也。

[9] 不得前后：二便闭阻。

[10] 冲疝：因督脉受病而成疝。

[11] 骨上：指督脉循脊背之穴位。

[12] 齐下营：脐下小腹部位任脉的穴位。

[13] 治其喉中央，在缺盆中者：在任脉的天突穴治疗。

[14] 治其渐：在大迎穴上治疗。

【语译】任脉起源于中极穴下面，上行主毛际，再循腹部上行，通过关元，至咽喉，再上颐，循面，入于目下承泣穴。

冲脉起源于气街穴，与少阴经相并，侠脐左右上行，布散于胸中。

任脉发生病变，在男子则见腹内的七种疝病，在女子则见癥瘕、积聚、带下病。

冲脉发生病变，就会气逆上冲，腹内拘急疼痛。

督脉发生病变，就会引起脊柱强硬反折而屈伸不利的症状。

督脉的循行，起于少腹下，横骨的中央，在女子则内系廷孔，廷孔就是阴道口的外侧端。从此分出一支别络，循阴户会于会阴部，复行分绕于肛门之后，再分支别行绕臀到少阴，与太阳经的络脉和少阴经从股内后面而上，贯穿脊柱并连属于肾。又与足太阳经起于目内眦，上行到额，交于巅顶，入则内络于脑，复还出经头顶至肩髆内，侠脊抵达腰中，入内循膂络肾；其在男子，则循阴茎，下会阴，与女子相同。其从少腹直行向上，穿过脐中央，再向上贯心入喉，上行到颐并环绕口唇，再上行系于两目中央之下。

督脉的病变，症状是气从小腹上冲而心痛，不能大小便，称之为冲疝。若发生于女子则不能怀孕，有时出现小便不利、痔疮、遗尿、咽干等症。总之，督脉发生的疾病，还应从督脉治疗，病轻的取横骨上的曲骨穴刺治，病重者可取脐下的阴交穴刺治。

若患者是气喘而喉中有声音的，应治其喉部的天突穴，天突穴在两缺盆的中央。若气逆上冲于喉部，应取挟颐之处的大迎穴。

【导读】此节概括性地讲述了奇经八脉中冲、任、督脉的循行部位，以及任脉、督脉失调所致的主要病证，并论述了督脉病证的取穴针刺方法。

督脉功能有五：①主持元阳，敷布命门之火，总摄一身之阳气，并卫外拒邪。②为阳脉之海，手足六阳经均汇于督脉之大椎穴，可协调诸阳经。③主生殖，督脉在内与肾相通，外绕前阴，其病变可见阳痿、阴冷、不育等。④主前后二阴，督脉有维持前后二阴功能正常的作用，其病变可见"不得前后""冲疝""癃痔遗溺"等。⑤参与主持神志活动，督脉入脑贯心，对维持神志的正常活动起着重要的作用，其病变可见"脊强而厥"（《难经·二十八难》）"实则脊强反折，虚则头重高摇"（《奇经八脉考·督脉为病》）"大人癫病、小儿风痫"（《脉经·平奇经八脉病》）等。

任脉功能有三：①主持元阴，养一身之阴气。②为阴脉之海，主导诸阴经，并协调其功能，任脉与手足各阴经相交汇，有"总任诸阴"的说法。③参与生殖活动，对女性的经、带、胎、产有着重要的作用，故有"任主胞胎"之说，其病变可见前阴诸病，如疝气、白带、月经不调、不育、小便不利、遗尿、遗精、阴中痛等。

冲脉功能有四：①冲脉为十二经脉、五脏六腑之海，是气血之要冲，能调节十二经气血，渗灌经络，滋养脏腑。②主生殖，能统摄一身之血液，为人身之血海，对女子行经及妊产胎育、男子化生生殖之精有重要作用，其病变可见月经失调、不孕、胎漏、小产等。③对性器官和第二性征的发育和功能有重要作用，如《灵枢·五音五味》中"其任冲不盛，宗筋不成，有气无血，唇口不荣，故须不生"。④参与维持神志活动，冲为血海，心脑皆赖血之滋养，故《灵枢·海论》中有"血海有余，则常想其身大，怫然不知其所病；血海不足，亦常想其身小，狭然不知其所病"的说法。

【原文】塞膝伸不屈[1]，治其楗[2]。坐而膝痛，治其机[3]。立而暑解[4]，治其骸关[5]。膝痛，痛及拇指，治其腘[6]。坐而膝痛如物隐者，治其关[7]。膝痛不可屈伸，治其背内[8]。连骺若折[9]，治阳明中俞髎[10]。若别[11]，治巨阳少阴荥。淫泺胫酸[12]，不能久立，治少阳之维[13]，在外上五寸。辅骨上、横骨下为楗[14]，侠髋为机[15]，膝解为骸关，侠膝之骨为连骸，骸下为辅[16]，辅上为腘[17]，腘上为关[18]，头横骨为枕[19]。

【注释】

[1] 塞（jiǎn 检）膝伸不屈：膝关节活动不灵，能伸不能屈。

[2] 治其楗（jiàn 渐）：在股部经穴治疗。

[3] 治其机：在足少阳胆经的环跳穴上治疗。

[4] 暑解：病证名。症见站立时膝部感到骨缝似解，伴发热。

[5] 骸关：膝眼穴。

[6] 痛及拇指，治其腘：痛处牵动到足踇趾的，刺委中穴治疗。指，趾也。

[7] 治其关：针刺承扶穴。

[8] 治其背内：针刺大杼穴。

[9] 连骺若折：膝关节疼痛牵引到胫骨，像折断似的。骺，小腿上部接近膝盖处。

[10] 中俞髎：穴位名。高世栻："五俞之穴，前有井荥，后有经合，俞在中，故曰中俞髎。"

[11] 若别：若再别求治法。

[12] 淫泺胫酸：因遗精、遗沥导致的膝胫骨酸软无力。

[13] 少阳之维：足少阳经的光明穴。

[14] 辅骨上、横骨下为楗：辅骨之上，耻骨联合之下的股骨，称为楗。

[15] 侠髋为机：髋关节运动自如。

[16] 骸下为辅：连骸之下叫作辅骨。

[17] 辅上为腘：辅骨之上，膝关节后凹陷处为腘。

[18] 腘上为关：膝弯上骨关节活动处叫作关。

[19] 头横骨为枕：头部的横骨叫作枕骨。

【语译】若跛行或下肢能伸不能屈的，应取股部的经穴刺治。坐下而膝痛的，应取环跳穴刺治。站立时膝部感到骨缝似解而发热的，取膝解处的经穴刺治。膝痛，痛而牵引到足大趾的，应刺膝弯处的委中穴。坐下来膝痛如有物隐在其中的，应刺承扶穴。膝痛不能伸屈的，应刺背部足太阳经的腧穴。如骺骨疼痛像折断似的，应取足阳明的陷谷穴刺治，或者另取太阳经的荥穴足通谷穴、少阴经的荥穴然谷穴治疗。胫骨酸痛无力，不能久立，应取少阳经的光明穴刺治，穴在外踝上五寸处。辅骨之上，横骨之下叫作楗。髋关节叫枢机。膝部的骨缝叫骸关。侠膝两旁的高骨叫作连骸。连骸下面叫作辅骨。辅骨上面是膝弯，膝弯上骨节动处叫作关，项后部的横骨叫作枕骨。

【原文】水俞五十七穴者，尻上五行，行五，伏菟上两行，行五，左右各一行，行五，踝上各一行，行六穴。髓空[1]在脑后三分，在颅际锐骨之下，一在齗基下[2]，一在项后中复骨[3]下，一在脊骨上空在风府上[4]。脊骨下空，在尻骨下空[5]。数髓空在面侠鼻[6]，或骨空在口下当两肩[7]。两髆骨空[8]，在髆中之阳[9]。臂骨空在臂阳[10]，去踝[11]四寸两骨空之间。股骨上空在股阳[12]，出上膝四寸。䯒骨空在辅骨之上端。股际[13]骨空在毛中动下[14]。尻骨空[15]在髀骨之后，相去四寸。扁骨有渗腠，无髓孔，易髓无空。

【注释】

[1] 髓空：指风府穴。

[2] 齗（yín 银）基下：颐下正中骨罅缝隙。

[3] 复骨：六椎以上椎骨不甚显著，故称复骨。复，通"伏"，谓伏而不显。

[4] 风府上：风府穴之上的脑户穴。

[5] 尻骨下空：尻骨之下的长强穴。

[6] 数髓空在面侠鼻：在面部侠鼻两旁有数处骨空。

[7] 在口下当两肩：大迎穴处。

[8] 两髆骨空：肩髆上之骨空有两处。

[9] 阳：外。

[10] 臂阳：臂外。

[11] 踝：手腕处之尺骨茎突。

[12] 股阳：股骨之外。

[13] 股际：阴股交会之际。

[14] 在毛中动下：阴毛中的动脉下面。

[15] 尻骨空：尻骨八穴。

【语译】治疗水病的腧穴有五十七个：尻骨上有五行，每行各五穴；伏兔上有两行，每行各五穴；又左右各一行，每行各有五穴；足内踝上各一行，每行各六穴。髓穴在脑后三分，颅骨边际锐骨之下，有一孔在齗基下，有一孔在项后复骨之下，有一孔在脊骨上孔的风府上面。脊骨下端之孔，在尻骨下面髓孔。在面部侠鼻两旁有好几处髓孔，有的在口下通于两侧肩骨。两肩髆骨孔在肩髆外侧。臂骨的骨孔在臂骨的外侧，离开手踝四寸处，在两个骨孔的中间。股骨上的骨孔，在股骨外侧膝上四寸处。䯒骨的骨孔在辅骨的上端。股际的骨孔在阴毛中的动脉下面。尻骨的骨孔在髀骨的后面相去四寸处。扁骨有血脉渗灌的纹理，骨髓由渗灌的纹理内外交流，因而没有骨孔。

【导读】本篇原文与《素问·水热穴论篇》《素问·气穴论篇》均记载了治疗水病的57穴及其定位。可详参明代马莳的注解。

【原文】灸寒热之法，先灸项大椎，以年为壮数[1]，次灸橛骨[2]，以年为壮数，视背俞陷者灸之，举臂肩上陷者灸之，两季胁之间灸之，外踝上绝骨之端灸之，足小指次指间灸之，腨下陷脉[3]灸之，外踝后[4]灸之，缺盆骨上，切之坚痛如筋者灸之，膺中陷骨间[5]灸之，掌束骨下[6]灸之，齐下关元三寸灸之[7]，毛际动脉[8]灸之，膝下三寸分间[9]灸之，足阳明跗上动脉[10]灸之，巅上[11]一灸之，犬所啮之处灸之三壮，即以犬伤病法灸之。凡当灸二十九处。伤食灸之，不已者，必视其经之过于阳者[12]，数刺其俞而药之[13]。

【注释】

[1] 以年为壮数：应根据年龄、体质、病情等各方面情况来决定灸的壮数。壮，是灸法中的术语，艾灸每炷为一壮。

[2] 橛（jué 绝）骨：尾骶骨的长强穴。

[3] 腨（shuàn 涮）下陷脉：足太阳膀胱经承筋穴处。

[4] 外踝后：足太阳膀胱经的昆仑穴处。

[5] 膺中陷骨间：任脉之天突穴。

[6] 掌束骨下：手少阳三焦经之阳池穴。

[7] 齐下关元三寸灸之："关元"与"三寸"颠倒，应作"齐下三寸关元灸之"。

[8] 毛际动脉：阴毛边处的气街穴。

[9] 膝下三寸分间：足阳明胃经的足三里穴。

[10] 跗上动脉：足背跗上动脉处的冲阳穴。

[11] 巅上：指百会穴处。

[12] 必视其经之过于阳者：杨上善："伤食为病，灸之不得愈者，可刺之，刺法可刺大经所过之络出血。阳，络脉也。"

[13] 数刺其俞而药之：多刺其腧穴，同时再用药调治。俞，通"腧"。

【语译】 灸寒热证的方法是，先灸项后的大椎穴，根据患者的年龄来决定艾灸的壮数；其次灸尾骶骨的尾闾穴，也是根据年龄来决定艾灸的壮数。观察背部有凹陷的地方用灸法，举臂肩上有凹陷的地方（肩髃穴）用灸法，两季胁间的京门穴用灸法，足外踝上绝骨的阳辅穴用灸法，足小趾次趾间的侠溪穴用灸法，腨下凹陷处的承筋穴用灸法，外踝后的昆仑穴用灸法，缺盆骨上切按坚如筋的用灸法，膺中陷骨间的天突穴用灸法，掌束骨下的阳池穴用灸法，脐下三寸处的关元穴用灸法，阴毛边缘有动脉跳动处的气冲穴用灸法，膝下三寸的三里穴用灸法，足阳明足跗上动脉处的冲阳穴用灸法，头顶上的百会穴用灸法。被犬咬伤的，就在犬咬处灸三壮，按照治犬伤病法艾灸之。以上灸寒热病的部位共有二十九处。因伤食而发寒热证的病变，如用灸法而不愈，一定要知其阳邪过盛的地方，多刺其腧穴，同时配合药物治疗。

【导读】 寒热病是《内经》对以发热、恶寒共见或交替发作为特点之类病证的总括，《灵枢·寒热病》中对皮寒热、肌寒热、骨寒热的因、机、证、治予以专篇讨论。结合前文所论，此处当属"鼠瘘寒热"，张志聪认为"鼠瘘之本，在于水脏，其病出于三阳颈项之间"。故取足三阳经穴治之。就临床实际而言，鼠瘘病发之前，往往先有肺肾两虚的虚劳病史，在疾病后期，虚劳之象更加明显，故用灸法治之，张介宾以虚劳寒热为解，亦与临床病证相合。

水热穴论篇第六十一

【题解】本篇论述了水气病的病因、病机、病证以及治疗水病的五十七穴，还论述了热病的机制及治疗热病的五十九穴，并阐明了四时阴阳盛衰不同，则针刺取穴有别的意义。由于本篇主要讨论水气病和热病的治疗穴位，故名"水热穴论"。

【原文】黄帝问曰：少阴何以主肾？肾何以主水？

岐伯对曰：肾者，至阴也。至阴者，盛水[1]也。肺者，太阴也。少阴者，冬脉也。故其本在肾，其末在肺[2]，皆积水也。

帝曰：肾何以能聚水而生病？

岐伯曰：肾者，胃之关[3]也，关门不利，故聚水而从其类也。上下溢于皮肤，故为胕肿。胕肿者，聚水而生病也。

帝曰：诸水皆生[4]于肾乎？

岐伯曰：肾者，牝脏[5]也，地气上者[6]属于肾，而生水液也，故曰至阴。勇而劳甚[7]则肾汗出，肾汗出逢于风，内不得入于脏腑，外不得越于皮肤，客于玄府，行于皮里，传为胕肿，本之于肾，名曰风水。所谓玄府者，汗空也。

帝曰：水俞五十七处者，是何主也？

岐伯曰：肾俞[8]五十七穴，积阴之所聚也，水所从出入也。尻上五行行五[9]者，此肾俞。故水病，下为胕肿大腹，上为喘呼，不得卧者，标本俱病，故肺为喘呼，肾为浮肿，肺为逆不得卧，分为相输[10]，俱受者，水气之所留也。伏菟上各二行行五[11]者，此肾之街也。三阴之所交结于脚也[12]，踝上各一行行六[13]者，此肾脉之下行也，名曰太冲。凡五十七穴者，皆脏之阴络，水之所客也。

【注释】

[1] 盛（chéng 成）水：意即主管人体水液。

[2] 其本在肾，其末在肺：姚止庵："水原于肾，故云本；由肾而溢于肺，故云末也。"

[3] 关：关闸。

[4] 生：《针灸甲乙经》中作"主"。

[5] 牝（pìn 聘）脏：阴脏。

[6] 地气上者：杨上善："地气，阴气也，阴气盛水，上属于肾。"

[7] 勇而劳甚：姚止庵："劳甚谓恃其有力而入房，或远行动作也，单指力劳偏矣。"

[8] 肾俞：为治疗浮肿病的腧穴。

[9] 尻上五行行五：从尾骶骨向上分五行，每行五穴，其中督脉之穴为脊中、悬枢、命门、腰俞、长强，距后正中线 1.5 寸的足太阳膀胱经穴位有大肠俞、小肠俞、膀胱俞、中膂俞、白环俞，距后正中线 3 寸的足太阳膀胱经穴位有胃仓、肓门、志室、胞门、秩边。

[10] 分为相输：指肺肾两脏气水相互输应。

[11] 伏菟上各二行行五：两侧大腿部各二

行，每行五个腧穴。

[12] 三阴之所交结于脚：指足太阴、足少阴、足厥阴三条阴经相交于胫部。脚，指小腿。

[13] 踝上各一行行六：下肢部足少阴肾经六个腧穴。

【语译】 黄帝问道：少阴怎样主肾？肾又怎样主水？

岐伯回答说：肾是至阴之脏，主管着人体的水液。肺属太阴，肾属少阴，主水而旺于冬季，其脉从肾上贯肝膈入肺中。因此，浮肿病的根在肾，其标在肺，肺肾内脏都能使水液停聚而生病。

黄帝问道：肾怎样聚水而生病呢？

岐伯回答说：肾犹如胃的闸门，闸门不通畅，就会使水液积聚，水液停聚则水液上下泛溢于肌肤，所以形成浮肿。浮肿产生的原因，就是水气的不断积聚。

黄帝问道：浮肿病都是发生于肾吗？

岐伯回答说：肾是阴脏，阴气向上蒸腾，而化生为水液，所以把肾称为至阴。若有人自恃其勇，入房或劳力过甚，则汗出于肾，若汗出适感风邪，汗孔骤闭，汗出未尽，其汗液向内不能回到脏腑，向外又不能泄于皮肤，而停留于玄府，流走于皮肤之中，以致形成浮肿。这种病的根源在于肾，又加感受风邪而成，所以叫作风水。所谓玄府，就是汗孔。

黄帝问道：治疗水病的腧穴有五十七个，是属何脏所主呢？

岐伯回答说：治疗浮肿的腧穴有五十七个，是阴气积聚之处，也是水液出入的部位。尻上有五行，每行有五个腧穴，计二十五穴，是与肾脏相关的腧穴。所以水气泛溢之病，在下部表现为浮肿与腹部胀大，在上部表现为喘息急促，不能平卧，这是标本同病。喘呼属肺，浮肿属肾，肺被上逆的水气所迫，就不能平卧，肺肾同病，则水气相互输应，这是由于水气稽留的缘故。伏兔上各有两行，每行有五个腧穴，这是肾气通行的道路，并与肝脾二经交结于胫部。足内踝上各有一行，每行六个腧穴，这是肾脉下行的部分，名叫太冲。以上五十七个腧穴，都是五脏之络的部位，也是水气停留之处。

【导读】 论水肿发病与肺、脾、肾的关系及治疗水病的57穴。经文以"肾主水"为立论主旨，阐述了肺、肾与水肿发病的关系，认为肺肾主持水液代谢的功能失常是水肿发生的主要机制，而肾主水液失常为病机关键，肺通调水道失常亦是不可忽视的因素，故有"其本在肾，其末在肺，皆积水也"的结论。同时还认为水肿病证的发生与脾肾关系失调密切相关，肾是调控水液代谢和排泄体内残液的闸门，而脾胃直接关乎人体水液的摄入和运化，二者失调必然是水肿发生的重要机制，故以"肾者，胃之关也，关门不利，故聚水而从其类也"概之。

重视肺、脾、肾三脏且以肾为关键的水肿发病观念，从病理方面揭示了肺、脾、肾相互配合，共同参与水液代谢的机制，既体现了他们在水液代谢方面的整体配合，也反映了水肿病证的复杂病机。

【原文】 帝曰：春取络脉分肉何也？

岐伯曰：春者木始治，肝气始生，

肝气急，其风疾，经脉常深，其气少，不能深入，故取络脉分肉间。

帝曰：夏取盛经分腠何也？

岐伯曰：夏者火始治，心气始长，脉瘦气弱，阳气留溢，热熏分腠，内至于经，故取盛经分腠，绝肤而病去者[1]，邪居浅也。所谓盛经者，阳脉也。

帝曰：秋取经俞何也？

岐伯曰：秋者金始治，肺将收杀，金将胜火[2]，阳气在合，阴气初胜，湿气及体[3]，阴气未盛，未能深入，故取俞以泻阴邪[4]，取合以虚阳邪[5]，阳气始衰，故取于合。

帝曰：冬取井荣何也？

岐伯曰：冬者水始治，肾方闭，阳气衰少，阴气坚盛，巨阳伏沉，阳脉乃去，故取井以下阴逆，取荣以实阳气[6]。故曰：冬取井荣，春不鼽衄，此之谓也。

【注释】

[1] 绝肤而病去者：绝肤，透过皮肤。

[2] 金将胜火：秋季金当令，金气旺盛，火气始衰。

[3] 湿气及体：初秋湿土主气，阴气始旺之时，湿邪侵袭人体。

[4] 取俞以泻阴邪：高世栻："时方清肃，故阴气初胜；白露乃下，故湿气及体。阴气初胜，则阴气未盛；湿气及体，则未能深入，故取俞以泻阴湿之邪。俞，经俞也。"

[5] 取合以虚阳邪：高世栻："秋时亦有阳邪内入之病，如果阳气在合，则取合以虚阳邪。所以然者，秋时阳气始衰，故当更取于合，不但取于经俞也。"

[6] 取井以下阴逆，取荣以实阳气：杨上善："井为木也，荣为火也。冬合之时，取井荣者。冬阴气盛，逆取其春井，泻阴邪也，逆取其夏荣，补其阳也。"

【语译】黄帝问道：春天针刺，应取络脉分肉，这是为什么？

岐伯回答说：春天是木气开始之时，人体肝气与之相应而升发，肝气之性急，其病邪为风气急疾，由于经脉深藏，而风气始发，其气尚微，不能深入到经脉，所以取络脉分肉之间浅刺。

黄帝问道：夏天针刺，应取盛经分腠，这是为什么？

岐伯回答说：夏天是火气开始主时，人体心气与之相应而开始盛长，虽脉瘦气弱，却阳气充盈，热气向外熏蒸于分腠之间，向内则入于经脉，所以应取盛经分腠，针刺只透过皮肤，病邪就会外出，这是因为病邪居于表浅部位的缘故。所谓盛经，就是阳脉。

黄帝问道：秋天针刺，应取经输，这是为什么？

岐伯回答说：秋天是金气开始主时，人体肺气与之相应而将收敛肃杀，金旺火衰，阳气在经脉的合穴，阴气初生，湿邪侵犯人体。但阴气尚未大盛，还不能深入，所以应取输穴以泻阴邪，取合穴以除阳邪，因为阳气是初衰，所以要取合穴。

黄帝问道：冬天针刺，应取井荣，为什么？

岐伯回答说：冬天是水气开始主时，人体肾气与之相应而闭藏，阳气衰少，阴气旺盛，太阳之气沉伏于里，其阳脉亦随之沉藏，所以应取井穴以抑制阴气的太过，取荣穴以补阳气之不足。因此说冬取井穴、荣穴，春天就不患鼻塞和鼻出血，就是这个道理。

【导读】论四时不同，刺治各异。"天人合一"是《内经》理论建构的基础，从此前提出发，重视自然环境变化与人体、生理、病理及治疗的关系，经文认为四季气候、物候的变化，对人体气血运行、脏气盛衰以及病邪的强弱等均有影响，所以，针刺亦当根据四时变化，刺治不同部位，诚如《灵枢·四时气》所言，"四时之气，各有所在，灸刺之道，得气穴为定"。

【原文】帝曰：夫子言治热病五十九俞，余论其意，未能领别其处，愿闻其处，因闻其意。

岐伯曰：头上五行行五[1]者，以越诸阳之热逆也。大杼、膺俞[2]、缺盆、背俞[3]，此八者，以泻胸中之热也。气街、三里、巨虚上、下廉，此八者，以泻胃中之热也。云门、髃骨[4]、委中、髓空[5]，此八者，以泻四肢之热也。五脏俞傍五[6]，此十者，以泻五脏之热也。凡此五十九穴者，皆热之左右也。

帝曰：人伤于寒而传为热何也？

岐伯曰：夫寒盛则生热也。

【注释】

[1] 头上五行行五：指头部五条经脉，每经各五个穴位。

[2] 膺俞：中府穴。

[3] 背俞：风门穴。

[4] 髃骨：肩髃穴。

[5] 髓空：横骨穴。

[6] 五脏俞傍五：背部足太阳膀胱经五脏背

俞穴之旁五个穴位，即魄户、神堂、魂门、意舍、志室这五穴。

【语译】黄帝说：先生所说治疗热病的五十九穴，我已明白其大概，但还不能分清各个腧穴的部位，想听你讲讲这些腧穴的部位和治疗作用。

岐伯回答说：头上五行，每行五个腧穴，可以泄越诸阳经上逆的热邪。大杼、中府、缺盆、风门这八个腧穴，可以清泻胸中的热邪。气冲、足三里、上巨虚、下巨虚，这八个腧穴，可以泄除胃中的热邪。云门、肩髃、委中、横骨，这八个腧穴，可以泻四肢的热邪。背部五脏俞之旁左右各五穴，这十个穴位，可以泻五脏的热邪。凡上述五十九个腧穴，都是治疗热病的要穴。

黄帝问道：人感受了寒邪，而发为热病，这是为什么？

岐伯回答说：寒邪太甚，就会郁而发热。

【导读】论刺治热病 59 穴。本文提出的"治热病五十九俞"以及临床效用范围，体现了就近取穴、随经施治、因势利导的治疗原则。篇末提出发热病机为"寒盛则生热"，与《素问·热论篇》中"今夫热病者，皆伤寒之类也"相通，可互参理解。

调经论篇第六十二

【题解】 调，调理。经，经脉（经隧）。本篇论述了人体经脉在生理、病理等方面的重要作用，并提出"血气不和，百病乃变化而生"的观点。由于经脉是运行气血的通道，所以针刺经络对调理气血有着重要的意义，故名"调经论"。

【原文】 黄帝问曰：余闻《刺法》言，有余泻之，不足补之，何谓有余？何谓不足？

岐伯对曰：有余有五，不足亦有五，帝欲何问？

【语译】 黄帝问道：我听《刺法》中说：治疗有余的实证用泻法，治疗不足的虚证用补法，但是什么是有余的实证，什么是不足的虚证呢？

岐伯回答说：有余的实证有五种，不足的虚证也有五种，你要问的是哪一种呢？

【导读】 开篇先明确"有余泻之，不足补之"为调经大法。调经的目的在于补泻，虚实病证之根本皆在于五脏，故以五脏概括百病之虚实。

【原文】 帝曰：愿尽闻之。

岐伯曰：神[1]有余有不足，气[1]有余有不足，血[1]有余有不足，形[1]有余有不足，志[1]有余有不足，凡此十者，其气不等[2]也。

帝曰：人有精气津液，四支九窍，五脏十六部[3]，三百六十五节，乃生百病，百病之生，皆有虚实。今夫子乃言有余有五，不足亦有五，何以生之乎？

【注释】

[1] 神、气、血、形、志：此为五脏的代称。因心主神志，故"神"代指心。余仿此。

[2] 其气不等：指脏气有虚实之别。

[3] 十六部：张志聪："十六部者，十六部之经脉也。手足经脉十二，跷脉二，督脉、任脉

各一，共十六部。"

【语译】 黄帝说：希望你能全部讲给我听。

岐伯回答说：神（心）的病证中有有余、有不足，气（肺）的病证也有有余、有不足，血（肝）的病证也有有余、有不足，形（脾）的病证也有有余、有不足，志（肾）的病证也有有余、有不足，凡此十种病证，其气血盛衰各不相同。

黄帝问道：人身有精、气、津液，四肢九窍，五脏十六部，三百六十五节，而发生百病，但百病的发生，都有虚实。现在先生说有余的实证有五种，不足的虚证也有五种，这是怎样产生的呢？

【导读】 论"十六部"。对于"十六部"的认识，诸家说法不尽一致，结合本篇以

"调经"为核心命题，以及"五脏之道，皆出于经隧，以行血气，血气不和，百病乃变化而生，是故守经隧焉"的论述，说明本篇、本节重在论述经脉病证之病机和调治方法。

【原文】岐伯曰：皆生于五脏也。夫心藏神，肺藏气，肝藏血，脾藏肉，肾藏志，而此成形。志意通，内连骨髓，而成身形五脏[1]。五脏之道，皆出于经隧[2]，以行血气，血气不和，百病乃变化而生，是故守经隧焉。

【注释】

[1] 志意通，内连骨髓，而成身形五脏：言神对形体内脏的作用。

[2] 五脏之道，皆出于经隧：经脉贯表里，通上下，联络脏腑四肢百骸，运行血气于周身，故经脉为五脏及形体诸窍之间相互联系的通道。

经隧，即经脉。

【语译】岐伯回答说：这些病证都生于五脏。五脏中的心主藏神，肺主藏气，肝主藏血，脾主藏肉，肾主藏志，由五脏所藏的神、气、血、肉、志组成了人的形体。但必须保持志意通达，内与骨髓联系，才能使身形与五脏之间相互为用。五脏是人体之本，经脉之所络属，都通过经脉发挥作用，通过经脉以运行气血，人若出现血气不和，就会由此变化而发生各种疾病，所以要保持经脉通畅，不失其常。

【导读】论调经不离乎五脏。疾病之虚实虽然繁多，但"皆生于五脏"。人以五脏为本（《素问·六节藏象论》），经脉既是五脏气血的供给者，又是五脏间各种生命信息通行的路径，所以说"五脏之道，皆出于经隧"。由于"心藏神，肺藏气，肝藏血，脾藏肉，肾藏志，而此成形"，五脏功能是五脏形质的决定因素，故经文以神、气、血、形、志表达心、肺、肝、脾、肾五脏系统的相关内容。

调经在于调和气血。调经之所以治百病，是由于"血气不和，百病乃变化而生"，而血气又是通过经脉运行的，故调理经脉就能调和气血，气血和调，人身之脏腑阴阳、经脉气血也会随之恢复常态，这就是调经机制和意义所在。

【原文】帝曰：神有余不足何如？

岐伯曰：神有余则笑不休，神不足则悲。血气未并[1]，五脏安定，邪客于形，洒淅[2]起于毫毛，未入于经络也，故命曰神之微[3]。

帝曰：补泻奈何？

岐伯曰：神有余，则泻其小络之血，出血，勿之深斥[4]，无中其大经，神气乃平。神不足者，视其虚络，按而致之，刺而利之，无出其血，无泄其气，以通其经，神气乃平。

帝曰：刺微奈何？

岐伯曰：按摩勿释[5]，著针勿斥[6]，移气于不足[7]，神气乃得复。

【注释】

[1] 血气未并：并，偏聚偏盛。气血任何一方偏盛，都会导致另一方不足。

[2] 洒淅：形容发冷的样子。

[3] 神之微：张介宾："洒淅起于毫毛，未及经络，以此指浮浅微邪在脉之表，神之微病

也。故命曰神之微。"神，指心及心系统的功能。

[4] 勿之深斥：不要深开针孔。斥，开也，谓开大针孔。

[5] 按摩勿释：按摩时间延长些。勿释，不离手的按摩针刺部位。

[6] 著针勿斥：置针于皮里，不要开其针孔。著，置也。

[7] 移气于不足：邪在皮毛，则表阳不足，针后引阳至表。

【语译】黄帝问道：神的有余病证和不足病证会有哪些症状呢？

岐伯回答说：神的有余病证会有嘻笑不止，而神的不足病证会有悲哀。若在气血没有相互并聚，五脏尚属安定时，有邪气侵袭，那么邪气仅侵犯于肌体的肤表，患者觉得恶寒战栗，这是邪在毫毛肤表，尚未侵入经络，是邪气微伤于神，所以叫"神之微"病。

黄帝问道：怎样进行补泻治疗呢？

岐伯回答说：神的有余病实证应刺其细小络脉放血，但不要刺向深层，不要刺中大经，这样刺治神气自然会平复。对神的不足之虚证，由于经络之气虚损，应在患者的虚络处，先按摩，使气血充实于虚络，再用针刺，以疏利气血。但不要放血，也不要使经气外泄，当疏通经脉，神气就可平复。

黄帝问道：怎样刺神的微病呢？

岐伯回答说：按摩的时间要久一些，进针时不要深刺，使气移到不足之处，神气就可以平复。

【导读】论神（心藏神，为"君主之官，神明出焉"）有余、不足、微病的发生机制、临床表现及刺治方法。原文对笑不休与悲两症以心之虚实为辨，认为心之实证见"笑不休"，心之虚证则为"悲"，临证不必拘泥，《金匮要略·妇人杂病脉证并治》将此两证视为妇人脏躁所致，是心血不足，心神失养，神不安静之故。临证中多为发作情绪障碍，平素即多悲伤，易哭泣，精神抑郁，情感易于冲动，常伴有心烦失眠等症，所以仲景认为"妇人脏躁，喜悲伤欲哭，象如神灵所作，数欠伸，甘麦大枣汤主之"。临床辨证多见心脾两虚，心肾不交，痰火扰心，而此证又以心脾两虚为主。治疗时以益心宁神为要务，方用甘麦大枣汤。

【原文】帝曰：善。有余不足奈何[1]？

岐伯曰：气有余则喘咳上气，不足则息利少气[2]。血气未并，五脏安定，皮肤微病，命曰白气微泄[3]。

帝曰：补泻奈何？

岐伯曰：气有余，则泻其经隧，无伤其经，无出其血，无泄其气；不足，则补其经隧，无出其气。

帝曰：刺微奈何？

岐伯曰：按摩勿释，出针视[4]之，曰我[5]将深之，适人必革[6]，精气自伏，邪气散乱，无所休息，气泄腠理，真气乃相得。

【注释】

[1] 有余不足奈何：《太素》及吴注本，本句前有"气"字，当补。

[2] 息利少气：吸虽通畅但无力，是肺气虚的表现。少气，呼吸短少无力。

[3] 白气微泄：肺气微虚。

[4] 视：日本医家稻叶良仙："视即示字，

示之病者也。"

[5] 我：《针灸甲乙经》中作"故"，与"固"通。

[6] 适人必革：持针伴言深刺，待患者精神状态发生改变，意志内守时才入针、浅刺。

【语译】 黄帝说：好。气的有余和气的不足病证会有哪些症状呢？

岐伯回答说：气的有余病证会出现咳喘气上逆，气的不足病证会出现呼吸虽然通利，但气息短少的症状。若在气血还未并聚，五脏安定之时，有邪气侵袭，则邪气仅伤犯于皮肤而发生皮肤微病，使肺气微伤，病属肺气微虚证，所以叫"白气微泄"。

黄帝问道：怎样进行补泻治疗呢？

岐伯回答说：气有余的病证应当泻其经脉，但不要伤及经脉，不要使之出血，不要使经气外泄。气不足的虚证就应当补其经隧，针刺时不要使正气外散。

黄帝问道：怎样刺其微邪呢？

岐伯回答说：先用手按摩，时间要长一些，然后拿出针来给患者看，并说"我要深刺"。但在针刺时却刺入很浅，这样可使患者精气深伏体内，邪气散乱于外而无所留，邪气就会从腠理外泄，从而使真气通达，恢复正常。

【导读】 论气（肺主气，为人身气之本）有余、不足、微病的发生机制、临床表现及刺治方法。喘，指呼吸困难，短促急迫，甚则张口抬肩，鼻翼扇动，不能平卧。喘以肺为主病之脏，其病因，既有外感，也有内伤。喘之病理性质，有虚亦有实。临证时，实喘在肺，为外邪、痰浊、肝郁，邪壅于肺，宣降不利所致，治宜祛邪为主。风寒袭肺而喘者，用麻杏石甘汤加半夏、橘红、紫苏子、紫菀、白前治之；表寒里热而喘者，可用麻杏石甘汤加黄芩、桑白皮、瓜蒌治之；痰热壅肺之实喘，可用桑白皮汤加石膏、鱼腥草、知母、葶苈子治之；痰浊阻肺而喘者，可用二陈汤合三子养亲汤治之；肝郁气逆而喘者，可用五磨饮子开郁降气以平喘。虚喘为气虚失纳，共因肺之气阴不足所致，可用生脉散合补肺汤加减，若因肾虚纳气无力引起，偏于肾阳不足者用金匮肾气丸加减，偏于肾阴不足者用七味都气丸合生脉散以滋阴纳气。

【原文】 帝曰：善。血有余不足奈何？

岐伯曰：血有余则怒，不足则恐。血气未并，五脏安定，孙络水溢[1]，则经有留血[2]。

帝曰：补泻奈何？

岐伯曰：血有余，则泻其盛经[3]出其血。不足，则视[4]其虚经[3]内针其脉中[5]，久留而视[6]，脉大[7]，疾出其针，无令血泄[8]。

帝曰：刺留血奈何？

岐伯曰：视其血络，刺出其血，无令恶血得入于经，以成其疾[9]。

【注释】

[1] 孙络水溢：邪气充斥络脉，像水满外溢一样流入经脉。

[2] 经有留血：络脉血行留滞不畅。

[3] 盛经、虚经：均指肝经而言。应是"盛络""虚络"之误。

[4] 视：《太素·虚实补泻》中作"补"。作"补"与"泻"对文。

[5] 内针其脉中：吴崑："内针二字当句。其脉中对下文脉大而言，脉不大故曰中。《汉书·律历志》颜注：所谓中，不大不小也。'其脉中而不大，当不可即出针，故云久留而视。其脉大而过中，针又不可留，故下文云脉大，病出其针。"内，通"纳"。

[6] 久留而视：吴崑："视者究何视？窃谓视病人之目也，即《针解》所云：'欲瞻病人目，制其神，令气易行'是也。"

[7] 脉大：杨上善："内针足厥阴脉中，血至针下，聚而脉大。"

[8] 疾出其针，无令血泄：姚止庵："脉大则气虚，气即虚矣，若针之太久，则气散而不能摄血，故当疾出其针，庶血不致于过动也。"

[9] 无令恶血得入于经，以成其疾：姚止庵："血不流动，则留滞而成恶血矣。恶血在络，若不刺出，必入于经而为病也。按心肺脾肾俱有微证刺法，而此肝脏独以刺留血为解，或者以肝主藏血故也。"

【语译】 黄帝说：好。血有余和不足

的病证会有什么症状呢？

岐伯回答说：血有余的病证有发怒，血不足病证会出现恐惧。在气血没有相互并聚，五脏安定之时，若有邪气侵袭，那么邪气仅侵犯人的孙络，孙络就会满盛外溢，流于络脉，使络脉有血滞留。

黄帝问道：怎样进行补泻治疗呢？

岐伯回答说：对血有余的病证治疗，应当泻其被血液充盛的经脉，并放血。对血不足的病证，要审察经脉之虚，再行补法。针刺中经脉后，留针观察，待经气到达针下其脉搏大时，就迅速出针，但不要放血。

黄帝问道：怎样针刺那种血络中有滞留之血的病证呢？

岐伯回答说：诊察血络确有留血，就用针刺放血方法，使瘀血不得入于经脉而形成其他疾病。

【导读】 论血（肝藏血，"人卧血归于肝"）有余、不足、微病的发生机制、临床表现及刺治方法。血病虚实表现："血有余则怒，不足则恐"，这是对肝病表现在情志方面的概括。肝主疏泄，疏泄太过则怒，不及则恐。血病微病表现："经络有留血"，指本经络脉瘀血，这是孙络血（津）液外泄，瘀而留止所致。此处论述了泻络出血、久留致气和刺络放血的刺治方法。

【原文】 帝曰：善。形有余不足奈何？

岐伯曰：形有余则腹胀，泾溲不利[1]，不足则四支不用。血气未并，五脏安定，肌肉蠕动，命曰微风[2]。

帝曰：补泻奈何？

岐伯曰：形有余则泻其阳经，不足则补其阳络[3]。

帝曰：刺微奈何？

岐伯曰：取分肉间，无中其经，无

伤其络，卫气得复，邪气乃索[4]。

【注释】

[1] 泾溲不利：二便不利。

[2] 微风：马莳："风或客之，肌肉如蠕虫之动，然而风气尚微，命曰微风。"

[3] 形有余则泻其阳经，不足则补其阳络：阳经、阳络，指足阳明胃经和足阳明胃经的络脉。

[4] 索：邪气消散。

【语译】 黄帝说：好。形有余和形不足的病证会有什么症状呢？

岐伯回答说：形有余的病证有腹胀满，大、小便不利症状；形不足病证会出现四肢不能运动。在气血没有相互并聚，五脏安定之时，若有邪气侵袭，邪气也仅犯于肌肉，使肌肉有蠕动的感觉，这就叫作"微风"病。

黄帝问道：怎样补泻治疗呢？

岐伯回答说：形有余的病证就应当泻足阳明胃的经脉，使邪气从内向外排出；形不足的病证，就要补足阳明胃经的络脉，使气血能够向内聚积。

黄帝问道：怎样刺治微风呢？

岐伯回答说：应当刺患者的分肉之间，不要刺中经脉，也不要刺伤络脉，使卫气得到恢复，邪气也就可以消散。

【导读】 论形（脾藏营，为人体身形所需营卫气血化生之源）有余、不足、微病的发生机制、临床表现及刺治方法。此节以脾之虚实证候为辨。腹胀一症，临床常见，指患者自觉腹部胀满痞塞不舒。脾外应于腹，故腹胀以脾为主病之脏。腹胀有虚实之分。腹胀属于实者，拒按，多因食积肠胃，或实热内结，或肝气郁滞，横犯脾土，以致阻塞气机而致。食积肠胃而致腹胀者，可用保和丸、枳实导滞丸、枳术丸之类；实热内结而致腹胀者，可用承气类；肝气郁滞而致腹胀者，当用柴胡疏肝散、枳实芍药散、逍遥散之类加减。腹胀属于虚者，多因脾胃虚弱，失于运化所致，临证可选用香砂六君子汤、五味异功散加减。

【原文】 帝曰：善。志有余不足奈何？

岐伯曰：志有余则腹胀、飧泄[1]，不足则厥。血气未并，五脏安定，骨节有动。

帝曰：补泻奈何？

岐伯曰：志有余则泻然筋血者[2]，不足则补其复溜。

帝曰：刺未并奈何？

岐伯曰：即取之，无中其经，邪所乃能立虚[3]。

【注释】

[1] 志有余则腹胀、飧（sūn 孙）泄：《圣济经》卷四第四吴注引无"飧泄"二字。"有余"谓邪气盛也，肾舍志，肾邪有余，水寒内盛，故为腹胀。

[2] 泻然筋血者：泻然谷出其血。

[3] 邪所乃能立虚：高世栻："血气未并，

骨节有动之时，当即取之，病无中其经，庶受邪之所，乃能立虚。立虚者，使邪即去，毋容缓也。"

【语译】 黄帝说：好。志有余和志不足的病证会有哪些症状呢？

岐伯回答说：志有余的病证有腹胀、飧泄症状，志不足的病证会出现手足逆冷。在气血没有互相并聚，五脏安定之时，若有邪气侵袭，邪气就仅犯于骨骼，使骨节之间如有物鼓动的感觉。

黄帝问道：怎样进行补泻治疗呢？

岐伯回答说：志有余的病证应泻然谷下筋，针刺放血；志不足的病证就要补复溜穴。

黄帝问道：当血气尚未并聚，邪气仅犯于骨时，应当怎样进行针刺呢？

岐伯说：应当在骨节有鼓动感觉时，立即针刺，但不要刺中经脉，邪气散尽便会痊愈。

【导读】论志（肾藏情，精言志）有余、不足、微病的发生机制、临床表现及刺治方法。

以上几节将五脏代之以神、气、血、形、志，意在说明"五有余，五不足"，不只是五脏本身的病变，还涵盖了五脏系统功能障碍所致的病证，如"神有余不足"，不仅是心脏本身的病变，还是心的功能及它所属的整个系统的病理反映。

五脏各有微病，心谓"神之微"，肺谓"白气微泄"，脾谓"微风"。此三者似属后世所称的表证。其中"神之微"偏重于寒邪，"白气微泄"与"微风"均偏重于风邪，《伤寒论》中风邪伤卫，寒邪伤营的理论与本书是一致的。但"肌肉蠕动"症，只能从风邪这一方面来理解。而肝之"留血"、肾之"骨节有动"，则应局限于本脏外应部位的局部病变理解。此二者既未称"微病"，又未提"刺微"，其意或在于此。这种通过外合组织，配属五脏，以外察内的方法，为临床早期诊治提供了线索，值得今后在临床实践中进一步探讨。

【原文】帝曰：善。余已闻虚实之形，不知其何以生。

岐伯曰：气血已并，阴阳相倾[1]，气乱于卫，血逆于经[2]，血气离居，一实一虚。血并于阴，气并于阳，故为惊狂[3]。血并于阳，气并于阴，乃为炅中。血并于上，气并于下，心烦惋善怒[4]，血并于下，气并于上，乱而喜忘[5]。

帝曰：血并于阴，气并于阳，如是血气离居[6]，何者为实？何者为虚？

岐伯曰：血气者，喜温而恶寒，寒则泣不能流，温则消而去之[7]，是故气之所并为血虚，血之所并为气虚。

帝曰：人之所有者，血与气耳。今夫子乃言血并为虚，气并为虚，是无实乎？

岐伯曰：有者为实，无者为虚，故气并则无血[8]，血并则无气[8]，今血与气相失，故为虚焉。络之与孙脉俱输于经，血与气并，则为实焉。血之与气并走于上，则为大厥[9]，厥则暴死[10]，气

复反则生，不反则死[11]。

【注释】

[1] 气血已并，阴阳相倾：并，合并，有偏聚偏盛之意。倾，倾斜也，指失调。

[2] 气乱于卫，血逆于经：卫属气，气乱于卫，故为气实。经行血，血逆于经，故为血实。

[3] 血并于阴，气并于阳，故为惊狂：张介宾："血并于阴，是重阴也；气并于阳，是重阳也。重阴者癫，重阳者狂，故为惊狂。"

[4] 心烦惋善怒：姚止庵："血者，生于心而藏于肝，血并于上，则血偏盛，而气自并于下，下冲其上，心与肝动，故令烦惋善怒也。"

[5] 乱而喜忘：姚止庵："气者，蓄于丹田，则神自清而精自摄，今并于上，则气尽升而血自并于下，上离乎下，精神涣散，故令乱而喜忘也。"

[6] 如是血气离居：张介宾："血并于阴，则阳中无阴；气并于阳，则阴中无阳，阴阳不和，故血气离居。"

[7] 温则消而去之：温则血行通利。

[8] 无血、无气：指血虚、气虚。无，作"少"解。

[9] 血之与气并走于上，则为大厥：张介宾："血气并走于上，则上实下虚，下虚则阴脱，阴脱则根本离绝而下厥上竭，是为大厥。"大厥，

指突然昏倒，不省人事的晕厥证。

[10] 暴死：突然昏厥。

[11] 气复反则生，不反则死：杨上善："手足还暖复生，不还则死也。"

【语译】黄帝问道：好。我已知道了虚实的症状，但还不了解这些病证是怎样发生的？

岐伯回答说：虚实的发生，是由于气血的相互并聚，气为阳，血为阴，气血相互并聚，就必然产生偏盛偏衰，使阴阳失去协调而有所偏倾，从而产生气乱于卫分，血逆乱于经脉，血和气各离其所应在的部分，就会形成虚和实的情况。如果血并聚于阴分，气并聚于阳分，就会发生惊狂之类病证。血并聚于阳分，气并聚于阴分，就会产生热中病。血并聚于人体上部，气并聚于人体下部，就会发生烦闷、易怒病证。血并聚于下部，气并聚于上部，就会产生精神错乱及善忘病证。

黄帝问道：血并聚于阴分，气并聚于阳分，像这样血和气各自离开其所在部位的病证，怎样才算是实、怎样才算是虚呢？

岐伯回答说：血和气都具有喜温暖而恶寒冷的特性，因为寒冷就会使气血凝涩，流行不畅；温暖就会使凝滞状态的气血得以运行。所以气所并聚的地方就会有血少而成为血虚，血所并聚的部位就会有气少而成为气虚。

黄帝问道：人身的重要物质是血和气。现在先生说血并聚是虚，气并聚也是虚，难道就没有实了吗？

岐伯回答说：有并聚的地方就是实，无并聚之处就是虚，所以气并聚的部位血少，是气实血虚；血并聚的部位就气少，为血实气虚。血和气各自离开所在部位不能相济就成为虚。人身络脉和孙脉的气血均输注于经脉，如果发生血和气相互并聚，就成为实了。譬如血与气并聚后沿着经脉向上逆行，就会发生严重厥证，由于气血上逆，上盛下虚，就会使人突然昏倒如死状，如果上逆的气血能够及时下行，恢复正常循行状态，就可能生还。如果气血继续上涌而不能下行，就会死亡。

【导读】此节从气血分布状态论虚实病机，与《素问·通评虚实论篇》中以邪正盛衰关系论之虚实病机迥异。总体而言，虚实病机是"气血以并，阴阳相倾"所致，"气乱于卫，血逆于经，血气离居"指出气血相互并聚（分布状态）有三种类型，表现为或虚，或实两种病机，故谓"一实一虚"。

判断其虚实的标准是：血与气相并为实，血与气相失为虚。在血与气相失的情况下，又有虚实之分，如气血偏盛的一面就称实，气血不偏盛的一面就称虚，即"气并则无血，血并则无气"。"血气离居"的相失状态，就会发生"离"（离开某处，此处为"虚"）和"并"（聚集某处，此处为"实"）的病机。此处列举了 8 种状态的虚实病机及其所致病证。

【原文】帝曰：实者何道从来？虚者何道从去？虚实之要，愿闻其故。

岐伯曰：夫阴与阳[1]，皆有俞会，阳注于阴，阴满之外[2]，阴阳匀平[3]，以充其形，九候若一[4]，命曰平人。夫邪之生也，或生于阴，或生于阳[5]。其生于阳者，得之风雨寒暑；其生于阴者，得之饮食居处，阴阳喜怒[6]。

【注释】

[1] 阴与阳：阴经与阳经。

[2] 阳注于阴，阴满之外：外，指阳经。之，至也。

[3] 阴阳匀平：杨上善："阴阳之脉，五十迎无多少者，名曰匀平。"

[4] 九候若一：张志聪："则三部九候之脉上下若一，是为平人矣。"

[5] 生于阴，或生于阳：马莳："此言阳经之邪得之外感，阴经之邪得之内伤也。阳经主表，阴经主里故也。"阴、阳，指内外。

[6] 阴阳喜怒：阴阳，指房事。喜怒，泛指七情。

【语译】 黄帝问道：实的病机是怎样产生的？虚的病机又是怎样发生？希望听你讲讲其中道理。

岐伯回答说：阴经和阳经都有腧穴和会穴，所以能互相沟通，如果阳经的气血灌注于阴经，阴经的气血盛满后又能充盈于体表，经脉气血能这样运行，就能保持机体的阴阳平衡，形体也能得到充足气血的濡养，三部九候的脉象也表现一致，这就是正常的人。邪气可分为阴阳两类：风雨寒暑伤人致病属阳邪，饮食所伤、居住环境失宜、房事不节、七情内伤等伤人致病属于阴邪。

【导读】 其一，论"阴阳匀平"与辨"虚实之要"的关系。原文从生理角度阐明了"阴阳匀平"则无虚实之变的观点，提示虚实之变是由于经脉失调，而经脉失调，又必有病邪为患。病邪伤及血气，经脉的阴阳贯注失调，导致疾病传变，从而为论述"虚实之要"提供理论依据。

其二，论致病邪气的阴阳分类。"风雨寒暑"是四时不正之气，为外邪，属阳，由皮毛侵入经脉（"生于阳"）向内传变；"饮食居处，阴阳喜怒"为人体自身摄生不当，为内邪，属阴，直接伤及内在经脉及脏腑（"生于阴"）。

【原文】 帝曰：风雨之伤人奈何？

岐伯曰：风雨之伤人也，先客于皮肤，传入于孙脉，孙脉满则传入于络脉，络脉满则输于大经脉，血气与邪并客于分腠之间，其脉坚大[1]，故曰实。实者外坚充满[2]，不可按之，按之则痛。

帝曰：寒湿之伤人奈何？

岐伯曰：寒湿之中人也，皮肤不收[3]，肌肉坚紧，荣血泣，卫气去，故曰虚。虚者聂辟[4]气不足，按之则气足以温之，故快然而不痛。

【注释】

[1] 其脉坚大：经脉坚硬粗大。

[2] 外坚充满：坚，疑为"邪"之误。即外邪充满。

[3] 皮肤不收：《针灸甲乙经》《太素》无"不"字。

[4] 聂辟：皮肤松弛多皱。

【语译】 黄帝问道：风雨之邪是怎样伤人的呢？

岐伯回答：风雨之邪伤人，是先侵入皮肤，由皮肤向内传于孙脉，孙脉满后就向内传于络脉，络脉被邪气充满就向内传注于大经脉，由于血气与邪气搏结于分肉腠理之间，脉象必坚实而大，所以叫实证。实证的受邪部位，其表面局部多呈坚实充满状态，不能按压，按压就痛。

黄帝问道：寒湿邪气伤人又是怎样的呢？

岐伯回答说：寒湿邪气伤人，会使人皮肤收缩，肌肉坚紧，营血滞涩，卫气离去，所以称为虚证。虚证多见有皮肤皱褶，卫气不足，营血滞涩等，按摩可以使卫气充足，卫气充足就能温煦营血，所以通过按摩就能使卫气充实，营血运行畅通，便会觉得爽快而不疼痛。

【导读】论外感邪气致病规律。外邪侵袭人体，"先客于皮肤"，再传及经脉。

【原文】帝曰：善。阴之生实[1]奈何？

岐伯曰：喜怒不节，则阴气[2]上逆；上逆则下虚，下虚则阳气走之[3]，故曰实矣。

帝曰：阴之生虚奈何？

岐伯曰：喜则气下[4]，悲则气消，消则脉虚空，因寒饮食，寒气熏满[5]，则血泣气去，故曰虚矣。

【注释】

[1] 阴之生实：张介宾："此内伤之生实也。"

[2] 阴气：肝气。肝经属阴。

[3] 下虚则阳气走之：张介宾："（下）虚则阳邪凑之，所以为实。"

[4] 喜则气下：《素问·举痛论篇》中作"喜则气缓"。盖"缓""下"皆情志过喜引起气

的变化，但程度不同。

[5] 熏满：《针灸甲乙经》中作"动脏"。意为寒邪影响到脏腑。

【语译】黄帝说：好。阴邪是怎样使人产生实证的呢？

岐伯回答说：人若喜怒不加节制，就会使阴气上逆，阴气逆于上就必然使下部虚，阴虚之处阳必趋向于该处，所以叫作实证。

黄帝问道：阴邪是怎样使人发生虚证？

岐伯回答说：人若过度的喜悦，就会耗散正气而使气虚下陷，过度悲哀就会消散正气，正气消耗无力行血，就会使血行迟缓，脉道空虚；若再吃寒凉饮食，寒气伤动了内脏之气，使阳气更加损伤，血行愈加滞涩，所以就形成了虚证。

【导读】此处论述了属性为阴的内邪伤人致病的规律以及所致虚实病证机制，情志所伤和饮食失宜为其致病因素。

【原文】帝曰：经言[1]阳虚则外寒，阴虚则内热，阳盛则外热，阴盛则内寒，余已闻之矣，不知其所由然也。

岐伯曰：阳[2]受气于上焦，以温皮肤分肉之间，令[3]寒气在外，则上焦不通，上焦不通，则寒气独留于外，故寒栗[4]。

【注释】

[1] 经言：上古医经所论。

[2] 阳：指卫气。

[3] 令：疑为"今"。

[4] 寒气在外，则上焦不通，上焦不通，则寒气独留于外，故寒栗：指外感初期的恶寒而言。

【语译】黄帝问道：古医经中所说的

阳虚生外寒，阴虚生内热，阳盛生外热，阴盛生内寒，这些我已听说过了，但不知道是什么原因产生的。

岐伯回答说：人身阳气禀受于上焦，以温煦皮肤、肌肉之间，现在有寒邪从外侵袭于体表，使上焦不能宣通，阳气也不能充分外达，这样就使寒邪偏盛于肌表，因而发生恶寒战栗。

【导读】 论外感恶寒机制。"阳虚则外寒"，寒邪侵犯人体，阻遏卫气，使卫气不能达于肌表，表卫不足，致使寒邪独留体表，产生恶寒症状，治疗宜辛温解表散寒。不可与"阳虚则寒"病机混淆。

【原文】 帝曰：阴虚生内热奈何？

岐伯曰：有所劳倦，形气衰少，谷气不盛，上焦不行，下脘不通[1]。胃气热[2]，热气熏胸中，故内热。

【注释】

[1] 上焦不行，下脘不通：高世栻："上焦不能宣五谷味，故上焦不行，下脘不能化谷之精，故下脘不通。"

[2] 胃气热：张志聪："胃为阳热之腑，气

留而不行，则热气熏胸中，为内热也。"

【语译】 黄帝问道：阴虚产生内热是怎么回事？

岐伯回答：过度劳倦就会伤脾，脾虚不能运化，使人形体之气衰少，也不能转输水谷精微，这样上焦不能宣散水谷精气，下脘也不能接受水谷之津液，胃中水谷之气郁积就产生热气，热气上熏于胸中，因而发生内热。

【导读】 论内伤脾虚发热机制。"阴虚生内热"，若劳倦太过，损伤脾气，脾不升清，致使清阳不升，谷气滞留而化热，熏蒸于胸中，产生发热症状。"阴虚"之"阴"指属阴的内伤病因（即"劳倦"），"内热"指内伤原因所致的发热。

"阴虚生内热"与"阴虚则热"不同。"阴虚则热"指阴精亏损，阴不制阳而有阳亢之象，如肺阴虚、心阴虚、肝肾阴虚等所致发热者，病机皆属于此。患者以午后发热、五心烦热为特征，并兼有盗汗、口干、舌红少苔，脉细数等症状。"阴虚生内热"病位在脾，治宜甘温益气。该句的提出为李东垣甘温除热法提供了理论依据。而"阴虚则热"病位广泛，各脏腑皆可有之，治宜甘寒养阴，滋阴降火。

【原文】 帝曰：阳盛生外热奈何？

岐伯曰：上焦不通利，则皮肤致密，腠理闭塞，玄府[1]不通，卫气不得泄越，故外热。

【注释】

[1] 玄府：即汗孔。

【导读】 论外感发热机制。"阳盛生外热"，因上焦不通，腠理闭塞，卫气郁遏导致发热，治宜发汗解表，即所谓"体若燔炭，汗出而散"（《素问·生气通天论篇》）是也。不

【语译】 黄帝问道：阳盛就能生外热是怎样的呢？

岐伯回答说：如果上焦不通畅，就会使皮肤致密，汗孔不通，腠理闭塞，使卫气不能向体表发散，郁结于体内而发热。就会发生外热。

可将其与"阳盛则热"混淆，"阳盛则热"是里实热证的机制，治宜"热者寒之"。

【原文】帝曰：阴盛生内寒奈何？

岐伯曰：厥气上逆[1]，寒气积于胸中而不泻，不泻则温气[2]去，寒独留，则血凝泣，凝则脉不通，其脉盛大以涩[3]，故中寒[4]。

【注释】

[1] 厥气上逆：指下焦阴寒之气逆行于上。

[2] 温气：指阳气。

[3] 其脉盛大以涩：张志聪："阴盛则脉大，血凝涩，故脉涩也。"

【导读】论"中寒"机制。"阴盛生内寒"，因寒气积于胸中，致使血脉凝涩不畅，久则损伤阳气，产生内寒，但仅限于寒积胸中，仲景所创栝楼薤白汤类适用于此类证候。不可将其与"阴盛则寒"的里实寒证病机混淆，"阴盛则寒"泛指一切脏腑实寒证，治宜温中散寒。

【原文】帝曰：阴与阳并，血气以并，病形以成，刺之奈何？

岐伯曰：刺此者，取之经隧，取血于营，取气于卫，用形哉，因四时多少高下[1]。

【注释】

[1] 取血于营，取气于卫，用形哉，因四时多少高下：用，指依据。多少高下，指针灸次数多少与腧穴部位的高低。

【导读】论"用形哉，因四时多少高下"。"取之经隧"是治疗脏腑虚实的总则，但必须因病、因人、因时取舍针刺部位，即所谓"用形哉，因四时多少高下"。

【原文】帝曰：血气以并，病形以成，阴阳相倾，补泻奈何？

岐伯曰：泻实者，气盛乃纳针[1]，针与气俱内，以开其门，如利其户[2]，针与气俱出，精气不伤，邪气乃下，外门不闭[3]，以出其疾，摇大其道，如利其路，是谓大泻，必切而出[4]，大气[5]乃屈。

[4] 中寒：指胸中寒盛。

【语译】黄帝问道：阴盛是怎样产生内寒的呢？

岐伯回答说：如果寒邪所伤，下焦阴寒之气逆行于上，寒气郁积于胸中而不能散去，若寒气不能散去就会损伤阳气，阳气损伤，那么寒气偏盛，致使营血滞涩，脉行不畅，脉象必见盛大而涩，所以就成为内寒。

【语译】黄帝问道：阴与阳相并，气与血相并，疾病已经形成，怎样进行针刺治疗呢？

岐伯回答说：针刺治疗这样的疾病，应刺取其经脉；病在血分的，刺治营血；病在气分的，刺治卫阳，同时还要根据患者形体的高矮胖瘦，四时气候的寒热温凉，以决定针刺次数的多少，取穴部位的高下。

【注释】

[1] 气盛乃纳针：在患者吸气时进针。

[2] 以开其门，如利其户：杨上善："人之吸气，身上有孔闭处，皆入聚于肝肾；呼气之时，有空开处，皆从心肺而去。"

[3] 外门不闭：不按闭针孔。

[4] 必切而出：王冰："切，谓急也，言急出其针也。"与下文的"疾出针"比较，"切"字应解为手法重而急疾。

[5] 大气：亢盛的邪气。

【语译】黄帝问道：血气与邪气已经并聚，病已形成，阴阳失去平衡的疾病，怎样应用补法和泻法针刺呢？

岐伯回答说：泻实证时，要在气盛时进针，即在患者吸气时进针，使针与气同时入内，针刺腧穴是开邪出之路，并在患者呼气时出针，使针与邪气同时外出，这样操作可使精气不伤，邪气也得以外泄，在针刺时还要使针孔畅开，以排泄邪气，要摇大针孔，通利邪气外出的道路，这叫大泻之法，出针时先用左手轻按针孔周围，驱散聚集于针下之气，然后出针，这样操作，即使是亢盛的邪气也可使消除。

【导读】论泻实手法的要求。在患者吸气时进针，进针后扩大针孔，呼气时出针，出针后不按针孔。但手法必须重且出针应迅速，使患者针感强烈，使邪有去路。

【原文】帝曰：补虚奈何？

岐伯曰：持针勿置，以定其意[1]，候呼内针，气出针入，针空四塞[2]，精无从去，方实而疾出针[3]，气入针出，热[4]不得还，闭塞其门，邪气布散，精气乃得存，动气候时[5]，近气[6]不失，远气[6]乃来，是谓追之[7]。

【注释】

[1] 持针勿置，以定其意：吴崑："持针勿便放置，以定病人之意。"

[2] 针空四塞：针空须紧密。

[3] 方实而疾出针：针下有了得气的感觉即迅速出针。实，针下得气。

[4] 热：针下的热感。

[5] 动气候时：不停地行针以候"方实"之时。动气，捻转手法。

[6] 近气、远气：王冰："近气，谓已至之气；远气，谓未至之气也。"

[7] 追之：针刺中的补法。

【语译】黄帝问道：怎样补虚呢？

岐伯回答说：用手持针，不要立即刺入，先安定患者的神气，待患者呼气时进针，针刺入后不要摇动捻转，使针孔周围紧密与针体连接，精气无隙外泄，当得气于针下时，迅速出针，要在患者吸气时出针，使针下所至的热气未散，出针后立即按闭针孔，使精气得以保存。针刺候气时，必须在气至针下而充实时，方可出针，这样可使已至的气不会散失，未至的气还可继续到来，这就是补法。

【导读】论补虚手法的要求。在患者呼气时进针，进针后"动气候时"，有了热感后立即出针，出针时闭塞针孔，防止正气耗散。

【原文】帝曰：夫子言虚实者有十[1]，生于五脏，五脏五脉耳。夫十二经脉，皆生其病，今夫子独言五脏。夫十二经脉者，皆络三百六十五节，节有病，必被[2]经脉，经脉之病，皆有虚实，何以合之？

岐伯曰：五脏者，故得六腑与为表里[3]，经络支节，各生虚实，其病所居，随而调之。

【注释】

[1] 虚实者有十：马莳："神气血肉志，各有虚实，是计之有十也。"

[2] 被：波及。

[3] 故得六腑与为表里：五脏与六腑为表里。

【语译】 黄帝问道：先生说虚证和实证共有十种，都是发生于五脏的病证，但是五脏只有五条经脉，而十二经脉都能发生疾病，现在先生仅讲了五脏病证。况且十二经脉又都联络三百六十五腧穴，腧穴

有病就必然涉及经脉，经脉所发生的病证，又都存在着虚证和实证，这些虚证和实证，又怎样与五脏的虚证实证相结合呢？

岐伯回答说：五脏和六腑为表里关系，经络肢节各有其所发生的虚证和实证，应根据病变部位，以及病情的虚实变化，给予适当的调治。

【导读】 论"其病所居，随而调之"。根据"其病所居，随而调之"说明五脏虚实可调其外合，经脉肢节虚实可治其五脏。正如张志聪所说："此论五脏之气不和，以致其外合气筋骨为病，各以其气调之。"另外，除根据不同病位，选用不同穴位外，还要采用燔针、焠针、缪刺、巨刺等不同刺法，以适应经络肢节病变的需要。

【原文】 病在脉[1]，调之血；病在血[2]，调之络；病在气，调之卫；病在肉，调之分肉[3]；病在筋，调之筋[4]；病在骨，调之骨[5]。燔针[6] 劫刺其下及与急者[7]；病在骨，焠针药熨[8]；病不知所痛，两跷为上；身形有痛，九候莫病，则缪刺[9]之；痛在于左而右脉病者，巨刺[9]之。必谨察其九候，针道备矣。

【注释】

[1] 脉：经脉。

[2] 血：络脉瘀血。

[3] 调之分肉：张介宾："随所在而取于分肉之间也。"

[4] 调之筋：针刺调治筋。

[5] 调之骨：针刺调治骨。

[6] 燔（fán 烦）针：温针。燔，烧也。

[7] 其下及与急者：筋会穴阳陵泉和筋急的部位。

[8] 焠（cuì 翠）针药熨：焠，烧也。张介

宾："焠针者，用火先赤其针而后次之。"药熨，指用药热熨。

[9] 缪（miù 谬）刺、巨刺：张介宾："缪刺之法，以左取右，以右取左，巨刺亦然。但巨刺者，刺大经者也，故曰巨刺；缪刺者，刺其大络，异于经者也。"

【语译】 如果病在脉，调治血分；病在血分，调治络脉；病在气分，调治卫分；病在肌肉，调治肌肉；病位在筋，就调治于筋；病在骨骼，调治于骨。病在筋时，可用燔针劫刺法治疗，刺治病处及筋脉挛急之处；病在骨，可用焠针和药熨法治疗；不知疼痛的病证，以刺阴阳跷脉最佳；身体疼痛的病，但三部九候之脉不出现病象者，就用缪刺法治疗；如果疼痛在左侧而右脉有病象，就用巨刺法治疗。总之，必须详细审察三部九候的脉象，根据病情运用针刺调治，只有这样，针刺调治虚实病证的方法才算完备。

【导读】 据"病不知所痛，两跷为上；身形有痛，九候莫病，则缪刺之；痛在于左而右脉病者，巨刺之"思考，在脉、在血、在气、在肉、在筋、在骨的病证，除了与五脏虚实有直接联系外，也应积极治疗疼痛症状。

缪刺论篇第六十三

【题解】缪刺，是针刺方法的一种，与经刺（巨刺）法不同。凡病在经脉，则刺其经穴，谓经刺法；病在络脉，则刺其皮络，谓缪刺法。本篇主要阐述各条经脉发病所采用的缪刺方法，并予以专论，故名"缪刺论"。

【原文】黄帝问曰：余闻缪刺，未得其意，何谓缪刺？

岐伯对曰：夫邪之客于形也，必先舍于皮毛，留而不去，入舍于孙脉；留而不去，入舍于络脉；留而不去，入舍于经脉，内连五脏，散于肠胃，阴阳俱感，五脏乃伤，此邪之从皮毛而入，极于五脏之次[1]也，如此，则治其经[2]焉。

今邪客于皮毛，入舍于孙络，留而不去，闭塞不通，不得入于经，流溢[3]于大络[4]，而生奇病[5]也。夫邪客大络者，左注右，右注左，上下左右，与经相干，而布于四末，其气无常处，不入于经俞[6]，命曰缪刺。

【注释】

[1] 极于五脏之次：邪气由浅入深，病及于五脏。极，穷尽也，指邪气传变的最后阶段。次，次序也。

[2] 治其经：邪气自外而入，穷及五脏，则取其正经腧穴刺治。

[3] 流溢：以水满外溢比喻邪气的传变。

[4] 大络：十二正经的支络，共十五条，故又叫十五别络。此处似为络脉的泛称，下同。

[5] 奇病：病在左，症见右；病在右的络脉病，症见左的络脉病。不同于经脉之病，称"奇病"以示区别。

[6] 经俞：俞，通"腧"，指经脉。病邪伤及络脉而未入经脉，无固定部位，故"经俞"指经脉。

【语译】黄帝问道：我听说过缪刺针法，但不知这种刺法有何作用？为什么叫缪刺？

岐伯回答说：凡病邪侵袭人体，必先留止在皮毛，如果停留而不离去，就会向深层侵犯于孙脉；若再停留而不离去，就会深入到络脉；若再留而不去，就会深入到经脉，向内波及五脏，布散肠胃；若阴经和阳经都感受邪气，五脏就会受到伤害。这就是邪气从皮毛侵入，最终传到五脏的顺序，在此情况下就应当刺治相应的经穴。

邪气侵犯皮毛，进入并停留在孙络，若邪气留而不去，就会引起络脉闭阻不通，邪会不能内传经脉，就会流溢于大络，从而发生异常的疾病。凡邪气侵入大络，可从左侧流注到右侧，也可从右侧流注到左侧，邪气上下左右流注，犯扰经脉，并循大络流散到四肢，由于邪气的流注没有固定部位，也不传入经脉，这时就要采取缪刺法治疗。

【导读】论缪刺、巨刺。本篇用对比的手法，说明缪刺和巨刺的区别在于他们的适应证不同。缪刺适用于病在络脉，巨刺适用于病在经脉和内脏。并据此展开对缪刺法的深入探讨。

邪入经脉伤五脏，治宜巨刺（经刺）。经文指出，外邪伤人先伤皮毛，然后经过孙脉、络脉、经脉，最后传到五脏及肠胃，正因为邪气所伤的部位是经脉和内脏，所以在针刺治疗时应以刺治经穴为主。这种针刺方法就是巨刺法，又称为经刺法。

【原文】帝曰：愿闻缪刺，以左取右，以右取左奈何？其与巨刺[1]何以别之？

岐伯曰：邪客于经，左盛则右病，右盛则左病，亦有移易[2]者，左痛未已而右脉先病，如此者，必巨刺之，必中其经，非络脉也。故络病者，其痛与经脉缪处[3]，故命曰缪刺。

【注释】

[1] 巨刺：又叫经刺法。

[2] 移易：改变、变化。

[3] 缪处：异处。言经病与络病有深浅、纵横的不同，病变部位也有区别。

【语译】黄帝说：我想听缪刺法是怎样以左取右，以右取左的呢？它与巨刺法有何区别？

岐伯说：邪气侵犯经脉，左侧邪气盛时会在右侧出现症状，右侧邪气盛时会在左侧出现症状，但是邪气也会左右两侧相互转移，左侧疼痛还没有停止，而右侧就又开始发病，对于这样的病就必须用巨刺法治疗，刺经脉而不是刺络脉。因为络脉病证的疼痛与经脉病的疼痛部位有所不同，所以用缪刺法治疗。

【导读】论缪刺与巨刺的区别。原文从病邪侵犯经脉的两种途径入手，论述缪刺、巨刺的适应证和具体刺法。虽然缪刺法和巨刺法都是左右交叉取穴，但缪刺法治疗络病，适用于病情轻浅，病位不定者，当取皮络浅刺之，巨刺法治疗经病，适用于病情重，病位相对稳定者，当取经脉深刺之。这是本篇的基本思想，也是本篇立论所在。

【原文】帝曰：愿闻缪刺奈何？取之何如？

岐伯曰：邪客于足少阴之络，令人卒心痛，暴胀，胸胁支满，无积者，刺然骨之前[1]出血，如食顷[2]而已，不已，左取右，右取左，病新发者，取五日已。

邪客于手少阳之络，令人喉痹舌卷，口干心烦，臂外廉痛，手不及头，刺手中指次指爪甲上，去端如韭叶[3]各一痏，壮者立已，老者有顷已，左取右，右取左，此新病数日已。

邪客于足厥阴之络，令人卒疝暴痛，刺足大指爪甲上，与肉交者[4]各一痏，男子立已，女子有顷已[5]，左取右，右取左。

邪客于足太阳之络，令人头项肩痛，刺足小指爪甲上，与肉交者[6]各一痏，立已；不已，刺外踝下[7]三痏，左取右，右取左，如食倾已。

邪客于手阳明之络，令人气满胸中，喘息而支胠，胸中热，刺手大指次指爪甲上，去端如韭叶[8]各一痏，左取右，右取左，如食顷已。

邪客于臂掌之间，不可得屈，刺其踝后[9]，先以指按之痛，乃刺之[10]，以月死生为数[11]，月生一日一痏，二日二痏，十五日十五痏，十六日十四痏。

邪客于足阳跷之脉，令人目痛从内眦始，刺外踝之下半寸所[12]各二痏，左刺右，右刺左，如行十里顷[13]而已。

【注释】

[1] 无积者，刺然骨之前：高世栻："胀满有积，当刺其胸胁；若无积者，病少阴之络，上走心包，故当刺足少阴然谷之前。"然骨之前，即然谷穴。

[2] 食顷：吃一顿饭所用的时间。顷，短时间，不久。

[3] 手中指次指爪甲上，去端如韭叶：无名指端离爪甲韭叶宽处的关冲穴。

[4] 足大指爪甲上，与肉交者：肝经之井穴大敦穴。肉交，指趾（或指）甲与皮肉交界处。下同。

[5] 女子有顷已：杨上善："疝痛者，阴之病也，女子阴气不胜于阳，故有顷已也。"

[6] 足小指爪甲上，与肉交者：指足小趾外侧端趾甲外一分处的至阴穴，为足太阳经的井穴。

[7] 外踝下：足外踝下的金门穴，为足太阴经的郄穴。

[8] 手大指次指爪甲上，去端如韭叶：手阳明大肠经的井穴，商阳穴。

[9] 踝后：《新校正》云："按全元起云：是人手之本节踝也。"

[10] 先以指按之痛，乃刺之：以痛为腧刺之。

[11] 以月死生为数：根据月圆月缺变化决定针刺次数。

[12] 外踝之下半寸所：足太阳膀胱经的申脉穴。八会穴之一，阳跷脉从此处发出。

[13] 行十里顷：经过如常人走十里路所用的时间就能见效。

【语译】 黄帝说：我想听听怎样缪刺？如何刺治？

岐伯说：邪气侵入足少阴肾经的络脉，会使人突然发生心痛、腹胀、胸胁胀满，如果患者体内没有积块，就刺然谷穴放血，在刺后约一顿饭的时间，病可以痊愈。如果病未愈，就要用左病刺右、右病刺左的刺法。如果是新发病，五天左右就可以痊愈。

邪气侵入手少阳三焦经的络脉，使人发生喉痹、舌卷、口干心烦、上肢外侧疼痛、手不能上举到头部等症状，就刺无名指的爪甲旁、距爪甲角如韭叶宽处的关冲穴，各刺一穴。身体强壮的人就可立即痊愈，老年人稍等片刻就可痊愈。用左病刺右，右病刺左的方法。这种刺法，对于新得的病，几天后就可以痊愈。

邪气侵入足厥阴肝经的络脉，使人发生疝气疼痛，可取足大趾爪甲与肉交接处的大敦穴，各刺一穴。男患者可以立即痊愈，女患者稍等片刻也可痊愈，用左病取右，右病取左的方法。

邪气侵入足太阳膀胱经的络脉，使人头项及肩部疼痛，应刺足小趾爪甲与肉交接的至阴穴，各刺一穴，病就立即痊愈。如果不愈，再刺外踝下的金门穴三次，用左病取右，右病取左的方法，在大约吃一顿饭的时间就会痊愈。

邪气侵入手阳明大肠经的络脉，会使人胸中气满、喘息、两胁支撑胀满、胸中发热，应刺食指内侧爪甲角如韭叶宽处的商阳穴，各刺一穴，左病取右，右病取左，在大约吃一顿饭的时间病就可痊愈。

邪气侵入掌臂之间，使人关节不能屈伸，应刺腕踝后，先用手指按压，在压痛处针刺，针刺的次数应按月亮圆缺为依据，每月的前半月，第一天刺一穴，第二天刺二穴，逐日增加，十五日刺十五穴；下半月的月亮渐缺，第十六日刺十四穴，逐日减少。

邪气侵入足部的阳跷脉，使人眼痛从眼内角开始，应刺外踝下半寸处的申脉穴各二次，用左病取右，右病取左的方法，在大约走十里路的时间就可以痊愈。

【导读】论缪刺方法的具体应用。主要列举诸经脉络病之缪刺法，举外伤瘀血、痹病、尸厥及五脏络病的缪刺之法，也论及了针药配合的治疗问题，还列举了阳脉络病的缪刺方法。原文中的"痏"，有的指针刺的穴数，有的指针刺次数。月生、月死为"痏数"，指针刺所取穴位数。

【原文】人有所堕坠，恶血留内，腹中满胀，不得前后，先饮利药[1]，此上伤厥阴之脉，下伤少阴之络[2]，刺足内踝之下，然骨之前血脉出血，刺足跗上动脉[3]，不已，刺三毛[4]上各一痏，见血立已，左刺右，右刺左。善悲惊不乐，刺如右方[5]。

【注释】

[1] 不得前后，先饮利药：不得前后，指大小便不通。

[2] 上伤厥阴之脉，下伤少阴之络：高世栻："堕坠则伤肝主之筋，肾主之骨。此上伤厥阴之脉，肝脉也。下伤少阴之络，肾络也。肝属木，其性上行。故曰上。肾属水，其性下行，故曰下。"

[3] 足跗上动脉：王冰："谓冲阳穴，胃之原也，刺可入同身寸之三分，留十呼，若灸者可灸三壮，主腹大不嗜食。以腹胀满，故尔取之。"

[4] 三毛：足大趾爪甲后丛毛处。

[5] 刺如右方：按上述方法刺。

【语译】由于人堕坠跌伤，瘀血停留体内，就会使人腹中胀满、大小便不通，治疗时应先服通便逐瘀药，这是由于堕坠上伤了足厥阴肝经，下伤了足少阴肾经的络脉，可以刺内踝下然谷前的血脉放血，并刺足背动脉处的太冲穴，如果刺后不愈，可再刺足大趾上三毛处的大敦穴，各刺一次，见血后就会痊愈，用左病刺右，右病刺左的方法。如果是喜悲善惊、郁郁不乐的人，刺治方法与上述相同。

【导读】论外伤瘀血、病及两经之络的缪刺法。外伤致病，轻则肌肤皮肉受损，重则筋伤骨折。原文"恶血留内"，且伴"腹中满胀，不得前后"，足以说明伤势严重，病位波及足厥阴、足少阴两经之络，病机复杂，既有瘀血阻滞，又有气机不利。由于标病较急，症见"腹中满胀，不得前后"之状，依据"急则治标"的原则，先饮用通便破瘀之药，以治其标，再行缪刺之法，取然谷穴前的血脉放血以治内有瘀血之病本。倘若不效，再刺足厥阴肝经的井穴大敦穴调治。

【原文】邪客于手阳明之络，令人耳聋，时不闻[1]音，刺手大指次指爪甲上，去端如韭叶各一痏，立闻；不已，刺中指爪甲上与肉交者[2]，立闻；其不时闻者[3]，不可刺也。耳中生风[4]者，亦刺之如此数，左刺右，右刺左。

凡痹往来行无常处者，在分肉间痛而刺之，以月死生为数，用针者，随气盛衰，以为痏数[5]，针过其日数则脱气[6]，不及日数则气不泻[7]，左刺右，右刺左，病已，止；不已，复刺之如法，月生一日一痏，二日二痏，渐多之，十五日十五痏，十六日十四痏，渐少之。

【注释】

[1] 时不闻：张志聪："时不闻者，谓有时闻而有时不闻也。盖邪客于络，络脉闭塞，则有时而不闻。脉气有时而通，则有时而闻矣。"

[2] 中指爪甲上与肉交者：王冰疑为小指末端的少冲穴。

[3] 不时闻者：完全失去听力。时，犹常也。

[4] 耳中生风：耳鸣时好像有刮风样的响声。

[5] 随气盛衰，以为痏数：依照人体气血的盛衰确定针刺次数。

[6] 针过其日数则脱气：针刺的痏数超过其日应刺的痏数，就会伤人正气。脱气，耗伤正气。

[7] 不及日数则气不泻：针刺的痏数不足按月生、月死应刺的痏数，就达不到彻底祛除病邪的目的，即通常所说的未达病所之义。气不泻，即邪气不能被消除。

【语译】邪气侵入手阳明大肠经的络脉，使人耳聋，有时能听到声音，有时听不到声音，取食指端距爪甲角如韭叶宽的商阳穴，各刺一次，就能立即听到声音。如果病不愈，再刺中指爪甲与肉交界处的中冲穴，可立即听到声音。如果完全丧失听力，是络气已绝，就不能再用针刺治疗，若耳鸣如风声，也可采用上述方法刺治。左病刺右，右病刺左。

凡痹病，疼痛游走无定处，应在分肉间疼痛发生处针刺，以月圆月缺决定针刺的取穴数。针刺时，还要根据邪气的盛衰决定针刺的取穴数。如果针刺超过了应刺的取穴数，就会使人正气脱失；如果达不到应刺的次数，邪气也不可能泻除。左病刺右，右病刺左，病愈就停止针刺。如果病仍然不愈，可再按上述方法针刺。月圆过程第一日刺一穴，第二日刺二穴，逐日增加，到每月十五刺十五穴，第十六日刺十四穴，逐日减少。

【导读】论行痹的缪刺方法。此节以行痹为例阐述缪刺法。"风气胜者为行痹"（《素问·痹论篇》），行痹疼痛的特点为游走不定，痛无定处，因此就在疼痛处的分肉间进行针刺。治疗时应当注意，要根据月相变化，增减针刺次数。因为人体气血的盈亏盛衰变化受到月相变化的影响，所以要采取这种方法调整针刺次数（参见《素问·八正神明论篇》）。

【原文】邪客于足阳明之经，令人鼽衄，上齿寒，刺足中指次指爪甲上，与肉交者[1]各一痏，左刺右，右刺左。

邪客于足少阳之络，令人胁痛不得息，咳而汗出[2]，刺足小指次指爪甲上，与肉交者[3]各一痏，不得息立已，汗出立止，咳者温衣饮食[4]，一日已。左刺右，右刺左，病立已。不已，复刺如法。

邪客于足少阴之络，令人嗌痛，不可内食[5]，无故善怒，气上走贲上[6]，刺足下中央之脉[7]各三痏，凡六刺，立已，左刺右，右刺左。嗌中肿，不能内唾，时不能出唾者，刺然骨之前，出血立已，左刺右，右刺左。

邪客于足太阴之络，令人腰痛，引少腹控䏚[8]，不可以仰息，刺腰尻之解，两胂之上[9]，是腰俞，以月死生为痏数，发针立已，左刺右，右刺左。

邪客于足太阳之络，令人拘挛背急，引胁而痛，刺之从项始数脊椎侠脊，疾按之应手如痛[10]，刺之傍三痏，立已。

邪客于足少阳之络，令人留于枢中[11]痛，髀不可举[12]，刺枢中以毫针，寒则久留针，以月死生为[13]数，立已。

治诸经刺之，所过者不病[14]，则缪刺之。

耳聋，刺手阳明；不已，刺其通脉出耳前者[15]。齿龋[16]，刺手阳明，不已，刺其脉入齿中，立已。

邪客于五脏之间[17]，其病也，脉引而痛，时来时止，视其病，缪刺之于手足爪甲上，视其脉，出其血，间日一刺，一刺不已，五刺已。

【注释】

[1] 足中指次指爪甲上，与肉交者：足阳明胃经的厉兑穴。

[2] 咳而汗出：张志聪："足少阳所生病者汗出，上逆于肺则咳也。"

[3] 足小指次指爪甲上，与肉交者：足少阳胆经的井穴，足窍阴穴。

[4] 咳者温衣饮食：如有咳嗽，就要注意衣着和饮食的温暖。

[5] 令人嗌痛，不可内食：咽喉肿痛，不能下咽饮食。言咽喉肿痛之甚。

[6] 无故善怒，气上走贲上：怒为肝气升发太过，因足少阴病及于肝，而见烦躁易怒之症。

[7] 足下中央之脉：足少阴肾经的井穴，涌泉穴。

[8] 令人腰痛，引少腹控䏚（miǎo 秒）：吴崑："足太阴，湿土也。温病者，先注于腰，故腰痛。太阴之筋，聚于阴器，循腹里结胁，故引少腹控䏚。"䏚，第十二肋之下、髂骨上方松软处。控，牵引也。

[9] 腰尻之解，两胂（shēn 申）之上：指下髎穴。解，指骨骼的间隙。胂，夹脊两旁的肌肉。

[10] 刺之从项始数脊椎侠脊，疾按之应手如痛：张介宾："此刺不拘俞穴，但自项大椎为始，从下数其脊椎，或开一寸半，或开三寸，侠脊处疾按之，应手而痛，即刺处也。"

[11] 枢中：指环跳所在处。

[12] 髀不可举：大腿不能收提抬起。髀，大腿。

[13] 为：《太素》《针灸甲乙经》中"为"下并有"痏"字。

[14] 所过者不病：经脉所过的地方不病，是指病不在经而在络，故谓"则缪刺之"。

[15] 通脉出耳前者：王冰："耳前通脉，手阳明正当所会之分。""通脉"，《针灸甲乙经》中作"过脉"。出耳前者，指听宫穴。

[16] 齿龋：龋齿。

[17] 五脏之间：吴崑："五脏之间，谓五脏络也。"

【语译】邪气侵入足阳明胃经的络脉，使人鼻塞、流鼻血、上齿感到寒冷，应刺足大趾次趾爪甲与皮肉交界处的厉兑穴，各刺一穴。左病刺右，右病刺左。

邪气侵入足少阳胆经的络脉，使人胁痛而不能呼吸，咳嗽汗出，应刺足小趾次趾爪甲与肉交界处的足窍阴穴，各刺一穴，不得呼吸的症状可立即痊愈，出汗可以停止，有咳嗽症状时要穿暖，吃温热饮食，一天就可痊愈。左病刺右，右病刺左，疾病会立即痊愈。如果不愈，再按上述方法刺治。

邪气侵入足少阴肾经的络脉，使人咽痛，不能进食，常会无故发怒，气冲胸膈，应取足底涌泉穴，各刺三穴，左右共六穴，病会立即痊愈。用左病刺右，右病刺左的方法。嗌肿疼痛，不能吞咽，有时不能吐唾液，也可用缪刺法，取足少阴的然谷穴，放血后就可痊愈。左病取右，右病取左。

邪气侵入足太阴脾经的络脉，就会产生腰痛，抽引到少腹和季胁，不能仰身呼吸，应针刺腰尻部骨缝中挟脊两傍肌肉的下髎穴，根据月圆月缺变化决定针刺取穴数，起针后疾病就立即痊愈。左病刺右，右病刺左。

邪气侵入足太阳膀胱经的络脉，使人背部拘急，牵引到胁部疼痛，向内并牵引到心胸而痛，针刺时从项部开始沿脊椎两旁，迅速按压，在患者感到有压痛的部位针刺三穴，疾病会立即痊愈。

邪气侵入足少阳胆经的络脉，使人环跳穴处长期疼痛，大腿不能抬举，用毫针刺髀枢中的环跳穴。如果是寒邪所伤，留针的时间要长，根据月亮圆缺决定针刺的次数，针刺后疾病会立即痊愈。

凡是各经有病，应当刺相应的经脉。如果经脉所循行的部位不病，而在络脉部位有病，就用缪刺方法。

耳聋病，可以针刺手阳明大肠经的商阳穴。如果不愈，可刺经脉通过的耳前听宫穴。龋齿病，可以刺手阳明大肠经的商阳穴，疼痛会立即停止。如果不愈，再刺通向齿中的经脉，也会立即痊愈。

邪气侵入五脏之间所发生的病，脉络牵引作痛，时痛时止，应根据病脉所在的部位，在手足爪甲上的井穴进行缪刺。根据有瘀血的络脉，针刺放血，隔天针刺一次。如果针刺一次不能痊愈时，刺五次就可痊愈。

【导读】论"邪客于五脏之间"的缪刺法。病邪所犯的部位是五脏之间而未入于五脏，故用缪刺法，因前文明确示之，伤经入脏者用经刺，此处言缪刺，可知病不在脏，也不在五脏的经脉，病当位于五脏之的络脉。五脏间虽有经脉的主干络属，但也有经别、别络以及更细小的络脉连通。既然判定病在络脉，就要用缪刺法，省视邪气究竟在何脏何经，取相应经脉的井穴（即在手足末端爪甲旁）施以缪刺法放血。

【原文】缪传[1]引上齿，齿唇寒痛，视其手背脉血者去之，足阳明中指爪甲上[2]一痏，手大指次指爪甲上各一痏，立已，左取右，右取左。

邪客于手足少阴、太阴、足阳明之络，此五络，皆会于耳中，上络左角，五络俱竭，令人身脉皆动，而形无知也，其状若尸，或曰尸厥[3]，刺其足大指内侧爪甲上，去端如韭叶[4]，后刺足心[5]，后刺足中指爪甲上各一痏，后刺手大指内侧，去端如韭叶[6]，后刺手心主[7]，少阴锐骨之端[8]各一痏，立已。

不已，以竹管吹其两耳，鬀[9]其左角之发，方一寸，燔治[10]，饮以美酒一杯，不能饮者灌之，立已。

【注释】

[1] 缪传：不当传而传。

[2] 足阳明中指爪甲上：足阳明经中趾爪甲上的内庭穴。

[3] 尸厥：古病名，厥病的一种。

[4] 刺其足大指内侧爪甲上，去端如韭叶：足太阴脾经的井穴隐白穴。

[5] 足心：足掌前三分之一的涌泉穴。

[6] 后刺手大指内侧，去端如韭叶：手太阴肺经的井穴少商穴。

[7] 手心主：指手厥阴心包经的井穴中冲穴。

[8] 少阴锐骨之端：指手少阴心经的神门穴。

[9] 鬀（tì 替）：同"剃"。

[10] 燔治：此处是指把剃下的头发烧成炭末，即血余炭。

【语译】邪气交错传入足阳明经而牵引上齿时，会使人唇齿发生冷痛，要根据

手背上有瘀血的络脉进行针刺放血，再刺足阳明经的厉兑穴，刺食指的商阳穴，病就立即痊愈。左病刺右，右病刺左。

邪气侵入手少阴、足少阴、手太阴、足太阴及足阳明经的络脉，这五经的络脉都入通耳中，向上络于耳上额角，如果这五条络脉的脉气衰竭，就会使人全身的经脉虽然有所扰动，但形体却无知觉，样子就像死尸一样，这就叫作"尸厥"，要刺足太阴脾经在足大趾内侧距爪甲角约韭叶宽处的隐白穴，再刺足少阴肾经在足心的涌泉穴，再刺足阳明胃经在足中趾爪甲上的厉兑穴，然后再刺手太阴肺经在大指内侧，距爪甲角如韭叶宽的少商穴，再刺手心主厥阴心包经的中冲穴，手少阴心经在锐骨末端的神门穴，病就会立即痊愈。如果病仍不愈，可用竹管吹患者的两耳，并将患者左侧头角处的头发剃下约一方寸，烧制成末，用好酒一杯冲服，如果患者不能饮酒，可以灌入口中，病就可以痊愈。

【导读】论五经之络的缪刺方法。原文以尸厥病为例，阐述邪犯手少阴、足少阴、手太阴、足太阴、足阳明这五经之络的缪刺方法。这是本篇所列举缪刺病例中，病情最危重者。此段之义有四：①病位虽在上述五经之络，却引起了全身经脉失调，从而发生全身气机逆乱，故有"其状若尸"的危重症状。②虽未提及"缪刺"，但根据邪客于五脉之络及缪刺法的适应证，原文用缪刺之法自不待言。③由于病及五经之络，故依次针刺隐白（脾经）、涌泉（肾经）、厉兑（胃经）、少商（肺经）、神门（心经）。④病情重者，还联合其他方法综合治疗，如辅以竹管向患者两耳吹气或服用左角发酒。左角发酒是《内经》13 方之一，方中将头发烧灰存性，名血余炭，能止血散瘀、利尿通淋，加白酒可温通经脉，对于尸厥病危重症有效果。

【原文】凡刺之术，先视其经脉，切而从[1]之，审其虚实而调之，不调者经刺之[2]，有痛而经不病者缪刺之，因视其皮部有血络者，尽取之，此缪刺之

数也。

【注释】

[1] 从：《针灸甲乙经》中作"循"，可从。

[2] 不调者经刺之：不调，经脉不和。经

刺，即"巨刺"法。

【语译】针刺治病的方法，必须先诊察患者的经脉，沿着经脉进行切按，详细的辨别病证的虚实，然后再进行调治。如果经脉不调的，就用巨刺法；如果身体疼痛，病邪不在经脉而在络脉，就要用缪刺法，并且要察看皮肤的络脉有无瘀血再行刺治，并放血，这就是缪刺的方法。

【导读】此节照应篇首"其痛与经脉缪处，故命曰缪刺"，指出缪刺当取皮部有留血（即血瘀滞）的络脉刺治，这是对全文的总结，仍强调了缪刺与巨刺方法的区别，既引起读者的重视，又照应了全文，突出主题。

四时刺逆从论篇第六十四

【题解】本篇从"天人合一"的整体观出发，认为自然界四时六气，内合于人体脏腑十二经脉，外应于皮肉筋骨脉，由于四时的六气有太过、不及的变化，人体气血随之有相应的趋向和聚积部位变化。针刺治疗时，若能顺应四时气候的变化，随时调整针刺方法，就能达到治疗疾病的目的，是为从，反之，如果违逆四时气候变化而针刺，不但不能治愈疾病，还会使正气内乱，此谓逆，故名"四时刺逆从论"。

【原文】厥阴[1]有余病阴痹[2]，不足病生热痹；滑则病狐疝风[3]，涩则病少腹积气。少阴有余病皮痹[4]、隐轸[5]，不足病肺痹[6]；滑则病肺风疝[7]，涩则病积、溲血。太阴有余病肉痹[8]、寒中，不足病脾痹；滑则病脾风疝[9]，涩则病积、心腹时满。阳明有余病脉痹[10]，身时热，不足病心痹；滑则病心风疝[11]，涩则病积、时善惊。太阳有余病骨痹[12]、身重，不足病肾痹；滑则病肾风疝[13]，涩则病积、善时[14]巅疾。少阳有余病筋痹[15]、胁满，不足病肝痹；滑则病肝风疝[16]，涩则病积、时筋急、目痛。

【注释】

[1] 厥阴：指风木之气，内应于足厥阴肝经。

[2] 阴痹：寒痹。

[3] 狐疝风：少腹阴囊疼痛，阴囊时大时小，如狐之出没无常的病证。

[4] 皮痹：以皮肤不仁为特征的痹病。

[5] 隐轸：瘾疹。

[6] 肺痹：外邪痹阻于肺，以胸闷、咳喘等为特征的病证。

[7] 肺风疝：风邪外侵，病位在肺的疝病。

[8] 肉痹：又名肌痹，风寒湿邪引起的以肌肤顽麻疼痛为特征的痹病。

[9] 脾风疝：因脾失健运，水湿内生下注所致的癫疝病。

[10] 脉痹：经脉气血凝滞不通的痹病。

[11] 心风疝：阳明邪盛，波及于心，以少腹有块，气上冲胸暴痛为主症的疝病。

[12] 骨痹：风寒湿邪引起的以骨节重痛为特征的痹病。

[13] 肾风疝：由风寒之邪引起的以阴器、少腹疼痛为特征的疝病。

[14] 善时：此二字误导，当为"时善"。

[15] 筋痹：以筋脉拘挛，关节疼痛为特征的痹病。

[16] 肝风疝：风邪伤犯肝脉所致的疝病。

【语译】厥阴之气太过，则病发为阴痹；不足则病发为热痹。若见脉滑，则患狐疝风；见涩脉，则患少腹积气。少阴之气太过，则病发为皮痹、瘾疹；不足则病发为肺痹。若见滑脉，则患肺风疝；若见涩脉，则患积聚和尿血。太阴之气太过，则病发为肉痹、寒中；不足则病发为脾痹。若见滑脉，则患脾风疝；若见涩脉，则患积聚和心腹时常胀满。阳明之气太过，则病发为脉痹，身体经常发热；不足则病发为心痹。若见滑脉，则患心风疝；若见涩脉，则患积聚和时常惊恐。太阳之气太过，则病发为骨痹，身体沉重；不足则病发为肾痹。若见滑脉，则患肾风疝；若见涩脉，

则患积聚和经常发生头部疾病。少阳之气太过，则病发为筋痹，胁部胀满；不足则病发为肝痹。若见滑脉，则患肝风疝；若见涩脉，则患积聚和经常筋脉拘急、目痛。

【导读】论六气与经脉虚实病证。原文紧扣主题，凭脉辨证，开篇即论天之六气有太过、不及的变化，与之相通应的人身三阴三阳经脉，也会发生相应的有余（即太过）和不足（即不及）病证。由于"四变之动，脉与之上下"（《素问·脉要精微论篇》），因此，脉象也会有相应的滑（有余、太过之脉）和涩（不足、不及之脉）等变化，这就为下文论述要顺应四时而刺的治疗原则，提供了理论依据。

【原文】是故春气在经脉，夏气在孙络，长夏气在肌肉，秋气在皮肤，冬气在骨髓中。

脉，夏天君火之气在孙络，长夏湿土之气在肌肉，秋天燥金之气在皮肤，冬天寒水之气在骨髓中。

【语译】这是因为春天风木之气在经

【导读】论不同季节经气运行部位的差异。十月太阳历法将一年分为五季，随着春、夏、长夏、秋、冬五季更替，气候也相应地由温转热，由凉转寒，生存在自然环境中的人类，也受着季节气候变化的影响而有相应的生理变化，如"天暑衣厚则腠理开，故汗出……天寒则腠理闭，气湿不行，水下留于膀胱，则为溺与气"（《灵枢·五癃津液别》），这是人体津液代谢受季节气候变化影响的实例。人体经脉气血同样也会随着节令气候的变化而发生相应的改变，表现为"春气在经脉，夏气在孙络，长夏气在肌肉，秋气在皮肤，冬气在骨髓中"，同时五脏在不同季节也会有不同特征的脉象（《素问·平人气象论篇》），脉象变化的本质就是经络气血应时令气候变化。

【原文】帝曰：余愿闻其故。

岐伯曰：春者，天气始开，地气始泄，冻解冰释，水行经通，故人气在脉。

夏者，经满气溢，入孙络受血，皮肤充实。

长夏者，经络皆盛，内溢肌中。

秋者，天气始收，腠理闭塞，皮肤引急。

冬者盖藏，血气在中，内著骨髓，通于五脏。

是故邪气者，常随四时之气血而入客也，至其变化，不可为度，然必从其经气，辟除其邪，除其邪则乱气不生。

【语译】黄帝说：我想听听其中的缘故。

岐伯说：春天，天气开始升发，地气也开始发泄，冻土已解，结冰融化，水流而河道通，所以，与此相应的人身之气亦在经脉。夏天，人体经脉血气充盛，气血流溢，孙络得其滋养，皮肤也就充实。长夏，人体经脉与络脉气血都很充盛，能够

充分地滋润肌肉。秋天，天气开始收敛，人身的腠理闭塞，皮肤随之收缩。冬天，天气闭藏，人身的血气收藏于内，附着于骨髓，内通于五脏。

所以，邪气常随着人体四时气血的不

同情况而侵入人体不同部位，至于它们的具体变化，则是难以揣度的。但是，对于疾病的治疗，必须顺应四时经气的变化而祛除邪气，人体就不会产生逆乱之气了。

【导读】 其一，论四时经络气血变化。在生理状态下，人身气血的运行，常随气候的变化趋向不同部位。邪气伤人，常随四时气血变化而入侵，故曰"是邪气者，常随四时之气血而入客也"。此处强调季节性的多发病，虽然与该节令的气候特点，以及与该节令气候特点相应致病邪气的性质有关，但也与人体气血在不同季节的分布状态有关。

其二，论邪气伤人，常随四时气血变化而入侵。如果说春多病风、冬多病寒等是突出气候条件在发病中的作用，那么，此处邪气"常随四时之气血而入客"，则是强调机体内在因素在发病学中的重要作用。这就从发病学角度，为说明针刺治病为什么要结合四时气候的原理，提供了理论依据。

【原文】 帝曰：逆四时而生乱气，奈何？

岐伯曰：春刺络脉，血气外溢，令人少气[1]；春刺肌肉，血气环逆[2]，令人上气；春刺筋骨，血气内著，令人腹胀。夏刺经脉，血气乃竭，令人解㑊[3]；夏刺肌肉，血气内却[4]，令人善恐；夏刺筋骨，血气上逆，令人善怒[5]。秋刺经脉，血气上逆，令人善忘；秋刺络脉，气不外行[6]，令人卧不欲动；秋刺筋骨，血气内散，令人寒慄。冬刺经脉，血气皆脱，令人目不明；冬刺络脉，内气外泄，留为大痹[7]；冬刺肌肉，阳气竭绝，令人善忘。

凡此四时刺者，大逆之病，不可不从也，反之，则生乱气相淫病焉。故刺不知四时之经，病之所生，以从为逆，正气内乱，与精相薄[8]，必审九候，正气不乱，精气不转[9]。

【注释】

[1] 令人少气：春气在经脉，若误刺络脉，导致气血外溢而令人气少。

[2] 血气环逆：气血逆其正常循环规律。

[3] 解㑊（yì 亦）：懈怠无力。

[4] 血气内却：气血衰退于内。

[5] 令人善怒：张介宾："夏刺冬分，则阴虚于内，阳胜于外，故令人血气逆而善怒。"

[6] 气不外行：刺络后，阳气内乏，故不外行。

[7] 大痹：脏气虚而邪痹于五脏。

[8] 与精相薄：邪气与真气相搏击。精，指真气。薄，通"搏"。

[9] 精气不转：真气不受邪气的搏击，与上文"与精相搏"相对。转，当作"搏"。

【语译】 黄帝问道：治疗违反了四时气候变化规律，因而导致血气逆乱，会如何呢？

岐伯回答说：春气在经脉，若误刺了络脉，则血气向外散溢，会使人气短；若误刺肌肉，则血气循环逆乱，就会使人气上逆；若误刺筋骨，则血气留着在内，会使人腹胀。夏气在孙络，若误刺经脉，则血气衰竭，就会使人倦怠；若误刺肌肉，则血气衰退于内，就会使人容易惊恐；若误刺筋骨，则血气上逆，就会使人容易发怒。秋气在皮肤，若误刺经脉，则血气上逆，就会使人健忘；若误刺络脉，则气不能向外运行，就会使人嗜睡而不想活动；若误刺筋骨，则血气散乱于内，就会使人恶寒战栗。冬气在骨髓，若误刺经脉，则血气都虚脱，就会使人目视不明；若误刺

络脉，则血气向外泄出，就会使人患大痹；若误刺肌肉，则阳气竭绝，就会使人健忘。凡上述逆四时之气的刺法，都可使气血逆乱而生大病，所以针刺必须遵循四时气候的变化规律，反之，就会产生逆乱之气而使病变扩大。所以说，针刺不懂得四时经气的所在部位和发生的疾病，以顺为逆，就会使正气内乱，邪气和精气相搏击。因此，在针刺治疗时必须审察三部九候之脉，正确诊断而给予适当治疗，使正气不致紊乱，精气不受邪气的搏击。

【导读】论四时经络气血变化与针刺。"人以天地之气生，四时之法成"（《素问·宝命全形论篇》）。人类生活在自然界中，自然界的变化可以直接或间接地影响人体。针刺治病必须顺应自然界阴阳盛衰变化规律，所以有"四时之气，各有所在，灸刺之道，得气穴为定"（《灵枢·四时气》）和"凡刺之法，必候日月星辰，四时八正之气，气定乃刺之"（《素问·八正神明论篇》）之论，均明确指出因时而刺的治疗原则。

【原文】帝曰：善。

刺五脏，中心一日死，其动为噫。中肝五日死，其动为语。中肺三日死，其动为咳。中肾六日死，其动为嚏欠。中脾十日死，其动为吞。刺伤人五脏必死，其动则依其脏之所变，候知其死也[1]。

【注释】

[1] 其动则依其脏之所变，候知其死也：依据五脏变动所发生的不同证候，可预知所伤之脏。

【语译】黄帝说道：讲得好。

针刺五脏时，若刺伤心脏，一天就会死亡，其病变的症状为嗳气；若刺伤肝脏，五天就会死亡，其病变的症状为多语；若刺中肺脏，三天就会死亡，其病变的症状为咳嗽；若刺中肾脏，六天就会死亡，其病变的症状为喷嚏、呵欠；若刺中脾脏，十天就会死亡，其病变的症状为吞咽之态。总之，刺伤了五脏，必然导致死亡，刺中五脏后，依据五脏变动所发生的不同证候，则可察知所伤之脏并进而预知患者的死期。

【导读】论五脏禁刺。《内经》中一再强调五脏的禁刺事宜，足见对此问题的重视程度，针灸书籍中，言肺俞的操作注意事项时都说不宜针刺过深，以免伤及肾和肝，言风门、肺俞诸穴，也说不宜直刺过深，以免刺伤肺脏等，其基本精神皆源于此。

标本病传论篇第六十五

【题解】 本篇所论内容，一是病有标本，治有逆从；二是疾病传变规律及据此预测疾病转归预后。因其重点是讨论标本与病传问题，故名"标本病传论"。

【原文】 黄帝问曰：病有标本，刺有逆从[1]，奈何？

岐伯对曰：凡刺之方，必别阴阳[2]，前后相应[3]，逆从得施，标本相移[4]。故曰：有其在标而求之于标，有其在本而求之于本；有其在本而求之于标，有其在标而求之于本。故治有取标而得者，有取本而得者；有逆取而得[5]者，有从取而得[6]者。故知逆与从，正行无问[7]。

【注释】

[1] 刺有逆从：刺法有逆治、从治的不同。刺，意为诸种治法，不限于针刺。

[2] 必别阴阳：脏腑、经络、时令、气血，都有阴阳之分。

[3] 前后相应：诊断治疗的一致性。

[4] 标本相移：标病与本病的治疗，其先后次序是不固定的，根据具体情况，可以相互转移。

[5] 逆取而得：施治时在本求标，在标求本。

[6] 从取而得：施治时在本求本，在标求标。

[7] 正行无问：依照标本逆从治疗就不会出现差错。

【语译】 黄帝问道：病有标病、本病的区分，刺法有逆治、从治的不同，这是为什么呢？

岐伯回答说：大凡针刺治病，必先辨清病情属阴、属阳，什么病在前、什么病在后，然后确定施行逆治还是从治、治本还是治标。所以说，有的标病而治标，有的本病而治本，有的本病而治标，有的标病而治本。因此，在治疗时，有治标而痊愈的，有治本而痊愈的，有正治而痊愈的，有反治而痊愈的。所以掌握了逆治、从治的原则，就能正确地治疗而无所顾虑。

【导读】 论标本逆从的意义及应用。《内经》有关治疗学中标本理论的阐述，集中体现于本篇，《灵枢·病本》篇的论述与本篇基本相同。标本是个相对的概念，所指范围甚广。本篇主要论述疾病的先后主次，即"病之先受者为本，病之后受者为标。生于本者，言受病之原根。生于标者，言目前之多变也"（张介宾注）。

论标本相移，刺有逆从。临床患者病情复杂多变，在疾病变化过程中，标与本可在一定阶段，一定条件下相互移易转化，或是原来的本病消失，标病转化为本病，又产生新的标病，或是标与本所代表的疾病矛盾发生转化。此时，治疗的重点也要随之加以调整，这种逆治与从治之间的选择，即为"标本相移"，完全要依据病情的变化和治疗的需要决定。

【原文】 知标本者，万举万当^[1]；不知标本，是谓妄行。

夫阴阳逆从，标本之为道也，小而大，言一而知百病之害；少而多，浅而博，可以言一而知百也。以浅而知深，察近而知远，言标与本，易而勿及。

治反为逆，治得为从^[2]。先病而后逆者治其本^[3]；先逆而后病者治其本；先寒而后生病者治其本；先病而后生寒者治其本；先热而后生病者治其本；先热而后生中满者治其标；先病而后泄者治其本；先泄而后生他病者治其本，必且调之，乃治其他病。先病而后生中满者治其标^[4]；先中满而后烦心者治其本。

人有客气，有同气^[5]。小大不利治其标^[6]；小大利治其本。病发而有余，本而标之，先治其本，后治其标；病发而不足，标而本之，先治其标，后治其本。

【注释】

[1] 当：张介宾："当，去声。"

[2] 治反为逆，治得为从：治疗相反的为逆，治疗相得的为从。

[3] 先病后逆者治其本：某病之后出现气血违逆不和的，先治其本病。

[4] 先病而后生中满者治其标：中满为腑气不通，水谷难入，是为危候，必先治之。

[5] 人有客气，有同气：《新校正》："按全元起本'同'作'固'。"当从。客气，指新受之邪气。固气，指原本在体内之邪气。先受病为本，后受病为标，客气为标，固气为本。

[6] 小大不利治其标：大小便不利，是危险之症，当先治其标。

【语译】 掌握了治标、治本的原则，就能屡治屡验，万无一失；若不掌握标本便是孟浪之徒，胡乱治疗。

大凡阴阳、逆从、标本的道理，看似很小，而应用的价值却很大，所以谈论一个标本逆从的道理，就可以知道很多疾病的要害；由少到多、由浅到博，因此言一可以知百。由浅便能知深，察近能知远，标本的道理说起来容易理解，但临床运用并不容易掌握。

相反而治的为逆治，相顺而治的为从治。先患其病，而后气血逆乱的，治其本病。若先因气血逆乱，而后患病的，先治其本；先因寒邪所伤，而又发生其他病变的，应先治其本；先患病而后生寒证的，应先治其本。先患热病，而后发生其他病变的，应先治其本；先患热病的，继生中满的，先治疗中满之标。先患某病，而后发生泄泻的，先治疗本病；先患泄泻，而又生其他病证的，先治其本，要先把泄泻调治好，才能治疗其他病证。先患病而后发生中满的，先治疗其标；先患中满证，而后又有心烦不舒的，应先治其本。

人有新感之邪气，也有原有的邪气。大小便不利的，先治其标；大小便通利的，应先治疗其本。若病发而为有余的实证，应用"本而标之"的治法，即先治其本，后治其标；若病为不足的虚证，应用"标而本之"的治法，先治其标，后治其本。

【导读】 论明辨标本的意义。就明辨标本的意义而言，大凡治病，既要遵循调节阴阳盛衰之大法，也要重视标本先后的原则。只有真正掌握了标本理论，才能触类旁通，达到举一反三，言一知百的效果。王肯堂在《医统正脉全书》中说："病之标本，犹草之有根苗，拔茅须连其茹，治病必求其本，标本不明，处方何据？所谓瞑目夜行，无途路而可见矣。"强调明辨标本是正确施治的前提。

论本病先治，标急治标。治本是大多数医者采取的治则，经文所述的多数病证均用此法。但当标病甚急，不治标则不能控制疾病发展，甚至危及生命时，应采取应急措施治标。文中提出先治其标者有三个方面：① "先病而后生中满者治其标"。中满为腑气不行，水浆注入，药食难纳，是为急候。② "小大不利治其标"。人体代谢后的废物，多从二便排泄，中医治疗疾病，亦多从二便之通道祛邪，若二便不利，则邪无去路，为危急之候，故急当疏通以除邪。③ "病发而不足，标而本之，先治其标，后治其本"。对此，后世医家看法不一，然治标总是权宜之计，治本才是根本目的，治标是为了更好地治本。而且，就治标而言，应当根据不同的病机，选取恰当的治法，才可能收到良效。

【原文】 谨察间甚[1]，以意调之，间者并行，甚者独行[2]。先小大不利而后生病者治其本。

【注释】

[1] 间甚：间，病轻。甚，病重。

[2] 间者并行，甚者独行：病情轻浅者可标本同治；病情较重者，或治标或治本。

【语译】 要谨慎地观察病情的轻重，根据具体的情况而进行适当的治疗。病轻者，可以标本同治；病重者，要从实际出发，或治本，或治标。先有大小便不通利，后并发其他疾病的，应先治其本病。

【导读】 论间者并行，甚者独行。间甚，指病之轻重。"间者言病之浅，甚者言病之重也。病浅者可以兼治，故曰并行。病甚者难容杂乱，故曰独行"（张介宾注）。对于病证错杂，标本俱病且病势尚轻者，可用标本同治之法，如治疗风厥之 "表里刺之，饮之服汤"（《素问·评热病论篇》）即是。若病证错杂，标本俱病且病势危重者，则宜视其危重之重点在本还是在标，单治其本或单治其标，如治怒狂阳厥时 "服以生铁洛（落）为饮"（《素问·病能论篇》），效专而力宏。当然，在标本同治时，亦当分清主次，有所侧重。

【原文】 夫病传[1]者，心病先心痛[2]；一日而咳[3]，三日胁支痛，五日闭塞不通，身痛体重。三日不已，死。冬夜半，夏日中[4]。

肺病喘咳；三日而胁支满痛，一日身重体痛，五日而胀。十日不已，死。冬日入，夏日出[5]。

肝病头目眩，胁支满；三日体重身痛，五日而胀，三日腰脊少腹痛，胫酸。三日不已，死。冬日入，夏早食[6]。

脾病身痛体重；一日而胀，二日少腹腰脊痛，胫酸，三日背膂筋痛[7]，小便闭。十日不已，死。冬人定，夏晏食[8]。

肾病少腹腰脊痛，胻酸；三日背膂筋痛，小便闭，三日腹胀，三日两胁支痛。三日不已，死。冬大晨，夏晏晡[9]。

胃病胀满；五日少腹腰脊痛，胻酸，三日背膂筋痛，小便闭，五日身体重。六日不已，死。冬夜半后，夏日昳[10]。

膀胱病小便闭；五日少腹胀，腰脊痛，骱酸，一日腹胀，一日身体痛。二日不已，死。冬鸡鸣，夏下晡。

诸病以次相传，如是者，皆有死期，不可刺。间一脏止，及至三四脏者，乃可刺也。

【注释】

[1] 病传：疾病传变。

[2] 心痛：心病诸证。

[3] 一日而咳：病后一日传于肺而咳。

[4] 冬夜半，夏日中：冬日死于夜半时分，夏日死于中午时分。

[5] 冬日入，夏日出：冬日死于日入时分，夏日死于日出时分。

[6] 冬日入，夏早食：冬日死于日入时分，夏日死于早餐时分。

[7] 背脊筋痛：背部脊柱两侧高起的肌肉和筋膜疼痛。

[8] 冬人定，夏晏（yàn 宴）食：冬日死于人定时分，夏日死于晏食时分。

[9] 冬大晨，夏晏晡（bū 逋）：冬日死于大晨时分，夏日死于晏晡时分。

[10] 夏日昳（dié 迭）：夏日死于日昳时分。昳，日落。

【语译】大凡疾病的传变，心病先发心痛；后一日病传于肺，而发生咳嗽；后三日病传于肝，而胁部胀痛；后五日传于脾，而大便闭塞不通，身体痛而沉重；再过三日不愈，就要死亡。冬天死于半夜时分，夏日死于中午时分。

肺病先是喘咳；三天未愈，病传于肝，就会胁肋胀痛；再一日病传于脾，会发生身重疼痛；再过五日，病邪传于胃，发生胀闷；再十日不愈，则死。冬天死于日落时分，夏天死于日出时分。

肝病先是头目眩晕，胁肋胀满；三日后即传于脾，产生体重身痛；五日后病由脾传于胃，产生腹胀；再三日后病传于肾，产生腰脊少腹疼痛，腿胫发酸；再过三日不愈，则死。冬天死于日落时分，夏日死于吃早饭之时。

脾病先是身体疼痛沉重；一日后病传于胃，发生胀闷；再二日病传于肾，发生少腹腰脊疼痛，腿胫发酸；再三日后就传入膀胱，发生背脊筋骨疼痛，小便不通；再过十日不愈，则死。冬日死于申时后，夏日死于寅时后。

肾病则少腹腰脊疼痛，胫部发酸；三日后就传于膀胱，发生脊背筋骨痛楚，小便不通；再过三日就传入胃，产生腹胀；再过三日，病邪传于肝，发生两胁满痛；再过三日不愈，则死。冬日死于天亮时分，夏日死于黄昏时分。

胃病则胀满；五日后，病即传于肾，发生少腹腰脊疼痛、胫酸；三日后病传于膀胱，发生背脊筋骨疼痛，小便不通；再过五日病传于脾，发生身体沉重；再过六日不愈，则死。冬日死于半夜后，夏日死于午后。

膀胱病先是小便不通；五日后病传入肾，发生少腹胀满，腰脊疼痛，胫部发酸；再一日后病即传于胃，发生腹胀；再一日后病传于脾，发生身体沉重疼痛；再过二日不愈，则死。冬日死于半夜后，夏天死于午后。

各种病证，是按一定次序传变的，是为相传，如按上述次序相传的，都有一定的死期，不可用刺法治疗。如果不按上述次序相传，而是间脏相传或隔三四脏相传的，方可用针刺治疗。

【导读】论五脏与胃、膀胱病死期及机制。此节讨论了五脏及胃、膀胱病的死期及机制，说明了危重病证传变的一般规律。五脏及胃、膀胱病的传变及临床表现，所论病传规律有二：①按五行相克关系传变，即从心→肺→肝→脾→肾，此与"五脏相通，移皆有次，五脏有病，则各传其所胜"（《素问·玉机真脏论篇》）的规律相同。②按脏腑表里相合关系传变，如身重体痛（病在脾），胀（病在胃），小便闭（病在膀胱），腰脊痛（病在肾）等。

五脏与胃、膀胱病死期及机制：死期由五行关系决定，与"至其所不胜，病乃死"（《素问·玉机真脏论篇》）一致，强调"诸病以次相传，如是者，皆有死期"，不同疾患濒危时间有一定的规律。

根据病传决定是否针刺：凡疾病按五行相克规律依次传变者，病情危重，大多预后不良，故不宜针刺；若按反侮规律传变，或按相生关系传变，病情较轻，预后大多良好，可行针刺治疗。

天元纪大论篇第六十六

【题解】本篇讨论自然界万物变化的本始及规律，故名"天元纪大论"。

【原文】黄帝问曰：天有五行御五位，以生寒暑燥湿风[1]；人有五脏化五气，以生喜怒思忧恐。论[2]言五运相袭而皆治之，终期之日，周而复始[3]，余已知之矣，愿闻其与三阴三阳之候，奈何合之[4]？

【注释】

[1] 天有五行御五位，以生寒暑燥湿风：主运五步是由五行表达的，如初运为木运，木运则生风；二运为火运，火运则生暑热等。天，自然界。御，主宰，控制。五位，一年中主运的五步时间区位。

[2] 论：指《素问·六节藏象论篇》。

[3] 五运相袭而皆治之，终期之日，周而复始：主运五步从木运开始，按五行相生顺序相互承袭而终于水，各主一个时令，年复一年，周而复始。五运，一年中的主运五步。袭，承袭，承接。治，管理，即主时之义。终期，满三百六十五又四分之一日。

[4] 三阴三阳之候，奈何合之：即厥阴风木、少阴君火、太阴湿土等六气与主运五步怎样配合。

【语译】黄帝问道：天有木、火、土、金、水五行统御五方，从而产生了寒、暑、燥、湿、风五种气候变化；人有肝、心、脾、肺、肾五脏化育五种精气，从而产生了喜、怒、思、忧、恐五种情绪。经论称五运递相沿袭，各有主治的季节，到了一年终结的时候，又重新开始新一轮的五运沿袭。我对此已经知道了，还想听听五运和三阴三阳是怎样配合的？

【导读】论五运与六气的关系。寒、暑、燥、湿、风五气，是一年之中的气候变化。木运主时，其气风木，火运主时，其气火热，故曰"天有五行御五位，以生寒暑燥湿风"，说明六气是五运变化产生的。运与气的关系，如同有了五脏和五脏之气才能产生五志那样的密切。这一观点，既适用于本段所论主运与主气的关系，也适用于下文所论五运"非独主时也"的大运与客气的关系。

【原文】鬼臾区稽首再拜对曰：昭乎哉问也！夫五运阴阳者，天地之道也，万物之纲纪，变化之父母，生杀之本始，神明之府也，可不通乎！故物生谓之化，物极谓之变[1]，阴阳不测谓之神[2]，神用无方谓之圣[3]。

【注释】

[1] 物生谓之化，物极谓之变：万物的发展变化，皆由化至变，即所谓"化者变之渐，变者化之成"。

[2] 阴阳不测谓之神：阴阳的微妙变化规律就是"神"。不测，指不能用人类感官直接

感知。

[3] 神用无方谓之圣：能够掌握阴阳变化的道理，便可以通晓宇宙间的万事万物，亦即运用阴阳运动的规律认识事物而无所不通，就是"圣"。圣，精通之义。方，常规。

【语译】鬼臾区再次跪拜后回答说：这个问题很高明啊！五运和阴阳，都是自然界变化的规律，是万事万物变化的总纲，是事物发展变化的基础，是万物生长和消亡的根本，是宇宙间奥妙无穷变化的根源。对这些道理哪能不通晓呢？事物的发生叫作"化"，发展到极点叫作"变"，不能用感官直接察知的阴阳变化规律就是"神"，能够用这些无穷变化规律的人称为"圣"。

【导读】论五运与六气是天地阴阳变化的结果。"阴阳不测谓之神"一句出自于《易传·系辞上》，"神"，是指用阴阳概念所表达的客观事物固有规律，也谓"道""神明"。"不测"，是指这一规律不是不可测，也不是不能测，更不是无法测，而是指人们运用感官无法直接感知但又是客观的存在。其中就包括"物生谓之化，物极谓之变"两种变化的过程，"化"是物质运动的量变（渐变）过程，而"变"是物质运动的质变（突变）过程，都在"神"的作用下完成的。

【原文】夫变化之为用也，在天为玄，在人为道，在地为化[1]，化生五味，道生智[2]，玄生神[3]。

神在天为风，在地为木[4]；在天为热，在地为火；在天为湿，在地为土；在天为燥，在地为金；在天为寒，在地为水。

故在天为气，在地成形，形气相感而化生万物矣[5]。然天地者，万物之上下也[6]；左右者，阴阳之道路也[7]；水火者，阴阳之征兆也[8]；金木者，生成之终始也[9]。气有多少[10]，形有盛衰[11]，上下相召，而损益彰矣[12]。

【注释】

[1] 在天为玄，在人为道，在地为化：玄，构成万物的元始之气，"在天为气""太虚寥廓，肇基化元"可证。道，道理，是人对事物变化规律的认识。化，生化，此处意为大地生化万物。

[2] 道生智：掌握阴阳变化之理就能有无穷的智慧。

[3] 玄生神：有了构成万物的元始之气就能产生微妙无穷的变化。神，变化规律。

[4] 在天为风，在地为木：自然界的变化，在天之气与地之五行是相应的，如风与木相应。

[5] 形气相感而化生万物矣：言在天的无形之气与在地的有形之质相互感召、互相作用而生化成万物。

[6] 天地者，万物之上下也：天地是万物在空间中上下运动的范围。

[7] 左右者，阴阳之道路也：张志聪："言阴阳之气，左右旋转之不息。"

[8] 水火者，阴阳之征兆也：张志聪："水火为阴阳之征兆，言天一生水，地二生火，火为阳，水为阴，阴阳不可见，而水火为阴阳之征验。"征，征验。兆，表现。

[9] 金木者，生成之终始也：万物生发于春，收成于秋，春属木，秋属金，故以金木代表万物生长、收成的全过程。

[10] 气有多少：天之六气各有阴阳多少之异。气，六气，即风、寒、暑、湿、燥、火。

[11] 形有盛衰：形，五运。盛，太过。衰，不及。

[12] 上下相召，而损益彰矣：上，天之六气。下，地之五行。相召，相互感召。损，不足。益，有余。彰，昭彰显著。

【语译】阴阳变化的作用，在宇宙空间则表现为深远无穷，在人就表现为对自然规律的认识，在地就表现为万物的生长变化。物质的生长变化产生了五味，认识了自然规律就可产生智慧，在深远的宇宙空间，这种规律就能产生无穷尽的变化。

玄妙莫测的阴阳变化规律的作用，在天表现为风，在地为木；在天表现为热，在地就为火；在天表现为湿，在地就为土；在天表现为燥，在地就为金；在天表现为寒，在地就为水。

所以在天表现为无形的穴气，在地就为有形质的物体，形与气相互感应，就能够变化和产生万事万物。天覆盖在上，地承载于下，所以天地分别在万物的上面和下面；自然界阳气从左上升，阴气从右下降，所以左右是阴阳之气升降的道路；水为阴，火属阳，水火是阴阳的象征；万物发生于春属木，成熟于秋属金，所以金和木是万物生和成的终始，阴阳之气并不是不变的，它有多和少的不同，有形物质在发展变化过程中也有旺盛和衰弱的区别，在上的应气和在下的形质相互感应，事物的太过和不足的现象就会显露出来。

【导读】论五运、六气的含义。"夫五运阴阳者，天地之道也"，明确表达了五运与六气都是阴阳之气变化的结果。"五运"指木、火、土、金、水五运之气，"阴阳"指三阴三阳所标记的风、寒、暑、湿、燥、火六气，二者都是自然规律的体现，至于上下、道路、征兆、终始，进一步表达了"形气相感"的理论。

【原文】帝曰：愿闻五运之主时也，何如？

鬼臾区曰：五气运行，各终期日，非独主时也。

帝曰：请闻其所谓也。

鬼臾区曰：臣积考[1]《太始天元册》[2]文曰：太虚寥廓[3]，肇基化元[4]，万物资始[5]，五运终天[6]，布气真灵[7]，总统坤元[8]，九星[9]悬朗，七曜[10]周旋，曰阴曰阳，曰柔曰刚[11]，幽显既位[12]，寒暑弛张[13]，生生化化[14]，品物咸彰[15]。臣斯十世，此之谓也。

【注释】

[1] 积考：反复考究。积，累次，多次。考，考察，研究。

[2]《太始天元册》：上古专记天真元气运行的书。天元，指岁时运行之理。周期以十一月建子为始，后世认为周历得天之正道，故将周历称为"天元"。五运六气所用历法，均以十一月建子。

[3] 太虚寥廓：太虚，即太空。寥廓，即辽阔。

[4] 肇（zhào 兆）基化元：谓寥廓无边的太空充满了元气，元气为万物生化之本源，亦即元气是天地造化万物的根源。肇，开始。基，依据。肇基，始动之依据。化元，生化之本源。

[5] 万物资始：万物资取元气得以始生。资，取也。始，有生之初。

[6] 五运终天：五运在宇宙间的运动变化，充斥天地，亘古不变。五运，在这里概指五运六气的运动变化。终，极尽也。

[7] 布气真灵：布，敷布。真灵，有生化能力的真元之气，又指太虚中的元气。

[8] 总统坤元：在天之元气总统大地生化万物的根源。统，统领。坤元，大地。

[9] 九星：天蓬、天内、天冲、天辅、天禽、天心、天任、天柱、天英。古天象中的星名。

[10] 七曜：日、月与木、火、土、金、水五星为七曜。

[11] 曰阴曰阳，曰柔曰刚：谓太空大气肇始，九星照耀大地，七曜运转不休，因而产生了自然界四时阴阳、昼夜寒暑的递迁，以及大地上具有刚柔不同性质的物类。

[12] 幽显既位：幽，属阴，黑夜。显，属阳，白昼。既位，固定的位置及次第。

[13] 寒暑驰张：张志聪："寒暑驰张者，寒暑往来也。"

[14] 生生化化：生，物之生。化，物的正常变化。

[15] 品物咸彰：品，言众多。品物，即万物。咸，指皆，都。

【语译】 黄帝说：我想听听五运怎样

分主时令的？

鬼臾区说：五运各主一年，不是仅反主季节。

黄帝说：请把其中的道理讲给我听听。

鬼臾区说：我考察《太始天元册》已经很长时间了，文中说：广阔无边的太空，是物质形成变化的基础，是万物资生的开始，五运的迁徙终而复始，布施着天地间的真元之气，统领大地生化的本元，九星悬照天空，七曜按周天的度数旋转，于是万物就有了阴阳的不断变化，有了刚柔的不同性质，幽暗和显明也能按一定的位次出现，气候寒冷和暑热也能按一定季节往来，这些生化不息的机制，变化无穷的规律，宇宙万物的不同形象，都会表现出来。我家研究这些理论至今已有十世，因此对你说明这些道理。

【导读】 论浑天说宇宙结构观。此节体现了浑天说宇宙结构观，并指出"气"是宇宙形成的本原，万物、九星、七曜、五运、寒暑等，都是"气"运动变化的结果。

【原文】 帝曰：善。何谓气有多少[1]，形有盛衰[2]？

鬼臾区曰：阴阳之气各有多少，故曰三阴三阳也。形有盛衰，谓五行之治，各有太过不及也。故其始也，有余而往，不足随之，不足而往，有余从之[3]，知迎知随，气可与期[4]。

应天为天符[5]，承岁为岁直[6]，三合为治[7]。

【注释】

[1] 气有多少：阴阳各有太少之分，太则为多，少则为少。

[2] 形有盛衰：五运太过为盛，不及为衰。

形，五运（五行）。

[3] 故其始也，有余而往，不足随之，不足而往，有余从之：吴崑："火炎则水干，水盛则火灭，此有余而往，不足随之也；阴不足则阳凑之，阳不足则阴凑之，此不足而往，有余从之也。"始，谓运气之始。往，指去。随，指来。

[4] 知迎知随，气可与期：吴崑："迎者，时未至而令先至，若有所迎也。随者，当令允甚，复气随之也。"期，预知。

[5] 应天为天符：中运和司天之气的五行属性相合，称为"天符"年。

[6] 承岁为岁直：中运和年支的五行属性相合，称为"岁会"或"岁直"。

[7] 三合为治：中运、司天、年支三者五行属性皆相符合，即为天符，又为岁会，也称"太一天符"。

【语译】 黄帝说：好。什么是气有多少，形有盛衰呢？

鬼臾区说：阴阳二气各有多和少的区别，厥阴为一阴，少阴为二阴，太阴为三阴，少阳为一阳，阳明为二阳，太阳为三阳，所以称为三阴三阳。形有盛衰是指天干所主的运各有太过和不及。如太过的年份过后，随之而来的是不及的年份，不及的年份过后，又是太过的年份。只要明白了已来年份是什么样的运，紧随而来的年运和气的太过、不及情况，就可以预先知道。凡中运之气与司天之气相符的年份，就属于天符之年；中运之气与岁支的五行属性相同的年份，属于岁直之年；中运之气与司天之气及岁支的五行属性都相符合的年份，属于三合之年。

【导读】 论六气的三阴三阳属性标记。在论述三阴三阳六气有盛有衰，五运之气也有太过和不及的变化后，介绍人类对气候变化的预测方法及原理。预测年度气候特殊变化时，要将六气和五运相结合，分别将当年的司天之气、在泉之气与值年大运结合分析。岁会之年指岁运之气与岁支的方位五行属性相同的同化关系。如"木运临卯，火运临午，土运临四季，金运临酉，水运临子，所谓岁会，气之平也"（《素问·六微旨大论篇》），丁卯年值年岁运为木运，年支是卯，卯属木，故为岁会之年，60 年中有 8 年属于此类情况；若岁运之气与司天之气五行属性相同，符合同化关系，称为"天符"，如己丑、己未之岁，值岁的土运，又逢太阴湿土司天，即为天符之年，在 60 年周期中有 12 年属于此类情况。由于推算天符、岁会需要将值年岁运、司天之气、年支三者结合分析，故曰"三合为治"。详见图 4。

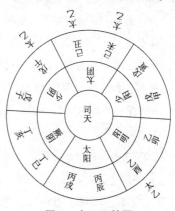

图 4　太乙天符图

【原文】 帝曰：上下相召[1]奈何？

鬼臾区曰：寒暑燥湿风火，天之阴阳也，三阴三阳，上奉之[2]；木火土金水火，地之阴阳也，生长化收藏，下应之[3]。天以阳生阴长，地以阳杀阴藏[4]。天有阴阳，地亦有阴阳。木火土金水，地之阴阳也[5]，生长化收藏。故阳中有阴，阴中有阳。所以欲知天地之阴阳者，应天之气，动而不息，故五岁而右迁。应地之气，静而守位，故六期而环会[6]。

动静相召，上下相临，阴阳相错，而变由生也[7]。

【注释】

[1] 上下相召：上，天之阴阳，即六气。下，地之阴阳，即五运之气。

[2] 三阴三阳，上奉之：六气有阴阳性质的不同，且有多少的区别，故用三阴三阳标记，则厥阴风，少阴暑，少阳火（热），太阴湿，阳明燥，太阳寒。

[3] 木火土金水火，地之阴阳也，生长化收藏，下应之：木火土金水，地之五行之气，亦有阴阳之分，故曰地之阴阳，万物的生长化收藏与

之相应，即春应木主生，夏应火主长，长夏应土主化，秋应金主收，冬应水主藏。

[4] 天以阳生阴长，地以阳杀阴藏：张介宾："天为阳，阳主升，升则向生，故天以阳生阴长，阳中有阴也；地为阴，阴主降，降则向死，故地以阳杀阴藏，阴中有阳也。以藏气纪元，其征可见。如上半年为阳，阳升于天，天气治之，故春生夏长；下半年为阴，阴降于下，地气治之，故秋收冬藏也。"

[5] 木火土金水火，地之阴阳也：《类经》疑衍。

[6] 所以欲知天地之阴阳者……故六期而环会：天主动，地主静，动静相召，则地之阴阳（五行）应天之气，故动而不息；天之阴阳（六气）应地之气，故静而守位。天气为六，地之五行，各主一岁，则须六年才能完成与六气的配属，故"五岁而右迁"。所谓"右迁"，指上升主岁而言，如土运之岁，按五行相生顺序止于火，为五年，而配属六气仍缺一气，所以五年之后又为土运主岁。

[7] 动静相召，上下相临，阴阳相错，而变

由生也：张介宾："动以应天，静以应地，故曰动静，曰上下，无非言天地之合气，皆所以结上文相召之义。"

【语译】黄帝问道：天气和地气互相感应是怎么回事呢？

鬼臾区回答说：寒、暑、燥、湿、风、火（热）是天的阴阳，三阴三阳与其相应；木、火、土、金、水是地的阴阳，生、长、化、收、藏与之相应。上半年由天气主管，主生主长；下半年由地气主管，主杀主藏。天气有阴阳，地气也有阴阳，因此说，阳中有阴，阴中有阳。所以天地阴阳的变化情况是五行应于天干成为五运，运动不息，五年为一周期，自东向西，运转一次，运行较慢。六气应于地支，分为三阴三阳，分别主持一年气候，六年循环一周，循环较快。

由于动和静相互感应，天气和地气互相作用，阴和阳互相交错制约，五运和大气的变化就由此发生了。

【导读】六气为上，是"天之阴阳"所化，分别标记为三阴（太阴、少阴、厥阴）三阳（太阳、阳明、少阳），故称为"天气"；五运之气在下，是"地之阴阳"所化。五运六气相应，共同影响着万物的生长化收藏。

每年的岁运之气各不相同，故曰"动而不息"，岁运之气五年为一个周期，即"五岁而右迁"。每年分六步，终而复始，相对固定，年年如此，故谓"静而守位"，六年为一个周期，即"六期而环会"。"动"指五运之气，在下；"静"指天之六气，在上。由于不同阴阳属性的五运之气和六气相互作用，彼此影响，才会有"阴阳相错，而变由生"的作用。

【原文】帝曰：上下周纪[1]，其有数乎？

鬼臾区曰：天以六为节，地以五为制[2]。周天气者，六期为一备；终地纪者，五岁为一周。君火以明，相火以位[3]。五六相合，而七百二十气为一

纪，凡三十岁；千四百四十气，凡六十岁，而为一周。不及太过，斯皆见矣。

【注释】

[1] 上下周纪：上下，指天地。周，周期。纪，标志。

[2] 天以六为节，地以五为制：天之六气需要六年方能循环一周，地之五运需要五年才能循

环一周。天，天之六气。地，地之五运。节，法度。制，制度。又，一年分六步，为六气所主。一年分五步，为五运所统。

[3] 君火以明，相火以位：君火，热气。相火，暑气。君火、相火各有显著的气候特征；位，指君火（热气）、相火（暑气）各自分别主持主气的二之气和三之气时位。

【语译】 黄帝问道：天气和地气循环周旋，有没有一定规律呢？

【导读】 论五运和六气循环运转的规律。六气以"六"为变化节律（一年分六步、六年为一个周期），故曰"天以六为节"；五运以"五"为节律（一年分五步、五年为一个周期），故谓"地以五为制"。无论是六气还是五运，都是以 30 为一个小周期，称为"一纪"，60 年为一大周期，称为"一周"。

用五行归类六气，"火"分别表达热气、暑气，为了区分，将热气的属性规定为"君火"，暑气的属性规定为"相火"。自金元时代以来，在人身阳气亦谓之"火"的背景下，"君火"即心阳，"相"辅佐"君"，其他脏腑阳气称为"相火"，但多指心包、肝、胆、三焦。

【原文】 帝曰：夫子之言，上终天气，下毕地纪[1]，可谓悉矣。余愿闻而藏之[2]，上以治民[3]，下以治身[4]，使百姓昭著，上下和亲，德泽下流，子孙无忧，传之后世，无有终时，可得闻乎？

鬼臾区曰：至数之机[5]，迫迮以微[6]，其来可见，其往可追[7]，敬之者昌，慢之者亡[8]，无道行私，必得天殃[9]，谨奉天道，请言真要。

帝曰：善言始者，必会于终；善言近者，必知其远[10]，是则至数极而道不惑，所谓明矣[11]！愿夫子推而次之。令有条理，简而不匮[12]，久而不绝，易用难忘，为之纲纪，至数之要，愿尽闻之。

【注释】

[1] 上终天气，下毕地纪：五运阴阳之道穷

鬼臾区回答说：六气为天气，以六为节段；五运为地气，以五为周期。六气变化，六年循环一周，称为一备；五运迁移，五年循环一次，称为一周。五运和六气相结合，720 个节气，称为一纪，共 30 年；1440 个节气为一周期，共 60 年。在 60 年中，五运和六气的太过、不及都会出现。

究天地发生之原，尽赅万物生化之理。终，穷究，尽明。天气，气候的产生。毕，都，全部。地纪，万物生化之理。

[2] 闻而藏之：听到并记住五运六气之道。

[3] 治民：治理国家为民心诚服。

[4] 治身：养生。

[5] 至数之机：至数，五运六气相合的定数。机，奥妙，机要。

[6] 迫迮（zé 则）以微：五运六气相合之理精细而深奥。迫，近也。迮，近也。微，幽深也。

[7] 其来可见，其往可追：其，指运和气。运气来时，有物候可以看见；运气已去，过程可供追思、考查。追，追思，考查。

[8] 敬之者昌，慢之者亡：天地万物有其自身的客观规律，按照这些客观规律办事就能昌盛、发展、成功，违背这些客观规律就会失败或死亡。敬，遵从。之，指运气运动的规律。昌，昌盛。慢，不顺从，违背。亡，失败，衰亡。

[9] 无道行私，必得天殃：不懂或不遵循万物自身的客观规律，一味按主观意志办事，必然会带来灾难。

[10] 善言始者，必会于终；善言近者，必知其远：精于明道之人必能掌握事物变化的全过程而做到首尾一致，远近若一。

[11] 至数极而道不惑，所谓明矣：极尽五运六气的道理而不被迷惑，即所谓明达。

[12] 简而不匮：简明而不匮乏。

【语译】黄帝说：先生所谈论的内容，上极天气，下究地理，是很详尽的。我打算将其记录下来，对上用来调治百姓的疾苦，对下用来保养自己的身体，并且使百姓都能明白这些道理，和睦互爱，德泽广播，并且能流传后世，使百姓永远不发生疾苦，你能再谈谈吗？

鬼臾区说：气运相结合的道理是很深奥的。来时可以看得见，去时可以追溯。遵循这些规律，就能繁荣昌盛；违背这些规律，就会受到伤害。如果不能遵守这些规律，只凭个人的意志去做，必然会遇到祸殃。请让我根据自然规律讲讲其中的道理。

黄帝说：凡是善于谈论事情的起因，就一定能领会事物的终结；善于谈论近期的事物，也一定能认识远处的事物。这样看来，极尽五运六气的理论而不被迷惑，这就是所谓明达之意。请先生把这些道理加以演绎，使其更有条理，简明而不匮乏，永远流传而不会亡失，容易掌握而不会忘记，使其提纲挈领，简明扼要。我想听你详细地讲解。

【导读】其一，论五运与六气相合。五运和六气是人类为了把握自然界气候变化规律而构建的认识模型，能比较客观地反映自然界气候变化的过程。对于其所体现的气候变化规律，必须遵循，否则会带来严重的后果，即所谓"敬之者昌，慢之者亡，无道行私，必得天殃"。必须全面了解和掌握运气所反映的气候变化规律，才能用来"上以治民，下以治身"，即所谓"善言始者，必会于终；善言近者，必知其远，是则至数极而道不惑，所谓明矣"。

其二，论五运六气变化规律是可以掌握的。运气的变化尽管幽深而细微，但"其来可见，其往可追"，五运六气变化规律是可以被人们认识的。只要认真观察，掌握其终始远近，就能"至数极而道不惑"。

其三，研究五运六气的目的。本篇在论述运气概况的基础上，进一步强调了运气学说的重要性，把它视为"至数""真要"。又从如何掌握该学说的角度，讨论了使其"推而次之，令有条理"的方法，目的在于认识"天气""地纪"的变化规律，以预防疾病的发生，还要让人们都能掌握其变化规律（"使百姓昭著"），并要使之"传之后世，无有终时"。

【原文】鬼臾区曰：昭乎哉问！明乎哉道！如鼓之应桴，响之应声也[1]。臣闻之：甲己之岁，土运统之[2]；乙庚之岁，金运统之；丙辛之岁，水运统之；丁壬之岁，木运统之；戊癸之岁，火运统之。

【注释】

[1] 鼓之应桴，响之应声也：喻指效验迅速

而明显。

[2] 甲己之岁，土运统之：逢甲、逢己之年都属土运。余皆仿此。

【语译】鬼臾区说：你说的道理很明白，所提的问题也很高明！好像鼓槌敲在鼓上有声相应，又像发出的声音立即得到回响。我听说，凡是甲己年都是土运统管，乙庚年都是金运统管，丙辛年都由水运统管，丁壬年都由木运统管，戊癸年都由火运统管。

【导读】论十干化运。此节专论十干化运规律，即甲己化土，乙庚化金，丙辛化水，丁壬化木，戊癸化火。十干化运的发生与北斗历法有关，该历法将十天干与十二地支、二十八宿按一定规则分布于天周之上，结合观察分布于天周之上的不同气象特征总结而成的。详见《素问·五运行大论篇》中的"五气经天化五运"。

五运的周期"凡六十岁"，五运往复十二轮，天干往复六轮，即十干各纪六年，如"甲己之岁，土运统之"，即六个甲年（甲子、甲戌、甲申、甲午、甲辰、甲寅之岁）和六个己年（己巳、己卯、己丑、己亥、己酉、己未之岁）均为土运之岁。其余类此。

【原文】帝曰：其于三阴三阳，合之奈何？

鬼臾区曰：子午之岁，上见少阴[1]；丑未之岁，上见太阴；寅申之岁，上见少阳；卯酉之岁，上见阳明；辰戌[2]之岁，上见太阳；巳亥之岁，上见厥阴。少阴所谓标也，厥阴所谓终也[3]。厥阴之上，风气主之；少阴之上，热气主之；太阴之上，湿气主之；少阳之上，相火主之；阳明之上，燥气主之；太阳之上，寒气主之。所谓本也，是谓六元[4]。

帝曰：光乎哉道！明乎哉论！请著之玉版，藏之金匮，署曰《天元纪》。

【注释】

[1] 子午之岁，上见少阴：子午之岁，凡年支为子、为午的年份。上见，指司天之气，如甲子之年，少阴君火司天。余皆仿此。

[2] 戌：原本作"戊"，误，据文义改。

[3] 少阴所谓标也，厥阴所谓终也：张介宾："标，首也；终，尽也。六十年阴阳之气始于子午，故少阴谓标，尽于巳亥，故厥阴谓终。"

[4] 所谓本也，是谓六元：张介宾："三阴三阳者，由六气之化为之主，而风化厥阴，热化少阴，湿化太阴，火化少阳，燥化阳明，寒化太阳，故六气谓本，三阴三阳谓标也。然此六者，皆天元一气之所化，一分为六，故曰六元。"

【语译】黄帝问道：三阴三阳与六气是怎样结合的呢？

鬼臾区回答说：子午年是少阴司天，丑未年是太阴司天，寅申年是少阳司天，卯酉年是阳明司天，辰戌年是太阳司天，巳亥年是厥阴司天。少阴为其开端，厥阴是其终结。凡厥阴司天，风气主令；少阴司天，热气主令；太阴司天，湿气主令；少阳司天，相火主令；阳明司天，燥气主令；太阳司天，寒气主令。这就是三阴三阳的本元，所以叫作六元。

黄帝说：你的论述博大精深，很高明啊！我将其刻在玉版上，藏在金匮里，并题名为《天元纪》。

【导读】论十二支化气。此节专论十二支化气，即子午少阴君火，丑未太阴湿土，寅申少阳相火，卯酉阳明燥金，辰戌太阳寒水，已亥厥阴风木。地支起于子，前六数与后六数相配，则子午相配，丑未相配，余类推。由于地支代表一年的主岁之气，而主岁之气又以三阴三阳命名，故曰"子午之岁，上见少阴""少阴之上，热气主之"。"上"指上半年，所谓主岁之气，实际上只主半年。在六十甲子中，主岁之六气往复十轮，地支往复五轮，即十二支各纪五年，如"子午之岁，上见少阴"，即五个子年（甲子、丙子、戊子、庚子、壬子之岁）与五个午年（庚午、壬午、甲午、丙午、戊午之岁），均为少阴君火司天。其余类此。

五运行大论篇第六十七

【题解】 五运既主岁，又主时。随着天体的运行，五运也有了不同的变化。如癸年为火运，甲年为土运，初运为木，二运即为火等。本篇论述了五运六气的主要运动变化规律及其对人体和万物生化的影响，故名"五运行大论"。

【原文】 黄帝坐明堂[1]，始正天纲[2]，临观八极[3]，考建五常[4]。

请天师而问之曰：论[5]言天地之动静，神明[6]为之纪，阴阳之升降，寒暑彰其兆。余闻五运之数于夫子，夫子之所言，正五气之各主岁尔，首甲定运[7]，余因论之。

鬼臾区曰：土主甲己[8]，金主乙庚，水主丙辛，木主丁壬，火主戊癸。

【注释】

[1] 明堂：黄帝处理事务和宣布政令的地方。

[2] 正天纲：正，校正。天纲，认识天体运行的纲领。如根据斗柄所指的方位，以确定春夏秋冬等。

[3] 临观八极：临观，指观看、考察。八极，即东、南、西、北、东南、东北、西南、西北八方。

[4] 考建五常：考校自然界气候变化的一般规律，并建立掌握五运六气的纲领。

[5] 论：指《太始天元册》。也有人认为指本书的《素问·阴阳应象大论篇》及《素问·气交变大论篇》等。

[6] 神明：自然界生长化收藏的变化规律。

[7] 首甲定运：五运之中，以甲子纪年，首先用甲子决定岁运。

[8] 土主甲己：年干逢甲、逢己之年，司岁的中运为土运。下文仿此。

【语译】 黄帝坐在明堂，开始厘正自然规律，考校五运之气运行的道理。

向天师岐伯询问道：从前的论著中曾经说道，天地动静变化，是以自然界中变化无穷的阴阳为纲纪的。阴阳升降，是以寒暑更迭显示其征兆的。我也听先生讲过五运的理论，你所讲的仅是五运各主一岁。关于六十甲子，从甲年开始定运，我又与鬼臾区进行了进一步讨论。

鬼臾区说：土运主甲己年，金运主乙庚年，水运主丙辛年，木运主丁壬年，火运主戊癸年。

【导读】 论岁运的产生及基本规律。"十干是十月太阳历的十个时节"，无论从《诗经》《夏小正》《管子》中，还是从《史记·律书》《汉书·历律志》中，都能证明我国在远古时代使用过十月太阳历法。十月太阳历，是将一个太阳回归年分为五季，使木运（风）、火运（热）、土运（湿）、金运（燥）、水运（寒）五运之气纳入到五行模型之中。只要将"甲己化土……戊癸化火"与"河图"之"五行生成数"进行比较，就会发现这二者的十干组配方法完全一致，虽然五行属性不同，但起始组配存在着很有意思的文化现象，即"水"和"土"，"谁"为万物生成之始？《管子·水地》中说："地者，万物之本原……水者……万物之本原也。""河图"起始组配为"水"（天一生水，地六成之），突出了"水为万物生成之始"的理念，而"十干化运"的起始组配为"土"（甲己化土），突出了"土为万物生成之始"的"重土"思想。这可以成为运气理论形成于汉代的一个佐证。二者虽有"五行属性"差异，但是组配方法一致，均为万物生成之始的理念。

可见，"天干化运"，表达了十干所统十月太阳历的五个季节，是将回归年（365 又 1/4 日）实际气候变化周期全部纳入计算时间之中（包括 5~6 日的过年节），所以每年分为五步，每步为 73.05 日。至于"五气经天化五运"，不过是将十干纳入五行架构，运用其具有表达时间、空间、序列的功能，将其转换为相应时空区位的气候内涵。这一思维过程的逻辑顺序为：表达回归年的十天干→根据其五行属性进行架构→表达时间、空间、序列→预测气候→预测物候→预测灾病。

【原文】子午之上，少阴主之[1]；丑未之上，太阴主之；寅申之上，少阳主之；卯酉之上，阳明主之；辰戌之上，太阳主之；巳亥之上，厥阴主之。不合阴阳[2]，其故何也？

【注释】

[1] 子午之上，少阴主之：岁支逢子、逢午之年，少阴君火热气为司天。上，司天。少阴，即六气中热气之标。下文皆仿此。

[2] 不合阴阳：指"土主甲己……火主戊癸""子午之上，少阴主之……巳亥之上，厥阴主之"，均系一个阴或一个阳主岁，不合阴和阳之数。从"天地阴阳者，不以数推，以象之谓也"可知并非指五运与六气之数"不合阴阳"。可参看《素问·阴阳离合论篇》。

【语译】子午年是少阴司天，丑未年是太阴司天，寅申年是少阳司天，卯酉年是阳明司天，辰戌年是太阳司天，巳亥年是厥阴司天。这些内容与以前所论的阴阳不相符合，这是什么道理呢？

【导读】论十二支化气。十二支分别表示回归年中的某一时段，十二支可以表达十二月，与十天干一样，与一年的二十四节气有固定的关系。依据《淮南子·地形训》中"十二支属于斗建所指的月名"以及与之对应的时节。运气理论为了预测特定时空区位的气候变化，于是就将其纳入到阴阳、五行的架构之中，进一步与已经"阴阳、五行属性"处理了的"六气"匹配，分别将能表达时空区位的十二地支转换为相应的气候特征。这一思维过程表达为：与二十四节气"有固定的关系"的十二地支→根据其阴阳、五行属性进行架构→表达时空区位→预测气候→预测物候→预测灾病。

【原文】岐伯曰：是明道也，此天地之阴阳也。夫数之可数者，人中之阴阳也[1]，然所合，数之可得者也。夫阴阳者，数之可十，推之可百，数之可千，推之可万。天地阴阳者，不以数推，以象之谓也。

【注释】

[1] 夫数之可数者，人中之阴阳也：天地阴阳是不能以数推的，因"万之大，不可胜数"。

【语译】岐伯回答说：这是很明显的

道理，这里指的是天地间运气的阴阳变化。可以计算而知的，是人体的阴阳之数，那么，人体与天地相合的阴阳之数，也可通过计算而知。人体的阴阳之数，如果能够计算到十，就可以推算到百；能够计算到千，就可以推算到万。至于天地的阴阳之数，则不能够用数目推算，要依据物象及其变化来推知。

【导读】论应用干支甲子推算气运变化。五运六气理论是以天干地支作为计量符号并对时间进行计量的，但无论是计量或预测五步五运之气变化的五时段，还是预测六步六气变化的六时段，都必须运用天干地支作为计量符号，运用干支符号表达相应的时间以及预测相关时段的气候特点。所以干支是计量时间和气候的标记，这就是"天干化运，地支化气"发生的依据。影响气运变化的因素十分复杂，干支甲子推算的结果仅能反映气运现象之"常"，而局部地区、特殊时段的气运变化则要依据具体的天象、气象、物象和患者的具体病象，务必要遵循"不以数推，以象之谓"的基本原则，不可仅凭借干支甲子来推算。

【原文】帝曰：愿闻其所始也[1]。

岐伯曰：昭乎哉问也！臣览《太始天元册》文，丹天之气[2]经于牛女戊分[3]，黅天之气经于心尾己分，苍天之气经于危室柳鬼，素天之气经于亢氐昴毕，玄天之气经于张翼娄胃。所谓戊己分[4]者，奎壁角轸，则天地之门户[5]也。夫候之所始，道之所生，不可不通也。

【注释】

[1] 愿闻其所始也：讨论十干配属五运之理。始，开始也，言开始以甲与己合而属土运。

[2] 丹天之气：横贯于天空的赤色火气。丹，指赤色。下文的黅（jīn 今）天之气，指黄色土气。苍天之气，指青色木气。玄天之气，指黑色水气。素天之气，指白色金气。传说上古观天时，见五色之玄气横亘于天空，所以有丹、黅、苍、素、玄"五气经天"的说法。此处"五气"，实乃木、水、土、金、火五星的气象特征。

[3] 经于牛女戊分：经，指横贯。牛女，以及下文的心尾、危室柳鬼、亢氐昴毕、张翼娄胃、奎壁角轸都是二十八宿的名称。

[4] 戊己分：即奎、壁、角、轸四宿之位。

[5] 天地之门户：太阳视运动，位于奎、壁二宿时正当由春入夏之时，位于角、轸二宿时正当由秋入冬之时，所以称奎、壁、角、轸为天地之门户。

【语译】黄帝说：我想听听这些理论是怎样形成的。

岐伯说：这个问题提得很高明啊！我曾阅读《太始天元册》的内容，赤色的气象经过牛、女二宿及西北方的戊分，黄色的气象经过心、尾二宿及东南方的己分，青色的气象经过危、室二宿与柳、鬼二宿之间，白色的气象经过张、翼二宿及娄、胃二宿之间。所谓戊分，即奎、壁二宿所在的方位；己分，即角、轸二宿所在的方位。奎、壁正当秋分时节，日渐长，气渐暖，所以是天地阴阳变化的门户。这是推演气候的开始，是自然规律的所在，所以不能不通晓。

【导读】论十干化运。天干地支既用于标记所计量的时间，也用于标记所划分的区位空间，依照顺时运行法则，将十天干和十二地支，结合二十八宿所分布的天穹四方，按一定次序间隔分布于360度周天之上，使天干地支也具有表达空间区位的意义。《淮南子·

天文训》中就将十干、十二支（也称十二辰）、二十八宿，按一定规律建构在圆形天球上，这是《内经》之前"五气经天化五运"图形最早的文字记载。

时间、空间、序列是支撑自然界的主要架构，而天干地支可以表达对此2者的计量，所以天干地支也就具备了时间、空间、序列架构的内涵。一旦将五运、六气用干支表达，也就纳入到时间、空间、序列架构中。因此，运气理论中的天干地支，可以计量时间、空间区位，并勾连与时间、空间密切相关的气候变化，甚至勾连由此发生的物候、致病邪气、相关病证等，达到预测疾病的目的。

"五气经天化五运"（图5）是观察一年不同时段太阳运行于周天不同区位之气象变化所决定的，也与木星（岁星）、火星（荧惑星）、土星（镇星）、金星（太白星）、火星（辰星）在周天运行轨迹有关。由于太阳"自奎壁而南，日就阳道，故曰天门；角轸而北，日就阴道，故曰地户"（《类经图翼·奎壁角轸天地之门户说》）。据此可知，上述知识是建立在观察日月星辰运行规律的基础之上的。

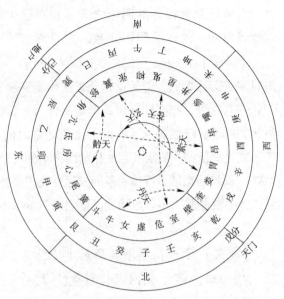

图5　五气经天化五运图

【原文】帝曰：善。论言天地者，万物之上下，左右者，阴阳之道路[1]，未知其所谓也。

岐伯曰：所谓上下者，岁上下见阴阳之所在也。左右者，诸上见厥阴，左少阴，右太阳；见少阴，左太阴，右厥阴；见太阴，左少阳，右少阴；见少阳，左阳明，右太阴；见阳明，左太阳，右少阳；见太阳，左厥阴，右阳明。所谓面北而命其位[2]，言其见也。

帝曰：何谓下？

岐伯曰：厥阴在上，则少阳在下，左阳明，右太阴；少阴在上，则阳明在下，左太阳，右少阳；太阴在上，则太阳在下，左厥阴，右阳明；少阳在上，

则厥阴在下，左少阴，右太阳；阳明在上，则少阴在下，左太阴，右厥阴；太阳在上，则太阴在下，左少阳，右少阴。所谓面南而命其位，言其见也。

上下相遘[3]，寒暑[4]相临，气相得[5]则和，不相得[6]则病。

帝曰：气相得而病者，何也？

岐伯曰：以下临上[7]，不当位也。

【注释】

[1] 天地者，万物之上下，左右者，阴阳之道路：上下，指司天和在泉。左右，指司天之左右间气。司天的左侧为左间，司天的右侧为右间。

[2] 面北而命其位：上为南，下为北。司天在上，故面北而命其左右，则西为左，东为右。

[3] 上下相遘：指司天与在泉之客气互相交

替，逐年变迁。遭，交也。

[4] 寒暑：泛指六步不同之气的表现。

[5] 相得：客气、主气加临相生，或客主同气为相得，如木火相临、金水相临、火土相临、土金相临。

[6] 不相得：客气、主气加临相克为不相得，如土木相临、土水相临、水火相临、火金相临、金木相临。

[7] 以下临上：下，指主气，上，指客气，说明客主之气中相火与君火加临的情况。

【语译】黄帝说：好。在《天元纪大论》中曾经论述说：天地是万物的上下，左右是阴阳的道路，但不知道这是什么意思。

岐伯说：这里所说的"上下"，是指该年客气的司天、及在泉，从司天、在泉可以显现阴阳所在的位置。所说的"左右"，是指司天之气的左右间气，凡是厥阴司天之年，左间为少阴，右间是太阳；少阴司天之年，左间是太阴，右间是厥阴；太阴司天之年，左间是少阳，右间是少阴；少阳司天之年，左间是阳明，右间是太阴；阳明司天之年，左间是太阳，右间是少阳；太

【导读】论客主加临。此节讲述了各个年份司天在泉四间气的推算方法。"上"，指统管上半年气候变化的司天之气；"下"，指统管下半年气候变化的在泉之气。"左右"，分别指司天、在泉的左间气和右间气。要确定司天和在泉的左右间气，就必须先定方位。司天在上，就要"面南而命其位"，观测者的左就是司天（位当三之气）之左间（六步之气中的四之气），右间气就是六步之气中的二之气；在泉（位当六之气）位于下，就要"面北而命其位"，初之气为左间，五之气为右间。司天在泉左右石四间气关系见图6。

阳司天之年，左间是厥阴，右间是阳明。这里所说的左右间，是面向北方所见的位置。

黄帝问道：什么叫作"下"（在泉）呢？

岐伯回答说：厥阴司天则少阳在泉，在泉的左间是阳明，右间是太阴；少阴司天则阳明在泉，在泉的左间是太阳，右间是少阳；太阴司天则太阳在泉，在泉的左间是厥阴，右间是阳明；少阳司天则厥阴在泉，在泉的左间是少阴，右间是太阳；阳明司天则少阴在泉，在泉的左间是太阴，右间是厥阴；太阳司天则太阴在泉，在泉的左间是少阳，右间是少阴。这里所说的左右是面向南方所确定的位置。

客气和主气互相感应，六气中的客气和主气互相加临，如果客气、主气相得就是气候平和，客气、主气不相得，气候异常，就会生病。

黄帝问道：有时客气、主气相得却仍会生病，这又是什么原因呢？

岐伯回答说：相得是指客气生主气，如果主气生客气，上下颠倒，叫作以下临上，是不当其位，所以会生病。

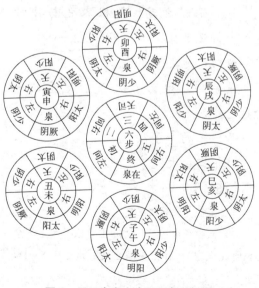

图6　司天在泉左右四间气关系图

【原文】帝曰：动静何如？

岐伯曰：上者右行，下者左行[1]，左右周天，余而复会也。

【注释】

[1] 上者右行，下者左行：如子年为少阴君火司天，丑年则为太阴湿土司天，而少阴君火则自右降为太阴的右间。如子年阳明在泉，丑年则太阳由在泉的左间升为在泉。

【语译】黄帝问道说：天地的动静状态又是怎样的呢？

岐伯回答说：天在上，自东向西右旋运行；地在下，自西而东向左运行。左行和右行，经过周天三百六十五度（一年）余四分之一度，又恢复到原来的位置。

【导读】论司天（上）在泉（下）六步客气运行规律。其运行规律是先三阴，后三阳，按一（一阴厥阴、一阳少阳）、二（二阴少阴、二阳阳明）、三（三阴太阴、三阳太阳）为序运行。具体次序是：一厥阴风木，二少阴君火，三太阴湿土，四少阳相火，五阳明燥金，六太阳寒水。即所谓"上下有位，左右有纪。故少阳之右，阳明治之；阳明之右，太阳治之；太阳之右，厥阴治之；厥阴之右，少阴治之；少阴之右，太阴治之；太阴之右，少阳治之"（《素问·六微旨大论篇》）。

【原文】帝曰：余闻鬼臾区曰：应地者静。今夫子乃言下者左行，不知其所谓也，愿闻何以生之乎？

岐伯曰：天地动静，五行迁复，虽鬼臾区其上候[1]而已，犹不能遍明。夫变化之用，天垂象，地成形，七曜纬虚[2]，五行丽地[3]。地者，所以载生成之形类[4]也。虚者，所以列应天之精气[5]也。形精之动，犹根本之与枝叶也[6]，仰观其象，虽远可知也。

帝曰：地之为下否乎？

岐伯曰：地为人之下，太虚之中者也。

帝曰：冯[7]乎？

岐伯曰：大气举之也。

【注释】

[1] 上候：上等之义。

[2] 七曜纬虚：日月及五星横越于天上的众星之间（太空）。纬，横越之义。虚，太虚，即宇宙。

[3] 五行丽地：五行之气附着于大地运行变化产生万物。丽，附着。

[4] 形类：有形的物类，不论动植物，还是矿物都属于形类。

[5] 应天之精气：指日月星辰。古人认为日月星辰之有形来源于天地之精气，故称。

[6] 形精之动，犹根本与枝叶也：形，指大地的万物。精，指天上的日月星辰。

[7] 冯：通"凭"。

【语译】黄帝说：我听鬼臾区说，与地相应的气是静止不动的，现在先生说"下者右行"，我不明白其中的道理，想听听这是为什么。

岐伯说：天地的运动和静止，五行的递迁和往复，即使是鬼臾区也只能达到上等的境界，仍不能完全地阐明。关于天地变化的作用，天显示的是日月二十八宿等星象，地显示有形的物质。日月五星旋绕在太空之中，五行附着大地。大地承载着各类有形物质，太空布列着凝聚天之精气的星象。地之形质与天之精气相互运动，就像植物的根干与枝叶的关系，虽然距离遥远，但通过对物象的观察，仍可以认识。

黄帝问道：大地是不是在下面呢？

岐伯回答说：大地在人之下，居于太空中间。

黄帝问道：大地在太空中凭借什么力量呢？

岐伯回答说：是大气托举着。

【导读】 一论六气是天地运动的结果。"地为人之下，太虚之中者也"，说明地球在太空之中，地球之所以能浮悬在太空，是由于大气的托举，也就是在于它自身的不断运动。六气主一年的六步，每一气主4个节气，故一年为24个节气。"燥以干之，暑以蒸之"等，就是指地球在围绕太阳转动过程中，因为太阳所在位置不同，会引起不同的气候变化，这些不同的气候变化也会对地球产生影响。

此节围绕着天地上下动静的命题予以论述，以植物根干与枝叶的关系为喻，肯定了天与地的相对运动，又明确了人类生存区位与天地区间的关系，认识到地球、日月星辰在太虚（宇宙）中的位置和自西向东运动的规律。可见，这些认识源自于对天地自然变化的实际考察，说明"候之所始，道之所生"是《内经》探求自然规律的基本认识方法。

二论"天地动静，五行迁复"。通常所说的"天地动静"论，并不是指事物本身的运动，而是就天地运动之象而论的。所谓"五行迁复"，既指运，又指气。五行所概括的运与气，不提往复而言"迁复"，显然不能将运气变化看作是简单的循环往复。就运气的客、主、胜、复、太过、不及而言，总的精神在于探明运气的不断变化。

【原文】 燥以干之，暑以蒸之，风以动之，湿以润之，寒以坚之，火以温之。故风寒在下，燥热在上，湿气在中，火游行其间，寒暑六入[1]，故令虚而生化[2]也。故燥胜则地干，暑胜则地热，风胜则地动，湿胜则地泥，寒胜则地裂，火胜则地固矣。

【注释】

[1] 寒暑六入：寒暑，指一年的气候变化。六入，指六气下临大地，自外而入。

[2] 令虚而生化：虚则寓气，六气方可出入升降其间，以致产生一年四季寒暑往来的迁移变化，使大地生化万物。虚，空也。

【语译】 燥气使其干燥，暑气使其蒸发，风气使其动荡，湿气使其滋润，寒气使其坚实，火气使其温暖。风寒在下，燥热在上，湿气在中，火气游行于中间。一年之内，风寒暑湿燥火六气下临于大地，由于大地感受了六气的影响才化生为万物。燥气太过，大地干燥；暑气太过，大地炽热；风气太过，大地动荡；湿气太过，大地泥泞；寒气太过，大地坏裂；火气太过，大地坚固。

【导读】 论六气的作用及其与自然物化现象之间的关系。此节讲述了六气的作用及其与自然物化现象之间的关系，肯定了六气既能"生"物，反常时亦能"伤"物的两重特性。故仲景总结后认为，"夫人秉五常，因风气而生长，风气虽能生万物，亦能害万物，如水能浮舟，亦能覆舟"（《金匮要略·脏腑经络先后病脉证》）。

【原文】帝曰：天地之气[1]，何以候之？

岐伯曰：天地之气，胜复[2]之作，不形于诊也。《脉法》曰：天地之变，无以脉诊[3]。此之谓也。

帝曰：间气[4]何如？

岐伯曰：随气所在，期于左右[5]。

帝曰：期之奈何？

岐伯曰：从其气则和，违其气则病，不当其位[6]者病，迭移其位[7]者病，失守其位[8]者危，尺寸反者死，阴阳交[9]者死。先立其年，以知其气[10]，左右应见，然后乃可以言死生之逆顺。

【注释】

[1] 天地之气：指司天、在泉之气。

[2] 胜复：气太过而侵犯者为胜。复，报复，六气盛极，则遭己所不胜之气报复。

[3] 天地之变，无以脉诊：张介宾："天地之气，有常有变。其常气之形于诊者，如春弦、夏洪、秋毛、冬石，及厥阴之至其脉弦，少阴之至其脉钩，太阴之至其脉沉，少阳之至大而浮，阳明之至短而涩，太阳之至大而长者，皆是也。若其胜复之气，卒然初至，安得剧变其脉而形于诊乎？故天地之变，有不可以脉诊，而当先以形证求之者。"

[4] 间气：客气六步之中，除司天、在泉之气外，其余四气称为间气。

[5] 期于左右：间气与脉象的关系，如气在左间则左脉应，气在右间而右脉应。期，指会。左右，指左右寸口脉。

[6] 不当其位：间气与脉气不相应，气在左而见于右脉，气在右而见于左脉，是不当其位的病脉。

[7] 迭移其位：脉与气候变化特征相反。

[8] 失守其位：张介宾："克贼之脉见，而本位失守也。"

[9] 阴阳交：出现阴阳交错的脉象。

[10] 先立其年，以知其气：先确立岁干岁支，然后就可知当年的岁运之气和司天、在泉、间气的分布。

【语译】黄帝问道说：司天、在泉之气对人的影响，怎样从脉象方面观察呢？

岐伯回答说：司天之气和在泉之气以及胜气和复气的发生，都不会表现于脉象。《脉法》上说：司天、在泉之气的变化，不能根据脉象进行诊察，说的就是这个道理。

黄帝问道：间气的反应又是如何的呢？

岐伯回答：可以根据每年间气对脉象的影响去测知。

黄帝问道：怎样测知呢？

岐伯回答说：脉象与岁气相应就体气平和，脉象与岁气相背就发生疾病，脉象不当其位而见于其他部位时就要生病，左右手脉象互移其位也要生病，反见其相克的脉象时病情危重，两手尺脉和寸脉相反就要死亡，左右而手脉象交互出现也是死证。先要确定当年的干支，推算其岁运岁气以及左右间气应出现的位置，然后才能根据岁气与脉象相应情况预测死生和病情的顺逆。

【导读】论六气变化与人体脉象并不完全一致。此节讲述了自然气候变化与人体脉象之间的关系，认为不能依据脉象反推自然气候的各种变化，提示人体脉象形成要素复杂，且自然气候也是多种条件的复合作用，自然气候变化是影响人体脉象形成的要素之一，故而有"天地之变，无以脉诊"的精辟结论。但自然气候变化与人体脉象密切相关（"从其气则和，违其气则病"）。原文还论述了依据气候变化进行诊脉的方法，并据此对所主病证进行预测，故曰"先立其年，以知其气，左右应见，然后乃可以言死生之逆顺"。

【原文】帝曰：寒暑燥湿风火，在人合之奈何？其于万物何以生化？

岐伯曰：东方生[1]风，风生木，木生酸，酸生肝，肝生筋，筋生心。其在天为玄[2]，在人为道[3]，在地为化。化生五味，道生智，玄生神，化生气。神在天为风，在地为木，在体为筋，在气为柔[4]，在脏为肝。其性为暄[5]，其德为和[6]，其用为动，其色为苍，其化为荣，其虫毛[7]，其政[8]为散，其令[8]宣发，其变摧拉，其眚[9]为陨，其味为酸，其志为怒。怒伤肝，悲胜怒；风伤肝，燥胜风；酸伤筋，辛胜酸。

南方生热，热生火，火生苦，苦生心，心生血，血生脾。其在天为热，在地为火，在体为脉，在气为息，在脏为心。其性为暑，其德为显，其用为躁，其色为赤，其化为茂，其虫羽，其政为明，其令郁蒸，其变炎烁，其眚燔焫，其味为苦，其志为喜。喜伤心，恐胜喜；热伤气，寒胜热；苦伤气，咸胜苦。

中央生湿，湿生土，土生甘，甘生脾，脾生肉，肉生肺。其在天为湿，在地为土，在体为肉，在气为充，在脏为脾。其性静兼[10]，其德为濡，其用为化，其色为黄，其化为盈，其虫倮[11]，其政为谧，其令云雨，其变动注[12]，其眚淫溃[13]，其味为甘，其志为思。思伤脾，怒胜思；湿伤肉，风胜湿；甘伤脾，酸胜甘。

西方生燥，燥生金，金生辛，辛生肺，肺生皮毛，皮毛生肾。其在天为燥，在地为金，在体为皮毛，在气为成[14]，在脏为肺。其性为凉，其德为清，其用为固，其色为白，其化为敛，其虫介[15]，其政为劲，其令雾露，其变肃杀，其眚苍落，其味为辛，其志为忧。忧伤肺，喜胜忧；热伤皮毛，寒胜热；辛伤皮毛，苦胜辛。

北方生寒，寒生水，水生咸，咸生肾，肾生骨髓，髓生肝。其在天为寒，在地为水，在体为骨，在气为坚，在脏为肾。其性为凛[16]，其德为寒，其用为藏[17]，其色为黑，其化为肃，其虫鳞，其政为静，其令霰雪[18]，其变凝冽，其眚冰雹，其味为咸，其志为恐。恐伤肾，思胜恐；寒伤血，燥胜寒；咸伤血，甘胜咸。

【注释】

[1] 生：事物间的相助与滋养。如"东方生风"之"生"为化生，"酸生肝"之"生"为滋养。

[2] 玄：张介宾："玄，深微也，天道无穷，东为阳升之方，春为发生之始，故曰玄。"

[3] 道：张介宾："道者，天地之生意也，人以道为生，而知其所生之本，则可与言道矣。"

[4] 柔：春天风气柔和。

[5] 暄：温暖，风性温暖。

[6] 其德为和：张介宾："春阳布和，木之德也。"德，本性。和，温和。

[7] 虫毛：泛指动物。动物分为五大类，称为五虫。毛，毛虫，也指各种家畜、走兽之类。

[8] 政、令：均有行使权力之义。政，为木之性。令，事物的景象。古人认为四时寒热温凉的气候更迭，天地万物生长化收藏的变化，是受宇宙自然力控制的，是五运六气分别主持政令的结果。在各个不同季节里，它的行令各有不同，而万物的变化也各有区别。

[9] 眚（shěng 省）：灾害。

[10] 其性静兼：中央属土，土为阴，故其性为静；土不主时，寄旺于四季之末，故兼有寒热温凉四气之性。

[11] 倮：倮体动物。

[12] 动注：流动灌注。

[13] 淫溃：泛滥流溢。

[14] 成：成熟，成形。

[15] 介：介虫，即有壳的动物。

[16] 凛：高世栻："凛，严厉也。冬气严厉而寒，故其性为凛，其性凛则其德为寒。"

[17] 其用为藏：原脱，据《素问吴注》补。

[18] 霰雪：原脱，据《素问吴注》补。

【语译】黄帝问道说：寒、暑、燥、湿、风、火六气与人体是怎样应合的呢？对于万物的生化又有什么关系呢？

岐伯回答说：东方应春生风，春风使木类生发，木类能生酸味，酸味滋养肝脏，肝营养筋，营养于筋的精气又滋养心脏。六气在天则幽玄深远，在人为认识事物变化的规律，在地为能化生万物的基础。生化后能生成五时，掌握了认识事物的规律，然后能使人产生无穷智慧，深远无边的宇宙，能产生变化莫测的规律（神），生成万物的气机。变化莫测的规律（神）具体表现为：在天为风，在地为木，在人体为筋，在气为柔和，在五脏为肝。其性质为温暖，其影响为平和，其功用为动，其色为青，其生化为繁荣，在动物为毛虫，气候特点为升散，施加于万物的作用为宣布舒发，异常变动为摧折败坏，产生的灾害为陨落，在五味为酸，在人的情志为怒。怒能伤肝，悲哀能抑制怒气；风气能伤肝，燥气能抑制风气；酸味能伤筋，辛味能抑制酸味。

南方气热，热盛生火，火能生苦味，苦味入心，心能生血，心气通过血滋养脾脏。变化莫测的规律（神）具体表现为：在天为热，在地为火，在人体为脉，在气为长养，在五脏为心。其性质为暑热，其德为物象显现，其功用为躁动，其色为赤，生物特点为茂盛，在动物为羽虫，其作用为显明，气候特点为热盛，异常变动为炎热烧灼，其产生的灾害为燔灼焚烧，在五味为苦，在人的情志为喜。喜能伤心，恐惧能抑制喜；热能伤人，寒能制约热；苦味可伤气，咸味能克制苦味。

中央应长夏而生湿，湿能生土，土生甘味，甘味入脾，滋养脾脏，脾长养肌肉，长养肌肉的气能滋养肺脏。变化莫测的规律（神）的具体表现为：在天为湿，在地为土，在人体为肌肉，在气为物体充盈，在脏应于脾。湿性安静兼化万物，特性是濡润，功用为化生，在色为黄，化生为万物盈满，在动物为倮虫，特性为安静，作用能布化云雨，异常变化为久雨不止，产生的灾害是湿雨土崩，在五味为甘，在人的情志为思。思能伤脾，怒能抑制思虑；湿能伤害肌肉，风能抑制湿气；甘味能伤脾，酸味能克制甘味。

西方应秋而生燥，燥能生金，金生辛味，辛入肺而养肺，肺养皮毛，滋养皮毛的精气能养肾。莫测变化的规律（神）具体表现为：在天为干燥，在地应金，在人体应在皮毛，在气应于万物成熟，在脏应于肺脏。其特性为清凉，作用为洁净，功能为坚固，其色白，其生化为收敛，在动物应介虫，其政为刚劲急切，其令为雾露，异常变动为严酷摧残，灾害为青干而凋落，在五味为辛，在人之情感为忧，忧能伤肺，喜能抑制忧；热能伤皮毛，寒能克制热；辛味伤皮毛，苦味能克制辛味。

北方应冬而生寒，寒能生水，水生咸味，咸味入肾而养肾，肾滋养骨髓，养骨髓的精气能滋养肝脏。变化莫测的规律（神）具体表现为：在天应寒，在地应水，在人体则应骨，其气应于物体坚实，在脏应于肾，特性为严凛，作用为寒冷，功能为闭藏，其色黑，生化为整肃，在动物为鳞虫，其政为平静，其令为霰雪，异常变动为结冰气寒，灾害为冰雹，其味咸，在人的情志为恐。恐能伤肾，思能抑制恐惧；寒能伤血，燥能克制寒气；咸味伤血，甘味能克制咸味。

【导读】论主时之运不同则生化各异。原文以五行归类理论为依据，讲述了主时之运不同则生化各异的观点，其内容与《素问·阴阳应象大论篇》所述基本相同，但两篇论述的角度有别。《素问·阴阳应象大论篇》是从阴阳应象着眼，把五行作为阴阳之象对待，本篇则从五运入手，在论述岁运、岁气的基础上，进一步讨论了东、南、中、西、北的木、火、土、金、水五个主时之运对人与万物的影响。二者具体内容可以相参。

【原文】五气更立，各有所先[1]，非其位[2]则邪，当其位则正。

【注释】

[1] 各有所先：指"五气更立"，互相先主初运。

[2] 位：指季节，即春、夏、长夏、秋、冬。

【语译】总之，五行之气是更替着主宰时令的，各有先后的次序。不在其相应的季节主宰时令，就属于邪气；在其相应的季节主宰时令，就是正气。

【导读】其一，论主时之运与人体发病的关系。五气交替主时，有正常与异常两种情况。运至、气至则为正常，即"当其位则正"之意。在此情况下，即便发生疾病也较轻微，所谓"气相得则微"。运与气相反则为异常，即"非其位则邪"。此时发生病变则比较深重，即"不相得则甚"之意。这是由于异常的气候变化导致人体难以适应。

其二，本篇"五气更立"指客运。《素问·六节藏象论篇》提出"五气更立，各有所胜"。本篇则谓"五气更立，各有所先"。虽然只有一字之差，但两篇各有所指。前者指岁运与主运，是在"五运相袭，而皆治之，终之日，周而复始，时立气布，如环无端"（主运）之后提出来的，而且在"五气更立，各有所胜"之下紧接着讨论了太过、不及、平气，提示了指岁运。在"何谓所胜"一段所举的五时相胜之例，既指主运，也指岁运。本篇中"五气更立，各有所先"则是指客运，"先"字是判断"五气"所指的着眼点。岁运、主运、客运均称"五气"。岁运的"五气更立"，五年一周，主运的"五气更立"，一年一周。但主运总是木运为初运，始于木而终于水，年年不变，所以不存在"各有所先"的问题。所谓"先"指一年五运之初运，意为五运轮流主宰初运。因为客运的初运是以岁运起运的，如岁运为火运，客运的初运则为火运，而主运的初运则永为木运。所以说本篇中"五气更立"指的是客运，只有把它作为客运理解，"非其位"与"当其位"才有着落（客运的具体内容见《素问·六元正纪大论篇》）。

【原文】帝曰：病生之变何如？

岐伯曰：令相得则微，不相得则甚。

帝曰：主岁[1]何如？

岐伯曰：气有余，则制己所胜[2]而侮所不胜[3]；其不及，则己所不胜侮而乘之，己所胜轻而侮之。侮反受邪[4]，侮而受邪，寡于畏也。

帝曰：善。

【注释】

[1] 主岁：五行各主一岁，五行主岁称为"五运"。

[2] 己所胜：受制于我的为己所胜，即我克者。

[3] 所不胜：克制我的为己所不胜，即克我者。

[4] 侮反受邪：五气相互之间存在着生克制化关系，有胜必有复，如木气胜则必有金气复之。

【语译】黄帝问道：邪气怎样发生致病的变化呢？

岐伯回答说：气候与主时方位相合，所发生的病情轻微；气候与主时方位不相合，所发生的病情严重。

黄帝问道：五气是如何主岁的呢？

岐伯回答说：主宰岁时的五行之气如果有余，就会制约其所胜之气而反欺其所不胜之气；如果不足，则其所不胜之气就会来欺凌它。但欺凌他气者，自身又会反受邪侵。之所以这样，是由于它只是无所顾忌地欺凌他气而使得正身变得空虚的缘故。

黄帝说：好。

【导读】其一，岁运与主时之运均有生克乘侮的关系。主时之运有当位与不当位、相得与不相得之分。主时之运的相得与不相得，主要是从五行生克乘侮理论认识的。主时之运如此，主岁之运也是如此。所以"主岁何如"，既指岁运，又指时运，同时也是分析岁运、岁气、主运、客运、主气、客气相互关系的理论依据。

其二，论"非其位"与"不相得"。当位与不当位，就运而言；相得与不相得，指气而言。以主运而论，其位是不变的，而客运则依岁运而更其位。如癸亥年主运的初运为木，客运为火，不论呈现木还是火的气候变化，均为"当其位"，反之即为"非其位"。因为每年的气候变化在"大同"之中总是有"小异"的，主运、主气是"大同"，客运、客气是"小异"。不能把"小异"作为异常的气候变化去理解，这正说明了"时有常位，而气无必也"（《素问·至真要大论篇》）。

当位与不当位是从两方面讨论的，气之相得与不相得也应从两方面去理解。一是"时立气布"，即有是位而有是气，如木运主时呈现六气之风，即为相得。二是指客气和主气加临情况，如癸亥年初之气，主气厥阴风木，客气阳明燥金，金胜木即为不相得，但不相得之中还有"主胜逆，客胜从"的区别。金胜木是客气胜主气，是不相得中"从"，反之则为"逆"。癸亥年三之气，主气少阳相火，客气厥阴风木，木火相生则为相得。余可类推。

六微旨大论篇第六十八

【题解】六，六气。微，精深微妙。本篇重点讨论了六气变化的精深理论，故名"六微旨大论"。张志聪说："此篇分论六节，应天应地，主岁主时，及加临之六气，故曰'六微旨大论'。"

【原文】黄帝问曰：呜呼远哉！天之道也，如迎浮云，若视深渊，视深渊尚可测，迎浮云莫知其极。夫子数言，谨奉天道[1]，余闻而藏之，心私异之，不知其所谓也。愿夫子溢志尽言其事[2]，令终不灭，久而不绝，天之道可得闻乎？

岐伯稽首再拜对曰：明乎哉问，天之道也！此因天之序，盛衰之时也。

【注释】

[1] 谨奉天道：要认真地掌握和应用自然界的变化规律。

[2] 溢志尽言其事：毫不保留地阐明天道。

溢志，畅快、放开。

【语译】黄帝问道：啊呀！自然规律是多么的博大呀！既像仰望空中的浮云，又像俯视深渊。俯视深渊尚可以测知其深浅，而仰望浮云却不知其终极。先生多次说要谨慎地尊奉气象变化的规律，我听后都记录下来，但心里仍有疑惑，不明白其中的含义。请你能详细地讲讲其中的道理，使这些理论永远流传而不灭绝。你能把这些道理讲给我听吗？

岐伯再次跪拜后回答说：你提的问题很高明啊！这是由于运气秩序的变更，表现为气象盛衰变化时位的缘故。

【导读】论认知六气变化规律。此节从宏观角度指出六气变化规律是可以认识的，认为天道（六气变化）是可以测知的（"视深渊尚可测"），但认识又是无止境的（"迎浮云莫知其极"）。怎样掌握其变化规律？方法是通过六气客气、主气变化的实际情况（"因天之序，盛衰之时也"）予以认知。

【原文】帝曰：愿闻天道六六之节[1]，盛衰何也？

岐伯曰：上下有位，左右有纪[2]。故少阳之右[3]，阳明治之；阳明之右，太阳治之；太阳之右，厥阴治之；厥阴之右，少阴治之；少阴之右，太阴治之；太阴之右，少阳治之。此所谓气之标[4]，盖南面而待也。故曰：因天之序，盛衰之时，移光定位，正立而待之[5]。此之谓也。

少阳之上，火气治之，中见厥阴[6]；阳明之上，燥气治之，中见太阴；太阳之上，寒气治之，中见少阴；厥阴之上，风气治之，中见少阳；少阴之上，热气治之，中见太阳；太阴之上，湿气治之，中见阳明。所谓本也，本之下，中之见也，见之下，气之标也。本标不同，气应异象[7]。

【注释】

[1] 天道六六之节：六气六步，每步60.875天，周天365.25度，正合六气六步（节）。

[2] 上下有位，左右有纪：司天、在泉之气有一定时位，左右四间气的升降，有一定的次序。左右，指左右四间气。纪，指次序。

[3] 少阳之右：观测者面南以观三阴三阳的次序是向右旋转。

[4] 气之标：用三阴三阳为风、热、湿、火、燥、寒六气之标志。气，六气。标，标记。

[5] 移光定位，正立而待之：古人用测光的方法确定节气。当人用"立杆测影"观察天象，发明了圭表后，用圭表日影长短的刻度，测定六气循行的次序，故名"移光定位"。观察日影是在中午时刻面南站立，故曰"正立而待之"。

[6] 少阳之上，火气论之，中见厥阴：张介宾："此以下言三阴三阳各有表里，其气相通，故各有互根之中气也。少阳之本火，故火气在上，与厥阴为表里，故中见厥阴，是以相火而兼风木之化也。"如以经脉言，凡互为表里的，在六气则互为中见。中，指中见之气。

[7] 本标不同，气应异象：张介宾："本标不同者，若以三阴三阳言之，如太阳本寒而标阳，少阴本热而标阴也。以中见之气言之，如少阳所至为火生，而中为风；阳明所至为燥生，而

中为湿；太阳所至为寒生，而中为热；厥阴所至为风生，而中为火；少阴所至为热生，而中为寒；太阴所至为湿生，而中为燥也。故岁气有寒热之非常者，诊法有脉从而病反者，病有生于本、生于标、生于中气者，治有取本而得，取标而得，取中气而得者。此皆标本之不同，而气应之异象，即下文所谓'物生其应，脉气其应'者是也。"

【语译】黄帝问道：我想听听关于天道六六之节的盛衰情况是怎样的呢？

岐伯回答说：六气司天在泉有一定的时位，左右间气的升降，有一定次序，所以少阳的右间，是阳明主治；阳明的右间，是太阳主治；太阳的右间，是厥阴主治；厥阴的右间，是少阴主治；少阴的右间，是太阴主治；太阴的右间，是少阳主治。这就是所说的六气之标，是面向南而确定的位置。所以说要根据自然气象变化的顺序盛衰的时间，以及日影移动的刻度，确定位置，南面正立，进行观察。就是这个道理。

少阳司天，火气主治，中见之气为厥阴；阳明司天，燥气主治，太阴为中见之气；太阳司天，寒气主治，少阴为中见之气；厥阴司天，风气主治，少阳为中见之气；少阴司天，热气主治，太阳为中见之气；太阴司天，湿气主治，阳明为中见之气。这就是所谓本元之气，本气之下，是中见之气，中见之气的下方，是气的标象。由于本和标不同，在脉的反应有差异，症状也就不相同。

【导读】论客气的变化规律。在天的三阴三阳之气，因其客居不定，又与主气之固定不变有别，所以称为"客气"，也称"岁气"，也分为风木、相火、君火、湿土、燥金、寒水六种。六步之气按先三阴，后三阳顺序运行，即一厥阴风木，二少阴君火，三太阴湿土，四少阳相火，五阳明燥金，六太阳寒水顺序运行，六年为一个变化周期。有"司天之气"（位当三之气）"在泉之气"（位当终之气）和左右四间气之分，随着年份不同而有

变化。

经文用植物根干与枝叶的关系为喻，类比六气与三阴三阳。六气是引起天地万物变化之本源，为命名之本体，故谓之"本"；三阴三阳分别对不同性质的气候予以标记，是标象，故称为"标"。这就是此节所论"标本"之含义。"中见"，即介乎于标、本之间，称为"中见之气"，与三阴三阳为表里关系。如与厥阴为表里关系者为少阳，故风木之气为"本"，标记的厥阴属性为"标"，少阳就为"中见之气"。其余类此，见表3。

表3　六气标本中气关系表

本	暑	燥	寒	风	热	湿
标	少阳	阳明	太阳	厥阴	少阴	太阴
中气	厥阴	太阴	少阴	少阳	太阳	阳明

【原文】帝曰：其[1]有至而至[2]，有至而不至，有至而太过[3]，何也？

岐伯曰：至而至者和；至而不至，来气[4]不及也；未至而至，来气有余也。

帝曰：至而不至，未至而至，如何？

岐伯曰：应则顺，否则逆[5]，逆则变生，变则病。

【注释】

[1] 其：指气候变化。

[2] 至而至：六气随所主的时令而来，这是正常的自然现象。前一个"至"字，指时令；后一个"至"字，指气候（六气）。

[3] 至而太过：即下文所谓"未至而至"，未到其时而有其气。

[4] 来气：实际的气候。

[5] 应则顺，否则逆：六气按其所主时令而来临叫"应"，反之则为"否"。

【语译】黄帝问道：六气有时至而气也至的，有时至而气不至的，有先于时而至的太过情况，这是为什么呢？

岐伯回答说：时至而气亦至的，为和平之气；时至而气不至的，是应至的气不及；时未至而气先至，是应至的气有余。

黄帝问道：时至而气不至，时未至而气先至，会发生什么情况呢？

岐伯回答说：时与气相应，就是顺。时与气不相应，就是逆。逆就要发生反常变化，反常变化就要生病。

【导读】论客气应时与不应时。客气六步各有所主之气，当应时而至时则为顺。若"至而不至，未至而至"则为逆，"逆则变生，变则病"。欲知客气之应时与不应时，在自然界可观察万物生长化收藏的情况，在人则可观察脉象变化，测知其应与不应。

【原文】帝曰：善。请言其应。

岐伯曰：物，生其应也；气，脉其应也。

帝曰：善。愿闻地理之应六节气位[1]何如？

岐伯曰：显明之右，君火之位

也[2]；君火之右，退行一步，相火治之[3]；复行一步，土气治之[4]；复行一步，金气治之；复行一步，水气治之；复行一步，木气治之；复行一步，君火治之；相火之下，水气承之[5]；水位之下，土气承之；土位之下，风气承之；风位之下，金气承之；金位之下，火气承之；君火之下，阴精[6]承之。

【注释】

[1] 地理之应六节气位：地理，大地的物生情况。六节气位，六气所主之部位。

[2] 显明之右，君火之位也：显明，指东方木位，为初之气。自东而南，故曰"显明之右"。初之气后为二之气，故曰"君火之位"。君火，指热气。

[3] 君火之右，退行一步，相火治之：张介宾："退行一步，谓退于君火之右一步也。此自斗建巳中以至未中，步居正南，位直司天，主三之气，乃小满后六十日有奇，相火之治令也。"古代天文学把向西、向右称为"退行"。相火，指暑气。

[4] 复行一步，土气治之：张介宾："复行一步，谓于相火之右，又行一步也。此自未中以至酉中，步居西南，为天之左间，主四之气，乃大暑后六十日有奇，湿土治令之位也。"以下依此类推。

[5] 相火之下，水气承之：有相火之气，就有寒水之气的制约，以防其过亢。承，在此有承接、制约之意。

[6] 阴精：就六气而论，指太阳寒水。

【语译】黄帝说：好。请你再讲讲相应的情况。

岐伯说：万物对天气的感应，表现在物象方面。六气对人体的影响，可以从脉象上体现。

黄帝问道：好。我想听你讲讲六气与大地的物象情况是怎样相应的呢？

岐伯回答说：显明正当春分之时，其右边是君火主治的位置；君火的右边，退行一步，为相火主治的位置；再退行一步，是土气主治的时位；再退行一步，是金气主治的位置；再退行一步，是水气主治的位置；再退行一步，是木气主治的位置；再退行一步，是君火主治的位置。六气各有相克的气，承于它的下面，产生制约作用。相火之下，水气承而制之；土位之下，风气承而制之；风位之下，金气承而制之；金位之下，火气承而制之；君火之下，阴精承而制之。

【导读】此节一论主气六步次第。主气，即主时之气，主治一年四季正常的气候变化，包括风木、君火（热）、相火（暑）、湿土、燥金、寒水6种，因其年年如此，恒居不变，所以又称为地气。主气分主一年的二十四个节气，即将一年二十四个节气分属于六步之中，每步主四个节气，计60.875天，始于厥阴风木，按五行相生次序，终于太阳寒水，年年不变。

二论主气之间的相互关系。"相火之下，水气承之……君火之下，阴精承之"，这就是六气变化中五行相克规律的关系。不言克而言承者，意在说明主气之所以能反映其正常生化，是由于它们之间是一个相互制约和依赖的整体。

【原文】帝曰：何也？

岐伯曰：亢则害，承乃制，制则生化，外列盛衰[1]，害则败乱，生化大病。

【注释】

[1] 亢则害，承乃制，制则生化，外列盛衰：张介宾："亢者，盛之极也。制者，因其极而抑之也。"

【语译】黄帝问道：这是什么原因呢？

岐伯回答说：六气亢盛就成为害，相承并能制约，才能维持正常的变化。在四时气候中表现为气亢盛者必衰，衰者必盛，若亢盛为害，生化之机就毁败紊乱，就会发生大病。

【导读】论五运承制关系。此处运用五行相克规律，表达主气之间的相互制约关系。自然界事物之间是一个相互制约、相互依赖的整体，共同维系着内在平衡。任何一气失去制约之气的制约，都会过亢为害，此即"亢则害，承乃制，制则生化，外列盛衰，害则败乱，生化大病"之意。

【原文】帝曰：盛衰何如？

岐伯曰：非其位[1]则邪，当其位则正。邪则变甚，正则微。

帝曰：何谓当位？

岐伯曰：木运临卯[2]，火运临午[3]，土运临四季[4]，金运临酉[5]，水运临子[6]，所谓岁会[7]，气之平也。

【注释】

[1] 非其位：岁运与岁气不相符。下句"当其位"则相反。

[2] 木运临卯：张介宾："以木运而临卯位，丁卯岁也。"

[3] 火运临午：张介宾："以火运临午位，戊午岁也。"

[4] 土运临四季：张介宾："土运临四季，甲辰、甲戌、己丑、己未岁也。"四季，指辰、戌、丑、未四个方位。

[5] 金运临酉：张介宾："金运临酉，乙酉岁也。"

[6] 水运临子：张介宾："水运临子，丙子岁也。"

[7] 岁会：又叫岁直，岁运之气与岁支表达方位的五行属性相同而同化的关系。

【语译】黄帝问道：气的盛衰是怎样的呢？

岐伯回答说：不当其位的是邪气，恰当其位的是正气，邪气的变化严重，正气的变化轻微。

黄帝问道：当其位是怎样的呢？

岐伯回答说：例如木运遇到卯年，火运遇到午年，土运遇到辰、戌、丑、未年，金运遇到酉年，水运遇到子年。这是中运之气与岁支方位的五行之气相同，所以说"岁会"就为运气和平之年。

【导读】论运气有当位与否，病有轻重之分。六十年中有8年属于岁会。

其推算方法如甲辰、甲戌、己丑、己未年，依据"十干化运"原则，"甲己化土"，故岁运为土运。岁支辰、戌、丑、未分布在天球的"四维"方位，即"四维"方位的五行属性为土。土运之年又逢岁支标记的方位五行属性为土，二者的属性一致，故为"岁会之年"。岁会图见图7。

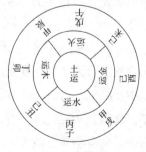

图7　岁会图

【原文】帝曰：非位何如？

岐伯曰：岁不与会也。

帝曰：土运之岁，上见太阴[1]；火运之岁，上见少阳、少阴[2]；金运之岁，上见阳明[3]；木运之岁，上见厥阴[4]；水运之岁，上见太阳[5]，奈何？

岐伯曰：天之与会[6]也。故《天元册》曰天符[7]。

天符岁会何如？

岐伯曰：太一天符[8]之会也。

【注释】

[1] 土运之岁，上见太阴：张介宾："土运上见太阴，己丑己未岁也。"

[2] 火运之岁，上见少阳、少阴：张介宾："火运上见少阳，戊寅戊申岁也。上见少阴戊子戊午岁也。"

[3] 金运之岁，上见阳明：张介宾："金运上见阳明，乙卯乙酉岁也。"

[4] 木运之岁，上见厥阴：张介宾："木运上见厥阴，丁巳丁亥岁也。"

[5] 水运之岁，上见太阳：张介宾："水运上见太阳，丙辰丙戌岁也。"

[6] 天之与会：即天符年。王冰："天气与运气相逢会也。"

[7] 天符：岁运之气与司天之气五行属性相符合的同化关系，即己丑、己未、戊寅、戊申、戊子、戊午、乙卯、乙酉、丁亥、丙辰、丙戌、丁巳之年。

[8] 太一天符：张介宾："既为天符，又为岁会，是为太一天符之会……太一者，至尊无二之称。"即戊午、乙酉、己丑、己未四年当为太一天符之年。

【语译】黄帝问道：不当其位又是怎样的呢？

岐伯回答说：就是中运之气不与岁支方位的五行之气相会。

黄帝问道：土运之年，遇到太阴湿土司天；火运之年，遇到少阳相火、少阴君火司天；金运之年，遇到阳明燥金司天；木运之年，遇到厥阴风木司天；水运之年，遇到太阳寒水司天，这又是怎样的呢？

岐伯回答说：这是中运与司天之气相会，所以《天元册》称为"天符"。

黄帝问道：既是"天符"，又是"岁会"，这又是怎样的呢？

岐伯回答说：这叫"太一天符"。

【导读】天符之年的推求方法如乙卯、乙酉年，年干为乙，乙庚化金，岁运为金运不及。岁支为卯酉，卯酉阳明燥金司天。金运不及之年又遇阳明燥金司天，五行属性相同，所以乙卯、乙酉年为"天符之年"。60 年中有 12 年为天符之年。

太乙天符（图8），既是天符，又是岁会的年份，即岁运之气、司天之气、岁支之气方位五行属性相合的年份。60 年中，戊午、己酉、己丑、己未 4 年属于太乙天符。如戊午年，既是"火运之岁，上见少阴"的天符年，又是"火运临午"的岁会年，故为"太乙天符"。运气同化之年，往往气象单一，表现为一气独胜，容易给人体造成较大的危害。

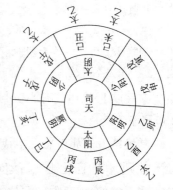

图 8　太乙天符图

【原文】帝曰：其贵贱[1]何如？

岐伯曰：天符为执法，岁位为行

令，太一天符为贵人[2]。

帝曰：邪之中也奈何？

岐伯曰：中执法者，其病速而危[3]；中行令者，其病徐而持[4]；中贵人者，其病暴而死[5]。

【注释】

[1] 贵贱：以官职高低比喻天符、岁会、太一天符，故称"贵贱"。

[2] 天符为执法，岁位为行令，太一天符为贵人：用行政官职之大小作比喻，说明天符犹如相辅，有执行法律之权；岁会如同方伯，有执行命令之权；太一天符如同君主，权力最大。用来比喻天符、岁会、太一天符之年邪伤人体的预后情况。

[3] 中执法者，其病速而危：指天符之年，邪气在上，其伤人后，发病迅速且危险。

[4] 中行令者，其病徐而持：岁会之年，邪气伤人后发病缓慢，正气也能持续抗邪。持，原作"特"，形近而误，据文以改。

[5] 中贵人者，其病暴而死：太一天符之年，邪气盛于下，邪伤人后，发病急暴且很快就会死亡。

【语译】 黄帝问道：这有主次的不同吗？

岐伯回答说：天符如同执法，岁会如同行令，太一天符如同贵人。

黄帝问道：邪气伤人发病时，三者有什么不同？

岐伯回答说：伤于执法之邪，发病快速而危重；伤于行令之邪，发病缓慢而持久；伤于贵人之邪，发病急剧而易死。

【导读】 论运气同化有别，疾病发生各异。天符、岁会、太一天符，虽皆属运气同化之年，但各有不同，所以让人致病的情况也就各有差异。其病之发有速、有徐、有暴；其病之害有危、有持、有死。

【原文】 帝曰：位之易也何如？

岐伯曰：君位臣则顺，臣位君则逆。逆则其病近，其害速；顺则其病远，其害微。所谓二火也。

【语译】 黄帝问道：主气、客气位置互易时又是怎样的呢？

岐伯回答说：当君位的客气居于臣位的主气之上为顺，而臣位的客气居于君位的主气之上为逆。逆者发病迅速急迫，顺者发病缓慢轻微。这里主要是指君火和相火而言的。

【导读】 论客主加临。所谓客主加临，是将每年轮值的客气六步，分别加于固定不变的主气六步之上，分析各时段气候特点。六气有主气、客气之分。由于主气只能概括一年气候的常规变化，而气候的具体变化则取决于客气，因此只有将客主二气结合起来分析，才能把握当年相关时段气候的实际情况。将司天之气加于主气的三之气上，在泉之气加于主气的终之气上，其余的四气则分别加临。加临之后，主气六步不动，客气六步则每年按三阴、三阳次序，依次转移，6 年为一个周期，运动不息。六年客主加临情况见表 4。

表4　六年周期客主加临举例简表

	定位名称	地左		天右		司天		天左		地右		在泉	
六步主气	次序	初之气		二之气		三之气		四之气		五之气		终之气	
	节气	雨水	春分	谷雨	小满	夏至	大暑	处暑	秋分	霜降	小雪	冬至	大寒
	月份	正月	二月	三月	四月	五月	六月	七月	八月	九月	十月	十一月	十二月
主气		厥阴风木		少阴君火		少阳相火		太阴湿土		阳明燥金		太阳寒水	
客主加临 客气	2025年（乙巳）	阳明燥金		太阳寒水		厥阴风木		少阴君火		太阴湿土		少阳相火	
	2026年（丙午）	太阳寒水		厥阴风木		少阴君火		太阴湿土		少阳相火		阳明燥金	
	2027年（丁未）	厥阴风木		少阴君火		太阴湿土		少阳相火		阳明燥金		太阳寒水	
	2028年（戊申）	少阴君火		太阴湿土		少阳相火		阳明燥金		太阳寒水		厥阴风木	
	2029年（己酉）	太阴湿土		少阳相火		阳明燥金		太阳寒水		厥阴风木		少阴君火	
	2030年（庚戌）	少阳相火		阳明燥金		太阳寒水		厥阴风木		少阴君火		太阴湿土	

至于"君位臣则顺，臣位君则逆"，是指客气与主气加临的情况下，少阴君火与少阳相火之位而言的。如客气为少阳相火，主气为少阴君火，即称"君位臣"，反之则为"臣位君"。君位臣为顺，"其害微"；臣位君为逆，"其害速"。

【原文】帝曰：善。愿闻其步[1]何如？

岐伯曰：所谓步者，六十度而有奇[2]，故二十四步积盈百刻而成日[3]也。

【注释】

[1] 其步：指风、热、火、湿、燥、寒六气在一年中的相应时位。其，指六气。步，指时位。

[2] 六十度而有奇：张介宾："一日一度，度即日也。周岁共三百六十五度二十五刻，以六步分之，则每步得六十日又八十七刻半，故曰有奇也。"

[3] 二十四步积盈百刻而成日：六气运行，每年分为六步，四年共运行24步，为1460日又100刻。盈，指0.25度。古人将一日分为百刻，每年积盈0.25度，四年共积1度。1度等于100刻即1日，即"积盈百刻而成日"，所以四年一闰。

【语译】黄帝问道：好。我想听听关于六步的情况是如何的？

岐伯回答说：所谓步，就是周天60度多一点的时间，每年六步，所以在24步中，累计每年所余刻度为100刻，就为1日。

【导读】主气、客气同步，分主一年的24个节气，即将一年24个节气分属于六步之中，每步主四个节气，计60天87刻半，故曰"六十度而有奇"。原文"故二十四步积盈百刻而成日也"，这是古代的太阳历法，每年365又1/4天（365.25），所以阳历闰年每四年增加了一天，只有四年置闰，才能使运气的交司时刻准确无误。

【原文】帝曰：六气应五行之变[1]何如？

岐伯曰：位有终始，气有初中[2]，上下不同，求之亦异也[3]。

帝曰：求之奈何？

岐伯曰：天气始于甲，地气始于子，子甲相合，命曰岁立[4]。谨候其时，气可与期[5]。

【注释】

[1] 六气应五行之变：一年中，六气六步，五运五步。六气之步每步六十天又八十七刻半，五运之步每步七十三天零五刻。

[2] 气有初中：气有初气和中气。初，言其始，气自始而渐盛，即初气。中，言其盛，气自盛而渐衰，即中气。

[3] 上下不同，求之亦异也：指天之六气，地之五运，其步不同，所以说求之亦异。

[4] 岁立：张介宾："天气有十干而始于甲，地气有十二支而始于子，子甲相合，即甲子也，干支合而六十年之岁气立。岁气立则有时可候，有气可期矣。"

[5] 期：推求。

【语译】黄帝问道：六气怎样应五行的变化呢？

岐伯回答说：每一气所占的位置，有终有始，一气又有初气和中气，由于天气和地气不同，推求就有了差异。

黄帝问道：怎样推求呢？

岐伯回答说：天气始于甲，地气始于子，地支和天干相结合，就叫岁立，认真地观察气交的时刻，六气的变化就可以推求出来。

【导读】在天干与地支组合中，天干始于甲，地支始于子，然后按阳干配阳支，阴干配阴支，天干在前，地支在后的原则，十天干配十二地支，正好是 60 个组合，以此作为干支纪年符号，故曰"子甲相合，命曰岁立"。再依据"天干化运""地支化气"规律，就可以推演任何一个干支纪年的岁运和岁气，所以说"谨候其时，气可与期"。

【原文】帝曰：愿闻其岁，六气始终，早晏何如[1]？

岐伯曰：明乎哉问也！甲子之岁[2]，初之气，天数[3]始于水下一刻[4]，终于八十七刻半；二之气，始于八十七刻六分，终于七十五刻；三之气，始于七十六刻，终于六十二刻半；四之气，始于六十二刻六分，终于五十刻；五之气，始于五十一刻，终于三十七刻半；六之气，始于三十七刻六分，终于二十五刻。所谓初六[5]，天之数也。

乙丑岁，初之气，天数始于二十六刻，终于一十二刻半；二之气，始于一十二刻六分，终于水下百刻；三之气，始于一刻，终于八十七刻半；四之气，始于八十七刻六分，终于七十五刻；五之气，始于七十六刻，终于六十二刻半；六之气，始于六十二刻六分，终于五十刻。所谓六二，天之数也。

丙寅岁，初之气，天数始于五十一刻，终于三十七刻半；二之气，始于三十七刻六分，终于二十五刻；三之气，始于二十六刻，终于一十二刻半；四之气，始于一十二刻六分，终于水下百刻；五之气，始于一刻，终于八十七刻半；六之气，始于八十七刻六分，终于七十五刻。所谓六三，天之数也。

丁卯岁，初之气，天数始于七十六刻，终于六十二刻半；二之气，始于六十二刻六分，终于五十刻；三之气，始于五十一刻，终于三十七刻半；四之气，始于三十七刻六分，终于二十五刻；五之气，始于二十六刻，终于一十二刻半；六之气，始于一十二刻六分，终于水下百刻。所谓六四，天之数也。次戊辰岁[6]，初之气，复始于一刻，常如是无已，周而复始。

帝曰：愿闻其岁候[7]何如？

岐伯曰：悉乎哉问也！日行一周[8]，天气始于一刻，日行再周，天气始于二十六刻，日行三周，天气始于五十一刻，日行四周，天气始于七十六刻，日行五周，天气复始于一刻，所谓一纪[9]也。是故寅午戌岁气会同[10]，卯未亥岁气会同，辰申子岁气会同，巳酉丑岁气会同。终而复始。

帝曰：愿闻其用[11]也。

岐伯曰，言天者求之本[12]，言地者求之位[13]，言人者求之气交[14]。

帝曰：何谓气交？

岐伯曰：上下之位，气交之中，人之居也[15]。故曰：天枢之上，天气主之[16]；天枢之下，地气主之[17]；气交之分，人气从之，万物由之[18]。此之谓也。

帝曰：何谓初中？

岐伯曰：初凡三十度而有奇，中气同法[19]。

帝曰：初中何也？

岐伯曰：所以分天地也[20]。

帝曰：愿卒闻之。

岐伯曰：初者地气也，中者天气也。

【注释】

[1] 六气始终，早晏何如：即每年初之气至终之气交司时刻的早晚情况。始终，指每年六气开始与终止的时刻。晏，晚也。

[2] 甲子之岁：甲子纪年中的第一年。

[3] 天数：六气的交司时刻。

[4] 水下一刻：古代用铜壶贮水，壶上穿一小孔，使水自然经小孔滴漏作为计时之器，名叫漏壶。所谓水下一刻，是壶水贮满，自第一条横线开始下滴，水面微低于第一条横线，所以称为水下一刻。如"终于八十七刻半"等，可依此类推。

[5] 初六：甲子这一年中六气六步交司时刻的第一周。六气始终刻分早晏的一个周期为四年，称为"一纪"。甲子年是一纪的第一个年岁，故称为"初六"。初，第一年。六，六步。以下"六二""六三""六四"皆仿此。

[6] 次戊辰岁：张介宾："以上丁卯年六之气，终于水下百刻，是子丑寅卯四年气数，至此已尽，所谓一纪。故戊辰年，则气复始于一刻，而辰巳午未四年又为一纪……所以常如是无已，周而复始也。"

[7] 岁候：一年之六气运行开始和终止的总刻分数，以一年为单位进行推算。

[8] 日行一周："日行"，相当于现在天文学上所说的"太阳视运动"，又称为"视行"。古人直观认为太阳每天行一度，一年行365度，又复回到原来的位置，即太阳在周天的视运动轨道（黄道）上循行一周为一年，即"日行一周"。古人从甲子年算起，所以日行一周是指甲子年，日行再周即是乙丑年，其余类推。

[9] 一纪：标志一个循环，如五运以五年为一纪，六气以六年为一纪，六气与五运相结合则30年为一纪。此处指六气以四年共积盈百刻而成一日为一纪。故阳历每四年置闰一天，即是此

意。纪，指循环的标志。

[10] 岁气会同：每年中运开始之时，就是主运、初运的交司时刻，而主运、初运的交司时刻与六气初之气的交司时刻是一致的。因而每四年，其六步之气的初之气交司时刻满 100 刻，从第五年（即下一个四年）的初气起步时刻又从水下一刻开始。岁气，一岁之中运。

[11] 用：运气的变化。

[12] 言天者求之本：天，客气。本，指风、寒、暑、湿、燥、火六气。

[13] 言地者求之位：因主时之位属于地，故为地之位。木、火、土、金、水指自然界生长化收藏各种物化现象。地，指主气。位，指六步，一年二十四节气所属的时位。

[14] 言人者求之气交：人，指人类的生命现象和生理活动。气交，指天气下降，地气上升，天地之气升降交流的空间。

[15] 上下之位，气交之中，人之居也：张介宾："上者谓天，天气下降；下者谓地，地气上升。一升一降，则气交于中也。而人居之，而生化变易，则无非气交之使然。"上，指天气。下，指地气。

[16] 天枢之上，天气主之：天枢的上面，是天气所主。天气，即阳气。天枢，指气交之分，在于人身，天枢即脐。

[17] 天枢之下，地气主之：天枢的下面，是地气所主。地气，指阴气。

[18] 气交之分，人气从之，万物由之：张志聪："人与万物，生于天地气交之中，人气从之而生长壮老已，万物由之而生长化收藏。"

[19] 初凡三十度而有奇，中气同法：因每步 60 度而有奇（即 60.875），一步又分初、中，各占一半（即 30 日 43.75 刻），前三十日为"初"，后三十日为"中"。度，指周天度数，周天一度约为一日。

[20] 所以分天地也：即阴阳之分。

【语译】 黄帝问道：我想听听每年六气始终的早晚是怎样的?

岐伯回答说：这个问题提得很高明啊！甲子之年，初之气，开始于漏水下一刻，终于八十七刻五分；二之气，开始于八十七刻六分，终止于七十五刻；三之气，开始于七十六刻，终止于六十二刻五分；四之气，开始于六十二刻六分，终止于五十刻；五之气，开始于五十一刻，终止于三十七刻五分；六之气，开始于三十七刻六分，终止于二十五刻。这就是所说的第一个六步天时终始的刻数。

乙丑年，初之气，天时开始于二十六刻，终止于十二刻五分；二之气，开始于十二刻六分，终止于漏水下至百刻；三之气，开始于一刻，终止于八十七刻五分；四之气，开始于八十七刻六分，终止于七十五刻；五之气，开始于七十六刻，终止于六十二刻五分；六之气，开始于六十二刻六分，终止于五十刻。这就是第二个六步天时终始的刻数。

丙寅年，初之气，天时开始于五十一刻，终止于三十七刻五分；二之气，开始于三十七刻六分，终止于二十五刻；三之气，开始于二十六刻，终止于十二刻五分；四之气，开始于十二刻六分，终止于漏水下至一百刻；五之气，开始于一刻，终止于八十七刻五分；六之气，开始于八十七刻六分，终止于七十五刻。这就是所说第三个六步天时终始的刻数。

丁卯年，初之气，天时开始于七十六刻，终止于六十二刻五分；二之气，开始于六十二刻六分，终止于五十刻；三之气，开始于五十一刻，终止于三十七刻五分；四之气，开始于三十七刻六分，终止于二十五刻；五之气，开始于二十六刻，终止于十二刻五分；六之气，开始于十二刻六分，终止于漏水下至一百刻。这就是所说的第四个六步天时终始的刻数。依次相推便是戊辰年，初之气又开始于一刻，常规如此递沿，没有终时，一周之后又重新开始。

黄帝问道：我想听听每年的时刻是怎样计算的呢？

岐伯回答说：你问得很详尽啊！太阳运行第一周时，天时开始于漏水下一刻；太阳运行第二周时，天时开始于漏水下二十六刻；太阳运行于第三周时，天时开始于漏水下五十一刻；太阳运行于第四周时，天时开始于七十六刻；太阳运行于第五周时，天时又开始于一刻，太阳运行四周，就称为一纪。所以寅、午、戌三年，岁时与六气会同，卯、未、亥三年，岁时与六气会同，辰、申、子三年，岁时与六气会同，巳、酉、亥三年，岁时与六气会同，终而复始。

黄帝说：我想听听六步的运用。

【导读】一年之中，六气分为六步（客气、主气均为六步），五运分为五步（主运、客运均为五步），一为 60.875 天，一为 73.05 天。从数字上来看是不相应的，所以原文提出了"六气应五行之变何如"的问题。由于五运之位每步皆有终始，如初运始于大寒节日，终于春分后 13 日，而六气之气又有初中之分，如每步 60.875 天，前 30 多天为"初"，后 30 多天为"中"（图9）。

六气交司时刻是在四年之内，年年不同。由于四年置闰一次，所以四年称为一纪，一纪与一纪完全相同。所以说甲子、乙丑、丙寅、丁卯四年之后"次戊辰岁，初之气复始于一刻，常如是无已，周而复始"。

五运的交司时刻。"岁候何如"，指五运而言。主岁之运与主时之初运的交司时刻是一致的，所以说"日行五周，天气复始于一刻"。主时之五运的初运与六气初之气的交司时

岐伯说：谈论天气的变化，应当推求六气的本元；谈论地气的变化，要推求六气所应之位；谈论人体的变化，当推究气交。

黄帝问道：什么是气交呢？

岐伯回答说：天气居于上位，地气位于下部，上下交互处，是人类生存的空间。所以说，天枢以上，天气主之；天枢以下，地气主之；气交之处，就是人气顺应天地之气的变化、万物也由此而生的地方。就是这个意思。

黄帝问道：什么是初气、中气呢？

岐伯回答说：初气占每一气的三十度多些，中气也是这样。

黄帝问道：为什么要分初气、中气呢？

岐伯回答说：这是为了区别天气、地气用事的时间。

黄帝说：我想听你详尽地讲讲。

岐伯说：初气为地气用事时间，中气为天气用事时间。

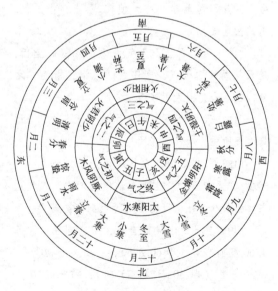

图 9　六气主时节气图

刻也是一致的，所以说"寅午戌岁气会同……巳酉丑岁气会同"。其推算方法是：将甲子纪年中的十二地支按一至十二的顺序分为四组，一组三个支，每组的一、二、三顺序相配（如按十二支顺序相配则分1、5、9；2、6、8；3、7、11；4、8、12四组），正是"寅、午、戌""亥、卯、未""辰、申、子""巳、酉、丑"四组，为"岁气会同"。若逢寅、逢午、逢戌之年，主运、初运均起于申时初刻，与这里的"丙寅岁，初之气，天数始于五十一刻"，正相符合，余类推。

【原文】帝曰：其升降何如？

岐伯曰：气之升降，天地之更用也[1]。

帝曰：愿闻其用何如？

岐伯曰：升已而降，降者谓天；降已而升，升者谓地。天气下降，气流于地；地气上升，气腾于天。故高下相召，升降相因，而变作矣[2]。

【注释】

[1] 气之升降，天地之更用也：张介宾："天无地之升，则不能降；地无天之降，则不能升。故天地更相为用。"更用，指相互为用。

[2] 高下相召，升降相同，而变作矣：张介宾："召，犹招也。上者必降，下者必升，此天运循环之道也。阳必召阴，阴必召阳，此阴阳两合之理也。故高下相召则有升降，有升降则强弱相因而变作矣。"

【语译】黄帝问道：天气地气是怎样升降的呢？

岐伯回答说：气的升降是天气、地气相互作用的结果。

黄帝问道：我想听听天气、地气的相互作用是什么？

岐伯回答说：地气上升，升到极点就会下降，下降是天气的作用；天气下降，降到极点就要上升，上升是地气的作用。天气下降，气流布于地；地气上升，气升腾于天。由于天气、地气的相互感召，上升和下降相互为因，天地之气才能不断地发生运动变化。

【导读】为了阐明气的阴阳升降，前文首先提出了"言天者求之本，言地者求之位"。天之六气为阳之本，地之五行为阴之位，而何以知其升降？于是提出"言人者求之气交"以验证。人与万物都在"气交"之中，故人能感知，万物亦然，即前文之"物，生其应也；气，脉其应也"，下文之"万物由之"。一步之中也有升降，而且是相互的，"气之升降，天地之更用也"，即是此意。

天地之气升降的规律是"天气下降""地气上升"。上升是地气，所以地气"升已而降，降者为天"，说明地气上升转化为天气。同样，下降是天气，所以天气"降已而升，升者为地"，说明天气下降，则转化为地气。"已"字体现其中的转化关系。这就是"高下相召，升降相因，而变作矣"之意义所在。

【原文】帝曰：善。寒湿相遘[1]，燥热相临[2]，风火相值[3]，其有闻乎？

岐伯曰：气有胜复[4]，胜复之作，有德有化[5]，有用有变[6]，变则邪气居之。

帝曰：何谓邪乎？

岐伯曰：夫物之生从于化[7]，物之极由乎变[8]，变化之相薄，成败之所由也[9]。故气有往复，用有迟速，四者之有，而化而变，风之来也[10]。

帝曰：迟速往复，风所由生，而化而变，故因盛衰之变耳。成败倚伏游乎中[11]何也？

岐伯曰：成败倚伏生乎动，动而不已，则变作矣[12]。

【注释】

[1] 遭：作"遇"解。

[2] 临：指见、遇。

[3] 值：作"当"解。

[4] 气有胜复：六气的自然变化规律。六气中一气过亢，叫作"胜"。胜气之后，必有其所不胜之气出现，叫作"复"。胜复，是六气之间相互制约。

[5] 有德有化：德，气候正常变化给予万物的影响。化，万物正常的生化过程。

[6] 有用有变：用，万物的功用。变，指事物的异常变化，也指灾变。

[7] 物之生从于化：万物之生，是由于气的生化作用而产生的。

[8] 物之极由乎变：物之极是气变化的结果。极，事物发展到极点。

[9] 变化之相薄，成败之所由也：气之变与化，是万物成长与败坏的根本原因。

[10] 气有往复……风之来也：气之往复迟速的变化，产生了六气。"风之来"的"风"，代称六气。

[11] 成败倚伏游乎中：成败，事物的盛衰。倚，依托或因相。伏，隐藏或潜伏。倚伏，潜藏着相互因果关系。

[12] 成败倚伏生乎动，动而不已，则变作矣：张介宾："动静者，阴阳之用也。所谓动者，即形气相感也，即上下相召也，即往复迟速也，即升降出入也，由是而成败倚伏，无非由动而生也。故《易》曰：'吉凶悔吝者，生乎动者也。'然而天下之动，其变无穷，但动而正则吉，不正则凶，动而不已，则灾变由之而作矣。"

【语译】 黄帝问道：好。客主之气加临时，寒气与湿气相逢，燥气与热气相接，风气与火气相遇，会发生什么情况呢？

岐伯回答说：六气都有太过的胜气和胜极的复气，胜气和复气的发生，使气产生相应的气候，有生化的作用，也有异常的变化，异常变化就会产生邪气。

黄帝问道：邪气是什么？

岐伯回答说：事物新生，是由化而来，物体发展到极点，是由变而成，变和化相互作用，是事物成败的根本原因。由于气有往来，作用有快慢，进退有迟速，就产生了化和变，也就产生了六气。

黄帝问道：气有进退迟速，所以有了六气，有了化和变，这是气的盛衰所致。成和败相互影响的作用，潜藏于事物之中，这是什么原因呢？

岐伯回答说：成败互因的关键在于运动，不断地运动，才会有不断的变化。

【导读】 气"动而不已"，所以有升降。气之所以有升有降，取决于自身的不断运动，即"变化之相薄"和"胜复之作"。所以"气有往复，用有迟速，四者之有，而化而变"，就化生了六气。"成败倚伏生乎动，动而不已，则变作矣"一句，正说明了有动才有变，有动有变事物才有成和败。此之败，就六气而言，指邪气；所谓"变则邪气居之"，就万事万物来说，即下文的"器散则分之，生化息矣"。

【原文】帝曰：有期[1]乎？

岐伯曰：不生不化，静之期也[2]。

帝曰：不生化乎？

岐伯曰：出入废则神机化灭，升降息则气立孤危[3]。故非出入，则无以生长壮老已；非升降，则无以生长化收藏[4]。是以升降出入，无器不有[5]。故器者生化之宇，器散则分之，生化息矣[6]。故无不出入，无不升降。化有小大，期有近远[7]。四者之有，而贵常守[8]，反常则灾害至矣。故曰：无形无患[9]，此之谓也。

【注释】

[1] 期：运动静止之时。

[2] 不生不化，静之期也：气是动而不息的，是在不断地变化着的，所以没有停止之期。如果说有"静之期"，除非是"不生不化"。

[3] 出入废则神机化灭，升降息则气立孤危：张介宾："此言天地非不生化，但物之动静，各有所由耳。凡物之动者，血气之属也，皆生气根于身之中，以神为生死之主，故曰神机。然神之存亡，由于饮食呼吸之出入，出入废则神机化灭而动者息矣。物之植者，草木金石之属也，皆生气根于形之外，以气为荣枯之主，故曰气立。然气之盛衰，由于阴阳之升降，升降息则气立孤危而植者败矣。"

[4] 非出入……生长化收藏：张介宾："生长壮老已，动物之始终也，故必赖呼吸之出入。生长化收藏，植物之盛衰也，故必赖阴阳之升降。"出入，此处指呼吸、摄入饮食及排泄废物等。

[5] 升降出入，无器不有：指升降出入的运动形式广泛存在于万物之中。

[6] 器者生化之宇，器散则分之，生化息矣：有形之体均由气构成，而有形之体就是气的

生化之器，器不存在，生化也就息灭。一个物体如此，整个宇宙也是如此。

[7] 化有小大，期有近远：张介宾："物之小者如秋毫之微，大者如天地之广，此化之小大也。夭者如蜉蝣之朝暮，寿者如彭聃之百千，此期之近远也。化之小者其期近，化之大者其期远。万物之气数固有不齐，而同归于化与期，其致则一耳。"

[8] 四者之有，而贵常守：张介宾："四者，出入升降也。常守，守其所固有也。出入者守其出入，升降者守其升降，固有弗失，多寿无疑也。"

[9] 无形无患：如果没有形体，就不会有灾难。形，形体。患，灾难。

【语译】黄帝问道：运动有无静止时呢？

岐伯回答说：不生不化，就是相对静止稳定的时期。

黄帝问道：事物不生不化呢？

岐伯回答说：物体内部存在着生生不息的动力，称为神机；物体外形依赖于气化的作用而存在，名曰气立。如果出入运动废止了，神机就要灭亡；升降作用停息了，气立也会危败。因此，没有出入，也就不会有发生、成长、壮盛、衰老和灭亡；没有升降，也就不会有发生、成长、变化、收敛和闭藏。所以升降出入运动，没有哪一种事物不存在。因而物体是气进行活动的器物，器物不存在了，升降出入也就不存在了，生化活动也就随之停止了。所以说任何物体，没有不存在升降和出入的。所不同的是气化状态有大小的不同，时间有长短的区别，贵在保持正常协调，如果反常就要发生灾害。所以说没有了物体，也就无所谓灾害。就是这个道理。

【导读】此节一论"升降出入，无器不有"。只要有"物"存在，升降出入运动就会有序地进行。气是"动而不已"的，除非"不生不化"，才是"静之期也"。升降出入是

对气运动形式的概括。所不同者，只不过是"化有小大，期有近远"而已。既然存在"期有近远"之分，则有"不生不化"之时，所以有形之物的生化，是有一定限度的，没有这个形体，也就没有这个灾患，即所谓"无形无患"。

二论"无形无患"发病观。"无形无患"的引申意是指人身所有形体器官都会发生疾病，即所谓"人有精气津液，四肢九窍，五脏十六部、三百六十五节，乃生百病"（《素问·调经论篇》）之意，这一发病观点对于临床辨识相关疾病的病位有一定的指导作用。

【原文】帝曰：善。有不生不化[1]乎？

岐伯曰：悉乎哉问也！与道合同，唯真人也。

帝曰：善。

【注释】

[1] 不生不化：张介宾："不生不化，即不生不死也。"

【语译】黄帝问道：好。有没有不生不化的呢？

岐伯回答说：你问得很详尽啊！能够掌握自然规律并适应自然规律的，只有"真人"，他们是不生不化的。

黄帝说：好。

【导读】此节是中医气机气化理论发生的源头，表达了人体生命活动之所以存在，以及生命活动的全过程、脏腑经络的功能活动、脏腑经络以及气血阴阳的相互联系，无不依赖于气机的升降出入。

气交变大论篇第六十九

【题解】 天地之间，人居之处，称为"气交"。本篇主要论述五运六气太过不及与胜复变化对人类和万物的影响，故名"气交变大论"。

【原文】 黄帝问曰：五运更治，上应天期[1]，阴阳往复，寒暑迎随[2]，真邪相薄，内外分离[3]，六经波荡，五气倾移[4]，太过不及，专胜兼并[5]，愿言其始，而有常名[6]，可得闻乎？

岐伯稽首再拜对曰：昭乎哉问也！是明道也。此上帝所贵，先师[7]传之，臣虽不敏，往闻其旨。

【注释】

[1] 五运更治，上应天期：张志聪："五运更治者，五运相袭而更治之也。上应天期者，每运主期年之三百六十五日，上应周天之三百六十五度也。"更，交替。治，主时。

[2] 阴阳往复，寒暑迎随：阴阳之气消长转化，才有四季寒暑的变迁。

[3] 真邪相薄，内外分离：正气与邪气相互斗争，使人体表里失调，阴阳失衡。

[4] 六经波荡，五气倾移：六经气血动荡不安，五脏之气随之出现偏盛偏衰。

[5] 专胜兼并：一气独胜，侵犯他气称为专胜。一气独衰，被两气相兼所乘侮称为兼并。

[6] 常名：张介宾："常名者，纪运气之名义也。"

[7] 先师：张介宾："岐伯之师，僦贷季也。"

【语译】 黄帝问道：五运之气交替主时，上与一年的气候相应，阴阳往复，寒暑交替，使真气与邪气相搏，人体内外不能协调，六经的气血动荡不安，五脏精气失衡。五运之气有太过不及，太过则本气偏盛，不及则他气兼并本气，我想知道它的起始，是否有一定的规律，能讲给我听听吗？

岐伯再次跪拜后回答说：你问的问题很高明啊！这是很高深的理论，是历来帝王极为重视的，是老师所传授的问题。我虽然学识浅薄，但过去听到过这方面的旨意。

【导读】 其一，本篇首先以"人与自然息息相关"的学术观点起论，阐述了五运的太过不及，胜复之变，以及由此产生的自然万物相应变化，若影响到人体，就可能出现相应病证。

其二，五运相袭，更替而治，与周天365日相应。天地间的阴阳二气相互作用，产生了四季的寒暑变迁，自然界万物就在这种天地之气的交通运转中生存。如果天地之气交通运转失常，出现太过或不及，就会影响万物的正常生长，在人体则会发生"真邪相薄，内外分离，六经波荡，五气倾移"的病理表现。可见，五运之气太过、不及的内容是很重要的，故谓之"明道"。这也是本篇的主旨。

【原文】帝曰：余闻得其人不教，是谓失道，传非其人，慢泄天宝[1]。余诚菲德[2]，未足以受至道；然而众子哀其不终，愿夫子保于无穷，流于无极，余司其事，则而行之奈何[3]？

岐伯曰：请遂言之也。《上经》曰：夫道者，上知天文，下知地理，中知人事，可以长久。此之谓也。

【注释】

[1] 天宝：天道。此处本篇所论的运气理论。

[2] 菲德：缺乏修养，道德低下。菲，浅薄。

[3] 保于无穷，流于天极，余司其事，则而行之奈何：本篇内容重要，学术思想永远流传。

【导读】五运太过、不及的理论深奥，涉及内容广泛。要全面掌握和熟练运用这一理论，必须做到"上知天文，下知地理，中知人事"。说明没有渊博的知识，就不容易掌握运气学说内容。

【原文】帝曰：何谓也？

岐伯曰：本气位[1]也。位天者，天文也[2]。位地者，地理也[3]。通于人气之变化者，人事也[4]。故太过者，先天；不及者，后天[5]，所谓治化而人应之也[6]。

【注释】

[1] 本气位：本，事物产生的缘由。引申为研究推求天气、地气、人气这三气本源的过程。位，即部位。

[2] 位天者，天文也：研究天体日月星辰与风雨寒暑变化关系的理论就是天文。

[3] 位地者，地理也：研究地域方位，高下寒暑与物化（各种生物之生、长、化、收、藏）现象关系的理论就是地理。

[4] 通于人气之变化者，人事也：研究天体

司，掌管，主管。则，效法，仿效。

【语译】黄帝问道：我听说如果遇到可以传授的人而不教给他，就会使知识失传，这叫作失道。如果传授给不该传授的人，也可使宝贵的学术轻易失传。我虽然德薄功寡，不足以接受这些重要理论，然而我很怜惜百姓不得终寿，希望先生能使这一重要理论永葆不尽，长久流传，我愿承担这件事，作为准则去实施，你看怎么样？

岐伯回答说：请让我详尽地讲讲吧！《上经》说：关于事物的规律问题，要上晓天文，下知地理，中明人事，才能使这些理论长存不亡，就是这个道理。

运行、自然气候、地域方位的变化与人体生理病理现象关系的理论就是人事。

[5] 太过者，先天；不及者，后天：先天，指天时（即时令）未至而气候先至。后天，天时已至而气候未至。天，天时，节令。

[6] 所谓治化而人应之也：天地之气运转变化，必然相应地影响到人体的生理病理变化。治，五气主时。化，万物变化。

【语译】黄帝问道：这是什么意思呢？

岐伯回答说：根据运气主时定位，研究其规律。研究天体运行时位的人，就要研究日月五星等天文理论；研究地理区位的人，就要研究四时方位等地理情况；通晓人体生理病理的人，就叫人事。所以气候变化太过，就是时未至而气候先至；气候变化不及，就是时已至而气候变化推迟到来；所谓运气主治气候所发生的变化，

对人体会产生一定的影响。

【导读】 懂得天气、地气、人气的目的，在于掌握五运的太过、不及规律，以及由此产生的物化特征。人类与自然界息息相关，运气相袭的常和变，对人体的生命活动有相应的影响，此即"所谓治化而人应之也"。

【原文】 帝曰：五运之化，太过何如？

岐伯曰：岁木太过，风气流行，脾土受邪。民病飧泄，食减，体重，烦冤，肠鸣腹支满，上应岁星[1]。甚则忽忽善怒，眩冒巅疾[2]。化气不政，生气独治[3]，云物飞动，草木不宁，甚而摇落，反胁痛而吐甚，冲阳绝者，死不治[4]，上应太白星[5]。

岁火太过，炎暑流行，肺金受邪[6]。民病疟，少气，咳喘，血溢，血泄注下，嗌燥，耳聋，中热，肩背热，上应荧惑星[7]。甚则胸中痛，胁支满胁痛，膺背肩胛间痛，两臂内痛，身热骨痛而为浸淫[8]。收气不行，长气独明[9]，雨水霜寒，上应辰星[10]。上临少阴少阳[11]，火燔焫，水泉涸，物焦槁[12]，病反谵妄狂越，咳喘息鸣，下甚，血溢泄不已，太渊绝者死不治[13]，上应荧惑星。

岁土太过，雨湿流行，肾水受邪[14]。民病腹痛，清厥[15]，意不乐，体重，烦冤，上应镇星[16]。甚则肌肉萎，足痿不收，行善瘈，脚下痛，饮发中满，食减，四肢不举。变生得位[17]，藏气伏，化气独治之[18]，泉涌河衍，涸泽生鱼[19]，风雨大至，土崩溃，鳞见于陆[20]，病腹满溏泄，肠鸣，反下甚而太溪绝者，死不治[21]，上应岁星。

岁金太过，燥气流行，肝木受邪[22]。民病两胁下少腹痛，目赤痛，眦疡，耳无所闻。肃杀而甚，则体重，烦冤，胸痛引背，两胁满且痛引少腹，上应太白星。甚则喘咳逆气，肩背痛，尻阴股膝髀腨胻足皆病，上应荧惑星。收气峻，生气下，草木敛，苍干凋陨[23]，病反暴痛，胠胁不可反侧，咳逆甚而血溢，太冲绝者，死不治[24]，上应太白星。

岁水太过，寒气流行，邪害心火[25]。民病身热烦心，躁悸，阴厥[26]上下中寒，谵妄心痛，寒气早至，上应辰星。甚则腹大胫肿，喘咳，寝汗出，憎风，大雨至，埃雾朦郁[27]，上应镇星。上临太阳，则雨冰雪霜不时降，湿气变物[28]，病反腹满，肠鸣溏泄，食不化，渴而妄冒[29]，神门绝者死不治[30]，上应荧惑、辰星[31]。

【注释】

[1] 上应岁星：上应，指与天体上的星辰相应。岁星，指木星。

[2] 眩冒巅疾：眩冒，头昏眩晕，眼黑发花。巅疾，头部疾病。

[3] 化气不政，生气独治：张介宾："化气，土气也；生气，木气也。木盛则土衰，故化气不能布政于万物，而木之生气独治也。""长气""收气""藏气"分别指火气、金气、水气。

[4] 冲阳绝者，死不治：冲阳绝表示胃气败绝。此即后世之跌阳脉诊法内容。冲阳，为足阳

明胃经输穴，在足背最高处，正对第二跖骨间隙。

[5] 上应太白星：张介宾："木胜而金制之，故太白星光芒以应其气。"太白星，即金星。

[6] 岁火太过，炎暑流行，肺金受邪：岁火太过之年，炎暑流行，人体的心火相应地亢盛，火盛克金，金在人体为肺，故肺金受邪。

[7] 上应荧惑星：荧惑星，火星。岁火太过，则火星相应的更加明亮。

[8] 浸淫：浸淫疮。病由火热之毒邪侵犯心经，发于皮肤而成。

[9] 收气不行，长气独明：岁火太过克制秋金之气，秋收之气不行而夏长之气专横独行。明，指火气之盛。

[10] 雨水霜寒，上应辰星：由于胜复的原因火气过盛则水气来复，故出现雨水霜寒及水星明亮等寒水来复之象。

[11] 上临少阴少阳：火运太过之年是戊年，又值少阴君火司天的戊子、戊午年或少阳相火司天的戊申、戊寅年，太过之火又得君火、相火之气司天，则火热益盛。故出现"火燔焫，水泉涸，物焦槁"。上临，即司天。

[12] 火燔焫，水泉涸，物焦槁：火热极端亢盛，如燃烧烤灼，以致水泉干涸，植物变焦枯槁。水，原本作"冰"，迳改。

[13] 太渊绝者死不治：太渊为手太阴肺经输穴，即指寸口脉绝处。火盛刑金，肺气大伤，太渊脉绝，故预后不良。

[14] 岁土太过，雨湿流行，肾水受邪：岁土太过之年，雨水连绵，湿气较盛。由五行相克的原理推之，岁土太过之年则多肾病。

[15] 清厥：张介宾："清厥，四肢厥冷也。"

[16] 上应镇星：岁土太过则镇星光亮倍增。镇星，指土星。

[17] 变生得位：张介宾："详太过五运，独此言变生得位者，盖土无定位，凡在四季中土邪为变，即其得位之时也。"

[18] 藏（cáng）气伏，化气独治之：岁土太过，水气受克，故云。藏气，即水气。化气，即土气。

[19] 泉涌河衍，涸泽生鱼：湿土太过，导致泉水喷涌，河水涨满外溢泛滥，本来干涸的沼泽也会孳生鱼类。衍，充满盈溢。泽，沼泽。

[20] 风雨大至，土崩溃，鳞见于陆：湿土太过，木气来复，则风雨暴至，土败而水泛，致使堤岸崩溃，河水泛滥成灾，变为水泽而生鱼类。鳞，鳞虫，即鱼、蛇类有鳞的动物。

[21] 太溪绝者，死不治：太溪脉绝者肾气已经衰败，故预后不良。太溪，为足少阴肾经腧穴，足内踝后侧跟骨之上。

[22] 岁金太过，燥气流行，肝木受邪：岁金太过之年，气候干燥，金气偏盛，金盛则乘木，春生之气受到影响，肝旺于春，故受其影响而发病。

[23] 收气峻，生气下，草木敛，苍干凋陨：岁金太过，燥气流行，春生之气受抑而减弱，影响到草木正常萌芽生长，使草木枝叶枯萎，干枯坠落。峻，峻猛。下，低下，衰弱。陨，坠落。收气，金气。生气，木气。

[24] 太冲绝者，死不治：太冲脉绝显示肝经气血衰竭。

[25] 岁水太过，寒气流行，邪害心火：岁水太过之年，气候寒冷，水盛乘火，使火气受损，心火亦受到相应的损害而受邪发病。

[26] 阴厥：阴寒内盛所致的以手足逆冷为主症的病。

[27] 大雨至，埃雾朦郁：水气太过，土湿来复则出现大雨时降，雾露湿气弥漫的自然景象。

[28] 湿气变物：湿气盛，使万物霉烂变质。

[29] 妄冒：谵语狂妄。

[30] 神门绝者死不治：神门脉绝则心气绝，故曰"死不治"。神门，为手少阴心经输穴。

[31] 上应荧惑、辰星：张介宾："太过五运，独水火言上临者，盖特举阴阳之大纲也。且

又惟水运言荧惑、辰星者，谓水盛火衰，则辰星明朗，荧惑减耀，五运皆然，此举二端，余可从而推矣。"

【语译】 黄帝问道：五运气化太过会怎样呢？

岐伯回答说：木运太过之年，风气流行，木胜乘土，脾胃受邪为病。人们易患飧泄、食欲减退、身体沉重、烦闷抑郁、肠鸣、腹部支撑胀满等病。上应木星。若木气太旺，肝气升发太过，会有精神失意、善怒、头目眩晕等头部疾病。土的化气不能发挥作用，木的生发之气独盛，所以云物飞动，草木被风吹拂不得安宁，甚则会有燥金之气来复，草木被摇动而折落。此时在人则见胁痛、剧烈呕吐等病，若是阳明的冲阳脉绝止，是脾胃之气已绝的死证。上应太白金星。

火运太过之年，炎暑流行。火胜乘金则肺金受邪。人们易患疟疾、少气、咳嗽、喘促、出血、泄泻、咽干、耳聋、胸中发热、肩背发热等病。上应荧惑星。心火太盛则胸中痛、胁部支撑胀满疼痛、膺背肩胛间及两臂内侧疼痛、身热肤痛而发生浸淫疮。属金的收气不能施行，属火的长气独盛，金之子气为寒水，所以金气受制，寒气反盛，故有雨冰霜寒气候。上应辰星。若再遇到戊子、戊午年少阴君火司天，戊寅、戊申年少阳相火司天的年份，火气更盛，因火热燔灼，水泉干涸，万物枯焦。在人体有谵语、妄言、狂乱奔越、咳嗽喘促、痰鸣等病，火盛下迫大肠，会有血溢、泄泻不止的病证。若手太阴肺之太渊脉动终绝，属死证。上应荧惑星。

土运太过之年，雨湿流行，土胜乘水则肾受邪气。人们易患腹痛、四肢逆冷、精神不快、身体沉重、心中烦闷等病证。

上应镇星。若土气太过，就会有肌肉萎缩、两足痿软不收、行走时抽搐、脚底痛、水饮发病、腹中胀满、食欲减退、四肢痿软不能举动。土气旺于三、六、九、十二月，在土气得位之时，土能克水，故属水的藏气潜伏不用，属土的化气独旺主治，因而泉水喷涌，泥土崩溃，鱼类出现在原是陵地之处，人们易患腹胀、便溏、泄泻、肠鸣，或严重的泄泻病。若是少阴肾脉之太溪脉绝，是肾气已衰，属死证。上应岁星。

金运太过之年，燥气流行，金胜乘木则肝木受邪。人们易患两胁下及少腹疼痛、目赤疼痛、目眦疮疡、耳聋听不到声音等病证。金气的肃杀作用过强，就易患身体沉重、心中烦闷、胸痛牵引到背部、两胁下胀满疼痛，并牵引少腹部。上应太白星。金气太胜，就会引起喘促、咳嗽、呼吸不利、肩背疼痛，尻、阴、股、膝、腨、胻、足等处疼痛。金胜必衰，火气乘之，上应荧惑星。由于金气太过，收气严厉，属木的生气减退，草木收敛而不能生长，青干凋落。人体易患胁肋剧痛、不能转侧、咳嗽、呼吸不利，甚则出血等病。若足厥阴肝的太冲脉绝止，属死证。上应太白星。

水运太过之年，寒气流行，水胜乘火则邪气伤心。人们易患身热、烦躁、心悸、四肢逆冷、一身上下内外皆寒、谵语妄言、心痛等病。寒气提前到来，上应辰星。若寒气过甚就生腹部胀大、胫肿、喘促咳嗽、盗汗、恶风等病。火之子湿气为复气，所以时有大雨，尘埃云雾朦胧郁滞，上应镇星。若逢丙辰、丙戌太阳寒水司天之年，寒气更胜，雨雪冰霜早降，万物受湿霉变。人体有腹胀、肠鸣、溏泄食谷不化、口渴、神志失常、昏冒等病，若手少阴心之神门脉绝止，属死证。上应荧惑星、辰星。

【导读】论岁运太过。在"五运之化，太过何如"的发问下，原文对五运太过逐一作了论述。说明岁运太过，本气亢胜，克气来复，在自然界可以产生灾变，在人体会发生疾病，在星辰也可发生明暗不同的星象变化。经文从六个方面对岁运太过、本气亢盛的灾变规律予以表述：①岁运太过，本气专胜流行。如"岁木太过，风气流行"，故有"云物飞动，草木不宁"之自然现象。②岁运太过，就会恃强凌弱，致使所不胜之气受辱。如岁火太过之年，自然界可有"收气不行，长气独明"的灾变特征，出现"雨水霜寒"的异常气候。③岁运太过，会发生复气，如水运太过，"邪害心火"，脾土为火之子。心火受凌，湿土之气便为复气，以制约太过的水气，自然界有"湿气变物"之灾害，人体则有脾湿太甚的"腹满，肠鸣，溏泄，食不化"之病。④岁运太过，又遇本气司天之年，其气更盛，对人体和万物的危害更剧。如"岁火太过，炎暑流行"，倘若"上临少阴少阳"之君火或相火司天，犹如火上添薪，其炎更烈。自然界可见"火燔焫，水泉涸，物焦槁"。在人则见火热炽盛为患，病见"谵妄狂越，咳喘息鸣，下甚，血溢泄不已"。⑤岁运太过所出现的相互制胜关系及复气，都会有相应的星象变化，与其相应的运星明亮，光芒倍增，畏星则因受辱而暗淡无光。如"岁水太过""上应荧惑、辰星"，辰星即水星，荧惑星即火星。⑥岁运太过所发生的年份，均在阳干之年，即逢甲（土）、丙（水）、戊（火）、庚（金）、壬（木）年为岁运太过之年。

【原文】帝曰：善。其不及何如？

岐伯曰：悉乎哉问也！岁木不及，燥乃大行[1]，生气失应，草木晚荣[2]，肃杀而甚，则刚木辟著，柔萎苍干[3]，上应太白星。民病中清，胠胁痛，少腹痛，肠鸣溏泄。凉雨时至，上应太白星[4]，其谷苍[5]。上临阳明，生气失政[6]，草木再荣，化气乃急[7]，上应太白、镇星，其主苍早[8]。复则炎暑流火，湿性燥，柔脆草木焦槁[9]，下体再生，华实齐化[10]，病寒热疮疡痱胗痈痤，上应荧惑、太白，其谷白坚[11]。白露早降，收杀气行，寒雨害物，虫食甘黄，脾土受邪[12]，赤气后化，心气晚治[13]，上胜肺金，白气乃屈，其谷不成[14]，咳而鼽，上应荧惑、太白星。

岁火不及，寒乃大行，长政不用，物荣而下[15]，凝惨而甚，则阳气不化，乃折荣美[16]，上应辰星，民病胸中痛，胁支满，两胁痛，膺背肩胛间及两臂内痛，郁冒朦昧[17]，心痛暴喑[18]，胸腹大，胁下与腰背相引而痛，甚则屈不能伸，髋髀如别[19]，上应荧惑、辰星，其谷丹[20]。复则埃郁，大雨且至，黑气乃辱[21]，病鹜溏[22]腹满，食饮不下，寒中[23]肠鸣，泄注腹痛，暴挛痿痹，足不任身[24]，上应镇星、辰星，玄谷不成[25]。

岁土不及，风乃大行，化气不令[26]，草木茂荣，飘扬而甚，秀而不实[27]，上应岁星，民病飧泄，霍乱，体重腹痛，筋骨繇复[28]，肌肉瞤酸[29]，善怒。藏气举事，蛰虫早附[30]，咸病寒中，上应岁星、镇星，其谷龄[31]。复则收政严峻，名木苍凋[32]，胸胁暴痛，下引少腹，善太息，虫食甘黄，气客于脾，龄谷乃减，民食少失味，苍谷乃损，上应太白、岁星。上临厥阴，流水不冰，蛰虫来见，藏气不用，白乃不复[33]，上应岁星，民乃康。

岁金不及，炎火乃行，生气乃用，长气专胜，庶物以茂[34]，燥烁以行[35]，上应荧惑星。民病肩背瞀[36]重，鼽嚏，血便注下。收气乃后[37]，上应太白星，其谷坚芒。复则寒雨暴至，乃零[38]冰雹霜雪杀物，阴厥且格，阳反上行[39]，头脑户痛，延及囟顶发热，上应辰星，丹谷不成，民病口疮，甚则心痛。

岁水不及，湿乃大行，长气反用，其化乃速，暑雨数至，上应镇星。民病腹满身重，濡泄，寒疡流水，腰股痛发，腘腨股膝不便，烦冤，足痿清厥，脚下痛，甚则跗肿。藏气不政，肾气不衡[40]，上应辰星，其谷秬。上临太阴，则大寒数举，蛰虫早藏，地积坚冰，阳光不治[41]，民病寒疾于下[42]，甚则腹满浮肿，上应镇星，其主龄谷。复则大风暴发，草偃木零[43]，生长不鲜[44]，面色时变[45]，筋骨并辟，肉瞤瘛[46]，目视䀮䀮，物疏纹[47]，肌肉胗发，气并膈中，痛于心腹[48]，黄气乃损，其谷不登[49]，上应岁星。

【注释】

[1] 岁木不及，燥乃大行：张介宾："木不及而金乘之，故燥气大行。"

[2] 生气失应，草木晚荣：岁木不及，生发之气不能应时而至，草木萌芽生长迟缓。

[3] 刚木辟著，柔萎苍干：坚硬的树木因燥甚而受伤害，柔软的树枝及植物叶片也干枯了。刚木，坚硬的树木。柔萎，柔软的枝条及青草。苍干，青干枯萎。柔，原作"悉"，迳改。

[4] 上应太白星：张介宾："上临阳明，丁卯丁酉岁也。金气亢甚，故生气失政……其上应于星，则金土明曜，其下主于物，则苍者早凋。"

[5] 其谷苍：青色的农作物。岁木不及之年，属于木类的农作物生长不好。苍，即青色。

[6] 上临阳明，生气失政：岁木不及之年，又遇克木之阳明燥金司天，则燥气盛，迫使属木的春生之气不能发挥作用。政，主事，作用。

[7] 草木再荣，化气乃急：岁木不及，土气失制，使草木在秋季再度生长。

[8] 其主苍早：春生之气不足，万物生长迟缓，秋色到来时，尚未成熟就过早的青干凋谢。

[9] 复则炎暑流火……木焦槁：张介宾："复者，子为其母而报复也。木衰金亢，火则复之，故为炎暑流火而湿性之物皆燥，柔脆草木皆枝叶焦枯。"

[10] 下体再生，华实齐化：火气来复，植物又复生长，很快就开花结果，但由于生长期短而不能丰收。下体，草木的根部。华实，开花结果。

[11] 其谷白坚：马莳："其谷色白而坚，秀而不实。"

[12] 白露早降……脾土受邪：岁木不及之年，春天应温不温，春行秋令，气候偏凉，影响生物的正常生长。由于雨水多，地面潮湿，农作物容易生虫。岁土不及，肝气也相应亏虚，疏泄失职，影响到脾的运化功能而生病。

[13] 赤气后化，心气晚治：金盛火复，故金气盛可出现炎热现象。

[14] 白气乃屈，其谷不成：火气来复，则清凉之气消退而变为炎热，属金之白坚谷物不能正常成熟。白气，清凉之秋金之气。其谷，前述之白坚谷物。

[15] 长政不用，物荣而下：夏令长养规律

失常，植物不能繁荣向上。

[16] 凝惨而甚，则阳气不化，乃折荣美：阴寒凝滞之气过盛，则阳气不能生化，繁荣美丽的生机就受到摧残。凝惨，形容严寒时的凝滞萧条景象。

[17] 郁冒朦昧：张介宾："冒，若有所蔽也，一曰：目无所见也。火不足则阴邪盛而心气伤，故为此诸病。"

[18] 暴喑：声音突然嘶哑。

[19] 髋髀如别：臀股之间如同分离而不能活动。别，分离。

[20] 谷丹：属火之红色谷物。丹，为火之色。

[21] 复则埃郁，大雨且至，黑气乃辱：水胜火，土气来复则湿土之气郁蒸于上为云，大雨时下，水气受到土气抑制。埃，尘埃，湿土之气。郁，蒸郁。黑色，水气。辱，屈辱。

[22] 鹜溏：大便如鸭粪稀淡，为寒湿所致。

[23] 寒中：病证名。中气虚寒，乃湿困脾阳所致。

[24] 足不任身：不能站立行走。任，担任，承受。

[25] 玄谷不成：黑色的谷类不能成熟。

[26] 化气不令：土气不能主事。令，命令，主事。

[27] 草木茂荣，飘扬而甚，秀而不实：风木主生气，能生万物，所以草木茂荣，随风飘扬，但因土的化气不能行其政令，因而万物虽茂盛而不能结果。

[28] 繇（yáo 摇）复：摇动不定。

[29] 肌肉瞤（shun 顺）酸：肌肉抽缩跳动酸痛。

[30] 蛰虫早附：虫过早地伏藏于土中。虫伏藏于土中称为蛰虫。附，通"伏"。

[31] 其谷黅（jīn 今）：张介宾："谷之黄者属土，不能成实矣。"黅，指黄色。

[32] 复则收政严峻，名木苍凋：收政，指秋金主事，土衰木亢，金来复之，故肃杀摧残之

气峻烈，大树枝叶虽青而凋谢。名木，即大木。大木尚且苍凋，其他万物更无所论了。

[33] 藏气不用，白乃不复：张介宾："火司于地，故水之藏气不能用，金之白气不得复。"白，指秋令收敛之气。

[34] 庶物以茂：马莳："岁之金气不及……则生气乃用，而火来乘金，则长气专胜。维生气乃用，故庶物以茂。"庶物，此指植物。

[35] 燥烁以行：指燥烁，烧烁。张志聪："金运不及，则所胜之火气乃行……火气专胜，故燥烁以行。"

[36] 瞀（mào 冒）：张介宾："瞀，闷也。"张志聪："低目俯首曰瞀。"前者从字义解，后从发病时的表现解，二种说法互补。

[37] 收气乃后：张志聪："岁金不及……金受其制，是以收气至秋深而后乃行。"

[38] 零：通"令"。

[39] 阴厥且格，阳反上行：张志聪："厥，逆。格，拒也。秋冬之时，阳气应收藏于阴脏，因寒气厥逆，且格阳于外，致阳反上行，而头脑户痛，延及脑顶发热。"

[40] 藏气不政，肾气不衡：岁水不及，则藏气不能主其政事，肾之阴阳失去平衡。

[41] 地积坚冰，阳光不治：大地冰冻，阳光也不能发挥其温暖作用。

[42] 寒疾于下：下半身发生寒性疾病。

[43] 草偃木零：岁水不及，土胜木气来复，大风暴发，使草木倒伏、凋落。偃，倒伏。零，草木凋落。

[44] 生长不鲜：马莳："生长二气，皆不鲜明。"又，张介宾："故大风暴发，草仆木落，而生长失时，皆不鲜明。"两种说法互补。

[45] 面色时变：马莳："凡生长二气皆不鲜明，在人则为面色时变。"

[46] 筋骨并辟，肉瞤瘛：外风引动内风，肢体偏侧的筋骨拘急，肌肉抽搐动。

[47] 物疏纹：植物种子破壳发芽。

[48] 肌肉胗发，气并膈中，痛于心腹：水

运不及之年，风木成为复气偏盛所致的病证。张介宾："肝气在外则肌肉风疹，肝气在中则痛于心腹，皆木胜之所致。"

[49] 黄气乃损，其谷不登：木气盛则土气受损，属土的黄色谷物不能正常成熟丰收。黄气，即土气。登，即丰收之意。

【语译】黄帝说：好。五运不足又会怎样呢？

岐伯回答说：你问得很详细啊！木运不足之年，金之燥气反而大行，属木的生气不能与时令相应，草木繁荣较晚，金气肃杀太甚，虽为坚硬之木，枝叶枯干，柔弱的草木也枯萎青干。上应太白星。人们易患腹中清冷、胠胁及少腹疼痛、肠鸣、溏泄等病。凉雨时降，上应太白星。五谷中青色的谷物不能成熟。若遇丁卯、丁酉阳明燥金司天之年，燥金盛，属木的生气不得施政，草木晚其时繁荣，化气急迫。上应太白星、镇星，草木过早凋落。木之子气火热来复，炎热之气流行，湿受热而干燥，柔弱的草木枝叶枯槁，而根部重新生长发芽，开花与结果同时出现。人们易患寒热、疮疡、痱、疹、痈、痤等病，上应荧惑星、太白星。五谷中的白色坚实的谷类长得繁茂而不结实。金气旺盛，白露早降，收敛肃杀之气施行，寒凉的雨水损害万物，虫类喜食甘味色黄之物。在人则脾土受邪，火气推迟发挥作用，火气复则胜金，金气退缩，使白色的谷物不得成熟。人们易患咳嗽、鼻塞的病。上应荧惑星、太白星。

火运不及之年，水寒之气大行，火运的长气不得施用，植物低垂而不繁荣，严寒之气过甚则阳气不得温化，就会伤害生物的荣华，上应辰星。人们易患胸中痛、胁下胀、两胁、膺、背、肩胛间及两臂内侧疼痛、抑郁、眩晕、头目不清、心痛、突然音哑、胸腹胀大、两胁下与腰背相互牵引疼痛，甚则身体屈曲不能伸展，髋和髀如同分开不相连结等病。上应荧惑星、辰星。赤色的谷类不能成熟。火气之子土气来复，复气发生就有尘埃郁滞，大雨时降，水气退缩。人们易患便溏泄泻、腹部胀满、饮食不下、腹中寒冷、肠鸣、泄下如注、腹痛、四肢突然拘挛萎软麻痹、两足不能支撑身体。上应镇星、辰星，黑色的谷类不能成熟。

土运不及之年，属木之风气反而大行，土运的化气不得施用，草木生长茂盛，但因风吹飘动严重，秀而不能结实，上应岁星。人们易患飧泄、霍乱、身体沉重、腹痛、筋骨反复摇动、肌肉瞤瞤动酸痛、易怒等病。土运不及则水不受制，所以属水的藏气用事，蛰虫过早藏于土中，人们易患中寒证。上应岁星、镇星，黄色的谷类不能成熟。木气太盛，土之子金气来复，金气来复则收气严峻，高大树木枝叶青干凋谢，人们易患胸胁急痛牵引少腹、善太息。虫类喜食甘味色黄之物。邪气犯于脾土，黄色的谷物减产。人们易患食欲减退、口淡无味等病。青色的谷类受到影响，上应太白星、岁星。若逢己巳、己亥厥阴风木司天之年，此年为少阳在泉，相火用事，所以流水不结冰，应蛰藏的虫仍见于外，水之藏气不能施用，火气用事，则金气不得来复，上应岁星，人们也就健康。

金运不及之年，炎火之气反而大行，金衰不能制木，属木之生气得以施用，火之长气专胜，万物繁茂，干燥炎烁之火气得行，上应荧惑星。人们易患肩背闷乱沉重、鼻塞喷嚏、大便下血、泄泻如注等病。

火胜则金气被制，所以金之收气晚到，上应太白星，白色有坚芒的谷类不能成熟。金气受制，其子气水寒来复，水气复则寒雨突至，降落冰雹、霜雪伤害万物，寒气厥逆使阴阳格拒，阳气反而上逆，头部及脑户疼痛，连及头顶，发热，上应辰星，赤色的谷类不能成熟，人们易患口疮，甚至心痛病。

水运不及之年，水所不胜的土湿之气大行，水不制火，属火之长气反而施用，土之化气迅速发挥作用，暑热和大雨频降，上应镇星。人们易患腹胀，身体困重，濡泄，阴寒疮疡，流清稀脓水，腰股部疼痛，腘、腨、股、膝等活动不便，心中烦闷，两足痿软厥冷，脚底痛，甚则足背浮肿等。属水之藏气不得施用，肾气失衡，上应辰星，黑色黍类不能成熟。若逢到辛丑、辛未太阴湿土司天之年，太阳寒水在泉，则严寒之气频至，蛰虫提早归藏土中，大地积结坚冰，阳热之气不能发挥作用，人们易患下半身寒冷病，甚则腹满浮肿，上应镇星，应于黄色谷物。土胜制水，水之子木气来复，木气复则大风暴发，草木倒伏，枝叶飘落，万物生长而色不鲜明。在人则面色改变，筋骨拘挛，肌肉眴动，两目昏花，肌肉发生疹病，邪气聚于膈中，则心腹疼痛，土气受损，五谷不能成熟，上应岁星。

【导读】此节从六个方面对五运不及导致克气亢盛，岁运子气来复，以及自然界和人体产生相应的灾变和病证，星辰也会有相应明暗不同的星象变化等予以论述：①岁运不及，本气虚衰，自然界有其相应的物化表现，人体也有相对应的内脏之气不足的病患。如"岁木不及"之年，木气虚衰，自然界因"生气失应"而有"草木晚荣"之景象。人体之肝脏与之相应，肝气虚衰，经脉失养，所以"民病胁痛，少腹痛"。②岁运不及，"则己所不胜侮而乘之"，表现出克气流行的异常气候。如"岁火不及，寒乃大行"，水为火所不胜，所以寒水之气流行。寒水之气属阴，有阴冷之性，不利于植物生长，故"物荣而下""凝惨而甚，则阳气不化，乃折荣美"。在人体，因心气不足，肾水乘之，使心阳更受损伤，故有"胁下与腰背相引而痛，甚则屈不能伸，髋髀如别"之症。③岁运不及，则"己所胜轻而侮之"，表现为反克（即相侮）之气盛的状况，如木本克土，今木运不及，土气反侮于木，所以有"草木再荣，化气乃急"的景象。化气即土气。④岁运不及而受"兼并"之时，该运之子气必复，产生子气亢盛的复气变化。所谓"兼并"，就是指岁运不及时，"则己所不胜侮而乘之，己所胜轻而侮之"。因木运不及所出现的上述②③情况可"兼并"发生。可见，岁运不及所涉及的范围广，情况复杂。⑤岁运不及所出现的相互制胜关系，都会有相应的星象变化。如"岁木不及，燥乃大行"，由于克气太盛，木之所胜的土气亦因木虚而反侮，故岁星（木星）暗淡无光，而金星和土星明亮。当火气来复之时，荧惑星（火星）增明而太白星（金星）光芒反减。可见岁运不及所涉及的范围广，因此星象的相对复杂变化正应岁运不及的复杂局面。⑥岁运不及所发生的年份，均在阴干之年，即逢乙（金）、丁（木）、己（土）、辛（水）、癸（火）年为岁运不及之年。

【原文】帝曰：善。愿闻其时[1]也。

岐伯曰：悉哉问也！木不及，春有

鸣条律畅之化，则秋有雾露清凉之政[2]，春有惨凄残贼之胜，则夏有炎暑燔烁之复[3]，其眚东[4]，其脏肝，其病内舍胠胁，外在关节。

火不及，夏有炳明光显之化，则冬有严肃霜寒之政[5]，夏有惨凄凝冽之胜，则不时有埃昏大雨之复[6]，其眚南，其脏心，其病内舍膺胁，外在经络。

土不及，四维有埃云润泽之化，则春有鸣条鼓折之政[7]，四维发振拉飘腾之变，则秋有肃杀霖霪之复[8]，其眚四维，其脏脾，其病内舍心腹，外在肌肉四肢。

金不及，夏有光显郁蒸之令，则冬有严凝整肃之应，夏有炎烁燔燎之变，则秋有冰雹霜雪之复，其眚西，其脏肺，其病内舍膺胁肩背，外在皮毛。

水不及，四维有湍润埃云之化，则不时有和风生发之应，四维发埃昏骤注之变，则不时有飘荡振拉之复，其眚北，其脏肾，其病内舍腰脊骨髓，外在溪谷踹膝。

【注释】

[1] 其时：五运不及。时，时令。

[2] 春有鸣条律畅之化，则秋有雾露清凉之政：春季有正常的气候特点，至秋季气候变化也便正常。鸣条，春风吹拂树木枝条作响。律畅，春天生机畅达。雾露清凉，秋令正常气候特征。

[3] 春有惨凄残贼之胜，则夏有炎暑燔烁之复：春天出现收杀之气引起草木凋零、蛰虫伏匿的凄凉景象，夏天必有炎热燔烁草木焦槁的复气出现。惨凄残贼，凄凉景象。

[4] 其眚东：灾害发生于东方。

[5] 夏有炳明光显之化，则冬有严肃霜寒之

政：夏天出现炎阳普照大地的正常气象，则冬天便有严寒霜雪应时之政。炳明光显，炎阳普照，大地光明。

[6] 夏有惨凄凝冽之胜，则不时有埃昏大雨之复：夏天出现凄惨寒凉，大地冰冻的冬季气象，就会出现尘埃昏蒙、大雨淋漓的土气来复之象。凝，指寒凝大地，水结成冰。不时，经常，即土旺之辰、戌、丑、未月。

[7] 四维有埃云润泽之化，则春有鸣条鼓折之政：三、六、九、十二月，有尘埃飞扬、雨露滋润的正常气候，则春天就有和风吹拂枝条鸣响、大地解冻、万物萌芽的当令之政。四维，指辰、戌、未、丑四个月所应之东南、东北、西南、西北四隅。四隅，属土。鼓，鼓动。折，启开。

[8] 四维发振拉飘腾之变，则秋有肃杀霖霪之复：三、六、九、十二月及所在之四隅，有狂风毁物之变，秋有肃杀淫雨之复。振拉飘腾，狂风怒吼，毁树折枝的景象。霖霪，久雨。

【语译】 黄帝说：好。我想听听五运主时的情况。

岐伯说：你问得很详尽啊！木运不及之年，如果春天有温和之风的正常生化气候，秋天就会有雾露凉爽相应；如果春天发生了燥金乘袭，产生恶劣的胜气，夏天就会有酷暑炎灼的复气，灾害往往发生于东方，在人体则易生肝病，其症状则内在胁肋，外在关节。

火运不及之年，如果夏天是阳热光明显露的正常气候，冬天就有严寒霜雪相应；如果夏天发生水寒之气相乘，出现寒气凝冽的胜气，就可能有湿土之气来复，因而会有尘埃弥漫，大雨时降，灾害多发生在南方，在人体就发生心病，其症状则内在胸胁，外在经络。

土运不及之年，如果三、六、九、十二月有埃云润泽的正常气候变化，春天就

会春风和畅，万物宣发活动正常；如果发生了风木之气乘袭，有振撼折风飘腾的胜气，秋天就会有金气来复，因而会产生肃杀淫雨气候，灾害多发生在东南、东北、西南、西北四隅，在人体则易生脾病，其症状则内在心腹，外在肌肉四肢。

金运不及之年，如果夏天有阳光显露，热气蒸腾的正常气候，冬天就有严寒肃杀的气候相应；如果夏天发生了火热乘袭，炎热酷暑的胜气，秋冬就有水寒之气来复，因而有霜雪冰雹气候，灾害多发生在西方，

【导读】论主运的胜复及其临床意义。所谓主运，研究标记有五行属性的五种气候主持一年5个时段规律的理论。主运的特征为一年分为五步，每步各73.05天，从大寒节交时刻算起，五步"气运"变化规律始于木运，以五行相生为序，终于水运，一年五步，"气运"属性年年如此，固定不变。五运主运图见图10。

原文继阐述五运太过、五运不及的物化特征后，又阐述岁运与主时之运的关系。一年总的气候特征，与岁运之太过、不及变化有对应关系，而主时之运（主运）和客运之间的相互制胜有密切联系，于是针对"愿闻

在人体就易生肺病，其症状内在胸胁肩背，外在皮毛。

水运不及之年，如果三、六、九、十二月有流水润泽，埃云弥漫的正常气候，就会时常有和风吹拂的气象变化；如果三、六、九、十二月发生了湿土之气乘袭，有尘埃昏暗暴雨倾泻的胜气，那么就时常会有水寒之气来复，因而有大风飘荡振撼断折的复气，灾害多发生在北方，在人体就易生肾病，其症状内在腰脊骨髓，外在肌肉腨膝。

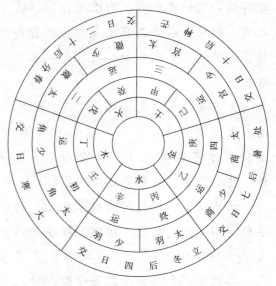

图10　五运主运图

其时"的发问，以五运不及为例，对气候与节令的关系作了论述。其基本观点如下。

其一，无胜就无复。尽管岁运有太过和不及，若节令不出现胜气，也就不会出现复气，一年之中就会有正常的气候及物化。如木运不及年，春季木运主事之时，不发生木气不及的气候特征，那么，在春季仍然是和风习习，草木按时发芽抽条，气候和物化特征正常。所以在秋季燥金当令之时，气候也不会反常，同样也就有润泽且凉爽的秋令气候。故曰"木不及，春有鸣条律畅之化，则秋有雾露清凉之政"。

其二，有胜必有复。如果岁运有太过、不及的偏移，气候就会有相应的胜复变化，在相应的季节中就会有异常的气候表现，同时，也必然有相应的复气产生。如木运不及之年，春季木运主事之时，若因木运不及而表现出克气大盛，金为木之所不胜，故在春季反见霜冻残贼的秋季气候特征。火为木之子，木气受凌，子气来复，故在火气当令的夏季就会特别炎热。故有"木不及……春有惨凄残贼之胜，则夏有炎暑燔烁之复"之论。

其三，胜复变化，有相应的物化特征。由于岁运太过、不及的偏移，加之时令胜复之气的相互制胜作用，正常气候就会遭到破坏，大自然和人体就会因此而受到影响，发生相应的灾变和病证。如木运不及，燥金之气胜，春反见秋令霜冻特征，夏季火气必复，可见酷热之象。在人体病邪会"内舍胁，外在关节"，病位在肝。土气不及，风木之气胜，四维（辰、戌、丑、未四月）反见狂风拔倒树木的气候变化。秋季燥金之气必复，可见久雨霜雪之象。在人体病邪会"内舍心腹，外在肌肉四肢"。

其四，岁运太过、不及，发生胜复变化，其灾变的发生有一定的方位和季节，在人体有相应的脏器发病。如木运不及时，自然灾变发生在东方，人体病位在肝；火运不及时，自然灾变发生在南方，人体病位在心；金运不及时，自然界灾变发生在西方，人体病位在肺；水运不及时，自然灾变发生在北方，人体病位在肾。岁运不及如此，岁运太过也同此，不过病证的性质和气之胜复不同罢了。此处分析仅属举例，余皆仿此。

【原文】夫五运之政，犹权衡也[1]，高者抑之，下者举之，化者应之，变者复之[2]，此生长化成收藏之理，气之常也，失常则天地四塞[3]矣。故曰：天地之动静，神明为之纪[4]，阴阳之往复，寒暑彰其兆[5]。此之谓也。

【注释】

[1] 五运之政，犹权衡也：五行的运化之事，应保持动态平衡。权衡，为测物体重量的器具，即秤。

[2] 高者抑之，下者举之，化者应之，变者复之：太过的必须抑制，不及的必须辅助，气化正常则有正常的反应，胜气来克必有所复，而反向作用之。

[3] 天地四塞：气交失常，阴阳之气升降逆乱，故天地间万物不能正常生长变化。

[4] 天地之动静，神明为之纪：五运六气的正常与异常，自然界万物是其变化的标记。人们就从万物变化的标记中，来掌握运气的变化规

律。神明，指自然界的变化及其规律。纪，通"记"，标记。

[5] 阴阳之往复，寒暑彰其兆：阴阳之气相交，往来循环，可以从四季气候的寒温变化，明显地表现出来。寒暑，四季气候。彰，明显、显示。兆，征兆。

【语译】五运之气的变化，就好像秤一样可以自行调整平衡，太过的就要进行抑制，不及的就要扶持，若五运之气生化正常，那么后来的气候也会应之以正常节令；若有胜气乘袭，那么后来之气必有报复之气发生，这就是五运之气对万物所产生的生、长、化、收、藏的变化规律，也是四时气候变化的正常秩序，如果反常，那么就会使天地万物的运动变化闭阻不通。所以说，天地间的动静变化，是以各种物象变化为标志；阴阳之间的往来出入，是以寒暑更替为征兆。就是这个道理。

【导读】论五运之政，犹如权衡。五运具有自动调节的作用，太过者必有所抑，不及者必有所举（扶助），无胜则无复，气候基本正常，人体也少灾少病。有胜必有复，自然界也会有相应的灾变，人体对应脏腑组织会发生相关的病证。正因为五运主事总的趋势是保持动态平衡，所以不论产生何种剧烈的偏移及物化变异，都会在其内部相互制胜作用下，自动返回动态平衡状态。可见上述所言的五运太过、不及及胜复变化，都是四时气候

变化中的正常规律。倘若这种自动调节失去作用，就会出现"天地四塞"的状态。

综上所述，自然界的一切变化都受其内在力量的控制。自然界阴阳二气的变化，可以通过四时气候的暑往寒来变化为标记进行判断。因此，必须把握自然规律，并加以正确应用。岁运的不及和胜复之间的制胜关系，都属于自然规律。原文用"天地之动静，神明为之纪，阴阳之往复，寒暑彰其兆"作为评论岁运太过、不及之后的结束语，实乃对五运太过、不及的总结。

【原文】帝曰：夫子之言五气之变，四时之应，可谓悉矣。夫气之动乱，触遇而作，发无常会[1]，卒然灾合，何以期之[2]？

岐伯曰：夫气之动变，固不常在，而德、化、政、令、灾、变，不同其候也[3]。

【注释】

[1] 气之动乱，触遇而作，发无常会：因五运之气的太过不及和胜复变化会引起自然界和人体的变异，遇到触犯就会随时发生，没有一定的周期。气，五运之气。动乱，异常。

[2] 卒然灾合，何以期之：突然引起的灾害，又如何先期测知呢？合，会、遇。期，预测、判断。

[3] 德、化、政、令、灾、变，不同其候也：此句承上句"夫气之动变，固不常在"，言五气变动固然不常存在，但他们的本性特征、生化作用、主事方法、外在表现、损害作用，是各不相同的。德，五运之气的本性。化，生化作用。政、令，主事。候，外在物化特征。

【语译】黄帝说：先生对于五运之气的变化及其对四时气候的影响，论述得很详尽了。五运之气的变化，相互触遇而发作，发作又没有一定的时间，往往突然出现灾害，与之相应的现象，应当怎样测知呢？

岐伯说：五运之气的变化错综复杂，虽然没有一定常规，但是五运之气所产生的德、化、政、令、灾、变，都有不同的反应标志可察。

【导读】论掌握五气动变不同的物化特征，判断是何气动变所致。五气动变是极其复杂的，所致的灾、变及德、化、政、令并不固定，也不是经常发生的，只是在太过不及、迁移胜复之中，时逢不协调的制胜情况，才会突然发生灾变，"气之动乱，触遇而作，发无常会，卒然灾合"即指此意。五气动变引起的灾变，虽然不是固定的，也不经常发生，但各气的动变都有其相应的物化特征，只要掌握各气的物化特征，就可以判断是何气动变所致。所以说"夫气之动变，固不常在，而德、化、政、令、灾、变，不同其候也"。

【原文】帝曰：何谓也？

岐伯曰：东方生风，风生木，其德敷和[1]，其化生荣，其政舒启，其令风，其变振发[2]，其灾散落[3]。

南方生热，热生火，其德彰显[4]，其化蕃茂，其政明曜，其令热，其变销烁[5]，其灾燔焫。

中央生湿，湿生土，其德溽蒸[6]，其化丰备[7]，其政安静，其令湿，其变骤注，其灾霖溃[8]。

西方生燥，燥生金，其德清洁，其化紧敛，其政劲切[9]，其令燥，其变肃杀，其灾苍陨[10]。

北方生寒，寒生水，其德凄沧，其化清谧，其政凝肃[11]，其令寒，其变凓冽，其灾冰雪霜雹。是以察其动也，有德有化，有政有令，有变有灾，而物由之，而人应之也。

【注释】

[1] 敷和：春季木气发生的特性和作用。

[2] 振发：岁木所主之气为风，风性主动，而振动万物。

[3] 散落：风气太过，使植物枝叶飘散零落。

[4] 彰显：火气具有光明显耀的特征。

[5] 销烁：煎熬蒸灼，火的异常变化所带来的灾变。

[6] 溽蒸：土气湿热滋润。

[7] 丰备：土气带来的正常变化，具有充实丰满的特征。

[8] 霖溃：湿土之气异常所带来的灾变，是久雨不止，泥烂堤崩。

[9] 劲切：金气主令，有强劲急切的特征。

[10] 苍陨：燥金之气异常所带来的灾变，是草木尚青但已干枯凋落，俗称"青干"。

[11] 凝肃：水寒之气所主时的时令，有严寒、凝滞的特性。

【语译】 黄帝说：这是什么意思呢？

岐伯说：东方生风，风木之气能滋生木类物质，风的特性敷布温和，能产生滋生繁荣之职，其政舒展开发，其气象特点为风，其灾变作用是振撼摇动，所产生的灾害是飘零散落。

南方生热，火热之气能温养火类物质，火热特性是彰明显露，能产生繁荣茂盛之职，其政为光明照耀，其气象特点为热，其灾变作用是毁灭灼烁，所产生的灾害是大火焚烧。

中央生湿，湿土之气能滋润土类物质，其德是湿热互用，能产生丰满完备的职能，其政是安定宁静，其气象特点是湿，其灾变作用是暴雨倾注，所产生的灾害为淫雨溃坏。

西方生燥，燥金之气能滋养金类物质，金性清爽洁净，能产生紧缩收敛的职能，其政是刚劲急切，其气象特点是干燥，其灾变作用是肃杀万物，产生的灾害是青干凋落。

北方生寒，水寒之气能滋养水类物质，寒性凄凉清冷，能产生寒冷宁静的职能，其政是凝固严厉，其气象特点是寒冷，其灾变作用是严寒冷冻，其灾害是冰雪霜雹。要认识五运之气的变化情况，就通过观察其德、化、政、令、灾、变等正常和异常气候，万物因此而引起相应的变化，人体亦产生相应的反应。

【导读】 论五气之德、化、政、令、灾、变。其一，德，指特征或本性。阳和如敷布之气是木气的本性特征，故曰"其德敷和"，此正应东方。其二，化，指生化，气化。五气给自然万物带来的变化，故此可以说"化"就是五气对万物的作用。其三，政，指五气对自然界万物所行使的职权和作用。木气之政"舒启"，就是指其具有使自然万物能舒展开放的职能，以应其生发之性。其四，令，指五气各自所产生的气候特征。如木"令风"，金"令燥"等。其五，变，指变化或变异。五气各有变异，这是产生灾害的基础。如木气之令为风，风性主动，和风习习，草木受之可助其生长，若木气为之变异，其风令也会发生变异,如大风怒号即属其变。其六,灾,指灾害。仅指五气变异给自然界带来的灾害,如燥所产生的灾害为"苍陨",寒产生的灾害为"冰雪霜雹"等。

具体到每个季节的"德、化、政、令、灾、变"有不同的内容和特征,以木气言之,"东方生风,风生木,其德敷和,其化生荣,其政舒启,其令风,其变振发,其灾散落",指出木运所应的方位为东方,主六气中的风,有敷布生发阳和之气的本性,因而其职权(政)是使万物舒展开发,使自然界的万物滋生繁荣。倘若发生变异,就会出现大风怒号,由此产生的灾害会使万物飘散凋落。

五气变动的德、化、政、令、灾、变,在自然界和人体都有相应的反应。只要掌握这些规律,就可以推知自然界万物因之发生的变化,故曰"而物由之"。人是万物之一,所以也因五运四时之气有德、化、政、令、灾、变,有相对应的生理病理特征表现出来,故谓"人应之也"。只要掌握五运四时运转的常和变,就能对自然界物化特征和人体发病规律做出预测。

【原文】帝曰:夫子之言岁候,不及其太过[1],而上应五星。今夫德化政令,灾眚变易,非常而有也,卒然而动,其亦为之变乎。

岐伯曰:承天而行之,故无妄动,无不应也[2]。卒然而动者,气之交变也,其不应焉。故曰:应常不应卒[3]。此之谓也。

帝曰:其应奈何?

岐伯曰:各从其气化[4]也。

帝曰:其行之徐疾逆顺何如?

岐伯曰:以道留久,逆守而小,是谓省下[5]。以道而去,去而速来,曲而过之,是谓省遗过也[6]。久留而环,或离或附,是谓议灾与其德也[7]。应近则小,应远则大[8]。芒而大倍常之一,其化甚[9];大常之二,其眚即发也。小常之一,其化减;小常之二,是谓临视,省下之过与其德也。德者福之,过者伐之[10]。是以象之见也,高而远则小,下而近则大,故大则喜怒迩,小则祸福

远[11]。岁运太过,则运星北越[12],运气相得,则各行以道[13]。故岁运太过,畏星失色而兼其母,不及,则色兼其所不胜。肖者瞿瞿,莫知其妙,闵闵之当,孰者为良[14],妄行无徵,示畏侯旺[15]。

帝曰:其灾应何如?

岐伯曰:亦各从其化也,故时至有盛衰,凌犯有逆顺,留守有多少,形见有善恶,宿属有胜负,徵应有吉凶矣[16]。

帝曰:其善恶何谓也?

岐伯曰:有喜有怒,有忧有丧,有泽有燥[17],此象之常也,必谨察之。

【注释】

[1] 不及其太过:高世栻改为:"其太过不及。"

[2] 承天而行之,故无妄动,无不应也:五星是随着天体的运动而运行的,天体运动变化,五星则相应的发生运动变化,五星不能妄动自行。

[3] 应常不应卒(cù 猝):常,岁运盛衰的

正常规律,来自天体的运行,所以五星变化能与之相应。卒,突然的变化,与天运无关。所以五星的变化不与之相应。

[4] 各从其气化:五星是各应其岁运的气化,如岁星应风气之化,荧惑星应火气之化等。余皆仿此。

[5] 以道留久,逆守而小,是谓省下:张介宾:"道,五星所行之道。留久,稽留延久也。逆守,逆行不进而守其度也。小,无芒而光不露也。省下,谓察其分野君民之有德有过者也。"省,指察、观察。均指五星应五运的相应变化。

[6] 以道而去……省遗过也:张介宾:"谓既去而复速来,委曲逡巡而过其度也。省遗过,谓省察有未尽,而复省其所遗过失也。"

[7] 久留而环……与其德也:五星久留或环绕其位而不去,或有离时附其位的时候,好像是判断其所属的分野中万物的正常与异常变化。

[8] 应近则小,应远则大:张介宾:"应,谓灾德之应也,所应者近而微,其星则小,所应者远而甚,其星则大。"这是五运之气发生灾变时的星象特征。下句"其眚即也"可证。"大倍常之一""小常之二",指星象变化与正常时增大或缩小的倍数,以此说明气化的盛或衰。

[9] 化甚:张志聪:"化,谓淫胜郁复之气化也。"岁运偏移引起胜复之气变化的专用术语叫"化"。化甚、化减,指胜复之气相互作用增大和减弱。

[10] 德者福之,过者伐之:正常的给予资助,异常的给予克伐。

[11] 大则喜怒迩,小则祸福远:张介宾:"凡高而远者,其象则小。下而近者,其象必大。大则近而喜怒之应亦近,小则远而祸福之应亦远。观五星之迟留伏逆之变,则或高或下可知矣。"喜怒,是以星象变化类比五运偏移对自然所带来的物象变化,与"祸福"对文。

[12] 岁运太过,则运星北越:张介宾:"运星,主岁之星也。北越,越出应行之度而近于北也。盖北为紫微太一所居之位,运星不守其度,

而北越近之,其特强骄肆之气可见。"

[13] 运气相得,则各行以道:岁运不及之年又遇本气司天之助,运气相和成为平气的星象特征。

[14] 消者瞿瞿……执者为良:天理无穷,即使取法天地的人瞿瞿多顾,也难以得知其中奥妙,不能分辨出善恶吉凶。消者,取法天地之人。瞿瞿,指左右环视。闵闵,犹豫不决。

[15] 妄行无徵,示畏侯旺:妄行,与"消者"对文,无知的人。徵,证验、证明、证据。畏,畏星。侯,通"候",即表现,引申为标志。旺,即旺星、太过之星。

[16] 时至有盛衰……吉凶矣:张介宾:"时至,岁时之更至也。五星之运,当其时则盛,非其时则衰,退而东行凌犯者,星迟于天,故为顺,灾轻。进而西行凌犯者,星速于天,故为逆,灾重。留守日多则灾深,留守日少则灾浅。形见有喜润之色为善,形见有怒躁忧丧之色为恶。宿属,谓二十八宿及十二辰位,各有五行所属之异。凡五星所临,太过逢旺,不及逢衰,其灾更甚,太过有制,不及得助,其灾必轻,即胜负也。五星之为德为化者吉,为灾为变者凶,皆征应也。"

[17] 有喜有怒……有燥:高世栻:"此喜怒忧丧泽燥,乃善恶所系,星象之常也。"

【语译】黄帝说:先生谈到了每年的气候变化,五运太过不及,都能上应于五星,而五运之气的德、化、政、令、灾害、变易,并不按常规出现,而有突然改变,那么天上的五星是不是也会随着变化呢?

岐伯说:五星随着天运变化而变化,所以不会随便改变,也不存在着不相应。气候突然改变,这是五运之气相互作用的结果,与天运的正常规律无关,对五星没有影响,因而不应。因此说,五星应于常规,不应于突然的变化,就是这个道理。

黄帝问道:五星怎样应于常规呢?

岐伯回答说：五星随每年中运之气的变化而变化。

黄帝问道：五星为什么有徐、疾、顺、逆的运行状态呢？

岐伯回答说：五星各在其轨道上运行，有时出现"留久"的现象，如果逆行时出现留守的现象，它的光芒亮度小，这是所观察的情况。如果五星在其轨道上已经运行过去，但又迅速折转回来，迂曲运行，这是在审察其运行后的情况。如果在某一处久留，环绕不向前运行，有时离开其原位，有时离开后又靠近原位，这是观察到的灾害和功德星象特征。如果五星应变的期间较近时其光芒小亮度弱，应变的期间较远时其光芒亮度大。凡五星的光芒亮度比正常大一倍的，五运之气的气化作用就强；比正常大二倍的，就可能立即发生灾害。五星的光芒亮度比正常小一倍的，五运之气的气化作用就轻，比正常小二倍的，这是所谓的俯视，是审察与过失和功德。有德者赐之以福，有过者降之以灾。因此五星所发生的这些现象，凡是高远的，光芒亮度就大；位置低近的，光芒亮度就小。光芒大的，喜怒之情就近；光芒亮度小的，

祸福之事就远。岁运太过之年，主岁的运星就会离开轨道偏北运行；岁运与岁气合洽协调时，岁星沿其正常轨迹运行。所以在岁运太过之年，所制之星就会失其原来之色，兼见生我之星的色；如果岁运不及之年，运星就兼有其所不胜之星的色。能效法天地气象的有德之人，虽然能孜孜不倦地探索，也很难完全明白其中的奥妙，担心能否真正通晓其中的有益道理，如果没有什么征兆，无法按规律行事，那不过是对侯王示畏而已。

黄帝问道：五星是怎样应于灾害的呢？

岐伯回答说：随着岁运的变化，五星应时出现，五运之气有太过不及的不同，互相有乘侮凌犯，所以五星就会有顺行逆行的差别，留守不行的时间长短也不一致，所出现的形象有善恶之异。二十八宿所属的分野区间及十二辰位，也有气化的胜复情况，因而应验于吉凶祸福。

黄帝问道：星象的善恶是如何的呢？

岐伯回答说：根据亮度光芒，可以测知喜怒忧丧燥泽变化，这是能见到的现象，要谨慎认真地观察。

【导读】此节从天文学方面阐述了五气与五星的对应关系。

其一，论"应常不应卒"。五气变动，是天体运动中的自然表现，五星也是随天体而运动的，五气变化和五星的运动，都与天体运动变化相关，在常规变化中，二者是相应的，所以说"承天而行之，故无妄动，无不应也"，此为其常。五气的变动较为复杂，受天地之气交的影响，随时可能发生别于常规的变异情况，而五星随天体的运动而运动，有一定轨迹，"故无妄动"，所以在五气发生突然性异变时，五星因受整个天体运动的制约，不可能发生突然性的运动轨迹变化，因此五气"卒然而动者，气之变也"，五星"不应焉"。可见"应常不应卒"，辨证地概括了五气与五星之间的对应关系。这也是研究五气应五星的基本原则。

其二，论五星应五气，"各从其气化"。五星有各自的运行轨道，其亮度、大小以及怒、忧、丧、泽、燥等星象变化，均与五气的变动有关：①星象小则所应气候变化的时间

短而缓，星象大则所应气候变化的时间长而剧烈。②星光亮度应气化盛衰。五气变动的气化作用强盛，相应的星体亮度倍增，若为灾害，则亮度异乎寻常地增大；五气动变的气化作用衰弱，相应的星体亮度变小，若为灾害时亮度更小。③星象位置的高低远近与五气的胜复变化力量的大小相应，五星呈现若为高远者，五气的胜复变化小，反之，若五星呈现位置下而近者，五气的胜复变化就大。④五星运行轨迹或兼见其他星象，以应五气之间的生克制胜关系。一为"五气相得"，运星轨迹虽向北移，但其他各星的运行轨迹不变，称"各行其道"，此为相得，不会发生剧烈变异。二是岁运太过，其所克制之星就会暗淡而兼见母星的相应变化。三是岁运不及，则出现岁星兼见所不胜之星的星象。⑤五星应灾变，"亦各从其化"。五星与五气的变化是相应的，五气的正常变化五星应之，但五气胜复太过引起的灾变，五星同样与五气的胜复变化相应。由于岁运有制胜盛衰变化，运星的变化也有顺逆的改变，运星在太空中显现的时间长短也有区别。并与五气对自然界所带来的灾变也是相应的，因此对五星的"有喜有怒，有忧有丧，有泽有燥"的常规变化必须明了，以便在发生异常变化时预测吉凶，预测自然界的灾情变异。

【原文】帝曰：六者高下异乎？

岐伯曰：象见高下，其应一也，故人亦应之。

帝曰：善。其德化政令之动静损益[1]皆何如？

岐伯曰：夫德化政令灾变，不能相加也。胜复盛衰，不能相多也。往来小大，不能相过也[2]。用之升降，不能相无[3]也。各从其动而复之[4]耳。

【注释】

[1] 动静损益：动静，指德、化、政、令的变化。损益，即对自然界和人体所带来的利和害的影响，言五运的德、化、政、令与自然万物和人体的关系。

[2] 往来大小，不能相过也：王冰以往复日数多少解。

[3] 相无：五运的德、化、政、令虽不能

过，但也不能无，与前之"相加""相多""相过"均言其有一定的变化规律。加、多、过，均指德化政令的变化不能偏移太过。

[4] 各从其动而复之：认为五运迁移所产生的各种变化，都与五运之气的运动相应。动，五运的运动变化。复，恢复、复原。

【语译】黄帝问道：这六种不同的星象，与五星的高下有无关系呢？

岐伯回答说：五星虽然有高下的不同，但应于万物，应于人事，却是一致的。

黄帝说：好。五运之气的德、化、政、令情况与太过、不及，都会怎么样呢？

岐伯回答说：五运之气的德、化、政、令、灾、变有一定规律，不是随便相加。胜复盛衰，也不会随便增多。往来大小，不能随便超越。升降运动，不会互不存在。这都是按其自身规律出现的。

【导读】论德、化、政、令，不能相加。德、化、政、令是五气之常，是五气在一定制胜限度内所产生的客观变化。胜多复多，胜少复少，任何一方也不会超越规范，从而增加或减少其胜复之力。"不能相加""不能相多""不能相过"，均是此意，当然五气之间也不能没有这种相互制胜关系，自然界包括五气的制胜关系在内，都靠自然界内在力量进

行调节，以达到相应的动态平衡，无论气之升降，阴阳的消长转化，均是如此，故曰"各从其动而复之耳"。

【原文】帝曰：其病生何如？

岐伯曰：德化者气之祥[1]，政令者气之章[1]，变易者复之纪[2]，灾眚者伤之始[3]，气相胜者和，不相胜者病，重感于邪则甚也[4]。

【注释】

[1] 祥、章：皆言其正常。

[2] 变易者复之纪：五运之气太过不及的变化，是复气产生的纲纪。复，复气。纪，纲领。

[3] 灾眚者伤之始：五运之气偏移胜复所产生的灾害，是万物受伤的原因。

[4] 气相胜者和……则甚也：张介宾："相胜，相当也。谓人气与岁气相当，则和而无病；

【导读】论气相胜者和，不相胜者病。所谓相胜，是指五气之间的正常制约关系，也就是上文所讲的胜复。五气之间能够保持相互制约胜复，就能维持动态平衡。否则，相互制约的动态平衡被破坏，就会发生灾害，此即"亢则害，承乃制"之义。人体的五气制胜关系失常时就会发病，若再感邪气，那么病情将更加危重。

【原文】帝曰：善。所谓精光之论[1]，大圣之业[2]，宣明大道，通于无穷，究于无极也。余闻之，善言天者，必应于人；善言古者，必验于今；善言气者，必彰于物；善言应者，同天地之化；善言化言变者，通神明之理[3]，非夫子孰能言至道欤！乃择良兆而藏之灵室，每旦读之，命曰《气交变》，非斋[4]戒不敢发，慎传也。

【注释】

[1] 精光之论：精湛广博的理论。光，广也。

[2] 大圣之业：神圣的事业。

[3] 善言天者……通神明之理：此节突出了

不相当，则邪正相干而病生矣。重感于邪，如有余逢王，不足被伤，则盛者愈盛，虚者愈虚，其病必甚也。"

【语译】黄帝问道：这些与疾病的发生有什么关系呢？

岐伯回答说：德、化是五运之气正常的吉兆，政、令是五运之气的作用和特征，变、易是五运之气产生胜气和复气的纲纪，灾祸是万物损伤的开始，五运之气能相互制约就平衡协调，五运之气不能相互制约，就会产生灾害，人体也会因此而生病，重新再感受邪气，病情会更加严重。

《内经》作者告诫人们在学习运气学说的时候，不要泥守"示人以规矩"的司天在泉之运气模式，也不要将"无征不信"之"占象"当作不变之定则，而应当联系实际，灵活掌握和应用。识其常，达其变，方可使古人总结的经验得到继承和发扬。

[4] 斋：原本作"齐"，形近而误，故改。

【语译】黄帝说：好。这就是所谓的精深博大的理论，伟大神圣的事业，要对这些宏大理论进行宣传阐发，要深究其无穷尽的奥理。我曾经听到，善于谈论自然规律的人，必定能以人之生理病理应之；善于谈论古事的人，必定能用当今之事验之；善于谈论五气变化的人，就必能通晓万物变化之理；善于谈论应验理论的人，一定能通达天地变化之理；善于谈论化和变的理论，必定能畅晓宇宙变化莫测的奥理。除了先生你，谁能讲清楚这些至理要道呢？要选择良辰吉日，将这些理论藏于灵兰之室，每天早晨研读，将其命名为《气交变》，不经过斋戒不能翻阅它，要慎重地传授。

【导读】论运气理论精深，但要付诸实践。原文以强调"气交变"理论的重要性作为全篇的结束语，指出这是"大圣之业，宣明大道，通于无穷，究于无极"。说明本篇内容是研究自然界规律的精深理论。但是，再好的理论都必须付诸实践，实践才是检验真理的标准。因此，文末强调"善言天者，必应于人；善言古者，必验于今；善言气者（指五运之气的变化），必彰于物；善言应者，同天地之化；善言化言变者，通神明之理"。这种认识方法有广泛的意义。

五常政大论篇第七十

【题解】 五常，五运主岁有平气、不及、太过的规律。政，政令。本篇主要讨论了五运主岁各有平气、不及、太过三种不同情况，以及在各种情况下对自然界万物和人类的影响，文中还涉及六气等许多内容，故名"五常政大论"。

【原文】 黄帝问曰：太虚寥廓，五运回薄[1]，衰盛不同，损益相从[2]，愿闻平气[3]，何如而名？何如而纪[4]也？

岐伯对曰：昭乎哉问也！木曰敷和[5]，火曰升明[6]，土曰备化[7]，金曰审平[8]，水曰静顺[9]。

帝曰：其不及奈何？

岐伯曰：木曰委和[10]，火曰伏明[11]，土曰卑监[12]，金曰从革[13]，水曰涸流[14]。

帝曰：太过何谓？

岐伯曰：木曰发生[15]，火曰赫曦[16]，土曰敦阜[17]，金曰坚成[18]，水曰流衍[19]。

【注释】

[1] 五运回薄：五运主岁按照一定规律相互承袭，循环往复。

[2] 衰盛不同，损益相从：运有太过、不及的变化，其于万物则有损益之应。

[3] 平气：高世栻："平气则不盛不衰，无损无益。"

[4] 纪：指标志、标记。

[5] 敷和：张介宾："木得其平，则敷布和气以生万物。"

[6] 升明：火运应夏，火之平气，阳气隆盛，万物繁茂。升，上升。明，光明。

[7] 备化：土运应长夏，具备化生万物的作用，万物皆赖土以生长、变化，形体充实而完备。备，完备、圆满。

[8] 审平：万物发展之极，其形已定。金运应秋，主收主成，万物皆因其肃杀之气以收以成。审，终也。平，稳定。

[9] 静顺：万物归藏，其生机相对平静和顺，以待来年的春生。水运应冬，冬主蛰藏，故水之平气曰"静顺"。静，平静。顺，和顺。

[10] 委和：木运不及，温和之阳气不能正常敷布，则万物生发之机萎靡不振。委，曲也。

[11] 伏明：火运不及，则火热不显。

[12] 卑监：土运不及，不能正常化养万物。卑，低。监，下。

[13] 从革：指金运不及，变易其清肃刚劲之性，从他气而化。从，顺从。革，变革。

[14] 涸流：水运不及，犹如泉源干涸。

[15] 发生：木运太过，阳和生发之气早至，万物早荣。

[16] 赫曦：火运太过，阳热亢烈。赫，指火红色。曦，阳光。

[17] 敦阜：土气太过，犹如土山既高又大。敦，厚也。阜，盛大，高大的土山。

[18] 坚成：金运太过，其气坚敛刚劲，万物肃杀凋零，因杀伐过度，不能成形。坚，坚敛。

[19] 流衍：水运太过，犹如水盛满溢蔓延。衍，蔓延、扩展。

【语译】黄帝问道：太空寥廓无边，五运周行，运动不息，互相制约，岁运之气有太过和不及，因此有损和益的差别。我想听听平气情况，是根据什么命名的？有什么标志和表现呢？

岐伯回答说：这个问题提得很高明啊！木运平气称为敷和，火运平气称为升明，土运平气称为备化，金运平气称为审平，水运平气称为静顺。

黄帝说：五运不及又如何呢？

岐伯说：木运不及称为委和，火运不及称为伏明，土运不及称为卑监，金运不及称为从革，水运不及称为涸流。

黄帝说：五运太过如何呢？

岐伯说：木运太过称为发生；火运太过称为赫曦；土运太过称为敦阜；金运太过称为坚成；水运太过称为流衍。

【导读】所谓五运三纪，是指木、火、土、金、水五运之气太过、不及、平气这三种变化状态。开篇即对这三种气运变化状态依据五行各自特性予以命名。如"敷和""委和""发生"则以木的生发特性而定名，这就从字义上概括了生发正常、不及和太过的特点。

【原文】帝曰：三气[1]之纪，愿闻其候[2]。

岐伯曰：悉乎哉问也！

敷和之纪，木德周行[3]，阳舒阴布[4]，五化宣平[5]，其气端，其性随，其用曲直，其化生荣[6]，其类草木，其政发散，其候温和，其令风，其脏肝，肝其畏清[7]，其主目，其谷麻[8]，其果李，其实核[9]，其应春，其虫毛[10]，其畜犬，其色苍，其养筋，其病里急支满，其味酸，其音[11]角，其物中坚，其数八[12]。

升明之纪，正阳[13]而治，德施周普[14]，五化均衡，其气高，其性速，其用燔灼，其化蕃茂[15]，其类火，其政明曜[16]，其候炎暑，其令热，其脏心，心其畏寒，其主舌，其谷麦，其果杏，其实络，其应夏，其虫羽[17]，其畜马，其色赤，其养血，其病瞤瘛[18]，其味苦，其音徵，其物脉，其数七。

备化之纪，气协天休[19]，德流四政，五化齐修[20]，其气平，其性顺，其用高下[21]，其化丰满，其类土，其政安静，其候溽蒸[22]，其令湿，其脏脾，脾其畏风[23]，其主口，其谷稷，其果枣，其实肉，其应长夏[24]，其虫倮[25]，其畜牛，其色黄，其养肉，其病否[26]，其味甘，其音宫，其物肤[27]，其数五。

审平之纪，收而不争，杀而无犯[28]，五化宣明，其气洁，其性刚[29]，其用散落[30]，其化坚敛，其类金，其政劲肃，其候清切，其令燥，其脏肺，肺其畏热[31]，其主鼻，其谷稻，其果桃，其实壳，其应秋，其虫介[32]，其畜鸡，其色白，其养皮毛，其病咳，其味辛，其音商，其物外坚，其数九。

静顺之纪，藏而勿害，治而善下[33]，五化咸整[34]，其气明，其性下，其用沃衍[35]，其化凝坚[36]，其类水，其政流演[37]，其候凝肃，其令寒，其脏肾，肾其畏湿[38]，其主二阴，其谷豆，其果栗，其实濡，其应冬，其虫鳞[39]，其畜彘，其色黑，其养骨髓，其病厥[40]，其味咸，其音羽，其物濡，其数六。

故生而勿杀，长而勿罚，化而勿制，收而勿害，藏而勿抑，是谓平气。

【注释】

[1] 三气：五运之气的平气、不及和太过。

[2] 其候：候，征兆、征象。其，代三气之纪。

[3] 木德周行：木运平气之年，阳和生发之气遍布大地。周，遍及。

[4] 阳舒阴布：三阴三阳六气各按其时而布施。阳，三阳。阴，三阴。

[5] 五化宣平：五化，平气之岁主时五运生化均为正常。宣平，敷和之纪，为木运平气，木气宣散。

[6] 其气端……其化生荣：马莳："木之气端正，木之性顺从，木之用曲直咸宜，木之化生发荣美。"

[7] 肝其畏清：金克木，故肝畏清。

[8] 其谷麻：高世栻："麻体直而色苍，为五谷之首，故其谷麻。"谷，五谷，象征木性的谷物。麻，火麻。

[9] 其实核：以核为主的果实，与下文"其物中坚"应联系起来理解。以核为主的果实则中坚。

[10] 其虫毛：高世栻："毛虫通体皆毛，犹木之森丛，故其虫毛。"虫，指动物。毛，指毛虫。动物分为毛、倮、鳞、介、羽五类。

[11] 音：五音。

[12] 其数八：木的成数是八。

[13] 正阳：姚止庵："正阳者，谓火得其平，无亢烈之患也。"正，指不偏。

[14] 周普：遍及四面八方。与"周行"同义。周，环周。普，普遍。

[15] 其气高……其化蕃茂：张志聪："火气炎上，故其气高；火性动急，故性速也；烤炙曰燔灼，火之用也；万物蕃茂，长夏之化也。"燔，炙、烤。

[16] 其政明曜：即阳光充足。明，光明。曜，日光也。

[17] 其虫羽：张志聪："羽虫飞翔，而上感火气之生也。"羽，有羽翅的动物。

[18] 其病瞤瘛：患病表现为肌肉跳动，肢体抽搐。瞤，肌肉跳动。瘛，抽搐。

[19] 气协天休：指土之平气年，天地之气协调和平。气，土气、地气。休，美善。

[20] 德流四政，五化齐修：土运平气之年，备化之气分助于四季，生长化收藏五化都能完善至美。四政，四季，土旺于四季之末各十八日。齐修，发展完备。

[21] 其用高下：土孕育万物，上下左右无处不有其生化作用。

[22] 其候溽（rù 入）蒸：长夏季节的气候特点是湿热郁蒸。溽，湿。蒸，热。

[23] 脾其畏风：风属肝木，木克土，故脾畏风。

[24] 其应长夏：一年五季中的第三季，万物盛长，五行为土。

[25] 其虫倮：姚止庵："倮虫无毛羽鳞甲，以肉为体，像土之肥而厚也。"

[26] 其病否：因病在中焦，脾土运化失司，气机升降失常，故病痞。否，通"痞"，痞塞不畅。

[27] 其物肤：张介宾："肤，即肌肉也。"

[28] 收而不争，杀而无犯：金气虽有收敛、肃杀之性，但金运平气之年，收敛而无剥夺，肃杀而无残害。

[29] 其气洁，其性刚：姚止庵："秋气清爽而洁净也，金以坚劲为性。"洁，洁净。刚，刚劲。

[30] 其用散落：秋令的作用是使万物成熟凋落。散落，指凋落。

[31] 肺其畏热：热为心火，火克金，故肺畏热。

[32] 其虫介：有甲壳的动物为介虫。介，甲壳。

[33] 藏而勿害，治而善下：水运平气之年，冬气能正常的纳藏而无害于万物，本性平顺而下行。藏，蛰藏，为冬所主，与水相应。治，管理。

[34] 五化咸整：五化全部齐备。咸，全部、皆。整，齐也。

[35] 其用沃衍：水具有流溢灌溉作用。

[36] 其化凝坚：姚止庵："水至冬则凝为坚冰，水之化也。"凝坚，凝结坚硬。

[37] 流演：张介宾："演，长流貌，井泉不竭，川流不息，皆流演之义。"

[38] 肾其畏湿：湿为土性，土克水，故肾畏湿。

[39] 其虫鳞：张志聪："鳞虫，水中之所生。"鳞，指有鳞甲的动物。

[40] 其病厥：肾属水，性寒，厥证的病位多在肾。

【语译】黄帝说：我想听听五运太过、不及、平气这三种变化情况是如何的呢？

岐伯说：你问得很详尽啊！敷和为木运平气之年，木气主旺，阳气舒布，阴气布散，生、长、化、收、藏五化平定，气化端正，其性能顺应自然变化，其作用能曲能直，其气生发荣华，其类为草木，其政为发散，气候温和，其令为风，应在人体为肝，肝畏清凉的金气，肝开窍于目，五谷应于麻，果类应于李，果实应于核，时令应于春，动物应于毛虫，畜类应于犬，五色应于苍，精气充养于筋，多发疾病为腹中拘急胀满，五味为酸，五音为角，在物应于内中坚实的部分，在数为木之成数八。

升明火运平气之年，正阳之气主旺，火热普施，生、长、化、收、藏五化平衡，火气上升，其性迅速，有火热燔灼作用，

气化为繁荣茂盛，其作用为火，其政为光明照耀，气候特点为火炎暑热，其令为热，在脏应于心，心畏寒凉的水气，心开窍于舌，五谷应于麦，果类应于杏，果实应于络，时令应于夏，动物应于羽虫，畜类应于马，五色应于赤，其精气充养血液，多发疾病为掣动抽搐，五味应于苦，五音应于徵，在物应于脉络，在数为火之成数七。

备化土运平气之年，土气与司天之气同化，土德流于四季，生、长、化、收、藏五化皆得治理，其气平和，其性随顺，其作用有高有下，其气化为丰盛饱满，其类为土，其政安宁静谧，气候特点为湿热郁蒸，其令为湿，在脏应于脾，脾畏风，开窍于口，五谷应于稷，果类应于枣，果实应于果肉，时令应于长夏，动物应于倮虫，畜类应于牛，五色为黄，其精气充养肌肉，多发疾病为痞塞不通，五味为甘，五音为宫，在物应于表皮，在数为土之生数五。

审平金运平气之年，金气主收而不相争，虽主肃杀而不伤害于物，生、长、化、收、藏得以宣发畅明，其气清洁，其性刚劲，其作用为凋零散落，气化为坚实紧缩，其类为金，其政为强劲严肃，气候特点为清冷急切，其令为燥，在脏应于肺，肺畏火热之气，开窍于鼻，五谷应于稻，果类应于桃，果实应于壳，时令应于秋，动物应于介虫，畜类应于鸡，五色为白，其精气充养于皮毛，发病为咳嗽，五味应于辛，五音应于商，其在物应于外表坚实的部分，在数为金之成数九。

静顺水运平气之年，虽主闭藏而无害于万物，其气善于下沉，生、长、化、收、藏变化完整，其气明净，其性向下，有灌

溉满溢的作用，气化作用为凝固坚硬，其类为水，其政为长流不息，气候特点为凝冽严厉，其令为寒，在脏应于肾，肾畏湿土之气，肾开窍于前后二阴，五谷应于豆，果类应于栗，果实应于汁液，时令应于冬，动物应于鳞虫，畜类应于猪，五色应于黑，其精气充养的是骨髓，发病为厥逆，五味应于咸，五音应于羽，在物应于物体内的柔较部分，在数为水之成数六。

所以，五运平气之年，木之生气主岁，不会有金气的肃杀；火之长气主岁，不会有水气的克罚；土之化气主岁，不会有风气的制裁；金之收气主岁，不会有火气的伤害；水之藏气主岁，不会有土气的抑阻。这就是平气。

【导读】论五运平气年份的气候、物化、发病等特征。分别讲述了木之平气"敷和之纪"、火之平气"升明之纪"、土之平气"备化之纪"、金之平气"审平之纪"、水之平气"静顺之纪"。①一年五个时段的气化有相对平稳的特点。②论木、火、土、金、水平气年份的气候、气象特点。③五运平气各年份的相关物化特征（五虫、五味、五色、五谷、五果、五畜等）。④论各气平气年份与对应人体五脏系统的相关联系及疾病流行谱。⑤各年份的五行生成"数"，唯土是生数"五"，其余均为成数。

【原文】委和之纪，是谓胜生[1]，生气不政，化气乃扬[2]，长气自平[3]，收令乃早[4]，凉雨时降，风云并兴，草木晚荣，苍干凋落，物秀而实，肤肉内充，其气敛，其用聚，其动缓戾拘缓[5]，其发惊骇，其脏肝，其果枣李，其实核壳，其谷稷稻，其味酸辛，其色白苍，其畜犬鸡，其虫毛介，其主雾露凄沧[6]，其声角商，其病摇动注恐，从金化也，少角与判商同[7]，上角与正角同[8]，上商与正商同[9]，其病支废痈肿疮疡，其甘虫[10]，邪伤肝也，上宫与正宫同[11]，萧瑟肃杀[12]则炎赫沸腾[13]，眚于三[14]，所谓复也[15]，其主飞蠹蛆雉，乃为雷霆[16]。

伏明之纪，是谓胜长[17]，长气不宣[18]，藏气反布[19]，收气自政[20]，化令乃衡[21]，寒清数举，暑令乃薄[22]，承化物生，生而不长，成实而稚，遇化已老[23]，阳气屈伏，蛰虫早藏，其气郁，其用暴，其动彰伏变易[24]，其发痛，其脏心，其果栗桃，其实络濡[25]，其谷豆稻，其味苦咸，其色玄丹，其畜马彘，其虫羽鳞，其主冰雪霜寒，其声徵羽，其病昏惑悲忘[26]，从水化也，少徵与少羽同[27]，上商与正商同[28]，邪伤心也，凝惨凛冽，则暴雨霖霍[29]，眚于九[30]，其主骤注雷霆震惊，沉黔淫雨[31]。

卑监之纪，是谓减化[32]，化气不令，生政独彰[33]，长气整[34]，雨乃愆[35]，收气平，风寒并兴，草木荣美，秀而不实，成而秕[36]也，其气散，其用静定[37]，其动疡涌分溃痈肿[38]，其发濡滞[39]，其脏脾，其果李栗，其实濡核，其谷豆麻，其味酸甘，其色苍黄，其畜牛犬，其虫倮毛[40]，其主飘怒振发[41]，其声宫角，其病留满否塞[42]，从木化也，少宫与少角同[43]，上宫与正宫同[44]，上角与正角同[45]，其病飧泄，邪伤脾也，振拉飘扬，则苍干散落，其眚四维[46]，其主败折虎狼[47]，清气乃用，生政乃辱[48]。

从革之纪，是谓折收[49]，收气乃后，生气乃扬，长化合德[50]，火政乃宣[51]，庶类以蕃[52]，其气扬，其用躁切，其动铿禁瞀厥[53]，其发咳喘，其脏肺，其果李杏，其实壳络，其谷麻麦，其味苦辛，其色白丹，其畜鸡羊，其虫介羽，其主明曜炎烁，其声商徵，其病嚏咳鼽[54]衄，从火化也，少商与少徵同[55]，上商与正商同[56]，上角与正角同[57]，邪伤肺也，炎光赫烈，则冰雪霜雹[58]，眚于七[59]，其主鳞伏彘鼠[60]，岁气早至，乃生大寒[61]。

涸流之纪，是谓反阳[62]，藏令不举，化气乃昌[63]，长气宣布，蛰虫不藏，土润水泉减，草木条茂，荣秀满盛，其气滞，其用渗泄，其动坚止[64]，其发燥槁[65]，其脏肾，其果枣杏，其实濡肉，其谷黍稷，其味甘咸，其色黅玄[66]，其畜彘牛，其虫鳞倮，其主埃郁昏翳[67]，其声羽宫，其病痿厥坚下，从土化也，少羽与少宫同[68]，上宫与正宫同[69]，其病癃闭，邪伤肾也，埃昏骤雨，则振拉摧拔[70]，眚于一[71]，其主毛显狐狢[72]，变化不藏。

故乘危而行[73]，不速而至，暴虐无德，灾反及之[74]，微者复[75]微，甚者复甚，气之常也。

【注释】

[1] 胜生：木运不及，则金克木，或土反侮

木。克、侮皆能胜过木之气，致使木运的生发之气受阻，故称"胜生"。生，木主春生之气。

[2] 生气不政，化气乃扬：张志聪："金气胜，则木之生气不能彰其政令矣。木政不彰，则土气无畏，而化气乃扬。"

[3] 长气自平：木运不及，则木所生之火气亦不至过盛，乃趋于平定，故火的长气如常。

[4] 收令乃早：金运所主的秋令，由于木衰金乘，故收令提早而至。

[5] 其动缜戾拘缓：筋脉病后出现拘挛或松弛的病态。缜，缩短。拘，拘急。缓，弛缓。

[6] 凄沧：指寒冷。

[7] 少角与判商同：角、徵、宫、商、羽五音标记五运（木、火、土、金、水）为五音建运；又用"正""太""少"分别表达运的正常（平气）、太过、不及。木运不及为少角。判商，判同"半"，少商。因木运不及，金来克木，木气半从金化，故云。

[8] 上角与正角同：木运不及之年，若上临厥阴风木司天（如丁巳、丁亥年），不及之木运得到司天之气的扶助，则为平气年。上，司天之气。上角，厥阴风木司天。正角，木运之平气。

[9] 上商与正商同：木运不及之岁，金气胜之，判角用事，若再上临卯酉阳明燥金司天，则木运更衰，金用事，其化如同金之平气年。

[10] 其甘虫：甘为土味，因木运不及，土反侮之，甘味生虫。

[11] 上宫与正宫同：木运不及，土反侮之，若又上临丑未太阴湿土司天，则土用事，其化如同土之平气年。

[12] 萧瑟肃杀：木运不及，金气乘之而用事，肃杀之令大行，出现萧条冷落的景象。

[13] 炎赫沸腾：金胜太过，致火气来复，炎赫沸腾形容火气来复之势。炎赫，火势猛烈。

[14] 眚于三：木运不及，金气胜之，又导致火气来复，其灾害应在东方震位。眚，指灾害。三，三宫，即东方震位。

[15] 所谓复也：指木运不及，金气乘之，木之子为火，火能胜金为复气。前文"萧瑟肃杀则炎赫沸腾"即复气之象。

[16] 其主飞蠹（dù 度）蛆雉，乃为雷霆：飞，飞虫。蠹，蛀虫。蛆，苍蝇的幼虫。雉，野鸡。

[17] 胜长：火主夏之长气，水乘金侮。

[18] 长气不宣：火运不及，夏长之气不得宣布。

[19] 藏气反布：因火运不及，水来乘之，寒水之气布于火运所主之时，即下文"寒清数举，暑令乃薄"。藏气，水运所主冬令之气。

[20] 收气自政：火运不及，金不畏火而擅行政令。收气，金运所主秋令之气。

[21] 化令乃衡：火运不及，土无损害，故土主之化气如常。化令，土运所主长夏之令。

[22] 寒清数举，暑令乃薄：火运不及，水来乘之，则寒冷之气经常流行，夏季暑热之气薄弱。寒清，寒冷之气。数，屡次、经常。举，举事、发生。薄，少、衰弱。

[23] 成实而稚，遇化已老：生而不长，虽已结实，但却很小，待到长夏生化时令，已经衰老。稚，幼小。

[24] 彰伏变易：变化时隐时现。彰，明也。伏，隐伏之意。

[25] 络濡：果实的特点是有液汁和丝络。络，支络。濡，液汁。

[26] 其病昏惑悲忘：火气通于心，火运不及，心气不足，心神失养，故昏惑悲忘。

[27] 少徵与少羽同：火运不足之年与水运不及之年的气化相同。

[28] 上商与正商同：火运不及，金来侮之，若上临阳明燥金司天（癸卯、癸酉岁），则其化如同金之平气年。

[29] 凝惨凛冽，则暴雨霖霪：火运不足，则寒水气胜，故见阴寒惨淡、凛冽寂静的现象。水气胜则土气复，故见暴雨淋霪、湿气过盛之象。凝惨，阴寒冷甚。

[30] 眚于九：灾害应于南方。九，九宫，即南方离宫。

[31] 沉黔淫雨：乌云不散，阴雨连绵。黔，古"阴"字。

[32] 减化：谓土运不及，木来克之，水来侮之，减弱了化气的作用。

[33] 化气不令，生政独彰：土运不及，化气减弱，不能正常司令，而木之生气独旺。

[34] 长气整：土运不及，火无损害，火主之长气如常。

[35] 雨乃愆（qiān 千）：土运不及，地气不能上升，不能及时下雨。愆，过时。

[36] 成而秕：化令不行，生政独彰，长气如常，草木之类虽然华秀，但不能成熟内实，唯成空壳，多为瘪谷。秕，糠秕、瘪谷之类。

[37] 其用静定：土性本静，不及则不能发挥其"化"之用。静定，静止不动。

[38] 疡涌分溃痈肿：病发疮疡痈肿，破溃流脓。涌，涌泄。分溃，分裂溃烂。

[39] 其发濡滞：土运不及，不能制水，水气留滞而不行，气机不畅。濡，湿润，水气。滞，不畅。

[40] 倮毛：倮虫和毛虫。

[41] 飘怒振发：土运不及，从其木化，木胜则动风，狂风怒号，草木飘摇，其势如怒。

[42] 留满否塞：土运不及，木气乘之，在人体则为脾失运化，气机升降失常，饮食留滞而见脘腹胀满，痞塞不通的病证。

[43] 少宫与少角同：高世栻："土运不及，故曰少宫，木兼用事，故少宫与少角同。"

[44] 上宫与正宫同：高世栻："土气司天，谓之上宫，土运不及，上得司天之助，故上宫与正宫同。"

[45] 上角与正角同：高世栻："木气司天，谓之上角，木兼用事，又得司天之气，则木气敷和，故上角与正角同。"

[46] 眚四维：张介宾："胜复皆因于土，故灾眚见于四维。四维者，土位中宫而寄旺于四

隅，辰戌丑未之位是也。"四维，四隅，即东南、西南、东北、西北。也指二宫、四宫、六宫、八宫之位。

[47] 其主败折虎狼：高世栻："败折，金能断物也。虎狼，西方金兽也。"

[48] 生政乃辱：土运不及，子气来复，金克木，木之生气受到抑制。

[49] 折收：金主秋季收气，金运不及，火乘之，木侮之，因此，金之收气减折，故云。折，挫折。

[50] 长化合德：火气主长，土气主化，火能生土，二者协调发挥作用。

[51] 火政乃宣：金运不及，火乘之，火气主事，宣发政令。

[52] 庶类以蕃：长化合德，火气当政，阳气布散，则万物因之而繁荣茂盛。庶类，泛指万物。

[53] 铿（Kēng 坑）禁瞀厥：张介宾："铿然有声，咳也；禁，声不出也；瞀，冈也；厥，气上逆也。金不足则肺应之，肺主气，故为是病。"铿，声音响亮。

[54] 衄：指鼻塞流涕。

[55] 少商与少徵同：金运不及之岁，火气来乘，其与少徵之岁气化特征相同。

[56] 上商与正商同：金运不及之岁，若再上临阳明燥金司天，则不及之运得司天之气的资助，其化如金之平气。

[57] 上角与正角同：金运不及，木行其事，若又上临厥阴风木司天，则木更得司天之助，其化如同木之平气。

[58] 炎光赫烈，则冰雪霜雹：火胜之象为炎光赫烈，水复之象为冰雪霜雹。

[59] 眚于七：灾害应在西方。七，七宫，即西方兑位。

[60] 鳞伏彘鼠：用动物的活动类比阴寒之气降临。伏，匿藏也。彘，猪也。鼠，指鼠类昼伏夜出，皆属阴类。

[61] 岁气早至，乃生大寒：冬藏之气早到，发生大寒。岁气，冬藏之气。

[62] 反阳：水主冬藏之气，水运不及，火不畏水，反见火之长气。

[63] 藏令不举，化气乃昌：水运不及则冬藏之令不行，水运不及土气胜之，故化气昌盛。

[64] 其动坚止：因水少不濡，大便燥坚不下。坚止，坚硬停止。后文"坚下"，与此同义。

[65] 其发燥槁：水运不及，阴精亏少，不能荣润，则发生干燥枯槁。燥槁，干燥枯槁。

[66] 黔玄：黄色，为土之色。玄，黑色，为水之色。

[67] 其主埃郁昏翳：湿土之气漫游，天色迷蒙昏暗。埃，尘埃。郁，遮盖。昏翳，昏蒙不清楚。

[68] 少羽与少宫同：水运不及为少羽，土来乘之，从土用事。

[69] 上宫与正宫同：水运不及，土兼用事，若上临太阴湿土司天，则土令用事，其化如同土之平气。

[70] 埃昏骤雨，则振拉摧拔：埃昏骤雨为土胜之象，土胜则木复，故又有振拉摧拔的木胜之象。

[71] 眚于一：灾害应在北方。一，一宫，即北方坎位。

[72] 毛显狐狢：毛虫所显者为狐狢之类。毛，毛虫，兽类属毛虫。

[73] 乘危而行：乘岁运不足而所胜、所不胜之气的乘侮现象。如前文所论"胜长""胜生""减化""折收""反阳"，皆是"乘危而行"。危，指岁运不及年份。

[74] 暴虐无德，灾反及之：运气不及之纪，胜气过甚，超过了一定的限度，则本气必虚，定将受到复气的惩罚。

[75] 复：复气。

【语译】委和木运不及之年，受金气制约而木之生气不得施用，土不受制而化气得以发扬，木之子火的长气自能保持平静，木之所不胜金的收气提前来临，凉雨时时降下，风云并起，草木繁荣较晚，易于干枯凋落，有的成熟较快，表皮和肉质部分充实，其气收敛，作用为聚集，变动为短缩、屈曲、拘挛、弛缓，其发病为惊恐，在脏应于肝，果类应于枣桃，果实应于核壳，谷类应于稷稻，五味应于酸辛，五色应于白苍，畜类应于犬鸡，虫类应于毛虫介虫，其主时之气为雾露凄凉，五音应于角商，发病为动摇惊恐，这是木运不及从金而化的缘故，因而少角之年与判商之年相同。木运不及，再逢厥阴风木司天之年，不及之运得以扶助，也可与正角的木运平气之年的气化相同。若逢到阳明燥金司天之年，则木气受制而更衰，金气更胜，气化与金运平气之年相似，所以说"上商与正商同"。其发病为四肢痿废不用，痈肿疮疡，甘味谷物易于生虫，发病多为邪气伤肝之故。若逢太阴湿土司天之年，土气反胜，此年气化与土运平气之年相似，故曰"上宫与正宫同"。凡萧瑟肃杀的金气过盛，其后必有炎热沸腾的火气来复，灾害发生在东方三宫，这就是所谓的复气。火气来复，多有飞虫、蛆虫及雉。木气郁发则为雷霆。

伏明火运不及之年，火之长气被水气所制约，称为胜长。火不及则长气不得宣发，水之藏气反而布施；金的收气维持政令，土之化气趋于平稳。金气自行其令，所以频频发生寒冷清凉的气候。火气受到制约则暑热不行，万物承土气之化而生，火热不足则万物生而不长，虽结果实但却很小，到了土的化气主令之时就已衰老，阳气被抑制则潜伏不用；寒冷之气早至，故蛰虫早藏，木气郁而不伸，其用暴烈，

其变动为显明与隐伏变易无常，发病多为疼痛，在脏应于心，果类应于栗桃，果实应于络和汁，谷类应于豆稻，五味为苦咸，五色为黑赤，畜类应于马、猪，动物应于羽虫、鳞虫，主时之气可有冰雪霜寒，五音应于徵、羽，发病多为神昏、迷惑、悲哀、善忘，这是火运不及，从水而化的缘故，故尔火运不足之年与水运不及之年的气化相同，所以说"少徵与少羽同"。若逢阳明燥金司天，金气得助，就与金运平气之年的气化相同。所生之病是因邪害于心的原因。凡在阴凝凄惨凛冽之气过盛之后，必有暴雨的土之复气，灾害发生在南方九宫。土气来复，主暴雨倾泻、雷霆震惊、阴云不散、淫雨连绵。

卑监土运不及之年，土主的化气被木气抑制而减弱，化气不能行令，木之生气反而独旺，火之长气不受影响而平整，湿气不得施化，雨水至期不降，金之收气不受影响而自平，木水之气俱盛，故风寒并起，草木虽然繁荣华美，因化气不足，结了果也不能成实，成熟如糠秕。其气散发，作用为安定宁静，其变动为疮疡痈肿、溃烂，其发病缘于湿气郁滞不化，内脏应于脾，果类应于李栗，果实应于果肉果核，谷类应于豆麻，五味应于酸甘，五色应于苍黄，畜类应于牛犬，动物应于倮虫、毛虫，在木气主时季节为大风飘荡振发，五音应于宫、角，发病多为滞留胀满痞塞不通之症。土运不及，气候从木而化，因而土运不及之年的气化与木运不及之年相同。若逢太阴湿土司天，土运不及得助，则与土运平气之年相同。发病为食谷不化的飧泄，这是邪气伤脾的缘故。凡在振动、断折、飘扬木气过甚之后，必有苍老、干枯、

散落的金气来复，灾害发生在四隅。金气来复，伤害虎狼等兽类，清凉之气施用，木之生气之政屈而不行。

从革金运不及之年，收气被火气抑制，金运不及，其收气晚至，木之生气得以发扬，火气与土气相合为用，火气之政得以宣发，万物繁茂，金气发扬，作用为躁动急切，发病多为咳嗽、胸闷、厥逆、喘促，在脏应于肺，果类应于李杏，果实应于果壳与果络，谷类应于麻麦，五味应于苦辛，五色应于白赤，畜类应于鸡羊，动物应于介虫、羽虫，在火气主时季节，光明照耀，火炎灼烁，五音应于商与角，发病多为喷嚏、咳嗽、鼻塞、鼻衄，这是金运不足，火气施化的缘故，因而金运不及之年与火运不及之年的气化特征相同。若逢阳明燥金司天之年，金不足得助，则与金运平气之年相同。若逢厥阴风木司天，木气更旺，则与木运平气之年气化相同，所发生的病证是邪气伤害了肺脏的缘故。凡在火炎炽盛过后，必有冰雪霜雹的水气来复，灾害发生在西方七宫。水气来复，主鳞虫伏藏、猪病，寒气早至，发生大寒。

涸流水运不及之年，水之藏气不行，阳气反得施行，藏气得不到发挥，土之化气昌盛，火气不畏其制则长气得以宣布，蛰虫在外不藏，土层湿润，水泉减少，草木条达茂盛，万物荣华秀美，丰满旺盛，其气郁滞不畅，表现的作用为渗泄，发病多为大便干结排解艰难，所发疾病为干燥枯槁所致，内脏应于肾，果类应于枣杏，果实应于果汁果肉，谷类应于麦稷，五味应于甘咸，五色应于黄黑，畜类应于猪牛，动物应于鳞虫、倮虫，在土气主时节令为尘埃郁寒，昏暗蔽日，五音应于羽、宫，发病多为痿软厥逆、大便坚硬，是水运不足、从土气所化的缘故。因而水运不及之年与土运不及之年的气化相同。若逢太阴湿土司天之年，水气更衰，土气更胜，所以与土运平气之年的气化相同。此年发病多为小便癃闭、大便秘结，这是邪伤肾脏所致。凡在尘埃昏暗、骤雨降下的土气过甚之后，必有振拉、摧拔的木气来复，灾害发生在北方一宫。风气来复，主狐貉等毛虫类显现，万物变化不定而不归藏。

五运不及之年，所不胜之气乘其孤危不足而得以施用，胜气不时而至，如果胜气过甚，就会残害万物，岁运的子气必来报复，胜气反要受损，凡胜气微者复气亦微，胜气甚者复气亦甚，这是五运胜复变化的一般规律。

【导读】论五运不及年份的气候、物化、发病等特征。分别讲述了木运不及"委和之纪"、火运不及"伏明之纪"、土运"卑监之纪"、金运不及"从革之纪"、水运不及"涸流之纪"。①一年五个时段的气化有相对滞后的特点。②论五运不及各年份的气候、气象特点。③五运不及各年份的相关物化特征（五虫、五味、五色、五谷、五果、五畜等）。④再论五运不及各年份人体相关内脏系统容易发生的病证特点，其病证特征较为复杂，既有与不及岁运五行属性一致的内脏病证，也有"己所胜"之脏的病证。如木运不及之年，既可发生肝的病证（短缩、屈曲、拘挛等），也有脾土失常的病证（四肢痿废不用等）。⑤各年份灾害发生的时间、空间区位，如"灾三宫""灾一宫"分别指东方、春季，北方、冬季等，这部分内容可参阅《灵枢·九宫八风》。

五运不及年份，会有"胜气""复气"的变化特征，要遵照"其不及，则己所不胜侮而乘之，己所胜轻而侮之"（《素问·五运行大论篇》）原则理解五脏发病和相关的气候特点。

【原文】发生之纪，是谓启陈[1]，土疏泄，苍气达[2]，阳和布化，阴气乃随，生气淳化[3]，万物以荣，其化生，其气美，其政散[4]，其令条舒，其动掉眩巅疾，其德鸣靡启坼[5]，其变振拉摧拔[6]，其谷麻稻，其畜鸡犬，其果李桃，其色青黄白，其味酸甘辛，其象春，其经足厥阴、少阳，其脏肝脾，其虫毛介，其物中坚外坚[7]，其病怒，太角与上商同[8]，上徵则其气逆[9]，其病吐利，不务其德，则收气复[10]，秋气劲切[11]，甚则肃杀，清气大至，草木凋零，邪乃伤肝。

赫曦之纪，是谓蕃茂[12]，阴气内化，阳气外荣，炎暑施化，物得以昌，其化长，其气高，其政动，其令鸣显[13]，其动炎灼妄扰，其德暄暑郁蒸[14]，其变炎烈沸腾，其谷麦豆，其畜羊彘，其果杏栗，其色赤白玄，其味苦辛咸，其象夏，其经手少阴太阳、手厥阴少阳，其脏心肺，其虫羽鳞，其物脉濡，其病笑、疟、疮疡、血流、狂妄、目赤[15]，上羽与正徵同[16]，其收齐，其病痓[17]，上徵而收气后也[18]，暴烈其政，藏气乃复，时见凝惨，甚则雨水霜雹切寒，邪伤心也。

敦阜之纪，是谓广化[19]，厚德清静，顺长以盈，至阴内实[20]，物化充成，烟埃朦郁，见于厚土[21]，大雨时行，湿气乃用，燥政乃辟[22]，其化

圆[23]，其气丰，其政静，其令周备，其动濡积并稸[24]，其德柔润重淖[25]，其变震惊飘骤崩溃，其谷稷麻，其畜牛犬，其果枣李，其色黅玄苍，其味甘咸酸，其象长夏，其经足太阴、阳明，其脏脾肾，其虫倮毛，其物肌核，其病腹满、四肢不举，大风迅至，邪伤脾也。

坚成之纪，是谓收引[26]，天气洁，地气明，阳气随，阴治化，燥行其政，物以司成，收气繁布，化洽不终[27]，其化成，其气削，其政肃，其令锐切，其动暴折疡疰[28]，其德雾露萧瑟，其变肃杀凋零，其谷稻黍，其畜鸡马，其果桃杏，其色白青丹，其味辛酸苦，其象秋，其经手太阴、阳明，其脏肺肝，其虫介羽，其物壳络，其病喘喝胸凭仰息[29]，上徵与正商同[30]，其生齐[31]，其病咳，政暴变则名木不荣，柔脆焦首，长气斯救[32]，大火流，炎烁且至，蔓将槁，邪伤肺也。

流衍之纪，是谓封藏[33]，寒司物化，天地严凝，藏政以布，长令不扬，其化凛，其气坚，其政谧[34]，其令流注，其动漂泄沃涌[35]，其德凝惨寒雾[36]，其变冰雪霜雹，其谷豆稷，其畜彘牛，其果栗枣，其色黑丹黅，其味咸苦甘，其象冬，其经足少阴、太阳，其脏肾心，其虫鳞倮，其物濡满，其病胀，上羽而长气不化[37]也。政过则化气大举，而埃昏气交，大雨时降，邪伤

肾也。

故曰：不恒其德，则所胜来复[38]，政恒其理，则所胜同化[39]。此之谓也。

【注释】

[1] 启陈：阳气宣达布散，推陈出新。启，宣通开达。

[2] 土疏泄，苍气达：发生之纪，木运太过，使土气疏薄、发泄，而木气条达。苍气，木气。

[3] 生气淳化：木运太过，生发之气旺盛，万物因之而繁荣。淳，厚也。化，生化。生气，木运所主的生发之气。

[4] 其政散：木主春季生发之令，布散阳和之气。

[5] 鸣靡启坼：风声散乱，物体开裂。

[6] 振拉摧拔：风气太盛，使草木振摇毁折。

[7] 中坚外坚：指硬壳硬核之物。

[8] 太角与上商同：张介宾："按六壬之年无卯酉，是太角本无上商也。故《新校正》云'太过五运，独太角言与上商同，余四运并不言者，疑此文为衍。'或非衍则误耳。"

[9] 上徵则其气逆：木运太过之纪，又遇少阴君火、少阳相火司天，则气逆不顺。

[10] 不务其德，则收气复：木运太过，不能发挥其正常的敷和之用，而暴虐横逆，加害于他运。木横克土，则土之子金必来报复，故收气复。务，从事。

[11] 秋气劲切：秋气肃杀，清劲急切。劲，清劲。切，急切。

[12] 蕃茂：繁荣茂盛。

[13] 其令鸣显：夏长之气唤起万物繁茂。

[14] 暄（xuān 宣）暑郁蒸：暑热郁蒸。暄，热也。

[15] 其病笑、疟、疮疡、血流、狂妄、目赤：皆为火气太过所致的病证。

[16] 上羽与正徵同：高世栻："太阳寒水司天，谓之上羽，火运太过，上临寒水，则火气以平，故与升明之正徵同。"

[17] 痉：当为"痉"。痉病，以牙关紧闭，头项、四肢强直为特征。

[18] 上徵而收气后也：火运太过，又遇君火相火司天，则金气受抑而收气晚至。

[19] 广化：张介宾："土之化气，广被万物，故曰广化。"

[20] 至阴内实：土为至阴之气，土气有余，故万物得以内部充实。

[21] 厚土：山陵。

[22] 燥政乃辟：张介宾："土之化湿，湿气行则燥气辟。"辟，通"避"。

[23] 其化圆：指化气遍布于四方。圆，周边。

[24] 濡积并稸：湿气偏盛。濡，指湿气。

[25] 柔润重淖：柔和、润泽、重浊、黏稠，为土湿之性。淖，黏稠。

[26] 收引：收敛引急。马莳："收引者，阳气收敛而阴气引用也。"

[27] 化洽不终：金运太过，收气早布，以致土运之化气不能尽其所主之时令。化，土运所主之化气。

[28] 暴折疡疰：暴折，突然发生损折。疡，疮疡。疰，皮肤溃疡。

[29] 胸凭仰息：肺金邪实，呼吸困难的状态。凭，倚托于物。胸凭，胸部必须有所倚托。仰息，扬头、张口，抬肩呼吸。

[30] 上徵与正商同：金运太过之岁，若遇君火、相火司天，则太过之金运转为平气。

[31] 其生齐：太过之金运上临火气司天而成平气之化，木不受金气之杀伐，生气能行其常令。生，生气。

[32] 长气斯救：金运太过，克伐木气，火气来复，以救木衰，火主长气，故云。

[33] 封藏：张介宾："水盛则阴气大行，天地闭而万物藏，故曰封藏。"

[34] 谧：安谧，宁静。

[35] 漂泄沃涌：漂泄，肠鸣腹泻。沃涌，指涎沫上涌。

[36] 凝惨寒雰：阴寒凝结，寒冷霜雪。雰，雪霜盛状。

[37] 上羽而长气不化：水运太过之年，若再遇太阳寒水司天，则寒水之运更盛，致火之长气不能发挥其生化作用。

[38] 不恒其德，则所胜来复：五运之气不能正常地施予而生化万物。如运气太过，横施暴虐，则导致己所不胜之复气出现。如木运太过收气来复，火运太过之藏（水）气复等。恒，常也。不恒，失去常度。

[39] 政恒其理，则所胜同化：五运之气能够正常地施予才能使万物得以生化。

【语译】发生木运太过之年，能启发陈旧，木气条达，土气被疏泄，阳和之气布化，阴气随之运行，木之生气和调布化，万物繁茂，其化生发，其气华美，其作用布散，其令条达顺畅，其病变为眩晕头痛，其本性为风声散乱物体裂纹，变化为大风振拉摧拔。谷类应于麻稻，畜类应于鸡犬，果类应于李桃，五色为青黄白，五味为酸甘辛，季节应于春，在人之经脉应足厥阴肝经、足少阳胆经，在脏应于肝、脾，动物应于毛虫、介虫，物体应于内和外层坚实的部分，发病多为善愤怒。若逢少阴君火、少阳相火司天之年，气逆不顺，易发生呕吐、泄泻等病。木气强盛，所不胜之金气来复，秋季气候刚劲急切，复甚则肃杀，凉气大至，草木凋谢飘零，邪气伤害肝脏。

赫曦火运太过之年，万物茂盛，阴气化生于内，阳气旺盛于外，暑热之气施行布化，万物昌盛，其化为成长，其气为升腾，其政为运动不止，其令为宣扬显露，其变动为炎灼狂妄扰乱，其本性为温暖暑热熏蒸，其变化为火热炽盛沸腾，谷类应于麦豆，畜类应于羊猪，果类应于杏栗，五色为赤白黑，五味为苦辛咸，应时于夏，人体经络应于手少阴心经、手太阳小肠经、手厥阴心包经、手少阳三焦经，在脏应于心、肺，动物应于羽虫、鳞虫，植物应于脉络和汁液，发病多为妄笑、疟疾、疮疡、失血、狂妄、目赤。若逢太阳寒水司天之年，火气被克，故与火运平气之年相同。火被克而金不受制，故金之收气与正常年景齐等，其发病为痉病。若逢少阴君火、少阳相火司天之年，司天与岁运同化，火气更甚，金之收气后延。火气暴烈，水之藏气来复，时常有阴冷气候，复气甚则雨水霜雹急迫寒冷，邪气伤害心脏。

敦阜土运太过之年，万物广受土气之化，土德敦厚清静，顺随火之长气，物体盈满，土气有余则物体内部充实，万物充满成熟，土气太过而有烟雾尘埃笼罩山陵，时时有大雨，湿气得以施用，所胜之燥气退避，其化圆满，其气丰盛，其政安静，其令周密完备，其变动为湿气蓄积，其性为柔和润泽，其化为雷霆风雨骤至，山土崩塌，谷类应于稷麻，畜类应于牛犬，果类应于枣李，五色应于黄黑青，五味应于甘咸酸，其时应于长夏，在人体经脉应于足太阴脾经、足阳明胃经，在脏应于脾、肾，动物应于倮虫、毛虫，物体则应于肉和内核，发病多为腹满、四肢不能举动。土之所不胜木气为复气，复气发则大风迅速而至，邪气伤害脾。

坚成金运太过之年，阳气收敛，阴气发挥作用，天气清静，地气明朗，阳气顺随于阴气，阴气施其治化之令，燥气为政，万物成熟，金之收气繁盛布化，土之化气不能终尽，其化为成熟，其气削减，其应用严肃，其令急切，病变为急剧折伤，疮疡邪毒留注不愈，其性为雾露清凉，其变化为肃杀凋零，谷类应于稻黍，畜类应于鸡马，果类应于桃杏，五色为白青赤，五味为辛酸苦，应时于秋，在人体经脉应于手太阴肺经、手阳明大肠经，在脏应于肺、肝，动物应于介虫、羽虫，物体应于外壳和络，发病多为喘息有音、挺胸仰面呼吸。若逢少阴君火、少阳相火司天之年，太过之金气被克，所以气化与金运平气相同，木不受制，其生气与之齐化，发病多为咳嗽。金气暴烈，高大树木不能繁荣，柔脆的物体顶部焦枯，金的所不胜之火气为复气，复气至则炎热流行，炎热灼烁，蔓草枯槁，邪气伤害肺。

流衍水运太过之年，天地间封蛰闭藏，寒气主万物的变化，气候严寒阴凝，水之藏气布施，火之长气不能发扬，其化凛寒，其气坚凝，其作用静谧，其令流动灌注，变动为漂浮泄泻浇灌涌注，其性为阴凝凄惨寒冷霜雪，其变化为霜雪冰雹，谷类应于豆稷，畜类应于猪牛，果类应于栗枣，五色为黑赤黄，五味为咸苦甘，应时于冬，人体经脉应于足少阴肾经、足太阳膀胱经，在脏应于肾、心，动物应于鳞虫、倮虫，物体应于液汁，发病多为胀满。若逢太阳寒水司天之年，水气更甚，火之长气不能布化。水之寒气太过，水的所不胜之土气大兴而来复，尘埃弥漫天地间，时时有大雨降下，邪气伤害肾。

所以说五运太过不能有正常的功德，恃强而侮其所不胜之气，必有胜我之气报复，若按一般规律行其政德，则胜我之气亦能与之同化。就是这个道理。

【导读】此五节论述五运太过之候，分别对木、火、土、金、水五运之气太过年份的气候、物化、发病以及复气特征予以论述。

"发生之纪"气候特点：为"苍气达"，即呈现木的生发之气。木运太过，乘土侮金，故兼木、土、金兼有的物化现象，如"其谷麻稻，其畜鸡犬，其果桃李，其色青黄白，其味酸甘辛"等。

"发生之纪"物化特点：春温之气遍布，自然界呈现欣欣向荣的景象，故出现"其化生，其气美，其政散，其令条舒"物化景象，木类的谷、肉、果、菜生长收成良好而土和金类的生长收成反受影响。

"发生之纪"发病特点：木运太过，人体肝气应之而偏旺，故有肝气上逆之"掉眩巅疾"、易怒之病。

"发生之纪"运气同化特点：太过的木运逢阳明燥金司天，可抑制木之太过，但此处没有阳明燥金，疑"太角与上商同"为衍文。

"发生之纪"复气特点：木气太过表现为金气来复，即木"不务其德，则收气复，秋气劲切，甚则肃杀，清气大至"。其他四纪类此。

五运太过的年份，要遵照"气有余，则制己所胜而侮所不胜（《素问·五运行大论篇》）原则理解相关气候、物化、五脏发病特点，也有"胜气""复气"的变化。

【原文】帝曰：天不足西北，左寒而右凉，地不满东南，右热而左温[1]，其故何也？

岐伯曰：阴阳之气，高下之理，太少之异[2]也。东南方，阳也，阳者其精降于下，故右热而左温。西北方，阴也，阴者其精奉于上，故左寒而右凉。是以地有高下，气有温凉，高者气寒，下者气热，故适寒凉者胀，之温热者疮[3]下至则胀已，汗之则疮已，此凑理开闭之常，太少之异耳。

帝曰：其于寿夭何如？

岐伯曰：阴精所奉其人寿，阳精所降其人夭[4]。

帝曰：善。其病也，治之奈何？

岐伯曰：西北之气散而寒之[5]，东南之气收而温之[6]，所谓同病异治[7]也。

故曰：气寒气凉，治以寒凉，行水渍之[8]。气温气热，治以温热，强其内守[9]。必同其气[10]，可使平也，假者反之[11]。

帝曰：善。一州之气，生化寿夭不同，其故何也？

岐伯曰：高下之理，地势使然也。崇高则阴气治之，污下则阳气治之，阳胜者先天，阴胜者后天[12]，此地理之常，生化之道也。

帝曰：其有寿夭乎？

岐伯曰：高者其气寿，下者其气夭，地之小大异也，小者小异，大者大异。故治病者，必明天道地理，阴阳更胜，气之先后，人之寿夭，生化之期，乃可以知人之形气矣。

【注释】

[1] 天不足西北……右热而左温：高世栻："天为阳，阳气温热，地为阴，阴气寒凉。天不足西北，则西北方阳气少，故左右寒凉；地不满东南，则东南方之阴气少，故左右温热。"

[2] 高下之理，太少之异：高下，地势而言。太少，阴阳寒热之气的多少、盛衰。

[3] 适寒凉者胀，之温热者疮：马莳："寒凉之地，腠理开少而闭多，阴气凝滞，腹必成胀……温热之地，腠理开多而闭少，邪气易感，体必生疮。"适，往也。

[4] 阴精所奉其人寿，阳精所降其人夭：气候寒冷，人应之则腠理致密，人体之精气内藏而不泄因而高寿。阳精所降之地，气候炎热，人应之则腠理开泄，体内之阴阳精气易于外泄，因而早亡。阴精，阴寒之气。阳精，温热之气。

[5] 散而寒之：寒邪束表，腠理闭塞，阳气不得泄越而内郁。治宜发散腠理以祛邪，用寒凉之剂以清热。

[6] 收而温之：温热地域，人体之阳气易于外泄耗散，寒从中生，治宜用收敛之剂以固其阳，用温补之剂以温散内寒。收，收敛。温之，用温热之剂治疗。

[7] 同病异治：因气候、地理因素引起的病证，由于患者所处的环境不同，故治疗原则、方法就不同。

[8] 行水渍之：用汤液浸渍取汗以散其外寒。行，用。渍，浸泡。

[9] 强其内守：防止内守之阳气外泄。

[10] 必同其气：治疗用药的寒热温凉之性与该地域气候的寒热温凉一致。

[11] 假者反之：假寒、假热证，当以反治之法治疗。

[12] 阳胜者先天，阴胜者后天：阳热亢盛之处，气候炎热，万物生化往往较早；而阴气盛、气候寒冷之地，万物生化较迟。先天、后天，指先于天时之早至和后于天时而迟到。

【语译】黄帝说：阳气不足于西北方，

所以左边寒，右边凉；阴气不满于东南方，所以右边热，左边温，这是什么原因呢？

岐伯说：这是由于阴阳之气有多少的区别，地势有高低的不同，气运有太过不及的差异。东南方属阳，阳气的精华从上降于下，所以南方热而东方温。西北方属阴，阴气的精华自下奉于上，所以北方寒西方凉。地势高下有区别，气候也有温凉的不同，地势高的地方寒凉，地势低的地方温热。气候寒凉地区，易感寒邪而生胀满病；气候温热地区，易感热邪而生疮疡。胀病用通下法治疗可愈，疮疡用发汗法治疗可愈，这是人体腠理开阖和气运的太过不及差异所致。

黄帝说：气候寒热和地势高下对人之寿夭有什么影响呢？

岐伯说：西北地高气寒，阴精上奉气不妄泄，人们多长寿；东南地低气热，阳精下降气常耗散，人们易短寿。

黄帝说：好。这些地区的多发病应该怎样治疗呢？

岐伯说：西北地区气候寒冷，腠理致密，阳热内盛，故多里热证，散其外寒，清其内热；东南方气候温热，腠理疏松，阳气耗散则多里寒证，收敛其外泄之气，

温其内寒，这就是"同病异治"原则。所以说气候寒凉而有里热，当用寒凉之法治疗，并用热汤浸渍肢体。气候温热而有里寒的，当用温热之法治疗，要强制患者守护精气，不使妄泄。根据病情，使治疗用药的寒热温凉之性与该地域气候的寒热温凉一致，才能使正气平调。若出现假象，就用反治法治疗。

黄帝说：好。在一州之内，人们的寿夭也不相同，这是什么道理呢？

岐伯说：这是地势高下不同的缘故。凡地高之处，阴气为主；地低之处，阳气为主。阳气为主则阳气盛，阳盛则气候先时而至；阴气为主则阴气盛，阴气盛则气候后时而至，万物的生化与此相应，这是地势高低和万物生化的一般规律。

黄帝说：他们也有寿夭的不同吗？

岐伯说：地势高的区域，人易长寿；地势低的区域，人易夭折，不论地区范围大小，都是有差异的。地区范围小的差别小，地区范围大的差异大。所以做医生必须明白气候规律、地区差异、阴阳盛衰、气至先后、寿夭区别、生化常规等道理，才可以明白人体与气运的变化之理。

【导读】在论述"五运三纪"之后，提示人们对运气变化的认识，应结合不同地理环境灵活对待。通过探讨不同地域人之寿夭原因，说明气运变化在不同地域有差异，指出"治病者，必明天道地理，阴阳更胜，气之先后，人之寿夭，生化之期"，从而做到因人、因时、因地制宜。此外，还论述了岁运受制于司天之气以及岁气与物候、疾病的关系等内容。

【原文】帝曰：善。其岁有不病，而脏气不应不用者[1]，何也？

岐伯曰：天气制之[2]，气有所从[3]也。

【注释】

[1] 岁有不病，而脏气应不用者：其运当主生某病，但五脏却不患与岁运相应的病证。不用，岁运不发挥作用。

[2] 天气制之：天气，司天之气。制，制约

之意。

[3] 气有所从：即因司天之气的下临，岁气从化于司天之气。联系到人体脏气，也从于司天之气而化。气，岁运之气。

【语译】黄帝说：好。在一个岁运之

【导读】论岁运与司天之气的关系。岁运虽主一年之运，但各年份的运气变化还受当年司天之气、在泉之气的制约，有从司天而化，有从在泉而化，以司天、在泉之气为主，即所谓"天气制之，气有所从也"。

中应病而不病，脏气当应而不应，应发生的作用而不发生，这是什么道理呢？

岐伯说：这是司天之气的制约，脏气有所顺从的缘故。

【原文】帝曰：愿卒闻之。

岐伯曰：少阳司天，火气下临，肺气上从，白起金用[1]，草木眚，火见燔焫，革金且耗[2]，大暑以行，咳嚏衄鼽鼻窒，曰疡[3]，寒热胕肿。风行于地，尘沙飞扬，心痛胃脘痛，厥逆鬲不通，其主暴速。

阳明司天，燥气下临，肝气上从，苍起木用而立，土乃眚，凄沧数至，木伐草萎，胁痛目赤，掉振鼓栗，筋痿不能久立。暴热至，土乃暑，阳气郁发，小便变，寒热如疟，甚则心痛，火行于槁[4]，流水不冰，蛰虫乃见。

太阳司天，寒气下临，心气上从，而火且明，丹起金乃眚，寒清时举，胜则水冰[5]，火气高明，心热烦，嗌干善渴，鼽嚏，喜悲数欠，热气妄行，寒乃复，霜不时降，善忘，甚则心痛。土乃润，水丰衍[6]，寒客至，沉阴化，湿气变物[7]，水饮内稸，中满不食，皮痛肉苛[8]，筋脉不利，甚则胕肿，身后痈[9]。

厥阴司天，风气下临，脾气上从，而土且隆，黄起水乃眚，土用革[10]，体重，肌肉萎，食减口爽[11]，风行太虚，

云物摇动[12]，目转耳鸣。火纵其暴，地乃暑，大热消烁，赤沃下[13]，蛰虫数见，流水不冰，其发机速。

少阴司天，热气下临，肺气上从，白起金用，草木眚，喘呕寒热，嚏鼽衄鼻窒，大暑流行，甚则疮疡燔灼，金烁石流[14]。地乃燥清[15]，凄沧数至，胁痛善太息，肃杀行，草木变。

太阴司天，湿气下临，肾气上从，黑起水变[16]，埃冒云雨，胸中不利，阴痿气大衰而不起不用。当其时反腰脽痛[17]，动转不便也，厥逆。地乃藏阴，大寒且至，蛰虫早附[18]，心下否痛，地裂冰坚，少腹痛，时害于食，乘金则止水增，味乃咸，行水减也[19]。

【注释】

[1] 白起金用：因少阳相火司天，燥金之气受司天之气的影响而有所变化。白，燥金之气。

[2] 革金且耗：燥金被火克，金气被耗，变革其性而从火化。革，变革。

[3] 曰疡：疮疡。

[4] 火行于槁：火气行令于草木枯槁的冬季。稿，当作"槁"，草木枯槁。

[5] 胜则水冰：寒气胜则水凝结成冰。胜，寒水之气胜。

[6] 土乃润，水丰衍：太阳司天则太阴湿土

在泉，故土地湿润，水满外溢。丰衍，丰盛。

[7] 寒客至，沉阴化，湿气变物：太阳司天，则寒水之气加临于上半年三气。太阴在泉，湿土之气加临于下半年三气，水湿相合而从阴化，万物因寒湿而发生变化。

[8] 皮㿜（wán顽）肉苛：即皮肤麻木，肌肉不仁。㿜，麻木沉重。

[9] 胕肿，身后痈：胕肿，指浮肿。身后痈，似压疮。

[10] 土用革：木克土，脾土之用发生变革（改变）。

[11] 食减口爽：饮食减少，口淡无味。因脾主运化，开窍于口，脾土的作用改变，则体重肌肉萎缩，食减而胃口败坏。爽，败坏。

[12] 云物摇动：风行于宇宙间，云彩万物皆因之而摇动。云物，天空之云彩和地上之物类。

[13] 赤沃下：赤痢。

[14] 金烁石流：热势极盛，金石皆被熔化成流。

[15] 地乃燥清：燥气为在泉之气。

[16] 黑起水变：寒水之气因太阴湿土加临，起而相应，变易其性质。黑，寒水之色。变，变易其性质。

[17] 当其时反腰脽（suí随）痛：土气旺盛季节，反见腰、臀疼痛。当其时，指土旺之时。脽，指臀部。

[18] 蛰虫早附：蛰虫提前蛰伏潜藏。附，伏也。

[19] 乘金则止水增，味乃咸，行水减也：张介宾：“乘金者，如岁逢六乙，乘金运也。时遇燥金，乘金气也，水得金生，寒凝尤甚，故止蓄之水增，味乃咸，流行之水减，以阴胜阳，以静胜动，皆地气之所生也。”

【语译】黄帝说：我想听你详尽地讲一讲。

岐伯说：少阳相火司天之年，暑气降

临地面，肺气顺从司天之气，燥金之气施用，草木受灾。火气过甚则燔灼炎热，金性变革而受损耗，炎暑流行，就易发生咳嗽、喷嚏、鼻塞、鼻衄、鼻窒、疮疡、寒热、浮肿等病。少阳司天而厥阴在泉，尘土飞扬，在人易患心痛、胃脘痛、厥逆、胸膈不通等病，其主变化急剧快速。

阳明燥金司天之年，燥气降临于地，肝气应之，木气发挥作用，土受其害，燥气过甚则凄凉寒冷之气频至，木被伤害草木枯萎，在人则易生胁痛、目赤、眩晕、摇动战栗、筋痿不能久立等病。阳明司天则少阴在泉，热气降临，地受热蒸，阳气郁发，易生小便变色、寒热如疟，甚则心痛等病。火气流行，草木枯槁，流水不结冰，蛰虫不藏而外现。

太阳寒水司天之年，寒气降临大地，心气从之，火气光明，金气受灾。若寒气过甚，寒冷气候频频发生，甚则流水结冰。在人体则易生心中烦热、咽干口渴、鼻塞、喷嚏、悲伤、呵欠等病。火热之气妄行，寒水之气为复气，不时降霜，在人易生健忘，甚者心痛等病。太阳司天，太阴在泉，土地湿润，水满外溢，寒水之气延时到来，土之阴沉气化作用，使万物变湿，人易生水饮蓄积、中满不食、皮肤顽麻不仁、筋脉不利、浮肿、后背痛肿等病。

厥阴风木司天之年，风气降临大地，脾气从之，土气兴起隆盛，水气受灾。土之作用变革，人易发生困重、肌肉萎缩、饮食减少、口淡无味等病。若风气流行于太空，云物飘动，人生目转、耳鸣等病。厥阴司天少阳在泉，火气行其暴虐之性，大地暑热，酷热消灼万物，在人则热迫大肠生赤痢，蛰虫不藏，流水不结冰，其发快速。

少阴君火司天之年，热气降临大地，肺气应之，金之燥气为用，草木受灾。人体易生喘促、呕吐、喷嚏、鼻塞、衄血、鼻塞不通等病。若热气过甚则大暑流行，甚则人易生疮疡烧灼等病，好似金石为之熔化。少阴司天，阳明在泉，气候燥凉，凄凉之气频频降临，人易生胁痛、善太息等病。燥金肃杀之气施行，草木易发生变化。

太阴湿土司天之年，湿气降临大地，肾气从之，水气起而施用，火气受害，尘埃笼罩，云雨不断，人易生胸中不舒畅、阳痿、阳气大衰、阴茎不勃起不能行房等病，土气旺时，反见腰痛、臂痛、厥逆等病。太阴司天，太阳在泉，阳气闭藏，大寒乃至，蛰虫早藏，人患心腹痞满、疼痛等病，土地冻裂，冰结坚实，在人则少腹疼痛，妨碍饮食。乘金则其子气水胜，蓄水增多，味变咸，流动之水减少。

【导读】论岁气与物候、疾病的关系。此处分别对少阳相火（暑）、阳明燥金、太阳寒水、厥阴风木、少阴君火（热）、太阴湿土六气司天年份的气候、物候、发病特点予以表述，探讨掌握六气司天规律的意义。如少阳相火司天，火热之气来临，表现为"火见燔……大暑以行"，加之有燥金用事，表现为燥热气候，有"草木眚"物候变化。应于体则有咳嚏、衄衄、鼻室、疮疡、寒热肿等心肺病变。正如《素问·至真要大论篇》所说："诸气膹郁，皆属于肺……诸痛痒疮，皆属于心……诸逆冲上，皆属于火……诸病胕肿，疼酸惊骇，皆属于火。"少阳司天则厥阴在泉，故下半年有"风行于地，尘沙飞扬"的气候特点，病变就会涉及心、肝、肺三脏。其余类此。

【原文】帝曰：岁有胎孕不育，治之不全[1]，何气使然？

岐伯曰：六气五类[2]，有相胜制也，同者盛之，异者衰之[3]，此天地之道，生化之常也。故厥阴司天，毛虫静[4]，羽虫育[5]，介虫不成[6]；在泉，毛虫育，倮虫耗[7]，羽虫不育[8]。

少阴司天，羽虫静，介虫育，毛虫不成；在泉，羽虫育，介虫耗不育。

太阴司天，倮虫静，鳞虫育，羽虫不成；在泉，倮虫育，鳞虫不成。

少阳司天，羽虫静，毛虫育，倮虫不成；在泉，羽虫育，介虫耗，毛虫不育。

阳明司天，介虫静，羽虫育，介虫不成；在泉，介虫育，毛虫耗，羽虫不成。

太阳司天，鳞虫静，倮虫育；在泉，鳞虫耗，倮虫不育[9]。

诸乘所不成之运，则甚也[10]。故气主有所制[11]，岁立有所生[12]，地气制己胜[13]，天气制胜己，天制色，地制形[14]，五类衰盛，各随其气之所宜也。故有胎孕不育，治之不全，此气之常也。

【注释】

[1] 岁有胎孕不育，治之不全：在同一年份，有的动物能孕育，有些则不能，主岁之气不能使所有的动物都能繁育。岁，岁运。胎孕，怀胎孕育。

[2] 六气五类：六气，司天在泉之六气。五类，按五行归类，即毛（木类）、羽（火类）、

倮（土类）、介（金类）、鳞（水类）。

[3] 同者盛之，异者衰之：相同属性者则繁育旺盛，不同属性者则繁育衰减。同者，指司天、在泉之气与动物的五行属性相同。异者，指司天、在泉之气与动物的五行属性相异。

[4] 毛虫静：因厥阴风木司天，毛虫属木类，所以司天之气无损于毛虫。静，安静而无损。下文诸虫"静"者皆类此。

[5] 羽虫育：风木司天，相火在泉，羽虫属火类，故促其繁育。育，指生长繁育旺盛。下文诸虫"育"者类此。

[6] 介虫不成：介虫属金，受在泉之火气的克制，故不成。成，繁育长成顺利。

[7] 倮虫耗：厥阴风木在泉，木胜土，故属土类之倮类减少。耗，指消耗，减少。

[8] 羽虫不育：羽虫类生而不长。

[9] 鳞虫耗，倮虫不育：张介宾："此当云鳞虫育，羽虫耗，今于鳞虫下缺'育，羽虫'三字，必脱简也。"

[10] 诸乘所不成之运，则甚也：上述五类动物遇其不成之气，又逢其不成之运，则孕育就更加困难了。

[11] 气主有所制：司天、在泉之气对五虫类的繁育有制约。气主，六气所主之司天、在泉。制，制约也。

[12] 岁立有所生：岁运对五虫类的发育也有影响。岁立，岁运。

[13] 地气制己胜：在泉之气制约己所胜的物类。地气，在泉之气。如上文"厥阴在泉，倮虫耗"等。

[14] 天气制胜己，天制色，地制形：司天之气下临，能制约胜己的物类。但"天气胜制己"是指制约胜己之物的色，如厥阴司天，介虫不白之类。而"地气制己胜"则是指制类之形。

【语译】黄帝说：一年之中有的动物能生育，有的动物不能生育，主岁之气不

能使所有的动物都能繁育，这是什么气化使其如此呢？

岐伯说：六气与五类动物间，存在着相胜制约关系，若动物与六气的五行属性相同，其生育就旺盛，不相同则生育衰退，这是自然界生化的一般规律。所以厥阴风木司天之年，毛虫安静，羽虫生育，介虫不能生育；厥阴风木在泉之年，毛虫生育，倮虫耗损，羽虫不生育。

少阴君火司天之年，羽虫安静，介虫生育，毛虫不生育；少阴君火在泉之年，羽虫生育，介虫耗损且不能生育。

太阴湿土司天之年，倮虫安静，鳞虫生育，羽虫不生育；太阴湿土在泉之年，倮虫生育，鳞虫损耗不生育。

少阳相火司天之年，羽虫安静，毛虫生育，倮虫不生育；少阳相火在泉，羽虫生育，介虫耗损，毛虫不能生育。

阳明燥金司天之年，介虫安静，羽虫生育，介虫不生育；阳明燥金在泉之年，介虫生育，毛虫耗损，羽虫不生育。

太阳寒水司天之年，鳞虫安静，倮虫生育；太阳寒水在泉之年，鳞虫生育，羽虫耗损，倮虫不能生育。

凡六气与五运乘袭之年，所应的虫类不能生育的情况更严重。所以六气之间，都能相互制约；岁运有所生化，在泉之气能制约己所胜的气，司天之气可制约胜己之气，司天能制约五色，在泉可制约五类形物。五虫的盛衰，各自适应其相应的气，所以有生育和不生育的差异，这是由于岁运岁气不能完备的缘故，是气运变化的一般规律。

【导读】岁气变化不仅与人体关系密切，还与动物的胎孕和植物五味五色的生化关系

密切。"六气五类，有相胜制"，是指六气和五类动物之间，有制约和资生关系，故谓"同者盛之，异者衰之"。"盛（使盛）之"是资生，"衰（使衰）之"是制约，此为"天地之道，生化之常也"。例如厥阴风木司天，木气盛则属火类的羽虫繁育旺盛，这就是资生关系。制约有司天、在泉之别，司天"制胜己"，如厥阴风木司天，则属金类的"介虫不成"；在泉"制己胜"，如厥阴风木在泉，则属土类的"倮虫耗"。但同是厥阴风木，为什么司天时"羽虫育"，而在泉时则"羽虫不育"呢？原因是司天在上半年，在泉是下半年，所以凡是司天"育"，在泉则"不育"。这是司天主春生夏长，而泉则主秋收冬藏的缘故。文中的"不育""不成"，不是"不生不化"，如王冰所说"凡称不育不成，皆谓少，非悉无也"。虽然所论均指六气对五类的影响，但与岁运不无关系。如当年岁运与五类的五行属性相克时，也存在制约关系，即所谓"诸乘所不成之运则甚矣"。岁运与五类的五行属性为相生关系时，资生之义已在其中。

【原文】所谓中根[1]也。根于外[2]者亦五，故生化之别，有五气、五味、五色、五类、五宜[3]也。

帝曰：何谓也？

岐伯曰：根于中者，命曰神机[4]，神去则机息。根于外者，命曰气立[5]，气止则化绝。故各有制，各有胜，各有生，各有成。故曰：不知年之所加，气之同异，不足以言生化。此之谓也。

【注释】

[1] 中根：动物类的生气之本藏于内（脏），故称中根。引申指一切事物，非动物一端。

[2] 根于外：外，指岁运、岁气，包括地理环境。此处亦泛指一切事物，非植物一端。

[3] 五宜：五类事物各有所宜。

[4] 神机：是对动物类生化形式的概括。

[5] 气立：是对植物类生化形式的概括。

【语译】所谓中根，是指一切变化都由事物内部原因所引起。存在于事物外部的根源也有五种，所以生化就有区别，有五气、五味、五色、五类、五宜。

黄帝说：这是什么道理呢？

岐伯说：根源于事物内部的因素，叫作神机，神离去则生化之机停止。根源于事物外部的因素，叫气立，气的运动停止则生化终绝。所以万物各有其所制，各有其所胜，各有其所生，各有其所成。因此说，不掌握每年的岁运岁气的加临情况，运与气同或不同的差别，就不足以谈论生化理论。就是这个道理。

【导读】论六气五类之间有根于中、根于外的区别。"所谓中根"是对五类动物的概括，意谓动物是根于中的（事物的内在因素），"根于中者，命曰神机"。植物是根于外的（影响事物变化的外部条件），"根于外者，命曰气立"。动物、植物与六气之间均有制胜关系，所以说"各有制，各有胜，各有生，各有成"，但对于"根于中""根于外"等命题，原文虽有动、植物之分，然其意义适用于一切事物的运动变化过程。也表达了影响事物发生、发展、变化的内、外因素的辩证关系。

【原文】帝曰：气始而生化，气散而有形，气布而蕃育，气终而象变[1]，其致一也。然而五味所资，生化有薄厚，成熟有少多，终始不同，其故何也？

岐伯曰：地气制之也[2]，非天不生、地不长也。

帝曰：愿闻其道。

岐伯曰：寒热燥湿，不同其化也。故少阳在泉，寒毒不生，其味辛[3]，其治苦酸，其谷苍丹[4]。

阳明在泉，湿毒不生，其味酸，其气湿，其治辛苦甘，其谷丹素[5]。

太阳在泉，热毒不生，其味苦，其治淡咸，其谷黔秬[6]。

厥阴在泉，清毒不生，其味甘，其治酸苦，其谷苍赤，其气专，其味正[7]。

少阴在泉，寒毒不生，其味辛，其治辛苦甘，其谷白丹。

太阴在泉，燥毒不生，其味咸，其气热，其治甘咸，其谷黔秬。化淳则咸守，气专则辛化而俱治[8]。

【注释】

[1] 气始而生化……气终而象变：万物之终始皆取决于气的变化。

[2] 地气制之也：五味生化的薄厚，成熟的多少、早晚，受岁运之气的制约。地气，岁运之气。因岁运之气相对于称为"天气"的岁气而言，称为"地气"。

[3] 其味辛：辛属金，少阳在泉，火克金，故辛味之物受到制约。

[4] 其治苦酸，其谷苍丹：高世栻："苦，火味也；酸，木味也；苍，木色也；丹，火色也，少阳火气在泉，上承厥阴之木气，故其治苦

酸，其色苍丹。"

[5] 其治辛苦甘，其谷丹素：张介宾："阳明之上，少阴主之，下金上火，故其治辛苦，其谷丹素。辛素属金，地气所化，苦丹属火，天气所生，然治兼甘者，火金之间味也。甘属土，为火之子，为金之母，故能调和于二者之间。"

[6] 秬（qú 渠）：黑黍，属水。

[7] 其气专，其味正：马莳："唯此厥阴在泉之岁，少阳司天，木火相合，气化专一，味亦纯正……余岁则有上下相克之气，皆有间气与间味矣。"

[8] 化淳则咸守……俱治：张介宾："六气唯太阴属土，太阴司地，土得位也，故其化淳。淳，厚也。五味唯咸属水，其性善泄，淳土制之，庶得其守也，土居土位，故曰气专，土盛生金，故与辛化而俱治。俱治者，谓辛与甘咸兼用为治也。"

【语译】黄帝说：气运开始就能生化，气运布散就有事物之形质，气运布施就有化育，气运终止则物体化育之象变易，气运变化与事物气化过程完全一致。然而五味有所资生，生化有薄有厚，成熟有多有少，终始有早有晚的区别，这是什么道理呢？

岐伯说：这是岁运制约的结果，不是司天之气不资生，也不是在泉之气不助长。

黄帝说：愿意听听其中的道理。

岐伯说：寒热燥湿等的气化不同。所以少阳相火在泉，冬天不会发生严寒，火胜金则辛味不化，制化之味为苦酸，五谷应于青色、赤色谷类。

阳明燥金在泉，湿毒不生，金克木则酸味不化，气湿不化，制化之味为淡咸，五谷应于赤色、白色谷类。

太阳寒水在泉，不生热毒，火受制约而苦味不化，制化之味为淡咸，五谷应于

黄色、黑色谷类。

厥阴风木在泉，气候温和，清毒不生，木克土则甘味不化，制化之味为酸苦，五谷应于青色、赤色谷类，气运专一，其味纯正。

少阴君火在泉，寒毒不生，火克金则辛味不化，制化之味为苦甘，五谷应于白色、赤色谷类。

太阴湿土在泉，燥毒不生，土克水则咸味不化，气热不化，制化之味为甘咸，五谷应于黄色、黑色谷类，其气化醇和则咸味不化而自守，其气化专一，则辛味生化而与甘咸兼用为治。

【导读】论六气与五味生化厚薄的关系。气有始、散、布、终的变化，万物有化、形、育、变的生化过程。六气对万物是一致的，寒则俱寒，热则俱热，为什么五味会有厚薄成熟的不同呢？这是因为受到了在泉之气的制约。一是六气不同其化；二是在泉之气主下半年，关系到事物的收成，所以说"地气制之也，非天不生，地不长也"。如少阳相火在泉，则"寒毒不生"，植物中属金的辛味就薄，苦酸味则厚，这是由于厥阴司天，相火在泉，木火相生的缘故。

（1）少阳与厥阴互为司天在泉，阳明与少阴互为司天在泉，太阳与太阴互为司天在泉，它们所主之味与谷皆相同。

（2）阳明、太阴在泉，"其气湿""其气热"与"其味酸""其味咸"之理相同，即阳明在泉，酸味与湿气受到制约，太阴在泉，咸味与热气受到制约。

（3）阳明与少阴在泉，均谓"其治辛苦甘"，燥金与君火互为司天在泉时，具有胜克关系，故兼治甘味，以缓其制。而太阳与太阴互为司天在泉时，本身各有甘（淡）味，所以不再提兼治之味。

（4）厥阴在泉"其气专，其味正"，这是从风木在泉，木主生发的角度提出的。因太阴在泉，也有"化醇"和"气专"的问题，此乃从土主化物而论。

【原文】故曰：补上下者从之[1]，治上下者逆之[2]，以所在寒热盛衰而调之。故曰：上取下取，内取外取[3]，以求其过。能毒者以厚药，不胜毒者以薄药[4]。此之谓也。气反者[5]，病在上，取之下；病在下，取之上；病在中，傍取之。治热以寒，温而行之[6]；治寒以热，凉而行之；治温以清，冷而行之；治清以温，热而行之。故消之削之，吐之下之，补之泻之，久新同法。

帝曰：病在中而不实不坚，且聚且散，奈何？

岐伯曰：悉乎哉问也！无积者求其脏[7]，虚则补之，药以祛之，食以随之，行水渍之，和其中外，可使毕已。

【注释】

[1] 补上下者从之：因司天、在泉之气不足而造成人体虚弱的病证，当从其不足，选用与司天、在泉同气的药物调补。如厥阴司天、少阳在泉所引起的不足病证，则用酸苦之味补之。余可类推。上下，指司天、在泉之气。

[2] 治上下者逆之：因司天、在泉之气太过造成人体患有余之实证，当选用与司天、在泉性质相逆的药味治其有余。如因火气司天，热淫太过所致之热证，则治以咸寒；因风木司天太过所

致之病，则治以辛凉等。余皆类推。逆之，用相逆的药味治疗。

[3] 上取下取，内取外取：意为审查病位，因势而治之。

[4] 能（nài 耐）毒者以厚药……以薄药：药物耐受力强的，用气味纯厚的药物治疗；药物耐受力弱的，用气味淡薄的药物治疗。能，通"耐"。毒，泛指药物。厚、薄，指药力峻猛的程度。

[5] 气反者：病情本标不同，有反常态者。

[6] 治热以寒，温而行之：治疗热证用寒凉药，采用温服法。治热以寒，指用药而言。温而行之，指服药方法而言。

[7] 无积者求其脏：如无此类胃肠积滞病证，则求其脏之胜衰所在。积，胃肠积滞。

【语译】所以说，司天在泉不及所引起的病证，要顺应岁气之性而用补法；司天在泉太过而患的有余实性病证，应该逆岁气之性而用泻法，根据司天在泉之气的寒热盛衰调治。所以说，要根据病情，分别予以治上、治下、治内、治外。耐药力强的，用气味纯厚的药物治疗；耐药力弱的，就用气味淡薄的药物治疗，就是这个道理。疾病标本不同而反常时，病在上则治取下部，病在下治取上部，病在中则治取旁侧。治热病用寒药，温时服下；治寒病用热药，凉时服药；治温病用凉药，冷时服用；治凉性病证用温药，热时服用。所以临证运用消法、削法、吐法、下法、补法、泻法，久病新病，都应根据这些原则治疗。

黄帝说：病在内而不坚不实，时聚时散，怎样治疗呢？

岐伯说：你问得很详尽啊！没有胃肠积滞病证的病，应当从内脏方面探求其病，虚证用补法，用药物祛除邪气，然后用饮食调养，用长流水浸泡，调和内外，就可使疾病痊愈。

【导读】论岁气与辨证审时以立法遣方用药。辨寒、热、盛、衰之在上、下、中、外，审司天、在泉之气与寒、热、盛、衰证的关系，从而立补泻之法，遣逆从之药。这里"治"与"补"并提，为什么不言"泻"？观下文"故消之削之，吐之下之，补之泻之，久新同法"可知"治"概括了消、削、吐、下、泻五法，所以不言"泻"，但"泻法"已在其中。"调"不仅了概括"补"与"治"之法，还通过调治使内外环境协调。所谓"补上下者""治上下者"，并不是"补""治"司天、在泉之气，而在于结合司天、在泉之气施行补泻之法。具体方法有如下 4 种。

（1）求病位调治："上取下取，内取外取，以求其过"，病位在上则上取，在下则下取，在内则内取，在外则外取。如果病证与病机所在部位相反（气反者），如症状在上病机在下则下取之，症状在下病机在上则上取之，症状在中病机在左或右，则左右旁取之。

（2）用药轻重：因人而异，"能毒者以厚药，不胜毒者以薄药"。

（3）服药方法："补上下者从之，治上下者逆之"的"逆之""从之"，既指药性与司天、在泉之气的逆从，也指服药方法的寒热逆从，即寒药温服、热药凉服为之"逆"，凉药冷服、温药热服为之"从"。适应消、削、吐、下、补、泻诸法，不论病之久新，皆为同法。

（4）疾病后期调理：疾病大势已去，若有"且聚且散"之象者，是病邪尚未完全消除，正气尚未修复的缘故，应内用药食扶正祛邪，可配合水渍之法，使内外和调，以尽其病。

【原文】帝曰：有毒无毒，服有约[1]乎？

岐伯曰：病有久新，方有大小，有毒无毒，固宜常制矣。大毒治病，十去其六，常毒治病，十去其七，小毒治病，十去其八，无毒治病，十去其九，谷肉果菜，食养尽之，无使过之，伤其正也。不尽，行复如法。必先岁气，无伐天和[2]，无盛盛，无虚虚[3]，而遗人天殃[4]；无致邪，无失正[5]，绝人长命。

【注释】

[1] 服有约：服用有毒无毒药物时要有一定的规则。约，规则。

[2] 必先岁气，无伐天和：治疗疾病时必须了解当年岁气的盛衰变化，才能补泻得当，不能违背天时而伤害人体的平和之气。岁气，当年司天、在泉之气。伐，伤害。

[3] 无盛盛，无虚虚：不能犯实证用补法、虚证用泻法的错误。盛盛，指岁气太过之年所患有余之证（实证）而用滋补药物。虚虚，指岁气不及之年所患不足之证（虚证）而用攻伐

药物。

[4] 天殃：天，当作"夭"，夭折之意。殃，灾害。

[5] 无致邪，无失正：致邪，实证误补，助长邪气。失正，虚证误泻，损伤正气。

【语译】黄帝说：有毒药物和无毒药物，服用时有什么原则吗？

岐伯说：病有新和久的不同，方剂有大与小的区别，有毒药物和无毒药物的运用，的确有一定法度，凡毒性大的药物，病去十分之六即可停服；常毒药物，病去十分之七即可停服；毒性小的药物，病去十分之八即可停服；无毒药物，病去十分之九即可停服；然后再用谷、肉、果、菜等饮食进行调养，疾病就会痊愈，用药不能太过，以免损伤正气。若邪气不尽者，再按上法服药。用药时，必须先要明确当年气运的盛衰情况，不能违逆天人相应的规律，不可犯实证用补法，虚证用泻法的错误，否则会给人们带来祸殃，不可因用药不当而招致邪气，损伤人的正气，断送了人的性命。

【导读】论服药法度。"能毒者以厚药，不胜毒者以薄药"，这是《内经》中最具代表意义的体质用药原则。"毒药"，指药力峻猛、气味纯厚、毒副作用大的药物。"薄药"，指气味淡薄、药力缓和、毒副作用小的药物。经意指出，治疗用药时一定要注意患者的体质特点，以及对药物的耐受能力。凡对药物耐受性强，体质壮实者，可以投药力强或作用力较大的药物，如此则取效迅速。反之，对药物耐受性差，体质弱者，可以投药力缓和或作用力小的药物。这就是因人制宜治则的具体内容，也是中医治病的精髓所在。

【原文】帝曰：其久病者，有气从不康[1]，病去而瘠[2]奈何？

岐伯曰：昭乎哉圣人之问也！化不可代[3]，时不可违[4]。夫经络以通，血气以从，复其不足，与众齐同，养之和之，静以待时，谨守其气，无使倾移，

其形乃彰，生气以长，命日圣王。故《大要》曰：无代化，无违时，必养必和，待其来复。此之谓也。

帝曰：善。

【注释】

[1] 气从不康：指正气已顺从，但身体尚未完全恢复健康。

[2] 瘠：形害瘦弱的样子。

[3] 化不可代：运气之变化不能任意更改。化，五运六气之变化。代，代替，更代。

[4] 时不可违：顺应四时的交替变化而不能违背。

【语译】 黄帝说：久病的人，气机顺适而不能康健，病虽已愈而消瘦，这种情况应当怎样调理呢？

岐伯说：你提这个问题的很高明啊！气运的变化规律是不能用人力替代的，四时之序是不能违背的，如果经络已经畅通，气血顺从和调，使不足的正气得到恢复，并和健康人一样，就必须进行保养，使内外和调，静心等待天时，谨慎守护真气，不使偏颇，其形体就可壮健，生气得以供养，能这样做的人，可以称作"圣王"。所以《大要》说：人力不能代替气化，养生不能违逆时令，静心调养，身体也一定能和调，以待正气的恢复。就是这个道理。

黄帝说：好。

【导读】 论病后调养。此节强调病已去而正气未复，即久病之后，"气从不康，病去而瘠"的调养方法。病除之后，"经络以通，血气以从"，此时不能急于求成，要"养之和之，静以待时……待其来复"。原文在此处引出了"康""复"概念。

"化不可代，时不可违"，是指病后调养。"化"，指自然界的生化现象。"代"，指代替。原文认为自然界的春生、夏长、长夏化、秋收、冬藏的生化现象，都有相应的季节时令及规律，且不以人的意志而改变，只能顺应，不可违逆。张介宾认为，虽然有"化不可代，时不可失"，但在一定条件下，人能胜天。"造化"，指天地间万物的正常变化规律（即生、长、化、收、藏过程），这一规律是无法改变的，即所谓"化不可代（替代、改变）"。"时"，不仅指"时间、四时"，还指事物变化、演进、运行、变迁的"过程"。也就是说，人类的疾病"过程"、衰老"过程"、康复"过程"，总是按一定规律进行的，是不能"违逆"的。人类采取的各种"干预措施"，只能确保这些"过程"在可控范围。当人类认识了自然规律，就可以应用自然规律，所谓"调之正味逆从""养之和之"之法皆属此意。

六元正纪大论篇第七十一

【题解】 六元，指风、寒、暑、湿、燥、火六气。正纪，指六气的演变规律。本篇论述了六十年的运气变化，故名"六元正纪大论"。

【原文】 黄帝问曰：六化六变[1]，胜复淫治[2]，甘苦辛咸酸淡先后[3]，余知之矣。夫五运之化[4]，或从五气，或逆天气[5]，或从天气而逆地气，或从地气而逆天气，或相得，或不相得[6]，余未能明其事。欲通天之纪，从地之理[7]，和其运，调其化，使上下合德，无相夺伦，天地升降，不失其宜，五运宣行，勿乖其政，调之正味[8]，从逆奈何？

岐伯稽首再拜对曰：昭乎哉问也，此天地之纲纪，变化之渊源，非圣帝孰能穷其至理欤！臣虽不敏，请陈其道，令终不灭，久而不易。

【注释】

[1] 六化六变：六化，六气的正常生化作用。六变，六气盛衰而致的异常变化。

[2] 胜复淫治：胜复，胜气、复气。淫，气运逆乱。治，气运协调平衡。

[3] 甘苦辛咸酸淡先后：药物应用的道理（归经）。

[4] 五运之化：五运的运动变化及其对万物的生化作用。

[5] 或从五气，或逆天气：从天气，五运与司天之气一致。逆天气，五运与司天之气相违逆。

[6] 或相得，或不相得：岁运与岁气相合为

相得，岁运与岁气相克为不相得。

[7] 通天之纪，从地之理：通晓司天、在泉之气的变化规律。天地，司天、在泉之气。纪、理，六气的变化规律。

[8] 调之正味：根据运气胜复变化，正确地应用药食五味调之以补偏救弊。

【语译】 黄帝问道：六气的正常生化和异常变化，胜气复气淫盛致病及其疾病的主治，药食甘、苦、辛、咸、酸、淡诸味的应用原则，这些我都已经知道了。五运主岁的气化，或与司天之气顺从，或与司天之气相逆，或与司天之气顺从而与在泉之气相逆，或与在泉之气相顺从而与司天之气相违逆，或岁运与岁气相得，或岁运与岁气不相得，我还未明白这些道理。想通晓司天之气变化的要领，明白在泉之气变化的理论，协调岁运所化，使上下相适应，不破坏正常秩序，天地升降规律，不失其宜，五运之气布行，不违背应时的政令，根据运气的顺逆而调之以五味，怎样是顺从？怎样是相逆呢？

岐伯再次跪拜回答说：这个问题很高明啊！这是自然界的总纲领，是万物变化的本源，若非圣明之帝，谁能穷究这些深奥而重要的理论呢？我对这个问题虽然体会不深，愿意讲述其中的道理，使其永不灭绝，能长久流传。

【导读】论五运与六气的关系。

（1）五运生化作用与司天之气相顺应：如丙、戊岁运为水，又逢太阳寒水司天；如己丑、己未年，是土运之年又逢太阴湿土司天，此年份即"五运之化，或从天气"。当然，还应当包括地气，如甲辰、甲戌年，土运逢太阴湿土在泉。

（2）五运生化作用违逆司天之气：司天之气克制岁运，如己巳、己亥年，土运之气被己亥厥阴风木之气所克，即为"或逆天气"，"或逆地气"也在其中。

（3）岁运与司天之气相应而与在泉之气相违逆：如己丑、己未年，便是土运与司天的太阴湿土之气相顺应，而与在泉之太阳寒水相违逆，故谓"或从天气而逆地气"。

（4）岁运与在泉之气相应而与司天之气相违逆：如甲辰、甲戌年，岁运土气与在泉的太阴土气相顺应，而与司天的太阳寒水相违逆，故谓"或从地气而逆天气"。

（5）"相得"：岁气和岁运的五行属性相同或属性相生关系者，如年干是丁、壬、戊、癸，而年支是寅、申或巳、亥，即是运和气相得。戊寅年火运为岁运，且少阳相火司天，厥阴风木在泉。火运与司天的火气、在泉的风气均为同气相助和相生关系，故属于"相得"。

（6）"不相得"：运气不和，或运被气克，或气被运克，皆为"不相得"。如年干为甲、己，而岁支是辰、戌者，即是当年之运被司岁之气所克。

上述六点，都属于运气合治现象，可用运气错综关系去认识复杂多变的自然界气候。

【原文】帝曰：愿夫子推而次之，从其类序[1]，分其部主[2]，别其宗司[3]，昭其气数[4]，明其正化[5]，可得闻乎？

岐伯曰：先立其年，以明其气[6]，金木水火土，运行之数，寒暑燥湿风火，临御之化[7]，则天道可见，民气可调，阴阳卷舒[8]，近而无惑，数之可数者，请遂言之。

【注释】

[1] 类序：类属和次序。如甲乙为天干，子午属地支，甲为天干之始，子为地支之首，各有次序。

[2] 分其部主：部，即步，每岁均等为六步，每步分别由三阴三阳之气中的一气所主，故曰部主。

[3] 别其宗司：司岁之气为"宗"，主时之

气为"司"。

[4] 气数：五运六气的变化规律。气，岁气。数，五行运行规律。

[5] 正化：六气当位主令所产生的正常生化的作用。

[6] 先立其年，以明其气：年辰先立，一岁之气就可推求。

[7] 临御之化：司天在泉的气化作用。

[8] 阴阳卷舒：人体阴阳之气的正常运动规律。卷，收敛闭藏，指阴气密固内守之性。舒，舒畅外达，指阳气有不断向体表布散的特征。

【语译】黄帝说：希望先生把这些道理进行推演，使其条理清楚，根据类属，分析所主部位，辨别各步主气，畅明气运之数，阐述正化邪化，能听听这方面的道理吗？

岐伯回答说：先要确立纪年的干支，就会明白岁运岁气，五运主时，六气降临

大地的气化，自然界的这些变化规律就可被认知，人们根据这些规律调养身体，阴阳之气舒畅和调，也就浅显易知，不被迷惑。关于运气的推演，请允许我讲一讲。

【导读】"先立其年，以明其气"是推算相关年份岁运与岁气的基本原则。年干纪运，岁支司气，年之干支既立，当年的岁运、岁气即明，在此基础上，再根据"木、火、土、金、水"五运、"寒、暑、燥、湿、风、火"六气的五行属性以及生克制胜理论进行演绎，那么，当年的气运变化规律就能推算，故曰"天道可见矣"。

掌握运气变化规律的目的在于"通天之纪，从地之理，和其运，调其化"，使人体和调于五运六气的生化规律之中，适应于天地升降之宜，再根据"甘苦辛咸酸淡先后"，调理机体的气化功能，使阴阳和调，气机通畅，才能生机旺盛。只有做到"不失其宜，五运宣行，勿乖其政，调之正味"，才能达到"民气可调，阴阳卷舒"的目的。

【原文】帝曰：太阳之政[1]奈何？

岐伯曰：辰戌之纪[2]也。

太阳　太角　太阴　壬辰　壬戌　其运风，其化鸣紊启拆[3]，其变振拉摧拔[4]，其病眩掉目瞑[5]。

太角初正　少徵　太宫　少商　太羽终

太阳　太徵　太阴　戊辰　戊戌同正徵[6]其运热，其化暄暑郁燠[7]，其变炎烈沸腾，其病热郁[8]。

太徵　少宫　太商　少羽终　少角初

太阳　太宫　太阴　甲辰岁会同天符甲戌岁会同天符　其运阴埃[9]，其化柔润重泽[10]，其变震惊飘骤[11]，其病湿下重[12]。

太宫　少商　太羽终　太角初少徵

太阳　太商　太阴　庚辰　庚戌其运凉，其化雾露萧瑟[13]，其变肃杀凋零，其病燥、背瞀、胸满[14]。

太商　少羽终　少角初　太徵少宫

太阳　太羽　太阴　丙辰天符　丙戌天符。其运寒，其化凝惨栗冽，其变冰雪霜雹，其病大寒留于溪谷。

太羽终　太角初　少徵　太宫少商

凡此太阳司天之政，气化运行先天[15]，天气肃，地气静，寒临太虚，阳气不令[16]，水土合德[17]，上应辰星镇星。其谷玄黅，其政肃，其令徐。寒政大举，泽无阳焰[18]，则火发待时。少阳中治，时雨乃涯，止极雨散，还于太阴，云朝北极，湿化乃布，泽流万物，寒敷于上，雷动于下，寒湿之气，持于气交。民病寒湿，发肌肉萎，足痿不收，濡泻血溢。

初之气，地气迁[19]，气乃大温[20]。草乃早荣，民乃厉[21]，温病乃作，身热头痛呕吐，肌腠疮疡。二之气，大凉反至，民乃惨，草乃遇寒，火气遂抑，民病气郁中满，寒乃始。三之气，天政布，寒气行，雨乃降。民病寒，反热中，痈疽注下，心热瞀闷，不治者死。四之气，风湿交争，风化为雨。乃长乃化乃成。民病大热，少气，肌肉萎，足痿，注下赤白。五之气，阳复化，草乃长乃化乃成，民乃舒。终之气，地气正，湿令行，阴凝太虚，埃昏[22]郊野，民乃惨凄，寒风以至，反者孕乃死。

故岁宜苦以燥之温之，必折其郁气[23]，先资其化源，抑其运气，扶其不胜，无使暴过而生其疾，食岁谷以全其真，避虚邪以安其正。适气同异，多少制之，同寒湿者燥热化[24]，异寒湿者燥湿化，故同者多之[25]，异者少之，用寒远寒，用凉远凉，用温远温，用热远热，食宜同法。有假者反常[26]，反是者病，所谓时也。

【注释】

[1] 太阳之政：太阳寒水之气司天发挥作用的年份。政，政令，即发挥作用。

[2] 辰戌之纪：岁支为辰或戌的年份。余仿此。纪，通"记"，标记。戌，原本作"戍"，应改为"戌"。下文"壬戌""戊戌""甲戌""庚戌""丙戌"之"戌"原本均作"戍"，并改。

[3] 鸣紊启拆：地气开始萌动。

[4] 振拉摧拔：风木之气太过，狂风振动摧折，树木拔倒。

[5] 眩掉目瞑：头晕眼花，肢体震颤。

[6] 同正徵：张介宾："本年火运太过，得司天寒水制之，则火得其平，故云同正徵。"

[7] 暄暑郁燠：气候温暖渐渐暑热熏蒸。

[8] 其病热郁：热气郁遏而病。

[9] 阴埃：湿土之气行令，天空阴晦不清，如尘埃弥漫。埃，尘埃。

[10] 柔润重泽：风调雨顺，万物润泽。

[11] 震惊飘骤：土运太过，则风气承之，故迅雷震惊，狂风骤雨。

[12] 下重：湿气甚于下部而肢体重坠。

[13] 萧瑟：气候偏凉而干燥。

[14] 燥、背瞀、胸满：干燥和胸背胀满、不清爽等。

[15] 先天：气化运行先于天时而至。

[16] 阳气不令：阳气不能行施作用。

[17] 水土合德：太阳寒水司天，逢太阴湿土在泉，协同主持一年的气候谓之合德。下文"金火合德""湿寒合德"等，义同。

[18] 泽无阳陷：沼泽之中，没有升腾的阳气。

[19] 地气迁：上年初之气，迁移为次年的在泉之气。

[20] 气乃大温：张介宾："然上年终气，君火也，今之初气，相火也。二火之交，故气乃大温，草乃早荣。"

[21] 厉：疫病。

[22] 埃昏：灰沙飞扬，昏暗不清。

[23] 折其郁气：治疗郁气所致病证。

[24] 同寒湿者燥热化：岁运和司天在泉的寒湿之气相同，用燥热之性的药物治疗。

[25] 同者多之：气运相同的气势盛，所以多用相宜气味的药物制之。

[26] 假者反常：天气反常，邪气反胜，则不必拘泥于"用寒远寒"的用药规律。假，假借之意。

【语译】黄帝问道：太阳寒水司天的年份是怎样的呢？

岐伯回答说：太阳寒水施政在辰年戌年。

壬辰、壬戌年，太阳寒水司天，太阴湿土在泉，岁运为太角，木运之气为风，气化为风声紊乱，物体裂纹，反常变化为大风振撼摧折毁拔，发病多为头晕目眩，视物不清。

客运五步：初运为太角（客运与主运相同，气得正化），二运为少徵，三运为太宫，四运为少商，终运为太羽。主运五步为，始于太角，终于太羽。

戊辰、戊戌年（火运太过，逢司天寒水制约，与火运平气之年相同），太阳寒水司天，太阴湿土在泉，岁运太过为太徵。火运主热，其气化为温暑郁热，反常变化为火炎沸腾，多发病为热邪郁滞。

客运五步：初运为太徵，二运为少宫，三运为太商，四运为少羽，终运为太角。主运五步为，始于少角，终于少羽。

甲辰、甲戌年（此二年既是岁会，又是同天符），太阳寒水司天，太阴湿土在泉，岁运为太宫，土运主阴雨，正常气化为柔软厚重润泽，反常变化为风飘雨骤震撼惊骇，发病多为湿邪下重。

客运五步：初运为太宫，二运为少商，三运为太羽，四运为少角，终运为太徵。主运五步为，始于太角，终于太羽。

庚辰、庚戌年，太阳寒水司天，太阴湿土在泉，岁运为太商。金运气凉，正常气化为雾露萧瑟，反常变化为肃杀凋零，发病多为干燥少津、胸满背胀。

客运五步：初运为太商，二运为少羽，三运为太角，四运为少徵，终运为太宫。主运五步为，始于少角，终于少羽。

丙辰、丙戌年（此二年为天符），太阳寒水司天，太阴湿土在泉，岁运为太羽。水气寒冰肃杀，正常气化为寒风凛冽，凝敛凄惨，反常变化为冰雪霜雹，发病多为寒邪留滞于筋肉关节空隙处。

客运五步：初运为太羽，二运为少角，三运为太徵，四运为少宫，终运为太商。主运五步为，始于太角，终于太羽。

凡此辰戌太阳寒水司天发挥作用，气化太过则先天时而至，太阳寒水司天之气肃厉，太阴湿土之气沉静，寒水之气降临

太空，阳气不能施令，水土二气共同作用，上应辰星、镇星。谷类应于黑色、黄色，司天之政严肃，在泉之令徐缓。寒水作用大起，湖泊中不见阳热之气升腾，火气等待时机舒发。少阳为三之气居中，应时雨水时降，雨后交还于在泉太阴湿土之气，云层聚于北极，湿气布化，润泽万物，寒气布于高空，少阴雷火动于下，寒湿之气持续于气交之中。人类易患反复发作的寒湿病、肌肉萎缩、下肢痿软不收、泄泻、出血等。

初之气，厥阴风木主气，少阳相火为客气，在泉之气迁移退位，温气大行，草木较早地繁荣，人类易患疠病、温热病、身热、头痛、呕吐、肌肤疮疡等病。二之气，主气为少阴君火，客气为阳明燥金，凉气反而到来，人们感到凄惨，草木受寒不易生长，火气受到抑制，人类易患气郁不舒、腹中胀满疼痛，寒气开始发生。三之气，少阳相火为主气，太阳寒水为客气，司天之气发挥作用，寒气大行，雨水降下。人类易患外寒病而热郁于内、痈疽、下利如注、心热烦闷等，若不迅速治疗则患者多死亡。四之气，太阴湿土为主气，厥阴风木为客气，风湿二气争于气交，湿得风气之化为雨，万物得以盛长、化育、成熟，人类易患大热少气、肌肉萎弱、下肢痿软、下利赤白等病。五之气，主气为阳明燥金，客气为少阴君火，阳气重新得以布化，草木盛长、化育、成熟，人们感到舒畅。终之气，主气为太阳寒水，客气为太阴湿土，在泉之气得其正常发挥作用，湿气大行，寒气凝聚太空，尘埃昏暗笼罩郊野，人们感到凄惨，寒水骤至，虽能妊娠，但多主死。

凡此太阳寒水司天之年，宜食苦味，用燥治湿，用温治寒。必须折损其郁气，资助化源之气，抑制太过的岁运之气，扶持被抑制的不胜之气，不要让运气猝暴太过而发生疾病，应当食用得岁气的谷类以保全真气，避免虚邪贼风的伤害而安定正气。根据岁运与司天在泉之气五行属性的异同，确定药食性味的多少而制之，运与气寒热相同者，用燥热之品以化之；运与气寒湿不同者，用燥湿之品化之。所以运与气相同者气胜，多用制约胜气之品；运与气不同者气微，可少用制约胜气之品。凡用寒性药物时，要避开寒气主令之时；用热性药物时，避开热气主令之时；用凉性药物时，要避开凉气主令之时；用温性药物，要避开温气主令之时。用饮食调养时，也要遵循这个原则。如果气候反常时，就不必拘泥于这一原则。违反这些原则反会招致疾病，这就是所说的根据时令气候变化而治疗的原则。

【导读】论"太阳之政"司天年份的气运变化规律。此节论述"太阳之政"司天年份的岁运、岁气变化关系，主运、客运的推算，客气六步气候、物候、人体疾病特征，与岁运所应的年度气象、物候特征、临证适宜的治则治法等。

【原文】帝曰：善。阳明之政奈何？

岐伯曰：卯酉之纪也。

阳明　少角　少阴　清热胜复同[1]，同正商。丁卯岁会　丁酉，其运风清热[2]。

少角初正　太徵　少宫　太商　少羽终

阳明　少徵　少阴　寒雨胜复[3]同，同正商。癸卯同岁会　癸酉同岁会　其运热寒雨。

少徵　太宫　少商　太羽终　太角初

阳明　少宫　少阴　风凉胜复同[4]。己卯　己酉　其运雨风凉。

少宫　太商　少羽终　少角初　太徵

阳明　少商　少阴　热寒胜复同，同正商。乙卯天符　乙酉岁会，太一天符[5]。其运凉热寒。

少商　太羽终　太角初　少徵　太宫

阳明　少羽　少阴　雨风胜复同，同少宫[6]。辛卯　辛酉　其运寒雨风。

少羽终　少角初　太徵　少宫　太商

凡此阳明司天之政，气化运行后天[7]，天气急，地气明，阳专其令，炎暑大行，物燥以坚，淳风乃治[8]，风燥横运[9]，流于气交，多阳少阴[10]，云趋雨府[11]，湿化乃敷。燥极而泽，其谷白丹，间谷命太[12]者，其耗白甲品羽[13]，金火合德，上应太白荧惑。其政切，其令暴，蛰虫乃见，流水不冰，民病咳，嗌塞，寒热发，暴振栗癃闭，清先而劲[14]，毛虫乃死，热后而暴[15]，介虫乃殃，其发躁，胜复之作，扰而大乱，清热之气，持于气交。

初之气，地气迁，阴始凝[16]，气始肃，水乃冰，寒雨化。其病中热，胀，面目浮肿，善眠，鼽衄、嚏、欠、呕，小便黄赤，甚则淋。二之气，阳乃布，民乃舒，物乃生荣。厉大至，民善暴死。三之气，天政布，凉乃行，燥热交合，燥极而泽，民病寒热。四之气，寒雨降。病暴仆，振栗谵妄，少气嗌干引饮，及为心痛、痈肿、疮疡、疟寒之疾，骨痿血便。五之气，春令反行，草乃生荣，民气和。终之气，阳气布，候反温，蛰虫来见，流水不冰，民乃康平，其病温。

故食岁谷以安其气，食间谷以去其邪，岁宜以咸以苦以辛，汗之、清之、散之，安其运气，无使受邪，折其郁气，资其化源。以寒热轻重少多其制，同热者多天化[17]，同清者多地化[18]，用凉远凉，用热远热，用寒远寒，用温远温，食宜同法。有假者反之，此其道也。反是者，乱天地之经，扰阴阳之纪也。

【注释】

[1] 清热胜复同：属金的清气和属火的热气，胜复的程度是相同的。

[2] 其运风清热：运气是风，胜气为清，复气为热。

[3] 寒雨胜复：寒胜少徵（火），土气复之。下文类此。寒，太阳寒水之气。雨，太阴湿土之气。

[4] 风凉胜复同：张志聪："土运不及，风反胜之，清凉之金气来复。"

[5] 太一天符：岁运之气与司天之气相符为天符。中运与岁支的五行属性相同是岁会。既为天符又逢岁会者称为太一天符。

[6] 同少宫：逢辛之年，水运不及，土气来侮，故其气化同少宫土运不及的年份。

[7] 后天：运气不及，应至未至，后于天时。

[8] 淳风乃治：和淳之风行令。

[9] 风燥横运：张志聪："阳明燥金司天，厥阴风木主气，故风燥横运，流于气交。横者，谓主客之气，交相纵横。"

[10] 多阳少阴：阳明司天之年，金运不足，火气乘之，火气胜则多阳少阴，炎暑大行。

[11] 雨府：张介宾："雨府，谓土厚湿聚之处。"

[12] 间谷命太：承受太过之间气而化生的谷物。间谷，间气所化之谷。命太，间气之太过。

[13] 其耗白甲品羽：张介宾："耗，伤也。白与甲，金所化也。品羽，火虫品类也。本年卯酉，金气不及而火胜之，则白甲当耗，火胜则水复，则羽虫亦耗。"

[14] 清先而劲：阳明燥金司天，故清金之气主上半年在先，其气肃杀劲切。

[15] 热后而暴：阳明燥金司天，则少阴君火在泉，火热之气主下半年而在后。

[16] 阴始凝：张介宾："初气太阴用事，时寒气湿，故阴凝。"

[17] 同热者多天化：张介宾："凡运与在泉少阴同热者，则当多用司天阳明清肃之化以治之。"天化是司天燥金清冷之气。

[18] 同清者多地化：岁运与司天之气同为清气，应多以火热之气调节。地化指在泉的火热之气。

【语译】 黄帝说：好。阳明燥金值年的布政情况是怎样的呢？

岐伯回答说：阳明燥金值年布政在卯、酉年。

丁卯（岁会）年、丁酉年，阳明燥金司天，少阴君火在泉；清气为胜气，火热为复气，此二年胜复之气相同。司天之燥金制约不及之木运，金气反得其政，故与金运平气之年的气化相同。凡此二年，岁运为风木，胜气为清，复气为热。

客运五步：初运为少角（客运与主运同气，气得正化），二运为太徵，三运为少宫，四运为太商，终运为少羽。主运五步为，始于少角，终于少羽。

癸卯年、癸酉年（此二年都为同岁会），阳明燥金司天，少阴君火在泉，岁运为少徵，寒气为胜气，湿土为复气，这二年的胜气复气相同。火运不及，燥金之气布政，故同金运平气之年。凡此二年，岁运为热，胜气为寒，复气为雨。

客运五步：初运为少徵，二运为太宫，三运为少商，四运为太羽，终运为少角。主运五步为，始于太角，终于太羽。

己卯年、己酉年，阳明燥金司天，少阴君火在泉，岁运为少宫。土运不及，风木之气为胜气，燥金之凉气为复气，这二年的胜气复气相同。凡此二年，岁运之气为雨（湿土），胜气为风，复气为凉。

客运五步：初运为少宫，二运为太商，三运为少羽，四运为太角，终运为少徵。主运五步为，始于少角，终于少羽。

乙卯年（天符年）、乙酉年（太一天符），阳明燥金司天，少阴君火在泉，岁运为少商。火热之气为胜气，寒水之气为复气，这二年的胜气复气相同。金运不及而得司天之金气相助，故同金运平气之年。凡此二年，岁运之气为凉，胜气为热，复气为寒。

客运五步：初运为少商，二运为太羽，三运为少角，四运为太徵，终运为少宫。主运五步为，始于太角，终于太羽。

辛卯年、辛酉年，阳明燥金司天，少阴君火在泉，岁运为少羽，土湿的雨气为胜气，木之风气为复气，此二年的胜气复气相同。凡此二年，岁运之气为寒，胜气

为雨，复气为风。

客运五步：初运为少羽，二运为太角，三运为少徵，四运为太宫，终运为少商。主运五步为，始于少角，终于少羽。

凡此卯酉阳明燥金司天之政，气不及则气化运行延时到来，阳明燥金司天之气急切，少阴君火在泉之气盛明，阳气专胜而行其令，炎暑之气大行，物体干燥而坚硬，风气主治，风气燥气相兼而流行于气交之中，使其阳热之气多而阴寒之气少，运行于雨府，湿气施布，干燥之气变为润泽。谷类应于白色赤色谷物，间谷则借太过之间气而成熟，白色甲虫羽虫伤耗受损，金气火气结合施德，上应太白星、荧惑星。司天之燥气急切，在泉之热气猝暴，蛰虫不归藏，流水不结冰。人们易患咳嗽、咽喉梗塞、寒热发作暴急、恶寒战栗、小便癃闭等病。清凉之气早至急切，介虫类遭殃，胜气复气发作，正常气候被扰乱；司天之清气和在泉之热气持续作用于气交之中。

初之气，主气为厥阴风木，客气为太阴湿土，上一年的在泉之气迁移退位，阴气凝集，天气肃厉，水就结冰，寒气雨气施化。多发病为内热胀满、面目浮肿、多眠、鼻塞衄血、喷嚏、呵欠、呕吐、尿黄赤，甚则淋痛。二之气，主气为少阴君火，客气为少阳相火，阳气布施，人们感到舒适，万物开始生长繁茂。如果有疫病流行，人们容易暴病死亡。三之气，主气为少阳相火，客气为阳明燥金，司天之气发挥作用，凉气施行，客气之燥与主气之热相交合，燥气胜极则湿气复而润泽，人们易患寒热病。四之气，主气为太阴湿土，客气为太阳寒水，寒雨降下。多发病为猝然昏

倒、振动颤栗、谵言妄语、少气、咽干多饮、心痛、痈肿疮疡、寒疟、骨痿、便血等。五之气，主气为阳明燥金，客气为厥阴风木，秋行春令，草木又得生长繁茂，人们气血平和无病。终之气，主气为太阳寒水，客气为少阴君火，阳气敷布，气候反温，蛰虫不藏反见于外，流水不结冰，人们健康平安，如果阳气盛则易发温病。

所以在阳明燥金司天之年，应当食用禀岁气的谷类以安定正气，食用禀间气的谷类以祛邪气，该年份当用咸味、苦味、辛味的药物以发汗、清热、散邪，以安定岁运不及给人体带来的正虚之气，免受邪

气的侵犯，折减气运所致的郁气，资助不足之气的化源。根据寒热的轻重，决定制方药物的多少。若岁运与在泉之热气相同时，就多用与司天凉气相同的药物；若岁运与司天之凉气相同时，就要多用与在泉热气相同的药物。用凉药时，要避开凉气主令的季节；用热药时，要避开热气主令的季节；用寒药时，要避开热气主令的季节；用温药时，要避开温气主令的季节；用饮食调养，也要遵循这一原则。如果气候有反常变化时，就不必拘泥这一原则，这就是自然界的规律，违背自然规律，就会扰乱天地阴阳变化的纲纪。

【导读】此节论述"卯酉之纪"阳明司天年份的岁运、岁气变化关系，主运、客运的推算，客气六步气候、物候、人体疾病特征，与岁运所应的年度气象、物候特征、临证适宜的治则治法等。

【原文】帝曰：善。少阳之政奈何？

岐伯曰：寅申之纪也。

少阳　太角　厥阴　壬寅同天符壬申同天符　其运风鼓[1]，其化鸣紊启坼，其变振拉摧拔，其病掉眩支胁[2]惊骇。

太角初正　少徵　太宫　少商　太羽终

少阳　太徵　厥阴　戊寅天符　戊申天符　其运暑，其化暄嚣郁燠，其变炎烈沸腾，其病上热郁、血溢、血泄、心痛。

太徵　少宫　太商　少羽终　少角初

少阳　太宫　厥阴　甲寅　甲申其运阴雨，其化柔润重泽，其变震惊飘骤，其病体重、胕肿、痞饮[3]。

太宫　少商　太羽终　太角初少徵

少阳　太商　厥阴　庚寅　庚申同正商　其运凉，其化雾露清切，其变肃杀凋零，其病肩背胸中。

太商　少羽终　少角初　太徵少宫

少阳　太羽　厥阴　丙寅　丙申其运寒肃，其化凝惨栗冽，其变冰雪霜雹，其病寒浮肿。

太羽终　太角初　少徵　太宫少商

凡此少阳司天之政，气化运行先天，天气正，地气扰[4]，风乃暴举，木偃沙飞[5]，炎火乃流，阴行阳化，雨乃时应，火木同德，上应荧惑岁星。其谷丹苍[6]，其政严，其令扰。故风热参

布[7]，云物沸腾，太阴横流[8]，寒乃时至，凉雨并起。民病寒中，外发疮疡，内为泄满。故圣人遇之，和而不争。往复之作，民病寒热疟泄，聋瞑呕吐，上怫肿色变[9]。

初之气，地气迁，风胜乃摇，寒乃去，候乃大温，草木早荣。寒来不杀[10]，温病乃起，其病气怫于上，血溢目赤，咳逆头痛，血崩、胁满、肤腠中疮[11]。二之气，火反郁，白埃[12]四起，云趋雨府，风不胜湿，雨乃零，民乃康。其病热郁于上，咳逆呕吐，疮发于中，胸嗌不利，头痛身热，昏愦脓疮。三之气，天政布，炎暑至，少阳临上，雨乃涯。民病热中，聋瞑血溢，脓疮咳呕，鼽衄渴嚏欠，喉痹目赤，善暴死。四之气，凉乃至，炎暑间化[13]白露降，民气和平，其病满身重。五之气，阳乃去，寒乃来，雨乃降，气门乃闭，刚木早凋，民避寒邪。君子周密，终之气，地气正，风乃至，万物反生，霿雾以行。其病关闭不禁，心痛，阳气不藏而咳。

抑其运气，赞所不胜，必折其郁气，先取化源，暴过不生[14]，苛疾不起。故岁宜咸，辛宜酸，渗之泄之，渍之发之，观气寒温，以调其过，同风热者多寒化，异风热者少寒化，用热远热，用温远温，用寒远寒，用凉远凉，食宜同法，此其道也。有假者反之，反是者病之阶也。

【注释】

[1] 其运风鼓：相火司天，风木在泉，风火合势，故其运如风鼓动。

[2] 掉眩支胁：掉眩，头目昏花，视物动摇不定。掉，动摇不定。支胁，胁下胀满，如有物支撑于内。

[3] 胕肿、痞饮：胕肿即浮肿。痞饮为水液停潴，发为心腹胀满的症状。

[4] 天气正，地气扰：寅申之岁，少阳相火司天，阳得其位，故曰天气正；厥阴风木之气在泉，风气扰动，故曰地气扰。

[5] 木偃沙飞：树木吹倒，尘沙飞起，形容风势之盛，此乃风木在泉的变化所致。

[6] 丹苍：马莳："丹为火而苍为木也。"

[7] 风热参布：少阳热气和厥阴风气互相参合散布。

[8] 太阴横流：太阴湿土之气逆行横流。

[9] 上怫肿色变：因热胜寒复，机体上部出现怫郁不舒、肿胀等病。

[10] 寒来不杀：因少阳相火司天，其气本热，初之气又值少阴君火加临，所以虽然寒气时来，但并不能降低温热之气。

[11] 肤腠中疮：皮肤生疮。

[12] 白埃：白色之云气起自地面。

[13] 炎暑间化：张介宾："燥金之客，加于湿土之主，故凉气至而炎暑间化。间者，时作时止之谓。"

[14] 暴过不生：不会因运气太过而生急病。

【语译】 黄帝说：好。少阳相火值年施政是怎样的情况呢？

岐伯回答说：少阳相火值年施政在寅年、申年。

壬寅年、壬申年（二年均是同天符），少阳相火司天，厥阴风木在泉，岁运为太角，木运之气风鼓动，正常的气化为风声紊乱，物体启开；反常变化为大风振撼摧毁折拔，发病多为头晕目眩、两胁支满、惊骇。

客运五步：初运为太角（客运与主运之气相同，气得正化），二运为少徵，三运为太宫，四运为少商，终运为太羽。主运五步为，始于太角，终于太羽。

戊寅年、戊申年（此二年均为天符），少阳相火司天，厥阴风木在泉，岁运为太徵。火运之气为暑热，正常的气化为火盛热郁灼烁，反常变化为烈炎沸腾，发病多为热郁于上、血溢血泄、心痛。

客运五步：初运为太徵，二运为少宫，三运为太商，四运为少羽，终运为太角。主运五步为，始于少角，终于少羽。

甲寅年、甲申年，少阳相火司天，厥阴风木在泉，岁运太宫，土运之气为阴雨，正常的气化为柔软厚重润泽，反常的变化为风飘雨骤震撼惊骇，发病多为身重浮肿，水饮痞满。

客运五步：初运炎太宫，二运为少商，三运为太羽，四运为少角，终运为太徵。主运五步为，始于太角，终于太羽。

庚寅年、庚申年，少阳相火司天，厥阴风木在泉，岁运为太商，岁运太商受司天火气制约，故与金运平气之年相同。金运之气凉，正常的气化为雾露清冷急切，反常的变化为肃杀凋零，发病多在肩背、胸中。

客运五步：初运为太商，二运为少羽，三运为太角，四运为少徵，终运为太宫。主运五步为，始于少角，终于少羽。

丙寅年、丙申年，少阳相火司天，厥阴风木在泉，岁运为太羽。水运之气寒，正常的气化为凝敛凄惨，寒风凛冽，反常的变化为冰雪霜雹，发病多为寒、浮肿。

客运五步：初运为太羽，二运为少角，三运为太徵，四运为少宫，终运为太商。主运五步为，始于太角，终于太羽。

凡此寅申少阳相火司天之政，气太过

则先时而至，司天之气得其正化之位，厥阴风木在泉扰动，大风暴起，草木倒伏，飞沙走石，少阳相火之气流行。阴气流行，阳气布化，雨应时而降，火气木气施其德，上应于荧惑星、岁星。应于赤色、青色谷类，其政严厉，其令扰动，热气风气参合敷布，云物沸腾，阴气流行，寒气时至，凉雨并起。人们多患寒中，外发疮疡，内为泄泻、胀满病。所以圣明的人遇到这种情况时，就调节自身而顺应之，不与之抗争。若反复发作，人们就易患疟疾、泄泻、耳聋、目瞑、呕吐病、气郁于上、肿胀色变。

初之气，主气为厥阴风木，客气为少阴君火，上一年的在泉之气迁移退位，风气胜时则摇动不宁，寒气散去，气候温热，草木提早荣茂，寒气不来杀伐，温热病发生，病发为气郁于上、血溢、目赤、咳逆、头痛、血崩、胁肋胀满、肤腠生疮。二之气，火气被郁滞不发，白色云埃四起，云归于雨府，风气不能胜湿，雨时降，人们不患病。火气内郁，发病多为热郁于上、咳逆、呕吐、体内生疮疡、胸咽不通利、头痛、身热、神志昏愦、脓疮等病。三之气，司天之气布政，炎暑流行，少阳相火上临，雨水不降。人们易患里热病、耳聋、目瞑、血溢、脓疮、咳嗽、呕吐、鼻塞、衄血、口渴、喷嚏、呵欠、喉痹、目赤等病，容易突然死亡。四之气，燥金凉气应时而至，炎暑之气间而时化，白露降，人的气血平和，发病则见胀满身重。五之气，阳气散去，寒气应时到来，雨时降，汗孔关闭，坚硬的树木过早凋零，人们应避开寒邪，居处周密。终之气，在泉之气得其正化之位，风气到来，万物反见生发，雾气流行。发病多为应关闭而不禁、心痛、阳气不能敛藏、咳嗽病。

凡此少阳司天之年，必须抑制岁运与太过的司天之气，扶助所不胜之气，折削致郁的胜气，资助不及之气的化源，则猝暴太过之气不能发生，可以不患重病。所以当用咸味辛味酸味药物，用渗泄、水渍、发散方法治疗，观察气候的寒热变化以调治太过的邪气，岁运与岁气的寒热相同，多用寒化药物，若岁运与岁气的寒热不相同，少用寒化药物。用热性药物时，要避开热气主令的季节；用温性药物时，要避开温气主令的季节；用凉性药物时，要避开凉气主令的季节；用寒性药物时，要避开寒气主令的季节。用饮食调养时，也要遵循于这一原则，这是一般规律，若气候反常时，就不必拘泥于这一原则，否则就会导致疾病发生。

【导读】此节论述"寅申之纪"少阳相火司天年份的岁运、岁气变化关系，主运、客运的推算，客气六步气候、物候、人体疾病特征，与岁运所应的年度气象、物候特征、临证适宜的治则治法等。

【原文】帝曰：善。太阴之政奈何？

岐伯曰：丑未之纪也。

太阴　少角　太阳　清热胜复同，同正宫[1]。丁丑　丁未　其运风清热。

少角初正　太徵　少宫　太商　少羽终

太阴　少徵　太阳　寒雨胜复同。癸丑　癸未　其运热寒雨。

少徵　太宫　少商　太羽终　太角初

太阴　少宫　太阳　风清胜复同，同正宫[2]。己丑太一天符　己未太一天符　其运雨风清。

少宫　太商　少羽终　少角初　太徵

太阴　少商　太阳　热寒胜复同。乙丑　乙未　其运凉热寒。

少商　太羽终　太角初　少徵　太宫

太阴　少羽　太阳　雨风胜复同，同正宫[3]。辛丑同岁会　辛未同岁会　其运寒雨风。

少羽终　少角初　太徵　少宫　太商

凡此太阴司天之政，气化运行后天，阴专其政，阳气退辟，大风时起，天气下降，地气上腾，原野昏霿[4]，白埃四起，云奔南极[5]，寒雨数至，物成于差夏[6]。民病寒湿，腹满身膜愤[7]胕肿，痞逆寒厥拘急。湿寒合德，黄黑埃昏，流行气交，上应镇星辰星。其政肃，其令寂，其谷黅玄。故阴凝于上，寒积于下，寒水胜火，则为冰雹，阳光不治，杀气乃行。故有余宜高，不及宜下，有余宜晚，不及宜早，土之利，气之化也，民气亦从之，间谷命其太也。

初之气，地气迁，寒乃去，春气正，风乃来，生布万物以荣，民气条舒，风湿相薄，雨乃后。民病血溢，筋络拘强，关节不利，身重筋痿。二之气，大火正，物承化[8]，民乃和，其病温厉大行，远近咸若，湿蒸相薄，雨乃时降。三之气，天政布，湿气降，地气腾，雨乃时降，寒乃随之。感于寒湿，则民病身重胕肿，胸腹满。四之气，畏火[9]临，溽蒸化[10]，地气腾，天气痞隔，寒风晓暮，蒸热相薄，草木凝烟，湿化不流，则白露阴布，以成秋令。民病腠理热，血暴溢、疟，心腹满热，胪胀[11]，甚则胕肿。五之气，惨令已行[12]，寒露下，霜乃早降，草木黄落，寒气及体，君子周密，民病皮腠。终之气，寒大举，湿大化，霜乃积，阴乃凝，水坚冰，阳光不治。感于寒，则病人关节禁固，腰椎痛，寒湿推于气交而为疾也。

必折其郁气，而取化源，益其岁气，无使邪胜，食岁谷以全其真，食间谷以保其精。故岁宜以苦燥之温之，甚者发之泄之。不发不泄，则湿气外溢，肉溃皮拆而水血交流。必赞其阳火，令御甚寒，从气异同，少多其判也，同寒者以热化，同湿者以燥化，异者少之，同者多之，用凉远凉，用寒远寒，用温远温，用热远热，食宜同法。假者反之，此其道也，反是者病也。

【注释】

[1] 同正宫：少角木运不及，上临太阴湿土司天，则土气旺盛，所以少角同正宫，正宫为土运平气的年份。

[2] 同正宫：少宫土运不及，得司天湿土之助，所以少宫同正宫。

[3] 同正宫：少羽水运不及，上临湿土司天，则约同于土运平气之年的变化。

[4] 昏霿（méng 蒙）：晦暗。

[5] 云奔南极：张介宾："司天主南，而太阴居之，故云奔南极，雨湿多见于南方。"

[6] 差夏：张志聪："长夏之时，秋之交也。"

[7] 䐜愤：张介宾："䐜愤，胀满也。"

[8] 物承化：万物因此得到生长发育。

[9] 畏火：张介宾："少阳相火用事，故气尤烈故曰畏火。"

[10] 溽蒸化：作"湿润薰物"解。溽，即"湿"。

[11] 胪（lú 卢）胀：腹部肿胀。

[12] 惨令已行：张琦："王气主客燥金，惨，疑作燥。肺主皮毛，燥反自伤也。"

【语译】黄帝说：好。太阴湿土值年的布政是怎样的情况呢？

岐伯回答说：太阴湿土布政在丑年、未年。

丁丑年、丁未年，太阴湿土司天，太阳寒水在泉，岁运为少角。清气为胜气，热气为复气，这二年的胜气复气相同。此二年，岁运为风，胜气为清，复气为热。

客运五步：初运为少角（客运主运相同，气得正化），二运为太徵，三运为少宫，四运为太商，终运为少羽。主运五步与客运相同，始于少角，终于少羽。以五行相生、太少相生为序。

癸丑年、癸未年，太阴湿土司天，太阳寒水在泉，岁运为少徵，寒气为胜气，雨气为复气，此二年的胜气复气相同。凡此二年，岁运之气为热，胜气为寒，复气为雨。

客运五步：初运为少徵，二运为太宫，三运少商，四运为太羽，终运为少角。主运五步为，始于太角，终于太羽，以五行相生、太少相生为序。

己丑年、己未年（二者均为太一天符），太阴湿土司天，太阳寒水在泉，岁运为少宫。风气为胜气，清气报复，这二年的胜气复气相同。不及的土运得司天之气相助，故同土运平气之年气化。凡此二年，运之气为雨，胜气为风，复气为清。

客运五步：初运为少宫，二运为太商，三运为少羽，四运为太角，终运为少徵。主运五步为，始于少角，终于少羽，以五行相生、太少相生为序。

乙丑年、乙未年，太阴湿土司天，太阳寒水在泉，岁运为少商，热为胜气，寒气报复，此二年的胜气复气相同。凡此二年，运之气为凉，胜气为热，复气为寒。

客运五步：初运为少商，二运为太羽，三运为少角，四运为太徵，终运为少宫。主运五步为，始于太角，终于太羽，以五行相生、太少相生为序。

辛丑年、辛未年（此二年都为同岁会），太阴湿土司天，太阳寒水在泉，岁运为少羽，雨为胜气，风气报复，此二年的胜气复气相同。司天土气胜岁运不及土气，所以同土运平气之年的气化。凡此二年，运之气为寒，雨为胜气，风为复气。

客运五步：初运为少羽，二运为太角，三运为少徵，四运为太宫，终运为少商。主运五步为，始于少角，终于少羽，以五行相生、太少相生为序。

凡此丑未太阴司天之政，其气不及则后天时而至，阴气专政，阳气退避，时有大风兴起，司天之气下降，在泉之气升腾，原野雾气昏暗，白色尘埃四起，云奔向南极雨府，寒雨频降，万物成熟于夏末秋初。人们易患寒湿、腹胀、全身肿胀、浮肿、痞满、气逆、寒厥、拘急等病。寒湿结合施德，昏暗的黄色黑色尘埃流行于气交之中，上应镇星、辰星。司天湿土之政严肃，在泉寒水之令宁静，应于黄色黑色谷类。

阴气凝于上，寒气积聚于下，寒水之气胜于火，则为冰雹，阳光不得施治，肃杀之寒气流行。所以在太过之年谷种高地，不及之年谷种低处，太过之年晚种，不及之年早种，这是根据地土条件是否有利以及气化条件而定。人们养生也应适应这种情况，间谷则根据气之太过情况而定。

初之气，主气为厥阴风木，客气也是厥阴风木，上一年的在泉之气迁移退位，春得化气之正，风气乃来，生发之气布施，万物得以繁荣，人们感到条达舒畅，湿气风气相搏，降雨延迟。人们易患血溢、筋络拘急强直、关节不利、身重、筋痿病。二之气，主客之气都为少阴君火，火得气化之正，万物承此而生化，人们感到平和，若发病则为温热、疫病大行，远近患者所病都相同。湿热相搏，雨水应时而降。三之气，司天之气布化，湿气下降，地气上升，雨水时时降下，寒气随之而来。感受寒湿之邪，则人们易患身重、浮肿、胸腹胀满病。四之气，相火降临，湿热合化，地气升腾，天气隔塞不通，早晚都有寒风吹拂，湿热相搏，草木为烟雾凝集笼罩，湿化之气不能流行，白露阴布，成为秋天之政令。人们易患腠理热、大出血、疟疾、心腹胀满、腹胀、甚则浮肿等病。五之气，凄惨寒凉之气施行，寒露降下，霜早降，草木枯黄凋落，寒气侵及人体，居住周密，人们易患皮肤肉腠病。终之气，寒气大行，湿气大化，霜乃积结，阴气凝聚，水结坚冰，阳光不得施治。感受寒邪则人们易患关节强急，腰部臀部疼痛等病，这是寒湿之气相持于气交之中所发生的病。

凡此太阴司天之年，必须折减其郁气，资助不及之气的化源，补益不及的岁气，不使邪气过胜，食用禀岁气的谷类以保全真气，食用禀间气的谷类以保养精气，宜用苦味以燥湿，用温药散其寒，甚则用发泄的方法以去湿邪。如果不用发泄方法祛除湿邪，湿邪外泄，肌肉溃烂，皮肤破损，血水交流。必须资助阳火之气，使其能抵御寒气，要根据气运的异同，确定药味的多少，气运同为寒者，用热药化之，气运同属于湿者，用燥药以化之。气运不同者要少用，气运相同者多用。用凉性药物时，要避开凉气主令之时；用寒性药物时，要避开寒气主令之时。用温性药物时，要避开温气主令之时。用热性药物时，要避开热气主令之时；用饮食调治时，也要遵循这一原则。若气候有反常时，就不必拘泥于这一原则，这是一般用药规律，若不能遵循这一原则，就会导致疾病的发生。

【导读】 此节论述"丑未之纪"太阴司天年份的岁运、岁气变化关系，主运、客运的推算，客气六步气候、物候、人体疾病特征，与岁运所应的年度气象、物候特征、临证适宜的治则治法等。

【原文】 帝曰：善。少阴之政奈何？

岐伯曰：子午之纪也。

少阴　太角　阳明　壬子　壬午　其运风鼓，其化鸣紊启坼，其变振拉摧拔，其病支满。

太角初正　少徵　太宫　少商　太羽终

少阴　太徵　阳明　戊子天符　戊午太一天符　其运炎暑，其化暄曜郁燠，其变炎烈沸腾，其病上热血溢。

太徵　少宫　太商　少羽终　少角初

少阴　太宫　阳明　甲子　甲午　其运阴雨，其化柔润时雨，其变震惊飘骤，其病中满身重。

太宫　少商　太羽终　太角初　少徵

少阴　太商　阳明　庚子同天符　庚午同天符　同正商　其运凉劲[1]，其化雾露萧瑟，其变肃杀凋零，其病下清[2]。

太商　少羽终　少角初　太徵　少宫

少阴　太羽　阳明　丙子岁会　丙午　其运寒，其化凝惨栗冽，其变冰雪霜雹，其病寒下[3]。

太羽终　太角初　少徵　太宫　少商

凡此少阴司天之政，气化运行先天，地气肃，天气明，寒交暑[4]，热加燥[5]，云驰雨府，湿化乃行，时雨乃降[6]，金火合德，上应荧惑、太白。其政明，其令切[7]，其谷丹白。水火寒热持于气交而为病始也，热病生于上，清病生于下，寒热凌犯而争于中，民病咳喘，血溢血泄鼽嚏，目赤眦疡[8]，寒厥入胃[9]，心痛、腰痛、腹大、嗌干肿上。

初之气，地气迁，暑[10]将去，寒乃始，蛰复藏，水乃冰，霜复降，风乃至，阳气郁，民反周密，关节禁固，腰脽痛，炎暑将起，中外疮疡。二之气，阳气布，风乃行，春气以正，万物应荣，寒气时至，民乃和。其病淋，目瞑目赤，气郁于上而热。三之气，天政布，大火行，庶类蕃鲜[11]，寒气时至。民病气厥心痛，寒热更作，咳喘目赤。四之气，溽暑至[12]，大雨时行，寒热互至。民病寒热，嗌干黄瘅，鼽衄饮发。五之气，畏火临，暑反至，阳乃化，万物乃生乃长荣，民乃康，其病温。终之气，燥令行，余火内格[13]，肿于上，咳喘，甚则血溢。寒气数举，则霿雾翳，病生皮腠，内舍于胁，下连少腹而作寒中，地将易也。

必抑其运气，资其岁胜，折其郁发，先取化源，无使暴过而生其病也。食岁谷以全真气，食间谷以辟虚邪。岁宜咸以奥之，而调其上，甚则以苦发之，以酸收之，而安其下。甚则以苦泄之。适气同异而多少之，同天气者以寒清化，同地气者以温热化，用热远热，用凉远凉，用温远温，用寒远寒，食宜同法。有假则反，此其道也，反是者病作矣。

【注释】

[1] 其运凉劲：金运与阳明燥金之气在泉相合，故曰凉劲。

[2] 下清：张介宾："二便清泄，及下体清冷。"

[3] 寒下：张介宾："中寒下利，腹足清冷。"

[4] 寒交暑：张志聪："岁前之终气，乃少阳相火，今岁之初气，乃太阳寒水，故为寒交暑。"

[5] 热加燥：张志聪："君火在上，燥金在下，故曰热加燥。"

[6] 云驰雨府，湿乃化行，时雨乃降：张琦："上热下燥，无湿化流行之理，'云驰雨府，湿化乃行，时雨乃降'十二字必误衍也。"

[7] 其政明，其令切：少阴君火司天，火性光明。阳明燥金在泉，金性急切，故此年上半年气候偏热，下半年气候偏于寒凉。

[8] 眦疡：指眼角溃疡。

[9] 寒厥入胃：寒邪入于胃，致使胃气不降，脾气不升，气机升降悖逆。厥，气逆。

[10] 暑：原作"燥"，据《新校正》改。

[11] 庶类蕃鲜：万物蕃盛美丽。

[12] 溽暑至：四之气为太阴湿土当令，所以湿热之气降临。

[13] 余火内格：火热之余邪未尽，郁滞在内，不得发泄。

【语译】黄帝说：好。少阴君火值年的布政是怎样的情况呢？

岐伯回答说：少阴君火布政在子年、午年。

壬子年、壬午年，少阴君火司天，阳明燥金在泉，岁运为太角，风气鼓动，正气气化为风声紊乱，物体启开，反常的变化是大风振拉摧拔，发病为胁下支撑胀满。

客运五步：初运为太角（主客运相同，气得正化），二运为少徵，三运为太宫，四运为少商，终运为太羽。主运五步与客运五步相同，始于太角，终于太羽，以五行相生、太少相生为序。

戊子年（天符）、戊午年（太一天符），少阴君火司天，阳明燥金在泉，岁运太徵，火运之气灼热炎暑，正常的气化是温暖光耀郁热，反常的变化是火炎沸腾，多发病为热在上部、血溢。

客运五步：初运太徵，二运少宫，三运太商，四运少羽，终运太角。主运五步是，始于少角，终于少羽，以五行相生、太少相生为序。

甲子年、甲午年，少阴君火司天，阳明燥金在泉，岁运为太宫，土运之气为阴雨，正常的气化是柔软厚重润泽，反常的变化为震惊飘骤，发病多为中满、身重。

客运五步：初运为太宫，二运为少商，三运为太羽，四运为少角，终运为太徵。主运五步为，始于太角，终于太羽，以五行相生、太少相生为序。

庚子年、庚午年（此二年均为同天符），少阴君火司天，阳明燥金在泉，岁运为太商，太过之金运被司天之火气克制，故与金运平气相同。金运之气清凉急切，正常的气化为雾露萧瑟，反常的变化是肃杀凋零，发病多为清气在下。

客运五步：初运为太商，二运为少羽，三运为太角，四运为少徵，终运为太宫。主运五步为，始于少角，终于少羽，以五行相生、太少相生为序。

丙子年（岁会）、丙午年，少阴君火司天，阳明燥金在泉，岁运为太羽，水运之气寒冷，正常的气化为凝敛凄惨，寒风凛冽，反常的变化为冰雪霜雹，发病多为寒气在下。

客运五步：初运为太羽，二运为少角，三运为太徵，四运为少宫，终运为太商。主运五步为，始于太角，终于太羽，以五行相生、太少相生为序。

凡此子午少阴司天之政，岁气太过，先天时到来，少阴君火司天，阳明燥金在泉，在泉之气萧条，司天之气光明。在初之年，客气为寒，与上一年终气少阳之暑相交，司天之热气与在泉之燥气加临，云驰向雨府，湿化之气流行，应时的雨水降下，燥金之气与君火热气共同发挥作用，

上应荧惑星、太白金星。司天君火之气光明，在泉燥金之气急切，应于赤色与白色谷类，水寒之气与火热之气相持于气交之中成为疾病发生的缘由，热性疾病发生于人体上部，凉性疾病发生于人体下部，寒气与热气交争于人体中焦，人们多发病为咳嗽、气喘、血溢血泄、鼻塞、喷嚏、目赤、眼角溃疡、寒邪侵犯胃、心痛、腰痛、腹胀大、咽干、上部肿等。

初之气，主气为厥阴风木，客气为太阳寒水，上一年的在泉之气迁移，少阳暑气退位离去，寒气开始到来，蛰虫重新归藏，水冻结冰，霜又降，风吹凛冽，阳热之气受郁制，人们反而深居周密，易患关节强直、腰臀疼痛病。在炎暑即将到来时，体内体表都易生疮疡。二之气，主气为君火，阳气得以布散，客气为厥阴风木，风气流行，春气能行正化之令，万物得以繁荣，虽然寒气有时到来，人们仍感平和。发病多为淋病、视物不清、目赤，或气郁于上部而生热病。三之气，主气为少阳相火，客气为少阴君火，少阴君火司天之气布化，大火流行，万物茂盛鲜明，有时有寒气到来。人们多生气厥心痛、寒热交替、咳嗽、气喘、目赤病。四之气，主气为太阴湿土，客气亦为太阴湿土，暑湿之气同时发生，时时有大雨降下，寒热交互发作。人们易生寒热病、咽干、黄疸、鼻塞、鼻衄、水饮等病。五之气，主气为阳明燥金，客气为少阳相火，少阳相火降临，暑热反时令到来，阳热之气生化，万物于是就再次生长繁荣，人们健康，易生温病。终之气，主气为太阳寒水，客气为阳明燥金，燥金之气流行，五之气的余火隔拒于体内，易生上部肿、咳嗽、气喘、甚则出血。如

果时常有寒气到来，雾气弥漫，疾病易发生于皮肤，内传于胁肋，向下连及少腹而生内寒病。终气之末，在泉之气将会改变。

凡此少阴君火司天之年，必须要抑制太过的运气，资助岁气的所胜之气，折减郁发之气，先取化源，不要让岁气猝暴太过而发生疾病。食用得岁气的谷类以保全真气，食用得间气的谷类就可以防避邪气。本年宜用咸味以软之，调治上部，甚则用苦味发之，用酸味收，以安下部，甚则用苦味泄之。根据岁运与岁气的异同，确定用药的多少。岁运与司天之气相同，用寒凉药化之；岁运与在泉之气相同，用温热药化之。用热性药物时，要避开热气主令的季节；用凉性药物时，要避开凉气主令的季节；用温性药物时，要避开温气主令的季节；用寒性药物时，要避开寒气主令的季节；用饮食调养时，也要遵循这个原则。如果气候反常时，就不必拘泥于这个原则，这就是调治疾病的一般规律。违反了就会招致疾病的发生。

【导读】此节论述"子午之纪"少阴君火司天年份的岁运、岁气变化关系，主运、客运的推算，客气六步气候、物候、人体疾病特征，与岁运所应的年度气象、物候特征、临证适宜的治则治法等。

【原文】帝曰：善。厥阴之政奈何？

岐伯曰：巳亥之纪也。

厥阴　少角　少阳　清热胜复同，同正角[1]。丁巳天符　丁亥天符　其运风清热。

少角初正　太徵　少宫　太商　少羽终

厥阴　少徵　少阳　寒雨胜复同。癸巳同岁会　癸亥同岁会　其运热寒雨。

少徵　太宫　少商　太羽终　太角初

厥阴　少宫　少阳　风清胜复同，同正角[2]。己巳　己亥　其运雨风清。

少宫　太商　少羽终　少角初　太徵

厥阴　少商　少阳　热寒胜复同，同正角[3]。乙巳　乙亥　其运凉热寒。

少商　太羽终　太角初　少徵　太宫

厥阴　少羽　少阳　雨风胜复同。辛巳　辛亥　其运寒雨风。

少羽终　少角初　太徵　少宫　太商

凡此厥阴司天之政，气化运行后天，诸同正岁[4]，气化运行同天[5]，天气扰，地气正[6]，风生高远[7]，炎热从之，云趋雨府，湿化乃行，风火同德，上应岁星荧惑。其政挠，其令速，其谷苍丹，间谷言太者，其耗文角品羽。风燥火热，胜复更作，蛰虫来见，流水不冰，热病行于下，风病行于上，风燥胜复形于中。

初之气，寒始肃，杀气方至，民病寒于右之下[8]。二之气，寒不去，华雪水冰，杀气施化，霜乃降，名草上焦，寒雨数至，阳复化，民病热于中。三之气，天政布，风乃时举，民病泣出耳鸣掉眩。四之气，溽暑湿热相薄，争于左之上，民病黄瘅而为胕肿。五之气，燥湿更胜，沉阴乃布，寒气及体，风雨乃行。终之气，畏火[9]司令，阳乃大化，蛰虫出见，流水不冰，地气大发，草乃生，人乃舒，其病温厉。

必折其郁气，资其化源，赞其运气，无使邪胜。岁宜以辛调上，以咸调下，畏火之气，无妄犯之。用温远温，用热远热，用凉远凉，用寒远寒，食宜同法。有假反常，此之道也，反是者病。

【注释】

[1] 同正角：木运不及，得司天厥阴之助，而成为平气（正角）。

[2] 同正角：土运不及，司天厥阴之气专政，所以该年的运气，相当于木之平气（正角）。

[3] 同正角：金运不及，司天厥阴之气反胜，所以该年的运气，相当于木之平气（正角）。

[4] 正岁：平气之年。

[5] 同天：时令与天气相应。

[6] 天气扰，地气正：高世栻："厥阴司天，故天气扰。扰，风动也，少阳在泉，故地气正。正，阳和也。"

[7] 风生高远：为厥阴风木司天之互词。

[8] 民病寒于右之下：张志聪："初之气乃阳明清金司令，故寒始肃，而杀气方至，民病寒于右之下，谓阳明之间气，在泉少阳之右也。"

[9] 畏火：少阳相火。

【语译】 黄帝说：好。厥阴风木值年施政是怎样的情况呢？

岐伯回答说：厥阴风木值年在巳年与亥年。

丁巳年、丁亥年，厥阴风木司天，少阳相火在泉，岁运为少角，清为胜气，热为复气，这两年的胜气复气相同。丁巳、丁亥年都是天符年。岁运为风，胜气为清，复气为热。

客运五步：初运为少角（客运与主运相同，气得正化），二运为太徵，三运为少宫，四运为太商，终运为少羽。主运五步与客运五步相同，起于少角，终于少羽，以五行相生、太少相生为序。

癸巳年、癸亥年，厥阴风木司天，少阳相火在泉，岁运为少徵，寒为胜气，雨气报复，这两年的胜气复气都相同，凡此二年，岁运为热，胜气为寒，复气为雨。

客运五步：初运为少徵，二运为太宫，三运为少商，四运为太羽，终运少角。主运五步为，初运太角，终运太羽，以五行相生、太少相生为序。

己巳年、己亥年，厥阴风木司天，少阳相火在泉，岁运为少宫，风为胜气，清气报复，这两年的胜气复气相同。不及的土运得司天之厥阴木气相助，故其气化与木运平气之年相同。凡此二年，岁运为雨，胜气为风，复气为清。

客运五步：初运为少宫，二运为太商，三运为少羽，四运为太角，终运为少徵。主运五步为，初运少角，终运少羽，以五行相生、太少相生为序。

乙巳年、乙亥年，厥阴风木司天，少阳相火在泉，岁运为少商，热为胜气，寒气来复，这两年的胜气复气相同。金运不足，司天之风木反胜，故本年的气化与木运平气之年相同。凡此二年，岁运为凉，胜气为热，复气为寒。

客运五步：初运为少商，二运为太羽，三运为少角，四运为太徵，终运为少宫。主运五步为，始于太角，终于太羽，以五行相生、太少相生为序。

辛巳年、辛亥年，厥阴风木司天，少阳相火在泉，岁运为少羽。雨为胜气，风气来复，这两年的胜气复气相同。凡此二年，岁运为寒，胜气为雨，复气为风。

客运五步：初运为少羽，二运为太角，三运为少徵，四运为太宫，终运为少商。主运五步为，初运少角，终运少羽，以五行相生、太少相生为序。

凡此巳亥厥阴风木司天之政，气不足，后天时到来。上述同正角诸岁，岁运与司天之气相同，其气化与木运平气之年相同。司天风气扰动，在泉火气正化，风气生于高运处，炎热之气顺从，云趋向雨府，湿气流行。风气火气共同发挥作用，上应岁星、荧惑星。风气扰动，火气迅速，应于青色与赤色谷类，间谷借助太过的间气作用成熟，易耗损有纹有角的虫及羽虫，风气燥气火气热气互为胜复，蛰虫出现，流水不结冰，人体下部多生热病，上部多生风病，风气燥气互为胜复而见于人体中部。

初之气，主气为厥阴风木，客气为阳明燥金，寒气开始肃厉，杀伐之气到来，人们右下侧易生寒病。二之气，主气为少阴君火，客气为太阳寒水，寒冷之气不去，雪花飘，水结冰，杀伐之气施化，霜乃降

下，草木顶部干枯，寒冰的雨水时时降落，如果阳热之气来复，人们易生里热病。三之气，主气为少阳相火，客气为厥阴风木，司天的风气布施，大风时起，人们易生流泪、耳鸣、头晕目眩病。四之气，主气为太阴湿土，客气为少阴君火，暑湿湿热相互搏结，人们易生黄疸、浮肿病。五之气，主气为阳明燥金，客气为太阴湿土，燥气湿气互胜，沉降的阴寒之气施布，寒冷之气侵及人体，风雨流行。终之气，主气为太阳寒水，客气为少阳相火，少阳相火亢烈主令，阳热之气大化，蛰虫出现，流水不结冰，地中阳气发散，草木生长，人们感到温暖舒服，发病多为温病、疫病。

凡此厥阴司天之年，必须折减郁气，资助不足之气的化源，赞助不及的岁运之气，不要使邪气太胜。该年份宜用辛味调和司天之气，用咸味和调在泉之气，不要轻易触犯。用温性药物时，要避开温气主令的季节；用热性药物时，要避开热气主令的季节；用凉性药物时，要避开凉气主令的季节；用寒性药物时，要避开寒气主令的季节；用饮食调养时，也应遵循这一原则。如果气候反常时，就不必拘守于这一原则，这是调治疾病的一般规律，违反这一规律就会招致疾病的发生。

【导读】此节论述"巳亥之纪"厥阴司天年份的岁运、岁气变化关系，主运、客运的推算，客气六步气候、物候、人体疾病特征，与岁运所应的年度气象、物候特征、临证适宜的治则治法等。

【原文】帝曰：善。夫子之言可谓悉矣，然何以明其应乎？

岐伯曰：昭乎哉问也！夫六气者，行有次，止有位[1]，故常以正月朔日[2]平旦视之，观其位而知其所在矣。运有

余，其至先，运不及，其至后，此天之道，气之常也。运非有余非不足，是谓正岁[3]，其至当其时也。

帝曰：胜复之气，其常在也，灾眚时至，候也奈何？

岐伯曰：非气化[4]者，是谓灾也。

帝曰：天地之数[5]，终始奈何？

岐伯曰：悉乎哉问也！是明道也。数之始，起于上而终于下[6]，岁半[7]之前，天气主之，岁半之后，地气主之，上下交互，气交主之，岁纪毕矣。故曰：位明气月[8]可知乎，所谓气也。

帝曰：余司其事，则而行之，不合其数何也？

岐伯曰：气用[9]有多少，化治[10]有盛衰，衰盛多少，同其化也。

【注释】

[1] 行有次，止有位：六气的运行主时各有一定的次序和方位。

[2] 正月朔日：阴历正月初一。

[3] 正岁：张介宾："正岁者，和平之岁，时至气亦至也。"

[4] 气化：张介宾："当其位则为正化，非其位则为邪化，邪则为灾。"

[5] 天地之数：张介宾："司天在泉，各有所主之数。"

[6] 起于上而终于下：张介宾："司天在前，在泉在后，司天主上，在泉主下，故起于上而终于下。"

[7] 岁半：大寒至小暑为岁半以前，大暑至小寒为岁半以后。

[8] 位明气月：要明确六气所在的方位与相应的节气月份。气月，时令气候及每气所在的月份。

[9] 气用：六气的作用。

[10] 化治：六气与五运相合之化。

【语译】黄帝说：好。先生所讲的内容是很详尽了，然而如何知道这些道理应

【导读】论六气行止迟早的观测方法。主客六气的迁移，有一定的秩序和方位，都是按五行相生顺序，将一岁分为六步，每步为六十日又八十七刻半。主气固定主时，年年如此。客气每年迁移一气，"行有次，止有位"，有一定规律可循，观测时"常以正月朔日平

不应呢？

岐伯说：提的问题很高明啊！关于六气，其气运行有一定的次序，终止有一定方位，所以常在正月初一太阳出来时进行观察，根据六气主时的方位，就可以知道应或不应。岁运太过的年份，其气提前到来；岁运不及的年份，其气推迟到来，这是自然界的一般规律，六气的正常情况。如果岁运既不是太过，也不是不及，而是平气，就称为"正岁"，其气之来，正当其时。

黄帝说：胜气复气经常出现，灾害时时发生，怎样测知呢？

岐伯说：凡是不属于正常气化的情况，都是灾害。

黄帝说：司天在泉的开始和终止是怎样的呢？

岐伯说：问得很详细啊！这是很高明的理论。客气之数，开始于司天而终止于在泉，岁半以前，司天之气主管气候变化；岁半以后在泉之气主管气候变化。天气地气交会处，岁运之气主管，一年的气数变化规律尽在其中。所以说司天在泉所主方位清楚了，六气应12个月不也就明白了吗？这就是客气的气数。

黄帝说：我负责这一工作，遵照这些原则并且运用这些原则，发现有时与实际的气数不相符合，这是为什么呢？

岐伯说：岁气有太过不及的差别，岁气主治气化有盛衰的不同，而物化与气的盛衰太过不及相应同。

旦视之,睹其位而知其所在矣"。正月建寅,为一岁之首,朔日即初一,为一月之初,平旦则天刚亮,为一旦之始。当在此时观察气候变化,以判断当年六气所在的气位。观测六气行至迟早及所在之位的标准有如下3个。

(1)"运有余,其至先":凡阳干之年,皆为中运太过,从大寒节前十三日交接,故正月初一寅时观察气候变化,则是先于节令而至。"辰戌之纪""寅申之纪""子午之纪"皆如此。

(2)"运不及,其后至":凡阴干之年,皆为中运不及,从大寒节后十三日交接,故正月初一寅时观察气候,则是晚于节令而至,"卯酉之纪""丑未之纪""巳亥之纪"皆如此。

(3)"运非有余,非不足,是谓正岁":凡运太过但被抑制,运不及但得相助,就为平气,或曰"正岁"。如"辰戌之纪"中的戊辰年为火运太过,戊属阳火,辰是太阳寒水司天,火虽太过,却被司天之太阳寒水抑制,即由太过转为"正岁"。"卯酉之纪"中的辛卯、辛酉年,虽为水运不足,但得到阳明燥金司天之气的相助,同样转为"正岁",都是自然界的正常规律,也是六气胜复变化的正常规律。如果气化作用与运气之间的制胜关系不符合,就会发生灾害,故曰"非气化者,是谓灾也"。张志聪注云:"非气化者,谓非运气之化也。如丁卯丁酉岁,其运风清热,风乃少角之气化,其清热乃胜复之气,此邪化也,是谓灾眚。"其意思是说,气化现象要和岁运相符合,不论是太过、不及,还是平气,皆如此,如果不相符合,就是"非气化",就会发生灾害。

每年客气的变化迁移,都是从司天之气开始,止于在泉之气。因此,大寒至小暑之间为岁半之前,气候变化由司天之气主持,故曰"岁半之前,天气主之";大暑至小寒之间为岁半之后,气候变化由在泉之气主持,故曰"岁半之后,地气主之"。岁运之气在司天之气和在泉之气的合德下,发挥基础作用。司天在泉之位已明,那么六步之气所分布的月份也能确定。这便是一年之中的气化规律。

【原文】帝曰:愿闻同化何如?

岐伯曰:风温春化同,热曛昏火夏化同,胜与复同,燥清烟露秋化同,云雨昏暝埃长夏化同,寒气霜雪冰冬化同,此天地五运六气之化,更用盛衰之常也。

帝曰:五运行同天化[1]者,命曰天符,余知之矣。愿闻同地化[2]者何谓也?

岐伯曰:太过而同天化者三,不及而同天化者亦三,太过而同地化者三,不及而同地化者亦三,此凡二十四岁也。

帝曰:愿闻其所谓也。

岐伯曰:甲辰甲戌太宫下加[3]太阴,壬寅壬申太角下加厥阴,庚子庚午太商下加阳明,如是者三。癸巳癸亥少徵下加少阳,辛丑辛未少羽下加太阳,癸卯癸酉少徵下加少阴,如是者三。戊子戊午太徵上临少阴,戊寅戊申太徵上临[3]少阳,丙辰丙戌太羽上临太阳,如是者三。丁巳丁亥少角上临厥阴,乙卯乙酉少商上临阳明，己丑己未少宫上临太阴，如是者三。除此二十四岁，则不加不临[3]也。

帝曰：加者何谓？

岐伯曰：太过而加同天符，不及而加同岁会也。

帝曰：临者何谓？

岐伯曰：太过不及，皆曰天符，而变行有多少，病形有微甚，生死有早晏耳。

【注释】

[1] 同天化：岁运与司天之气相同，即称天符。

[2] 同地化：岁运与在泉之气相同，即为岁会。

[3] 下加、上临、不加不临：运与在泉同化谓之"下加"。运与司天之气同化谓之"上临"。岁运与司天、在泉之气都不相同，则谓之"不加不临"。

【语译】黄帝说：愿听一听同化是怎样的呢？

岐伯回答说：风温与春季的气化相同，炎热火暑与夏季的气化相同，胜气与复气的气化相同，燥清烟露与秋季的气化相同，云雨昏暝与长夏的气化相同，寒气霜雪冰与冬季的气化相同，这就是自然界五运六气的气化及运气相互盛衰变化的一般规律。

黄帝说：我已经知道了五运值年与司天之气同化的年份叫"天符"，想听听五运值年与在泉之气同化又是怎样的情况呢？

岐伯回答说：太过的岁运与司天之气同化的情况有三类，不及的岁运与司天之气同化的情况也有三类，太过的岁运与在泉之气同化情况有三类，不及的岁运与在泉之气同化情况也有三类，属于这类情况的年份共有24年。

黄帝说：愿意听听这方面情况是怎样的呢？

岐伯回答说：甲辰年、甲戌年，岁运为太宫，加临于下半年在泉的太阴湿土；壬寅年、壬申年，岁运太角，加临于下半年在泉的厥阴风木；庚子年、庚午年，岁运太商，加临于下半年阳明燥金在泉，像这种情况的年份有三类。癸巳年、癸亥年，岁运为少徵，加临于下半年在泉的少阳相火；辛丑年、辛未年，岁运少羽，加临于下半年在泉的太阳寒水；癸卯年、癸酉年，岁运少徵，加临于下半年在泉的少阴君火，像这样的情况也有三类。戊子年、戊午年，岁运太徵，上临于少阴君火司天；戊寅年、戊申年，岁运太徵，上临于少阳相火司天；丙辰年、丙戌年，岁运太羽，上临于太阳寒水司天，像这样的情况有三类。丁巳年、丁亥年，岁运少角，上临于厥阴风木司天；乙丑年、乙未年，岁运少宫，上临于太阴湿土司天，像这样的情况也有三类。除了这二十四年之外的年份，都是岁运与司天之气在泉之气不加不临的年份。

黄帝问道：相加是什么意思呢？

岐伯回答说：岁运太过与在泉之气相加是"同天符"，岁运不及与在泉之气相加是"同岁会"。

黄帝问道说：相临是什么意思呢？

岐伯回答说：岁运太过、岁运不及与司天相临的，都是"天符"。由于岁运的变化有太过不及的不同，疾病症状有轻有重的差异，生死转归变化有早有晚的区别。

【导读】论运气同化规律。所谓同化，就是指岁运和岁气，在五行归类中属于同类且有同化的作用，即"气用有多少，化治有盛衰，衰盛多少，同其化也"之意。同化的类别虽有不同，但其基本规律如下：即木同风化，火同暑化，土同湿化，金同燥化，水同寒化。所以说"风温春化同，热曛昏火夏化同，胜与复同，燥清烟露秋化同，云雨昏瞑埃长夏化同，寒气霜雪冰冬化同，此天地五运六气之化，更用盛衰之常也"。但是，岁气又与司天、在泉之别，故运气同化有同天化、同地化之异。

1. 同天化

"五运行同天化者，命曰天符"。"天符"指岁运之气与司天之气五行属性相符合的同化关系，如火运之岁，上见少阳、少阴，即戊寅、戊申、戊子、戊午年，火与暑热同化。60年中有12年属于天符之年。天符太乙图见图11。

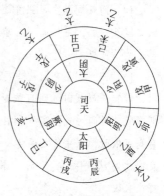

图11 天符太乙图

2. 同地化

岁运与在泉之气同化时有"太过而加同天符，不及而加同岁会也"之别。所谓同天符，指凡逢阳干年，太过的中运与当年的在泉之气相合，如甲辰、甲戌年，岁土太宫，太阴湿土在泉，土湿同化。60年中有6年为"同天符"。

所谓同岁会，指凡逢阴干年，不及的中运与去年的在泉之气相合，如癸巳、癸亥、癸卯、癸酉年，都为阴干火运不及之年，且客气在泉之气分别是少阴君火和少阳相火，属不及之火与在泉之君火、相火相合而同化。60年中有6年为"同岁会"。同天符同岁会图见图12。

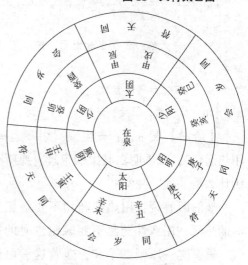

图12 同天符同岁会图

【原文】帝曰：夫子言用寒远寒，用热远热。余未知其然也，愿闻何谓远[1]？

岐伯曰：热无犯热，寒无犯寒，从者和，逆者病，不可不敬畏而远之，所谓时兴六位[2]也。

帝曰：温凉何如？

岐伯曰：司气[3]以热，用热无犯，司气以寒，用寒无犯，司气以凉，用凉无犯，司气以温，用温无犯，间气同其主[4]无犯，异其主则小犯之，是谓四畏[5]，必谨察之。

帝曰：善。其犯者何如？

岐伯曰：天气反时，则可依时[6]，及胜其主[7]，则可犯，以平为期，而不可过，是谓邪气反胜者。故曰：无失天信[8]，无逆气宜[9]，无翼[10]其胜，无赞[10]其复，是谓至治。

【注释】

[1] 远：避，避开。

[2] 时兴六位：一年之中，六气分时而兴，每一位（步）主时六十日八十七刻半。时有六位之异，气有寒热温凉之变。

[3] 司气：张介宾："司气者，司天司地之气也。"

[4] 间气同其主：张介宾："间气，左右四间之客气。主，主气也。同者，同热同寒，其气甚，故不可犯。"

[5] 四畏：用药时应当畏避寒热温凉四气。

[6] 天气反时，则可依时：张介宾："天气即客气，时即主气，客不合主，是谓反时，反时者则可依时，以主气之循环有常，客气之显微无定，故姑从乎主也。"时，原本作"则"，误，据文义改。

[7] 及胜其主：气太过而胜主气。主，主气之意。

[8] 无失天信：天气应时而至，信而有征，故谓天信。

[9] 气宜：六气的宜忌。

[10] 翼、赞：帮助、资助。

【语译】黄帝说：先生说"用寒远寒，用热远热"，我不明白其中的道理，愿听一听什么是"远"呢？

岐伯回答说：用热性药物不要触犯主时的热气，用寒性药物不要触犯主时的寒气，遵循这一原则就平和，违背这一原则就会招致疾病的发生，所以对主时之气不能不敬畏并避忌之，这就是应时而起的六步气位。

黄帝问道：对于温凉之气应当如何对待呢？

岐伯回答说：主时之气为热的季节，用热性药物时不要触犯；主时之气为寒的季节，用寒性药物时不要触犯；主时之气为凉的季节，用凉性的药物时不要触犯；主时之气为温的季节，用温性的药物时不要触犯。间气与主气相同的季节，用药时不要触犯；间气与主气不同的季节，用药时稍可触犯，这就是寒热温凉药物运用时的四种畏忌的触犯，所以必须谨慎地加以考察。

黄帝说：好。什么情况下可以触犯呢？

岐伯回答说：客气与主气相反时，根据主气以及客气胜主气的季节，就可以触犯，以达到阴阳平衡为目的，但不能过度，这就是所谓的邪气胜过主气。所以说，治疗用药时不要忘记应时而至的客气主气，不要违逆六气之所宜，不可帮助胜气，不能帮助复气，这才是最好的调治原则。

【导读】论顺时用药，是谓至治。此节从用药禁忌，进一步阐述了掌握运气理论以及遵守应时用药原则的重要性。一般的用药原则是"司气以热，用热无犯，司天以寒，用寒无犯，司气以凉，用凉无犯，司气以温，用温无犯"。即气候温热时，不能用温热之品；气候寒凉时，不能用寒凉之品。所以，在用药时，药物的寒热温凉当避忌岁气的寒热温凉，称此为"四畏"。用药无犯，这是针对主岁的司天、在泉之气而言的。

如何处理间气？原文中"间气同其主无犯，异其主则小犯之"，指出若间气的性质与主岁之气性质一致时，仍按"四畏"原则处理，而"无犯"寒热。若间气的性质与主岁之气的性质不同，在间气主时季节，可犯"四畏"，但应掌握一定尺度，不可太过，故曰"异其主则小犯之"。

但气候反常，也可采用特殊的用药方法，如炎夏气候反凉，感寒而致病，虽为火热之气主令，但仍可用辛温之品发其汗，以祛寒邪。严冬反热，热郁于里，非寒凉之品不能除，虽是水寒之气当令，仍可用苦寒之剂以泻里热。但要严格掌握尺度，所以原文说"天气反时，则可依时，及胜其主则可犯，以平为期，而不可过，是谓邪气反胜者"。

不论是"无犯""小犯"，还是"可犯"，其目的都在于协调和纠正人与自然环境的不平衡状况。必须要掌握"四无"的用药原则，即"无失天信，无逆气宜，无翼其胜，无赞其复"，如此则能收到理想的效果，故曰"是谓至治"。

【原文】帝曰：善。五运气行主岁之纪，其有常数[1]乎？

岐伯曰：臣请次之。

甲子　甲午岁

上少阴火，中太宫土运，下阳明金[2]，热化二[3]，雨化五[4]，燥化四[5]，所谓正化日[6]也。其化[7]上咸寒，中苦热，下酸热[8]，所谓药食宜也。

【注释】

[1] 常数：数，即河图中的五行生成数。

[2] 上少阴火……下阳明金：甲子、甲午年，上半年为少阴君火司天，气候偏热；中运之气为土运太过；全年气候偏湿；下半年为阳明燥金在泉，气候干燥而寒凉。

[3] 热化二：子午之年，少阴君火司天，二是火的生数，火气为热，故曰热化二。

[4] 雨化五：甲午土运太过，雨为湿土之气所成，五为土的生数，故雨化五。

[5] 燥化四：子午之年，少阴君火司天，阳明燥金在泉，燥为金气，四是金的生数，故曰燥化四。

[6] 正化日：张介宾："正化即正气所化。度即日也，日即度也，气令用事之时候也。"

[7] 其化：气化失常所致病证的治法、宜用的药食性味。

[8] 上咸寒，中苦热，下酸热：上半年少阴君火司天，气候偏于火热，故药食均宜选用味咸性寒之品；中运之气为土运太过，故药食宜选用味苦性热之品；下半年为阳明燥金在泉，气候偏于干燥而寒凉，故药食宜选用味酸性热之品。以下各年均仿此。

【语译】黄帝说：好。五运之气运行主年有一定规律吗？

岐伯回答说：请让我将其排列如下。

甲子年、甲午年。

上为少阴君火司天，中为太宫土运太过，下为阳明燥金在泉。司天热气化二，中为土运雨湿化五，在泉燥气化四，如果不发生胜气，就是正化日。气化失常致病时，司天热化致病用药咸寒，中运雨化致病用苦热，在泉燥化致病用酸热。这就是用药和饮食所宜的性味。

【导读】此处简述了年干支为甲子、甲午之岁的司天、在泉、中运之气的气候特点、正化时日，以及药食性味的选择。但凡阳干之年，中运太过，其气专胜，不易发生"胜气""复气"，气候变化多呈常态而"正化"。所谓"正化日"是体现岁气（司天之气、在泉之气）和中运所主正常气候的时日，其数的确定是依据"五行生成数"中的"生数"，如"地二生火天七成之"，故"热化二"，"天五生土，地十成之"，故"雨化五"，"地四生金，天九成之"，故"燥化四"。药食性味的选择是依据岁气、岁运所主气候特点而定。以下阳干（中运太过）三十年皆仿此。

【原文】乙丑 乙未岁

上太阴土，中少商金运，下太阳水[1]，热化寒化胜复同[2]，所谓邪气化[3]日也。灾七宫[4]。湿化五，清化四，寒化六，所谓正化日也。其化上苦热，中酸和，下甘热，所谓药食宜也。

【注释】

[1] 上太阴土……下太阳水：乙丑、乙未年，上半年为太阴湿土司天，气候偏湿；中运之气为金运不及；下半年为太阳寒水在泉，气候寒冷。

[2] 热化寒化胜复同：金运不及，则火气胜而热化，有胜必有复，热气胜金，所以有水气来复。乙丑、乙未两年金运不及，都有胜复之气发生。

[3] 邪气化：指非本身正气所化，为邪化。

[4] 灾七宫：指邪害发生于正西方。灾，指邪气损害。七宫，指在西方兑位。

【语译】乙丑年、乙未年。

上为太阴湿土司天，中为少商金运不及，下为太阳寒水在泉。热化为胜气，寒化为复气，两年的胜气复气相同，如果发生胜气复气就是邪化日。灾害多发生在西方七宫。司天湿气化五，中运清气化四，在泉寒气化六，如果不发生胜气复气就是正化日。气化致病时，司天湿化致病宜用苦温，中运清化致病宜用酸和，在泉寒化致病宜用甘热，这就是用药和饮食所宜的性味。

【导读】此处简述了年干支为乙丑、乙未之岁的司天、在泉、中运之气的气候特点、正化时日，以及药食性味的选择。但凡岁运不及，就会发生"其所胜，轻而侮之，其所不胜，侮而乘之"的复杂气候变化，出现"胜气"，"有胜则有复"，故亦会有"复气"，因而气候复杂多变而有"邪化日"，这是岁气或中运所主气候异常而成为致病邪气所发生的时日，其数有生数，如"湿化五，清化四"，也有成数，如"灾七宫""寒化六"。以下阴干（中运不及）三十年皆仿此。

【原文】丙寅 丙申岁

上少阳相火，中太羽水运，下厥阴木[1]，火化二，寒化六，风化三，所谓正化日也。其化上咸寒，中咸温，下辛温，所谓药食宜也。

丁卯岁会 丁酉岁

上阳明金，中少角木运，下少阴火，清化热化胜复同，所谓邪气化日也。灾三宫。燥化九，风化三，热化七，所谓正化日也。其化上苦小温，中辛和，下咸寒，所谓药食宜也。

戊辰 戊戌岁

上太阳水，中太徵火运，下太阴土[2]，寒化六，热化七，湿化五，所谓正化日也。其化上苦温，中甘和，下甘温，所谓药食宜也。

己巳 己亥岁

上厥阴木，中少宫土运，下少阳相火，风化清化胜复同，所谓邪气化日也。灾五宫。风化三，湿化五，火化七，所谓正化日也。其化上辛凉，中甘和，下咸寒，所谓药食宜也。

庚午同天符 庚子岁同天符

上少阴火，中太商金运，下阳明金[3]，热化七，清化九，燥化九，所谓正化日也。其化上咸寒，中辛温，下酸温，所谓药食宜也。

辛未同岁会　辛丑岁同岁会

上太阴土，中少羽水运，下太阳水[4]，雨化风化胜复同，所谓邪气化日也。灾一宫。雨化五，寒化一[5]，所谓正化日也。其化上苦热，中苦和，下苦热，所谓药食宜也。

壬申同天符　壬寅岁同天符

上少阳相火，中太角木运，下厥阴木[6]，火化二，风化八，所谓正化日也。其化上咸寒，中酸和，下辛凉，所谓药食宜也。

癸酉同岁会　癸卯岁同岁会

上阳明金，中少徵火运，下少阴火[7]，寒化雨化胜复同，所谓邪气化日也。灾九宫，燥化九，热化二，所谓正化日也。其化上苦小温，中咸温，下咸寒，所谓药食宜也。

【注释】

[1] 上少阳相火……下厥阴木：丙寅、丙申年，上半年为少阳相火暑气司天，气候偏热；中运之气为水运太过；下半年为厥阴风木在泉而多风，气候也可能偏温。

[2] 上太阳水……下太阴土：戊辰、戊戌年，上半年太阳寒水司天，气候偏寒；中运之气为火运太过，全年气温可能偏高；下半年为太阴湿土在泉，气候偏湿。

[3] 上少阴火……下阳明金：庚午、庚子年，上半年少阴君火司天，气候偏热；中运之气为金运太过，全年多雨而干燥；下半年为阳明燥金在泉，气候干燥少雨。

[4] 上太阴土……下太阳水：辛丑、辛未年，上半年为太阴湿土司天，气候偏湿；中运之气水运不及；下半年为太阳寒水在泉，气候偏寒冷。

[5] 寒化一：寒属水，一为水之生数，本年的中运与在泉均属水。故"寒化一"是指中运寒化一，在泉亦寒化一。以下凡属岁会的年份皆仿此。

[6] 上少阳相火……下厥阴木：壬申、壬寅年，上半年为少阳相火司天，气候偏于火热；中运之气为木运太过；下半年为厥阴风木在泉。此二年太过的中运之气与在泉之气的五行属性相符合，故为同天符。

[7] 上阳明金……下少阴火：癸酉、癸卯年，上半年阳明燥金司天，气候偏于燥；中运之气为火运不及，全年气温可能偏低；下半年为少阴君火在泉，气温偏高。此二年不及的中运之气与在泉之气相符合，故为同岁会。

【语译】丙寅年、丙申年。

上为少阳相火司天，中为太羽水运太过，下为厥阴风木在泉。司天火气化二，中运寒气化六，在泉风气化三，如果不发生胜气复气，就是正化日。气化致病时，司天热化致病宜用咸寒，中运寒化致病宜用咸温，在泉风化致病宜辛温，这就是用药和饮食所宜的性味。

丁卯年（岁会）、丁酉年。

上为阳明燥金司天，中为少角木运不及，下为少阴君火在泉。清为胜气，热为复气，两年的胜气复气相同，如果发生胜气复气的，就是邪化日。灾害发生在东方三宫。司天燥气化九，中运风气化三，在泉热气化七。如果不发生胜气复气的，就是正化日。气化致病时，司天燥化致病宜用苦小温，中运风化致病宜用辛和，在泉热化致病宜用咸寒，这就是用药和饮食所宜的性味。

戊辰年、戊戌年。

上为太阳寒水司天，中为太徵火运太过，下为太阴湿土在泉。司天寒气化六，中运热气化七，在泉湿气化五。如果不发生胜气复气的，就是正化日。气化致病时，司天寒化致病宜用苦热，中运热化致病宜用甘和，在泉湿化致病宜用甘温，这就是用药和饮食所宜的性味。

己巳年、己亥年。

上为厥阴风木司天，中为少宫土运不及，下为少阳相火在泉。风化为胜气，清化为复气，这两年的胜气复气相同。如果发生胜气复气，就是邪化日。灾害发生在中央五宫。司天风化三，中运湿化五，在泉火化七。如果不发生胜气复气，就是正化日。气化致病时，司天风化致病宜用辛凉，中运湿化致病宜用甘和，在泉火化致病宜用咸寒，这就是用药和饮食所宜的性味。

庚午年、庚子年（这两年都是同天符）。

上为少阴君火司天，中为太商金运太过，下为阳明燥金在泉。司天热化七，中运清化九，在泉燥化九，如果不发生胜气复气，就是正化日。气化发病时，司天热化致病宜用咸寒，中运清化致病宜用辛温，在泉燥化致病宜用酸温，这就是用药和饮食所宜的性味。

辛未年、辛丑年（这两年都是同岁会）。

上为太阴湿土司天，中为少羽水运不及，下为太阳寒水在泉。雨化为胜气，风化为复气，这两年的胜气复气相同。如果发生胜气复气，就是邪化日，灾害发生在北方一宫。司天雨气化五，中运寒气化一，在泉寒气化一，如果不发生胜气复气，就是正化日。气化致病时，司天热化致病宜用苦热，中运寒化致病宜用苦和，在泉寒化致病宜用苦热。这就是用药和饮食所宜的性味。

壬申年、壬寅年（这二年都为同天符）。

上为少阳相火司天，中为太角木运太过，下为厥阴风木在泉。司天火气化二，中运风气化八，在泉风气化八，如果不发生胜气复气，就是正化日。气化致病时，司天火化致病宜用咸寒，中运风化致病宜用酸和，在泉风化致病宜用辛凉，这就是用药和饮食所宜的性味。

癸酉年、癸卯年（这二年都为同岁会）。

上为阳明燥金司天，中为少徵火运不及，下为少阴君火在泉，寒为胜气，雨为复气，这两年的胜气复气相同。如果发生胜气复气，就是邪化日。灾害发生在南方九宫。司天燥气化九，中运热气化二，在泉热气化二，如果不发生胜气复气，就是正化日。气化致病时司天燥化致病时宜用苦小温，中运热化致病时宜用咸温，在泉热化致病时，宜用咸寒，这就是用药和饮食所宜的性味。

【导读】论运气同化。运气同化是指中运与岁气（司天之气、在泉之气）之间因某种因素的影响而发生相关性质的气象变化。其考察的核心是中运之气与司天之气、在泉之气之间的关系，或岁支的关系。运气同化有天符、岁会、同天符、同岁会、太乙天符五种类型，凡甲辰、甲戌之年，既是岁会又是同天符之年。

所谓"岁会"，指中运之气与岁支的方位五行属性相同。其推演方法如下：①依据"十干化运"原则中的"甲己化土"，可知逢甲之年中运为"土运太过"（太宫）。②岁支辰、戌分布在天球五行属性为土的"四维"方位。③土运之年又逢岁支标记的方位五行属性为土，二者的属性一致，故为"岁会"之年。

所谓"同天符"，是指岁运太过之气与客气在泉之气相合。其推演方法如下：①年干"甲"为阳干，依据"十干化运"原则中的"甲己化土"，可知该年的中运为"土运太过"（太宫）。②根据"十二支化气"原则，该年为"辰戌太阳寒水"司天。③依据"客气六步"运行规则，"三阳"（太阳寒水）司天之年一定是"三阴"（太阴湿土）在泉。④中运太宫（土运太过）与太阴湿土在泉属性相同，故为"同天符"。

【原文】甲戌岁会同天符　甲辰岁岁会同天符

上太阳水，中太宫土运，下太阴土[1]。寒化六，湿化五，正化日也。其化上苦热，中苦温，下苦温，药食宜也。

乙亥　乙巳岁

上厥阴木，中少商金运，下少阳相火[2]，热化寒化胜复同，邪气化日也。灾七宫。风化八，清化四，火化二，正化度也。其化上辛凉，中酸和，下咸寒，药食宜也。

丙子岁会　丙午岁

上少阴火，中太羽水运，下阳明金[3]，热化二，寒化六，清化四，正化度也。其化上咸寒，中咸热，下酸温，药食宜也。

丁丑　丁未岁

上太阴土，中少角木运，下太阳水[4]，清化热化胜复同，邪气化度也。灾三宫。雨化五，风化三，寒化一，正化度也。其化上苦温，中辛温，下甘热，药食宜也。

戊寅　戊申岁天符

上少阳相火，中太徵火运，下厥阴木[5]，火化七，风化三，正化度也。其

化上咸寒，中甘和[6]，下辛凉，药食宜也。

己卯　己酉岁

上阳明金，中少宫土运，下少阴火[7]，风化清化胜复同，邪气化度也。灾五宫。清化九，雨化五，热化七，正化度也。其化上苦小温，中甘和，下咸寒，药食宜也。

庚辰　庚戌岁

上太阳水，中太商金运，下太阴土[8]，寒化一，清化九，雨化五，正化度也。其化上苦热，中辛温，下甘热，药食宜也。

辛巳　辛亥岁

上厥阴木，中少羽水运，下少阳相火[9]，雨化风化胜复同，邪气化度也。灾一宫。风化三，寒化一，火化七，正化度也。其化上辛凉，中苦和，下咸寒，药食宜也。

壬午　壬子岁

上少阴火，中太角木运，下阳明金[10]，热化二，风化八，清化四，正化度也。其化上咸寒，中酸凉，下酸温，药食宜也。

癸未　癸丑岁

上太阴土，中少徵火运，下太阳

水[11]，寒化雨化胜复同[12]，邪气化度也。灾九宫。雨化五，火化二，寒化一，正化度也。其化上苦温，中咸温，下甘热，药食宜也。

甲申　甲寅岁

上少阳相火，中太宫土运，下厥阴木[13]，火化二，雨化五，风化八，正化度也。其化上咸寒，中咸和，下辛凉，药食宜也。

乙酉太一天符　乙卯岁天符

上阳明金，中少商金运，下少阴火[14]，热化寒化胜复同[15]。邪气化度也。灾七宫。燥化四，清化四，热化二，正化度也。其化上苦小温，中苦和，下咸寒，药食宜也。

丙戌天符　丙辰岁天符

上太阳水，中太羽水运，下太阴土[16]，寒化六，雨化五，正化度也。其化上苦热，中咸温，下甘热，药食宜也。

丁亥天符　丁巳岁天符

上厥阴木，中少角木运，下少阳相火[17]，清化热化胜复同[18]，邪气化度也。灾三宫。风化三，火化七，正化度也。其化上辛凉，中辛和，下咸寒，药食宜也。

戊子天符　戊午岁太一天符

上少阴火，中太徵火运，下阳明金[19]，热化七，清化九，正化度也。其化上咸寒，中甘寒，下酸温，药食宜也。

己丑太一天符　己未岁太一天符

上太阴土，中少宫土运，下太阳水[20]，风化清化胜复同[21]，邪气化度也。

也。灾五宫，雨化五，寒化一，正化度也。其化上苦热，中甘和，下甘热，药食宜也。

【注释】

[1] 上太阳水……下太阴土：甲辰、甲戌年，上半年为太阳寒水司天，气候偏寒；中运之气为土运太过，全年多湿；下半年为太阴湿土在泉，气候偏湿。此二年为太过的土运与在泉之气相符合，又恰逢辰戌土位，故为同天符之年，又是岁会之年。

[2] 上厥阴木……下少阳相火：乙亥、乙巳年，上半年为厥阴风木司天，气候温和而多风；中运之气为金运不及；下半年为少阳相火在泉，故气候反温热。

[3] 上少阴火……下阳明金：丙子、丙午年，上半年为少阴君火司天，气候偏热；中运之气为水运太过，全年平均气温可能偏低；下半年为阳明燥金在泉，气候干燥而寒冷。故上半年用药要偏咸寒，中属水运太过，故药食当用味咸性热之品，下半年要用味酸性温之品。

[4] 上太阴土……下太阳水：丁丑、丁未年，上半年为太阴湿土司天，气候多雨而湿；中运之气为木运不及；下半年为太阳寒水在泉，气候严寒。故此年上半年宜用味苦性湿之药食；中运属木运不及，故当选用味辛性温之品；下半年则宜用味甘性热之品。

[5] 上少阳相火……下厥阴木：戊寅、戊申年，上半年为少阳相火司天，气候暑热；中运之气为火运太过，全年平均气温偏高；下半年为厥阴风木在泉，多风而气候反温。故此二年，上半年的药食宜选用味咸性寒之品；中属火运太过，药食当选味甘之品；下半年的药食宜用味辛性凉之品。

[6] 中甘和：甘为中央之味，能和诸味，甘性平和，并称甘和。此处"中甘和"的言外之意，谓药食之宜，当本中和之气之味而权变圆机，不得仅以"中太徵火运"而拘泥于"苦寒"。

[7] 上阳明金……下少阴火：己卯、己酉年，上半年为阳明燥金司天，气候偏干燥；中运之气为土运不及，全年雨水偏少；下半年为少阴君火在泉，气候反温热。故上半年药食宜用味苦微温之品，中属土运不及，药食宜用味甘之品，下半年药食宜用味咸性寒之品。

[8] 上太阳水……下太阴土：庚辰、庚戌年，上半年为太阳寒水司天，气候偏寒；中运之气为金运太过，气候干燥；下半年为太阴湿土在泉，气温偏湿。上半年药食宜用味苦性热之品，中属金运太过，药食宜用味辛性温之品，下半年药食宜用味甘性热之药食。

[9] 上厥阴木……下少阳相火：辛巳、辛亥年，上半年为厥阴风木司天，气候多风而偏温；中运之气为水运不及；下半年为少阳相火在泉。上半年药食宜用味辛性凉之品，中属水运不及，故药食宜用味苦之药以和之，下半年药食宜用味咸性寒之药食。

[10] 上少阴火……下阳明金：壬午、壬子年，上半年为少阴君火司天，气温偏热；中运之气为木运太过；下半年为阳明燥金在泉，气候偏寒凉而干燥。上半年宜用偏于味咸而性寒之药食，中属木运太过，故当选味酸性凉之药食，下半年要选味酸性温之药食。

[11] 上太阴土……下太阳水：癸未、癸丑二年，上半年为太阴湿土司天，气候偏湿；中运之气为火运不及，全年气湿偏低；下半年为太阳寒水在泉，气候寒冷。上半年所选药食要偏于味苦性温；中属火运不及，药食要选味咸性温之品，下半年药食则选味甘性热之品。

[12] 寒化雨化胜复同：火运不及三年，太阳寒水之气偏盛多寒，此寒为胜气。又遇太阴湿土司天而多雨，湿土为火之子，子复母仇而为复气，故谓"寒化，雨化胜复同"。

[13] 上少阳相火……下厥阴风木：甲申、甲寅二年，上半年为少阳相火司天，气温偏高；中运之气为土运太过，全年平均湿度偏大；下半年为厥阴风木在泉，气候多风而偏温。故此两年

对药食的选择，上半年宜用味咸性寒之品，中属土运太过，当用咸味和之，下半年宜用味辛性凉之品。

[14] 上阳明金……下少阴火：谓乙酉、乙卯二年，上半年为阳明燥金司天，气候偏于干燥；中运之气为金运不及；下半年为少阴君火在泉，气候偏热。故此二年对药食的选择，上半年宜用味苦微温之品；中属金运不及，当用苦味之品以和之；下半年宜用味咸偏寒之药食。乙酉之年，金运与司天燥金之气属性相符，又恰在西方酉金之位，故为"太一天符"之年。乙卯年则是岁运与燥金司天之气的属性相符，故为"天符"之年。

[15] 热化寒化胜复同：金运不及之年，在泉的火热之气乘袭而为胜气；金生水，寒水之气子复母仇而为复气，故曰"热化寒化胜复同"。

[16] 上太阳水……下太阴土：丙戌、丙辰二年，上半年为太阳寒水司天，气候偏寒；中运之气为水运太过，全年平均气温偏低；下半年为太阴湿土在泉，气候偏湿。故此二年对药食的选择，上半年要偏于味苦性热之品；中属水运太过，宜用味咸性温之品；下半年当用味甘性热之药。此二年均见中运水与司天之寒水属性一致，故为"天符"之年。

[17] 上厥阴木……下少阳相火：丁亥、丁巳二年，上半年为厥阴风木司天，气候多风而偏于温和；中运之气为木运不及；下半年为少阳相火在泉，气候偏热。故此二年对药食性味的选择，上半年多偏辛而性凉之品；中属木运不及，宜用味辛之品以和之；下半年宜用偏于味咸性寒之品。此二年中木运与风木司天之气的属性相符，故均为"天符"年。

[18] 清化热化胜复同：木运不及，金气来胜为"清化"。同时又招致逢木之子气火热来复，故为"热化"。所以说"清化热化胜复同"。

[19] 上少阴火……下阳明金：戊子、戊午年，上半年为少阴君火司天，气候偏热；中运之气火运太过，全年气温可能偏高；下半年为阳明

燥金在泉，气候干燥。故此二年对药食的选择，上半年宜用偏于味咸性寒之品；中属火运，故当用味甘性寒之品；下半年宜用味酸性温之品。戊子年，火运与司天火气相符，故为"天符"年。戊午年，火运与司天火气相符，又恰与南方午火之位相符，故为"太一天符"之年。

[20] 上太阴土……下太阳水：己丑、己未年，上半年为太阴湿土司天，气候偏湿；中运之气为土运不及；下半年为太阳寒水在泉，气候偏寒。故此二年对药食的选择，上半年当用味苦性热之品；中属土运不及，故宜用甘味之品和之；下半年宜用味甘性热之品。此二年均是土运与司天湿土之气及丑未四隅土位的属性一致，故均为"太一天符"年。

[21] 风化清化胜复同：土运不及之年，木气来，胜而为风化。有风化，必然招致寒水之气的报复而成寒化，故谓"风化寒化胜复同"。

【语译】甲戌年、甲辰年（这二年都是岁会、同天符）。

上为太阳寒水司天，中为太宫土运太过，下为太阴湿土在泉。司天寒气化六，中运湿气化五，在泉湿气化五，如果不发生胜气复气，就是正化日。气化致病时，司天寒化致病时宜用苦热，中运湿化致病时宜用苦温，在泉湿化致病时宜用苦温，这就是用药和饮食所宜的性味。

乙亥年、乙巳年。

上为厥阴风木司天，中运少商金运不及，下为少阳相火在泉，热为胜气，寒为复气，两年的胜气复气相同，如果发生胜气复气，就是邪化日。灾害发生在西方金位七宫。司天风气化八，中运清气化四，在泉火气化二，如果不发生胜气复气，就是正化日。气化致病时，司天热化致病时宜用辛凉，中运清化致病宜用酸和，在泉火化致病宜用咸寒，这就是用药和饮食所宜的性味。

丙子年（岁会）、丙午年。

上为少阴君火司天，中为太羽水运太过，下为阳明燥金在泉。司天热气化二，中运寒气化六，在泉清气化四，如果不发生胜气复气，就是正化日。气化致病时，司天热化致病时宜用咸寒，中运寒化致病时宜用咸热，在泉清化致病时宜用酸温，这就是用药和饮食所宜的性味。

丁丑年、丁未年。

上为太阴湿土司天，中为少角木运不及，下为太阳寒水在泉，清化为胜气，热化为复气，两年的胜气复气相同。如果发生胜气复气就是邪化日，灾害发生在东方三宫。司天雨气化五，中运风气化三，在泉寒气化一。如果不发生胜气复气，就是正化日。气化致病时，司天雨化致病时宜用苦温，中运风化致病时宜用辛和，在泉寒化致病时宜用甘热，这就是用药和饮食所宜的性味。

戊寅年、戊申年（这两年都为天符）。

上为少阳相火司天，中为太徵火运太过，下为厥阴风木在泉。司天火气化七，中运气化七，在泉风气化三，如果不发生胜气复气，就是正化日。气化致病时，司天火化致病时宜用咸寒，中运火化致病时宜用甘和，在泉风化致病时宜用辛凉，这就是用药和饮食所宜的性味。

己卯年、己酉年。

上为阳明燥金司天，中为少宫土运不及，下为少阴君火在泉，风化为胜气，清化为复气，这两年的胜气复气相同，如果发生胜气复气，就是邪化日，灾害发生于中央五宫。司天清气化九，中运雨气化五，在泉热气化七，如果不发生胜气复气，就是正化日。气化发病时，司天清化致病时宜用苦小温，中运雨化致病时宜用甘和，在泉热化致病时宜用咸寒，这就是用药和饮食所宜的性味。

庚辰年、庚戌年。

上为太阳寒水司天，中为太商金运太过，下为太阴湿土在泉。司天寒气化一，中运清气化九，在泉雨化为五，如果不发生胜气复气，就是正化日。气化致病时，司天寒化致病时宜用苦热，中运清化致病时宜用辛温，在泉雨化致病时宜用甘热，就是用药和饮食所宜的性味。

辛巳年、辛亥年。

上为厥阴风木司天，中为少羽水运不及，下为少阳相火在泉。雨化为胜气，风化为复气，这两年的胜气复气相同，如果发生胜气复气，就是邪化日，灾害发生在北方一宫。司天风气化三，中运寒气化一，在泉火气化七，如果不发生胜气复气，就是正化日。气化发病时，司天风化致病宜用辛凉，中运寒化致病时宜用苦和，在泉火化致病时宜用咸寒，这就是用药和饮食所宜的性味。

壬午辛、壬子年。

上为少阴君火司天，中为太角木运太过，下为阳明燥金在泉。司天热气化二，中运风气化八，在泉清气化四，如果不发生胜气复气，就是正化日。气化致病时，司天热化致病时宜用咸寒，中运风化致病时宜用酸凉，在泉清化致病时宜用酸温，这就是用药和饮食所宜的性味。

癸未年、癸丑年。

上为太阴湿土司天，中为少徵火运不及，下为太阳寒水在泉。寒化为胜气，雨化为复气，这两年的胜气复气相同。如果

出现胜气复气，就是邪化日，灾害发生在北方九宫。司天雨化为五，中运火化为二，在泉寒气化一，如果不发生胜气复气，就是正化日。气化发病时，司天雨化致病时宜用苦温，中运火化致病时宜用咸温，在泉寒化致病时宜用甘热，这就是用药和饮食所宜的性味。

甲申年、甲寅年。

上为少阳相火司天，中为太宫土运太过，下为厥阴风木在泉，司天火化为二，中运雨化为五，在泉风化为八，如果不发生胜气复气，就是正化日。气化致病时，司天火化致病时宜用咸寒，中运雨化致病时宜用咸和，在泉风化致病时宜用辛凉，这就是用药和饮食所宜的性味。

乙酉年（太一天符）、乙卯年（天符）。

上为阳明燥金司天，中为少商金运不及，下为少阴君火在泉。热化为胜气，寒化为复气，这两年的胜气复气相同。如果发生胜气复气，就是邪化日。灾害发生在西方七宫。司天燥化为四，中运清化为四，在泉热化为二。如果不发生胜气复气，就是正化日。气化发病时，司天燥化发病时宜用苦小温，中运清化致病时宜用苦和，在泉热化致病时宜用咸寒，这就是用药和饮食所宜的性味。

丙戌年、丙辰年（这二年都为天符）。

上为太阳寒水司天，中为太羽水运太过，下为太阴湿土在泉。司天寒化为六，中运寒化为六，在泉雨化为五，如果不发生胜气复气，就是正化日。气化致病时，司天寒化致病时宜用苦热，中运寒化致病时宜用咸温，在泉雨化致病时宜用甘热，这就是用药和饮食所宜的性味。

丁亥年、丁巳年（这二年都为天符）。

上为厥阴风木司天，中为少角木运不及，下为少阳相火在泉。清化为胜气，热化为复气，这二年的胜气复气相同，如果发生胜气复气，就是正化日。灾害发生在东方三宫。司天风化为三，中运风化为三，在泉火化为七。如若不发生胜气复气，就是正化日。气化发病时，司天风化致病宜用辛凉，中运风化致病宜用辛和，在泉火化致病宜用咸寒，这就是用药和饮食所宜的性味。

戊子年（天符）、戊午年（太一天符）。

上为少阴君火司天，中为太徵火运太过，下为阳明燥金在泉。司天热气化七，中运热化为七，在泉清化为九。如果不发生胜气复气，就是正化日。气化致病时，

司天热化致病时宜用咸寒，中运热化致病宜用甘寒，在泉清化致病宜用酸温，这就是用药和饮食所宜的性味。

己丑年、己未年（这二年都是太一天符）。

上为太阴湿土司天，中为少宫土运不及，下为太阳寒水在泉。风化为胜气，清化为复气，这两年的胜气复气相同。如果发生胜气复气，就是邪化日。灾害发生在中央五宫。司天雨化为五，中运雨化为五，在泉寒化为一，如果不发生胜气复气，就是正化日。气化致病时，司天雨化致病宜用苦热，中运雨化致病宜用甘和，在泉寒化致病宜用甘热，这就是用药和饮食所宜的性味。

【导读】论太一天符。太乙天符，既是天符，又是岁会的年份，是指岁运之气、司天之气、岁支之气这三气相合而主令。其推演方法参照"天符""岁会"，60 年中，戊午、己酉、己丑、己未 4 年属于太乙天符。如己丑、己未年，既是"土运之岁，上见少宫"的天符年，又是"土运临四季"（即四维土位）的岁会年，故为"太乙天符"。运气同化之年，往往气象单一，表现为一气独胜，容易给生物和人体造成较大的危害。

【原文】庚寅　庚申岁

上少阳相火，中太商金运，下厥阴木[1]，火化七，清化九，风化三，正化度也。其化上咸寒，中辛温，下辛凉，药食宜也。

辛卯　辛酉岁

上阳明金，中少羽水运，下少阴火[2]，雨化风化胜复同[3]，邪气化度也。灾一宫。清化九，寒化一，热化七，正化度也。其化上苦小温，中苦和，下咸寒，药食宜也。

壬辰　壬戌岁

上太阳水，中太角木运，下太阴土[4]，寒化六，风化八，雨化五，正化

度也。其化上苦温，中酸和，下甘温，药食宜也。

癸巳同岁会　癸亥同岁会

上厥阴木，中少徵火运，下少阳相火[5]，寒化雨化胜复同[6]，邪气化度也。灾九宫。风化八，火化二，正化度也。其化上辛凉，中咸和，下咸寒，药食宜也。

【注释】

[1] 上少阳相火……下厥阴木：庚寅、庚申年，上半年为少阳相火司天，气候偏热；中运之气为金运太过，全年偏于干燥；下半年为厥阴风木在泉，气候多风而偏温。故此二年对药食的选择，上半年当用味苦微温之品；中属金运太过，

当用苦味之品和之；下半年宜用味咸性寒之品。

[2] 上阳明金……下少阴火：辛卯、辛酉年，上半年为阳明燥金司天，气候偏燥；中运之气为水运不及；下半年为少阴君火在泉，气候偏热。故此二年对药食的选择，上半年宜用味苦微温之品；中属水运不及，当用苦味药食以和之；下半年宜用味咸性寒之品。

[3] 雨化风化胜复同：水运不及之年，故有土气来胜而有雨化。有雨化，必然招致水之子气木气来复而有风化，故曰"雨化风化胜复同"。

[4] 上太阳水……下太阴土：壬辰、壬戌年，上半年为太阳寒水司天，气候偏寒；中运之气为木运太过；下半年为太阴湿土在泉，气候偏湿。此二年对药食的选择，上半年宜用味苦性温之品；中属风运太过，宜选用味酸之品和之；下半年宜用味甘性温之药食。

[5] 上厥阴木……下少阳相火：癸巳、癸亥年，上半年为厥阴风木司天，多风而气候偏于温和；中运之气为火运不及；下半年为少阳相火在泉，气候偏热。故此二年对药食的选择，上半年宜用味辛性凉之品；中属火运不及，故当用咸味药食和之；下半年宜用味咸性寒之药食。此二年均为不及之火运与在泉之少阳相火的属性相符，故为同岁会年。

[6] 寒化雨化胜复同：火运不及，故有水寒之气来胜而为寒化。有寒化，必然招致火之子土气来复而为雨化，故曰"寒化雨化胜复同"。

【语译】庚寅年、庚申年。

上为少阳相火司天，中为太商金运太过，下为厥阴风木在泉。司天火化为七，中运清化为九，在泉风化为三，如果不出现胜气复气，就是正化日。气化致病时，司天火化致病宜用咸寒，中运清化致病宜用辛温，在泉风化致病宜用辛凉，这就是用药和饮食所宜的性味。

辛卯年、辛酉年。

上为阳明燥金司天，中为少羽水运不及，下为少阴君火在泉。雨化为胜气，风化为复气，这二年的胜气复气相同。如果出现胜气复气，就是邪化日。灾害发生在北方一宫。司天清化为九，中运寒化为一，在泉热化为七。如果不出现胜气复气，就是正化日。气化致病时，司天清化致病宜用苦小温，中运寒化致病宜用苦和，在泉热化致病宜用咸寒，这就是用药和饮食所宜的性味。

壬辰年、壬戌年。

上为太阳寒水司天，中为太角木运太过，下为太阴湿土在泉。司天寒化为六，中运风化为八，在泉雨化为五。如果不发生胜气复气，就是正化日。气化致病时，司天寒化致病宜用苦温，中运风化致病宜用酸和，在泉雨化致病宜用甘温，这就是用药和饮食所宜的性味。

癸巳年、癸亥年（这二年都为同岁会）。

上为厥阴风木司天，中为少徵火运不及，下为少阳相火在泉。寒化为胜气，雨化为复气，这二年的胜气复气相同。如果发生胜气复气，就是邪化日。灾害发生在南方九宫。司天风化为八，中运火化为二，在泉火化为二。如果不发生胜气复气，就是正化日。气化致病时，司天风化致病宜用辛凉，中运火化致病宜用咸温，在泉火化致病宜用咸寒，这就是用药和饮食所宜的性味。

【导读】论同岁会。同岁会，是指岁运不及之气与客气、在泉之气相合而同化的关系。其推演方法如下：①年干"癸"为阴干，主岁运不及。依据"十干化运"原则中的"戊癸化火"，可知该年的中运为"火运不及"（少徵）。②根据"十二支化气"原则，凡岁支为"巳、亥"之年，其司天之气为厥阴风木（一阴），在泉之气一定是少阳（一阳）相火在泉。③在泉之气少阳相火与司岁的不及火运属性一致，故为"同岁会"。在60年中，"同岁会"共有6年。

【原文】凡此定期之纪[1]，胜复正化[2]，皆有常数，不可不察。故知其要者，一言而终，不知其要，流散无穷，此之谓也。

【注释】

[1] 定期之纪：张志聪："谓天干始于甲，地支始于子，子甲相合，三岁而为一纪，六十岁而成一周。"

[2] 胜复正化：复，报也。先有生制，则后必复也。

【语译】在这个六十年气运变化周期中，五运和六气的胜气复气正化过程是有一定规律的，不能不认真地审察。因此，掌握了其中的变化规律，一切问题就可以迎刃而解了。如果不能掌握其中的变化规律，那么对复杂的气候变化过程就会束手无策，就是这个道理。

【导读】论五运主岁与司天在泉的关系。原文从运气胜复正化的规律入手，阐述司天、在泉、中运所化生的气数，药食所宜及灾变方位，故以"五运气行主岁之纪"起论，依次论述了60年运气胜复正化的模式。

其一，论运太过，运气同化。凡逢阳干之年，中运皆为太过。如甲子、甲午年，少阴君火司天，故火同热化，中运太宫土运，故土同湿化，阳明之气在泉，故金同燥化。余皆仿此。

其二，论气化有其常数。据五行生成数："天一生水，地六成之；地二生火，天七成之；天三生木，地八成之；地四生金，天九成之；天五生土，地十成之。"此处言运气生化之数，皆合于五行生成数。故有"热化二，雨化五，燥化四""寒化六""寒化一""火化七"等。

其三，论运太过"正化"，运不及"邪化"。所谓"正化"，即正常气候所发生的变化。所化之"数"，是根据五行生成之数确定的，如火的正化数为二、七，水之正化数为一、六，土的正化数为五、十，木的正化数为三、八，金的正化数为四、九。无论太过、不及均如此。司天、在泉、中运皆同然。

所谓"邪化"，均非本气所化，指运不及所发生的胜复之气，才会有"邪气化日"。如乙丑、乙未岁，由于中运少商，金运不及，火气过胜，但又因水气来复母仇，于是就有热化、寒化的胜复之气发生，就有了"邪气化日"。"邪化"发生有其固定的方位，据不足之岁运而定，如金运不及，灾变发生在西方（七宫），木运不及，灾变发生在东方（三宫），土运不及，灾变发生在中央（五宫），水运不及，灾变发生于北方（一宫），火运不及，灾变发生在南方（九宫）。

其四，论六气邪化的用药规律。饮食药味的选择，要依据六气正化之常数而定。少阴君火司岁，用寒药；太阴湿土司岁，用苦热药；阳明燥金司岁，其性清凉，用温药；厥阴风木司岁，用辛凉之剂；少阳相火司岁，所用药物同少阴。总之，根据岁气的正化规律用药，仍当遵照"热无犯热，寒无犯寒"的一般原则，食亦同法。

其五，论五运邪化的用药规律。五运之气的正化规律不同，对药食的选择亦有区别，且与六气正化的用药规律也不同。这是五运主岁有太过、不及的缘故。岁运不及之年，皆用相应之味以"和"之，如金运不及以酸"和"之，土运不及用甘"和"之，水运不及用苦"和"之，木运不及用辛"和"之，火运不及用咸温"和"之。岁运太过其用药规律与六气相仿，如金运太过药用"辛温"，土运太过药用"苦温"等，食亦同法。

可见，60年的甲子周期中，运气的胜复正化，有规律可循，掌握规律是认识和研究运气学说的关键，否则会感到茫然无措，故曰"凡此定期之纪，胜复正化，皆有常数，不可不察。故知其要者，一言而终，不知其要，流散无穷，此之谓也"。

【原文】帝曰：善。五运之气，亦复岁[1]乎？

岐伯曰：郁极乃发，待时而作也。

帝曰：请问其所谓也？

岐伯曰：五常之气，太过不及，其发异也。

帝曰：愿卒闻之。

岐伯曰：太过者暴，不及者徐，暴者为病甚，徐者为病持[2]。

帝曰：太过不及，其数何如？

岐伯曰：太过者其数成，不及者其数生[3]，土常以生[4]也。

帝曰：其发也何如？

岐伯曰：土郁之发，岩谷震惊，雷殷气交[5]，埃昏黄黑，化为白气，飘骤高深，击石飞空，洪水乃从[6]，川流蔓延，田牧土驹[7]。化气乃敷，善为时雨，始生始长，始化始成。故民病心腹胀，肠鸣而为数后，甚则心痛胁䐜，呕吐霍乱，饮发注下，胕肿身重。云奔雨府，霞拥朝阳，山泽埃昏，其乃发也，以其四气。云横天山，浮游[8]生灭，怫之先兆。

金郁之发，天洁地明，风清气切，大凉乃举，草树浮烟[9]，燥气以行，霜雾数起，杀气来至，草木苍干，金乃有声。故民病咳逆，心胁满引少腹，善暴痛，不可反侧，嗌干面尘色恶。山泽焦枯，土凝霜卤，怫乃发也，其气五。夜零白露[10]，林莽声凄，怫之兆也。

水郁之发，阳气乃辟[11]，阴气暴举，大寒乃至，川泽严凝，寒雾结为霜雪，甚则黄黑昏翳，流行气交，乃为霜杀，水乃见祥。故民病寒客心痛，腰脽痛，大关节不利，屈伸不便，善厥逆，痞坚腹满。阳光不治，空积沉阴，白埃昏暝，而乃发也，其气二火前后[12]。太虚深玄[13]，气犹麻散[14]，微见而隐，色黑微黄，怫之先兆也。

木郁之发，太虚埃昏，云物以扰，大风乃至，屋发折木，木有变。故民病胃脘当心而痛，上支两胁，膈咽不通，食饮不下，甚则耳鸣眩转，目不识人，善暴僵仆。太虚苍埃，天山一色，或气浊色，黄黑郁若[15]，横云不起，雨而乃发也，其气无常。长川草偃[16]，柔叶呈阴[17]，松吟高山，虎啸岩岫[18]，怫之先兆也。

火郁之发，太虚肿[19]翳，大明不彰，炎火行，大暑至，山泽燔燎，材木流津，广厦腾烟，土浮霜卤，止水[20]乃减，蔓草焦黄，风行惑言[21]，湿化乃后。故民病少气，疮疡痈肿，胁腹胸背，面首四支，膜愤胪胀，疡痱，呕逆，瘈疭骨痛，节乃有动，注下温疟，腹中暴痛，血溢流注，精液乃少，目赤心热，甚则瞀闷懊，善暴死。刻终大温[22]，汗濡玄府，其乃发也，其气四。动复则静，阳极反阴，湿令乃化乃成。华发水凝，山川冰雪，焰阳午泽[23]，怫之先兆也。有怫之应而后报也，皆观其极而乃发也，木发无时，水随火也。谨候其时，病可与期，失时反岁，五气不行，生化收藏，政无恒也。

帝曰：水发而雹雪，土发而飘骤，木发而毁折，金发而清明，火发而曛昧，何气使然？

岐伯曰：气有多少[24]，发有微甚，微者当其气，甚者兼其下[25]，征[26]其下气而见可知也。

帝曰：善。五气之发，不当位者何也？

岐伯曰：命其差。

帝曰：差有数乎？

岐伯曰：后皆三十度而有奇[27]也。

【注释】

[1] 复岁：张介宾："复，报复也。此问五运之气，亦如六气之胜复而岁见否。"

[2] 持：张介宾："持者，进退缠绵，相持日久也。"

[3] 大过者其数成，不及者其数生：数成、数生，分别指五行的生数和成数。太过取其成

数，岁不及是为生数。

[4] 土常以生：指土唯用生数。

[5] 雷殷气交：张介宾："殷，盛也。气交者，升降之中，亦三气、四气之间。盖火湿合气，发而为雷，故盛于火湿之令。"

[6] 击石飞空，洪水乃从：大雨骤降，山洪暴发，水流湍急，岩崩石走。

[7] 田牧土驹：洪水退去之后，田野之间，土石巍然，有如群驹牧于田野。

[8] 浮游：通蜉蝣，昆虫名，寿命短，其生死与阴雨有关。

[9] 草树浮烟：草丛树木之上飘浮着白色的烟雾。

[10] 夜零白露：夜间有露水降落。零，作"降"解。

[11] 辟：通"避"。

[12] 二火前后：马莳："二月中气春分日交君火之二气，四月中气小满日交相火之三气，君火之后，相火之前，大约六十日之内，乃水郁之所发也。"

[13] 深玄：形容高远而暗黑的样子。

[14] 麻散：张介宾："如麻散乱可见。"

[15] 若：郭校本作"语末助辞"。

[16] 长川草偃：野草被风吹而偃伏，犹如长长的流水。

[17] 柔叶呈阴：形容植物叶子被大风吹得叶背反转。

[18] 松吟山高，虎啸岩岫：高山岩岫之间的风声，犹如松吟虎啸。

[19] 肿：张介宾："肿字误，当作曛。盖火郁而发，热化大行，故太虚曛翳昏昧，大明反不彰也。"可从。

[20] 止水：谓不流动的水。

[21] 风行惑言：指热盛风行，气候多变，混乱不清，难以说明。

[22] 刻终大温：张介宾："刻终者，百刻之终也。日之刻数，始于寅初，终于丑末，此阴极之时也，故一日之气，惟此最凉。刻终大温而汗

濡玄府，他热可知矣。"刻终，丑时与寅时之交，相当于凌晨三时。大温，天气炎热。

[23] 焰阳午泽：张介宾："午泽，南面之泽也。于华发之时而水凝冰雪，见火气之郁也。于南面之泽而焰阳午见，则火郁将发之先兆也。"

[24] 气有多少：张志聪："五运之气有太过不及也。"

[25] 下：六气各自的下承之气。如水位之下，土气承之。

[26] 征：张介宾："征，证也，取证于下承之气，而郁发之微甚可知矣。"

[27] 后皆三十度而有奇：张介宾："后者，自始及终也。度，日也，三十度而有奇，一月之数也。奇，谓四十三刻七分半也。"即八十七刻半的二分之一。

【语译】黄帝说：好。五运之气也会发生复气之年吗？

岐伯回答说：气郁到极点就要暴发，要等待一定的时机才能发作。

黄帝说：请问这是什么道理呢？

岐伯回答说：五运之气的太过和不及之年的复气发作是不一样的。

黄帝说：我想详细地听一听。

岐伯回答说：太过之年，发作暴急；不及之年，发作徐缓。发作暴急的，致病严重；发作徐缓的，致病持续。

黄帝问道：太过不及的气化之数是怎样的呢？

岐伯回答说：太过之气的气化数为成数，不及之气的气化数为生数，土运不论太过不及，气化数都是生数。

黄帝问道：五运之气的郁发情况是怎样的呢？

岐伯回答说：土气郁发时，山谷震惊，雷声震于气交，尘埃昏暗黑黄，化为白气，疾风骤雨降于高山深谷，山崩石飞，洪水

随之而来，河流泛滥蔓延，水去后田园可以放牧。化气得以敷布，成为应时雨水，万物开始生长化成。人们易生水湿为患的心腹胀满、肠鸣、大便频数、甚则心痛、胁胀满、呕吐霍乱、水饮、泻下如注、浮肿、身重等病。云奔雨府，霞拥朝阳，山泽尘埃昏暗，这就是土气郁发即将开始的征象，发作的时间多在四之气。如果出现云雾横贯于天空山谷，或蜉蝣生灭，就是土郁即将发作的先兆。

金气郁发时，天气晴朗，地气明净，风清凉，气急切，凉气大起，草木上浮烟云，燥气流行，时时有雾气弥漫，肃杀之气到来，草木青干，发为秋声。人们易患因燥气过盛所致的咳嗽气逆、心胁胀满抽引少腹、易暴痛、不能转侧、咽干等病，面色如烟尘一样难看。山泽干枯，地表卤碱凝聚如霜，这是金郁开始发作的现象。发作的时间多在五之气。如果出现夜间降白露，丛林有凄凉风声，这是金郁即将发作的先兆。

水气郁发时，阳气退避，阴气骤起，异常寒冷的气候到来，河流冻结，寒冷的雾气结成霜雪，甚则黑黄昏暗遮蔽，流行于气交，成为霜雪肃条之气，预先发现水的某些征兆。所以人们易生因寒气侵犯所致的心痛、腰臀部痛、大关节活动不灵、屈伸不利、易厥逆、腹部痞满坚硬等病。阳气不能主治，阴气聚积于天空，白色尘埃昏暗，就都是水郁开始发作的表现，发作的时间多在君火相火主时前后。如果出现天空云气散乱如麻，深远昏暗，隐约可见，色黑微黄，这就是水郁即将发作的先兆。

木气郁发时，太空尘埃昏暗，云物飘

动，大风到来，屋被刮坏，树木折断，草木发生变化所以人们易患风邪所致的心痛、向上支撑两胁、咽喉梗塞不通、饮食不下，甚则耳鸣、头晕目眩、难以看清人影、多突然僵仆昏倒等病。太空尘埃苍茫，天空和山峦同样颜色，或呈浑浊之色，黄黑郁滞，云横空中不降雨，这是木郁开始发作的现象，发作的时间不固定。如果出现平川的草木倒伏，柔软的叶子背面向外，高山之松涛声响起，山岩有老虎叫声，这就是木郁即将发作的先兆。

火气郁发时，太空有黄赤之气遮蔽，太阳光不明亮，火炎流行，大暑到来，高山湖泽如像火烧火燎一样，草木流出汁液，广大的房屋烟气升腾，地面有霜卤样物质，不流动的水减少，蔓草焦枯干黄，风热炽盛使人言语混乱，湿化气推迟到来。所以人们易生热气所伤的少气、疮疡痈肿、胸胁、腹背、头面、四肢胀满不适、疮疡痱子、呕逆、瘛疭、骨痛、骨节抽动、泄泻、温疟、腹中急剧疼痛、出血、精少、目赤、心热、昏冒烦闷等病，容易突然死亡。每日百刻终尽之后，阳气来复，出汗，这就是火郁发作的表现，发作时间多在四之气。动极则静，阳极反阴，热极之后，湿气随

之化成，花开时又见结冰，山川出现冰雪，午时在湖泽之中有焰阳之气发生，这就是火郁即将发作的先兆。

五郁之后一定有报复之气，都是在郁极时发作。木郁的发作没有固定时间，水郁的发作在君火相火主时前后。细心观察时令，疾病的发生就可以预测。时令失常，岁气反常，五行之气不能正常运行，生长化收藏的政令就不正常了。

黄帝说：水郁而发有冰雪霜雹，土郁而发有骤雨，木郁而发有毁坏折伤，金郁而发有清凉明净，火郁而发有热熏昏暗，这是什么气造成的呢？

岐伯回答说：气有太过不及的不同，发作时有轻重的差别，发作轻微的，只限于本气；发作严重的，就会兼见其下承之气，只要观察下承之气的变化，则气的郁发情况就可以知道了。

黄帝说：好。五气的郁发，不在其主时的季节，这是什么原因呢？

岐伯回答说：这是时间上的差异。

黄帝问道：这种差异有时日吗？

岐伯回答说：差异都在应发季节之后的三十日有余。

【导读】论五郁之发及其特征。此节论述六十甲子周期六气胜复关系，以"五运之气，亦复岁乎"为问，展开了运气郁极而发的讨论。

其一，论"郁极乃发，待时而作"。这是对五运之气，有无"复岁"的肯定回答。因为五运之间也有制胜关系，有胜必有复，所以也有郁发之时。由于五运之气有太过、不及的区别，所以其郁发的时间有迟、早的区别。岁运太过，其气较盛，郁发急暴，与其成数相应，如太角之运，郁发应数在八，太羽之运，郁发应数为六等。而岁运不及，其气轻微，其郁发较为徐缓，由此而引起的病证缠绵持久，因而与其生数相应，如少角之运，郁发应数为三，少商之运，郁发所应之数为四等。正因为有上述区别，所以说"五常之气，太过不及，其发异也"。

应当指出，土运郁发有太过、不及之别，发作时也有徐、暴之异，致病有"甚""持"

之别，太过、不及，所应之数，皆为生数，"土常以生也"即是指此。

其二，论五郁之发的表现。原文在肯定五运之气也有胜复变化后，逐一地论述了土、金、水、木、火五运的郁发表现。分别从自然界的变化、发病特征、郁发时数、郁发的特征、郁发的先兆等方面，论述五郁之发的表现。

（1）自然界的变化：运气学说是用来解释自然界变化规律的学说，五运郁久，复气发作，自然界就有相应的变化。这些变化与"所郁之发"运的性质相一致，土从湿化为湿为雨，所以"土郁之发"就有"善为时雨""川流漫行"等雨湿太盛表现，雨水充沛有利于植物生长。如木从风化，风性主动，故"木郁之发"，就有"太虚埃昏""云物以扰"等尘埃飞扬的表现，甚则"大风乃至，屋发折木"。如火性热，燔灼，所以"火郁之发"则见"太虚曛翳，大明不彰，炎火行，大暑至，山泽燔燎，材木流津，广厦腾烟""止水乃减，蔓草焦黄"等变化。

（2）发病特征：五运郁发，就会引起相对应的内脏发病，病证性质与五运性质一致。如"土郁之发"，就会引起脾胃功能失调，脾胃升清降浊功能障碍，就会有"心腹胀，肠鸣而为数后，甚则心痛胁膜，呕吐霍乱，饮发注下，肿身重"等病证。再如"金郁之发"，就会引起肺失宣降，导致呼吸障碍，气机壅滞，津液不布等，故见"民病咳逆，心胁满引少腹，善暴病，不可反侧，嗌干面尘色恶"之病证。余皆仿此。

（3）郁发时数："五郁之发"有一定时数，但不拘泥于上文所言的生数和成数。归纳其郁发时数有如下三种情况。①发于本气主时的节令。如土气被郁时，在太阴湿土所主之气应时而发；金气被郁时，在阳明燥气主事的五之气应时而发。此有同气相助之义。②在其所不胜之气主时的节令发作。如火为水之所胜，二之气、三之气分别为少阴君火、少阳相火主事，故"水郁之发"在"二火前后"，即二之气或三之气。③木郁之发，发无定时，张介宾说："木动风生，四时皆有，故其气无常。"木郁之发，可见于一年之中的任何一个气数，此处所言郁发时数，也有"不当位"而发作，叫"令差"，相差的日数约 30 天。

（4）郁发的特征：五郁发作有一定气象特征可辨，各运的郁发特征取决于各运属太过还是不及。凡为运不及而郁发，发作轻微，只表现本运的变化特征。凡为太过之运的郁发，发作较重，其表现不仅有本运特征，还兼其下承之气（所不胜之气）的表现。所以观察下承之气的有无与轻重，就可以知道郁发的微甚。所以原文说："气有多少，发有微甚，微者当其气，甚者兼其下，微其下气而见可知也。"概括地说，五郁之发的特点是"水发而雹雪，土发而飘骤，木发而毁折，金发而清明，火发而曛昧"。

（5）郁发的先兆：五郁之发，是由于相互制胜"郁极乃发"造成的，因而有其先兆表现，纵观其先兆，与本运郁发之气的性质及所不胜一方性质有关。如土郁之发的先兆有"云横天山，浮游生灭"等土受压抑的先兆。再如水郁之发的先兆有"太虚深玄，气犹麻散，微见而隐，色黑微黄"等郁积将发的先兆。

五郁之发的各种表现特征总结如下：①"有怫之应而后报"，指出有胜必有复，有郁必然发，这是物极必反的必然结果，故曰"皆观其极而乃发也"。②以"木发无时，水随火发"为例，说明五郁之发，皆有定数，有时也会有"令差"，但前后相差不过30日。

【原文】帝曰：气至而先后者何？

岐伯曰：运太过则其至先，运不及则其至后，此候之常也。

帝曰：当时而至者何也？

岐伯曰：非太过，非不及，则至当时，非是者眚也。

帝曰：善。气有非时而化[1]者何也？

岐伯曰：太过者，当其时，不及者归其己胜也[2]。

帝曰：四时之气，至有早晏高下左右，其候何如？

岐伯曰：行有逆顺，至有迟速，故太过者化先天，不及者化后天。

【注释】

[1] 非时而化：张介宾："谓气不应时。"

[2] 不及者归其己胜也：张志聪："己胜者，谓归于胜己之气，即非时之化也。"

【语译】黄帝问道：岁气来时有先后

的不同，这是什么道理呢？

岐伯回答说：岁运太过，岁气提前到来；岁运不及，岁气推迟到来，这是气候的正常情况。

黄帝问道：岁气正当应至的时候到来，这是什么缘故呢？

岐伯回答说：没有太过，没有不及，气就会正当其时到来，不按时到来就会发生灾害。

黄帝说：好。气有不在其时而化的，这是什么原因呢？

岐伯回答说：气化太过的就发生在其当位之时，气化不及的就归于胜己者所化。

黄帝问道：四时之气，来时有早晚高下左右的不同，怎样察知呢？

岐伯回答说：气的运行有逆有顺，来时有快有慢。所以气太过的，气化运行提前到来；气不及的，气化运行推迟到来。

【导读】论五运制化。五运之气有太过、不及之别，所以其所主的气候与制化作用的到来就有先后之异。①"运太过则其至先"：岁运太过，其所主的气候来得早，所以原文说给自然界所带来的变化也就早，"故太过者化先天"，但运太过也可在其所主时间行使制化，此即"太过者，当其时"之意。②"运不及则其至后"：岁运不及，所主的气候到来也迟，给自然界所带来的变化也较晚，故曰"不及者化后天"，但也可在本气主时的时候出现制己之气行制化，此即"不及者归其己胜也"。③"非太过非不及，则至当时"：若运气既不是太过，也不是不及，则其所主的气候按时到来，否则就要产生灾害。

【原文】帝曰：愿闻其行，何谓也？

岐伯曰：春气西行，夏气北行，秋气东行，冬气南行。故春气始于下，秋气始于上，夏气始于中，冬气始于

标[1]。春气始于左，秋气始于右，冬气始于后，夏气始于前。此四时正化之常。故至高之地，冬气常在，至下之地，春气常在，必谨察之。

帝曰：善。

【注释】

[1] 标：外表、标记、标象。

【语译】黄帝说：我想听一听气是怎样运行的呢？

岐伯回答说：春气发生于东方而向西运行，夏气发生于南方而向北运行，秋气发生于西方而向东运行，冬气发生于北方向南运行。所以春气从下向上运行，秋气从上向下运行，夏气布化于中，冬气开始于外表。春气在东方而开始于左，秋气在西方而开始于右，冬气在北方而开始于后，夏气在南方而开始于前。这是四时气候变化的正常规律。所以地势高的地区冬天寒冷的气候存在时间长；地势低洼的地区，春天温和的气候持续的时间长。必须根据不同的时间不同的地方进行仔细认真地考察。

黄帝说：好。

【导读】论四时气候变化的判断。其一，据岁运太过不及，判断气候变化到来得迟早。运太过者，所主气候一般来说会提前到来，运不及，所主气候一般来说会晚到，故"太过者化先天，不及者化后天"就是依据岁运的太过、不及判断四时气候变化。无太过不及，所主气候就应时而至。其二，四时方位不同，气候迁移方向有别。春气生于东方，故春气由东向西行；夏气生于南方，故"夏气北行"；秋气生于西方，故"秋气东行"；冬气生于北方，故"冬气南行"。其三，四时之气的制化作用各异。春气主生主长，故"春气始于下"，自下而上，有利于万物萌生；秋气有肃杀之性，故"秋气始于上"，使万物自上而下凋零；夏气主盛长，故"夏气始于中"，有利于万物自内向外盛长；冬气主收藏，故"冬气始于标（表也）"，以利于万物之阳气自外潜藏于内。其四，面南而立，以明四时之气所生方位。其五，"春气生于左，秋气生于右，冬气生于后，夏气生于前"，即是言此。其六，地势高下不同，四时之气变迁有别。地势高的地区，气候多寒冷，故曰"至高之地，冬气常在"；地势低平的地区，气候多炎热，故曰"至下之地，春气常在"。春温、夏热、秋凉、冬寒四时气候变化是一般规律，但因地势高低会有不同气候表现，所以在运用运气学说时，一定要与当地的地理环境相结合。

【原文】黄帝问曰：五运六气之应见[1]，六化之正，六变之纪何如？

岐伯对曰：夫六气正纪，有化有变，有胜有复，有用有病，不同其候，帝欲何乎？

帝曰：愿尽闻之。

岐伯曰：请遂言之。夫气之所至也，厥阴所至为和平，少阴所至为暄，太阴所至为埃溽，少阳所至为炎暑，阳明所至为清劲，太阳所至为寒雰。时化之常[2]也。

厥阴所至为风府[3]，为璺启[4]；少阴所至为火府，为舒荣[5]；太阴所至为雨府，为员盈[6]；少阳所至为热府，为行出[7]；阳明所至为司杀府，为庚苍[8]；太阳所至为寒府，为归藏。司化之常[9]也。

厥阴所至为生，为风摇[10]；少阴所至为荣，为形见[11]；太阴所至为化，为云雨；少阳所至为长，为蕃鲜；阳明所至为收,为雾露;太阳所至为藏,为周密。气化之常[12]也。

厥阴所至为风生,终为肃[13];少阴所至为热生,中为寒[14];太阴所至为湿生,终为注雨;少阳所至为火生,终为蒸溽;阳明所至为燥生,终为凉;太阳所至为寒生,中为温。德化之常也。

厥阴所至为毛化,少阴所至为羽化[15],太阴所至为倮化,少阳所至为羽[16]化,阳明所致为介化,太阳所至为鳞化,德化之常[17]也。

厥阴所至为生化,少阴所至为荣化,太阴所至为濡化,少阳所至为茂化,阳明所至为坚化,太阳所至为藏化,布政之常[18]也。

厥阴所至为飘怒大凉[19],少阴所至为大暄、寒[20],太阴所至为雷霆骤注烈风[21],少阳所至为飘风燔燎霜凝[22],阳明所至为散落温[23],太阳所至为寒雪冰雹白埃,气变之常[24]也。

厥阴所至为挠动,为迎随[25];少阴所至为高明焰,为曛;太阴所至为沉阴,为白埃,为晦暝;少阳所至为光显,为彤云,为曛;阳明所至为烟埃,为霜。为劲切,为凄鸣;太阳所至为刚固,为坚芒,为立。令行之常[26]也。

厥阴所至为里急[27],少阴所至为疡胗身热,太阴所至为积饮否隔[28],少阳所至为嚏呕,为疮疡,阳明所至为浮虚[29],太阳所至为屈伸不利,病之常也。

厥阴所至为支痛,少阴所至为惊惑,恶寒,战栗谵妄;太阴所至为稸满[30],少阳所至为惊躁、瞀昧[31]、暴病,阳明所至为鼽尻阴股膝髀腨胻足病,太阳所至为腰痛,病之常也。

厥阴所至为緛戾[32],少阴所至为悲妄衄蔑[33],太阴所至为中满、霍乱吐下,少阳所至为喉痹、耳鸣、呕涌,阳明所至皴揭,太阳所至为寝汗、痓。病之常也。

厥阴所至为胁痛、呕泄,少阴所至为语笑,太阴所至为重胕肿,少阳所至为暴注瞤瘛、暴死,阳明所至为鼽嚏,太阳所至为流泄[34]禁止[35],病之常也。

凡此十二变者,报德以德[36],报化以化,报政以政,报令以令,气高则高,气下则下,气后则后,气前则前,气中则中,气外则外,位之常也。

故风胜则动,热胜则肿,燥胜则干,寒胜则浮,湿胜则濡泄,甚则水闭胕肿,随气所在,以言其变耳。

【注释】

[1] 应见:气至所应当表现的自然界物象,人体之脉象等皆谓之"应见"。

[2] 时化之常:四时应见到的正常气候。

[3] 风府:风气所聚之处。下文"火府""雨府"等义皆仿此。

[4] 璺(wèn 问)启:器物因风吹而起裂纹,此处有植物破土萌生之义。

[5] 舒荣:舒展荣美,言夏季欣欣向荣之象。

[6] 员盈:长夏,万物华实丰盛之景象。

[7] 行出:阳气旺盛,尽达于外。

[8] 庚苍:阳明燥金肃杀之气,使草木改变其青翠之色而干枯凋落景象。

[9] 司化之常:上述"舒荣""员盈"等六者为六气中主气变化的常规。

[10] 风摇:厥阴风木所产生的正常物化。

[11] 形见：少阴君火之气产生的正常物化特征。

[12] 气化之常：上述"风摇""形见"等六者，是六气主时所引起的正常生化作用。

[13] 终为肃：厥阴风木之化，其下必有金气所承，金气清肃，故曰"终为肃"。下仿此。

[14] 中为寒：少阴君火之化为热气，中见太阳寒水。中，即中见之气。下仿此。

[15] 羽化：张介宾："羽虫之类，得火化也。"

[16] 羽：此处指蝉、蜜蜂、蝇之透明薄羽，非鸟类羽毛之羽。

[17] 德化之常：六气的正常特性及生化作用。德者，善也。化，生化作用。

[18] 布政之常：六气敷布，万物顺从六气而生化的常规。

[19] 飘怒大凉：张介宾："飘怒，木亢之变也。大凉，金之承制也。"

[20] 大暄、寒：张介宾："大暄，火亢之变也。寒，阴精之承制也。"

[21] 雷霆骤注烈风：太阴湿土之气太过则雷雨倾盆，土亢而风木之气承制，故发烈风。

[22] 飘风燔燎霜凝：相火太亢而燔燎，热极而生风，火亢而寒水之气承制，故霜凝。

[23] 散落温：马莳："金气为散落，火气为温也。"

[24] 气变之常：六气变异后相互承制的常规。

[25] 迎随：风性流动善变。

[26] 令行之常：时令气候随六气而变化的常规。

[27] 里急：高世栻："里急，厥阴肝气内逆也。"

[28] 积饮否隔：水饮停积，胸脘胀满，膈塞不通。否，通"痞"。

[29] 浮虚：浮肿但在皮腠之间，按之复起。

[30] 稸满：指太阴主中，病在腹中之故。稸，即蓄、积留之意，即消化不良，腹中胀满。

[31] 昧：原本作"味"，据文义改。

[32] 缜戾：缜是拘急短缩。戾，身体屈曲。

[33] 衃：张介宾："污血为衃。"

[34] 流泄：二便失禁。

[35] 禁止：二便不通。

[36] 报德以德：德化政令，是六气给予万物化生的作用。万物因之发生的各种相应变化，就是所谓"报德以德"之意。"报化以化""报政以政"皆仿此。

【语译】黄帝问道：五运六气的变化与所见的物象是相应的，那么六气的正常气化，六气的反常变化的规律是怎样的呢？

岐伯回答说：关于六气的正常和反常变化的规律，有气化、有变化、有胜气、有复气、有作用、有病气，分别有不同的情况，圣上想知道哪方面的内容呢？

黄帝说：我想全面地听听。

岐伯说：请允许我详细地讲给你听。关于六气所至的问题，厥阴风木之气到来的时候为平和，少阴君火之气到来的时候为温暖，太阴湿土之气到来的时候为尘埃湿润，少阳相火之气到来的时候为火热炎暑，阳明燥金之气到来的时候为清凉刚劲，太阳寒水之气到来的时候气氛寒冷，这是四时正常气化的一般情况。

厥阴风木之气到来时万物发生，和风飘荡；少阴君火热气到来时，万物繁荣，形象显现；太阴湿土之气到来，万物化育，多云多雨；少阳相火暑气到来，万物盛长，蕃盛鲜明；阳明燥金凉气到来，万物收敛，天降雾露；太阳寒水之气到来，阳气敛藏，生机闭密。这是六气所化的一般规律。

厥阴风木之气到来为风化聚积时，物体裂纹开发；少阴君火之气到来为火化聚积时，万物舒发繁荣；太阴湿土之气到来为雨化聚积时，物体充实圆满；少阳相火暑气到来为热化聚积时，气化尽现于外；阴阳燥金凉气到来肃杀聚积时，发生之气变更；太阳寒水之气到来为寒化聚积时，阳气收敛，万物闭藏。这是六气主司正常变化的一般情况。

厥阴风气到来，风气发生，风木在下，金气承之，所以气终则为肃杀；少阴热气到来，热气发生，中见之气为太阳，所以中为寒化；太阳湿气到来，湿气发生，太阴之下，风气承之，风来湿化，所以气终就有大雨如注；少阳暑气到来，火气发生，相火之下，水气承之，所以气终时出现湿热熏蒸；阳明燥气到来，燥气发生，气终时气候清凉；太阳寒气到来，寒气发生，太阳之中见为少阴，所以中为温化。这是六气德化的一般规律。

厥阴风木之气到来，毛虫类化育；少阴君火热气到来，羽虫类化育；太阴湿土之气到来，倮虫类化育；少阳相火暑气到来，羽虫类化育；阳明燥金清气到来，介虫类化育；太阳寒水之气到来，鳞虫类化育。这是六气德化的一般规律。

厥阴风木之气到来，万物发生为生化；少阴君火热气到来，万物繁荣为荣化；太阴湿土之气到来，万物湿润为濡化；少阳相火暑气到来，万物生长茂盛为茂化；阳明燥金之气到来，万物成熟坚实为坚化；太阳寒水之气到来，万物闭藏为藏化。这是六气布政的一般规律。

厥阴风木之气到来，大风怒狂，木盛则金承之，所以气候大凉；少阴君火热气至，气候温暖，火盛则阴精承制，所以气候寒凉；太阴湿土气至，雷雨倾注，土盛则木承制，所以时有狂风；少阳相火暑气到来，狂风，火烧火燎，火盛则水承制，

所以气为霜凝；阳明燥金之气到来，物体散落，金盛则火承制，气候温暖；太阳寒水之气到来，寒雪冰雹，水盛则土承制，其气变化。这是六气异常变化的一般规律。

厥阴风木之气到来，物体摇动，随风往来；少阴君火热气到来，火焰高明，天空呈现赤黄色；太阴湿土之气到来，阴暗沉滞，白色尘埃；少阳相火暑气到来，电光闪显，赤云横空，天空赤黄；阳明燥金之气到来，烟雾尘埃，霜冻秋气刚劲急切，惨鸣；太阳寒水之气到来，坚硬，锋利，挺立。这是六气行令的一般情况。

厥阴风木之气到来的多发病为腹中拘急；少阴君火热气到来的多发病为疮疡、皮疹、身热；太阴湿土之气到来的多发病为积聚、水饮、痞塞；少阳相火暑气到来的多发病为喷嚏、呕吐、疮疡；阳明燥金之气到来的多发病为虚浮肿胀；太阳寒水之气到来的多发病为肢体屈伸不利。这是六气致病的一般规律。

厥阴风木之气到来的多发病为胁肋支撑疼痛；少阴君火热气到来的多发病为心神不宁，易惊惑乱，恶寒战栗，谵言狂妄；太阳湿土之气到来的多发病为蓄积胀满；少阳相火暑气到来的多发病为易惊，昏闷不清畅，常突然发病；阳明燥金之气到来的多发病为鼻塞，尻、阴部、股、膝、髀、腨、胫、足处患病；太阳寒水之气到来的多发病为腰痛。这是六气致病的一般规律。

厥阴风木之气到来的多发病为筋脉拘挛；少阴君火热气到来的多发病为悲哀、狂妄、衄血；太阴湿土之气到来的多发病为腹胀满、霍乱吐泻；少阳相火暑气到来的多发病为喉痹、耳鸣、呕吐；阳明燥金之气到来的多发病为皮肤皲裂；太阳寒水

之气到来的多发病为盗汗、痉病。这是六气致病的一般规律。

厥阴风木之气到来的多发病为胁痛、呕吐、泄泻；少阴君火热气到来的多发病为多言善笑；太阴湿土之气到来的多发病为身重、浮肿；少阳相火暑气到来的多发病为急剧泄泻、肌肉蠕动、肢体抽搐，常突然死亡；阳明燥金之气到来的多发病为鼻塞、喷嚏；太阳寒水之气到来的多发病为泄泻，或窍闭不通。这是六气致病的一般规律。

凡属这十二种变化，六气作用为德的时候，万物就以德相应；六气作用为化的时候，万物就以化相应；六气作用为政的时候，万物就以政相应；六气作用为令的时候，万物就以令相应。气在上的病位就高；气在下的病位在下；气在后的病位在后；气在前的病位在前；气在中的病位在中；气在外的病位在外。这是六气致病部位的一般规律。

所以风气偏盛的病就有肢体动而不宁；热气偏盛的病局部红肿；燥气偏盛的病就有干燥表现；寒气偏盛的病就会发生虚浮肿胀；湿气偏盛的病就泄泻，甚则水湿之气郁闭而浮肿。根据六气变化情况，就能测知病情变化情况。

【导读】

1. 论六气十二变

（1）六气所至的时令特征："时化之常"言六气所主时令的特征。厥阴所在初之气，阳气初生，气象平和，故曰"和平"；少阴所在二之气，气温回升，天气转暖，故曰"为暄"；太阴所在三之气，雨水集中，空气湿度较大，故曰"为埃溽"。此皆为其时令特征，故曰"时化之常"。余皆仿此。

（2）六气所至的性质和作用："德化之常"言自身性质。"司化之常"指六气的作用表现。如厥阴之德为"风生"，其所主节令为刮风较为集中的季节，风性主动，故厥阴所至，就会对自然界产生"璺启"之作用。少阴所至为"热生"，其所主节令气温较高，故为"火府"，温热气候有利于万物生长荣茂，故曰"为火府为舒荣"。余皆类此。

（3）六气所至的气候变化特征：六气自身特征必然对所临时令的气候带来相应的影响，其中"司化之常"中的"风府""火府""雨府""热府""司杀府""寒府"，皆是本气对气候产生的影响。"令行之常"则是由此而产生的气象特征，如"为挠动，为迎随""为高明焰，为曛""为沉阴，为白埃，为晦暝""为光显，为彤云，为曛""为烟埃，为霜，为劲切，为凄鸣"等，皆是在相应气候中表现出的气象特征。

（4）六气所至的物化特征：在一定的节令和气候环境中会有相应的物化表现，六气的"气化之常""布政之常""德化之常"中的动物育化，皆属于物化表现。如厥阴气化"为生，为风摇"，可有"生化"的布政作用，万物随风飘摇晃动，有毛的动物因此育化正常。再如，少阴布政为"荣化"，故少阴气至，有"为荣，为形见"的气化常规，有羽之虫化育正常。余皆仿此。

（5）六气胜复承制引起的气候变化特征：六气有太过、不及的区分，有相互承制胜复的变化。所以六气的相互作用会产生复杂的气候变化，"气变之常"就是言此。如太过的厥阴之气加临，则为狂风怒吼，木亢金来承制，故气候变得大凉；太过的少阴之气加临，则为大热，火亢水来承制，故气候或又转寒；太过的太阴之气加临，则为雷霆暴雨，土亢木来承制，故伴狂风大作。余皆仿此。

（6）六气所至的发病特征：六气所至引起不同的气候变化，会产生不同性质的致病因素，加之人体内脏分别与不同节令相适应，所以六气加临的节令不同，会导致肌体不同部位发生与六气性质相一致的病证。如厥阴之气为风，易发风病，因肝与之相应，故病变以肝和足厥阴肝经为主，可见"里急""支痛""戾""胁痛呕泄"症状。少阴之气为火，易发热病，因心与小肠与之相应，故可见"疡胗身热""惊惑，恶寒战栗谵妄""悲妄衄衊""语笑"等症状。此与病机十九条中"诸痛痒疮，皆属于心""诸病胕肿，痛酸惊骇，皆属于火""诸禁鼓栗，如丧神守，皆属于火"的精神一致。余皆仿此。

2. 论十二变产生机制

（1）总的机制：六气赋予万物的德化政令，都能在万物的生长过程中产生相应的反应。六气的性质不同，所产生的"德化政令"互有区别，加之万物种类繁杂，不同的物种对六气反应不同，因而就会有上述种种变化。不论这种变化多么复杂，总不外乎"报德以德，报化以化，报政以政，报令以令"的规律。

（2）六气与病位的关系：六气所至的病位与六气所至位置相应，其所至有高下、前后、中外的不同，由此带来的病变部位也有区别，这是相互对应的。

（3）六气与病变性质的关系：六气所至可以产生不同性质的气候特征，同样，也会产生不同性质的致病因素，人体就会发生性质各异的病理变化。原文所说的"风胜则动，热胜则肿，燥胜则干，寒胜则浮，湿胜则濡泄，甚则水闭胕肿"，即是此意。

【原文】 帝曰：愿闻其用[1]也。

岐伯曰：夫六气之用，各归不胜而为化[2]，故太阴雨化，施于太阳；太阳寒化，施于少阴；少阴热化，施于阳明；阴明燥化，施于厥阴；厥阴风化，施于太阴。各命其所在以徵之也。

帝曰：自得其位何如？

岐伯曰：自得其位，常化也。

帝曰：愿闻所在也。

岐伯曰：命其位而方月[3]可知也。

帝曰：六位之气盈虚何如？

岐伯曰：太少异也，太者之至徐而常，少者暴而亡[4]。

帝曰：天地之气，盈虚何如？

岐伯曰：天气不足，地气随之，地气不足，天气从之，运居其中而常先也。恶所不胜[5]，归所同和[6]，随运归从[7]，而生其病也。

故上胜则天气降而下，下胜则地气迁而上[8]，多少而差其分[9]，微者小差，甚者大差，甚则位易，气交易，则大变生而病作矣。《大要》曰：甚纪五分，微纪七分，其差可见。此之谓也。

【注释】

[1] 用：张介宾："此言施化之用也。"

[2] 归不胜而为化：张介宾："各归不胜，谓必从可克者而施其化也。"

[3] 方月：故将一年十二月平均分配于四

方，故称"方月"。方，方隅。月，月份。

[4] 暴而亡：六部之气中，凡不足者，气至时急暴而作用短暂。

[5] 恶所不胜：憎恶自己所不胜之气的司天在泉之气。

[6] 归所同和：岁运与司天在泉之气相同。

[7] 随运归从：张介宾："不胜者其制，同和者助其胜，皆能为病，故曰随运归从而生其病也。"

[8] 上胜则天气降而下，下胜则地气迁而上：张介宾："上胜者，司天之气有余也，上有余则气降而下；下胜者，在泉之气有余也，下有余则气迁而上。此即上文天气不足，地气随之，地气不足，天气从之之谓。"

[9] 多少而差其分：上升与下降的差分，取决于胜气的微甚。多少，胜气的微甚。微甚，上升与下降。

【语译】黄帝说：我想听一听有关六气的作用情况。

岐伯说：关于六气的作用，各自归于所不胜之气而为气化。所以太阴湿土之气的雨化，作用于太阳寒水之气；太阳寒水之气的寒化，作用于少阴君火热气；少阴君火之气的热化，作用于阳明燥金之气；阳明燥金之气的燥化，作用于厥阴风木之气；厥阴风木之气的风化，作用于太阴湿土之气。六气各自随着所在的气候而显示其作用。

黄帝问道：六气自得其本位是怎样的呢

岐伯回答说：六气各自得其本位，就是六气正常的气化。

黄帝说：我想听听六气本位的所在。

岐伯说：确定了六气的气位，就可以知道六气所主的方隅和月令。

黄帝问道：岁气六步的太过不及是怎么回事呢？

岐伯回答说：六气的太过和不及是不相同的，太过之气到来时缓慢而持续时间较长；不及之气到来时急骤而容易消失。

黄帝问道：司天之气和在泉之气的太过不及是怎么回事呢？

岐伯回答说：司天之气不及时，在泉之气随之上迁；在泉之气不及时，司天之气从之而下降，岁运之气居于中间，如果司天之气下降时岁运之气先下降，在泉之气上迁时岁运之气先上升，常在司天在泉之气的前面运行。岁运之气不胜司天在泉之气的时候就相恶，岁运之气与司天在泉之气相和时就同归其化，随着岁运与司天在泉之气的归从而发生不同的病变。所以司天之气太过时天气就下降；在泉之气太过的时候地气就上迁，上迁下降的多少，随着司天在泉之气的太过不及而有差异，气微的差异就小，气甚的差异就大，甚则可改变气交的时位，气交时位发生大的变化，疾病就发作了。《大要》说：差异大的有五分，差异小的有七分，差异就表现出来了。就是这个道理。

【导读】论六气上下盈虚。

其一，总的规律。六气的"盈虚"取决于六气本身的太过与不及。气太过则作用缓和持久，气不及则作用暴急而短暂。这是六气"盈虚"总的规律。

其二，司天在泉的盈虚升降规律。六气主岁的司天和在泉皆有盈虚变化。

（1）司天或在泉不足：若司天之气不足，此时在泉之气虽无过胜，但亦相对胜于司天，于是在泉之气就随之上升，故曰"天气不足，地气随之"。反之，在泉之气不足，则司天之气随之下降。

（2）司天或在泉偏胜：在泉之气虽无不及，司天之气亦会因其自身太过而下降。反之，在泉之气自身太过也会上升，"故上胜则天气降而下，下胜则地气迁而上"。

（3）太过与不及间的升降区别：司天、在泉之气盈虚不同，虽然都可以产生上升和下降的迁移变化，但程度有区别，这主要取决于胜气的微甚。胜气微则差别小，胜气甚则差别大。气候的变化也有强弱不同。

其三，气之升降引起岁运变化。岁运迁移在司天、在泉之气升降相交中进行。司天之气偏胜而下降，其岁运必先降，若在泉之气胜而上升，则岁运必先升。但所不胜的司天、在泉之气不利于运气迁移，故谓"恶所不胜"，但与岁运性质一致的岁气，有利于岁运的迁移，故谓"归所同和"。

其四，运气迁移变化与发病。司天、在泉之气的盈虚升降，使气交之分的中运之气也随之升降，运气的移易会引起气候变化，人体也会随之发生相应的病证，故曰"随运归从，而生其病"。

【原文】帝曰：善。论言热无犯热，寒无犯寒。余欲不远寒，不远热奈何？

岐伯曰：悉乎哉问也！发表不远热，攻里不远寒。

帝曰：不发不攻而犯寒犯热何如？

岐伯曰：寒热内贼，其病益甚。

帝曰：愿闻无病者何如？

岐伯曰：无者生之，有者甚之。

帝曰：生者何如？

岐伯曰：不远热则热至，不远寒则寒至，寒至则坚否腹满，痛急下利之病生矣，热至则身热，吐下霍乱，痈疽疮疡，瞀郁注下，瞤瘛肿胀，呕，鼽衄头痛，骨节变，肉痛，血溢血泄，淋闭之病生矣。

帝曰：治之奈何？

岐伯曰：时必顺之[1]，犯者治以胜[2]也。

【注释】

[1] 时必顺之：即用药治病必须遵守四时规律。

[2] 犯者治以胜：张介宾："如犯热者胜以咸寒，犯寒者胜以甘热，犯凉者胜以苦温，犯温者胜以辛凉，治以所胜则可解也。"

【语译】黄帝说：好。前面的论述中说，用热性药物不要触犯主时之热；用寒性药物时不要触犯主气之寒。我想在用药时不避热不避寒，应当怎样呢？

岐伯说：你问得很详细啊！解表时可以不避热，攻里时可以不避寒。

黄帝问道：如果不解表也不攻里而触犯了主时的寒热会怎样呢？

岐伯回答说：那样就会使寒热之邪伤害于内，病情就更加严重。

黄帝说：我想听听这对无病之人会是怎么样的呢？

岐伯说：无病的人就能生病，有病的人会更加严重。

黄帝问道：生病的情况是怎样的呢？

岐伯回答说：不避热时就会招致热邪伤人，不避寒时就会招致寒邪伤人。寒邪伤人就发生腹部坚硬痞满、急剧疼痛、泄泻病；热邪伤人就会发生身热、呕吐、泄泻、霍乱、痈疽疮疡、昏冒郁闷、肌肉蠕动、抽搐、肿胀、鼻塞、衄血、头痛、骨节变动、肌肉疼痛、血溢或便血、小便淋漓、癃闭等病。

【导读】论用药与主时之气的关系。"热无犯热，寒无犯寒"这是依照主时之气用药的一般原则，通常情况下，必须遵从，若犯此禁令，无病的人会因此而生病，病轻者也会因此而加重病情，或发生他病，如"不远热而热至""热至则身热，吐下霍乱，痈疽疮疡，瞀郁注下，瞤瘛肿胀，呕，鼽衄头痛，骨节变，肉痛，血溢血泄，淋之病生矣"。"犯寒"亦然。

特殊情况下可不必泥守于上述禁令，应当是具体问题具体对待，如炎夏冒雨受凉，寒邪束表，非辛温之剂不能解除在表之寒邪，于是辛温之品照用无妨。隆冬若因热邪郁里，苦寒清里之品亦可用之，故曰"发表不远热，攻里不远寒"。气候反常，如应热反寒，应寒反热等，也不必禁忌。

【原文】黄帝问曰：妇人重身[1]，毒之[2]何如？

岐伯曰：有故无殒[3]，亦无殒也。

帝曰：愿闻其故何谓也？

岐伯曰：大积大聚，其可犯也，衰其大半而止，过者死。

【注释】

[1] 重（chóng 虫）身：怀孕。

[2] 毒之：张介宾："毒之，谓峻利药也。"

[3] 无殒（yǔn 允）：孕妇有病而服用峻利

【导读】论用药法度。原文以"妇人重身"为例，提出在认清病情后，应当果断用药，即便是攻伐之品，若有确实用药的依据，也不必过分顾忌，此所谓"有故无殒，亦无殒也"之意。但是，凡药皆偏，过用非但无益，反而会损伤正气，于是以大积大聚为例，说明虽可犯，但中病即止，衰其大半可矣。如《素问·五常政大论篇》中所云："大毒治病，十去其六；常毒治病，十去其七；小毒治病，十去其八；无毒治病，十去其九。"与此精神一致。

【原文】帝曰：善。郁[1]之甚者治之奈何？

岐伯曰：木郁达之[2]，火郁发之[3]，土郁夺之，金郁泄之[4]，水郁折

黄帝问道：应当怎样治疗呢？

岐伯回答说：用药时必须顺应主时之气，如果触犯了主时之气，可用相胜之气药物治疗。

之药，当其病则无失，即于胎儿亦无失。

【语译】黄帝问道：妇女怀孕，若用毒攻伐会怎样呢？

岐伯回答说：只要有应攻伐的疾病存在，孕妇及胎儿就不会受到伤害。

黄帝问道：我想听听这是什么道理呢？

岐伯回答说：虽然有孕但有大积大聚这种病，还是可以攻伐的，但是要在积聚病衰减大半的时候，就要停止攻伐，攻伐太过就会导致患者死亡。

之[5]，然调其气，过者折之，以其畏[6]也，所谓泻之。

帝曰：假者何如？

岐伯曰：有假其气[7]，则无禁[8]

也。所谓主气不足，客气胜也。

帝曰：至哉圣人之道！天地大化，运行之节，临御之纪，阴阳之政，寒暑之令[9]，非夫子孰能通之！请藏之灵兰之室，署曰《六元正纪》，非斋戒不敢示，慎传也。

【注释】

[1] 郁：五气之抑郁。天地五运六气，人体五脏六腑的气机升降出入异常，郁结不行，造成郁病。

[2] 木郁达之：肝气郁结之证，治以疏泄畅达。

[3] 火郁发之：火气郁闭于内，治宜发散。

[4] 金郁泄之：肺气不宣或失降，以宣泄之法通郁。即宣泄肺气。

[5] 水郁折之：降其冲逆之势，驱逐水邪。

[6] 以其畏：用相制之药泻之。畏，相制之药。

[7] 假其气：张介宾："假，假借也，气有假借者，应热反寒，应寒反热也，则亦当假以治之，故可以热犯热，以寒犯寒，而无禁也。"

[8] 无禁：不必禁忌。

[9] 令：原本作"今"，据文义改。

【语译】 黄帝说：好。对于严重的郁病应当怎样进行治疗呢？

岐伯回答说：木郁太过的病，应当用疏泄畅达之法治疗；火郁太过的病，应当用发散的方法治疗；土郁太过的病，应当用劫夺方法治疗；金郁太过的病，应当用宣泄方法治疗；水郁太过的病，应当用折郁的方法治疗。调整机体的气机，对气太过的病要折损其气，因为太过之气畏惧折损，这就是泻法。

黄帝问道：假借之气致病，应当怎样进行治疗呢？

岐伯回答说：如果主气不足，有假借之气发生时，就不要严守"热无犯热，寒无犯寒"的禁忌法则了。这就是主气不足，客气胜之而有非时之气的治疗。

黄帝说：圣人的理论真伟大呀！天地运行变化的节律，各年份具体变化，阴阳消化变化之政，寒暑等六气之令，除非先生谁能通晓这些深奥道理呢！请允许我把它藏在灵兰室中，署名叫"六元正纪"。不经过斋戒，不敢轻易地将其展示，谨慎地传授。

【导读】 论郁病治疗。五运所郁，会引起体内相对应的内脏气机郁滞发生疾病，治疗时要针对时令特征及具体病情，采用相应的治疗方法去郁，泄其有余之郁气。治疗时当遵守"热无犯热，寒无犯寒"的原则。若因客主加临，发生气候反常，如夏本炎热反见寒凉，冬本严寒反见温热之时，可不必拘于此禁忌，要依据具体情况而定，故曰"可假其气，则无禁也。所谓主气不足，客气胜也"。"五郁"给人体带来伤害的具体治疗方法如下。

其一，木郁达之。木气被郁，人体就会发生相应的肝病。肝主疏泄，其性条达，就要用疏散之法使其顺畅通达。五行配属归类中，肝属木，所以后世多以此作为治疗肝病的重要原则，临证所用的柴胡疏肝散、四逆散之类，皆为木郁达之的应用例证。

其二，火郁发之。火气被郁，人体就容易发生心病。心属阳又主君火，有病时多见火热之证，治疗时则宜发散泄热。所以张介宾注："发，发越也。凡火郁之病，为阳为热之属也。其脏应心主、小肠、三焦，其主在经脉，其伤在阴分，凡火所居，其有结聚敛伏者，不宜蔽遏，故当因其势而解之，散之，外之，扬之，如开其窗，如揭其被，皆谓之发，非独止汗也。"

其三，金郁泄之。燥金被郁，人体肺金受伤而发病，治疗时就要用宣泄肺气的方法治疗，临证常见气滞喘息、痰饮浮肿等病证，宜采用发汗、宣肺、降气、利水之法治疗，皆属"金郁泄之"之法。

其四，土郁夺之。湿气被郁，可引起脾胃病证。脾主化，若脾恶于壅滞，就要用健运之法以"夺之"，临床对于脾运失常，胃失纳降之证多用催吐法、攻下法、健脾利湿法，均为"土郁夺之"之法。

其五，水郁折之。寒气被郁，可引起水湿内停和肾病。治疗时就要用调节制约之法以"折之"。临床常见肾失封藏，主水失常导致的水饮潴留之证，常采用敦土利水、壮火消阴、滋水制阳、利水消肿等治疗方法，均匀"水郁折之"方法。

应用"五郁所发"治疗思想时应注意如下要点：①五运可以主岁，称岁运，如金运之年，木运之年等，五运还可以主时，固定主一年之中的一个时间（每运各主七十三日零五刻），称为主运。若五运循环运转，依次进行，称为客运。所以说五运所主年或时的气候发生变异都会发生相应的病证，因此，木、火、土、金、水五者之"郁"指某年或某时的异常气候。②达、发、夺、泄、折是指相应脏腑在不同气候发病后的相应治法。③人与自然界密切相关，人体脏腑与五运有一定的对应关系，所以五运主时气候异常，就会引起相应的脏腑发生疾病，理解治法时就要把气候特点和相应脏腑的生理病理特点结合起来。

刺法论篇第七十二（遗篇）

【题解】刺法，针刺治病方法。本篇论述了六气不迁正导致郁发之病的针刺方法、六气不能迁正也不能退位所发生病证的刺法、六气司天在泉刚柔失守发生疫疠之病的治法、预防和治疗五疫之病的方法、外邪干犯内脏导致十二官发病的治法，故名"刺法论"。

【原文】黄帝问曰：升降不前[1]，气交有变，即成暴郁，余已知之。如何预救生灵[2]，可得却[3]乎？

岐伯稽首再拜对曰：昭乎哉问！臣闻夫子[4]言，既明天元，须穷法刺[5]，可以折郁扶运，补弱全真，泻盛蠲[6]余，令除斯苦。

帝曰：愿卒闻之。

岐伯曰：升之不前，即有甚凶[7]也。木欲升而天柱[8]窒抑之，木欲发郁，亦须待时[9]，当刺足厥阴之井。火欲升而天蓬[8]窒抑之，火欲发郁，亦须待时，君火相火同刺包络之荥。土欲升而天冲[8]窒抑之，土欲发郁，亦须待时，当刺足太阴之腧。金欲升而天英[8]窒抑之，金欲发郁，亦须待时，当刺手太阴之经。水欲升而天芮[8]窒抑之，水欲发郁，亦须待时，当刺足少阴之合。

帝曰：升之不前，可以预备，愿闻其降，可以先防。

【注释】

[1] 升降不前：岁气的左右四间气，随着岁支的变动而变动。旧岁在泉的右间气升为新岁的司天之左间，故为升；旧岁司天的右间，降为新岁在泉的左间，故为降。

[2] 生灵：人类。

[3] 却：退却、免去。

[4] 夫子：僦贷季。

[5] 既明天元，须穷法刺：天元，指天地间的风、寒、暑、湿、燥、火六元之气。法刺，当作"刺法"。

[6] 蠲（juān 捐）：祛除。

[7] 升之不前，即有甚凶：张介宾："六元主岁，周流互迁，则有天星中运抑之不前，则升不得升，降不得降，气交有变，故主甚凶。"

[8] 天柱、天蓬、天冲、天英、天芮：金星、水星、木星、火星、土星的别称。

[9] 木欲发郁，亦须待时：木气的郁发，一定是在木气得位之时发作。

【语译】黄帝问道：岁气的左右四间气不得升降，气交发生了异常的变化，形成暴烈的致病邪气，我已经晓得了这些道理。那么怎样进行预防，挽救人类的生命，从中得到一种能退却郁气的方法呢？

岐伯再次跪拜后回答说：很高明啊！我曾经听先生说过，在明白了自然界六气变化规律之后，还必须深刻熟练地掌握针刺方法，这样既可以折减郁气，又可扶助运气，补益虚弱，保全人体真气，泻除盛气，祛除余邪，消除由此产生的病苦。

黄帝说：我想听你详尽地讲一讲其中的道理。

岐伯说：间气应当上升而不能上升时，会有严重的灾害发生。厥阴风木之气应当升为司天的左间气，如若遇到司天金气过胜，天柱星阻抑，于是风木之气郁滞，等到木气当位时，木气才能郁发，由此所致的肝病，就应当取足厥阴肝经的井穴大敦穴刺治。少阴君火之气应当升为司天之气的左间，如若遇到司天寒水之气过胜，天蓬星阻抑，于是火热之气郁滞，等到火气当位时，火气才能郁发，无论是少阴君火或少阳相火郁发致病，都应当取手厥阴心包络的荥穴劳宫穴刺治。太阴湿土之气应当升为司天之气左间，如若逢司天之木气过胜，天冲星阻抑，土气郁滞，待到太阴土气当位时，土气才能郁发，由此所致的

脾病，当取足太阴脾经的输穴太白穴刺治。阳明燥金之气应当上升为司天的左间，若逢司天火气过胜，天英星阻抑，金气郁滞，等到燥金之气当位时，金气才能郁发，由此所致的肺病，当取手太阴肺经的经穴经渠穴刺治。太阳寒水之气应当上升为司天的左间，如逢司天土气过胜，天芮星阻抑，水气郁滞，等到太阳寒水之气当位时，水寒之气郁发，由此所致的肾病，应当取足少阴肾经的合穴阴谷穴刺治。

黄帝问道：岁气中的间气应当上升而不能上升时，其发病是可以预防的，我想听听岁气中的间气应当下降而不能下降时，发病是否可以预防呢？

【导读】论六气升之不前，抑之郁发，须待时而刺治。

其一，论六气升降迁移规律。客气六步的顺序是，先三阴（厥阴风木为一阴在前，少阴君火为二阴居中，太阴湿土为三阴在后），后三阳（少阳相火为一阳在前，阳明燥金为二阳居中，太阳寒水为三阳在后），按一厥阴、二少阴、三太阴、四少阳、五阳明、六太阳顺序分布。司天之气位当三之气，其右间为二之气，左间为四之气；在泉之气位当终之气，其左间为初之气，右间为五之气。客气六步随年支不同而递迁，各步的客气都沿着逆时针方向推移一步，一年推移一步，六年推移六步，为一个周期。客气主时图见图12。

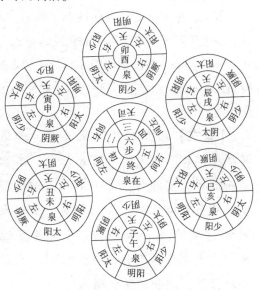

图12 客气主时图

所谓"升"，指每年的在泉右间（即五之气）随中运的变动而上升为司天的左间（即四之气），因为在泉之气位于下方，司天之气位于上方，所以从在泉右间迁移到司天左间就为升，年年如此。所谓"降"，指司天右间（即二之气）随着中运之气的变动而沿逆时针方向移动到在泉的左间（即初之气），因为在泉之气位于下方，司天之气位于上方，所以从司天右间下移到在泉左间就称之为"降"，年年如此。其他各步都会随着年份变化而递次迁移。同理，随着年份变动，在泉的左间之气（即初之气）向前移动成为在泉之气（即终之气），而司天的左间

气（即四之气）也同时向前移动到司天的气位（即三之气）。

其二，论升之不前，抑之郁发的机制。六气之所以会郁阻不升，都是由于司天岁气太过，阻遏上一年在泉的右间气（即五之气）使其不能按时升迁至来年的司天左间（即四之气），这一不能升迁之气受抑成为郁气，等到该气当位之时，设气郁发暴作，就成为灾害性气候，对人体也会产生伤害。如从卯酉年过渡到辰戌年，如果卯酉年司天的金气太过，金克木，金是木的所不胜，所以卯酉年在泉右间（五之气）厥阴风木就不能在辰戌年上升为司天左间（四之气），风木就被太过的金运抑阻，成为郁气，当风木之郁气在木气主位时就会郁发暴作。其余仿此。

其三，论六气升之不前的星象特征。天地间的变化是一个整体，岁气发生阻抑，会产生相应的气候特点，星辰也为之相应。如司天金气太过，风木之气受抑而不能上升，所以天柱金星应之；司天水气太过，火气受抑不能上升之时，天蓬水星应之，君火热气、相火暑气相同；司天土气太过，寒水之气受抑不能上升之时，天芮土星应之等。

其四，论六气升之不前的发病及刺治规律。六气受到抑阻成为郁气，待该气当位之时就会郁发暴作，成为伤人致病的邪气。六气郁发致病有一定的规律，往往是与郁气的五行属性一致的脏腑受邪发病。如厥阴风木郁发则肝脏受邪发病；少阴君火、少阳相火郁发，则心、心包受邪发病等。

其五，论五脏受邪发病的刺治取穴。肝木受邪发病取足厥阴肝经的井穴（木）大敦穴；心火受邪发病取手厥阴心包经的荥穴（火）劳宫穴；肾水受邪发病取足少阴肾经的合穴（水）阴谷穴等。所取的经脉是受病之脏的经脉，所取的五输穴与受邪而发病的脏腑五行属性相一致。不同的是心病取手厥阴心包经刺治，此为心包代心受邪之故。

【原文】岐伯曰：既明其升，必达其降也。升降之道，皆可先治也。木欲降而地晶[1]窒抑之，降而不入，抑之郁发，散而可得位[2]，降而郁发，暴如天间之待时[3]也，降而不下，郁可速矣[4]，降可折其所胜也[5]，当刺手太阴之所出[6]，刺手阳明之所入[7]。

火欲降而地玄窒抑之，降而不入，抑之郁发，散而可矣，当折其所胜，可散其郁[8]，当刺足少阴之所出，刺足太阳之所入。土欲降而地苍窒抑之，降而不下，抑之郁发，散而可入[9]，当折其胜，可散其郁，当刺足厥阴之所出，刺足少阳之所入。金欲降而地彤窒抑之，

降而不下，抑之郁发，散而可入[10]，当折其胜，可散其郁，当刺心包络所出，刺手少阳所入也。

水欲降而地阜窒抑之，降而不下，抑之郁发，散而可入[11]，当折其土，可散其郁，当刺足太阴之所出，刺足阳明之所入。

【注释】

[1] 地晶（hǎo 好）：地晶、地玄、地苍、地彤、地阜，金、水、木、火、土五星的别名。金星为地晶，水星为地玄，木星为地苍，火星为地彤，土星为地阜。

[2] 降而不入……散而可得位：欲降而不得入，抑而成郁，待郁气散才能得位。

[3] 暴如天间之待时：气郁发作，暴烈的程度如同司天间气应升不升时郁气待发作的情况。

[4] 降而不下，郁可速矣：应降而不能降，则郁滞可急速形成。

[5] 降可折其所胜也：欲使其降，可折减其所胜之气。与上文升之不前，治其本经者异。余仿此。

[6] 所出：即井穴，脉气所发出之处。

[7] 所入：即合穴。脉气所入而内行之处。

[8] 当折其所胜，可散其郁：张介宾："火郁不降，则心主受病，当治水之胜也。"

[9] 土欲降……散而可入：张介宾："地苍，木星也。卯酉岁，太阴当降为地之左间，而木胜室之，欲其郁发，当速刺也。"入，指司天右间降为在泉左间而得其位。

[10] 金欲降……散而可入：张介宾："地彤，火星也。巳亥岁，阳明当降为地之左间，而火胜室之，则郁发为变也。"

[11] 水欲降……散而可入：张介宾："地阜，土星也。子午岁，太阳当降为地之左间，而土胜室之为郁，必散之而后降也。"

【语译】岐伯回答说：明白了间气上升的道理，就能通达间气下降的理论。间气不能上升、不能下降所致的疾病，都可以预先调治。如厥阴风木应当降至在泉的左间，若逢在泉金气过胜，地晶阻抑，风木之气不能降入其位，木被抑为郁气，待到郁气散而木可降入其位时，气应当降而不能降时就会郁发，其暴烈程度与司天的间气应升不升的郁发相同；应当下降而不能下降，就会迅速形成郁气，下降就可以折减其胜气，由此所致的脾病，当取手太阴肺经的井穴少商穴和手阳明大肠经的合穴曲池穴刺治。少阴君火之气应当降为在泉之左间，如若逢在泉水气过胜，地玄阻抑，少阴君火不能降入其位，火气被抑为郁气，当火郁之气发散后就可降入其位，应当折减其胜气水，可发散其郁气，由此所致的心病，当取足少阴肾经的井穴涌泉穴和足太阳膀胱经的合穴委中穴刺治。太阴湿土之气应当降为在泉的左间，如若逢在泉木气过胜，地苍阻抑，土气应当降入其位，土气被郁成为郁气，等到郁气散发后土气才能入位，应当折减其胜气木，可以发散其郁气，由此所致的脾病，当取足厥阴肝经的井穴大敦穴和足少阳胆经的合穴阳陵泉穴刺治。阳明燥金之气应当降为在泉的左间，若逢在泉火气过胜，地彤阻抑，燥金之气应当降而不能下降，可成为郁气，等郁气发散后金气就可降入其位，应当折减其火之胜气，可使郁气发散，由此所致的肺病，当取手厥阴心包经的井穴中冲穴和手少阳三焦的合穴天井穴刺治。太阳寒水之气应当下降为在泉之气左间，若逢在泉土气过胜，地阜阻抑，水气应当下降而不能下降，就会被抑而成为郁气，待郁气散后水气可以降入其位，应当折减其胜气，就可散去郁气，由此所致的肾病，当取足太阴脾经的井穴隐白穴和足阳明胃经的合穴足三里穴刺治。

【导读】论六气"降而不入，抑之郁发"的发病机制、星象特征、发病及刺治规律。

其一，论发病机制。六气之所以会郁阻不降，是由于岁运太过，阻遏上一年的司天右间（即二之气），使其不能降入在泉的左间（即初之气），这一不能下降之气受抑成为郁气，郁气的发作时间都在该气当位的季节，待其发作时就会产生灾害性气候，也会对人体产生伤害。如从子午年过渡到丑未年，厥阴风木应当从子午年司天的右间（二之气）下降到丑未年在泉的左间（初之气），如果在泉的金气太过，就会阻抑厥阴风木之气的下移，不使其能降至在泉的左间（初之气）而成为郁气。其余类此。

其二，论星象特征。天地间的一切事物都是相互关联的，岁气发生阻抑，会产生相应的气候变化，太空中的星辰也会产生相应的反应。如在泉的金气太过，风木之气受抑而不能降入之时，地晶金星应之；在泉的土气太过，寒水之气受抑而不能降入之时，地阜土星应之等。

其三，论发病及刺治规律。六气受到太过的在泉之气抑阻成为郁气，待该气当位之时就会郁发暴作，成为伤人致病的邪气。六气郁发致病有一定的规律，往往是与郁气五行属性一致的脏腑受邪发病，如厥阴风木受郁则肝脏受邪发病。少阴君火、少阳相火郁发则心、心包受邪发病，太阳寒水郁发则肾脏受邪发病等。

【原文】帝曰：五运之至，有前后与升降往来，有所承抑之[1]，可得闻乎刺法？

岐伯曰：当取其化源也。是故太过取之，不及资之[2]。太过取之，次抑其郁，取其运之化源，令折郁气；不及扶资，以扶运气，以避虚邪也。资取之法，令出《密语》[3]。

【注释】

[1] 五运之至……有所承抑之：五运有太过不及的不同，运太过者气候提前到来，运不及者气候推迟到来。五运与六气值年时，运和气互相影响，所以五运的太过和不及与六气的升降往来，存在着相承相抑的关系，文中所说的升降不前，就是具体说明。

[2] 太过取之，不及资：岁运太过所致的病证应采取泻法；岁运不及所致的病证应予以资助。

[3]《密语》：即《玄珠密语》，又谓《素问六气玄珠密语》，是王冰在进行《素问》次注

时，尤其是诠解"七篇大论"时，对六气五运变化规律的详细解说。也可认为其是"七篇大论"的工作整理笔记。正应次注序文"别撰《玄珠》"所言。

【语译】黄帝问道：五运之气的运行，有时会提前发生，有时会推迟到来，以及岁气的升降往来，相互有承袭和抑阻，这些变化所引起的疾病能不能进行针刺治疗，能讲给我听一听吗？

岐伯回答说：应当针对六气的化源进行治疗。所以岁气太过所致的病证用泻法治疗，岁气不足所致的病证应当用资助之法补益。凡太过之气所致的病证，要根据致郁之气的五行生克次序抑制其所郁之气，治取五运之气的生化之源，折减郁气的致病作用。不及之气所致的病证应当用补法治疗，用以扶助运气不足所造成的伤害，从而达到外避邪气的目的。其治疗的方法，记录在《密语》之中。

【导读】六气升降失常致郁发病的治疗原则是"取其化源"。源者，引起气郁致病的缘由。因岁气的升降迁移失常，导致郁气发生，当郁气发作时，就会产生致病邪气，伤害人体相应的脏腑，使其气机失常，发生疾病，所以治疗时应当认真审察岁气变化规律，确立相应刺治取穴规律，这就是"取其化源"之意。具体方法仍应遵照"有余者泻之，不足者补之"的刺治原则，正如原文所说的"太过者取之，不及者资之"，张介宾注曰："治化源之法，亦盛者当泻，虚者当补也。"

【原文】黄帝问曰：升降之刺，以知其要[1]，愿闻司天未得迁正[2]，使司化之失其常政，即万化之或其皆妄，然与民为病，可得先除，欲济群生，愿闻其说。

岐伯稽首再拜曰：悉乎哉问！言其至理，圣念慈悯，欲济群生，臣乃尽陈斯道，可申洞微[3]。

太阳复布[4]，即厥阴不迁正，不迁正气塞于上，当泻足厥阴之所流[5]；

厥阴复布，少阴不迁正，不迁正即气塞于上，当刺心包络脉之所流；

少阴复布，太阴不迁正，不迁正即气留于上，当刺足太阴之所流；

太阴复布，少阳不迁正，不迁正则气塞未通，当刺手少阳之所流；

少阳复布，则阳明不迁正，不迁正则气未通上，当刺手太阴之所流；

阳明复布，太阳不迁正，不迁正则复塞其气，当刺足少阴之所流。

【注释】

[1] 以知其要：已经知其大要。以，通"已"。

[2] 迁正：上年司天左间迁为次年司天行令，或上年在泉左间，迁为次年在泉行令。

[3] 可申洞微：可以把深奥微妙的理论阐发明白。申，阐发明白。洞，幽深，奥理精深。

[4] 太阳复布：上一年的太阳寒水司天之气继续施布，行使其权力。复布，上一年的司天之气继续施布，发挥作用。

[5] 所流：荥穴。

【语译】黄帝问道：关于六气升降不

前致病的刺治方法，已经知其大要，想再听一听司天之气不能升迁于正位，使司天之气的气化政令失常，气化失常会使人发生疾病，能否预测并预防疾病，以普济人类。请你讲一讲这个问题。

岐伯再次跪拜后回答说：你问得真详细啊！你谈到这些至理要言，体现了圣王你心存仁慈怜悯之念、普济天下百姓之心，我尽可能详尽地讲述其中的道理，把精深微妙的理论阐释明白。

如果上一年司天的太阳寒水继续行使其权力，次年的上半年厥阴风木就不能迁正而郁滞，当取足厥阴肝经的荥穴行间穴，用泻法刺治。如果上一年厥阴风木继续行使其权力，次年的少阴君火就不能迁正，就会在次年的上半年郁滞，应当取手厥阴心包经的荥穴劳宫穴，用泻法刺治。如果上一年少阴君火继续行使其权力，次年的太阴湿土就不能迁正，就会在次年的上半年滞留，应当取足太阴脾经的荥穴大都穴刺治。如果上一年太阴湿土继续行使其权力，次年的少阳相火就不能迁正，次年上半年的气流就会闭塞不通，应当取手少阳三焦经的荥穴液门穴刺治。如果上一年的少阳相火继续行使其权力，阳明燥金就不能迁正，次年上半年的金气就不能上通，应当取手太阴肺经的荥穴鱼际穴刺治。如果上一年阳明燥金继续行使它的权力，太阳寒水就不能迁正，太阳寒水不能迁正，今年上半年的气流又会闭塞不通，应当取足少阴肾经的荥穴然谷穴刺治。

【导读】论岁气"不迁正"的机制和刺治方法。

一论机制。"不迁正"是指上一年的司天左间（四之气）不能迁入本年度的司天（三之气）之位，故而不能发挥其岁气的作用，就称为"不迁正"。这是由于上一年的司天之气（三之气）太过，到次年上半年仍行使其主时的作用，导致左间（四之气）不能升迁至其应当主管的司天之位（三之气）。如辰戌年，太阳寒水司天，如果辰戌年寒水之气太过，到了己亥之年，太阳寒水仍然行令，这就是不退位，那么在其左间的厥阴风木之气就无法升迁至司天（三之气）正位，这就是原文所说的"太阳复布，即厥阴不迁正"之意。"阳明复布，太阳不迁正"，指卯酉之年阳明燥金太盛，到了辰戌之年仍然行令，其左间的太阳寒水不能升迁至司天正位。

二论刺治方法。凡是不能迁正的岁气便会成为郁气，这也是该年的致病邪气，其致病的一般规律是先伤害与其五行属性相同的脏腑，故而应刺治该脏经脉的荥穴，以扶正固本，泻其郁气。如"厥阴不迁正"，当取足厥阴肝经之荥穴行间穴，用泻法刺治；"少阴不迁正"，当取手厥阴经心包经之荥穴劳宫穴刺治，取心包经刺治的道理为心包代心受邪。其余各年皆类此。

【原文】帝曰：迁正不前，以通其要。愿闻不退，欲折其余，无令过失[1]，可得明乎？

岐伯曰：气过有余，复作布正，是名不退位[2]也。使地气不得后化，新司天未可迁正[3]，故复布化令如故也。

己亥之岁，天数有余[4]，故厥阴不退位也，风行于上，木化布天，当刺足厥阴之所入[5]。

子午之岁，天数有余，故少阴不退位也，热行于上，火余化布天，当刺手厥阴之所入。

丑未之岁，天数有余，故太阴不退位也，湿行于上，雨化布天，当刺足太阴之所入。

寅申之岁，天数有余，故少阳不退位也，热行于上，火化布天，当刺手少阳之所入。

卯酉之岁，天数有余，故阳明不退位也，金行于上，燥化布天。当刺手太阴之所入。

辰戌之岁，天数有余，故太阳不退位也，寒行于上，凛水化布天，当刺足少阴之所入。

故天地气逆，化成民病，以法刺之，预可平疴[6]。

【注释】

[1] 欲折其余，无令过失：指折服有余之气，不使其太过而形成疾病。

[2] 不退位：指上一年的岁气有余太过，到新的一年还不能退居到司天或在泉的间气之位，继续布施政令，次岁的岁气不能迁居于正位，就称为不退位。

[3] 使地气不得后化，新司天未可迁正：指上一年的岁气有余不退位，所以旧岁的在泉之气也不能退后以行间气之化，因而次年的司天之气也就不能迁居正位。

[4] 天数有余：指司天的气数有余太过，不能按时退位。

[5] 当刺足厥阴之所入：司天之气退位后又施布化，此时应当针刺与新一年的司天之气相应的经脉之穴，所以太阳复布，厥阴风木不迁正位，就针刺足厥阴经脉的合穴。凡司天之气不退位就刺与之相应的经脉。退位而复布者，就刺与次年司天之气相应的经脉，不迁正者，刺与旧岁司天之气相应之经，这有明显的不同。

[6] 预可平痾（kē科）：指预先可以治疗将要发生的疾病。平，指治疗。痾，指疾病。

【语译】黄帝问道：关于岁气当迁正而不能迁正的道理，我已经懂得了其中的要领了，还想听听岁气应当退位而不能退位，怎样折服其有余之气，不使其太过而致病，能否阐明这个问题？

岐伯回答说：如果上一年的司天之气太过有余，继续行使其权力，这就叫不退位。因此，在泉之气也就不能退位于右间。次年的司天之气不能迁居于正位，所以上一年的司天之气仍旧发挥作用。如巳年、亥年的司天之气有余，超过常数，到了子年、午年，厥阴风木仍然不能退位，风气继续运行于上半年，布散风木的生化之气，在人体则肝气有余偏盛，当取足厥阴肝经的合穴曲泉穴刺治。子年、午年司天之气有余，超过常数，因此到了丑年、未年少阴君火仍不能退位，热气继续运行于上半年，布散有余的火热之气，在人体则心气有余偏盛，当取手厥阴心包经的合穴曲泽穴刺治。丑年、未年司天之气有余，超过

常数，到了寅年、申年，太阴湿土之气仍不能退位，湿气继续运行于上半年，布散雨湿之气，在人体则脾气有余偏盛，当取足太阴脾经的合穴阴陵泉穴刺治。寅年、申年司天之气有余，超过常数，到了卯年、酉年少阳相火之气仍不能退位，有余的热气继续运行于上半年，布散火热之气，在人体则三焦之气有余偏盛，当取手少阳三焦经的合穴天井穴刺治。卯年、酉年司天之气有余，超过常数，到了辰年、戌午阳明燥金之气仍不能退位，燥金之气继续运行于上半年，布散燥金之气，在人体则肺气有余偏盛，当取手太阴肺经的合穴尺泽穴刺治。辰年、戌年司天之气有余，超过常数，到了巳年、亥年太阳寒水之气仍不能退位，寒水之气继续运行于上半年，布散凛冽的寒气，在人体则肾气有余偏盛，当取足少阴肾经的合穴阴谷穴刺治。所以说，司天在泉之气出现异常变化，就会导致人体发病，按照上述方法取穴刺治，可以预先平定将要发生的疾病。

【导读】论岁气"不退位"的机制和刺治方法。

一论机制。"不退位"，指上一年的司天之气太过，继续在本年度行使其作用，气候、物化等仍然表现为上一年岁气的特点。司天之气不退位，使得在泉之气也不能退居其右间（五之气），于是次年司天之气（即上一年的司天左间，四之气）应迁正而不能迁正，左右四间气都会因此应升不升，应降不降，使整个六步客气的运行失序。如己亥年风木之气司天太过，到了子午年仍不退位，继续在子午年发挥作用，风气行于上，布散生化之气，而少阴君火不能迁正。子午年少阴君火司天有余，到了丑未年仍不退位，继续发挥作用，热气行于上，布散长化之气，而太阴湿土不能迁正。其他年份类此。

二论刺治方法。由于"不退位"的岁气继续行令，就成为不当其位的异常气候，也就是致人发病的邪气，何气太过而不退位，就会使人体与其五行属性相同的脏腑偏盛有余，当取该脏腑之经"所入"之合穴刺治，以散其盛气。如子午年厥阴风木不退位，肝气有余，刺取足厥阴肝经之合穴曲泉穴；丑未年少阴君火不退位，心气有余，刺取手厥阴心包经之合穴曲泽穴。其他年份仿此。

【原文】黄帝问曰：刚柔二干[1]，失守其位，使天运之气皆虚[2]乎？与民为病，可得平乎？

岐伯曰：深乎哉问！明其奥旨，天地迭移，三年化疫，是谓根之可见[3]，必有逃门[4]。

假令甲子，刚柔失守[5]，刚未正，柔孤而有亏[6]，时序不令，即音律非从[7]，如此三年，变大疫也。详其微甚，察其浅深，欲至而可刺，刺之，当先补肾俞，次三日，可刺足太阴之所注。又有下位己卯不至，而甲子孤立者[8]，次三年作土疬[9]，其法补泻，一如甲子同法也。其刺以毕，又不须夜行及远行，令七日洁，清净斋戒，所有自来。肾有久病者，可以寅时面向南，净神不乱思，闭气不息七遍，以引颈咽气顺之，如咽甚硬物，如此七遍后，饵舌下津令无数。

【注释】

[1] 刚柔二干：天干中奇数为阳干，其气刚强为刚干，即甲、丙、戊、庚、壬；天干中偶数为阴干，其气柔弱为柔干，即乙、丁、己、辛、癸。

[2] 天运之气皆虚：司天、在泉与中运之气皆不足。

[3] 天地迭移……是谓根之可见：司天在泉之气的不断更替变换，发生刚柔失守的情况，经三年左右，造成时疫流行，这是因为司天在泉之气的更换而失守，是导致疾病发生的根源。

[4] 逃门：有避免时疫所伤的门路、办法。

[5] 假令甲子，刚柔失守：在甲子年，甲与己都属土运，甲为刚干，己为柔干。子与午都属少阴司天，子、午为刚支。凡少阴司天，必阳明在泉，阳明属卯酉而与土运相配，卯酉为柔支，

而己卯为甲子年的在泉之化，这样上甲则下己，上子则下卯，上刚而下柔，上下不相协调，不能呼应，故称刚柔失守。下文丙寅与辛巳，庚辰与乙未，壬午与丁酉，戊申与癸亥照此类推。

[6] 刚未正，柔孤而有亏：刚柔失守，司天之气未能迁正，则在泉之柔气便孤立而空虚。

[7] 时序不令，即音律非从：四时次序失于常令的寒温，则对应的律吕不能相从。此言刚柔失调，阳律与阴吕不能相从。

[8] 下位己卯不至，而甲子孤立者：下位指在泉，甲子年己卯在泉，己卯不能迁正，而使司天的甲子阳刚之气孤立无配。

[9] 土疬：土运之年，因在泉不迁正而酿成的疬病流行。后文水疬、金疬、木疬、火疬义同。

【语译】黄帝问道：刚干和柔干失守，司天在泉之位不能迁正，是否会使司天之气和中运之气都虚呢？是否会使人体发病？能不能设法避免呢？

岐伯回答说：这个问题很深奥啊！请允许我阐明其中的道理。司天在泉之气是逐年更迭变换的，如果发生刚柔失守的情况，三年左右就会造成疫疬之气流行，因此能弄清楚其中的道理，就能找到其产生的根源，就能有避免感染疫病的方法和门路。

假如甲子年刚柔失守，司天之刚气不能迁移正位，在泉之柔气也随之失守而空虚，四时气候也会失去正常的寒温秩序，气候也像音律一样不相和谐，经过三年左右的时间，就要发生大疫。应当审察刚柔失守的微甚深浅程度，在疫病将要发生之前，可用针刺方法预防。土疫容易伤害水脏，应先取足太阳膀胱经的肾俞穴，用补法刺治，补肾水以固其根本，隔三天再取足太阴脾经的输穴太白穴，以泻所郁的土

气。又如在泉之气己卯不能迁升正位，而司天甲子刚气孤立无配，在三年左右的时间，也可能发生土疫，预防时所用的补泻方法，同上述甲子刚气司天失守不能迁移正位而致疫的治法一样。针刺结束，在七天之内不能夜行和远行，要素食，静居密室，神情安静，洁净养神，疫邪就不会再度侵袭。凡是素有肾病的人，可以在寅时，面向南方，集中精神，清除杂念，闭住气息，深吸气而不呼，连续七次，伸直颈项如同吞咽硬物一样用力咽下，这样连续七次以后，再把舌下的津液全都咽进去。

【导读】刚干，指阳干，甲、丙、戊、庚、壬五干为刚干；柔干，指阴干，乙、丁、己、辛、癸五干为柔干。张介宾说："十干五运，分属阴阳，阳干气刚，甲、丙、戊、庚、壬也；阴干气柔，乙、丁、己、辛、癸也。故曰刚柔二干。"原文论述了上位司天之气、下位在泉之气的变换以及发生刚柔失守的机制。例如甲子年，假设甲子司天之年刚柔失守，甲子司天，则甲主土运，甲与己合，甲为阳为刚，己为阴为柔。子午少阴君火司天，卯酉阳明燥金在泉，与土运相配。子午为刚支，卯酉为柔支，岁甲土运与子午、卯酉刚柔失守，上刚之司天之气未能迁正，则下柔之在泉之气孤立无援而亏虚，上下不协调，四时寒温次递失序。原文同时又论述了己卯年刚柔失守气运变化规律，所不同的是甲子年中运太过，气化运行提前出现，己卯年土运不及，气化运行推迟到来。

【原文】假令丙寅，刚柔失守[1]，上刚干失守，下柔不可独主之，中水运非太过[2]，不可执法而定之，布天有余，而失守上正，天地不合，即律吕音异[3]，如此即天运失序，后三年变疫。详其微甚，差有大小，徐至即后三年，至甚即首三年，当先补心腧，次五日，可刺肾之所入。又有下位地甲子[4]，辛巳柔不附刚，亦名失守，即地运皆虚，后三年变水疠，即刺法皆如此矣。其刺如毕，慎其大喜欲情于中，如不忌，即其气复散也，令静七日，心欲实，令少思。

【注释】

[1] 假令丙寅，刚柔失守：丙寅年，若司天之气不得迁正，则上配司天之刚干丙，不能与下配在泉之阴干辛配合，就是刚柔失守。

[2] 中水运非太过：丙年本为水运太过，但由于司天不得迁正，丙之水运不能得到应有的气

化，就不属于太过。

[3] 律吕音异：阳律阴吕之音不相协调。音律分阴阳，阴者为律，阳者为吕。

[4] 下位地甲子：在泉的年干支。下位地，即在泉。甲子，泛指干支。以下诸"甲子"皆属此意。

【语译】假如丙寅司天之年，刚柔失守，司天的刚干失守其位而不能迁移正位，在泉的柔干不能独主时令，由于司天之气不能迁移正位，所以丙年虽属于水运太过，但不要拘泥常法而论定。阳干之年中运虽有余太过，但因司天之气不得迁正则上失其位，司天在泉失守而上下不能相应，气候变化如同律吕一样不相协调，自然界的气候变化也会失去正常的秩序，在以后的三年左右时间，就会有疫病发生。要审察司天在泉之气失守的微甚程度和差异的大小，严重的可能在三年内发生疫情，徐缓的会在三年以后发生疾病，水疫容易伤害心，应先取足太阳膀胱经的心俞穴，用补

法针刺，补心火以固其本，隔五天，再取
足少阴肾经的合穴阴谷穴，用泻法针刺，
以泻肾水之邪。又如辛巳年，在泉的柔干
不能迁移正位而附随于司天之刚干，这叫
失守，在泉之气必然空虚，以后的三年左
右，就会发生水疫，其针刺补泻方法与上

述丙寅刚柔失守，不能迁移正位致疫的方
法相同。针刺结束后，要避免过分的喜悦
等情欲纷扰，如果不注意这些禁忌，就会
再度耗散正气。必须让患者心情安静，少
思寡欲，心意坦然，静养七天。

【导读】 论丙寅年刚柔失守。丙寅司天，则丙主水运，丙与辛合，丙为阳为刚，水运
有余太过。寅申少阳相火司天，己亥厥阴风木在泉，与太过水运相配。寅申阳支为刚，己
亥阴支为柔，丙岁水运与寅申、己亥刚柔失守，上刚之司天之气未能迁正，下柔之在泉之
气孤立亏虚，上下不协调，四时寒温失序。原文同时又论述了辛巳年刚柔失守气运变化规
律，所不同的是丙寅年水运太过，气化运行提前出现，辛巳年水运不及，气化运行推迟
到来。

【原文】 假令庚辰，刚柔失守[1]，
上位失守，下位无合，乙庚金运，故非
相招[2]，布天未退，中运胜来[3]，上下
相错，谓之失守，姑洗林钟[4]，商音不
应也，如此则天运化易，三年变大疫。
详其天数，差有微甚，微即微，三年
至，甚即甚，三年至，当先补肝腧，次
三日，可刺肺之所行。刺毕，可静神七
日，慎勿大怒，怒必真气却散之。又或
在下地甲子、乙未失守者，即乙柔干，
即上庚独治之，亦名失守者，即天运孤
主之，三年变疬，名曰金疬，其至待时
也，详其地数之等差，亦推其微甚，可
知迟速尔。诸位乙庚失守，刺法同，肝
欲平，即勿怒。

【注释】

[1] 假令庚辰，刚柔失守：指庚辰年，如果
司天之气不得迁正，则上配司天之刚干庚，不能
与下配的在泉之阴干乙配合，就是刚柔失守。

[2] 乙庚金运，故非相招：指太阳司天不迁
正，司天之刚干庚不守于上。上位刚干失守，则
下位之柔干亦不能相合，刚柔失守，上下不能相

互呼应招引。

[3] 布天未退，中运胜来：指上一年己卯为
阳明燥金司天，少阴君火在泉，本年庚辰中运属
金，如果上一年司天的燥金之气未退位，则在泉
的少阴君火就会在本年制胜中运之金。

[4] 姑洗林钟：庚辰属金运太过，为太商，
应于阳律姑洗，配司天；乙未属金运不及，应于
阴吕林钟，即在泉。

【语译】 假如庚辰年，刚柔失守，司
天之位失守，在泉之位不能与之相应，乙
庚为金运，刚柔失守，上下不能相应，上
一年阳明燥金司天之气不退位，在泉的少
阴君火制胜今年的中运金气，这种司天在
泉的主时之位相错，就叫作失守，气候变
化就像太商阳律姑洗与少商阴吕林钟一样
不能相应，天运的变化因此而失常，三年
左右就要出现大疫，审察司天在泉之气失
守的微甚程度，以及差异的大小，差异微
小的年份疫气致病就轻微，三年左右就会
发生疫病。差异大的年份疫气致病就严重，
三年左右就会发生疫病，金疫容易伤害肝，
应先取足太阳膀胱经在背部的肝俞，用补
法刺治。三天后，再刺手太阴肺经的经穴

经渠穴，用泻法刺治。针刺七天之内清静宁神，切勿发怒，大怒会耗散真气。又如乙未年的司天在泉刚柔失守，在泉柔干乙未失守，不能迁移正位，司天之庚刚干独主时令，也叫失守。在司天和中运之气独主其位的年份，三年左右，将要发生金疫，这种疫气必于金运主岁之年才会发生，要审察在泉之气变化的差异，推测疫气的微甚，就可以知道疫病发生的迟速。凡是乙庚之年的司天在泉刚柔失守的刺治方法都相同。肝木应当保持平和，切勿发怒。

【导读】论庚辰年刚柔失守。乙庚化金，乙为阴为柔，庚为阳为刚，庚主金运太过。辰戌太阳寒水司天，丑未太阴湿土在泉，与金运相配。辰戌阳支为刚，丑未阴支为柔，庚岁金运与辰戌、丑未刚柔失守，上刚司天之气未能迁正，下柔的在泉之气孤立亏虚，上下不协调，四时的寒热失序。原文同时又论述了乙未年刚柔失守气化运行规律，所不同的是庚辰年金运太过，气化运行提前到来，乙未年金运不及，气化运行推迟出现。下述壬午、戊申年刚柔失守内容仿此。

【原文】假令壬午，刚柔失守[1]，上壬未迁正，下丁独然，即虽阳年，亏及不同[2]，上下失守，相招其有期，差之微甚，各有其数也[3]，律吕二角，失而不和，同音有日[4]，微甚如见，三年大疫。当刺脾之腧，次三日，可刺肝之所出也。刺毕，静神七日，勿大醉歌乐，其气复散，又勿饱食，勿食生物，欲令脾实，气无滞饱，无久坐，食无太酸，无食一切生物，宜甘宜淡。又或地下甲子，丁酉失守其位，未得中司，即气不当位，下不与壬奉合者，亦名失守，非名合德[5]，故柔不附刚，即地运不合，三年变疠，其刺法一如木疫之法。

假令戊申，刚柔失守[6]，戊癸虽火运，阳年不太过也[7]，上失其刚，柔地独主[8]，其气不正，故有邪干，迭移其位，差有浅深，欲至将合，音律先同[9]，如此天运失时，三年之中，火疫至矣，当刺肺之腧。刺毕，静神七日，勿大悲伤也，悲伤即肺动，而真气复散也，人欲实肺者，要在息气[10]也。又或地下甲子，癸亥失守者，即柔失守位也，即上失其刚也，即亦名戊癸不相合德者也，即运与地虚，后三年变疠，即名火疠。

是故立地五年，以明失守，以穷法刺，于是疫之与疠，即是上下刚柔之名也，穷归一体也，即刺疫法，只有五法，即总其诸位失守，故只归五行而统之也。

【注释】

[1] 假令壬午，刚柔失守：壬午年，如果司天之气不得迁正，则上配司天刚干壬，不能与在泉之阴干丁配合，就是刚柔失守。

[2] 即虽阳年，亏及不同：壬属木运太过，因壬年的司天不能迁正，属丁之年的在泉单独迁正，木运不能气化，必见亏虚。所以虽是阳年，却不同于阳年太过的规律。

[3] 上下失守……各有其数也：司天不得迁正，上刚与下柔各守其位，虽有相合之期的远近迟速之数，应根据差异的大小不同而定。

[4] 律吕二角……同音有日：阳律太角，阴吕少角，如果壬丁失守，司天在泉不能同时迁正，则律吕二角不能相合，待到上下同时迁正之日，律吕二角就协调同音。

[5] 合德：司天之干支与在泉之干支，能按时就位，阴阳相会，刚柔相配，上下相合，共同发挥应有的作用。德，得也，指司天、在泉之气所产生的作用得到体现。

[6] 假令戊申，刚柔失守：戊申年，如果司天之气不得迁正，则上配司天的刚干戊，不能与在泉之阴干癸配合，就是刚柔失守。

[7] 戊癸虽火运，阳年不太过也：戊癸化火，戊年为火运太过之年，但由于司天不得迁正，配司天之刚干戊失于上守，火运不能得到应有的气化，那就不是太过之运了。

[8] 上失其刚，柔地独主：如果上一年丁未司天之气太过有余，太阴湿土不得退位，则本年戊申不得守于上，则上失其刚，而癸亥阴柔之干独主于下，所以说柔地独主。

[9] 音律先同：戊申年如果不发生司天不迁正时，刚柔相会，那么上戊申阳律太微与下癸亥阴吕少微首先表现出气和音协而和同。

[10] 息气：深吸气后进行闭气。息，止。

【语译】假如壬午年刚柔失守，司天的刚干壬不能迁移正位，在泉的柔干丁孤立无配，壬虽为阳干主木运太过，由于不能迁移正位就变为亏虚而不同于正常之气，司天在泉上下失守，但有一定的时间，这种差异的微甚是可以计算的，就像太角的阳律与少角的阴吕失调，总会有相应的日期，如果其差异由微到甚出现，三年左右就可能发生大疫，木疫容易伤害脾土，应先取足太阳膀胱经背部的脾俞穴，用补法刺治，补脾土以固其本，三天后再取肝经的井穴大敦穴，用泻法刺治，以泻肝木的盛气。针刺七天内要保持神情安静，切勿酗酒、沉溺歌乐，再度耗散正气，也不要

过饱，不要吃生冷食物，保持脾气充实，但不可饱满滞塞，不要久坐不动，不要吃太酸的食物，不可吃生的食物，宜食甘淡的食品。又或甲子、丁酉年的在泉之气未能及时迁移正位，失于中运的主持，不能与中运和司天之气相应，则在泉之气与司天之气不能相应，也叫作失守，不能称为合德。因为刚柔不相应，就是在泉之气与中运之气不相应合，三年左右就会发生疫气。其预防的方法与针刺木疫致病的方法相同。

假如戊申年的刚柔失守，虽然戊、癸年是火运，戊年阳干主火运太过，如果刚柔失守，则阳干之年也不会发生火运太过，司天之气不得迁移正位，上失其刚，在泉之柔干孤独无配，中运失常，邪气干犯，司天在泉之位更迭变移，其差异有深有浅，司天刚干与在泉柔干的相应，就好像阳律与阴吕的应同一样，像这样岁气岁运失于正常时位的情况，三年左右就要发生火疫，火疫容易伤害肺金，应当取足太阳膀胱经在背部的肺俞穴，用补法刺治。针刺过后，七天内要静心宁神，切勿悲伤，扰动肺气，使真气再度耗散，使肺气充实，就要调节呼吸，深吸闭气。又或在泉干支癸亥失守，不能迁正正位，司天之刚干也会因此而失守无配，也称戊癸不相合德。中运之气与在泉之气空虚，三年后将发生火疫。

所以运用五运之气分论五年，说明司天在泉刚柔失守的道理，就能测知疫疠之气的发生，这是根据司天在泉刚柔失守的不同而命名的，虽然有两种命名方法，但归根到底却是相同的。刺治疫病的方法，也是上述五种，这也是在总结五运及司天在泉刚柔上下失守的基础上所提出的刺治

方法，所以都可用五行的生克制化规律进行概括。

【导读】论甲子、丙寅、庚辰、壬午、戊申五年刚柔失守化疫及其防治。

其一，论五年刚柔失守的疫病流行规律。五年刚柔失守，司天、在泉之气的变换失常，经过三年左右的时间，就会流行疫病。疫病流行的规律如下：甲子、己卯岁的司天、在泉之气刚柔失守，经过三年，中运土气被在泉之气抑制，将要发生土疫；丙寅、辛巳岁的司天、在泉之气刚柔失守，经过三年，中运水气被在泉之气抑制，将要发生水疫；庚辰、乙未岁司天、在泉之气刚柔失守，经过三年，中运金气被在泉之气抑制，将发生金疫；壬午、丁酉岁司天、在泉之气刚柔失守，经过三年，中运木气被在泉之气抑制，将发生木疫；戊申、癸亥岁司天、在泉之气刚柔失守，经过三年，中运火气被在泉之气抑制，将发生火疫。

其二，论五年刚柔失守为疫的发病规律。五年刚柔失守为疫，多伤其所胜之脏。如甲子、己卯岁的土疫易伤肾；丙寅、辛巳岁的水疫易伤心；庚辰、乙未岁的金疫易伤肝；壬午、丁酉岁的木疫易伤脾；戊申、癸亥岁的火疫易伤肺。

其三，论五年刚柔失守的刺治方法。防治五年刚柔失守致疫，应先审察郁气的微甚，在疫病发生之前进行针刺预防。由于疫气易伤其所胜之脏，所以先取该脏所属经脉的背俞穴用补法刺治，先固其本，再隔三日或五日对与疫气五行属性一致的经脉进行刺治，刺治时选用与该脏所属经脉五输穴中五行属性相同的穴，以泄其郁气。如甲子、己卯岁土疫流行前，先取肾俞穴用补法刺治，隔三天再刺足太阴脾经的输穴太白穴（土），以泻土郁之气。其他诸年类此。

【原文】黄帝曰：余闻五疫之至，皆相染易，无问大小，病状相似，不施救疗，如何可得不相移易者？

岐伯曰：不相染者，正气存内，邪不可干，避其毒气，天牝[1]从来，复得其往，气出于脑，即不邪干。气出于脑，即室先想心如日[2]。欲将入于疫室，先想青气自肝而出，左行于东，化作林木；次想白气自肺而出，右行于西，化作戈甲[3]；次想赤气自心而出，南行于上，化作焰明；次想黑气自肾而出，北行于下，化作水；次想黄气自脾而出，存于中央，化作土。五气护身之毕，以想头上如北斗之煌煌，然后可入于疫室。

【注释】

[1] 天牝：鼻。

[2] 即室先想心如日：入病室之前，振作精神，像阳气很充足一样，没有恐惧的心理。即，到也。室，同后文"入于疫室"。日，太阳。

[3] 戈甲：皆以金属制成，应于金。戈，兵器。甲，用金属制作的防护衣。

【语译】黄帝问道：我听说五疫发病都有传染性，不论大人小孩，所表现的症状都相似，如果不用上述的针刺方法预防，怎样才能使人不受感染呢？

岐伯回答说：五疫发病而不受传染的人，是由于正气充实内守，邪气就不会干扰侵犯，还必须注意避免邪毒之气的侵袭。邪气从鼻吸入，又从鼻排出，正气充盈于脑，邪气就不会侵犯。使正气充盈于脑的具体方法是：在去病室前先要振作精神，觉得自己心中的阳气很充足，好像太阳一样的光明；将要进入病室时，先要想象自己的肝气很充实，好像有青气从肝发出，向左而运行于东方，化作生机勃勃的繁盛林木，以诱发肝气；然后再想象肺气充实，好像有白气从肺出发，向右而运行于西方，化作为金戈铁甲，以诱发肺气；然后再想象心气充实，好像有赤气自心而出，向南运行于上方，化作为炎烈明耀的光芒，以诱发心气；其次再想象肾气充实，好像有黑气自肾出发，向北而运行于下方，化作为阴寒凛冽的冷气，以诱发肾气；然后再想象脾气充实，好像有黄气自脾出发，存留于中央，化作为生长万物的土壤，以诱发脾气。五脏之气充实，就可以防卫身体，之后再想象头顶有明亮的北斗星照耀，精力充沛，正气旺盛，然后才可进入病室，就可以达到预防疫病传染的目的。

【导读】原文"正气存内，邪不可干，避其毒气"，既强调了人体正气的重要作用，也告诫人们，不要自恃正气充足而无所顾忌，在疫情流行之时，采取必要的防护措施以"避其毒气"。

【原文】又一法，于春分之日，日未出而吐之[1]。又一法，于雨水日后，三浴以药泄汗。又一法，小金丹方：辰砂二两，水磨雄黄一两，叶子雌黄[2]一两，紫金半两，同入合中，外固，了地一尺筑地实[3]，不用炉，不须药制，用火[4]二十斤煅之也，七日终，候冷七日取，次日出合子，埋药地中，七日取出，顺日[5]研之三日，炼白沙蜜为丸，如梧桐子大，每日望东吸日华气[6]一口，冰水下一丸，和气咽之，服十粒，无疫干也。

【注释】

[1] 日未出而吐之：古代避疫方法。在日出之前，将远志为心后所煎的药液，漱口吐出，可以达到预防疫气感染的作用。

[2] 叶子雌黄：上好的雌黄。因其纹理层叠如叶，故名。

[3] 了地一尺筑地实：入地一尺筑一个坚实的地穴。

[4] 火：指木炭类燃料。

[5] 顺日：逐日或每日。

[6] 日华气：日出时的精华之气。

【语译】还有一种预防疫病传染的方法，就是在春分日这一天太阳未出未时运用吐纳法。还有一种方法，就是在雨水节后，用药液洗浴三次，促使出汗，也可以达到祛除邪气，预防疫病发生的目的。还有一种方法，就是服用小金丹，小金丹方：辰砂二两，水磨雄黄一两，上好雌黄一两，紫金半两，上药一同放入盒中密封，在地上挖一尺深筑坚实的地坑，不用火炉，也不用其他方法炮制，只须用木炭类燃料二十斤煅烧，煅烧七日冷却后从地坑中取出，第二天直接从盒子中取出药入，再埋入土坑中，七天后取出；每日研磨，三天后，用熬炼的白沙蜜做成梧桐子大小的药丸，每天清晨日初出时，面向东方，深吸大自然精华之气一口，再用冰水送服药丸一粒，连同吸气一起咽下，服用十粒，就不会受到疫气的传染了。

【导读】论药物护养法，即服小金丹法。小金丹是《内经》十三方之一，此节介绍了小金丹的组成、剂量、加工过程、服用方法等。后世也有一同名"小金丹"方（《外科全生集》），其组成、加工方法、主治病证均不同，不可混淆。

【原文】黄帝问曰：人虚即神游失守位，使鬼神外干，是致夭亡，何以全真？愿闻刺法。

岐伯稽首再拜曰：昭乎哉问！谓神移失守，虽在其体，然不致死，或有邪干，故令夭寿。只如厥阴失守，天以虚，人气肝虚，感天重虚[1]。即魂游于上，邪干厥大气[2]，身温犹可刺之，刺其足少阳之所过[3]，次刺肝之腧。

人病心虚，又遇君相二火司天失守，感而三虚[4]，遇火不及，黑尸鬼[5]犯之，令人暴亡，可刺手少阳之所过，复刺心腧。

人脾病，又遇太阴司天失守，感而三虚，又遇土不及，青尸鬼邪犯之于人，令人暴亡，可刺足阳明之所过，复刺脾之腧。

人肺病，遇阳明司天失守，感而三虚，又遇金不及，有赤尸鬼干人，令人暴亡，可刺手阳明之所过，复刺肺腧。

人肾病，又遇太阳司天失守，感而三虚，又遇水运不及之年，有黄尸鬼干犯人正气，吸[6]人神魂，致暴亡，可刺足太阳之所过，复刺肾腧。

【注释】

[1] 重虚：脏气已虚，又感受天之虚邪。

[2] 邪干厥大气：因外邪侵入导致大气厥逆。

[3] 刺其足少阳之所过：刺取足少阳胆经的原穴。缘肝胆相表里，肝病亦可刺其相表里之脉

的经穴。以下诸脏有病的刺治，同此。

[4] 三虚：人体内伤而虚，司天在泉失守所造成的天虚，复感虚邪贼风为三虚。

[5] 黑尸鬼：感水疫邪气而死亡的人。因疫邪所致的死亡者，其死尸仍有传染性，他人接触后亦可感而发病，称为尸鬼，因接触患传染病而亡的死尸之后所感染的病叫作尸传。下文青尸鬼、黄尸鬼等义皆同此。

[6] 吸：有消耗、损伤之意。

【语译】黄帝问道：人体虚弱会使神气散乱，神志游离失守，邪气宫易干扰侵犯，因而会招致不正常的死亡，怎样才能保全人的真气呢？我想听一听关于针刺救治这种疾病的方法。

岐伯再次跪拜后恭敬地回答说：你提的这个问题很高明啊！虽然神气散乱，神志游离失守，但并没有完全离开人的形体，这样也不至于引起死亡；如果这时再有邪气侵袭，才会使人折寿夭亡。如厥阴风木司天失守，不得迁移正位，司天之气空虚，若人体肝气素虚，再感受虚邪之气，两虚相逢，便成重虚，就会使神魂不能归藏于肝而游离于上，邪气侵犯就会使气机厥逆，突然昏倒，身体温暖者，还可以用针刺方法救治，先取足少阳胆经的原穴丘墟穴刺治，再取背部肝俞穴，用补法刺治，以补肝固本。

有心气素虚的人，若遇到少阴君火或少阳相火司天不得迁移正位而失守其位，如果心气又受损伤，再感受外邪，就是三虚，若又逢到火运不及时，水疫之邪乘虚侵犯，就会使人骤然死亡，可以先取手少

阳三焦经的原穴阳池穴刺治，再取背部心俞穴，用补法刺治，以补心固本。

有脾气素虚的人，若遇到太阴湿土之气司天不得迁移正位而失守其位，如果脾气又受伤害，再感受邪气，就是三虚，若又逢土运不及时，木疫之邪乘虚侵犯，就会使人突然死亡，可先取足阳明胃经的原穴冲阳穴刺治，再取背部的脾俞穴，用补法刺治，以补脾固本。

有肺气素虚的人，若逢阳明燥金之气司天不能迁移正位而失守其位，如果肺气又受伤害，再感受外邪，称为三虚，若又

逢金运不及之年，火疫之邪侵犯，就会使人突然死亡，可以先取手阳明大肠经的原穴合谷穴刺治，再取肺的背俞穴肺俞，用补法刺治，补肺气以固本。

有肾气素虚的人，若逢太阳寒水之气司天不能迁移正位而失守其位，如果肾气又受伤害，再感受邪气，称为三虚，若又逢水运不及之年，土疫之邪侵犯人的正气，人的神魂就像吸去一样，突然死亡，可以先取足太阳膀胱经的原穴京骨穴刺治，再取肾脏的背俞穴肾俞，针用补法，补肾气以固本。

【导读】此节提出了五脏之虚、重虚和三虚。所谓重虚，就是人体脏气已虚，复感天之虚邪。所谓三虚，指人体五脏之气亏虚，司天、在泉之气失守造成天虚，又受所不胜之疫气的感染从而加重了脏气的损害。无论是重虚还是三虚，都以五脏之虚为本，救治时，可刺与本脏相表里之经的原穴，再刺各脏的背俞穴。如厥阴风木司天失守，天运空虚，若此时肝气内虚，神魂失守，二者并至则为重虚，此时所不胜之金疫乘虚侵犯（白尸鬼干人），于是发生肝气厥逆，症见突然昏倒、不省人事等，当取足少阳胆经的原穴丘墟穴用泻法针刺，再取肝俞穴补肝。又如心气素虚者，又遇少阴君火或少阳相火司天之气不得迁正而失守，如果脏气复伤，感受外邪，为三虚，若再逢火气不及，水疫之邪就会干犯，会使人突然死亡，可先刺手少阳三焦经的原穴阳池穴，再刺心俞穴以补心。余者皆同于此。

此处三虚不同于《灵枢·岁露论》中"乘年之衰，逢月之空，失时之和，因为贼风所伤，是谓三虚"的三虚，要注意加以区别。

【原文】黄帝问曰：十二脏之相使，神失位，使神彩[1]之不圆，恐邪干犯，治之可刺，愿闻其要。

岐伯稽首再拜曰：悉乎哉！问至理道真宗，此非圣帝，焉究斯源，是谓气神合道[2]，契符上天[3]。心者，君主之官，神明出焉，可刺手少阴之源[4]。肺者，相傅之官，治节出焉，可刺手太阴之源。肝者，将军之官，谋虑出焉，可刺足厥阴之源。胆者，中正之官，决断出焉，可刺足少阳之源。膻中者，臣使

之官，喜乐出焉，可刺心包络所溜[5]。脾为谏议之官，知周出焉[6]，可刺脾之源。胃为仓廪之官，五味出焉，可刺胃之源。大肠者，传道之官，变化出焉，可刺大肠之源。小肠者，受盛之官，化物出焉，可刺小肠之源。肾者，作强之官，伎巧出焉，刺其肾之源。三焦者，决渎之官，水道出焉，刺三焦之源。膀胱者，州都之官，精液藏焉[7]，气化则能出矣，刺膀胱之源。凡此十二官者，不得相失也。

是故刺法有全神养真之旨，亦法有修真之道，非治疾也。故要修养和神也。道贵常存，补神固根，精气不散，神守不分，然即神守而虽[8]不去，亦能全真。人神不守，非达至真，至真之要，在乎天玄[9]，神守天息[10]，复入本元，命曰归宗[11]。

【注释】

[1] 神彩：显现于外表的精神、神气、光彩。

[2] 气神合道：人身精气神要合乎正常规律。

[3] 契符上天：符合司天之气。契，合。

[4] 可刺手少阴之源：通过刺治手少阴心经的原穴，达到补益心气的作用。源，同原，即原穴。

[5] 可刺心包络所流：取手厥阴心包经的荥穴。溜，即荥穴。

[6] 脾为谏议之官，知周出焉：脾主思虑，有协助心主意志的作用，且志意周于万物。

[7] 精液藏焉：膀胱有贮藏津液的功能。因津液亦为人身之精微，生命赖以生存的物质，故称"精液"。

[8] 虽：通"唯"。

[9] 天玄：人身之精。

[10] 天息：胎息。

[11] 归宗：返其本来的元气。

【语译】 黄帝问道：人体十二个脏器之间是相互联系、相互为用的，任何一个脏器若不能保持其充足的神气，失守其位，就会使外表的神采不能丰满，容易受外邪的侵袭，能否用针刺方法进行治疗？我想听一听其中的要点。

岐伯再次跪拜后恭敬地回答说：你问得很详细啊！所问的这些重要道理的真正宗旨，如果不是圣贤的明君，又怎能深究

其根源呢？人体的精、气、神的变化，既要合于正常的生命运动，又要符合自然规律。心的功能如同君主，神明由此产生，有病时可取手少阴心经的原穴神门穴刺治。肺的功能如同辅佐君王的宰相或太傅，能调节治理全身，有病时可取手太阴肺经的原穴太渊穴刺治。肝的功能如同将军，具有深谋远虑，运筹策划的功能，有病时可取足厥阴肝经的原穴太冲穴刺治。胆的功能如同中正之官，有裁决、判断的功能，有病时可取足少阳胆经的原穴丘墟穴刺治。膻中的功能如同臣使，负责传达君主的喜乐意志，有病可取手厥阴心包经的荥穴劳宫穴刺治。脾的职能如同谏议大臣，有智慧周密的能力，有病可取足太阴脾经的原穴太白穴刺治。胃的职能如同仓廪，饮食五味由此产生，有病可取足阳明胃经的原穴冲阳穴刺治。大肠是负责传导的器官，能变化糟粕，有病时可取手阳明大肠经的原穴合谷穴刺治。小肠是受盛的器官，主饮食的消化，能产生精微物质，有病可取手太阳小肠经的原穴腕骨穴刺治。肾主管作强体能和技巧，有病可取足少阴肾经的原穴太溪穴刺治。三焦疏通水道，主管水液代谢，有病可取手少阳三焦经的原穴阳池穴刺治。膀胱如同州都，为水液贮藏之处，通过气化，排出小便，有病可取足太阳膀胱经的原穴京骨穴刺治。这十二个器官之间必须密切配合，不能有所失调。

所以针刺方法有保全精神，调养真元之气的功能。刺法具有修养真气的作用，并非只为治病而设，所以要修养真气，调和精神。调养神气的道理贵在持之以恒，补养神气，巩固根本，使精气不能离散，神气固守于内而不分离。只有神守不去，

也才能保全真气。如果人的神气不能固守，就不能达到最完善的养生境界。所以养生最为至真的要领，在于天玄之气（人的神气）能与大自然之气息息相通，再复归于本元，这就叫作归宗。

【导读】论刺十二脏全神养真法。篇末所论人体十二官的功能及其相使为用的内容，与《素问·灵兰秘典论篇》基本相同。人是一个有机的整体，十二脏器各有其神，并相互联系，任何一脏神亏，都会影响整体。因此养身防病之道，是使内环境的精、气、神合乎生命规律，要树立补神固本观念，重视修养真气，调和精神，使精、气、神不失其守。十二脏协调配合，适应自然，就能健康长寿，不受疫疠的侵袭。

本病论篇第七十三（遗篇）

【题解】本病，即病本。本篇论述了六气升降不前的气候变化与发病，六气不迁正、不退位的气候变化与发病，五运失守的气候变化与化疫致病规律，以及五脏虚实与气运失常发病的关系。由于六气五运失常是疾病发生的自然界本源，故名"本病论"。

【原文】黄帝问曰：天元九窒[1]，余已知之，愿闻气交，何名失守[2]？

岐伯曰：谓其上下升降，迁正退位[3]，各有经论[4]，上下各有不前[5]，故名失守也。是故气交失易位[6]，气交乃变[7]，变易非常，即四时失序，万化不安[8]，变民病也。

帝曰：升降不前，愿闻其故，气交有变，何以明知？

岐伯曰：昭乎问哉！明乎道矣。气交有变，是为天地机[9]，但欲降而不得降者，地窒刑之[10]。又有五运太过，而先天而至者，即交不前，但欲升而不得其升，中运抑之；但欲降而不得其降，中运抑之[11]。于是有升之不前，降之不下者，有降之不下，升而至天者，有升降俱不前，作如此之分别，即气交之变。变之有异，常各各不同，灾有微甚者也[12]。

【注释】

[1] 九窒：九星运行阻滞不畅。窒，阻抑也。

[2] 何名失守：客气六步的迁正退位失常。名，名称、概念。失守，六步之气升降运动失常。

[3] 上下升降，迁正退位：上下升降，指客气的司天、在泉、左右四间气的正常运动。上，司天。下，在泉。升，上一年在泉之右间气升为次岁司天之左间气。降，指上一年岁司天之右间气下降为次岁的在泉之左间气。迁正退位，则专指司天、在泉而言。上一年岁司天之左间（四之气）在次岁能顺利行至司天（三之气）的正位，上一年在泉之左间（初之气）在次岁能顺利行至在泉（终之气）就叫"迁正"。退位是指上一年岁的司天（三之气）、在泉（终之气）在次岁中能顺利移至司天右间（二之气）、在泉右间（五之气）。

[4] 经论：常论，常理。

[5] 上下各有不前：一年六步气位中，必有一气升天，作为司天之左间气。必有一气入地，作为在泉的左间气。有一气迁正为司天，一气迁正为在泉。有一气退位为司天之右间，一气退位为在泉之右间。这些情况统称为"上下"。但因升降迁退都有可能不到位而失其守位，此即"上下各有不前"。

[6] 气交失易位：天地之气的升降运行失常，客气六步气位发生变异。

[7] 气交乃变：天地之气的上下运动规律紊乱。

[8] 万化不安：万物生、长、化、收、藏的运动规律受到干扰。

[9] 天地机：气交之变是天地运动变化的关键。机，机要，关键。

[10] 地窒刑之：即《素问·刺法论篇》中所谓木欲降而地晶窒抑之……水欲降而地阜窒抑之。刑，指胜气不退，对被抑窒的气产生制约作用，犹如刑罚。

[11] 但欲升而不得其升……中运抑之：指阳干之年，中运太过，抑制了客气。

[12] 灾有微甚者也：天星窒于上则升之不前，地星窒于下则降之不下，中运又有太过阻抑，因气的交变情况不同，所造成的灾害必有轻重之别。

【语译】 黄帝问道：天元之气窒抑的情况，我已经知道了，还想听一听气交的变化，什么叫作失守呢？

岐伯回答说：凡是司天、在泉迁正退位和左右间气升降，都有一定的规律，司天、在泉不能正常升降迁正，就叫作失守。因此司天、在泉之气不能正常地更易其位，天地气交就要发生异常的变化，导致四时节令的时序发生紊乱，会影响万物而不能

正常地生化，人类也要因此而发生疾病。

黄帝问道：岁气不能正常地升降，我想了解其中的道理，天地之气交发生了变化，又是怎样知道呢？

岐伯回答说：你问得很高明啊！这是必须要明白的道理。气交之所以发生变化，是由于天地固有的运转机制所致，如果天气需要降而不能降，这是地之五气窒抑相胜而引起的。又有五运之气太过，气运先天时而至，天地之气交会就不能进行，岁气要升而不能升，这是太过的中运之气阻抑的结果；岁气需要下降而不能下降，这是太过的中运之气阻抑所致。于是，就会不升，也会不降，也有不降反升的，也有升和降都不能进行的，能作出这样的区别，就可以了解气交的变化。异常的变化，各有不同，给万物和人类所造成的灾害，也就有轻重的区别。

【导读】 论六气升、降、迁、退概念的含义。客气六步的司天、在泉、左右四间气，每年都有升、降、迁、退的变化。如果客气六步不能按时互为司天、在泉、间气，就称为"气交有变"，也就是不能按六步所主的节气时令表现其气候变化。

"气交有变"的原因：一是受五运之气窒抑相胜所致（"地窒刑之"）；二是五运太过的影响。

"气交有变"类型如下：①在泉之右间升为司天之左间，称为"升"；如果未表现出司天之左间气，就叫作"升之不前"。②司天之左间升居司天之气（三之气）称"迁正"；如果未表现出司天之气，就叫"不迁正"。③司天之右间气降至在泉之左间，称为"降"；如果未表现出在泉之左间气，就叫"降之不下"。④司天之气降至司天之右间，称为"退位"，如果未表现出司天之气，就称为"不退位"。"气交有变"由于升、降、迁、退的原因不同，所以原文说"变之有异……灾有微甚者也"。

【原文】 帝曰：愿闻气交遇会胜抑[1]之由，变成民病，轻重何如？

岐伯曰：胜相会，抑伏使然[2]。是故辰戌之岁，木气升之，主逢天柱，胜而不前[3]。又遇庚戌，金运先天，中运

胜之，忽然不前。木运升天[4]，金乃抑之，升而不前，即清生风少，肃杀于春，露霜复降，草木乃萎。民病温疫早发，咽嗌乃干，四肢满[5]，肢节皆痛。久而化郁，即大风摧拉，折陨鸣紊。民

病卒中偏痹，手足不仁。

【注释】

[1] 遇会胜抑：张介宾："六气有遇、有会、有胜、有抑，则抑伏者为变。"

[2] 抑伏使然：胜气相会，必然抑窒而伏，是造成气交有变的原因。

[3] 辰戌之岁……胜而不前：辰戌年为太阳寒水司天，厥阴风木之气应从上一年的在泉右间（五之气），上升为次年司天的左间（四之气），如果遇到天柱金气偏胜的窒抑，则木气升之不前。

[4] 木运升天：运，当作"欲"。此节论木气升之不前，且无"木运升天"之说，故以后文律之，当为"木欲升天"。

[5] 四肢满：此症与木气升之不前发病规律不合，据金刻本，当为"两胁满"。

【语译】黄帝问道：想听你讲讲天地所产生的相遇、相会、相胜、相抑的原因，变而为灾，给人们造成的疾病有轻有重，这又是怎样的情况呢？

岐伯回答说：气交的遇会，逢到胜气，就要折伏成郁了。因此，在辰戌之年，太阳寒水司天，太阴湿土在泉。厥阴风木之气应从旧岁的在泉右间，上升为新岁司天的左间，若逢到天柱金气过胜窒抑，金胜克木，木气就不能升至司天左间。又若逢到庚戌年，金运之气先天时而至，中运金气太胜，就使厥阴风木之气忽然不能上升为司天左间。木气欲升司天左间，金气胜而制抑木气，木气升而不前，就会发生清凉之气而少风，春季反见于肃杀之秋令气候，露霜降下，草木因之而枯萎。人们很早就患温疫，其病多有咽喉干燥、胁肋胀满、肢节疼痛。木气不升日久成为郁气，郁极发作，会出现大风摧拉折拔，鸣声簌乱，人们则易患卒中、半身麻痹、手足不仁等病。

【导读】辰戌年厥阴风木之气"升之不前"的原因有二：①上一年司天的金气过胜，金胜木，所以木气升之不前。②逢庚戌年金运太过，岁运居于司天、在泉的中位，中运金气太胜，使木气升之不前。在此年份，厥阴风木升之不前，木气郁发，风气盛，燥金之气为胜气，可见温疫早发，咽嗌乃干，四肢满，肢节皆痛，卒中偏痹，手足不仁。

【原文】是故己亥之岁，君火升天，主窒天蓬[1]，胜之不前。又厥阴木迁正，则少阴未得升天，水运以至其中者[2]。君火欲升，而中水运抑之[3]。升之不前，即清寒复作，冷生旦暮。民病伏阳，而内生烦热，心神惊悸，寒热间作。日久成郁，即暴热乃至，赤风肿翳[4]，化疫，温疠暖作[5]，赤气彰而化火疫，皆烦而躁渴，渴甚，治之以泄之可止。

【注释】

[1] 天蓬：水星之别称，在天称天蓬，在地称地玄。

[2] 又厥阴木迁正……水运以至其中者：凡辛巳、辛亥年，水运不及，厥阴风木司天，少阴君火应从上一年的在泉右间，升为次岁的司天左间，如果逢水运之气先时而至，也可以使少阴君火升之不前。

[3] 中水运抑之：辛巳、辛亥年，虽为水运不及之年，但不及的水运亦可阻抑四之气（司天左间）少阴君火，使其不能升迁司天之正位。

[4] 赤风肿翳：热风聚集掩盖。肿，《释名》："肿，钟也。寒热气所钟聚也。"一说作瞳。《扬子方言》："翳，掩也。"有遮蔽之义。

[5] 温疠暖作：温疠病在气候温暖时发作。

【语译】因此，在巳亥之年，厥阴风木司天，少阳相火在泉，少阴君火应从旧岁的在泉右间升为新岁的司天左间，若逢天蓬水气过胜窒抑，水胜克火，少阴君火也就不能升于司天左间，这是因为水运在中间阻抑所致。少阴君火欲升司天左间，由于受水运阻抑而升之不前，清凉的气候就再度发作，早晚都会有冷气发生。人们易患阳气内郁之病，如内热烦闷、惊悸、寒热交作等。少阴君火抑郁日久，郁极发作，就要出现暴热发作，火热之气聚积，化为疫气，温疫多在温暖之时发作，可有心烦躁动、口渴等症，口大渴者可用泻热法治疗，可以制止病情的发展。

【导读】己亥年少阴君火"升之不前"的原因有三：①上一年司天的水气过胜，水胜火，所以使本年火气升之不前。②本年的厥阴风木未能迁居司天的正位，阻抑少阴君火的上升。③逢乙巳、乙亥水运之年，居于司天、在泉中位的水运也会阻抑。故此年份，火气郁发，热气盛，水气胜火，可见内生烦热，心神惊悸，寒热间作，烦而躁渴。

【原文】是故子午之岁，太阴升天，主窒天冲，胜之不前[1]；又或遇壬子，木运先天而至者，中木运抑之也[2]。升天不前，即风埃四起，时举埃昏，雨湿不化。民病风厥涎潮[3]，偏痹不随，胀满。久而伏郁，即黄埃化疫也，民病夭亡，脸肢府黄疸满闭[4]，湿令弗布，雨化乃微[5]。

【注释】

[1] 子午之岁……胜之不前：子午年为少阴君火司天，太阴湿土之气应从上一年的在泉右间，升为次岁的司天左间，若遇天冲木气太过，土气受抑而升之不前。天冲，木星别称，在天名天冲，在地称地苍。胜，当作"升"。

[2] 又或遇壬子……中木运抑之也：壬子年木运太过，少阴君火司天，太阴湿土之气应从上一年的在泉右间，上升为次岁司天左间，木运太过，先天时而至，木胜抑土，太阴湿土之气升之不前。运，原作"遇"，据马注本改。

[3] 涎潮：涎液上涌如潮。

[4] 脸肢府黄疸满闭：张介宾："脸为阳明之经，四肢皆主于脾，府言大肠小肠皆属于胃，故为黄疸满闭等。"

[5] 湿令弗布，雨化乃微：太阴湿土受抑，湿气不能布化行令，雨水减少。

【语译】因此，子午之年，少阴君火司天，阳明燥金在泉。太阴湿土之气应从上一年的在泉右间上升为次岁的司天左间，若逢天冲木气过胜窒抑，木胜克土，太阴湿土之气受阻而不能升至司天左间。若再逢壬子年，木运太过先天时而至，中运木气阻抑土气，太阴湿土也不能上升司天左间，风土尘埃就会四起，时常有昏暗的尘埃遮蔽，雨湿气候不能布化。人们易患风厥病、涎液上涌如潮、半身麻痹、腹胀等病。土气不升，久则成为郁气，郁极发作，就要发生尘埃土气，化为疫气，人们易患面部、四肢、六腑胀满闭塞，黄疸等病，突然死亡，湿气不能布化而雨水偏少。

【导读】子午年太阴湿土"升之不前"的原因有二：①上一年司天的风木之气过胜，木克土，所以使本年的湿土之气升之不前。②若遇丁壬岁，居于司天、在泉中位的木运阻抑，太阴湿土也就不能上升。故此年份，木气胜，可见风厥涎潮，偏痹不随，胀满，黄疽，满闭之症。

【原文】是故丑未之年，少阳升天，主窒天蓬，胜之不前[1]。又或遇太阴未迁正者，即少阳未升天也，水运以至者[2]。升天不前，即寒雾反布，凛冽如冬，水复涸，冰再结，暄暖乍作，冷复布之，寒暄不时[3]。民病伏阳在内，烦热生中，心神惊骇，寒热间争。以成久郁，即暴热乃生，赤风气瞳翳，化成郁疠，乃化作伏热内烦，痹而生厥，甚则血溢。

【注释】

[1] 丑未之年……胜之不前：丑未年太阴湿土司天，少阳相火之气应从上一年的在泉右间，上升为次岁的司天左间，如果遇到天蓬水气太过，水胜制火，则少阳相火之气升之不前。天蓬，水星别称，在天为天蓬，在地为地玄。

[2] 又或遇太阴未迁正者……水运以至者：凡辛丑、辛未年，水运不及，太阴湿土司天，少阳相火之气应从上一年岁的在泉右间，上升为次岁的司天左间，如果太阴湿土尚未迁正，不足的水运也可制火，则少阳相火也必然出现升之

不前。

[3] 寒暄（xuān 宣）不时：忽冷忽热，发作不时。

【语译】因此，丑未之年，太阴湿土司天，太阳寒水在泉。少阳相火之气应从上一年的在泉右间上升为次岁的司天左间，若逢天蓬水气过胜窒抑，水胜克火，少阳相火之气不能升为司天左间。若再逢太阴湿土司天之气未能迁居司天正位，少阳相火之气也不能升于司天左间，这是水运已至而阻抑的缘故。少阳相火之气欲升为司天左间，受到水运的阻抑而不能上升，寒冷的雾露反而布化，气候凛冽严寒如同冬天，河水干涸，冰冻再次凝结，有时会在突然出现温暖的气候之后又有寒冷气候发生，忽冷忽热不时出现。人们在这种气候下易患阳气内伏、心中烦热、惊骇、寒热交作等病。少阳相火之气不升日久，化为郁气，郁极发作，就出现暴热气候，风火之气聚积覆盖，化为疫疠，变为郁热内烦、肢体麻痹、厥逆，甚则发生出血等病。

【导读】丑未年少阳相火"升之不前"的原因有二：①上一年司天的太阴湿土未能迁居正位，就会阻抑紧随其后的少阳相火升迁。②乙丑、乙未年，岁运为水运，水运居于司天、在泉的中位，也会阻抑少阳相火的升迁。故此年份，水气胜，火气郁发，可见烦热生中，心神惊骇，寒热间争，心气虚，痹而生厥，血溢。

【原文】是故寅申之年，阳明升天，主窒天英，胜之不前[1]。又或遇戊申戊寅，火运先天而至[2]。金欲升天，火运抑之，升之不前，即时雨不降，西风数举，咸卤燥生[3]。民病上热，喘嗽血溢。久而化郁，即白埃翳雾[4]，清生杀气，民病胁满悲伤，寒鼽嚏嗌干，手

拆[5]皮肤燥。

【注释】

[1] 寅申之年……胜之不前：寅申年少阳相火司天，阳明燥金之气应从上一年的在泉右间，上升为次岁的司天左间，如果遇到天英火气太过，火胜制金，则燥金之气升之不前。

[2] 又或遇戊申戊寅，火运先天而至：戊申、戊寅年为火运太过，寅申少阳相火司天，阳

明燥金之气应从上一年的在泉右间，上升为次岁的司天左间，在此二年，火运太过，先天时而至，火胜制金，阳明燥金之气必然升天受阻。

[3] 咸卤燥生：因阳明燥金之气不升而成郁气发作，气候干燥，使卤硝生于地面。

[4] 白埃翳雾：指尘雾之气障目。白埃，指尘埃。翳，指遮掩。

[5] 手拆：因肃杀之气大行，气候干燥，手部皮肤皲裂脱皮。拆，当作"拆"（chè 撤），裂开。

【语译】因此，寅申之年，少阳相火司天，厥阴风木在泉。阳明燥金之气应从上一年的在泉右间上升为次岁的司天左间，

【导读】寅申年阳明燥金"升之不前"的原因有二：①本年司天的少阳相火过胜，火克金，所以使本年的燥金之气升之不前。②戊申、戊寅年，火运太过，阻抑阳明燥金的升迁。故此年份，火气胜，金气郁发，燥气盛，故见喘嗽，血溢，胁满悲伤，嚏嚏嗌干，手拆皮肤燥。

【原文】是故卯酉之年，太阳升天，主窒天芮，胜之不前[1]。又遇阳明未迁正者，即太阳未升天也，土运以至[2]。水欲升天，土运抑之，升之不前，即湿而热蒸，寒生两间[3]。民病注下，食不及化。久而成郁，冷来客热，冰雹卒至。民病厥逆而哕，热生于内，气痹于外，足胫酸疼，反生心悸懊热[4]，暴烦而复厥。

【注释】

[1] 卯酉之年……胜之不前：卯酉年阳明燥金司天，太阳寒水之气应从上一年的在泉右间，上升为次岁的司天左间，若逢天芮土气太过，土胜制水，则太阳寒水之气升之不前。天芮，土星别名，在天为天芮，在地为地阜。

[2] 又遇阳明未迁正者……土运以至：凡己卯、己酉年，土运不及，卯酉阳明燥金司天，太阳寒水之气应从上一年的在泉右间，上升为司天

若逢天英火气过胜窒抑，火胜克金，阳明燥金就不能升为司天左间。若再逢戊寅、戊申年，火运太过则先于天时而至。阳明燥金应升为司天之左间，中运火运太胜阻抑，阳明燥金就不能升为司天左间，应时的雨水不降，西风频作，大地干燥，硝卤泛于地面。人们易患上部热病及气喘咳嗽、出血等病。阳明燥金不升，日久成为郁气，郁极发作时会发生白色的埃雾笼罩天空，产生清冷肃杀之气，人们易患胁下胀满、悲伤、伤寒鼻塞、喷嚏、咽喉干燥、手皲裂、皮肤干燥等病。

的左间，如果在太阳寒水之气还未升天之时，不及的土运已至，土能制水，此种情况下，太阳寒水之气也会升之不前。

[3] 两间：天地之间。

[4] 懊热：心中烦热。懊，烦冈。

【语译】因此，卯酉之年，阳明燥金司天，少阴君火在泉。太阳寒水之气应从上一年的在泉右间上升为次岁的司天左间，若逢天芮土气过胜窒抑，土胜克水，就会阻抑寒水之气，使之不能升为司天左间。若再逢阳明燥金司天而未迁居司天正位，太阳寒水也不能升于司天的左间，中运土气应时而至，寒水之气受到中运土气的阻郁而不能升于司天左间，湿热之气相蒸，寒气发生于天地之间，人们易患泻下如注、食谷不化等病。寒水不升日久化为郁气，郁极发作，寒冷之气胜过客热之气，冰雹突然下降。人们易患厥逆、呃逆、热生于

内、气阻于外、足胫酸痛，反而发生心悸、懊侬、烦热、突然心烦、厥逆等病。

【导读】卯酉年太阳寒水"升之不前"的原因有三：①上一年司天右间的太阴湿土太胜不能入地，土克水，阻抑了在泉右间太阳寒水的升迁。②本年阳明燥金司天未能迁居正位。③己卯、己酉年中运土气太胜。故此年份，土气胜，水气郁发，寒气迁升而胜，故病注下，食不及化，厥逆而哕，足胫疼，心悸，懊热，暴烦而复厥。

【原文】黄帝曰：升之不前，余已尽知其旨。愿闻降之不下，可得明乎？

岐伯曰：悉乎哉问！是之谓天地微旨，可以尽陈斯道，所谓升已必降[1]也。至天三年，次岁必降，降而入地，始为左间也[2]。如此升降往来，命之六纪[3]者矣。

是故丑未之岁，厥阴降地，主窒地晶，胜而不前[4]；又或遇少阴未退位，即厥阴未降下，金运以至中[5]。金运承之[6]，降之未下，抑之变郁，木欲降下，金承之，降而不下，苍埃远见，白气承之，风举埃昏，清躁[7]行杀，霜露复下，肃杀布令。久而不降，抑之化郁，即作风躁相伏，暄而反清，草木萌动，杀霜乃下，蛰虫未见，惧清伤藏。

【注释】

[1] 升已必降：六气中任何一气必先由在泉上升至司天，然后逐年下降至在泉，故谓"升已必降"。

[2] 至天三年……始为左间也：张介宾："每气在天各三年，凡左间一年，司天一年，右间一年，三年周尽，至次岁乃降而入地，为在泉之左间，亦周三年而复升于天也。"

[3] 六纪：每年六步，每气逐年向前移动一步，六年为一周期有规律地迁移。在天三年：司天左间一年，司天一年，司天右间一年。在地三年：在泉左间一年，在泉一年，在泉右间一年。

[4] 丑未之岁……胜而不前：丑未之年，太

阴湿土司天，厥阴风木应从上一年的司天右间，下降为次岁的在泉左间，如果遇到地晶金气太过，金胜制木，则厥阴风木之气降之不前。

[5] 又或遇少阴未退位……金运以至中：凡乙丑、乙未年，金运不及，丑未太阴湿土司天，厥阴风木应从上一年的右间下降至次岁的在泉左间，如果上岁少阴司天之气不退位，厥阴风木就不能在次岁降为在泉左间，金运之气居气交之中，厥阴风木降之不前。

[6] 承之：此处指阻抑。司天之右间在上，岁运居中，所以司天右间气下降时，如果逢到岁运太过就会阻抑下降之气。下文"承之"均有此义。

[7] 躁：诸本均作"燥"，似是。下文"风躁"之"躁"，亦同。

【语译】黄帝问道：六气升之不前，我已经明白了其中的道理。想听听六气降之不下的情况，你能明白地告诉我吗？

岐伯回答说：问得真详细啊！这是天地间极其精深的道理，我可以全面地告诉你。六气上升到司天之位后就必然下降。六气中的每一气升至左间、司天、右间三年之后，至次年就必然下降入地，开始于在泉的左间、在泉、右间三年，这样升降往来，司天在泉四间气共为六年，叫作六纪。

因此，丑未之年，太阴湿土司天，太阳寒水在泉。厥阴风木应从上一年的司天右间下降为次岁的在泉左间，若逢地晶金气过胜阻抑，厥阴风木不能降入。若再逢

少阴君火司天不得退位，厥阴风木之气也不能降于在泉左间，居中的金运就应时而至。金运居于司天的下方而承制其气，不能下降的厥阴风木被抑阻而成为郁气，木被金承制而降之不下，就会远远地看到有青色的尘埃，白气承之于下，大风时至，尘埃昏暗，清燥之气行其杀令，霜露再次降下，肃杀之气得以施布。木气郁久不能下降就会成为郁气，风气、燥气互相伏郁，气候温暖后反见清冷，草木虽然发芽但不能生长，又见严寒的霜冻，蛰虫不能出现，人们要谨防清冷之气伤害肝脏。

【导读】论六气"降而不下"的机制、气候、物化、发病特点。岁气值年，六气六步，每一年都有下降为在泉、左间的，有迁居在泉、司天正位的，有上升为司天、左间的。每一年从在泉左间依次移位六步，所以岁气循环以六年为一个周期。

论丑未年厥阴风木不降的机制。丑未年是太阴湿土司天，太阳寒水在泉，厥阴风木应从上一年（子午）司天的右间降为本年在泉的左间，如果发生了"降而不下"，其原因有三：①上一年在泉的阳明燥金太胜而未退位。②上一年少阴君火司天太过不能退位。③乙丑、乙未年中运金气阻抑。上述任何一种原因出现，都会导致厥阴风木"降而不下"，故该年份的气运特点为金胜木，金之清气犯肝，其发病多表现"惧清伤脏"。

【原文】是故寅申之岁，少阴降地，主窒地玄，胜之不入。又或遇丙申丙寅，水运太过，先天而至。君火欲降，水运承之，降而不下，即彤云才见，黑气反生[1]，暄暖如舒，寒常布雪，凛冽复作，天云惨凄。久而不降，伏之化郁，寒胜复热，赤风化疫，民病面赤心烦，头痛目眩也，赤气彰而温病欲作也。

【注释】

[1] 彤云才见，黑气反生：红色的云才出现，黑色云气反生。

【语译】因此，寅申之年，少阳相火司天，厥阴风木在泉。少阴君火应从上一年的司天右间下降为次岁的在泉左间，若逢地玄水气过胜阻抑，少阴君火不能降入。若再逢丙申、丙寅年水运太过，先期而至，少阴君火要下降，水运居于司天下方而承制，水胜克火，使君火不能下降，赤色的云出现不久，黑色的云反而到来，本来是温暖舒适的气候，却又有寒雪时降，气候寒冷而凛冽。少阴君火久郁不降而成为郁气，郁极发作，所以在寒冷气候过后又有热的气候，火气化为疫气，人们易患面赤、心烦、头痛、目眩等病。火气过分显露，温病将要发生。

【导读】论寅申年少阴君火不降的机制。寅申年是少阳相火司天，厥阴风木在泉，少阴君火应从上一年（丑未）司天的右间降为次年在泉的左间，如果发生于"降而不下"，其原因有二：①上一年在泉的太阳寒水太胜而未退位。②丙申、丙寅年中运水气太过而窒抑。上述任何一种原因出现，都会导致少阴君火"降而不下"，故该年份的气运特点为水胜火，其发病多表现为面赤心烦等热郁于上之症。

【原文】 是故卯酉之岁，太阴降地，主窒地苍，胜之不入[1]。又或少阳未退位者，即太阴未得降也，或木运以至[2]。木运承之，降而不下，即黄云见而青霞彰，郁蒸作而大风，雾翳埃胜，折损乃作。久而不降也，伏之化郁，天埃黄气，地布湿蒸，民病四肢不举，昏眩肢节痛，腹满填臆[3]。

【注释】

[1] 卯酉之岁……胜之不入：卯酉年，阳明燥金司天，太阴湿土之气应从上一年的司天右间，下降为次岁的在泉左间，如果逢地苍木气太过，木胜制土，则太阴湿土之气降之不前。

[2] 又或少阳未退位者……或木运以至：凡丁卯、丁酉年，木运不及，卯酉阳明燥金司天，太阴湿土之气应从上一年的司天右间下降为次岁的在泉左间，如果上一年的少阳相火司天之气不退位，中运木气先至，木胜制土，则太阴湿土之气降之不前。

[3] 臆：胸部。

【语译】 因此，卯酉之年，阳明燥金司天，少阴君火在泉。太阴湿土应从上一年的司天右间下降为次岁的在泉左间，若逢地苍木气过胜阻抑，太阴湿土不能降入。若再逢少阳司天之气不退位，也影响太阴湿土而不能降入在泉左间，或逢木运应时而至，木运居于司天下方而承制其气，太阴湿土也不能降入在泉左间，这时黄云刚出现，又有青色云霞显露，郁滞成风，尘埃飞扬如雾，甚至拔树损木，如果太阴湿气久郁不降，就会成为郁气，郁极发作，天空就会有黄色尘埃，地面的湿气郁蒸，人们易患四肢不能举动、头晕、目眩、肢节疼痛、腹胀胸满闷等病。

【导读】 论卯酉年太阴湿土不降的机制。卯酉年是阳明燥金司天，少阴君火在泉，太阴湿土应从上一年（寅申）司天的右间降为次年在泉的左间，如果发生了"降而不下"，其原因有三：①上一年在泉的厥阴风木太胜而未退位。②上一年少阳相火司天之气太胜不退位。③丁卯、丁酉年中运木气应时而至，木克土。以上三种情况都会导致太阴湿土"降而不下"。故该年份的气运特点为木胜土，其发病多表现为四肢不举等湿气犯脾之症。

【原文】 是故辰戌之岁，少阳降地，主窒地玄，胜之不入[1]。又或遇水运太过，先天而至也[2]。水运承之，水降不下，即彤云才见，黑气反生，暄暖欲生，冷气卒至，甚即冰雹也。久而不降，伏之化郁，冷气复热，赤风化疫，民病面赤心烦，头痛目眩也，赤气彰[3]而热病欲作[4]也。

【注释】

[1] 辰戌之岁……胜之不入：辰戌年，太阳寒水司天，少阳相火应从上一年的司天右间，下降为次岁的在泉左间，如果逢地玄水气太过，水胜制火，则少阳相火之气降之不前。

[2] 又或遇水运太过，先天而至也：凡丙辰、丙戌年，水运太过，辰戌太阳寒水司天，少阳相火之气应从上一年的司天右间，下降为次岁的在泉左间，在此二年水运太过，先天时而至，水胜制火，则少阳相火之气降之不前。

[3] 赤气彰：指少阳相火不降而成为郁气，待其郁发，火热之气显露。彰，显明。

[4] 热病欲作：寅申之岁云"温病欲作"，是少阴君火不降之故。此言"热病欲作"，是少阳相火不降之故。

【语译】 因此，辰戌之岁，太阳寒水司天，太阴湿土在泉。少阳相火应从上一年的司天右间下降为次岁的在泉左间，若逢地玄水气过胜的阻抑，少阳相火就不能降入在泉的左间。若再逢水运太过，先期到来，水运居司天之下而承制，水胜制火，所以少阳相火也就不能降至在泉左间，赤色的云刚出现，黑色的云又发生。温暖气候刚欲发生，寒冷气候就又出现，甚至结为冰雹。若少阳相火不降日久，伏抑化为郁气，郁极发作，冷气过后又有热的气候，火气化为疫气，人们易患面赤、心烦、头痛、目眩等病。如果火气显露，就要发生热病。

【导读】 论辰戌年少阳相火暑气不降的机制。辰戌年是太阳寒水司天，太阴湿土在泉，少阳相火应从上一年（卯酉）司天的右间降为次年在泉的左间，如果发生了"降而不下"，其原因有二：①上一年司天左间太阳寒水过胜，影响了司天之间气（右）少阳相火的下降。②丙戌、丙辰年中运水气太过，水克火，导致少阳相火"降而不下"。故该年份的气运特点为水胜火，其发病多表现为面赤心烦等火郁于上之症。

【原文】 是故巳亥之岁，阳明降地，主窒地彤，胜而不入[1]。又或遇太阴未退位，即少阳[2]未得降，即火运以至之[3]。火运承之不下，即天清[4]而肃，赤气乃彰，暄热反作。民皆昏倦，夜卧不安，咽干引饮，懊热内烦，天清朝暮，暄还复作。久而不降，伏之化郁，天清薄寒，远生白气。民病掉眩，手足直而不仁，两胁作痛，满目晄晄。

【注释】

[1] 巳亥之岁……胜而不入：巳亥之年，厥阴风木司天，阳明燥金之气应从上一年的司天右间，下降为次岁在泉左间，若逢到地彤火气太过，火胜制金，阳明燥金之气降之不前。

[2] 少阳：据上下文意，当作"阳明"。

[3] 又或遇太阴未退位……火运以至之：凡癸巳、癸亥年，火运不及，巳亥厥阴风木司天，阳明燥金之气应从上一年的司天右间，下降为次岁的在泉左间，若逢上一年太阳寒水未退位，中运火气已至，火胜制金，阳明燥金之气降之不

前。太阴，当作"太阳"。

[4] 天清：《素问注证发微》《类经》卷二十八均作"大清"。下文"天清"同此。作"大清"义胜。

【语译】 因此，巳亥之年，厥阴风木司天，少阳相火在泉。阳明燥金应从上一年的司天右间降为次岁的在泉左间，若逢地彤火气过胜的阻抑，阳明燥金就不能降为在泉左间。若再逢旧岁的太阳寒水司天不能退位，阳明燥金也就不能降入在泉左间。或火运应时而至，火运居于司天下位而承制燥金，阳明燥金也就不能降于在泉的左间，天气清冷肃杀，火气显露反显温热。人们感到昏沉困倦、夜卧不安、咽喉干燥、口渴引饮、心烦发热等病。本来早晚清冷，现在反而温热。如果阳明燥金之气不降日久，伏久就会化为郁气，郁极发作，天气清凉寒冷，远处有白气产生。人们易患眩晕、手足强直、麻木不仁、两胁疼痛、视物昏花不清等病。

【导读】 论巳亥年阳明燥金不降的机制。巳亥年是厥阴风木司天，少阳相火在泉，阳明燥金应从上一年（辰戌）司天的右间降为次年在泉的左间，若发生了"降而不下"，其原因有三：①上一年在泉的右间少阴君火之气太胜而不上升。②上一年太阳寒水司天过胜

不退位。③癸巳、癸亥年中运火气应时而至，火克金，导致阳明燥金"降而不下"。故该年份的气运特点为火胜金，其发病多表现为昏倦，夜卧不安等热伤肺气、肝木受邪之症。

【原文】是故子午之年，太阳降地，主室地阜胜之，降而不入[1]。又或遇土运太过，先天而至[2]。土运承之，降而不入，即天彰黑气，暝暗凄惨，才施黄埃而布湿，寒化令气，蒸湿复令。久而不降，伏之化郁，民病大厥，四肢重怠，阴萎少力，天布沉阴，蒸湿间作。

【注释】

[1] 子午之年……降而不入：子午年，少阴君火司天，太阳寒水之气应从上一年的司天右间，下降为次岁的在泉左间，如果逢地阜土运之气太过，土胜制水，所以太阳寒水之气降之不前。

[2] 又或遇土运太过，先天而至：凡甲子、甲午年，土运太过，子午少阴君火司天，太阳寒

水之气应从上一年的司天之右间，下降为次岁的在泉之左间，此二年土运太过，先天时而至，土胜制水，所以寒水之气降之不前。

【语译】因此，子午之年，少阴君火司天，阳明燥金在泉。太阳寒水应从上一年的司天右间降为次岁的在泉左间，若逢地阜土气过胜阻抑，土胜克水，太阳寒水就不能降入在泉左间。若再逢土运太过，先天时而至，土运居于司天下方而承制，太阳寒水也就不能降为在泉左间，天空出现黑气，昏暗凄惨，黄色尘埃刚刚出现，又有湿气弥漫。本来要寒化的气候，却出现蒸湿当令。太阳寒水不降日久成为郁气，人们易患大厥、四肢困重、倦怠、阳痿少力等病，天气阴沉，热气与湿气交替发作。

【导读】论子午年太阳寒水不降的机制。子午年是少阴君火司天，阳明燥金在泉，上一年（己亥）位于司天右间的太阳寒水之气应降为次年在泉的左间，如果发生了"降而不下"，其原因有二：①上一年位于在泉右间的太阴湿土太胜。②甲子、甲午年中运土气太过，土克水，导致太阳寒水"降而不下"。故该年份的气运特点为土胜水，其发病多表现为大厥，四肢重怠，阴痿少力等寒郁湿土、脾肾受邪之症。

【原文】帝曰：升降不前，晰知其宗，愿闻迁正，可得明乎？

岐伯曰：正司中位，是谓迁正位，司天不得其迁正者，即前司天以过交司之日[1]。即遇司天太过有余日也，即仍旧治天数，新司天未得迁正也。

【注释】

[1] 交司之日：每年大寒节这一天，是新旧岁中运及岁气交接之日。

【语译】黄帝问道：关于间气不能上

升和下降的情况，我已经明白了其中的意义，有关六气升迁司天正位的道理，能明白地告诉我吗？

岐伯回答说：岁气迁居于一年的中位，就是所谓的迁正位。司天之气不能升迁于正位，就是上一年的司天之气超过了交司之日，也即上一年的司天之气太过，主司的时间延长，仍旧治理着当年的司天之气，所以使新岁的司天不能迁正。

【导读】论六气"不迁正"的机制。所谓"不迁正"是指六气不能迁居于司天正位

(三之气）的现象。产生的原因主要是上一年的司天之气太过，值时有余日，影响了本年应当迁位的司天之气。

【原文】 厥阴不迁正，即风暄不时，花卉萎瘁，民病淋溲，目系转，转筋喜怒，小便赤。风欲令而寒由不去，温暄不正，春正失时[1]。

少阴不迁正，即冷气不退[2]，春冷后寒，暄暖不时。民病寒热，四肢烦痛，腰脊强直。木气虽有余，位不过于君火也[3]。

太阴不迁正，即云雨失令，万物枯焦，当生不发[4]。民病手足肢节肿满，大腹浮肿，填臆不食，飧泄胁满，四肢不举。雨化欲令，热犹治之，温煦于气，亢而不泽。

少阳不迁正，即炎灼弗令，苗莠不荣，酷暑于秋，肃杀晚至，霜露不时。民病瘤疟骨热，心悸惊骇；甚时血溢。

阳明不迁正，则暑化于前，肃杀于后[5]，草木反荣。民病寒热鼽嚏，皮毛折，爪甲枯焦，甚则喘嗽息高，悲伤不乐。热化乃布，燥化未令，即清劲未行，肺金复病。

太阳不迁正，即冬清反寒，易令于春，杀霜在前，寒冰于后[6]，阳光复治，凛冽不作，雾云待时。民病温疠至，喉闭嗌干，烦躁而渴，喘息而有音也。寒化待燥，犹治天气，过失序，与民作灾[7]。

【注释】

[1] 风欲令而寒由不去……春正失时：由于太阳寒水之气不退位，厥阴风木之气就不能按时迁正，寒气不去，风令不行，温暖之气不能按时而至，春季的政令就失去正常之序。

[2] 少阴不迁正，即冷气不退：由于上一年司天的厥阴风木不退位，次岁的君火不能居于司天正位，所以寒冷之气不消退，春寒持久。

[3] 木气虽有余，位不过于君火也：木气虽然太过不退位，但其作用的时间不会超过二之气君火当令之时。

[4] 太阴不迁正……当生不发：太阴不能迁正的原因是由于少阴君火不退位的缘故，所以湿气不行，云雨失去正令，君火之热气过盛反而使万物焦枯，得不到滋润而不能生发。

[5] 暑化于前，肃杀于后：卯酉年，如果上一年的少阳相火不退位，则次岁的阳明燥金不迁正，少阳为相火暑气，不退位则暑气施化于前。阳明燥金主肃杀，迁正推迟，所以肃杀之气布于后。

[6] 杀霜在前，寒冰于后：辰戌年，如果上一年阳明燥金不退位，次岁的太阳寒水不迁正。燥金不退位则肃杀霜冻在前，太阳寒水推迟迁正，所以严寒冰雪发生在后。

[7] 寒化待燥……与民作灾：由于阳明燥金不退位，所以太阳寒水施于寒化之令，必须在阳明燥金施化之后才能主司天之气，由于寒化失于时序，于是就成为致人于病的灾害性气候。

【语译】 已亥之年，如果上一年岁的太阳寒水司天不退位，次年的厥阴风木就不能迁居司天正位，风木温暖之气不能及时行令，花草枯槁，人们易患淋病、目系转、转筋、易怒、尿赤等病。风木之气欲施其令而寒气不去，温暖的气候不能按时到来，就失去正常的春天气候特点。

子午之年，如果上一年的厥阴风木司天不退位，次年的少阴君火就不能迁居司天正位，寒冷气候不消退，春天先冷后寒，温暖的气候不能按时出现。人们易患寒热病及四肢痛、心烦、腰脊强直等病。上一年的厥阴风木司天之气虽然太过有余，但其不退位所造成的气候异常不会超过主气二之气君火当位之时。

丑未之年，如果上一年的少阴君火司天不退位，次年的太阴湿土就不能迁居司天正位，雨水不及时，万物焦枯，应当生长发育的不能生发，人们易患手足肢节肿胀、大腹浮肿、心胸胀满、不欲饮食、泄泻、完谷不化、胁满、四肢不能举动等病。太阴湿土本应雨化施令，由于少阴君火不退位，还行其热令，所以气候虽然温暖，但干旱少雨，万物失于润泽。

寅申之年，如果上一年的太阴湿土司天不退位，次年的少阳相火就不能迁居司天正位，炎热的气候不能按时行令，草木苗莠而不能繁荣，少阳相火之气晚至，所以酷暑见于秋季，肃杀的燥金秋气推迟到来，霜露不能按时而降。人们易患痎疟、骨蒸、心悸、惊骇，甚至出血等病。

卯酉之年，如果上一年的少阳相火司天不退位，次年的阳明燥金就不能迁居司天正位，因而少阳相火暑热气候发生在前，火胜克金，阳明燥金的肃杀之气出现在后，草木反季节繁荣。人们易患寒热、鼻塞、喷嚏、皮毛不华、爪甲干枯、气喘咳嗽、呼吸气粗、悲伤不乐等病。由于炎热的气候继续施化，燥金凉气不能行令，清肃的气候尚未到来，肺金因而又要患病。

辰戌之年，如果上一年的阳明燥金司天不退位，次年的太阳寒水就不能迁居司天正位，因而冬天的寒冷气候，改行于春季，肃杀霜冻的气候发生在前，严寒冰雪出现在后，如果阳气重新行令，那么凛冽的寒冷之气就不会发生，雾云待时出现。人们易发生温病疫疠、喉闭咽干、烦躁口渴、喘息有音等病。太阳寒水之令，须待阳明燥金之气去后才能司天主治，如果燥金过期不退，时令就会失常，人们就会发生灾害。

【导读】论太阳寒水、厥阴风木、少阴君火（热气）、太阴湿土、少阳相火（暑气）、阳明燥金之气"不迁正"的机制以及由此引发的气候、物化特征，以及发病特点。

【原文】帝曰：迁正早晚，以命[1]其旨，愿闻退位，可得明哉？

岐伯曰：所谓不退者，即天数未终，即天数有余，名曰复布政，故名曰再治天也，即天令如故，而不退位也。

【注释】

[1] 命：告也。

【语译】黄帝问道：我已经明白了六气迁居司天正位的道理，我还想听听六气退位的情况，可以告诉我吗？

岐伯回答说：所谓六气不退位的情况，就是司天之数未尽，即司天之数有余，这叫作复布政，所以又称为再治天。这是由于司天之气有余而依然如故行令，不能从司天之位退居右间的缘故。

【导读】不迁正指司天之左间不能升居司天三之气，而不退位则指前一年的司天之气，不能退于司天之右间，所以也叫作"复布政"。

【原文】 厥阴不退位，即大风早举，时雨不降，湿令不化，民病温疫，疵废[1]风生，民病皆肢节痛，头目痛，伏热内烦，咽喉干引饮。

少阴不退位，即温生春冬，蛰虫早至，草木发生，民病膈热咽干，血溢惊骇，小便赤涩，丹瘤癌疮疡留毒。

太阴不退位，而取寒暑不时，埃昏布作，湿令不去。民病四肢少力，食饮不下，泄注淋满，足胫寒，阴萎闭塞，失溺，小便数。

少阳不退位，即热生于春，暑乃后化，冬温不冻，流水不冰，蛰虫出见。民病少气，寒热更作，便血上热，小腹坚满，小便赤沃[2]，甚则血溢。

阳明不退位，即春生清冷，草木晚荣，寒热间作，民病呕吐暴注，食饮不下，大便干燥，四肢不举，目瞑掉眩。

太阳不退位，即春寒复作，冰雹乃降，沉阴昏翳，二之气寒犹不去，民病痹厥，阴痿失溺，腰膝皆痛，温疠晚发[3]。

【注释】

[1] 疵（cī 刺）废：皮肤起黑斑，肢体偏废。

[2] 赤沃：小便短赤，排尿灼热疼痛。

[3] 太阳不退位……温疠晚发：此 41 字原脱，据金刻本补。

【语译】 子午之年，如果上一年的厥阴风木不能从司天之位退居右间，就会有大风早发，雨水不能按时而降，湿令不能布化，人们易患温疫、黑斑、肢体偏废等病。由于风气为病，人们多有肢节疼痛、

头目痛、热气郁伏于内而心烦、咽喉干燥、口渴引饮等病。

丑未之年，如果上一年的少阴君火不能从司天之位退居右间，温暖的气候就会发生于冬春季节，蛰伏的虫类早早出现，草木提前发芽生长，人们易患膈热、咽干、出血、惊骇、小便色赤涩痛、丹瘤、疹、疮疡留毒等病。

寅申之年，如果上一年的太阴湿土不能从司天之位退居右间，寒冷气候和暑热气候就不能按时发生，昏暗的尘埃漫布天空，太阴湿土之令不能退去，人们易患四肢无力、饮食不下、泄泻如注、小便淋痛、腹满、足胫寒冷、阳痿、大便闭塞、小便失禁或小便频数等病。

卯酉之年，如果上一年的少阳相火不能从司天之位退居右间，春天就会出现炎热气候，暑热气候延期布化，冬天温暖不冷，流水不结冰，蛰虫出现，人们易患少气、寒热交替发作、便血、上部发热、小腹坚硬胀满、小便色赤、尿道灼热、出血等病。

辰戌之年，如果上一年的阳明燥金不能从司天之位退居右间，春天就会发生清冷的气候，草木推迟繁荣，寒冷气候与炎热气候交替发作，人们易患呕吐、暴发泄泻、饮食不下、大便干燥、四肢不能举动、头晕目眩等病。

巳亥之年，如果上一年的太阳寒水不能从司天之位退居右间，春天就会发生寒冷的气候，冰雹降落，阴沉昏暗之气覆盖，到二之气时，寒冷气候仍未退去，人们易患痹病、厥病、阳痿、遗尿、腰膝疼痛等病，温疫发生较晚。

【导读】 此处论述了前一年厥阴风木、少阴君火（热气）、太阴湿土、少阳相火（暑

气）、阳明燥金、太阳寒水之气不退位继续施化年份的气候、物化特征，以及在此种气运特点之下的致病特点。

【原文】帝曰：天岁早晚，余以知之，愿闻地数[1]，可得闻乎？

岐伯曰：地下迁正升天及退位不前之法，即地土产化，万物失时之化也[2]。

【注释】

[1] 地数：在泉的有关理论。

[2] 地下迁正升天及退位不前之法……万物失时之化也：张介宾："天气三，地气亦三。地之三者，左间当迁正，右间当升天，在泉当退位

也，若地数不前而失其正，即应于地土之产化。"

【语译】黄帝问道：关于司天的早晚情况，我已经知道了，还想听一听在泉的有关理论，你可以告诉给我吗？

岐伯回答说：在地的三气，每年有一气迁居在泉正位，有一气上升为司天左间，有一气从司天右间降至在泉左间，如果不能正常进行，就属不应地的三气之化，万物也就不能正常地生长化育了。

【导读】此处提出在泉之气及其左间气、右间气这三者的升降、迁正、退位的机制。

【原文】帝曰：余闻天地二甲子[1]，十干十二支，上下经纬天地[2]，数有迁移[3]，失守其位，可得昭乎？

岐伯曰：失之迁位者，谓虽得岁正，未得正位之司[4]，即四时不节，即生大疫。注《玄珠密语》[5]云：阳年三十，除六年天刑，计有太过二十四年，除此六年，皆作太过之用，令不然之旨。今言迁支迁位，皆可作其不及也。

【注释】

[1] 天地二甲子：张介宾："天地二甲子，言刚正于上，则柔合于下，柔正于上，则刚合于下。如上甲则下己，上己则下甲，故曰二甲子。"甲子，泛指干十、支十二。

[2] 上下经纬天地：天干地支所主的五运六气，应于司天在泉，主治天地间的气候变化。上下，指干支甲子。经纬，指治理，主治。

[3] 数有迁移：十天干和十二地支相合，交

错变化。数，干支。迁移，所主的岁气更移其位。

[4] 虽得岁正，未得正位之司：六气按节气虽已得一年中应值之时，但时至而气不至，没有出现当司之气。

[5]《玄珠密语》：此后四十六字与原文不相谐，疑注文衍入。此文说明三十阳年之中可以去庚子、庚午、庚寅、庚申、戊辰、戊戌六个天刑之年，只剩二十四个阳刚太过之年，此与"虽得岁正，未得正位之司"文并无关系，故当删去不译。

【语译】黄帝问道：我听说天地二甲子，十干与十二支配合，司天在泉相合而主治自然界的气候，其气位能相互更移，有时会失守其位，可以明白地告诉我吗？

岐伯回答说：失其更移之正位，就是说，虽然已得岁时之正位，但是未能主管正位的气候，会使四时气候失常，就要发生大疫。

【导读】此节运用干支甲子代表的五运六气变化，从干支顺序的阴阳配属，推测气候

变化及气候变化与疾病的关系，这是对《素问·刺法论篇》的进一步讨论。

干支甲子标志运气之位。天干、地支二者合为甲子，标志着运与气的推移。天干以纪运，地支以推气。天干十，地支十二，二者交错配合，"数有迭移"，以观测司天、在泉之气守位与失位的变化。如甲子年，甲为土运，子为少阴君火司天，但并未表现出少阴司天之气，故曰"虽得岁正，未得正位之司"，这就叫作"失守其位"。

甲子的阳干为太过，阴干为不及。甲子一周，阳干三十，阴干三十。阳干三十虽然均为太过，但时令变化不一定表现为太过（"令不然之旨"）。

【原文】假令甲子阳年，土运太窒[1]，如癸亥天数有余者，年虽交得甲子，厥阴犹尚治天，地已迁正，阳明在泉，去岁少阳以作右间，即厥阴之地阳明，故不相和奉[2]者也。癸已相会[3]，土运太过，虚反受木胜，故非太过也[4]，何以言土运太过？况黄钟不应太窒[5]，木既胜而金还复，金既复而少阴如[6]至，即木胜如火而金复微，如此则甲己失守，后三年化成土疫，晚至丁卯，早至丙寅，土疫至也。大小善恶，推其天地，详乎太一[7]。又只如甲子年，如甲至子而合，应交司而治天，即下己卯未迁正，而戊寅少阳未退位者，亦甲己下有合[8]也，即土运非太过，而木乃乘虚而胜土也，金次又行复胜之，即反邪化也。阴阳天地殊异尔，故其大小善恶，一如天地之法旨也。

【注释】

[1] 土运太窒：张介宾："窒，抑塞也。此下皆重明前章刚柔失守之义。"

[2] 不相和奉：以癸亥年之司天，临甲子年之在泉，上癸下己，不相和合。

[3] 癸已相会：甲子年，上甲为刚干，下己为柔干，甲己相合，刚柔相配，为正常之会。今上年癸亥天数有余而不退位，则上为癸为柔干，而地气已经迁正，己卯当其位，就是癸己相会，

则土运失其正常之化。以下丙寅、庚辰等年同此之义。

[4] 虚反受木胜，故非太过也：张介宾："癸己相会，则甲失其位，虽曰阳土，其气已虚，土虚则受木胜，尚何太过之有？"

[5] 况黄钟不应太窒：黄钟是五音十二律之一。五音即宫、商、角、徵、羽。十二律即黄钟、大吕、太簇、夹钟、姑洗、仲吕、蕤宾、林钟、夷则、南吕、无射、应钟。十二律又分阴阳各六，黄钟、太簇、姑洗、蕤宾、夷则、无射为阳，称为六律；林钟、南吕、应钟、大吕、夹钟、仲吕为阴，称为六吕。五音和十二律相互对应，都应于五行。此外，《礼记·月令》还将十二律应十二月。此处黄钟应太宫，主土运太过。阳土被窒，木气胜土，木胜之后金气必复，由于少阴同至，使木得火助而胜金，所以金气之复微小，故曰甲己之土皆失守。

[6] 如：有顺从之义。

[7] 大小善恶……详乎太一：即详察北极星的运行情况，测知司天在泉的盛衰，土疫致病的轻重及预后吉凶。太一，即北极星，与下文丙寅年太一游宫义同。

[8] 亦甲己下有合：据文意，当为甲己未能合德。故"有"，当为"未"字之误。

【语译】譬如甲子年为阳干之年，土运太过而受阻抑，如果上一年癸亥年，司天的气数太过有余，在时间上虽然已经交给甲子主司，可是旧岁的厥阴风木仍然居于司天之位，本年的阳明燥金在泉之气已

经迁正，旧岁的在泉之少阳相火已退居本年的在泉右间，这样旧岁厥阴风木司天在上不能退位，本年阳明燥金在泉在下已经迁于正位，因此两者不相奉和协调。由于在上的癸和在下的己反而相合，本当太过的土运就变为虚衰而被司天的风木所胜制，所以就不属于土运太过了，如同黄钟之律管与太宫之音不相应一样。木气胜土，土之子气燥金来复，金气来复，若少阴君火随之而至，木之胜气就会随从君火之气，所以金之复气作用轻微，这样上甲与下己失守其位，其后三年就化成土疫，晚到丁卯年，早在丙寅年，土疫一定会发生，发作的大小轻重，要观察疫情发生之年的司天在泉之气的盛衰以及北极星所指的方位去判断。又如甲子年，甲与子配合，少阴君火交于司天以治天位，而在下的己卯未能迁居在泉的正位，上年戊寅的少阳相火在泉不能迁居正位，也属于上甲与下己未能合德，土运也不属太过，木气也会乘虚克土，土之子金气来复，反而化为土疫，司天、在泉的阴阳属性不同，所变化产生的疫气致病之力也有大小轻重的区别，这和司天、在泉失守的变化规律是相同的。

【导读】论甲子年干支失位，即生土疫。①受癸亥年的影响：癸亥是甲子的前一年，亥为厥阴风木司天，如果厥阴风木司天没有退位，则甲子年的少阴君火不能迁正。②受"癸己相会"的影响：甲子年本来是土运太过，由于癸亥年的影响，则土运反成为不及。③甲己有合的变化：甲己有合指甲子年"应交司而治天"，即甲子年少阴君火应时司天，但到了下一个己卯年（即甲子纪年的第二年"己"年），由于己卯的前一年"戊寅少阳未退位"，则在泉之厥阴风木"乃乘虚而胜土也"，导致己卯年阳明燥金司天之气"又行复胜之"，引起气候"邪化"。

【原文】假令丙寅阳年太过，如乙丑天数有余者，虽交得丙寅，太阴尚治天也，地已迁正，厥阴司地，去岁太阳以作右间，即天太阴而地厥阴，故地不奉天化也。乙辛相会，水运太虚，反受土胜，故非太过。即太簇之管[1]，太羽不应[2]，土胜而雨化，水[3]复即风。此者丙辛失守，其会后三年，化成水疫，晚至己巳，早至戊辰，甚即速，微即徐，水疫至也。大小善恶，推其天地数，乃太乙游宫。又只如丙寅年，丙至寅且合，应交司而治天，即辛巳未得迁正，而庚辰太阳未退位者，亦丙辛不合德也，即水运亦小虚而小胜，或有复，后三年化疠，名曰水疠，其状如水疫，治法如前[4]。

【注释】

[1] 管：律管。

[2] 太羽不应：张介宾："太簇之管，羽音阳律也。丙运失守，故太羽不应。"

[3] 水：据上下文意，当作"木"。

[4] 治法如前：指前篇《素问·刺法论篇》中所举诸种刺治方法。下文同。

【语译】譬如丙寅年为阳干之年，水运太过，如果旧岁乙丑年的司天之气太过有余，在时间上虽然已经交给丙寅，可是旧岁的太阴湿土仍居司天正位，本年的厥阴风木在泉已经迁正，旧岁在泉的太阳寒水已退居本年的在泉右间，这样旧岁的司天之太阴湿土不能在上退位，本年的厥阴风木在泉已经在下迁于正位，因此在泉的厥阴风木不能奉和司天的气化。在上的乙与在下的辛相会，本当太过的水运变为虚衰而被土气制胜，所以就不属于水运太过了，如同太簇之律管与太羽之音不能相应一样。土胜而雨湿布化，水之子木气来复而风化，如此上丙与下辛失守不能相会，其后三年就会化为水疫，晚至己巳年，早在戊辰年。甚者发作迅速，微者发作徐缓。

【导读】 论丙寅年干支失位，即生水疫。①受乙丑年的影响：乙丑年是丙寅的前一年，太阴湿土司天之气太过有余，在时间上虽然是丙寅年，但上一年的太阴湿土仍居司天之位，使本年少阳相火不能迁居司天正位。②本年的厥阴风木已迁在泉正位，这样上一年司天之太阴湿土与本年在泉之厥阴风木不能奉和气化。③上乙下辛相合，使太过的水运变为不及。④水运不及，土胜湿化，水之子气木为复气。⑤丙寅相合，辛巳不迁正，庚辰太阳不退位，导致丙辛不和，其后三年化为水疠。

【原文】 假令庚辰阳年太过，如己卯天数有余者，虽交得庚辰年也，阳明犹尚治天，地已迁正，太阴司地，去岁少阴以作右间，即天阳明而地太阴也，故地下[1]奉天也。乙己相会，金运太虚，反受火胜，故非太过也。即姑洗之管，太商不应[2]，火胜热化，水复寒刑。此乙庚失守，其后三年化成金疫也，速至壬午，徐至癸未，金疫至也。大小善恶，推本年天数及太一也。又只如庚辰，如庚至辰，且应交司而治天，即下乙未未得迁正者，即地甲午少阴未退位者，且乙庚不合德也，即下乙未干失刚[3]，亦金运小虚也，有小胜，或无复，后三年化疠，名曰金疠，其状如金疫也，治法如前。

【注释】

[1] 下：据上下文意，当作"不"。别本作"不"。

[2] 姑洗之管，太商不应：张介宾："庚金失守，则太商不应，姑洗之管，乃其律也。"姑洗为太商阳律。

[3] 下乙未干失刚："干"前当加一"柔"字，方与文例合。即庚辰年，庚辰刚干在上，乙未柔干在下，为刚柔相济，今下乙未不得迁正，则上刚干孤而无配，故曰"柔干失刚"。

【语译】 譬如庚辰年为阳干之年，金运太过，如果上一年己卯年阳明燥金司天太过有余，在时间上虽然已经交给庚辰年，但阳明燥金仍居司天之位而行司天之令，本年的太阴湿土在泉已经迁正，而旧岁在泉的少阴君火已退居在泉右间，这样旧岁的阳明燥金在上司天不退位，本年的太阴湿土在下已经迁居在泉正位，因此在泉的太阴湿土不能奉和司天的太阳寒水之气化。由于上己与下乙相会，那么本应金运太过却因此而变虚为火气制胜，所以就不属于

水疫发作致病的大小轻重，要根据水疫发生之年的司天、在泉之盛衰，以及北极星所指的方位推算。又如丙寅年，在上的丙与在下的寅相合，少阳相火交于司天正位，而在下的辛巳（本年）厥阴风木不能迁居在泉正位，庚辰年（上一年）太阳寒水司天未得退位于司天右间，上位司天之丙不能得下位在泉的辛之配合，使水运小虚而有小胜小复，以后三年就要化为疠气，称作水疠。其症状如水疫。刺治方法同前。

金运太过了。如同姑洗之律管与太商之音不相应一样。火胜热化，金之子气水寒来复，气候先热后寒，这是上庚与下乙失守其位不得相会，以后的三年就化为金疫，早在壬午年，迟在癸未年，金疫就要发作，发作致病的大小轻重，可以根据疫病发作之年的司天在泉之盛衰及北极星所指方位推算。又如庚辰年，在上的庚与辰相合，交于司天的太阳寒水迁居正位，在下的乙未不能迁正，也就是旧岁甲午少阴未得退司天之位，也属于上庚与下乙不能合德，下乙的柔干与上庚刚干失于配合，使金运小虚而有小胜而复气，后三年化成疫疠，叫作金疠。治法同前篇《刺法论》中所举刺治方法。

【导读】 论庚辰年干支失位，即生金疫。①上一年（己卯）阳明燥金司天不退位。②本年太阴湿土已迁在泉正位，因此在泉的太阴不能奉和司天的气化。③上乙下辛相会，本应为金运太过，但因火胜克金，使金运太过反为不及。④火是胜气，金之子水为复气，胜复之气交作。⑤为上庚下辰相会，应该交司治天，但在下的乙未不迁正，可导致后三年化为金疠。

【原文】 假令壬午阳年太过，如辛巳天数有余者，虽交后壬午年也，厥阴犹尚治天，地已迁正，阳明在泉，去岁丙申少阳以作右间，即天厥阴而地阳明，故地不奉天者也。丁辛相合会，木运太虚，反受金胜，故非太过也。即蕤宾之管，太角不应[1]，金行燥胜，火化热复。甚即速，微即徐，疫至大小善恶，推疫至之年天数及太一。又只如壬至午，且应交司而治之，即下丁酉未得迁正者，即地下丙申少阳未得退位者，见丁壬不合德也，即丁柔干失刚，亦木运小虚也，有小胜小复。后三年化疠，名曰木疠，其状如风疫，法治如前。

【注释】

[1] 蕤宾之管，太角不应：张介宾："蕤宾之管，太角之律也，阳木不正，故蕤宾失音。"

【语译】 譬如壬午年为阳干之年，木运太过，如果上一年辛巳年厥阴风木司天太过有余，在时间上虽然交给壬午年，但厥阴风木仍居于司天之位而行司天之令，本年的阳明燥金在泉已经迁正，旧岁的丙申年少阳相火司天已退为本年的司天右间，这样辛巳年的厥阴司天之气在上不退位，本年阳明燥金已经在下迁正，因此阳明燥金在泉不能上奉未迁正的少阴君火之气化。在上的辛与在下的丁相会，那么本应木运太过因此而变虚为金气制胜，所以就不属于木运太过了。如同蕤宾之律管与太角之音不相应一样。金胜燥化，木之子火气来复，疫气甚则发作迅速，疫气微则发作徐缓，疫气致病的大小轻重，可以根据发病当年司天之气的盛衰和北极星所指的方位判断。又如壬午年，在上的壬和在下的午相会，应时交于司天之气迁正，而在下的丁酉未得迁居在泉正位，就是下丁柔干与上壬刚干不能配合，也可使木运小虚并有小胜小复，其后三年化为疫疠，称作木疠，其症状和风疫相似。治法同前篇《刺法论》中所述。

【原文】假令戊申阳年太过，如丁未天数太过者，虽交得戊申年也，太阴犹尚治天，地已迁正，厥阴在泉，去岁壬戌太阳以退位作右间，即天丁未，地癸亥，故地不奉天化也。丁癸相会，火运太虚，反受水胜，故非太过也。即夷则之管，上太徵不应[1]。此戊癸失守，其会后三年化疫也，速至庚戌。大小善恶，推疫至之年天数及太一。又只如戊申，如戊至申，且应交司而治天，即下癸亥未得迁正者，即地下壬戌太阳未退位者，见戊癸未合德也，即下癸柔干失刚，见火运小虚也，有小胜，或无复也，后三年化疠，名曰火疠也，治法如前。治之法可寒之泄之。

【注释】

[1] 夷则之管，太徵不应：张介宾："夷则之管，火之律也，上管属阳，太徵也，下管属阴，少徵也。戊不得正，故上之太徵不应。"

【语译】譬如戊申年为阳干之年，火运太过，如果上年丁未太阴湿土司天太过有余，在时间上虽然交给戊申年，但旧岁的太阴湿土仍居于司天之位而行司天之令，本年的厥阴风木在泉已经迁正，去年壬戌的太阳寒水已经退为本年司天右间，这样丁未的太阴司天之气在上不退位，本年癸亥的少阳相火在泉已经迁正而在下，因此在泉的少阳相火与太阴湿土司天之气不能奉和气化。由于在上的丁与在下的癸相会，那么本应火运太过而变虚衰，反为水气制胜，所以就不属于火运太过了。就如同夷则之律管与太徵之音不相应一样，上戊与下癸失守不得相会，后三年就会化为疫疠，迅速地到戊申年发作，发作时大小轻重，可根据当年司天之气盛衰及北极星所指方位进行推算。又如戊申年，在上的戊与在下的申相会，应时交于司天之气迁正，而在下的癸亥未能迁居在泉正位，就是壬戌太阳未得退位，属于上戊下癸不能合德，就是下癸柔干不能上合刚干，使火运小虚有小胜气，或者无复气，其后三年化为疫疠，叫作火疠。治法同前篇《刺法论》中所述。可用寒法泄法治疗。

【原文】黄帝曰：人气不足，天气如虚，人神失守，神光[1]不聚，邪鬼[2]干人，致有天亡，可得闻乎？

岐伯曰：人之五脏，一脏不足，又会[3]天虚，感邪之至也。人忧愁思虑即伤心，又或遇少阴司天，天数不及，太阴作接间至[4]，即谓天虚也，此即人气天气同虚也。又遇惊而夺精，汗出于心，因而三虚[5]，神明失守，心为君主之官，神明出焉，神失守位，即神游上丹田[6]，在帝太一帝君泥丸宫[7]下，神既失守，神光不聚，却遇火不及之岁，有黑尸鬼[8]见之，令人暴亡。

【注释】

[1] 神光：《黄帝内经素问校注》："或为气功者所见之光。"

[2] 邪鬼：即病邪。后文"五鬼"，即五种病邪。

[3] 会：为遇、逢之义。

[4] 太阴作接间至：张介宾："少阴司天之年，太阴尚在左间，若少阴不足，则太阴作接者，未当至而至矣。"

[5] 三虚：即人气之虚，天气虚，心气虚。

[6] 上丹田：道家谓人身脐下三寸为下丹田，脑为"上丹田"，也称"泥丸宫"。

[7] 帝太一帝君泥丸宫：张介宾："太乙帝君所居，亦曰泥丸宫，总众神者也。"经义在于强调脑对一身的主宰功能。

[8] 黑尸鬼：张介宾："尸鬼者，魄之阴气，阳脱阴孤，其人必死，故尸鬼见也。"可知尸鬼是人体阴阳离决的危重症状。

【语译】黄帝问道：人体的正气不足，天气也不正常，精神失守，神光不能聚敛，病邪伤人，导致突然死亡，可以听一听这个道理吗？

岐伯回答说：人的五脏如果有一脏不足，再逢岁气不收，就会感受邪气。如果人过度忧愁思虑，就会损伤心脏，又逢少阴君火司天之气不及，太阴湿土之间气接替主司，这叫作天虚，也就是人体正气与天气同虚。若再逢惊恐损伤精气，汗出而损伤心之液，便成为三虚，以致神明失守。心为一身之君主，产生神明，心神失守其位，就会游离于上丹田，也就是泥丸宫下，神明失守则神光不能聚敛，却逢火运不及之年，一定有水疫流行，使人突然死亡。

【导读】论"三虚"致病。在专论运气变化关系着疫疠发生的基础上，提出在"三虚"之下才能致病的观点，强调了内因的重要性。"人气不足，天气如虚，人神失守"是谓"三虚"。以心为例：忧愁思虑伤心为一虚，少阴司天不及为两虚，再"惊而夺精"为三虚。"三虚"和"两虚"致病的精神是一致的，"三虚"之中有"两虚"，"两虚"是人体内在的因素，实际就是天气与人气两个方面。原文提出"三虚"，重点在于说明"神失守位"，也可以说"神失守位"是"两虚"致病后的严重阶段，而两虚仅指发病而言。本篇原文的结语"得神者昌，失神者亡"正是这个意思。

《内经》三论"三虚"发病观。①《素问·刺法论篇》中"三虚"，是指人体正气之虚，司天在泉失守造成天时虚，加之汗出脏气受损导致"三虚"。②本篇所谓"三虚"是指"人气不足，天气如虚，人神失守"三者。③《灵枢·岁露论》认为"乘年之衰，逢月之空，失时之和，因为贼风所伤，是谓三虚"。虽同为"三虚"，前二者强调人身正气与气运变化同是发病的重要因素，不过前者又有出汗、脏腑受损因素，本篇提出"人神"（神也属正气）作用，均与《灵枢·岁露论》中的观点有别，不可混淆。

【原文】人饮食劳倦即伤脾，又或遇太阴司天，天数不及，即少阳作接间至，即谓之虚也，此即人气虚而天气虚也。又遇饮食饱甚，汗出于胃，醉饱行房，汗出于脾，因而三虚，脾神失守。脾为谏议之官，智周出焉[1]，神既失守，神光失位而不聚也，却遇土不及之年，或己年或甲年失守，或太阴天虚，青尸鬼见之，令人卒亡。

【注释】

[1] 脾为谏议之官，智周出焉：此与《素问·灵兰秘典论篇》不同，将脾与胃功能分而论之，又是一家之言。智周，谓智能周全，考虑全面。

【语译】人因饮食不节，劳倦过度就会伤害脾脏，又逢太阴湿土司天之气不及，间气少阴相火接替主司，这叫作天虚，也就是人体正气与司气同虚。如果再逢饮食过饱，汗出损伤胃之液，或者醉饱之后行房，汗出损伤脾之液，便成为三虚，脾所主神志失守。脾像谏议之官，产生周密的智慧，脾之神志失守，神光失位而不能聚敛，却遇到土运不及之年，或己年或甲年失于守位，或太阴湿土司天之气不及，就一定有风疫流行，使人突然死亡。

【导读】论脾脏发病。饮食不节或劳倦太过伤脾，又遇太阴湿土司天不及、少阳相火间气接之而至，又因饮食过饱、汗出损伤胃之液，或醉饱之后行房、汗出伤脾之液，脾之神志失守、神光不聚，在土运不及之年必有风疫，可致人突然死亡。

【原文】人久坐湿地，强力入水即伤肾，肾为作强之官，伎巧出焉，因而三虚，肾神失守。神志失位，神光不聚，却遇水不及之年，或辛不会符，或丙年失守，或太阳司天虚，有黄尸鬼至，见之，令人暴亡。

【语译】人因久居湿地，或者强力劳动又感受水湿邪气，就会伤害肾脏。肾是主持作强体能的器官，技巧智能由此产生，现在形成了三虚，肾脏的神志失守而神光不能聚敛，却又遇到水运不及之年，或者与岁辛不相会合，或者逢丙年失守，或者太阳司天之气不及，就一定有土疫邪气发病，使人突然死亡。

【导读】论肾脏发病。久居湿地或强力劳作伤肾，又遇水运不及之年，或逢太阳寒水司天不及，肾的神志失守、神光不聚，在水运不及之年必有土疫，可致人突然死亡。

【原文】人或恚怒，气逆上而不下，即伤肝也，又遇厥阴司天，天数不及，即少阴作接间至，是谓天虚也，此谓天虚人虚也。又遇疾走恐惧，汗出于肝。肝为将军之官，谋虑出焉，神位失守，神光不聚，又遇木不及年，或丁年不符，或壬年失守，或厥阴司天虚也，有白尸鬼见之，令人暴亡也。

【语译】人或者因愤怒，气机上逆而不下行，就要损伤肝脏。又遇厥阴风木司天之气不及，间气少阴君火代替行令，这叫天虚，成为天人两虚。又或者遇急走恐惧，出汗而损伤肝之液。肝的职能比之于将军，人的智谋由此产生，肝的神志失守而神光不能聚敛，又遇木运不及之年，或者丁年不相符合，或者壬年失守其位，或者厥阴风木司天之气不及，就一定有金疫邪气发病，使人突然死亡。

【导读】论肝脏发病。忿怒气逆伤肝，又遇厥阴风木司天之气不及、少阴君火间气接之而至，又因急走恐惧、汗出损伤肝之液，肝的神志失守、神光不聚，在厥阴风木司天不及之年发生金疫，可致人突然死亡。原文脱肺脏发病一节。

【原文】已上五失守者，天虚而人虚也，神游[1]失守其位，即有五尸鬼干人，令人暴亡也，谓之曰尸厥。人犯五神易位，即神光不圆[2]也，非但尸鬼，即一切邪犯者，皆是神失守位故也。此谓得守者生，失守者死[3]，得神者昌，失神者亡[4]。

【注释】

[1] 神游：张介宾："神游者，神气虽游，未离于身，尚不即死，若脉绝身冷，口中涎塞，舌短卵缩，则无及矣，否则速救可苏也。"

[2] 神光不圆：指五脏神明运转不达。与上文"神光不聚"义近，亦可从气功师所见的光解之。

[3] 得守者生，失守者死：张介宾："得守则神全，失守则神散。神全则灵明圆聚，故生。

神散则魂魄分离，故死。"

[4] 得神者昌，失神者亡：张介宾："阳气为神，阳盛则神全，阴气为鬼，阳衰则鬼见。阴阳合气，命之曰人。其生在阳，其死在阴，故曰得神者昌，得其阳也。失神者亡，失其阳也。"

【语译】以上五种失守其位的情况，是由于天虚和人虚的缘故，致使神志游离失守其位，就会有五疫邪气侵袭，使人突然死亡，这叫尸厥。人或扰犯了五脏之神而使其移位失藏，就会有神光不能圆满地聚敛，不但是疫邪，就是一切邪气侵犯伤人，都是由于神志失守其位的缘故。所以说，神志能够守藏就能生还，神志不能守藏就会死亡。精神充足的人就能保持健康，精神衰败的人就要死亡。

【导读】"五尸鬼"是强烈疫疠的代称。《素问·刺法论篇》认为"谓神移失守，虽在其体，然不致死，或有邪干，故令夭寿"，说明疫疠之气是致人暴亡的重要原因，所以说"五尸鬼干人，令人暴亡也"。

论得神者昌，失神者亡。此语还见于《素问·移精变气论篇》。"神"有广义之神和狭义之神，此处以后者为主。"神"是以人体内的精气作为物质基础的，是人体内脏气血盛衰的外在征象，"神"通过人的形态、面部表情、眼神变化、语言气息、脉搏、舌象等方面予以表现。医生诊断疾病，可以通过上述表现，观察神的存亡，判断正气的盛衰、疾病的轻重、预后之吉凶，故《灵枢·天年》中有"失神者死，得神则生"之论。

至真要大论篇第七十四

【题解】至真要，言其所论极为精深重要。本篇详论了五运六气之司天、在泉、胜复、主客为病的临床表现、治疗原则、用药规律、制方大法等，将运气理论落实到临床诊治之中，具有重要的指导意义，故名"至真要大论"。

【原文】黄帝问曰：五气[1]交合，盈虚更作，余知之矣。六气分治，司天地者[2]，其至何如？

岐伯再拜对曰：明乎哉问也！天地之大纪[3]，人神之通应[4]也。

帝曰：愿闻上合昭昭、下合冥冥[5]奈何？

岐伯曰：此道之所主、工之所疑[6]也。

【注释】

[1] 五气：五运之气。

[2] 六气分治，司天地者：风寒湿热燥火六气，分期主治，司天在泉各当其位。

[3] 天地之大纪：司天、在泉之气的变化规律。

[4] 人神之通应：人体生命活动与天地变化规律相应。人神，人类生命规律。

[5] 上合昭昭、下合冥冥：人类的生存与天地变化相通应。合，相应。昭，指明亮。天高而

悬日月星辰，故曰昭昭。冥，幽暗。地深而变化不测，故谓冥冥。

[6] 道之所主、工之所疑：张志聪："道之所生，其生唯一，工不知其要，则流散无穷，故多疑也。"

【语译】黄帝问道：五运之气的相互交合、太过与不及交替发作，这些道理我已经知道了。关于六气分别主事司天、在泉时，其气来时会是怎样的呢？

岐伯再拜后回答说：你提的问题真高明啊！这是自然界变化的纲领，人类神机与它相通应。

黄帝说道：我想听一听人的神机是怎样与明显的天气相应，又怎样与幽深的地气相应的情况。

岐伯回答说：这是自然规律所主宰的，也是研究这些理论的医生最感到疑惑的问题。

【导读】论"天地之大纪，人神之通应"。"神"指自然界阴阳概念表达的自然规律，此即"阴阳者，天地之道也……神明之府也"（《素问·阴阳应象大论篇》）以及"阴阳莫测谓之神"（《素问·天元纪大论篇》）的现代表达，"人神之通应"是《内经》"天人相应"观念的体现，是人类生命发生、存在的必需条件。人与天地间存在着天人同源（同源于气）、天人同道（规律、节律同步）、天人同构（表现在一元结构－气结构、二元结构－阴阳结构、三元结构－三阴三阳结构、四元结构－四象结构、五元结构－五行结构）、天人同化（人身气化出自于天地气运变化之中并受其影响）、天人同象。所以，人体必须顺

应自然（运气）的变化。无论是生理状态下的气血循行、津液代谢、脏腑阴阳之气的消长变化，还是病理状态下的脉象、气色、相关症状，甚至针刺、艾灸、药物治疗效应等，无不受到自然界气运活动的影响。因而在临证诊治疾病时必须以此为指导，谨候气宜，无失病机。本篇所论述的内容就是"人神之通应"的具体体现。

【原文】帝曰：愿闻其道也。岐伯曰：厥阴司天，其化以风；少阴司天，其化以热；太阴司天，其化以湿；少阳司天，其化以火；阳明司天，其化以燥；太阳司天，其化以寒。以所临脏位，命其病者也[1]。

帝曰：地化[2]奈何？

岐伯曰：司天同候，间气皆然。

帝曰：间气何谓？

岐伯曰：司左右者，是谓间气也。

帝曰：何以异之？

岐伯曰：主岁者纪岁，间气者纪步也[3]。

【注释】

[1] 以所临脏位，命其病者也：根据六气下临所应之内脏，确定疾病之所在。临，来临、降临。脏位，此乃主运所应的五脏部位。

[2] 地化：在泉之气所产生的变化。

[3] 主岁者纪岁，间气者纪步也：司天、在泉都是主岁之气，司天、在泉的左右间气分别各主一步时位。

【语译】黄帝说道：我想听听其中的道理。

岐伯回答说：厥阴司天，气从风化；少阴司天，气从热化；太阴司天，气从湿化；少阳司天，气从火化；阳明司天，气从燥化；太阳司天，气从寒化。根据六气司天所通应的脏腑经络部位，可以确定所患疾病的名称。

黄帝问道：六气在泉，是怎样进行气化的呢？

岐伯回答说：六气在泉与六气司天的规律是相同的，间气也是一样的。

黄帝问道：什么是间气呢？

岐伯回答说：分别在司天和在泉的左间和右间之气，就叫作间气。

黄帝问道：间气与司天、在泉有什么不同呢？

岐伯回答说：司天之气和在泉之气是主岁之气，主宰全年的气化，间气主司一步的气化。

【导读】此节在论述六气标本关系后，又概括地表达了六气变化对人体脏腑的影响。自然界六气变化影响着人体相对应的脏腑活动，六气异常就会引起相关内脏发生与气候变化相应的病证，据此可以进行脏腑定位。这是《内经》中认知病证的重要思维方法之一，在辨证论治中的定位、定性以及疾病的命名依据，遵循季节气候变化及其特点，因为人体病证表现与季节气候特征关系密切，对于外感疾病更是如此，只要认真把握六气变化特点，就不难对外感病证特点进行分析和定性。

所谓"主岁者纪岁，间气者纪步"，是解释每年主岁之气（即司天、在泉之气）与左右四间气主一年的气化。其中，司天之气主上半年气化，在泉之气主下半年气化，岁气指这两者影响全年气候，故称为"主岁者纪岁"。四步间气分别各主一步之气化（每步60.875天）

故曰"间气者纪步"。

【原文】帝曰：善。岁主奈何？

岐伯曰：厥阴司天为风化[1]，在泉为酸化，司气[2]为苍化，间气为动化。

少阴司天为热化，在泉为苦化，不司气化，居气为灼化[3]。

太阴司天为湿化，在泉为甘化，司气为黔化，间气为柔化。

少阳司天为火化，在泉为苦化，司气为丹化，间气为明化。

阳明司天为燥化，在泉为辛化，司气为素化，间气为清化。

太阳司天为寒化，在泉为咸化，司气为玄化，间气为藏化。

故治病者，必明六化分治，五味五色所生，五脏所宜，乃可以言盈虚病生之绪[4]也。

【注释】

[1] 风化：厥阴司天，气候从风而生化。

[2] 司气：每一运分别主管一年的气候。

[3] 不司气化，居气为灼化：六气中有君火、相火两者，在五运中则只有一火。六气分主五运，尚多一火，即王冰所谓"君不主运"，故曰"不司气化""居气为灼化"。

[4] 盈虚病生之绪：张介宾："凡治病者必求其本，六化是也；必察其形，五色是也；必分其主治，五味是也；必辨其宜否，五脏是也。明此数者，而后孰为气之盛，孰为气之衰，乃可以

言盈虚病生之端绪，而治之无失矣。"

【语译】黄帝问道：这个回答很好。一年中的司天、在泉、间气是如何进行气化的呢？

岐伯回答说：厥阴风木之气司天时气从风化，在泉时味从酸化，司运时色从苍化，间气时气从动化。

少阴君火热之气司天时气从热化，在泉时味从苦化，不司岁运，而为居气时气从灼化。

太阴湿土之气司天时气从湿化，在泉时味从甘化，司运则色从黔化，间气时气从柔化。

少阳相火暑气司天时气从火化，在泉时味从苦化，司运时色从丹化，间气时气从明化。

阳明燥金之气司天时气从燥化，在泉时味从辛化，司运时色从素化，间气时气从清化。

太阳寒水之气司天时气从寒化，在泉时味从咸化，司运时色从玄化，间气时气从藏化。

所以，作为治病的医生，必须明白六气所司的气化、五味及五色的产生、五脏对五味的选择和适宜，这样才可以谈论气化运行得太过、不及和疾病发生的相关理论。

【导读】"六化分治"是指六气所主气候变化对药食五味、五色的影响，便于后文所说的"司岁备物"，即调理五脏的偏颇以及治疗五脏的相关病证。所以张介宾总结说"凡治病者，必求其本，六化是也；必察其形，五色是也；必分其主治，五味是也；必辨其宜否，五脏是也。明此数者，而后知孰为气之盛，孰为气之衰，乃可以言盈虚病生之端绪，而治之无失矣"（《类经·运气类》）。

【原文】帝曰：厥阴在泉而酸化先，余知之矣。风化之行也何如？

岐伯曰：风行于地，所谓本也[1]，余气同法。本乎天者，天之气也；本乎地者，地之气也[2]。天地合气，六节分而万物化生矣[3]。

故曰，谨候气宜，无失病机[4]。此之谓也。

【注释】

[1] 风行于地，所谓本也：厥阴风木司天，风气流行于大地，这是该年气化、物候变化及疾病发生的本源。本，本源。

[2] 本乎天者……地之气也：六气司天时，气候、物候变化以司天之气为本源。六气在泉时，气候及物候变化就以在泉之气为本源。

[3] 天地合气，六节分而万物化生矣：司天之气和在泉之气相互作用，影响全年六步气候变化，一年六步之气分别主司各时节的气候，万物也就因此而产生相应变化。六节分，指六步气位

的分化。

[4] 谨候气宜，无失病机：马莳："故本乎天而化者，由于司天之气，本乎地而化者，由于司地之气，此在天地为气宜，而在人身为病机，必谨候之而可以治病矣。"

【语译】黄帝问道：厥阴在泉时味首先从酸而化的理论，我已经知道了，关于厥阴风木化运的情况是怎样的呢？

岐伯回答说：厥阴风气运行于地的情况，是地气之本所导致的，其余各气也和这一规律相同。凡是六气之本为司天时，就是天之气；六气之本为在泉时，就为地之气；天气和地气是相互结合发生作用的，在一年之内分六步主治，万物因此而生化不息。

所以常说的要认真仔细地观察六气分别主时之所宜，不要贻误对病机的分析，就是这个道理。

【导读】继续论述六气的标本关系。六气为本即"所谓本也，是谓六元"（《素问·六元正纪大论篇》）。无论是司天之气及其统管的初、二、三之气，还是在泉之气及其统管的四、五、终之气，其标本关系皆如是。全年万物的化生过程无不受到岁气六步的影响，故曰"六节分而万物化生矣"。

此节强调临床医生在分析病机时务必要认真对待自然气候变化及其对疾病的影响，包括发病、病理过程、临床表现、疾病传变、预后转归、治法选择、药物配伍、刺灸手法、腧穴配伍、针刺深浅等。这既是"谨候气宜，无失病机"的重点意涵，也是本篇的核心理念。

【原文】帝曰：其主病[1]何如？

岐伯曰：司岁备物，则无遗主矣[2]。

帝曰：先岁物[3]何也？

岐伯曰：天地之专精[4]也。

帝曰：司气者何如？

岐伯曰：司气者主岁同，然有余不足也[5]。

帝曰：非司岁物何谓也？

岐伯曰：散也，故质同而异等也。气味有薄厚，性用有躁静，治保[6]有多少，力化[7]有浅深，此之谓也。

帝曰：岁主脏害[8]何谓？

岐伯曰：以所不胜命之[9]，则其

要也。

帝曰：治之奈何？

岐伯曰：上淫于下[10]，所胜平之[11]，外淫于内[12]，所胜治之。

【注释】

[1] 主病：张志聪："谓主治病之药物。"

[2] 司岁备物，则无遗主矣：按照司岁之气，收备药物，就不会有遗漏了。

[3] 先岁物：医生为了有效地治疗疾病，必须预先准备高效优质的药物以备急需。岁物，当年应时产生的有效药物。

[4] 天地之专精：按照岁气采备药物，其气味纯厚。

[5] 司气者主岁同……不足也：指岁运与岁气属性相同时，对药物所产生的作用相同，但岁运太过与不及对药物性用产生的影响不同。主岁，即岁气，指司天、在泉之气。

[6] 治保：药物对人体调养的作用。

[7] 力化：药力在人体产生的药理作用。

[8] 岁主脏害：气候的异常变化，可引起相应脏腑的病理改变。

[9] 所不胜命之：金、木、土、水、火，相为胜制，受制则不胜，不胜则病，故以所不胜之脏的病证命名。

[10] 上淫于下：司天之气淫胜伤人的发病情况。

[11] 所胜平之：根据司天之气淫胜进行治疗。

[12] 外淫于内：在泉之气淫胜的发病情况。

【语译】黄帝问道：六气司天、在泉发病时的用药规律是如何呢？

岐伯回答说：根据每年司岁之气的具体情况以备取相应的药物，就不会有遗漏了。

黄帝问道：每年与岁气相应的药物是怎样的呢？

岐伯回答说：凡是得岁气的药物都独禀岁气之专精。

黄帝问道：每年司岁运的药物又是如何的呢？

岐伯回答说：司岁运的药物与主岁气的药物是一样的，然而所不同的是岁运有太过与不及的差异。

黄帝问道：不是司岁的药物说的又是什么呢？

岐伯回答说：不是司岁的药物，气散而不精专，所以司岁药物与非司岁药物的形质虽然相同，但又有差别。药物的气味有厚有薄，功效作用有急有缓，治疗疾病、保全真气的药力有多有少，生化效能有深有浅，说的就是这个道理。

黄帝问道：岁气所主的伤害内脏的情况，是什么呢？

岐伯回答说：它是以所不胜之气进行命名，这便是问题的关键。

黄帝问道：怎样进行治疗呢？

岐伯回答说：司天之气淫胜于下所致的病，就用与其所胜之气相应的药物进行平调；在泉之气淫胜于内所致的病，就用与其所胜之气相应的药物进行治疗。

【导读】

其一，论"主病"。"主病，谓治主病之药物"（《素问集注》）。此节讨论了季节气候、药物与疾病治疗的关系，也是对"谨候气宜，无失病机"观点的展开论述。

其二，论"司岁备物"。所谓"司岁备物"，是"言采药之岁"（王冰注），药物的质量与采择的年份、季节关系十分密切，强调了药物的生长以及其有效成分的蓄积深受地域、年份、季节气候变化的影响，因此要根据不同年份气候变化特点采集应时的药物，治疗相关脏腑不同性质的病证，才能收到应有的临床疗效，即所谓"天地之气，每岁各有所司，因司气以备药物，则主病者无遗矣。如厥阴司岁则备酸物……太阳司岁则备咸物，所谓岁物也，岁物备则五味之用全矣"（《类经·运气类》）。原文认为气候因素影响药物品质，因而强调"司岁备物"。

其三，论"天地之专精"。这是回答为何要"司岁备物"。因为"岁物"是当年应时而生的药物（或食物），秉受了当年的岁运、岁气所给予的完备精华，其品质最优、药理效应最佳，故要"司岁备物"。

其四，论"质同异等"。司岁所备之物为"天地之精专"，而"非司岁物"，品质较差，药理作用也弱，因此，所用药物品质不同，治疗效能也有不同。司岁之物，气味厚，性能佳，治保良，力化专，药效优；"非司岁物"，气味淡，效能差，治保弱，力化散，药效低。"此即质同异等之谓，盖司气者与不司气者，其有不同如此"（《类经·运气类》）。

其五，论"岁主藏害"。"岁主脏害"是指当年岁气（司天、在泉之气）如果偏盛，就会对与之相应的脏腑造成伤害。如果五脏与六气的五行属性不相合属于"所不胜"者，则相关脏腑就会受到伤害而发病，如岁气为风木偏盛则易生脾胃病证，"木为土之所不胜"，木胜乘土。这强调气候变化与脏腑疾病的关系，总结出了"岁主脏害"规律，提出了治以"所胜"的用药原则。

【原文】帝曰：善。平气[1]何如？

岐伯曰：谨察阴阳所在而调之，以平为期，正者正治，反者反治[2]。

【注释】

[1] 平气：气候变化既非太过，亦非不及，完全正常。

[2] 正者正治，反者反治：疾病的症状与病机的性质一致时用正治方法治疗，疾病症状与病机性质相反时用反治法治疗。

【语译】黄帝说道：很好。那么，岁气平和之年的用药情况是怎样的呢？

岐伯回答说：仔细认真地观察阴阳所在的不同而加以调治，就能达到平衡的目的。常规病证用正治法治疗，特殊的病证用反治法治疗。

【导读】论五运有太过、不及与平气。太过之运，治当抑其胜气，扶其不胜；不及之运，治当制其所不胜之气，扶其不及。总的原则是调和阴阳，使其平也。若岁气不平，治之之法，在于"上淫于下，所胜平之；外淫于内，所胜治之"。就是说，司天之气，淫胜其在下之运气，当以所胜平之，如少商金运，火热上临，宜平以咸寒，佐以苦甘。在泉之气，淫胜其在内之五运，当以所胜治之，如少宫土运，风木外淫，宜治以辛凉，佐以苦甘。

平气之运，治当谨察阴阳所在而调之，这便是"正者正治，反者反治"，达到"以平为期"，使人体阴阳恢复新的平衡协调状态。故凡发生病变，总为阴阳失调。治之补泻，无不在调和阴阳，使"阴平阳秘"，才可"精神乃治"。

【原文】帝曰：夫子言察阴阳所在而调之，论言人迎与寸口相应，若引绳小大齐等，命曰平。阴之所在寸口何如？

岐伯曰：视岁南北[1]，可知之矣。

帝曰：愿卒闻之。

岐伯曰：北政之岁，少阴在泉，则寸口不应；厥阴在泉，则右不应；太阴在泉，则左不应。南政之岁，少阴司天，则寸口不应；厥阴司天，则右不应；太阴司天，则左不应。诸不应者，反其诊[2]则见矣。

帝曰：尺候何如？

岐伯曰：北政之岁，三阴在下，则寸不应；三阴在上，则尺不应。南政之岁，三阴在天，则寸不应；三阴在泉，则尺不应。左右同。故曰，知其要者，一言而终；不知其要，流散无穷，此之谓也。

【注释】

[1] 视岁南北：要根据南政、北政的不同，判断岁运、岁气。南北，即南政、北政。

[2] 反其诊：指尺寸倒候。

【语译】黄帝问道：先生说要仔细认真地观察阴阳所在的不同加以调治，而医论说人迎、寸口二部脉相应，好像牵绳索一样大小相等，称为平脉。那么，五脏阴经所应的寸口脉是怎样的情况呢？

岐伯说：观察了当年是南政还是北政，就可以明白这种情况。

黄帝说：我想听一听你对这一问题的详尽论述。

岐伯说：凡是北政之年，少阴君火在泉，寸口脉就不应；厥阴风木在泉，右手寸脉就不应；太阴湿土在泉，左手寸脉就不应。凡是南政之年，少阴君火司天，寸口脉就不应；厥阴风木司天，右手寸脉就不应；太阴湿土司天，右手寸脉就不应。凡是各个不相应的脉，要是反其诊时就会发现其脉仍是相应的。

黄帝问道：诊尺部脉会是怎样的呢？

岐伯回答说：凡是北政之年，三阴在泉，寸部脉不相应；三阴司天，尺部脉不相应。凡是南政之年，三阴司天，寸部脉不相应；三阴在泉，尺部脉不相应。左右手的脉象变化相同。所以说，掌握了察岁气进行诊脉的理论，一句话就可以完全阐明其中的道理；不掌握岁气与脉象变化的规律，就会漫无边际、难以明白其中的道理。说的就是这个意思。

【导读】论南北政之年人体人迎与寸口脉象的变化，以及据此辨阴阳盛衰病机与证候。

其一，论南北政之年人体人迎、寸口脉象变化关系。不同年份有不同的岁气及气候，影响着人体生理、病理变化，这些变化可以从人迎、寸口脉象表现于外，临床可据此分析相关病证。此即《内经》中运用广泛的"人迎寸口二部合参诊脉方法"，《灵枢·四时气》中说"人迎以候阳，寸口以候阴"。人迎脉主阳经、六腑病证，寸口脉主阴经、五脏病证。正常之人，人迎脉与寸口脉，阴阳平衡，变化齐，即"寸口主中，人迎主外。两者相应，俱往俱来，若引绳大小齐等。春夏人迎微大，秋冬寸口微大，如是者，名曰平人"（《灵枢·禁服》）。如果阴阳失调，偏盛偏衰，必然在人迎、寸口处有所体现。结合二部之脉、四时之常变，就可诊得阴阳盛衰之所在，如"大肠手阳明经盛者，人迎大三倍于寸口。虚者，人迎反小于寸口也""脾足太阴经盛者，寸口大三倍于人迎，虚者，寸口反小于人迎也"（《灵枢·经脉》）就是这一诊脉方法的具体应用。

"谨察阴阳所在而调之"就是指疾病发生与气候变化无明显关系时，要依据人迎、寸口脉象变化予以判断。正常状态下"人迎与寸口相应，若引绳小大齐等"，若人迎脉盛于寸口脉，就为腑病，若寸口脉盛于人迎脉，就为脏病。既体现了脉象诊法的意义，也提示临床诊病不必完全拘泥于气候变化。

其二，论南政与北政。何谓南政、何谓北政？《内经》未有明言，后世医家说法不一：①任应秋认为"所谓'政'即指司天、在泉居于南纬或居于北纬的主令。子、丑、寅、卯等为天体的十二宫，所谓'移光定位'，即由日光移易所在，南北位次便随之而定。如日光在亥、子、丑、寅、卯、辰任何一宫均为南政；在巳、午、未、申、酉、戌任何一宫则为北政"。②张介宾认为"五运以土为尊，故唯甲己土运为南政，其他皆北政也"。③张志聪认为"五运之中，戊癸化火，以戊癸年为南政"，其他年份为北政。④以太过之年为南政，以不及之年为北政。似以第一说为得。

【原文】帝曰：善。天地之气，内淫而病何如？

岐伯曰：岁厥阴在泉，风淫所胜，则地气不明，平野昧[1]，草乃早秀。民病洒洒振寒，善伸数欠，心痛支满，两胁里急，饮食不下，鬲咽不通，食则呕，腹胀善噫，得后与气，则快然如衰，身体皆重。

岁少阴在泉，热淫所胜，则焰浮川泽，阴处反明。民病腹中常鸣，气上冲胸，喘不能久立，寒热皮肤痛，目瞑齿痛䪼[2]肿，恶寒发热如虐，少腹中痛腹大，蛰虫不藏[3]。

岁太阴在泉，草乃早荣，湿淫所胜，则埃昏岩谷，黄反见黑[4]，至阴之交[5]。民病饮积，心痛，耳聋浑浑焞焞[6]，嗌肿喉痹，阴病血见，少腹痛肿，不得小便，病冲头痛，目似脱，项似拔，腰似折，髀不可以回[7]，腘如结，腨如别。

岁少阳在泉，火淫所胜，则焰明郊野，寒热更至。民病注泄赤白，少腹痛，溺赤，甚则血便。少阴同候[8]。

岁阳明在泉，燥淫所胜，则霿雾清暝[9]。民病喜呕，呕有苦，善太息，心胁痛不能反侧，甚则嗌干面尘，身无膏泽，足外反热。

岁太阳在泉，寒淫所胜，则凝肃惨栗[10]。民病少腹控睾[11]，引腰脊，上冲心痛，血见，嗌痛颔肿。

【注释】

[1] 平野昧：四野昏暗不清。

[2] 䪼（zhuō 拙）：颧骨。

[3] 蛰虫不藏：冬眠的虫当藏而不藏。《类经》将此句移于"阴处反明"句下，义胜可取。

[4] 黄反见黑：土色反见于北方。

[5] 至阴之交：湿土之气交合的现象，指土色见于水位，与至阴之气色交合。

[6] 浑浑焞焞（tūn 吞）：形容耳中嗡嗡作响、听力不清。浑，浊貌。浑浑，不清貌。焞焞，声音洪大的样子。

[7] 髀不可以回：髀骨疼痛不能环转。

[8] 少阴同候：所见的其余病候相同于少阴在泉的年岁。

[9] 霿（méng 蒙）雾清暝：阳明在泉之年，下半年气候偏凉，天气阴暗。

[10] 凝肃惨栗：寒气凝结，万物静肃。惨栗，指寒意很盛。

[11] 控睾：疼痛牵引睾丸。

【语译】黄帝说道：好。司天、在泉之气淫胜伤人的发病规律如何呢？

岐伯回答说：厥阴风木在泉之年，风气太过，制胜土气，地气昏暗不明，平原旷野昏昧不清，草类过早结实，人们易生之病证如振栗恶寒、频繁地呵欠、心痛、支撑胀满、胁肋拘急、饮食不下、胸膈、咽部梗塞不畅、食入即吐、腹胀满、嗳气频频等，并且大便或矢气后感到舒服畅快，如同病情衰减一般，身重。

少阴君火在泉之年，热气淫胜制约其所胜的金气，热炎之气浮现于川泽上空，阴暗之处反显明亮，人们易生之病证如腹中常常雷鸣、气上冲胸、喘息不能久立、恶寒发热、皮肤疼痛、视物不清、齿痛、颊肿、恶寒发热如疟状、少腹疼痛、腹胀大等，并且此时蛰虫不能伏藏。

太阴湿土在泉之年，草木过早繁茂，湿气淫胜而制约其所胜的水气，山岩河谷中尘埃昏暗，黄色反而出现在北方黑色之地，土气与水气交互作用，人们易生之病证为水饮、积聚、心痛耳聋、耳中嗡嗡作响而听力不清、咽肿、喉痹、阴病、出血、少腹肿痛、小便不通、气上冲逆头痛、目胀痛如脱出、项痛如拔、腰痛如断折、髀部不能旋转、膝关节结滞弯曲不灵、小腿肚疼痛如撕裂等。

少阳相火在泉之年，火气淫胜而制约所胜之金气，郊野热气光明，寒热气候交替发作，人们易生病证如泄泻如注、下利赤白、少腹痛、小便色赤，甚则便血等，并且其病证与少阴君火在泉的发病情况相同。

阳明燥金在泉之年，燥气淫胜而制约其所胜之气木气，雾气清冷昏暗，人们易生的病证如呕吐、呕吐苦水、善太息、心与胁肋疼痛而不能转侧、咽干、面色如尘、身体干枯而不润泽、足外发热等。

太阳寒水之年，寒气淫胜则制约其所胜的火气，气候阴冷凝惨肃杀凛冽，人们易生的病证如少腹连及睾丸疼痛、牵引腰部、上冲心胸、出血、咽喉与颔部肿痛等。

【导读】论六气在泉淫胜所致物候变化及病变规律。原文中列举了三阴三阳六气在泉淫胜所致的自然物候变化现象，以及内淫人体所产生的病变情况，其总的规律列入下表5。

表5　六气淫胜表

在泉之气淫胜	厥阴	君火	太阴	相火	阳明	寒水
淫胜邪气	风邪	热邪	湿邪	暑邪	燥邪	寒邪
损伤所胜之脏	脾胃	肺	肾	肺	肝胆	心

【原文】帝曰：善。治之奈何？

岐伯曰：诸气在泉，风淫于内，治以辛凉，佐以苦，以甘缓之，以辛散之；

热淫于内，治以咸寒，佐以甘苦，以酸收之，以苦发之；

湿淫于内，治以苦热，佐以酸淡，以苦燥之，以淡泄之；

火淫于内，治以咸冷，佐以苦辛，以酸收之，以苦发之；

燥淫于内，治以苦温，佐以甘辛，以苦下之；

寒淫于内，治以甘热，佐以苦辛，以咸泻之，以辛润之，以苦坚之。

【语译】黄帝说道：好。那么，对此怎样治疗呢？

岐伯回答说：凡是对各种气在泉，风邪淫胜于内所致的病证，主治药用辛凉，佐药用苦味，用甘味药缓急，用辛味药发散。

热邪淫胜于内所致的病证，主治药用咸寒，佐药用甘苦，用酸味药收敛，用苦味药泄热。

湿邪淫胜于内所致的病证，主治药用苦热，佐药用酸淡，用苦味之药以燥湿，用淡味之药以渗湿。

火邪淫胜于内所致的病证，主治药用咸冷，佐药用苦辛，用酸味之药以收敛，用苦味之药以泄火。

燥邪淫胜于内所致的病证，主治药用苦温，佐药用甘辛，用苦味药泄热。

寒邪淫胜于内所致的病证，主治药用甘热，佐药用苦辛，用咸味之药以祛邪，用辛味之药以润燥，用味苦之药以坚阴。

【导读】论六气在泉内淫而病的治法。

其一，风邪淫盛。临证多见震颤、抽搐、麻木、瘙痒、游走性疼痛等症。治疗时宜用辛凉疏风之品，佐以苦甘之药。此即"肝苦急，急食甘以缓之。肝欲散，急食辛以散之，此之谓也"（《素问·脏气法时论篇》）之意，后世治疗温热病初起常用的著名方剂银翘散据此意立方。

其二，少阴君火在泉。少阴君火在泉之时，邪热淫胜体内，多见发热面赤、目红肿、躁狂、疮疡、口渴饮冷、尿短赤、大便干、出血等症，宜用咸寒之品治之，味咸的药物可以降火，性寒之品可清热。"热淫于内"的病证治用咸、寒、甘、苦、酸诸药，能迅速清除体内之热，即"热为火气，水能制之，故宜治以咸寒，佐以甘苦，甘胜咸，所以防咸之过也。苦能泄，所以去热之实也。热盛于经而不敛者，以酸收之，热郁于内而不解者，以苦发之"（《类经·运气类》）。

其三，太阴湿土在泉。太阴湿土在泉之时，湿气淫胜，伤犯人体，临证多表现为浮肿、痰饮、泄泻、痢疾、带下病、黄疸、头身困重等病证。治疗时用味苦性热的药物燥其湿，如苍术、蛇床子、藿香、砂仁、草豆蔻等药，用酸淡的药物以收敛、缓肝、泻肝，如治疗里急后重、腹痛下痢等症，除了用黄连、黄芩、苦参等味苦燥湿药外，还可以配伍芍药等味酸药治疗，即是其例。

其四，少阳相火在泉。少阳相火在泉之时，下半年气温偏高，常易发生火热淫胜于内的病证。火胜之病，多见身热、面赤、目红肿、耳肿痛流脓、口干口苦、咽喉肿痛、心烦躁扰、谵语狂妄、小便短赤、尿血、疮疡痈疽等症。可用黄芩、黄连、大黄、金银花、紫花地丁、蒲公英、鱼腥草等寒凉之药泻其热，直折火势。当"火淫于内"，人体内火热炽盛，为了使热邪迅速得到制止，特别是热郁肌表，出汗较少的情况下，必须在咸寒清热，苦寒泄火的同时，用辛味之药发汗解表，以求表里双解，这就是《素问·生气通天论篇》中所谓的"体若燔炭，汗出而散"之义，也是此处"佐以苦辛"中用"辛"味的经旨所在。故曰"相火，畏火也，故宜治以咸冷，苦能泄火，辛能散火，故用以为佐，以酸收之，以苦发之，义与上文热淫治同"（《类经·运气类》）。

其五，阳明燥金在泉。阳明燥金在泉之时，燥气流行，空气中相对湿度小，"燥胜则干""诸涩枯涸，干劲皴揭，皆属于燥"。燥之为病，症见口干咽燥、皮肤干燥皴裂、大便干结、尿少等，加之燥邪极易伤肺，故见干咳少痰或无痰，鼻腔干燥等症。燥邪致病时凉燥伤人，其气偏于寒凉，故用温药治之。若为温燥伤人，则用苦味泄热药治之。甘味药中的甘寒、甘润之品生津以缓其燥所致的津伤；"辛"品中的辛温治凉燥，辛凉治温燥。"以苦下之"者，是用苦寒泄热之品除燥热导致的肠中燥结。

其六，太阳寒水在泉。太阳寒水在泉之时，寒乃大行，气温低下，异常严寒，人体极易感寒而发病。寒性凝滞，澄澈清冷，伤人阳气，所以"寒淫于内"，可见肢体冷痛、恶寒、口淡不渴、肌肤手足逆冷、小便清长、大便溏薄、泄泻等症。治疗时，首先选用味甘性热之药，如肉桂、干姜、附子等。"佐以苦辛"，苦能燥湿，辛能散寒。由于"诸寒收引，皆属于肾"，寒邪易伤肾，水湿泛滥，故用"甘热"的同时，用苦味药物燥湿，"咸"味能入肾，与"甘热"之品配合，加强温肾利水之功。"以辛润之"的"润"，非滋润之"润"，实为通过"辛"散其寒，达到"温"肾之用，与《素问·脏气法时论篇》中的"肾苦燥，急食辛以润之，开腠理，致津液，通气也"义同，通过"辛"散，达到疏通卫气运行之道的作用，有利于肾精的敛藏和布散。"以苦坚之"中的"坚"，指坚固肾脏的闭藏作用，湿邪去则肾功能恢复，自然能完成正常的坚敛闭藏功能。故有"寒为水气，土能制水，热能胜寒，故治以甘热，甘从土化，热从火化也。佐以苦辛等义，如《素问·脏气法时论篇》中"肾苦燥，急食辛以润之……肾欲坚，急食苦以坚之，用苦补之，咸泻之"。

【原文】帝曰：善。天气之变[1]何如？

岐伯曰：厥阴司天，风淫所胜，则太虚埃昏，云物以扰，寒生春气，流水不冰[2]。民病胃脘当心而痛，上支两胁，鬲咽不通，饮食不下，舌本强，食则呕，冷泄腹胀，溏泄瘕水闭，蛰虫不去，病本于脾。冲阳[3]绝，死不治。

少阴司天，热淫所胜，怫热至，火行其政。民病胸中烦热，嗌干，右胠满，皮肤痛，寒热咳喘，大雨且至[4]，唾血血泄，鼽衄嚏呕，溺色变，甚则疮疡胕肿，肩背臂臑及缺盆中痛，心痛肺膜，腹大满，膨膨而喘咳，病本于肺。尺泽绝，死不治[5]。

太阴司天，湿淫所胜，则沉阴且布，雨变枯槁。胕肿骨痛阴痹，阴痹者按之不得，腰脊头项痛，时眩，大便难，阴气不用，饥不欲食，咳唾则有血，心如悬，病本于肾。太溪绝，死不治[6]。

少阳司天，火淫所胜，则温气流行，金政不平。民病头痛，发热恶寒而疟，热上皮肤痛，色变黄赤，传而为水，身面胕肿，腹满仰息，泄注赤白，疮疡咳唾血，烦心胸中热，甚则鼽衄，病本于肺。天府绝，死不治[7]。

阳明司天，燥淫所胜，则木乃晚

荣，草乃晚生，筋骨内变，民病左胠胁痛，寒清于中，感而疟，大凉革候，咳，腹中鸣，注泄鹜溏，名木敛，生菀于下，草焦上首[8]，心胁暴痛，不可反侧，嗌干面尘，腰痛，丈夫㿉疝，妇人少腹痛，目眛眦，疡疮痤痈，蛰虫来见[9]，病本于肝。太冲[10]绝，死不治。

太阳司天，寒淫所胜，则寒气反至，水且冰，血变于中，发为痈疡，民病厥心痛，呕血、血泄、鼽衄，善悲，时眩仆。运火炎烈，雨暴乃雹[11]，胸腹满，手热肘挛掖肿[12]，心澹澹大动[13]，胸胁胃脘不安，面赤目黄，善噫嗌干，甚则色炲，渴而欲饮，病本于心。神门[14]绝，死不治。所谓动气，知其脏也[15]。

【注释】

[1] 天气之变：司天之气淫胜所致病变。

[2] 流水不冰：冬天气候反而温热，流动的水不结冰。《类经》将"蛰虫不去"移于句下，义胜。

[3] 冲阳：穴名。

[4] 大雨且至：少阴司天之年，土气当令时有大雨降下。此句《类经》移至"火行其政"句下，义胜。

[5] 尺泽绝，死不治：尺泽，为穴名。张介宾："尺泽，手太阴肺脉也，在肘内廉大文中动脉应手。金不胜火，则脉气竭而尺泽绝，死不治。"

[6] 太溪绝，死不治：太溪，穴名。张介宾："太溪，足少阴肾脉也。在足内踝后跟上动脉应手。水不胜土，故肾气竭而太溪绝，故死不治。"

[7] 天府绝，死不治：张介宾："天府，手太阴肺脉也，在臂内廉，腋下三寸动脉应手。金不胜火，则肺气竭而天府绝，故死不治。"

[8] 名木敛……草焦上首：谓（大凉革候，即大凉之气，指变更其湿润生育的气候）树木生发之气被抑制而伏于下，草梢出现焦枯。《类经》将"大凉革候……蛰虫来见"等句移至"筋骨内变"句下，义胜。

[9] 蛰虫来见：这四个字与本节文义不属，疑为衍文。但张介宾曰："然阳明金气在上，则少阴火气在下，故蛰虫来见也。"可参。

[10] 太冲：穴名。

[11] 运火炎烈，雨暴乃雹：太阳司天之年，适逢火运太过，水火相争，就会有暴雨或冰雹等反常气候。《类经》将此二句移于"水且冰"句下，义胜。

[12] 掖冲：掖，即"腋"。冲，别本作"肿"，王冰注语并作"肿"。掖冲，即腋肿。

[13] 心澹澹大动：心悸怔忡，悸动不安的样子。

[14] 神门：穴名。

[15] 所谓动气，知其脏也：临证时要根据五脏经脉的动脉搏动状况，来判断相关脏腑的生理、病理及预后。

【语译】黄帝说道：好。六气司天会产生什么样的变化呢？

岐伯回答说：厥阴风木司天之年，风气淫胜而制约其所胜的土气，太空昏暗，尘埃四起，云物飘动，寒冷的季节发生春令的变化，流动的水不结冰。人们多发的病证如胃脘当心而痛、向上支撑两胁、胸膈咽喉不通畅、饮食不下、舌根强硬、食下就呕吐、寒泄、腹胀、鸭溏泄泻、瘕病、水闭不通等，并且此时蛰虫不能归藏。病之根本在于风邪伤脾。如果有冲阳部位脉气终绝的情况，多为不治的死证。

少阴君火司天之年，热气淫胜而制约其所胜的金气，郁热之气到来，火行其政。人们多发的病证如胸中烦热、咽干、右胁部胀满、皮肤疼痛、恶寒发热、咳嗽、喘息等。大雨时有发生。人们易生唾血、泄血、鼻塞、衄血、喷嚏、呕吐、尿色变等病，甚则出现疮疡、浮肿，以及肩、背、臂、臑及缺盆中痛，还可见心痛、肺胀、腹大满胀、气喘、咳嗽等病。病之根本在于热邪犯肺。如果尺泽部位脉气终绝，多为不治的死证。

太阴湿土司天之年，湿气淫胜而制约其所胜的水气，就会出现阴沉的天气布于天空，雨水浸渍，草木萎枯的现象。人们易生的病证是浮肿、骨痛、阴痹等，阴痹病，多见按之不知痛处以及腰脊头项疼痛、时时眩晕、排便困难、阳痿不举、饥不欲食、咳嗽、唾血、心如悬空感等病。病之根本是湿邪伤肾。如果太溪部位的脉气终绝，多属不治的死证。

少阳相火司天之年，火气淫胜而制约所胜的金气，就会出现温热之气流行，金气的政令不得安静的现象。人们易患的病证是头痛、发热恶寒而为疟疾病，热在上部，可见皮肤疼痛，颜色变为黄赤色，进一步演变为水病，还可见身面浮肿、腹满、仰面喘息、泄泻如注、下利赤白、疮疡、咳嗽、唾血、心烦、胸中热、为鼻塞、衄血等病。病之根本在于火邪犯肺。如果天府部位的脉气终绝，多属不治的死证。

阳明燥金司天之年，燥气淫胜而制约

其所胜之木气，就会出现树木推迟繁荣，草类生长较晚，人的筋骨发生病证的现象。人们多生左胁肋疼痛，寒凉之邪伤于内就发生疟疾病，凉气改变了气候的正常变化，易发生咳嗽、腹中雷鸣、鸭溏泄泻等病证。高大的植物收敛其生发之机而不繁荣，郁于下部而不能生发，草的顶尖部焦枯。人们易生心胁急剧疼痛、不能转侧、咽干、面色如尘土、腰病等病，男子易患疝病，女子易患少腹疼痛、视物不清、眼角生溃疡、痤疮、痈疡等病证。蛰虫应伏藏而又反复出现。病之根本在于燥邪伤肝。如果太冲部位的脉气终绝，多属不治的死证。

太阳寒水司天之年，寒气淫胜而制约其所胜的火气，就会出现在不应当寒冷的季节反而寒气来临，水多结冰的现象。体内的血脉易发生变化，火热内郁而易生痈疡，人们易患厥心痛、呕血、血泄、鼻塞、衄血、善悲伤、时时有眩晕昏倒等病证。如果逢岁运之火炎烈，那么暴雨与冰雹将会一同降下。人们易生胸腹胀满、手热、肘部拘挛、腋肿、心悸怔忡、胸胁胃脘不舒、面赤、目黄、嗳气、咽干、肤色黑如烟尘、口渴饮水等病证。疾病的根本在于寒邪犯心。如果神门部位的脉气终绝，多属不治死证。这就是所说的诊察脉气之动，以测知脏真之气的存亡。

【导读】论六气司天淫胜所致物候变化及病变。六气司天与六气在泉，具体变化各有差异，然其淫胜所致物候变化及病变规律基本一致，归纳如表6。

表6　六气司天淫胜表

司天之气淫胜	厥阴	少阴	太阴	相火	阳明	太阳
司天之气淫胜所致六淫邪气	风	热	湿	火	燥	寒
六淫伤及所胜之脏	脾	肺	肾	肺	肝	心

【原文】帝曰：善。治之奈何？

岐伯曰：司天之气，风淫所胜，

平[1]以辛凉，佐以苦甘，以甘缓之，以酸泻之；

热淫所胜，平以咸寒，佐以苦甘，以酸收之；

湿淫所胜，平以苦热，佐以酸辛，以苦燥之，以淡泄之；

湿上甚而热[2]，治以苦温，佐以甘辛，以汗为故而止；

火淫所胜，平以酸冷，佐以苦甘，以酸收之，以苦发之，以酸复之；热淫同。

燥淫所胜，平以苦湿[3]，佐以酸辛，以苦下之；

寒淫所胜，平以辛热，佐以甘苦，以咸泻之。

【注释】

[1] 平：与上文六气在泉病变治疗用药规律中的"治"义同，即治疗。为了区别六气司天与六气在泉的治疗用药之殊，故《新校正》释之："在泉曰治，司天曰平。"则其义也。

[2] 湿上甚而热：张介宾："谓湿郁于上而成热也。"

[3] 湿：《新校正》："按上文'燥淫于内，治以苦温'。此云'苦湿'者，'湿'当为'温'。"

【语译】黄帝说道：好。对此应怎样治疗呢？

岐伯回答说：在六气司天的年份中，风木之气淫胜之年发病的用药规律是，用辛凉之药物平治，佐药用苦甘，用甘味之药缓急，用味酸之药泻邪；君火热气淫胜之年发病，用咸寒之药平治，佐药用苦甘，用味酸之药收敛；湿土之气淫胜之年发病，用苦热药平治，佐药用酸辛，用苦味之药以燥湿，用淡味之药以渗湿，如果湿郁于上而有化热者，用苦温药主治，佐药用甘辛之品，以汗出湿去为止；火气淫胜之年发病，用酸冷之药物平治，佐药用苦甘，以酸味药收敛，用味苦之品泄火，火退津伤者复用酸味药以恢复津液；热气淫胜之年所致病证的用药规律与此相同；燥金之气淫胜之年发病，用苦温药物平治，佐药用酸辛之品，用苦药下泄邪气；寒气淫胜之年发病，用辛热药物平治，佐药用甘苦之品，用咸味药以泻邪气。

【导读】论六气司天淫胜而病的治法，与六气在泉内淫而病的治法基本相似，间或略有不同之处。①厥阴风木司天，风气流行，风邪淫胜伤人致病的治疗方法与"厥阴风木在泉"相同，《素问·脏气法时论篇》之论与此相同。②少阴君火司天，热气流行，"热淫所胜"伤人致病的治法与"少阴君火在泉"相同。③太阴湿土司天，湿乃大行，湿气淫胜伤人致病的治法与"太阴湿土在泉"相同。原文中"湿上甚而热，治以苦温，佐以甘辛，以汗为故而止"，是指人体上半身感受湿邪可用"苦温"治之，佐以辛甘发散之品发其汗，到浮肿消退为止，《金匮要略·水气病脉证并治》中所说的"诸有水者，腰以下肿，当利小便；腰以上肿，当发汗乃愈"的治疗大法即据此旨。为何六气皆不言此而唯有"湿淫于内"作为此处的补充之论呢？因为《内经》认为湿为阴邪，易袭阴位，如"伤于湿者，下先受之"（《素问·太阴阳明论篇》），"身半以下者，湿中之也"（《灵枢·邪气脏腑病形》），"清湿则伤下""清湿袭虚，则病起于下"（《灵枢·百病始生》），可见，湿邪伤下是一般规律，而"湿上甚"者虽非绝无仅有之例，但不属于邪气伤人的常例，故此处独言而特示之。④少阳相火司天，暑乃大行，上半年气温偏高，夏季天气炎热，火邪淫胜伤人的治疗方法与"少阴君火司天"基本相同，故此处曰"热淫同"。故有"此与在泉热淫治同。盖水能胜火，故平以咸冷，苦能泻火之实，甘能缓火之急，故佐以苦甘。火盛而散越者，以酸收之，火郁而伏留者，以苦发之。然以发去火，未免伤气，故又当以酸复之。而火热二气同治也"(《类经·运气类》)之注。⑤阳明燥金司天，燥气大行，燥气淫胜伤人致病的治法同"阳明燥金在泉"，可结合"阳明燥金在泉"之"燥淫于内"的用药法度。⑥太阳寒水司天，寒乃大行，上半年气温偏低，"寒淫所胜"伤人致病的治法同"太阳寒水在泉"，理解此处组方法度当与在泉之法相参。经过比较分析，六气司天、在泉淫胜致病的治法及其临床组方药物的性味基本一致。

【原文】 帝曰：善。邪气反胜[1]，治之奈何？

岐伯曰：风司于地[2]，清反胜之[3]，治以酸温，佐以苦甘，以辛平之；

热司于地，寒反胜之，治以甘热，佐以苦辛，以咸平之；

湿司于地，热反胜之，治以苦冷，佐以咸甘，以苦平之；

火司于地，寒反胜之，治以甘热，佐以苦辛，以咸平之；

燥司于地，热反胜之，治以平寒，佐以苦甘，以酸平之，以和为利；

寒司于地，热反胜之，治以咸冷，佐以甘辛，以苦平之。

【注释】

[1] 邪气反胜：指司天、在泉之气被其所不胜之气侵害而为病。如厥阴司天，反被其所不胜之金气（清气）所淫胜，发生病变。

[2] 风司于地：指厥阴风木在泉，下半年风气偏盛。余类此。

[3] 清反胜之：指厥阴在泉之年，有时金之清凉之气反胜，所以会有干燥偏凉的反常气候。

【语译】 黄帝说道：好。在本气不足、邪气反胜的时候，应如何治疗呢？

岐伯回答说：厥阴风木在泉，风气司于地，所不胜之金的清气反胜而发病时，用酸温药物主治，佐药用苦甘之品，用辛味药以平调其正气；少阴君火在泉，热气司于地，所不胜之水的寒气反胜发病时，用甘热药主治，佐药用苦辛，用咸味之药以平调其正气；太阴湿土在泉，湿气司于地，热气反胜而发病时，用苦冷的药物主治，佐药用咸甘之品，用味苦的药物以平调其正气；少阳相火在泉，火气司于地，所不胜之水的寒气反胜而致病时，用甘热药物主治，佐药用苦辛之品，用咸味药以平调其正气；阳明燥金在泉，燥气司行于地，所不胜之火的热气反胜的发病，用平凉之药主治，佐药用苦甘之品，用酸味药平调其正气，以冷热平和之药制方为宜；太阳寒水在泉，寒气司于地，热气反胜而发病时，用咸冷药物主治，佐药用甘辛之品，用苦味药物平调其正气。

【导读】 其一，论邪气反胜而病的治法。"邪气反胜"指司天、在泉之气，受所不胜之气的侵犯。如风司于地，即厥阴在泉，或风化于天，即厥阴司天，清反胜之，为金克木，即"反胜者，以天地气有不足，则间气乘虚为邪，而反胜之也"（张介宾注）。

其二，论邪气反胜而病，与本气淫胜而病的治法不同。本气淫胜而病，治之重在克制（平治）本气，而邪气反胜为病，既要制其反胜之气，又要防止本气偏亢。如"风司于地，清反胜之，治以酸温（酸以入肝，温以胜清），佐以苦甘，以辛平之（用辛防止风木之本气偏亢）"。六气反胜气候所致病证的组方用药参照六气司天、六气在泉淫胜所致病证的组方治法。

【原文】帝曰：其司天邪胜[1]何如？

岐伯曰：风化于天[2]，清反胜之，治以酸温，佐以甘苦；

热化于天，寒反胜之，治以甘温，佐以苦酸辛；

湿化于天，热反胜之，治以苦寒，佐以苦酸；

火化于天，寒反胜之，治以甘热，佐以苦辛；

燥化于天，热反胜之，治以辛寒，佐以苦甘；

寒化于天，热反胜之，治以咸冷，佐以苦辛。

【注释】

[1] 其司天邪胜：谓与司天之气的性质相反的气候成为致病邪气。

[2] 风化于天：风气（厥气）司天。下文"热化于天"等仿此。

【语译】黄帝问道：六气司天，邪气反胜发病应当怎样进行治疗呢？

岐伯回答说：厥阴风木司天，风化于天，所不胜之金的清气反胜致病时，用酸温药物进行主治，佐药用甘苦之品；少阴君火司天，热化于天，所不胜之水的寒气反胜致病，用甘温药物主治，佐药用苦酸辛之品；太阴湿土司天，湿化于天，热气反胜而致病，用苦寒之药主治，佐药用苦酸之品；少阳相火司天，火化于天，所不胜之水的寒气反胜而发病，用甘热之药主治，佐药用苦辛之品；阳明燥金司天，燥化于天，所不胜之火的热气反胜致病，用辛寒药物主治，佐药用苦甘之品；太阳寒水司天，寒化于天，热气反胜致病，用咸冷的药物主治，佐药用苦辛之品。

【导读】论邪气反胜而病的治疗药物配伍思路。邪气反胜而病，与本气淫胜而病的治法不同。本气淫胜而病，治之重在克制（平治）本气，而邪气反胜为病，既要制其反胜之气，又要防止本气偏亢。如"风司于地，清反胜之，治以酸温（酸以入肝，温以胜清），佐以苦甘，以辛平之（用辛防止风木之本气偏亢）"。

【原文】帝曰：六气相胜[1]奈何？

岐伯曰：厥阴之胜，耳鸣头眩，愦愦[2]欲吐，胃鬲如寒，大风数举，倮虫不滋，胠胁气并，化而为热，小便黄赤，胃脘当心而痛，上支两胁，肠鸣飧泄，少腹痛，注下赤白，甚则呕吐，鬲咽不通。

少阴之胜，心下热善饥，脐下反动，气游三焦，炎暑至，木乃津，草乃萎，呕逆，躁烦，腹满痛，溏泄，传为赤沃[3]。

太阴之胜，火气内郁，疮疡于中，

流散于外，病在肢胁，甚则心痛热格[4]，头痛，喉痹，项强，独胜则湿气内郁，寒迫下焦，痛留顶[5]，互引眉间，胃满。雨数至，燥化乃见[6]，少腹满，腰脽重强，内不便，善注泄，足下温，头重，足胫胕肿，饮发于中，胕肿于上。

少阳之胜，热客于胃，烦心、心痛，目赤，欲呕，呕酸、善饥，耳痛，溺赤，善惊谵妄，暴热消烁，草萎水涸，介虫乃屈，少腹痛，下沃赤白。

阳明之胜，清发于中，左肤胁痛，溏泄，内为嗌塞，外发癫疝，大凉肃杀，华英改容，毛虫乃殃，胸中不便，嗌塞而咳。

太阳之胜，凝凓且至，非时水冰，羽乃后化。痔疟发，寒厥[7]入胃，则内生心痛，阴中乃疡，隐曲不利[8]，互引阴股，筋肉拘苛，血脉凝泣，络满色变，或为血泄，皮肤否肿，腹满食减，热反上行，头项囟顶脑户中痛，目如脱，寒入下焦，传为濡泻。

【注释】

[1] 相胜：六气互有强弱，相互乘虚而为病也，故曰相胜。

[2] 愦愦：形容烦乱的样子。

[3] 传为赤沃：腹部胀满，溏泄之病日久，转化为下血赤痢之类病证。

[4] 热格：热邪格阻于上。

[5] 痛留顶：于鬯："按留字于义可疑，或当囟字之形误。痛囟顶，犹下文言头项囟顶脑户中痛也。"

[6] 雨数至，燥化乃见：频繁的下雨过后，又连续少雨干燥。

[7] 寒厥：厥逆之寒邪。

[8] 阴中乃疡，隐曲不利：太阳经络肾属膀胱，故为阴部因患疮疡而小便不利。

【语译】 黄帝问道：六气互相为胜气时会产生什么样的情况呢？

岐伯回答说：厥阴风木之气为胜气时，易发生耳鸣、目眩头晕、烦乱、欲吐、胃和胸膈如有寒气一样逆冷等病。大风时起，倮虫类不能滋生。胁部气机并聚，转化为热，可见小便黄赤、胃脘当心而痛、向上支撑两胁、肠鸣、飧泄、少腹疼痛、泄泻如注、下利赤白、呕吐、胸膈、咽喉不通畅等病。

少阴君火热气为胜气时，易发生心下烦热、易饥饿、脐下悸动、气行于三焦等病证。炎暑发生，树木汁液外流，草类枯萎。人易生呕逆、烦躁、腹满疼痛、便溏泄泻、血痢等病证。

太阴湿土之气为胜气时，易发生火气内郁，体内生疮疡；火气流散于外部，病在肢胁等处，甚则心痛；热邪格拒则生头痛、喉痹、项强；湿气独胜则湿气内郁、寒气迫于下焦，疼痛发生于头顶，痛引眉间、胃胀满等病证。大雨频降，鳞虫出现于陆地，燥化之令推迟到来。人易发生少腹疼痛、腰和臀沉重强急、腹内气行不利、泄泻如注、足下温热、头重、足胫浮肿、水饮发于内、浮肿起于上等病证。

少阳相火暑气为胜气时，易发生热邪犯胃、烦心、心痛、目赤、欲呕、呕吐酸水、易饥饿、耳痛、尿赤、易惊恐、谵言妄语等病证。暴热耗气伤阴，草木枯萎，流水干涸，介虫退缩不长。人易发生少腹疼痛、下利赤白等病证。

阳明燥金之气为胜气时，则清凉之气生于内，易患左肢胁疼痛、便溏泄泻，内则发生咽喉闭塞，外则发生癫疝等病证。大凉肃杀之气到来，草木花叶变色，毛虫受到伤害。人易发生胸中气机不利、咽喉不利、咳嗽等病证。

太阳寒水之气为胜气时，阴寒凛冽之气到来，流水非时而结冰，羽虫化育推迟。人们易生痔、疟疾，寒气犯胃，内生心痛，阴中生疮，不能进行房事，阴部、大腿内侧互相抽引，筋肉拘急，血脉凝涩，络脉色变，或者见便血、泄泻、皮肤胀闷及肿胀、腹满、饮食减少等病。热气反而上行时，头、项、囟顶、脑户处疼痛，目胀痛如脱出，寒邪入于下焦时则为水泻病证。

【导读】论六气之胜的发病规律及表现。胜气，就是偏胜的气候，各个年度的司天、在泉之气都是胜气，但在特殊情况下也会不受上述规定的约束而出现与岁气不相应的偏胜之气。胜气的发生可据司天、在泉的规律进行预测，但必须依据当年、当时具体的气象变化而不可拘泥。

就其致病规律而言，一是直接伤害与其五行属性一致的脏腑，如"厥阴之胜"，风邪为患，伤及肝木而有"耳鸣头眩"等症。二是遵循"制其所胜"之脏腑，脾胃为肝木之所胜，故有"胃鬲如寒……胃脘当心而痛"之症。其余者类此。

【原文】帝曰：治之奈何？

岐伯曰：厥阴之胜，治以甘清，佐以苦辛，以酸泻之；

少阴之胜，治以辛寒，佐以苦咸，以甘泻之；

太阴之胜，治以咸热，佐以辛甘，以苦泻之；

少阳之胜，治以辛寒，佐以甘咸，以甘泻之；

阳明之胜，治以酸温，佐以辛甘，以苦泄之；

太阳之胜，治以甘热[1]，佐以辛酸，以咸泻之。

【注释】

[1] 治以甘热：《新校正》："详此为治，皆先泻其不胜，而后泻其来复。独太阳之胜，治以甘热为异。疑'甘'字，'苦'之误也。若云治以苦热，则六胜之治皆一贯也。"

【语译】黄帝问道：六气互为胜气致病时应当怎样治疗呢？

岐伯回答说：厥阴风木之气为胜气致病时，用甘凉药物进行主治，佐药用苦辛之品，用酸味药物泻邪；少阴君火之气为胜气致病时，用辛寒的药物进行主治，佐药为苦咸之品，用甘味药物泻邪；太阴湿土之气为胜气致病时，用咸热的药物进行主治，佐药用辛甘之品，用苦味药物泻邪；少阳相火之气为胜气致病时，用辛寒的药物进行主治，佐药用甘咸之品，用甘味药物泻邪；阳明燥金之气为胜气致病时，用酸温的药物进行主治，佐药用辛甘之品，用苦味药物泻邪；太阳寒水之气为胜气致病时，用苦热的药物进行主治，佐药用辛酸之品，用咸味药物泻邪。

【导读】"六气相胜"而病的治疗药物配组方法与六气司天、在泉淫胜致病的药物组配方法稍有区别。

【原文】帝曰：六气之复何如？

岐伯曰：悉乎哉问也！厥阴之复，

少腹坚满，里急暴痛[1]，偃木飞沙，倮虫不荣。厥心痛，汗发呕吐，饮食不入，入而复出，筋骨掉眩清厥，甚则入脾，食痹而吐。冲阳绝，死不治。

少阴之复，燠热[2]内作，烦躁，鼽嚏，少腹绞痛。火见燔焫，嗌燥，分注时止[3]，气动于左，上行于右，咳，皮肤痛，暴喑，心痛，郁冒不知人，乃洒淅恶寒，振栗谵妄，寒已而热，渴而欲饮，少气，骨痿，隔肠不便，外为浮肿，哕噫，赤气后化[4]，流水不冰，热气大行，介虫不复，病痱胗[5]疮疡，痈疽痤痔，甚则入肺，咳而鼻渊。天府绝，死不治。

太阴之复，湿变乃举，体重中满，食饮不化，阴气上厥，胸中不便，饮发于中，咳喘有声。大雨时行，鳞见于陆[6]。头顶痛重，而掉瘛尤甚，呕而密默[7]，唾吐清液，甚则入肾，窍泻无度[8]。太溪绝，死不治。

少阳之复，大热将至，枯燥燔爇，介虫乃耗。惊瘛咳衄，心热烦躁，便数憎风，厥气上行，面如浮埃，目乃眴瘛，火气内发，上为口糜呕逆，血溢血泄，发而为疟，恶寒鼓栗，寒极反热，嗌络焦槁，渴引水浆，色变黄赤，少气脉萎，化而为水，传为胕肿，甚则入肺，咳而血泄。尺泽绝，死不治。

阳明之复，清气大举，森木苍干，毛虫乃厉。病生胠胁，气归于左，善太息，甚则心痛否满，腹胀而泄，呕苦，咳，哕，烦心，病在鬲中，头痛，甚则入肝，惊骇，筋挛。太冲绝，死不治。

太阳之复，厥气上行，水凝雨冰，羽虫乃死，心胃生寒，胸膈不利，心痛否满，头痛善悲，时眩仆，食减，腰脽反痛，屈伸不便，地裂冰坚，阳光不治，少腹控睾，引腰脊，上冲心，唾出清水，及为哕噫，甚则入心，善忘善悲。神门绝，死不治。

【注释】

[1] 里急暴痛：小腹拘急疼痛。

[2] 燠热：郁热。

[3] 分注时止：二便失调。

[4] 赤气后化：火气之行令推迟。

[5] 胗：通"疹"。

[6] 鳞见于陆：雨水暴发，鱼类出现在陆地。鳞，指鱼类。

[7] 密默：张志聪："密默者，欲闭户牖独居。"

[8] 窍泻无度：张介宾："窍泻无度，以肾开窍于二便，而门户不要也。"

【语译】 黄帝问道：六气互为复气时会产生哪些情况？

岐伯回答说：你问得很详细啊！厥阴风木之气为复气时，易发生少腹坚硬满胀、拘急暴痛等病证。草木倒伏，沙土飞扬，倮虫生长不能繁荣。人们易发生厥心痛、出汗、呕吐、饮食不下、食入即吐、头晕目眩、肌肤手足厥冷等病。若邪气犯脾，则发为食痹、呕吐等病证。如果冲阳部位的脉气终绝，多属不治的死证。

少阴君火之气为复气时，易发生郁热内发、烦躁、鼻塞、喷嚏、少腹绞痛、炽热燔灼、咽干、大小便时利时闭等病。阳气发动于左，上行于右而刑肺金则生咳嗽、皮肤痛、突然失音、心痛、郁冒不省人事、恶寒振栗、谵言妄语、寒去发热、口渴欲饮、少气、骨痿、肠道隔塞不通、浮肿、呃逆、嗳气等病证。火的气化作用推迟到来，流水不能结冰，热气大行，介虫不能再生化。人们易发生痹、疹、疮疡、痈疽、痤、痔等病。若热邪传肺，则发生咳嗽、鼻渊。如果天府部位的脉气终绝，多属不治的死证。

太阴湿土之气为复气时，湿化之气频频发生，易生体重、腹内胀满、饮食不化、阴气上逆、胸中郁闷不畅、水饮发于内、咳嗽、喘息有声等病证，时有大雨降落，鳞虫出现在地面上。人们易生头项疼痛沉重、头晕抽搐、呕吐、欲安静独处、呕吐清液等病。若邪入于肾，则发生泻痢无度等病证。如果太溪部位的脉气终绝，多属不治的死证。

少阳相火之气为复气时，大热将行，万物因燔灼而枯槁，介虫受到损耗。人们易发生惊恐、抽搐、咳嗽、衄血、心热烦躁、大便频数、恶风等病。气逆于上，面如尘土、两目抽掣。火气发于内，上炎为口疮糜烂、呕逆。热邪烦盛，可见下泄、疟疾、恶寒战栗、寒极反为发热、咽喉干燥、口渴引饮、少气、脉萎等病。若化为

水病，则症见浮肿了若热邪入肺，可发生咳嗽、血泄等病证。如果尺泽部位的脉气终绝，多属不治的死证。

阳明燥金之气为复气时，凉气大起，林木青干，毛虫受到危害。人们易生胠胁部位的病变，气归于左侧，症见善太息，甚则出现心痛、痞塞、胀满、腹胀、泄泻、呕吐苦水、咳嗽、呃逆、心烦、头痛等病，若邪气传肝，可见惊骇、筋脉拘挛等病证。如果太冲部位的脉气终绝，多属不治的死证。

太阳寒水之气为复气时，厥逆之冷气上行，水结冰，雨水冰雹时降，羽虫死亡。人们易发生心胃生寒、胸膈不通畅、心痛痞满、头痛、善悲、时时发生眩晕昏倒、饮食减少、腰臀疼痛或屈伸不利等病证。地冻裂，结冰坚实，阳气不得施化。人易发生少腹疼痛连及睾丸并牵引腰背、上冲心痛、唾清水、呃逆、嗳气等病证。若邪气犯心，可见健忘、善悲伤等病证。如果神门部位的脉气终绝，多属不治的死证。

【导读】论复气。复气，即报复之气。复气是自然界自身矫正偏胜之气而形成的另一种不同性质的偏胜之气，所以复气也是一种胜气。无论是胜气还是复气，只要属性相同，其所表现的气象、气候、物候、物化、致病规律（即所病脏腑、临床表现）、所用药物性味的组配均基本相似。

复气发生的因素复杂，其致病时既有与之属性相同的脏腑受病，也有因"制其所胜"而致相关脏腑发病，如"太阳之复"寒气偏胜，除肾系疾病（如"腰脽反痛，屈伸不便……少腹控睾，引腰脊"）外，还有所胜之脏的病证（如"心痛否满……上冲心，唾出清水，及为哕噫，甚则入心，善忘善悲"），也会见"侮所不胜"之脏腑脾胃的病证（如"心胃生寒，胸膈不利……食减"）等。

此处六论复气"死不治"，皆为复气所致脏腑病证出现"其所不胜"之脏的动脉已绝，即为死证，如"厥阴之复"，肝气偏胜，肝木乘脾，足阳明胃经的冲阳脉动绝，预后不良等。

【原文】帝曰：善。治之奈何？

岐伯曰：厥阴之复，治以酸寒，佐以甘辛，以酸泻之，以甘缓之；

少阴之复，治以咸寒，佐以苦辛，以甘泻之，以酸收之，辛苦发之，以咸耎之；

太阴之复，治以苦热，佐以酸辛，以苦泻之、燥之、泄之；

少阳之复，治以咸冷，佐以苦辛，以咸耎之，以酸收之，辛苦发之。

发不远热[1]，无犯温凉；少阴同法；

阳明之复，治以辛温，佐以苦甘，以苦泄之，以苦下之，以酸补之；

太阳之复，治以咸热，佐以甘辛，以苦坚之。

治诸胜复，寒者热之，热者寒之，温者清之，清者温之，散者收之，抑者散之，燥者润之，急者缓之，坚者耎之，脆者坚之，衰者补之，强者泻之，各安其气，必清必静，则病气衰去，归其所宗[2]，此治之大体也。

【注释】

[1] 发不远热：运用解表方法时，可以不避热气主时的季节。《新校正》："按《天元正纪大论》：'发表不远热'。"

[2] 归其所宗：人体各种功能恢复到正常的状态。宗，归属之义。

【语译】黄帝说道：好。如何治疗复气所致的病证呢？

岐伯回答说：对厥阴风木为复气所致的病证，可用酸寒药物主治，佐药用甘辛之品，用酸味之药泻邪，用甘味药缓急；

少阴君火为复气所致的病证，用咸寒药物主治，佐药为苦辛之品，用甘味药泻邪，用酸味药收敛，用辛苦之药发散其热，用咸味药以软坚；太阴湿土为复气所致的病证，用苦热药物主治，佐药为酸辛之品，用苦味药泻邪，用燥性药物燥湿，用渗泄药以利湿；少阳相火为复气所致的病证，用咸冷药物主治，佐药用苦辛之品，用咸味药以软坚，用酸味药收敛，用苦辛药物发散其热，发散之法，用辛热不必避热气主令之时，但温凉药不能触犯温凉之气主令之时，少阴之气为复气致病时的用药规律与此相同；阳明燥金为复气所致的病证，用辛温药物主治，佐药用苦甘之品，用苦味药物以泻其邪，用苦味药物通下，用酸味药物以调补正气；太阳寒水为复气所致的病证，以咸热药物主治，佐药用甘辛之品，用苦味药物坚固其正气。

治疗复气致病的用药法度是，气寒所致的病证用热药治疗，气热所致病证用寒药治疗，气温所致病证用清凉的药物治疗，气冷所致的病证用温药治疗，气散的病证用收敛的方法治疗，气郁所致的病证用发散的方法治疗，气燥所致的病证用滋润的方法治疗，气急的病证用缓法治疗，坚硬的病证用软坚方法治疗，脆弱的病证用坚固的方法治疗，气衰的病证用补益方法治疗，气强的实证用泻法治疗，只要使人的正气清静安定，病邪之气就会衰退，各种治疗方法都有其适应的病证，这就是治疗疾病的基本原则。

【导读】此处论复气致病的治疗遵循了"上淫于下，所胜平之，外淫于内，所胜治之"的原则和"寒者热之，热者寒之……衰者补之，强者泻之"12种具体方法，其临床组方用药的性味组配原则与治疗胜气致病基本相似。

【原文】帝曰：善。气之上下[1]何谓也？

岐伯曰：身半以上，其气三[2]矣，天之分也，天气主之；身半以下，其气三[3]矣，地之分也，地气主之。以名命气，以气命处[4]，而言其病。半，所谓天枢也[5]。

故上胜而下俱病者，以地名之[6]；下胜而上俱病者，以天名之[7]。所谓胜至，报气屈伏而未发也[8]，复至则不以天地异名，皆如复气为法也。

【注释】

[1] 气之上下：风、寒、暑、湿、燥、火六气分别有司天和在泉。

[2] 其气三：身半以上之"其气三"，初之气至三之气，为司天所主。

[3] 其气三：四之气至终之气，为在泉所主。在泉也主三步气位，故亦曰"其气三"。

[4] 以名命气，以气命处：用三阴三阳对六气进行命名，风为厥阴，热为少阴，湿为太阴，暑为少阳，燥为阳明，寒为太阳。根据六气顺序，确定其六步气位。

[5] 半，所谓天枢也：一年之半是阴阳之气

升降的枢纽。人身亦同。

[6] 以地名之：以地气在泉之名来命名人身受病之脏。

[7] 以天名之：以天气司天之名来命名人身受病之脏。

[8] 报气屈伏而未发：报复之气还没有产生作用。报气，复气。

【语译】黄帝说道：好。将气分为上下是什么道理呢？

岐伯回答说：身半以上，应于初、二、三之气，为司天之气所主的步位，由天气主之；身半以下，应于四、五、终三步之气，为在泉之气所主的步位，由地气主之。以六步名称命名所主的气，以六气的名称而命名相应的步位，确定所患病证。半，就是"天枢"所在的部位。所以司天之气淫胜则疾病发生于下部，就用在泉之气命名；在泉之气淫胜则疾病发生于上部，就以司天之气命名。这是指胜气到来而报复之气退伏而未发作而言，如果复气已经到来，就不能用司天和在泉之气的不同名称进行区别，都应当以复气的发病规律为准则。

【导读】论"人身之上下，以应天地之上下"。自然界气候运行的特点是天气下降，地气上升，浑然一体，人居天地气交之中，故"人身之上下，以应天地之上下"，其实人体内部气化功能的基本形式亦是阴阳升降出入，如心火下降以温肾水，肾水上济以滋心火等。本篇以天枢分身半以上为阳，身半以下为阴的观点与"腰以上者为阳，腰以下者为阴"（《灵枢·阴阳系日月》）之意相同。张仲景将这一观点用于指导临床实践，提出"诸有水者，腰以下肿，当利小便，腰以上肿，当发汗乃愈"（《金匮要略·水气病脉证并治》），将腰以上肿判定为阳水，当用辛散发汗之阳药宣散水气，将腰以下肿判定为阴水，当用通利小便泄渗之阴药以利水。至于"身半以上，其气三矣，天之分也，天气主之；身半以下，其气三矣，地之分也，地气主之。以名命气，以气命处，而言其病"之论，因身半以上，阳中有阴，不为天气独主，身半以下，阴中有阳，亦不为地气独主，应结合人体气机升降出入的具体病机讨论。

【原文】帝曰：胜复之动，时有常乎？气有必乎？

岐伯曰：时有常位，而气无必也[1]。

帝曰：愿闻其道也。

岐伯曰：初气终三气，天气主之，胜之常也；四气尽终气，地气主之，复之常也。有胜则复，无胜则否[2]。

帝曰：善。复已而胜何如？

岐伯曰：胜至则复，无常数也，衰乃止耳。复已而胜，不复则害，此伤生也。

帝曰：复而反病何也？

岐伯曰：居非其位，不相得也[3]。大复其胜，则主胜之，故反病也，所谓火燥热也[4]。

帝曰：治之何如？

岐伯曰：夫气之胜也，微者随之，甚者制之；气之复也，和者平之，暴者夺之。皆随胜气，安其屈伏，无问其数，以平为期，此其道也。

【注释】

[1] 时有常位，而气无必也：风、寒、暑、湿、燥、火六气分主六步，各有所主时间，但作为胜气出现，却没有固定时间。

[2] 有胜则复，无胜则否：有胜气就一定有复气，没有胜气出现，也就不会有复气发生。

[3] 居非其位，不相得也：复气的产生没有固定时间，就可能与六气主位不一致。

[4] 火燥热也：少阴君火热气和少阳相火暑气在泉时，火热为胜气。火胜克金，燥为复气。"有胜则复"，所以火燥热。

【语译】黄帝问道：胜气、复气的运

动有固定的时间吗？其气到来时有必然的规律吗？

岐伯回答说：时令虽然有固定的位置，而胜气和复气没有必然的规律。

黄帝说：我想听一听其中的道理。

岐伯回答说：从初之气到三之气，由司天之气所主，是发生胜气常见的时位。从四之气到终之气，由在泉之气所主，是发生复气常见的时位。有胜气发生就必然会有复气，没有胜气发生也就不会有复气。

黄帝说道：好。复气已经结束而又有胜气发生，这是什么道理呢？

岐伯回答说：胜气到来之后必然有复气，没有固定的次数，胜气衰退后就自行终止了。复气过去后，又会有胜气发生，如果胜气过后不发生复气就是灾害，这样便会伤害生机。

黄帝问道：复气到来却反而致病是什么道理呢？

岐伯回答说：复气到来不在其时位，主气、客气不相得。大复之气太胜，于是主气就会制约它，所以反而会致病。这就是所谓火、燥、热主气之时。

黄帝问道：应怎样治疗呢？

岐伯回答说：凡六气为胜气时，气微者用随顺之法治疗，气甚者用制胜之法治疗。六气为复气时，缓和者就用平调之法治疗，气暴者就要用劫夺之法治疗。都要根据胜气的微甚，以安抚其屈伏抑郁不伸之气，无论数之多少，都要以达到平和为目的，这就是治疗的一般规律。

【导读】此节一论不复则害，复而反病。有胜无复，则胜气亢烈无制肆淫为害，谓之不复则害。复而反病，谓复气来报，与主气不和，居非其位，则客主之气不相得而大复其胜，主气胜而乘之，复气不敌，主气反胜而为病。如少阳、少阴在泉，少阳火也，少阴热也，以客之火气，而居主之太阳寒水之位，火气大复，则水主胜之，复而反病。又如阳明司天，阳明燥金也，以客之金气，而居主之少阳相火之位，金气大复，则火主胜之，亦复反病。

二论客主之气，有胜而无复。"有胜则复，无胜则否"，此言客气。客主之间，有胜则无复，但有顺逆之分，曰"主胜逆，客胜从"。张介宾认为："客气动而变，主气静而常，气强则胜，时去则已，故但以胜衰相胜而无复也。"

三论胜复之气无规律。所谓"时有常位，而气无必也"。就是说六气有一定的常位，而胜复之气的有无，并不是一定的。

四论胜气和复气致病的治疗。如微者顺其气以调之，甚者制其所畏，和者平调其微邪，暴者泻以强胜。

【原文】帝曰：善。客主之胜复奈何？

岐伯曰：客主之气，胜而无复也。

帝曰：其逆从何如？

岐伯曰：主胜逆，客胜从，天之道也。

帝曰：其生病何如？

岐伯曰：厥阴司天，客胜则耳鸣掉眩，甚则咳；主胜则胸胁痛，舌难以言。

少阴司天，客胜则鼽嚏，颈项强，肩背瞀热，头痛，少气，发热，耳聋，目暝，甚则胕肿，血溢，疮疡，咳喘；主胜则心热烦躁，甚则胁痛支满。

太阴司天，客胜则首面胕肿，呼吸气喘；主胜则胸腹满，食已而瞀。

少阳司天，客胜则丹胗外发，乃为丹熛疮疡，呕逆，喉痹，头痛，嗌肿，耳聋，血溢，内为瘛疭；主胜则胸满，咳仰息，甚而有血，手热。

阳明司天，清复内余[1]，则咳衄，嗌塞，心鬲中热，咳不止而白血[2]出者死。

太阳司天，客胜则胸中不利，出清涕，感寒则咳；主胜则喉嗌中鸣。

厥阴在泉，客胜则大关节不利，内为痉强拘瘛，外为不便；主胜则筋骨繇并[3]，腰腹时痛。

少阴在泉，客胜则腰痛，尻股膝髀腨胻足病，瞀热以酸，胕肿不能久立，溲便变；主胜则厥气上行，心痛发热，鬲中，众痹皆作，发于胠胁，魄汗不藏，四逆而起。

太阴在泉，客胜则足痿下重，便溲不时，湿客下焦，发而濡泻，及为肿、隐曲之疾；主胜则寒气逆满，食饮不下，甚则为疝。

少阳在泉，客胜则腰腹痛而反恶寒，甚则下白、溺白[4]；主胜则热反上行而客于心，心痛，发热，格中而呕。少阴同候。

阳明在泉，客胜则清气动下，少腹坚满而数便泻；主胜则腰重，腹痛，少腹生寒，下为鹜溏，则寒厥于肠，上冲胸中，甚则喘不能久立。

太阳在泉，寒复内余[5]，则腰尻痛，屈伸不利，股胫足膝中痛。

帝曰：善。治之奈何？

岐伯曰：高者抑之，下者举之，有余折之，不足补之，佐以所利，和以所宜，必安其主客，适其寒温，同者逆之，异者从之[6]。

帝曰：治寒以热，治热以寒，气相得者逆之，不相得者从之，余以知之矣。其于正味[7]何如？

岐伯曰：木位之主[8]，其泻以酸，其补以辛；火位之主，其泻以甘，其补以咸；土位之主，其泻以苦，其补以甘；金位之主，其泻以辛，其补以酸；水位之主，其泻以咸，其补以苦。

厥阴之客，以辛补之，以酸泻之，以甘缓之；

少阴之客，以咸补之，以甘泻之，以咸收之[9]；

太阴之客，以甘补之，以苦泻之，以甘缓之；

少阳之客，以咸补之，以甘泻之，以咸软之；

阳明之客，以酸补之，以辛泻之，以苦泄之；

太阳之客，以苦补之，以咸泻之，以苦坚之，以辛润之，开发腠理，致津液、通气也。

【注释】

[1] 清复内余：阳明燥金司天，受主气制约郁于内而不能外达。

[2] 白血：肺在色为白，所以肺部出血称为白血。

[3] 繇并：筋骨振摇强直，关节挛急不利。繇，通"摇"。并，挛缩之意。

[4] 下白、溺白：大便白色或小便色白浑浊。

[5] 寒复内余：丑未年太阳在泉，以寒水之

客加于金水之主，则为水居水位，无主客之胜的分别，故不说主胜或客胜，而统以寒复内余概之。

[6] 同者逆之，异者从之：客气、主气相同而发病时，可用逆治（即正治）法治疗，客、主之气不同时发病，可用从治，或从客气发病规律而治，或从主气发病规律而治。

[7] 正味：五行气化所生的五味各有所入，也即"五味入胃，各归所喜攻"，这种五味与五脏之间的不同亲和关系，分别称作五脏（或五气）的正味。

[8] 木位之主：厥阴主气所胜。位当初之气，在春分前六十一日。位，指主气六步之位也。木位，即初之气厥阴风木之位。余仿此。

[9] 以咸收之：《新校正》云："按《脏气法时论》云：心苦缓，急食酸以收之。心欲软，急食咸以软之。此云以咸收之者，误也。"咸，当作"酸"。

【语译】黄帝说道：好。客气、主气的胜气、复气是如何的呢？

岐伯回答说：客气和主气，只有胜气而无复气。

黄帝问道：客气和主气的逆顺情况是怎样的呢？

岐伯回答说：主气胜客气时，客气不得行令，就为逆；客气胜主气时，客气得以行令，就为顺。这是自然界的一般规律。

黄帝问道：客气与主气相胜致病的规律是如何的呢？

岐伯回答说：厥阴风木司天，客气胜就会发生耳鸣、眩晕，甚则咳嗽等病；主气胜就会发生胸胁疼痛、舌强难言等病证。少阴君火司天，客气胜就会发生鼻塞、喷嚏、颈项强直、肩背闷热、头痛、少气、发热、耳聋、目眩、浮肿、血外溢、疮疡、咳嗽、喘息等病证；主气胜就会发生心中烦热、烦躁、胁痛、支撑胀满等病证。太

阴湿土司天，客气胜就会发生头面浮肿、呼吸气喘等病证；主气胜就会发生胸腹胀满、饭后闷昧等病证。少阳相火司天，客气胜就会发生赤疹发于外、赤游风病、疮疡、呕吐、气逆、喉痹、头痛、咽肿、耳聋、血外溢、抽搐等病证；主气胜就会发生胸满、咳嗽、仰面呼吸、咯血、手发热等病证。阳明燥金司天，清气复而有余于内就会发生咳嗽、衄血、咽喉梗塞、心膈中热等病证。咳嗽不止而有咯血出者，多属死证。太阳寒水司天，客气胜就会发生胸闷不利、流清涕、感寒就咳嗽；主气胜就会发生痰鸣等病证。

厥阴风木在泉，客气胜就会发生大关节活动不利、痉挛、强直、拘急、抽搐、运动不灵等病证；主气胜就会发生筋骨摇动挛缩、腰腹部疼痛等病证。少阴君火在泉，客气胜就会发生腰痛，尻、股、膝、髀、小腿肚、胫、足部疾病，闷热酸痛，浮肿不能久立，大小便改变等病证；主气胜就会厥气上逆，发生心痛、发热、膈内病、众痹、肢胁部位生病、汗出不止、四肢厥逆等病证。太阴湿土在泉，客气胜就会发生两足软、不能久立、大小便频数等病证，如果湿邪侵犯下焦，就会发生水泻、浮肿、不能行房等病证；主气胜就会寒气上逆，发生胀满、饮食不下、疝气等病证。少阳相火在泉，客气胜就会发生腰痛、腹痛而恶寒、泄下白沫、小便白浊等病证；主气胜就会热反上行而侵及于心，发生心痛发热、中焦格拒而生呕吐等病证。少阴君火在泉的发病证候与此相同。阳明燥金在泉，客气胜就会清气扰动于下，发生少腹坚硬胀满、泄泻频作等病证；主气胜就会发生腰部沉重、腹痛、少腹生寒、便溏、

寒气逆于肠内、上冲胸中、喘息、不能久立等病证。太阳寒水在泉，寒气之复有余于内，就会发生腰尻疼痛、屈伸不利，股、胫、足、膝中疼痛等病证。

黄帝说道：好。对六气司天、在泉、主气胜、客气胜所致病证应当怎样治疗呢？

岐伯回答说：气上逆的病证，用抑制降逆之法治疗；气陷下的病证，用举陷升提的方法治疗；气有余的实性病证，用折减之法治疗；气不足的虚性病证，就用补益方法治疗。佐药用所利之品，并用所宜之物调和，一定要使主气、客气清净和平，要适应主气、客气的寒温进行调治，主气、客气相同时就用逆治法治疗，主气、客气不相同时就顺从其气的性质治疗。

黄帝说：治疗寒性病证用热药，治疗热性病证用寒药，主气、客气相得时就逆其所胜之气的性质治疗，主气、客气不相得时，就顺从所不胜之气的性质治疗，我已经明白了这些道理，但是如何运用适宜的药味呢？

岐伯回答说：主气是厥阴风木之气主位发病时，用酸味药物泻之，用辛味药物补之；主气是少阴君火、少阳相火之气主位发病时，用甘味药物泻之，用咸味药物补之；主气是太阴湿土主位发病时，用苦味药物泻之，用甘味药物补之；主气是阳明燥金之气主位发病时，用辛味药物泻之，用酸味药物补之；主气为太阳寒水之气主位发病时，用咸味药物泻之，用苦味药物补之。

厥阴风木之气为客气主位淫胜致病时，补用辛味药物，泻用酸味药物，用甘味药物缓急；少阴君火之气为客气主位淫胜致病时，补用咸味药物，泻用甘味药物，用

酸味药物收敛；太阴湿土之气为客气主位淫胜致病时，补用甘味药物，泻用苦味药物，用甘味药物缓急；少阳相火之气为客气主位淫胜致病时，补用咸味药物，泻用甘味药物，用咸味药物软坚；阳明燥金之气为客气主位淫胜致病时，补用酸味药物，泻用辛味药物，也可苦味药物泄之；太阳寒水之气为客气主位淫胜致病时，补用苦味药物，泻用咸味药物，用苦味药物坚敛，用辛味药物润之。辛味药物能开发腠理，使津液布化，气机通调。

【导读】论主气、客气胜复变化的致病规律及主气、客气胜复治疗的性味组配方法。

其一，论主客意涵。"客"，指客气，也称"岁气"，因其客居不定，与主气之固定不变有别，所以称"客气"。客气和主气一样，也分为风木、相火（暑气）、君火（热气）、湿土、燥金、寒水六种。客气运行六步的次序是先三阴，后三阳，按一（一阴一阳）、二（二阴二阳）、三（三阴三阳）为序运行：一厥阴风木，二少阴君火，三太阴湿土，四少阳相火，五阳明燥金，六太阳寒水。司天之气与在泉之气的位置及阴阳之气的多少均是相对应的，可以根据司天之气确定在泉之气。一阴司天，则一阳在泉；二阴司天，则二阳在泉；三阴司天，则三阳在泉。反之亦然。客气六步，除司天、在泉外，其余的初之气、二之气、四之气、五之气称间气。间气位于司天、在泉的左右而有司天左间、右间和在泉左间、右间的不同。司天左右间气的确立面北而定，其左间，位于主气的四之气上，右间位于主气的二之气上。在泉左右间气的确立面南而定，其左间，位于主气的初之气上，右间位于主气的五之气上。司天在泉四间气图见图14。

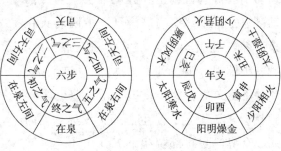

图 14　司天在泉四间气图

其二，论客气胜复变化。胜，指胜气，偏胜之气。复，指复气，报复之气。客气有所胜则有所复，有一分胜气，便有一分复气，复气的多少、轻重由胜气决定。即司天的上半年若有超常的胜气发生，则下半年可发生相反的复气以克制之，如上半年热气偏胜，下半年即有寒气克制。有胜有复为常，有胜无复则亢而为害。

其三，论主客胜复的致病规律。除气胜导致与之属性相同的脏腑发病外，还可"制其所胜而侮所不胜"，故可有其他脏腑受累而罹病，如己亥厥阴风木司天淫胜，不但有肝胆系统病证，还会有"胸胁痛，舌难言"心系病证，也有木火刑金之"咳嗽"等症。

其四，论六气主胜、客胜致病的治法。

（1）对证治法："高者抑之，下者举之，有余折之，不足补之"。即上冲者抑之使其降，陷下者举之使其升，有余者泻其实，不足者补其虚。

（2）异同治法："同者逆之，异者从之"。张介宾认为："客主同气者，可逆而治也。异者从之，客主异气者，或从于客，或从于主。""从多从少，观其事也"，总宜"必安其客主"。

（3）正味治法：五行气化所生的五味各有所入，各有专主。如"木位之主，其泻以酸，其补以辛"。辛可以增强肝的疏泄作用，故曰补，即顺其气者为补；酸可以收敛肝的疏泄作用，故曰泻，即逆其气者为泻。其他类推如下：木，酸泻辛补；火，甘泻咸补；土，苦泻甘补；金，辛泻酸补；水，咸泻苦补。在临床上，阳痿、遗精、早泄患者，用壮阳补肾药不奏效者，多因阴虚火旺所致。宜用大补阴丸，或知柏地黄丸之类治之。此即"水位之主，其泻以咸，其补以苦"治法的具体运用。

【原文】帝曰：善。愿闻阴阳之三[1]也何谓？

岐伯曰：气有多少，异用也。

帝曰：阳明何谓也？

岐伯曰：两阳合明[2]也。

帝曰：厥阴何也？

岐伯曰：两阴交尽[3]也。

【注释】

[1] 阴阳之三：即阴阳各分为三。

[2] 两阳合明：指少阳和太阳之间为阳明所在部位。

[3] 两阴交尽：指阴气以太阴为最盛，少阴次之，至厥阴阴气最少，故厥阴曰两阴交尽。

【语译】黄帝说道：好。我想听一听阴和阳是怎样划分为三阴三阳的呢？

岐伯回答说：这是根据阴阳之气的多少不同和作用的大小差异划分的。

黄帝问道：阳明是怎样确定的呢？

岐伯回答说：太阳和少阳相合的时位就是阳明。

黄帝问道：厥阴又是怎样确定的呢？

岐伯回答说：太阴、少阴交接完毕的时位就是厥阴。

【导读】之所以分为三阴三阳，是因为"气有多少，异用也"。阴阳之分，各有盛衰，盛者气多，衰者气少，即所谓"阴阳之气，各有多少，故曰三阴三阳也"（《素问·天元纪大论篇》）。以此划分，厥阴为一阴，少阴为二阴，太阴为三阴，少阳为一阳，阳明为二阳，太阳为三阳。数各不同，气亦有异。

【原文】帝曰：气有多少，病有盛衰，治有缓急，方有大小，愿闻其约[1]奈何？

岐伯曰：气有高下，病有远近，证有中外，治有轻重，适其至所[2]为故也。

《大要》曰：君一臣二，奇之制[3]也；君二臣四，偶之制[3]也；君二臣三，奇之制也；君二臣六，偶之制也。

故曰：近者奇之，远者偶之；汗者不以奇，下者不以偶；补上治上制以缓，补下治下制以急。急则气味厚，缓则气味薄。适其至所，此之谓也。病所远，而中道气味之者[4]，食而过之，无越其制度也。

是故平气之道，近而奇偶，制小其服也；远而奇偶，制大其服也。大则数少，小则数多。多则九之，少则二之。奇之不去，则偶之，是谓重方。偶之不去，则反佐以取之[5]。所谓寒热温凉，反从其病也。

【注释】

[1] 约：要约之意，引申为规律。

[2] 适其至所：使治疗能有效地作用于病变的部位。

[3] 奇之制，偶之制：指奇方、偶方。

[4] 病所远，而中道气味之者：病变部位深远的病，在服药后药力未达病位时，药效中途就已产生了作用。

[5] 反佐以取之：用寒药治疗热证时可用少量热药反佐配伍，用热药治疗寒证时可用少量寒药反佐配伍。

【语译】黄帝问道：六气有太过、不及，所致病证有实证、虚证，治疗有缓治、急治，方制有大方、小方，我想听听其中的标准是什么呢？

岐伯回答说：病位有高、有下，所患病证有远、有近、有外、有内，治疗用药剂量有轻、有重，总之要使药物直接作用于病变部位，发挥其药效为目的。

《大要》说：君药一味，臣药二味的方剂，是奇方的组成原则；君药二味，臣药四味的方剂，是偶方的组成原则；君药二味，臣药三味的方剂，是奇方的组方原则；君药二味，臣药六味的方剂，是偶方的组

方原则。

所以说，病程短的用奇方治疗，病程长的用偶方治疗；发汗治疗时不用奇方，攻下治疗时不用偶方；补益上虚之证和祛除在上之邪时用缓方治疗，补益下虚之证和攻逐在下实证之邪时就用急方治疗。急方所用药物的气味纯厚，缓方所用药物的气味淡薄。要使所用药物直达病所发挥相应的效用，就是这个道理。病位深远者，药物运行至中途就能发挥效用，并借助饮食的作用使药物直达病所。不要违反了上述组方法度和各类方剂的应用原则。

所以，平调气机的治疗原则，病位近浅的证候用奇方或偶方时，剂量宜小；病位深远的证候用奇方或偶方时，剂量宜大。大方的药味少而剂量重，小方的药味多而剂量小。药味多的方剂用九味药，药味少的方剂用两味药。如果用奇方治疗而病情未愈时，就再用偶方治疗，这就叫"重方"。如果用偶方治疗而疾病未愈时，可以加入些与病证性质相反的药物反佐配伍进行治疗。这就是药物的寒热温凉性质与所治疾病性质相反之义。

【导读】论制方法度。由于气有多少，病有盛衰，故治法有缓急轻重，处方有奇偶大小，总以适其病证为要。

一论大小制方。此之"大方"是指组方药味少而剂量大的方剂；"小方"是指药味多而剂量小的方剂。故谓之"大则数少，小则数多"。后世认为凡药味多，组方复杂的为"大方"，用于治疗复杂或严重的疾病；药味少，组方简单的为"中方"或"小方"，用治疗单纯或轻浅的疾病。

二论奇偶制方。"主病之谓君，佐君之谓臣，应臣之谓使""君一臣二，奇之制也；君二臣四，偶之制也"，即后世所谓"复方"的组成法度，奇者阳数，偶者阴数，如张介宾所说："正不止于品数之奇偶，而实以发明方制之义耳。"

三论缓急制方。缓证、急证的方剂组成法度，即"补上治上制以缓""缓则气味薄"，上为阳，轻清味薄升上而治上，"补下治下制以急""急则气味厚"，下为阴，重浊味厚沉

下而治下。

四论反佐制方。经用通常制方法度（大小、奇偶、缓急制方）组方治疗而病不愈者，反佐以取之。谓以寒药中反佐热药以治热证，热药中反佐凉药以治寒证。此类病证多为阴阳交错，寒热格拒，病情复杂之属。后世的"白通加猪胆汁汤""左金丸"等，就是反佐制方的例子。或以热药凉服，寒药温服，皆是反佐变通之用。正如《素问·五常政大论篇》中谓："治热以寒，温而行之；治寒以热，凉而行之。"盖欲因其势而利导之。这即是"所谓寒热温凉，反从其病也"之义。

【原文】帝曰：善。病生于本[1]，余知之矣。生于标[2]者，治之奈何？

岐伯曰：病反其本，得标之病，治反其本，得标之方。

【注释】

[1] 本：根本。六气是物化发生的根本，也是疾病发生的根源，故谓之"本"。

[2] 标：标象，效应。即三阴三阳属性。

【语译】黄帝说道：好。疾病的发生是以风、寒、暑、湿、燥、火六气为本源，这个问题我已经知道了。如果疾病的发生与六气的三阴三阳之标有关，应当怎样治疗呢？

岐伯回答说：如果所发生的病证与六气之本性质相反，所发生的病证与三阴三阳之标相应，治疗时应当反求其本，就可以求得治标的方法。

【导读】论标本治方。制方有一定的法度，而治病则需明辨标本。只有明乎病生于本还是生于标，才能"可以言一，而知百病之害"，本篇从辨证求因的角度，紧扣气候变化，论述了百病之生于本或生于标和中气及其治法。

"病反其本，得标之病，治反其本，得标之方"，就是说病有标本，生于本者，生于风寒湿热燥火，生于标者，生于三阴三阳之气。如太阳为诸阳之首，而本于寒水。又如病本寒反得太阳之热化，谓病反其本，得标之病，治疗时反用凉药以治热，谓治反其本，得标之方。余仿此类推。故治病必求其本，求本即可以治标。

【原文】帝曰：善。六气之胜，何以候之？

岐伯曰：乘其至也。清气大来，燥之胜也，风木受邪，肝病生焉；热气大来，火之胜也，金燥受邪，肺病生焉；寒气大来，水之胜也，火热受邪，心病生焉；湿气大来，土之胜也，寒水受邪，肾病生焉；风气大来，木之胜也，土湿受邪，脾病生焉。所谓感邪而生病也。

乘年之虚[1]，则邪甚也；失时之和[2]，亦邪甚也。遇月之空[3]，亦邪甚也。重感于邪，则病危矣。有胜之气，其必来复也。

【注释】

[1] 乘年之虚：岁气不及，邪气乘侮。

[2] 失时之和：主时之气失和。

[3] 遇月之空：月廓空缺之时。

【语译】黄帝说道：好。当六气成为胜气的时候，怎样诊察所致的病呢？

岐伯回答说：观察六气偏胜时，主要观察这种偏胜之气到来以后对所胜脏器的直接影响。清气发生的时候，燥气为胜气，金胜乘木，风木受邪，肝脏容易感邪而发病；热气发生的时候，火热之气为胜气，火胜乘金，燥金受邪，肺脏容易感邪发病；寒气发生的时候，水寒之气为胜气，水胜乘火，火热受邪，心脏容易感邪发病；湿气发生的时候，湿土之气为胜气，土胜乘水，寒水受邪，肾脏容易感邪发病；风气发生的时候，风木之气为胜气，木胜乘土，湿土受邪，脾脏容易感邪发病。内脏感受了胜气所产生的邪气就会生病。

遇到岁运不及之年，所感受的邪气就甚；遇到岁气与四时之气不和时，所感受的邪气也很甚；遇到月廓空虚的时候，所感受邪气也很甚；如果再次感受邪气，病情就很危重。有了胜气，其后必然会发生复气。

【导读】

此节一论六气之胜，所不胜受病。六气淫胜，必须本气淫胜，候之可知。淫胜之气必伤所胜之气，内应五脏而受病。其所胜所伤之序，仍合五行生克制化之理。

二论"三虚"感邪发病重。乘虚之年，失时之和，遇月之空，是谓"三虚"，感邪病重。此与《灵枢·岁露论》所论之"三虚"发病"其死暴疾也"的精神一致，与《素问·刺法论篇》《素问·本病论篇》所论之"三虚"有别。此处有两点启示：一是"虚邪贼风，避之有时"，二是"不知三虚，工反为粗"。

【原文】 帝曰：其脉至何如？

岐伯曰：厥阴之至，其脉弦；少阴之至，其脉钩；太阴之至，其脉沉；少阳之至，大而浮；阳明之至，短而涩；太阳之至，大而长[1]。至而和则平，至而甚则病，至而反者病，至而不至者病，未至而至者病，阴阳易者危[2]。

【注释】

[1] 太阳之至，大而长：太阳寒水之气偏盛，气候寒冷，脉象沉而有力。

[2] 阴阳易者危：脉象的阴阳变化与季节寒热阴阳不相应，阴阳移易，冬时见阳脉，夏时见阴脉，多主病情危重、难治。

【语译】 黄帝问道：六气所致病证的脉象变化是如何的呢？

岐伯回答说：厥阴风木之气到来所发生的病证出现弦脉；少阴君火之气到来所发生的病证出现钩脉；太阴湿土之气到来时所发生的病证出现沉脉；少阳相火之气到来时所发生的病证出现大脉、浮脉；阳明燥金之气到来时所发生的病证出现短脉、涩脉；太阳寒水之气到来时所致的病证出现沉实有力而长的脉。脉来平和则气机和调，脉来太甚就是病脉，脉来与应当出现的脉象相反时就是病脉，气候已经到来而脉象却未表现出来就是病脉，气候还未到来而应时之脉却提前出现也是病脉，脉象的阴阳属性与季节气候的阴阳属性相反时就是病危。

【导读】 论六脉应六气。六气之胜，内应于脉，如"厥阴之至，其脉弦"等，六脉之至，总以"至而和则平，至而甚则病，至而反者病，至而不至者病，未至而至者病，阳阴易者危"为基本规律，可参《素问·六微旨大论篇》中"而至者和，至而不至，来气不及也；未至而至，来气有余也"。关于"阴阳易者危"，正如张志聪所释："三阴主时而得阳脉，三阳主时而得阴脉者危。"

【原文】帝曰：六气标本，所从不同，奈何？

岐伯曰：气有从本者，有从标本者，有不从标本者也。

帝曰：愿卒闻之。

岐伯曰：少阳太阴从本，少阴太阳从本从标，阳明厥阴，不从标本从乎中也。故从本者，化[1]生于本；从标本者，有标本之化；从中者，以中气为化也。

帝曰：脉从而病反者，其诊何如？

岐伯曰：脉至而从，按之不鼓，诸阳皆然。

帝曰：诸阴之反，其脉何如？

岐伯曰：脉至而从，按之鼓甚而盛也。是故百病之起，有生于本者，有生于标者，有生于中气者，有取本而得者，有取标而得者，有取中气而得者，有取标本而得者，有逆取而得者，有从取而得者。逆，正顺也；若顺，逆也[2]。

故曰：知标与本，用之不殆；明知逆顺，正行无问，此之谓也。不知是者，不足以言诊，足以乱经[3]。故《大要》曰：粗工嘻嘻[4]，以为可知，言热未已，寒病复始。同气异形，迷诊乱经，此之谓也。

夫标本之道，要而博，小而大，可以言一而知百病之害。言标与本，易而勿损；察本与标，气可令调。明知胜

复，为万民式[5]，天之道毕矣。

【注释】

[1] 化：即化生，指物象、气候、疾病发生。此处指六气与三阴三阳之标象之间所产生的变化。既可以根据六气而生、变化，也可以顺随三阴三阳变化，还可以顺随中气而变化。

[2] 逆，正顺也；若顺，逆也：指逆治法就是常规治疗，若顺从疾病假象而治就是反治法。

[3] 乱经：违反常规治疗。

[4] 嘻嘻：粗工满足于一知半解之状。

[5] 式：模式，准则。

【语译】黄帝问道：六气有标有本，但是有不同的从化，这是什么道理呢？

岐伯回答说：六气有从本而化的情况，有既从本又从标而化的，也有既不从标也不从本而化的情况。

黄帝说：我想详尽地听听这方面的情况。

岐伯说：少阳为相火，少阳为阳为标，火为阳为本，属性相同，所以气候或患病从火气之本而化；太阴为湿土，太阴为阴，湿土亦为阴，所以气候或患病从湿气之本而化。少阴为标属阴，君火热气属阳为本；太阳为标属阳，寒水属阴为本；两者标本的阴阳属性不同，所以气候或发病可以从标而化，也可从本而化。阳明为标属阳，燥金之气属凉以次寒为本，可转化为湿；厥阴为标属阴，风木之气属温为本，可以转化为火热。所以这两者的气候或发病，既不从标而化，也不从本而化，而是从乎其中气而化。阳明的中气为太阴，所以阳明燥气可以化湿，这就是燥从湿化；厥阴

的中气为少阳，所以厥阴风气可以从火而化，这就是风从火热化。太阴湿气、少阳火气的标本阴阳属性一致，都属于从本，所以就会化生于湿、火之本；少阴热气、太阳寒气的标本阴阳属性不同，都属于从本从标而化，所以既可以化生于热气、寒气之本，也可化生于少阴、太阳之标。阳明燥气偏凉，有湿化倾向；厥阴风气偏温，有热化倾向。所以二者都属于从乎中气。阳明燥金的中气为太阴湿土，可以从湿气而化生；厥阴风木的中气为少阳相火，可以从火气而化生。

黄帝问道：脉象与临床症状一致而与疾病本质相反，怎样诊察呢？

岐伯回答说：脉象与症状看似一致，但按之无力不能鼓指，好像是阳证，但似阳非阳，各种真寒假热证脉症不符的情况都是如此。

黄帝问道：各种阴证中的脉症相反时，怎样根据脉象进行鉴别呢？

岐伯回答说：脉象与症状看似一致，但切按鼓指有力，这就是真热假寒证脉象与疾病本质一致的情况。所以各种疾病的发生，有的发生于六气之本，有的发生于三阴三阳之标，有的发生于中气。在疾病的治疗方面，病生于本的就按六气之本的规律治疗就能痊愈；病生于标的就按三阴三阳的规律治疗就能痊愈；病生于中气的

就按中气的变化规律治疗就能痊愈；病生于本、生于标的就按六气之本和三阴三阳之标的规律进行治疗就能痊愈；有的病生于本而从标进行治疗可以痊愈。有的病生于本就治本，病生于标就治标，病生于中气就从中气治疗而痊愈。逆其标本而治的方法，就是正治。如果顺从标本而治就是逆治。所以说，通晓标本理论，临床运用时就不会有困难。明白了逆治和顺治，就能够进行正确的治疗而不会产生疑问，就是这个道理。不知道这些理论的人，就不能深刻地谈论诊法，反会扰乱经旨。所以《大要》上说：水平不高的医生，沾沾自喜，自以为什么都懂得了，临证时刚刚说罢是热证，而寒性证候又开始了。这是由于感受了同一病邪之气，所患病证的临床表现却完全不同，如果不明白六气标本逆从的道理，就不可能对疾病做出正确的诊断，对经义的理解也会错乱，就是这个道理。关于标本的理论，简要而广泛，精细而博大，只要掌握其中的要领，就能知晓百病之害的诊断和治疗。掌握标本理论虽然容易，但运用不当就会造成伤害。认真地考察了标和本的变化，就能根据气候和发病规律，正确的调理机体。明白了胜气、复气的理论，就可以作为指导人们进行养生防病的准则。有关自然界六气变化的规律，义尽于此。

【导读】此节一论六气标本，所从不同。六气之中，有从本者，有从标者，有不从标本，从乎中气者。即"少阳太阴从本，少阴太阳从本从标，阳明厥阴不从标本，从乎中也"。可与《素问·六微旨大论篇》互参。详见表7。

表7　标本中气关系表

本（本原）	风气	热气	暑气	湿气	燥气	寒气
标（标记、符号）	厥阴	少阴	少阳	太阴	阳明	太阳
中气（中见之气）	少阳	太阳	厥阴	阳明	太阴	少阴

二论治病必明标本。"是故百病之起……天之道毕矣",突出诊治疾病必明标本的意义。诸病之起,无越标本之化,或生于本,或生于标,或生于中见之气。明辨标本,确知胜复,有的放矢而调气,或用"逆从"治疾,如此病可痊愈。反之则"不足以言诊",而"足以乱经"。

三论脉症与标本。"脉从而病反者……按之鼓甚而盛也"。脉症相同而病本反异者,宜以脉来应指之力别之,病热脉数(脉症相从),但脉不鼓击于指下,此乃寒盛格阳,并非真热。病寒脉迟(脉症相从),但脉来鼓甚应于指下,此乃热盛格阴,并非真寒。

【原文】帝曰:胜复之变,早晏何如?

岐伯曰:夫所胜者,胜至已病,病已愠愠[1],而复已萌也。夫所复者,胜尽而起,得位而甚[2],胜有微甚,复有少多,胜和而和,胜虚而虚,天之常也。

帝曰:胜复之作,动不当位,或后时而至,其故何也?

岐伯曰:夫气之生,与其化,衰盛异也。寒暑温凉盛衰之用,其在四维[3]。故阳之动,始于温,盛于暑;阴之动,始于清,盛于寒。春夏秋冬,各差其分[4]。故《大要》曰:彼春之暖,为夏之暑;彼秋之忿,为冬之怒。谨按四维,斥候[5]皆归。其终可见,其始可知,此之谓也。

【注释】

[1] 愠愠(yùn 运):疾病蓄积潜伏阶段。愠,通"蕴",蕴蓄之意。

[2] 得位而甚:复气发生在其所主时位,气候变化剧烈,发病就严重。位,时位之意。

[3] 四维:阴历三、六、九、十二月。

[4] 各差其分:春夏秋冬四维之交,或先或后,胜复变化有早晚之别。下文"差有数乎?岐伯曰:又凡三十度也"可证。差,指差别。分,即下文之"度"。

[5] 斥候:观察。

【语译】黄帝问道:胜气、复气的变化有提前到来和推迟出现,这是为什么呢?

岐伯回答说:关于胜气的致病情况,当胜气发生的时候就会发病,当病邪蕴积的时候,复气的致病也会因此而萌生。关于复气的情况,是在胜气结束的时候就开始发作,在复气所应的时位发作就严重。胜气有轻有重,复气就会有多有少,胜气和缓了,复气也就和缓,胜气虚弱了,复气也就虚弱,这是自然界六气变化的正常规律。

黄帝问道:胜气、复气的发作,其变化和表现与六气的时位不一致,或者在其时位之后到来,这是什么道理呢?

岐伯回答说:六气的发生和变化,有盛和衰的不同。气候的寒暑温凉,是六气盛衰变化所产生的作用。表现在辰、戌、丑、未四季月。所以阳气的运动,始于春季气候温和之时,盛于夏季暑热季节;阴气的运动,始于秋季凉爽之时,盛于冬季严寒的时候。春夏秋冬存在着一定的时差。所以《大要》说:春天的温暖,逐渐地变化为夏天的暑热;秋冬的凉爽肃杀,逐渐地变化为冬天严寒凛冽。谨慎地考察辰、戌、丑、未四季月的气候变化,就能了解气候的回归规律，既可以发现六气变化的结束，也可能察知六气变化的开始，就是这个道理。

【导读】论"胜复之作，动不当位"。由于寒暑温凉生化盛衰各异，故胜复之始动，有不应时位者。春夏秋冬，为四时之气，而寒暑温凉之盛衰，在于四维之分。阳之动，必始于温而盛于暑，所谓"彼春之暖，为夏之暑"；阴之动，必始于凉而盛于寒，所谓"彼秋之忿，为冬之怒"。掌握四维（辰、戌、丑、未月）的变化，即可测知胜复之动。

【原文】帝曰：差有数乎？

岐伯曰：又凡三十度[1]也。

帝曰：其脉应皆何如？

岐伯曰：差同正法，待时而去[2]也。《脉要》曰：春不沉，夏不弦，冬不涩，秋不数，是谓四塞。沉甚曰病，弦甚曰病，涩甚曰病，数甚曰病，参见曰病，复见曰病，未去而去曰病，去而不去曰病，反者死。故曰：气之相守司也，如权衡之不得相失也。夫阴阳之气，清静则生化治，动则苛疾起[3]，此之谓也。

【注释】

[1] 三十度：周天一度为一日，三十度约三十日。

[2] 待时而去：随四时气候变化的消失而应时之脉也会消失。

[3] 动则苛疾起：气候变动时，人体就会有相应的病变。

【语译】黄帝问道：时差有一定的度数吗？

岐伯回答说：大约有三十度的时差。

黄帝问道：时差在脉象方面有什么反应呢？

岐伯回答说：时差的脉象变化与正当时位的脉象变化是相同的，当时令气候过去了，应时的脉象也随之消失。《脉要》说：春季不出现沉脉，夏季不出现弦脉，冬季不出现涩脉，秋季不出现数脉。这是四季气候不相通的缘故。如果春季出现了过沉的脉是病脉，夏季出现过弦的脉是病脉，冬季出现过涩的脉是病脉，秋季出现过数的脉是病脉，如果脉象杂乱错见时也是病脉，反复出现的脉象也是病脉，气候还未结束而应时的脉象先消失也是病脉，气候变化已经结束而应时之脉还未消失也是病脉，脉象变化与季节完全相反时就是死证。所以说季节气化变化的特点与人体的生理病理变化是完全一致的，就好像秤杆与秤砣的关系一样随时协调才能保持平衡而不会失常。自然界寒热温凉的阴阳之气消长运动，清静和平、消长平衡则生长之机得以协调平治；如果扰动不宁，消长失衡则会导致疾病发生，就是这个道理。

【导读】论脉气相应，不应则病。四时之气更变，脉与之相应。气至脉亦至，气去脉亦去，气有差分，脉必相应，不应则病。正常脉象（脉与气相应）是春弦（始微沉：冬气交于春）、夏洪（始微弦：春气交于夏）、秋涩（始微数：夏气交于秋）、冬沉（始微涩：秋气交于冬）。如果脉象变化与气候变化不一致，就是病脉，即所谓"脉气不应"。如春沉而太过，夏弦而太过，秋数而太过，冬涩而太过，参差而见，去而复见，脉去气先（气未去而脉先去），脉承气后（气去而脉不去）等。若阳时见阴脉，阴时见阳脉，就是脉与四时气候变化完全相反，主病危重，故谓"反者死"。

【原文】帝曰：幽明何如？

岐伯曰：两阴交尽，故曰幽；两阳合明，故曰明。幽明之配，寒暑之异也[1]。

帝曰：分至[2]何如？

岐伯曰：气至之谓至，气分之谓分。至则气同，分则气异，所谓天地之正纪也。

帝曰：夫子言春秋气始于前，冬夏气始于后，余已知之矣。然六气往复，主岁不常也。其补泻奈何？

岐伯曰：上下所主，随其攸利[3]，正其味，则其要也，左右同法[4]。《大要》曰：少阳之主，先甘后咸；阳明之主，先辛后酸；太阳之主，先咸后苦；厥阴之主，先酸后辛；少阴之主，先甘后咸；太阴之主，先苦后甘。佐以所利，资以所生，是谓得气。

【注释】

[1] 幽明之配，寒暑之异也：言因为有四时阴阳的消长进退，气候才能产生寒热不同。幽明，即阴阳。

[2] 分至：春分与秋分，夏至与冬至。

[3] 上下所主，随其攸利：根据司天、在泉之气的发病，采取相应适宜的方法治疗。上下，指司天、在泉之气。攸，作"所"解。所利，所宜。

[4] 左右同法：左右四间气的治法与此相同。左右，左右四间气。

【语译】黄帝问道：什么是幽和明呢？

岐伯回答说：太阴和少阴两阴相交至尽的时位就是幽；太阳和少阳两阳接合的时位就是明。幽和明与阴阳相配，就有了寒与暑的差别。

黄帝问道：什么是二分和二至呢？

岐伯回答说：阴阳之气至而盛极的季节就叫作至。阴阳之气平分均等的季节就叫作分。冬至、夏至的时候，前后季节的气候变化和时令是一致的；春分、秋分的时候，前后季节的气候变化有明显的区别。所以冬至、夏至和春分、秋分是天地间气候变化的纲领。

黄帝问道：先生说春分、秋分，气候始于交节之前；冬至、夏至，气候始于交节之后。这些道理我已经明白了。然而六气的往来变化，六气主岁却不是固定不变的，如何根据六气的往来变化及主岁情况指导补法用药和泻法用药呢？

岐伯回答说：要针对该年司天、在泉之气的变化进行治疗用药。根据六气所宜，选择适宜的药味，这是临床用药的准则。左右间气的用药，也应遵循这一相同的法则。《大要》说：少阳相火主令时，先用甘味药后用咸味药；阳明燥金主令时，先用辛味药后用酸味药；太阳寒水主令时，先用咸味药后用苦味药；厥阴风木主令时，先用酸味药后用辛味药；少阴君火主令时，先用甘味药后用咸味药；太阴湿土主令时，先用苦味药后用甘味药。六气主时发病的治疗，除用上述主要用药规律外，还应适当选用相关的辅佐药物，资助其化生的本源之气，这就完全掌握了六气发病规律及其调治用药的规律。

【导读】论至则气同，分则气异。夏至当三之气之中，暑火相应；冬至当终之气之中，两寒同步。而春分位于初之气与二之气之间，秋分位于四之气与五之气之间（以分热凉、寒温）。所以"至则气同，分则气异"。王冰说："冬夏二至是天地气主岁，至其所在也；春秋二分是间气，初、二、四、五四气各分其政于主岁左右也。"

【原文】帝曰：善。夫百病之生也，皆生于风寒暑湿燥火，以之化之变[1]也。经言盛者泻之，虚者补之，余锡以方士[2]，而方士用之，尚未能十全。余欲令要道[3]必行，桴鼓相应，犹拔刺雪污[4]。工巧神圣[5]，可得闻乎？

岐伯曰：审察病机[6]，无失气宜[7]，此之谓也。

【注释】

[1] 之化之变：风、寒、暑、湿、燥、火六气的化生和变化。

[2] 锡以方士：锡，通"赐"。方士，指医生。

[3] 要道：医学中重要的理论与技术。

[4] 雪污：比喻治疗疾病，祛除病邪。雪，洗除、治疗。污，原本作"汗"，诸本作"污"，喻指病邪。

[5] 工巧神圣：医生诊治疾病的高明技术。

《难经·六十一难》："望而知之谓之神，闻而知之谓之圣，问而知之谓之工，切而知之谓之巧。"

[7] 病机：疾病发生发展变化的机制。

[8] 气宜：六气主时之所宜。

【语译】帝说道：好。疾病的发生，都是由风、寒、暑、湿、燥、火六气的气化和变化所造成的。医经说，实证用泻法治疗，虚证用补法治疗。我把这些治疗原则教给医生们，但是在临床上运用以后，还未能收到十全的效果。我打算让这些重要的理论能被广泛地施行，其疗效准确显著，如同用槌敲鼓，用手拔刺，用水洗污一样有把握，使他们都能成为诊治技术高明的医生。可以讲给我听听吗？

岐伯回答说：要认真仔细地分析病机，诊断准确无误，就必须掌握六气变化规律，不能对六气变化的认识有所贻误。就是这个道理。

【导读】论掌握病机的重要性。在论标本后，原文又进一步提出了掌握病机的重要性，奠定了"审察病机，无失气宜"的辨证大法。

"审察病机，无失气宜"，是本篇辨证之大纲。文中指出，一般医生虽然懂得"百病"多由于六气的变化所致，也知道补虚泻实的治则，但治病"未能十全"，其原因就是没有掌握病机。医生治病，必须细察疾病变化的关键所在（审察病机），同时还要结合气候变化立法制方（无失气宜），才能得到满意的效果。可见掌握病机是非常重要的。

【原文】帝曰：愿闻病机何如？

岐伯曰：诸[1]风掉眩，皆属于肝；诸寒收引，皆属于肾；诸气膹郁，皆属于肺；诸湿肿满，皆属于脾；诸热瞀瘛，皆属于火；诸痛痒疮，皆属于心。诸厥固泄，皆属于下；诸痿喘呕，皆属

于上；诸禁鼓栗，如丧神守，皆属于火；诸痉项强，皆属于湿；诸逆冲上，皆属于火；诸胀腹大，皆属于热；诸躁狂越，皆属于火；诸暴强直，皆属于风；诸病有声，鼓之如鼓，皆属于热；诸病胕肿，疼酸惊骇，皆属于火；诸转

反戾，水液浑浊，皆属于热；诸病水液，澄澈清冷，皆属于寒；诸呕吐酸，暴注下迫，皆属于热。

【注释】

[1] 诸：表示不定之多数。

【语译】 黄帝问道：我想听一听病机的内容是什么呢？

岐伯回答说：凡是风病有振掉摇动眩晕等病证，病位都在肝；凡是寒病有收敛缩挛牵引等病证，病位都在肾；凡是气病有胀满郁闷等病证，病位都在肺；凡是湿病有浮肿胀满等病证，病位都在脾；凡是热病有昏闷抽搐等病证，病因都属于火；凡是疼痛瘙痒疮疡等病证，病位都在心；凡是厥逆二便固涩或下泄等病证，病位都在下焦；凡是痿病、喘息、呕吐等病证，病位都在上部；凡是口噤、鼓颔战栗、神志不安等病证，病因都属于火；凡是痉病项强等病证，病因都属于湿；凡是有逆气上冲的病证，病因都属于火；凡是胀满腹大等病证，病因都属于热；凡是躁动不安，发狂妄动的病证，病因都属于火；凡是身体突然强直的病证，病因都属于风；凡是腹胀，叩之如有鼓声的病证，病因都属于热；凡是局部红肿酸痛，惊骇不宁的病证，病因都属于火；凡是筋脉拘挛，排出的水液浑浊的病证，病因都属于热；凡是排出水液清冷的病证，病因都属于寒；凡是呕吐酸水，急剧泄泻而里急后重的病证，病因都属于热。

【导读】

1. 病位与病机

①五脏病机
- 诸风掉眩，皆属于肝
- 诸痛痒疮，皆属于心
- 诸湿肿满，皆属于脾
- 诸气膹郁，皆属于肺
- 诸寒收引，皆属于肾

②上下病机
- 诸痿喘呕，皆属于上（肺、心、胃病证）
- 诸厥固泄，皆属于下

2. 病因与病机

①风、寒、湿病机
- 诸暴强直，皆属于风
- 诸病水液，澄澈清冷，皆属于寒
- 诸痉痉攻强，皆属于湿

②火病机5条
- 诸逆冲上，皆属于火
- 诸躁狂越，皆属于火
- 诸病胕肿，疼酸惊骇，皆属于火
- 诸禁鼓栗，如丧神守，皆属于火
- 诸热瞀瘛，皆属于火

$$\text{③热病机 4 条} \begin{cases} \text{诸胀腹大，皆属于热} \\ \text{诸病有声，鼓之如鼓，皆属于热} \\ \text{诸转反戾，水液浑浊，皆属于热} \\ \text{诸呕吐酸，暴注下迫，皆属于热} \end{cases}$$

3. 学习病机方法

（1）要广视角、多维度理解：如肝、脾、肾病机和"六气病机"中都有"风""湿""寒"，但含义不同。五脏病机中：①有病因（即邪气）的含义。②有病机的内涵。③有症状的含义。明显不同于"病因定性"中的"风、寒、湿"三字内涵，后者仅指"病因"或"病机"（也可理解为"证"，因为病机是证的核心内涵）。

（2）要联系相关内容，相互比照理解：如"诸暴强直，皆属于风"与"诸痉项强，皆属于湿"中的"强直"和"痉项强"症状，以及"诸热瞀瘛，皆属于火""诸转反戾，水液浑浊，皆属于热"，都是"内风"，至于病机"湿"，亦可化为"内风""火""热"。

（3）要联系《内经》相关原文学习：如"诸痉项强，皆属于湿"，理解本条要联系"阳气者，精则养神，柔则养筋"，湿邪阻遏阳气，不能柔养筋肉，故有此症，再联系"因于湿……湿热不攘，大筋缓短，小筋弛长，缓短为拘，弛长为痿"（《素问·生气通天论篇》）。至于五脏病机、上下病机，就要联系五脏的生理功能、生理特征等，才能深刻理解病机的内涵。

（4）要灵活对待病机 19 条：因为 19 条内容仅为示范举例。如五脏病机中的"诸风掉眩，皆属于肝"，是以"肝恶风""肝藏血主筋，肝主升"理论为例阐述病机的，并未涵盖"肝主疏泄"；"诸寒收引，皆属于肾"，则以"肾气通于冬"理论为例阐述病机的，并未涵盖"肾主水、主纳气"的内容。当然，若联系"诸病水液，澄澈清冷，皆属于寒"，则涵盖了"肾主水"理论。

（5）要结合临床实践学习病机 19 条：《内经》理论源于实践，学习病机 19 条时也不例外。如"诸厥固泄，皆属于下"，就要结合《内经》所论的临床病证实例理解。"厥、固（包括便秘、尿闭、闭经等）、泄（包括泄泻、痢疾、崩漏、尿频、遗尿、早泄等）"都是临床病证，其病位在"下"，即大肠、肾、膀胱、肝等，其"病状"也属"趋下"，如此理解才有意义。

（6）要将病机与辨证相结合：病机是证候的核心，也是证候的基础，抓住了病机，也就能揭示证候本质。最能体现中医诊疗特色的就是辨证、识机和立法，而辨证的过程，实际上就是识别病机的过程，也是制定治法的根据。

（7）要正确理解"诸""皆"字义：病机 19 条均以"诸……皆……"句式表述的，因此不能将"诸""皆"解释为"所有"与"全部是"。此处只是针对病机 19 条中所涉及的内容而没有包罗一切，不包括《内经》其他篇章中提到的病机、证候、症状的内容，只能视为示范、举例而已。

【原文】故《大要》[1]曰：谨守病机，各司其属，有者求之，无者求之，盛者责之，虚者责之[2]。必先五胜[3]，疏其血气，令其调达，而致和平，此之谓也。

【注释】

[1] 大要：古医书名，今已佚。

[2] 盛者责之，虚者责之："责之"即"求之"。与上文"求"之句，异文同义。

[3] 五胜：五脏、五气的偏盛偏衰。

【导读】论具体情况具体分析。原文"有者求之，无者求之……而致和平，此之谓也"，指出在分析病机时，既要掌握一般规律，又要具体情况具体分析，不可泥守一端。

"有者""无者"，可作四种解释：①指症状的有无。②按运气学说，"有无"指气候变化，即气候有无寒热温凉燥，审求其与病机是否符合。③"有者"为实，"无者"为虚，"有无"指证候虚实。④按近代理解："有"，可释为条文中已有明确论述的；"无"，可释为本条文中未论及的。以上四种解释，第一种较为符合原意。

本篇原文指出，疾病的发生与气候变化的关系是非常复杂的。若执着一说，势必在实践中碰壁。因此，对病机的探求必须具体情况具体分析。在分析过程中，要注意脏腑气血的盛衰变化，通过治疗使气血条达，恢复机体的健康状态。这是学习和掌握病机的根本目的。

【原文】帝曰：善。五味阴阳之用何如？

岐伯曰：辛甘发散为阳，酸苦涌泄[1]为阴，咸味涌泄为阴，淡味渗泄[2]为阳。六者或收或散，或缓或急[3]，或燥或润，或耎或坚[4]。以所利而行之，调其气使其平也。

【注释】

[1] 涌泄：催吐法和通泻法。

[2] 渗泄：利尿法。

[3] 急：荡涤攻下法。

[4] 坚：坚阴止泻法。

【语译】黄帝说道：好。药物的五味

【语译】所以《大要》说：谨慎认真地遵守病机制论，根据疾病的属性，有出现的症状就要推求其为什么会有这样的症状；不出现的症状，就要推求其为什么不出现这些症状；实证的疾病就要探求为什么会发生实证；虚证的疾病就要探求为什么会发生虚证。在分析病机过程中，首先要明确五运之气的哪一气偏胜，五脏中的哪一脏偏盛，然后再疏通人体气血，使气血条达和平，趋于正常，就是这个道理。

阴阳属性及其作用又是如何呢？

岐伯回答说：辛味、甘味的药物和具有发散作用的药物属阳，酸味、苦味的药物和具有涌吐泻下作用的药物属阴，咸味药和具有涌吐泻下作用的药物属阴，淡味药和具有渗利作用的药物属阳。辛、甘、酸、苦、咸、淡六者的作用，有的能收敛，有的能发散，有的作用缓和，有的作用迅急，有的能燥湿，有的能滋润，有的能软坚，有的能坚阴，临证要根据六者的功能加以选用，调整气机，恢复偏胜之气给人体所造成的失衡。

【导读】论五味的阴阳属性及作用。病机已明，治疗则有的放矢。所谓"五味阴阳之用"，是对药物阴阳属性及作用的概括。"发散""涌泄""渗泄"概言五味不同的作用及共性。发散，指解表散邪，概括了发散表邪，调和气血，舒缓筋脉的作用（辛散，甘缓），具有向外、向上的特点，故属阳。涌泄，指下泻，概括了酸味收敛固涩和苦味泻下的作用，具有向内、向下的特点，故属阴。渗泄，指通利小便，也有向内、向下之意，属阳。渗泄为什么属阳呢？一是与涌泄相对而言；二是指味的厚薄而言。即"味厚者为阴，薄为阴之阳；味厚则泄，薄则通"之意。

【原文】帝曰：非调气而得者[1]，治之奈何？有毒无毒，何先何后？愿闻其道。

岐伯曰：有毒无毒，所治为主，适大小为制也。

帝曰：请言其制。

岐伯曰：君一臣二，制之小也；君一臣三佐五，制之中也；君一臣三佐九，制之大也。

【注释】

[1] 非调气而得者：调，应和。与下文"气调而得者"相对而言。

【语译】黄帝问道：有不是应和六气胜复变化而患的病，应当如何治疗呢？有毒药物和无毒的药物，哪种先用，哪种后用呢？我想听听其中的道理。

岐伯回答说：有毒药物和无毒药物的运用，要根据疾病的具体情况选择，要根据病情的轻重，以及所制订的方剂大小情况。

黄帝说：请你讲一讲制方的原则。

岐伯回答说：君药一味，臣药二味，是小方的组成原则；君药一味，臣药三味，佐药五味，是中等方剂的组成原则；君药一味，臣药三味，佐药九味，是大方的组成原则。

【导读】此节一论制方法度。原文"调其气，使其平"认为无毒之药可调理人体正气，并从调气着手治病，是否按药物有毒、无毒为标准，回答是以"所治为主，适大小为制也"，不能以药物之有毒、无毒为标准。二论制方法度。由于气有多少，病有盛衰，故治法有缓急轻重，处方有奇偶大小，总以适其病至之所为要。此节仅论奇偶制方，认为主病之谓君，佐君之谓臣，应臣之谓使，"君一臣二，奇之制也；君二臣四，偶之制也"即后世所谓"复方"。奇者阳数，偶者阴数，如张介宾所说："正不止于品数之奇偶，而实以发明方制之义耳。"

【原文】寒者热之，热者寒之，微者逆之，甚者从之，坚者削之，客者除之，劳者温之，结者散之，留者攻之，燥者濡之，急者缓之，散者收之，损者温之[1]，逸者行之[2]，惊者平之，上之下之，摩之浴之[3]，薄之[4]劫之[5]，开之发之，适事为故。

帝曰：何谓逆从？

岐伯曰：逆者正治，从者反治，从少从多，观其事也。

帝曰：反治何谓？

岐伯曰：热因热用，寒因寒用[6]，

塞因塞用，通因通用^[7]，必伏其所主，而先其所因^[8]。其始则同，其终则异。可使破积，可使溃坚，可使气和，可使必已。

【注释】

[1] 损者温之：损伤阳气者，当用甘温益气药治之。

[2] 逸者行之：过度安逸而致气血壅塞迟滞者，当用行气活血法治之。

[3] 摩之浴之：摩，按摩推拿。浴，沐浴、熏洗等。

[4] 薄之：薄贴方法。

[5] 劫之：用祛邪作用峻猛之药治疗。

[6] 热因热用，寒因寒用：以热治热，以寒治寒。

[7] 塞因塞用，通因通用：用补益药物治疗虚性闭塞不通疡证的方法。用通利攻邪的药物治疗实性闭塞、中满之病证的方法。

[8] 必伏其所主，而先其所因：要控制疾病的主要方面，就必须先审清疾病的病因，并针对病因进行治疗。

【语译】 寒性病证用热药治疗，热性病证用寒药治疗，病情轻的证候逆其病气性质而治疗，病情重的证候就用顺从病气性质而治的方法治疗，坚实的病证就用削减的方法治疗，有邪气客犯的病证就用祛除邪气的方法治疗，劳损气虚的病证用温养的方法治疗，结滞不畅的病证用疏散的方法治疗，邪气留止的病证就用攻伐邪气的方法治疗，干燥的病证就用滋润的方法治疗，拘急的病证用缓法治疗，涣散的病证用收敛方法治疗，损伤阳气的病证用温补的方法治疗，留止逸滞的病证用行滞疏通的方法治疗，惊悸不安的病证用镇静方法治疗，气上逆的病证用散越的方法治疗，病位在下的病证，用下泻的方法治疗，或用按摩方法，或用水浴方法，或用薄贴方法，或用截断制止方法，或用宣通开泄方法，或用发散方法，运用时恰如其分，根据病情酌定原则。

黄帝问道：什么叫逆治？什么叫从治呢？

岐伯回答说：逆治法就是正治，从治法就是反治。顺从病证的药物用多用少，要根据病情而定。

黄帝问道：什么是反治呢？

岐伯回答说：用热性药物治疗具有假热症状的证候，用寒性药物治疗具有假寒症状的证候，用补益药物治疗虚性闭塞不通的证候，用通利的药物治疗实性通泻的证候。必须降伏疾病的根本，先寻求导致疾病的原因。反治方法的用药从现象看，与病情某些性质相同，但从终极的本质上来看是不相同的。如此治疗，就可破除积聚病，溃散坚结病，调和气机，疾病就可痊愈。

【导读】 论正治与反治。正治，指逆疾病征象而治，即"逆者正治"之意，又称"逆治"。这是根据"微者逆之"的原则制定的。微，指病势较轻，病情单纯，疾病的征象与其本质属性相符，如寒病表现寒象、虚病表现虚象等，此时用正治法，如"寒者热之，热者寒之""虚者补之，实者泻之"等。一般情况下，疾病的征象与其性质相符，所以正治法临床应用举例见表8。

表 8　正治法临床应用举例表

病证	病例	治法	方例
坚	腹内坚硬有形的一类病证，如癥积、疤癖等	削：克伐推荡，活血化瘀	鳖甲煎丸、消坚丸等
客	六淫侵袭的一类病证，如风寒、风热、风湿等	除：祛邪法，如发汗、祛湿等 劫：劫夺，如截疟等 发：发散，如发汗、透疹解表等	麻黄汤、银翘散、九味羌活丸、截疟七宝饮、升麻葛根汤等
劳	虚损类病证	温：温养强壮	八味丸、归脾汤、人参养荣汤等
结	邪气、痰浊结聚类病证，如结胸、流注等	散：消痰散结，行气 开：开泄，如开宣肺气等	陷胸汤、指迷茯苓丸、硇砂膏等
留	指停饮、停食、蓄水、经闭等病证	攻：攻逐泻下	十枣汤、大承气汤、桃核承气汤、抵当汤等
燥	津液缺乏的一类病证，如口干、皮肤皲裂、大便干燥等	濡：滋润养阴	琼玉膏、增液承气汤等
急	拘急强直一类病证，如口噤项强、手足拘挛等	缓：缓急解痉	资寿解语汤、芍药甘草汤、木瓜汤等
散	耗散、滑脱不禁一类病证	收：收敛固涩	牡蛎散、金锁固精丸等
损	虚损一类病证，如气虚、血虚、阴虚、阳虚等	益：补益	六味丸、八味丸、四物汤、四君子汤等
逸	指瘫痪、痿痹一类不能行动的病证	行：行气活血，舒筋活络	大活络丹、小活络丹等
惊	指惊风、抽搐一类病证	平：镇静，止惊	抱龙丸等
上	指病位在上部的病证，如膈上痰诞证等	上："其高者，因而越之"，即涌吐法	瓜蒂散等
下	指病位在下部的病证，如阳明腑实证、太阳蓄水证等	下："其下者，引而竭之"，指通利二便之法	大承气汤、五苓散等

反治，是顺从疾病假象而治，即"从者反治"，又称"从治"，是根据"甚者从之"的原则制定的。甚，指病势较重，病情复杂，疾病的征象与其性质不符，如真寒假热、真热假寒、至虚见盛候、大实有羸状等，此时用反治法，如"热因热用，寒因寒用，塞因塞用，通因通用"等。反治法多应用于一些复杂、严重的疾病，疾病表现出假象，由于阴阳格柜而必须顺从假象治疗的方法，反治法临床应用案例见表9。

表 9　反治法临床应用举例表

反治法	病例	方例
热因热用	"少阴病，下利清谷，里寒外热，手足厥逆，脉微欲绝，身反不恶寒，其人面色赤"（《伤寒论》）	通脉四逆汤
寒因寒用	"伤寒脉滑而厥者，里有热"（《伤寒论》）	白虎汤
塞因塞用	如中焦脾胃阳气不足，出现腹部胀满、疼痛、脉弦等	理中汤
通因通用	热结旁流等病证。如"少阴病，自利清谷，色纯青，心下必痛，口干燥者，急下之"（《伤寒论》）	大承气汤

正治、反治就其本质而言，都是针对疾病本质治疗，不离"审因论治"的根本原则，所以说"必伏其所主，而先其所因"。使用反治法治疗复杂、严重的疾病，随着病情好转，疾病假象的消失，药性与疾病的征象（假象）逐渐相同。此时应用以寒治热，以热治寒，以补治虚，以泻治实的正治法，所以说"其始则同，其终则异"。

【原文】帝曰：善。气调而得者何如？

岐伯曰：逆之从之，逆而从之，从而逆之，疏气令调，则其道也。

帝曰：善。病之中外何如？

岐伯曰：从内之外者，调其内；从外之内者，治其外；从内之外而盛于外者，先调其内而后治其外；从外之内而盛于内者，先治其外而后调其内；中外不相及，则治主病。

帝曰：善。火热复，恶寒发热，有如疟状，或一日发，或间数日发，其故何也？

岐伯曰：胜复之气，会遇之时，有多少也。阴气多而阳气少，则其发日远；阳气多而阴气少，则其发日近。此胜复相薄，盛衰之节。疟亦同法[1]。

帝曰：论言治寒以热，治热以寒，而方士不能废绳墨[2]而更其道也。有病热者，寒之而热；有病寒者，热之而寒，二者皆在，新病复起，奈何治？

岐伯曰：诸寒之而热者取之阴[3]，热之而寒者取之阳[4]，所谓求其属[5]也。

【注释】

[1] 疟亦同法："疟亦目法"以上79字与上下文义不属，疑为错简。

[2] 绳墨：犹言规矩、准绳。

[3] 寒之而热者取之阴：指由阴虚引起的发

热证，用苦寒药泻热而热不退，当用补阴法治疗。

[4] 热之而寒者取之阳：指因阳虚引起的寒证，用辛热药散寒而寒不去，当用补阳法治疗。

[5] 求其属：指推求疾病本质属于阴还是属于阳。

【语译】黄帝说道：好。那么，应和六气变化而患的病，应当如何治疗呢？

岐伯回答说：有逆治法，有从治法，有先选用逆治方法而后又用从治方法的，有先用从治方法而后用逆治方法的。不论用什么方法，都在于疏通气血，使气机条达，这就是治病的重要法则。

黄帝说道：好。那么，怎样治疗体内病证和体表的病证呢？

岐伯回答说：体内病证发展为体表病证时，体内的病证是原发病为本，所以先调治体内病证。体表病证发展为体内病证时，体表病证为原发病是本，所以先治体表病证。如果体内病证发展为体表病证，而且体表病证偏盛有余，治疗时先调治体内病证，再调治体表病证。如果体表病证发展为体内病证，而且体内病证偏盛有余，治疗时先调治体表病证，再调治体内病证。如果体表病证与体内病证不相关联，就治疗其主要病证。

黄帝说道：好。火热为复气时发病，患者恶寒发热，好像疟疾症状，或者一天发作一次，或间隔几天发作一次，这是什么缘故呢？

岐伯回答说：这是胜气、复气会遇的

时候，阴阳之气的多少不同所造成的。如果阴气多而阳气少所致的病证，症状发作间隔的时间就较长；如果阳气多而阴气少所致的病证，症状发作间隔的时间就短。这是胜气、复气相互搏结，阴气、阳气互有盛衰的缘故。疟疾病的发作规律与这一道理相同。

黄帝问道：医论说，治疗寒性病证用热性药物，治疗热性病证用寒性药物，医生们不能废弃这些治疗原则，改变这些规律。但是在临床上常有这样的患者，他们患的是热证用寒药进行治疗反而更见发热，寒证用热药治疗反而更见寒象，寒证热证二者仍然存在，反而更添新的证候，那么应当怎样治疗呢？

岐伯说：凡是热性病证用寒药治疗反而发热的证候，应当用养阴的方法治疗；寒性病证用热性药物治疗反而出现寒象的证候，应当用补阳的方法治疗。这就是治疗寒证、热证时寻求各自所属的根本。

【导读】 论治病求本（求其属）。上文言正治、反治，此处又以病之内外、虚热、虚寒为例，说明正治、反治均须求本。如"内病及外，调其内"（内为本）；"外病及内，治其外"（外为本）；内病及外而盛于外，则先调内（本），后治外（标）；外病及内而盛于内，先治外（本），后调内（标）；"中外不相及，则治主病"（主病为本）；虚寒误治，如"热之而寒"（服热而反寒），治宜补阳（热之而寒者取之阳）；虚热误治，如"寒之而热"（服寒而反热），治宜滋阴（寒之而热者取之阴）。通过正反之例，论述"治求其属"的重要意义。

【原文】 帝曰：善。服寒而反热，服热而反寒，其故何也？

岐伯曰：治其王气[1]是以反也。

帝曰：不治王而然者何也？

岐伯曰：悉乎哉问也！不治五味属[2]也。夫五味入胃，各归所喜，故酸先入[3]肝，苦先入心，甘先入脾，辛先入肺，咸先入肾。久而增气，物化之常也[4]，气增而久，夭之由也[5]。

【注释】

[1] 王气：旺盛之气。

[2] 不治五味属：虽然诊断无误，但治疗不效，是因为治疗时没有研究药物主治功效而施治的缘故。

[3] 先入：药物主要成分进入体内后最早发挥作用的部位。

[4] 久而增气，物化之常也：五味入脏则增益脏气，但需日久才显功效，这是物质生化的一般规律。

[5] 气增而久，夭之由也：补益脏气的五味用之过久，会使脏气偏盛，这是病患发生的原因。

【语译】 黄帝问道：服用寒药反而发热，服用热药反而有寒象，这是什么缘故呢？

岐伯回答说：这是只治疾病的旺盛之气，没有兼顾脏腑本气，所以有相反的结果。

黄帝问道：已经做到了治求其属，而不是只治旺盛之气，但有时仍然会出现这种相反的结果，这是什么原因呢？

岐伯回答说：你问得很全面啊！不属于这种情况的，是因对药物的五味运用不当造成的。五味进入肠胃后，各自有其主要作用的部位，所以酸味的药物先作用于肝，苦味的药物先作用于心，甘味的药物先作用于脾，辛味的药物先作用于肺，咸味的药物先作用于肾。长期服用，能够增强脏腑之气，这是物质生化的一般规律。如果长期增补脏气，使脏气长期处于偏盛状态，就会发生疾病，这是导致灾祸发生的缘由。

【导读】论五味不宜偏嗜。"服寒而反热，服热而反寒"，这是由于治其旺气的错误治法造成的。此虽不言治其旺气，但可能出现旧病未除而新病复起的情况，这是由于"不治五味属也"。也就是说久服本脏所属之味反而会引起本脏偏盛，出现相反的结果，故曰"气增而久，夭之由也"。

【原文】帝曰：善。方制君臣，何谓也？

岐伯曰：主病之谓君，佐君之谓臣，应臣之谓使，非上下三品之谓也。

帝曰：三品何谓？

岐伯曰：所以明善恶之殊贯[1]也。

帝曰：善。病之中外[2]何如？

岐伯曰：调气之方，必别阴阳，定其中外，各守其乡，内者内治，外者外治，微者调之，其次平之，盛者夺之，汗之[3]下之。寒热温凉，衰之以属，随其攸利，谨道如法，万举万全，气血正平，长有天命。

帝曰：善。

【注释】

[1] 善恶之殊贯：谓上、中、下三品主要是根据药物的有毒无毒、毒性大小来区分的，并以此说明药物的不同等级。

[2] 病之中外：邪自外来、病发于外者，邪自内生、病发于内者。

[3] 汗之：原本作"汗者"，诸本作"汗之"，据文义改。

【语译】黄帝说道：好。方剂组成中的君臣是什么意思呢？

岐伯回答说：治病的主要药物是君药，辅佐君药的药物是臣药，辅助臣药发挥作用的药物是使药。这不是药物上、中、下三品的意思。

黄帝问道：什么是药物的上、中、下三品呢？

岐伯回答说：药物的上、中、下三品是用以区分药物毒性的有无、毒性的大小。

黄帝问道：好。疾病的内外及其治疗原则是怎样的呢？

岐伯回答说：遵循六气变化规律而施治的原则，必须要分辨疾病的阴阳属性，确定病位的内外，分别按其所属的病因病位，内病就从内治疗，外病就从外治疗，病情轻微的就用调和之法治疗，病情较重的就用药力峻猛的药物平定治疗，急重的疾病应当使邪气迅速排出体外，病在表者用发汗方法治疗，病在里者用攻下法治疗。所选用寒热温凉不同性质的药物，要根据相应的病性和病位，随其所利给药，使病邪衰退。谨慎认真地严守这些治疗法则，就能取得全效，使气血和平，健康长寿。

黄帝说：好。

【导读】论协调阴阳，以平为期。原文"病之中外何如……长有天命"概括说明五味之用、方制大小、正治反治、治病求本、五味所属均离不开辨别阴阳、协调阴阳这一总则，所以说"调气之方，必别阴阳""气血正平，长有天命"。

著至教论篇第七十五

【题解】 著，陈明昭著之意。至教，圣人的遗训，也就是至真至确的道理。故名"著至教论"。

【原文】 黄帝坐明堂[1]，召雷公[2]而问之曰：子知医之道乎？

雷公对曰：诵而未能解[3]，解而未能别，别而未能明，明而未能彰[4]，足以治群僚[5]，不足治侯王。愿得受树天之度[6]，四时阴阳合之，别星辰与日月光，以彰经术，后世益明，上通神农，著至教疑于二皇[7]。

帝曰：善。无失之，此皆阴阳表里上下雌雄相输应[8]也，而道上知天文，下知地理，中知人事[9]，可以长久，以教众庶[10]，亦不疑殆[11]，医道论篇，可传后世，可以为宝。

雷公曰：请受道，讽诵用解[12]。

【注释】

[1] 明堂：即古代天子宣明政教、政事之处。

[2] 雷公：相传是黄帝的大臣，通晓医理。

[3] 诵而未能解：熟读医书而不能理解医理。

[4] 明而未能彰：即使明白了其中的道理，在临证也不能一一去做。

[5] 治：原本作"至"，误，故改为"治"。

[6] 树天之度：建立用以分析四时变化，辨别日月星辰的法度。

[7] 疑于二皇：这种医学理论可与伏羲、神农之书相比。

[8] 相输应：相互联系，相互感应。

[9] 人事：患者的贫富贵贱、饮食起居、形志苦乐、体质寒温厚薄以及致病的社会因素。

[10] 众庶：百姓。

[11] 疑殆：疑惑。殆，疑也。

[12] 请受道，讽诵用解：受道，传授医道。受，通"授"。讽诵，诵读之意。用解，钻研理解。

【语译】 黄帝坐在明堂，召见雷公问道：你通晓医学的道理吗？

雷公回答：我虽诵读医书却还不能理解其道理，即使能理解还不能深刻地分析辨别，有时能够辨别还不能明白其中的奥妙，虽然有些地方能够明白但临证却不能一一去做，所以我的医术只能用来治疗同僚百姓的疾病，还不足以治疗候王的病患。我希望能够得到用以分析天地自然之道的法度，并据以综合四时阴阳，测察日月星辰，从而使经典理论昭明于天下，后世医家日渐明了，其功绩足以和二皇媲美。

黄帝说：好。这些都是阴阳、表里、上下、雌雄等相互联系，相互感应的道理。就医学道理而言，应该上通天文，下通地理，中晓人事，这样的学术才会长久存在，用以教导庶民百姓，也不会有什么疑惑。将这些道理撰著成书，可以传于后世，可以作为宝贵的资料。

雷公说：请你将这些理论传授于我，以便诵读修习，钻研理解。

【导读】 论"三掌握"。"而道上知天文，下知地理，中知人事，可以长久，以教众庶，亦不疑殆，医道论篇，可传后世，可以为宝"，讲的是"三掌握"的学习方法。"知"，主管、掌控、驾驭。"上知天文"，即掌握宇宙形成、天体结构、日月星辰运转规律、历法等相关知识，将其运用于解答有关生命科学知识，指导临床实践的方法；"下知地理"，指人类生存的不同环境，如地形地貌、地域气候、动植物分布等，不仅影响人的体质类型、生理活动、病理变化，也影响着治疗药物的选择和药效作用，还是影响人体健康状况及寿命长短的重要因素，这就是学习医药学知识时为何要"下知地理"的缘由所在；"中知人事"中的"人事"指人的形体结构特征、生理病理特征、体质类型特征、机体对治疗反应性的差异，还包括影响人类生存的社会环境、人文习俗、经济、政治地位等，都是临床医生要必备的知识。《内经》之所以如此要求，是源于其所构建的生命科学知识体系就是借助了这些领域的知识，不知此就无法读懂其中传载的医药学内容，也就不可能对其灵活操作和应用。

【原文】 帝曰：子不闻《阴阳传》[1]乎？

曰：不知。

曰：夫三阳天为业[2]，上下无常[3]，合而病至，偏害阴阳。

【注释】

[1]《阴阳传》：王冰："上古书名也。"

[2] 三阳天为业：三阳，太阳经脉。天，体表。业，事也，引申为作用。

[3] 上下无常：手足经脉之气的循行失其常度。上下，指手足。

【语译】 黄帝向雷公问道：你有听到过《阴阳传》这本著作吗？

雷公回答说：我不知道。

黄帝说：太阳经气护卫于人身之表，具有适应天气变化的作用。如果上下经脉运行不循常度，则内患外邪相合而生病，会损害阴阳之用。

【导读】 论太阳主一身之表。《内经》认为，人在自然界是一个适应周围环境的完整有机体，自然环境的变化，如寒热温凉和朝夕光热的强弱，人体都会与之相应，而这种天人相应的关系，有赖于人体经脉气血的相互协调作用。"三阳天为业"，指三阳之气护卫人身之表，具有适应天气变化的作用。"三阳"，即太阳经，其经气主一身之表，为人体之藩篱，与自然界相互适应，具有适应天气变化的作用。当外邪进入体内，太阳经首当其冲，常表现为太阳病证，即是明证。

【原文】 雷公曰：三阳莫当[1]，请闻其解。

帝曰：三阳独至[2]者，是三阳并至，并至如风雨，上为巅疾，下为漏病[3]。外无期，内无正[4]，不中经纪[5]，诊无上下，以书别[6]。

【注释】

[1] 三阳莫当：太阳受邪势猛，不可阻挡。

[2] 三阳独至：太阳经偏盛。

[3] 漏病：二便失禁。

[4] 外无期，内无正：在外没有征象可预期，在内不知病传何处。

[5] 不中经纪：不符合规律。

[6] 诊无上下，以书别：无法肯定其病属上属下者，应据《阴阳传》所载加以识别。

【语译】雷公问道：怎样理解"三阳莫当"这句话呢？

黄帝回答说：三阳独至，就是手足太

阳经的邪气合并而至，其来势突兀迅猛，上犯于头则头顶疾病，下犯于腹则二便失禁，在外没有明显的征象可测，在内没有确切的准则可据，其病变不符合一般的发病规律，因此临证诊断时常无法确定其病属上属下，而应根据《阴阳传》来加以识别。

【导读】论太阳经发病情况。由于太阳经主一身之表，故其发病急骤，变化多端，即"病起疾风，至如风雨"之义。太阳经发病症状与经脉循行部位密切相关，外邪侵入，导致经气不利，常沿着经脉的循行部位出现症状。外邪内传，热盛于里，就会阻滞气机，闭塞九窍，出现咽干、喉塞等症状。

【原文】雷公曰：臣治疏愈，说意而已[1]。

帝曰：三阳者，至阳也，积并则为惊[2]，病起疾风，至如霹雳[3]，九窍皆塞，阳气滂溢，干嗌喉塞[4]，并于阴[5]则上下无常，薄为肠澼。此谓三阳直心[6]，坐不得起，卧者便身全[7]，三阳之病。且以知天下，何以别阴阳，应四时，合之五行。

【注释】

[1] 臣治疏愈，说意而已：雷公谦谓为医疏浅，但苟且简略知大意而已。

[2] 积并则为惊：马莳："经积并，即手太阳之里为心，足太阳之里为肾，心失神，肾失志，则皆为惊骇。"

[3] 霹雳：形容迅速猛烈。

[4] 干嗌喉塞：马莳："其嗌干，其喉塞，正以心肾之脉皆上通于嗌喉也。"

[5] 阴：谓脏，脏属阴。

[6] 三阳直心：指太阳之邪直入少阴。

[7] 全：《针灸甲乙经》中作"重"，合乎文意。

【语译】雷公说：我的医术很差，极少能治愈疾病，请你说说其中的原因，以解除我的疑惑。

黄帝说：三阳为至盛之阳，阳气积并而为病，则发为惊骇，起病像疾风一样迅速，如霹雳一般猛烈，九窍都因此而闭塞，阳气滂溢，咽干喉塞。若邪气并入于阴分，则上下失常，下迫于肠，则发为肠澼。这是困重三阳之邪直冲心膈，其症状是坐下则不得起立，卧下则全身困重，这就是三阳积并之病，从而可以进一步知道天与人的关系，以及如何区别四时阴阳五行的相互配合。

【导读】论"三阳"。关于"三阳"，有人认为指太阳，如马莳、张志聪、高世栻等；有人认为指"统手足六阳而言"，如张介宾、吴崑即此观点。当下多从前说。①"三阳者，至阳也"之"至"，有极也、大也、巨也的意思，"巨阳"就是太阳（《素问·热论篇》）。②"三阳直心"，言外邪循经入里，邪盛者可直犯于心，即温病学家所言"温邪上受，首先犯肺，逆传心包"，初起即见神昏、谵语等症状，即是其例。③上文中"三阳独至者，是三阳并至，并至如风雨，上为巅疾，下为漏病"。巅疾，指头部之疾，为足太阳经所主；漏病，指二便失禁，为手太阳经脉之症。故此"三阳"当为太阳经。

【原文】雷公曰：阳言不别，阴言不理[1]，请起受解，以为至道。

帝曰：子若受传，不知合至道以惑师教，语子至道之要。病伤五脏，筋骨以消，子言不明不别，是世主学尽矣[2]。肾且绝[3]，恍恍日暮[4]，从容不出[5]，人事不殷[6]。

【注释】

[1] 阳言不别，阴言不理：指明讲不能辨别，隐讲不能理解。

[2] 是世主学尽矣：病之深重，尚不明别，然轻微者，亦何开愈令得遍知耶？然由是不知，明世主学教之道从斯尽矣。

[3] 肾且绝：指肾脉将绝的意思。且，将要之意。

[4] 恍恍日暮：恍恍不安，日暮为甚。恍恍，形容不安的样子。

[5] 从容不出：吴崑："肾主骨，骨气衰弱，故虽从容闲暇，不欲出户。"

[6] 人事不殷：指精神萎靡，懒于人事。殷，勤勉之意。

【语译】雷公说：你明白地讲解，我尚不能辨别；你隐晦地讲述，我更不能理解。请你再作详解，以便我领会这一至深的道理。

黄帝说：你接受老师的传授，如果不懂得将之与高深重要的理论相结合的话，就不能全面领会老师的教导而产生疑惑。我所告诉你高深理论的要点，就是病邪伤及五脏，筋骨就会日渐瘦削。如果像你说的那样不明不白，世上的医学就要失传了。例如肾脉将绝，则表现为整天惊恐不安，日暮尤甚，全身无力，即使闲暇无事，也不愿出户，懒于应酬人事。

【导读】此节一论手、足太阳合病，揭示了阴阳同气的理论，这对于外感、内伤疾病的脏腑表里辨证具有重要的实践意义。如《素问·痿论篇》中的"治痿独取阳明"，《伤寒论》中的"阳明之为病，胃家实是也"，都是指手足阳明合病的临床实例。同时也说明阳明经在人体生理、病理中的重要性，后世在这种理论指导下，逐步发展完善了的脾胃学说，与此也有极大的关系。二论太阳在六经发病中的意义。太阳为六经之藩篱，统摄人身之营卫，主一身之表。外邪侵袭人体，太阳首当其冲，以致营卫不和，正邪交争。后世的六经学说、卫气营血辨证，无不与此有极深的渊源关系。

示从容论篇第七十六

【题解】 示，展示。从容，古医经篇名。本篇通过讨论，展示出《从容》篇的主要内容。本篇主要讨论了疾病的诊断分析方法，举例说明肾、肺、脾病具体脉象、症状和治法事宜，论述"比类"法的运用和重要性，对临床实践有重要的指导意义，故名"示从容论"。

【原文】 黄帝燕坐[1]，召雷公而问之曰：汝受术诵书者，若能览观杂学[2]，及于比类[3]，通合道理，为余言子所长。五脏六腑，胆、胃、大小肠、脾、胞、膀胱，脑髓、涕唾，哭泣悲哀，水所从行[4]，此皆人之所生，治之过失[5]，子务明之，可以十全，即不能知，为世所怨。

雷公曰：臣请诵《脉经·上下篇》甚众多矣，别异比类，犹未能以十全，又安足以明之。

【注释】

[1] 燕坐：闲坐休息。燕，安闲也，亦作"宴"。

[2] 杂学：医学以外的学问。

[3] 比类：比照相类。

[4] 水所从行：人体水液之运行。水，指泪、汗、涎、涕、唾五液。

[5] 治之过失：张介宾："凡治过于病，谓之过；治不及病，谓之失；不得其中，皆治之过失也。"

【语译】 黄帝闲坐，召唤雷公并向他问道：你学习医术，诵读医书，似能博览医学以外的其他著作，并且能比异别类，把医学道理融会贯通，以测知病情，请给我说说学习体会吧！如五脏、六腑，胆、胃、大肠、小肠、脾、胞、膀胱、脑髓、涕唾、哭泣、悲哀、水液运行等，这些都是人体所赖以生存的，而且是在临床治疗中容易出现失误的，你务必明了这些道理，这样临证治疗时才可能十不失一，如果不能了解这些道理，便会由于失治误治而被人们所抱怨。

雷公回答说：我诵读《脉经·上下篇》已有多次，但关于鉴别异同，取类比象，还不能尽善尽美，又怎样能够完全明白呢！

【导读】 论从医条件。医生从业应具备如下条件：①要"览观杂学"，博览群书，具有渊博知识，以资医学借鉴，才能不断提高医疗技术水平。②要通晓比类取象的思维方法，通过"比类"，才能准确地辨证。③要熟练掌握"五脏六腑，胆、胃、大小肠、脾、胞、膀胱，脑髓、涕唾，哭泣悲哀，水所从行"等生理病理知识，才能在诊断治疗时不易发生错误。

【原文】 帝曰：子别试通[1]五脏之　　过，六腑之所不和，针石之败，毒药所宜，汤液滋味，具言其状，悉言以对，请问不知。

雷公曰：肝虚、肾虚、脾虚，皆令人体重烦冤[2]，当投毒药刺灸砭石汤液，或已或不已，愿闻其解。

帝曰：公何年之长而问之少，余真问以自谬[3]也。吾问子窈冥[4]，子言上下篇以对，何也？夫脾虚浮似肺，肾小浮似脾，肝急沉散似肾，此皆工之所时乱也，然从容得之[5]。若夫三脏土木水参居，此童子之所知，问之何也？

雷公曰：于此有人，头痛筋挛骨重，怯然[6]少气，哕噫腹满，时惊不嗜卧，此何脏之发也？脉浮而弦，切之石坚[7]，不知其解，复问所以三脏者，以知其比类也。

【注释】

[1] 子别试通：丹波元简：“别试者，谓《脉经》上下篇之外，别有所通，试论之也。”

[2] 肝虚、肾虚、脾虚，皆令人体重烦冤：张介宾：“肝主筋，筋病则不能收持。肾主骨，骨病则艰于举动。脾主四肢，四肢病则倦怠无力，故皆令人体重。然三脏皆阴，阴虚则阳亢，故又令人烦冤满闷也。”

[3] 自谬：问者自己的错误。

[4] 窈冥：玄微深奥的道理。

[5] 然从容得之：马莳：“子若明从容篇以比类之，则窈冥之妙得矣。”

[6] 怯然：呼吸微弱之状。

[7] 脉浮而弦，切之石坚：张介宾：“脉浮

类肺，脉弦类肝，脉石坚类肾，难以详辨，故复问三脏之比类也。”

【语译】黄帝说：你既在《脉经·上下篇》之外还别有所习，就请根据你所知道的内容，试述五脏的病变，六腑的不和，针石的禁忌，毒药的适宜，汤液的滋味等，要描述其具体情状，尽量地告诉我，如果有需要再询问的内容，请给我提出来。

雷公问：肝虚、肾虚、脾虚，都能使人身体困重而心中烦闷，这类病证按说应该用毒药、刺灸、砭石、汤液来治疗，结果却有的有效，有的无效，我希望能了解其中的缘由。

黄帝道：你的年龄这样大，问的问题却这么幼稚？或者是我提的问题不太适当吧。我问的是《脉经·上下篇》以外较深的道理，你却用《脉经·上下篇》的内容来回答，这是什么缘故？脾病脉虚浮而像肺脉，肾病脉小浮而像脾脉，肝病脉搏急沉而散像肾脉，这是一般医生常常容易搞错的，但依照正确的法则，还是可以辨别清楚的。至于肝脾肾三脏分属木土水，部位相近，都在膈下腹腔，就连小孩子都知道的问题，你却问它是什么意思。

雷公回答说：譬如有个患者，头痛，筋脉拘挛，骨节沉重，虚怯少气，哕噫腹满，经常惊恐，不想睡觉，这是哪一脏有病呢？其脉象浮取而弦，重按则坚如石，我不了解其中的道理，请问怎样用三脏之脉比类？

【导读】论肝、肾、脾之虚脉症之鉴别。经文以“肝虚、肾虚、脾虚，皆令人体重烦冤”为例，论证不同脏腑失调可能会有相似的临床脉症，由于各脏腑的功能不同，发生脉症的机制必然有别，相似病证必然伴随着细微的特征差异，如“脾虚浮似肺，肾小浮似脾，肝急沉散似肾”等，对于此类疑似脉症表现，必须详察明辨，才能准确诊断辨识疾病，做到定性、定位准确。

【原文】帝曰：夫从容之谓也。

夫年长则求之于腑，年少则求之于经，年壮则求之于脏。今子所言皆失，八风菀熟[1]，五脏消烁，传邪相受。

【注释】

[1] 八风菀熟：风邪外袭，郁而不散，日久化热。菀，通"蕴"，郁积之意。熟，热也。

【语译】黄帝说：这就需要从容详细

【导读】论辨别不同年龄的临证意义。原文简明扼要地说明了不同年龄的生理、病理特点以及临床辨证的意义，还论述了养生时不同年龄阶段的关注要点。张介宾认为"夫年长者，每多口味，六腑所以受物，故当求之于腑以察其过。年少者每忽风寒劳倦，所受在经，故当求之于经以察其伤。年壮者多纵房欲，五脏所以藏精，故当求之于脏以察其虚实"。此处深刻地揭示了临床辨证施治和因人施养的总体方向，对于儿童、中年人、老年人调养和疾病治疗具有重要的指导价值和临床意义。

【原文】夫浮而弦者，是肾不足也。沉而石者，是肾气内著也。怯然少气者，是水道不行[1]，形气消索[2]也。咳嗽烦冤者，是肾气之逆也。一人之气，病在一脏也。若言三脏俱行，不在法[3]也。

【注释】

[1] 水道不行：王冰："肾气不足，故水道不行。"

【导读】以肾病脉证的辨析为例，强调临证分析脉症时要紧扣病机，才能把握疾病变化的关键。

【原文】雷公曰：于此有人，四支解墯，喘咳血泄[1]，而愚诊之，以为伤肺，切脉浮大而紧，愚不敢治，粗工下砭石，病愈多出血，血止身轻，此何物也？

【注释】

[1] 血泄：指肠风便血之类的病变。

地分析。

一般来说，年长的人常过度饮食，所以应从六腑来衡量；年少的人多劳于体力，所以应从经络来探求；年壮的人多嗜欲伤情，所以应从五脏去诊察。现今你所谈的与这三条都不相符。八风郁而化热，五脏消炼内伤，这是外邪内传而发病的。

[2] 形气消索：指形体消损，气息怯弱。

[3] 不在法：指不符合医理和临床实际。

【语译】所以脉浮取而弦者，为肾气不足；重按而石坚者，为肾气内著而不行；虚怯少气者，是水液不能输布，以致形体消损，气息怯弱；咳嗽烦闷，是肾气上逆的缘故。这是人受邪的情况，其病变部位在于肾脏，如果认为肝、脾、肾三脏俱病，是不合医理和临床实际的。

【语译】雷公又问：有一患者，四肢怠惰无力，喘息咳嗽，肠风下血，我去诊察，以为是伤肺，切其脉浮大而紧，我不敢治疗，有个粗率的医生用砭石治疗，患者出了更多的血，血止后全身轻快而病愈，这是什么病呢？

【导读】论出血性疾病的放血治疗。此节所论"出血"即是大便下血类疾病，而"血泄"的产生无不因肠道湿热或脾胃虚寒使胃肠之脉络受损所致，此证应用砭石放血方法治疗，既能使邪热随血而去，还有理脾调气之功效。待脾气恢复，自能摄血，张介宾认为："按《血气形态》篇曰：'阴明常多气多血，刺阳明出血气。'故雷公问粗工下砭石而愈者，正所以泄阳明之邪实耳。"说明了血实用放血方法而愈的机制。

【原文】帝曰：子所能治，知亦众多，与此病失矣。譬以鸿飞，亦冲于天。

夫圣人之治病，循法守度，援物比类，化之冥冥[1]，循上及下，何必守经。今夫脉浮大虚者，是脾气之外绝，去胃外归阳明也。

夫二火不胜三水[2]，是以脉乱而无常也。四支解堕，此脾精之不行也。喘咳者，是水气并阳明也[3]。血泄者，脉急血无所行也[4]。

若夫以为伤肺者，由失以狂也。不引比类，是知不明也。夫伤肺者，脾气不守，胃气不清[5]，经气不为使，真脏坏决，经脉傍绝[6]，五脏漏泄，不衄则呕，此二者不相类也。譬如天之无形，地之无理，白与黑相去远矣。是失吾过矣，以子知之，故不告子，明引比类《从容》，是以名曰诊轻[7]，是谓至道也。

【注释】

[1] 化之冥冥：达到神妙莫测的境界。冥冥，形容幽深的样子。

[2] 二火不胜三水：吴崑："二火犹言二阳，谓胃也。三水，犹言三阴，谓脾也。言脾太阴之气，外归阳明，阳明不胜太阴，是以脉乱而失其常，常脉浮缓，今失而为浮大虚矣。"

[3] 喘咳者，是水气并阳明也：张介宾："脾病不能制水，则水邪泛溢并于胃腑、气道不

利，故为喘为咳，盖五脏六腑，皆能令人咳也。"

[4] 血泄者，脉急血无所行也：便血乃由脾伤气乱，脉气急疾，血不守中而溢出脉外所致。

[5] 脾气不守，胃气不清：脾病失运，水湿泛溢于胃而胃气不清。

[6] 真脏坏决，经脉傍绝：肺脏损坏，治节不通，以致经脉偏绝不行。

[7] 轻：《太素》中作"经"。

【语译】黄帝说：你所能治的和知道的病已很多了，然而对此病来说，是你错了。譬如鸿雁，亦会飞至高空。然而圣人治病，是遵循医理法度的，援物比类，从而达到神妙莫测的境界，察上便知以下，不必拘泥一经。现见脉象浮大而虚，是脾气外绝，不能为胃行其津液，以致津液独归于阳明。阳明不胜太阴，因此脉乱而失其常。四肢怠惰无力，是脾精不能输布的关系。喘息咳嗽，是水气并于阳明的缘故。大便出血，是脉气并急，血不行于脉道的缘故。假使认为是伤肺的病，就好像失志狂言一样。由于不能援物比类，因此了解得不够明彻。伤肺之病，是因为脾气不足，胃气不清，肺经之气失却应有的功能，肺脏虚损败坏，经脉失去宣发肃降输布精气的作用，五脏的精气漏泄，不是衄血，便是呕血，这是两种病不相类同之处。譬如天之无像可求，地之无方可理，黑白相差甚远。这是我的错误，以为你已经知道了，所以没有告诉你。这里明确引用并比类《从容》的内容，因此称为诊经的法度，因

为它们确是至善之道的缘故啊。

【导读】疑似脉症在临床实践中常会发生，是"工之所时乱"的重要原因，只要临诊时善于运用"从容""比类"的思维方法，细察详审，就能辨清各自的特点，从疑似复杂的脉症中找出病本，真正明白"一人之气，病在一脏"的道理。临证医生，只有对患者进行了全面的诊察，掌握了大量第一手资料，并进行由此及彼、由浅入深的分析，分辨疑似症状，方能求其病本，这是临床诊治成败的关键。

篇中"从容"，其意不同。一为从容不迫，沉着细致的临床工作态度，如"此皆工之所时乱也，然从容得之"，谓医生临证时要有沉着细致分析问题的工作态度。二是古文献名，王冰注曰："《从容》，上古经篇名也。何以明之？《阴阳类论》：雷公曰：臣悉尽意，受传经脉，颂得从容之道，以合《从容》。明古文有《从容》矣。"

疏五过论篇第七十七

【题解】疏，陈述。五过，五种过错。正如吴崐所说："篇内论诊治五过，为工者宜疏远之，因以名篇。"

【原文】黄帝曰：鸣呼远哉！闵闵乎[1]若视深渊，若迎浮云，视深渊尚可测，迎浮云莫知其际。圣人之术，为万民式，论裁志意[2]，必有法则，循经守数[3]，按循医事，为万民副[4]。故事有五过四德[5]，汝知之乎？

【注释】

[1] 闵闵乎：形言辽远深幽的样子。

[2] 论裁志意：张志聪："当先度其志意之得失。"裁，裁度，估量。

[3] 循经守数：遵循经旨，依守法度。数，度数，法则。

[4] 副：帮助。杨上善："副，助也。"

[5] 五过四德：医疗上易犯的五种过失与作为医生应具备的四种德行。过，过失，错误。德，品德，德行。

【语译】黄帝说：啊！真是辽远幽深啊！研究医学的道理就好像在俯视幽深的渊谷，好像在仰视天空的浮云。俯视渊谷尚可测量其深度，仰视浮云，却不能测知其边际。圣人的医术，可作为百姓依循的法式，裁度患者的志意，也必有一定的法则。他们依照自然的规律来研究医学的理论，从而给百姓帮助。早先有五过与四德的说法，你知道吗？

【导读】开篇以深渊、浮云为例，论述生命科学知识体系保障了民众身家性命，其理论和技术精深奥秘，医生必须依照自然规律研修其中的至理，裁度患者的志意，服务于百姓，遵循相应的法则，这就是论述"五过四德"的理由。

【原文】雷公避席再拜曰：臣年幼小，蒙愚以惑，不闻五过与四德，比类形名，虚引其经，心无所对[1]。

帝曰：凡未诊病者，必问尝贵后贱[2]，虽不中邪，病从内生，名曰脱营[3]。尝富后贫，名曰失精[4]。五气流连，病有所并[5]。医工诊之，不在脏腑，不变躯形，诊之而疑，不知病名。身体日减，气虚无精，病深无气，洒洒然时惊[6]，病深者，以其外耗于卫，内夺于荣。良工所失，不知病情，此亦治之一过也。

【注释】

[1] 比类形名，虚引其经，心无所对：张介宾："比类形名，公自言虽能比类形证名目，然亦虚引其经义，而心则未明其深远，故无以对也。"

[2] 尝贵后贱：位居显贵而现已失势。贵贱，职位的高低。

[3] 脱营：营血消竭之病。

[4] 失精：精气耗损之病。

[5] 五气流连，病有所并：五脏之中邪气留滞不去，病势便有所兼并而日趋深重。

[6] 病深无气，洒洒然时惊：张介宾："及其病深，则真气消索，故曰无气。无气则阳虚，故洒然畏寒也。阳虚则神不足，故心怯而惊也。"

【语译】雷公起坐再拜后回答说：我年少识浅，天资愚笨，见闻不广，没有听说过五过与四德的说法。虽然知道比类形名，亦只是虚引经义，并未明了其远大博深的道理，无法回答你所提出的问题。

黄帝说：在没有给患者诊治之前，必须询问患者的职业和政治地位的变迁。如果以前地位高而后失势，患者虽然不中外邪，疾病也会由内而生，这种病叫"脱营"。或者是以前富裕而以后破产贫困发病的，这种病叫"失精"。这些病都是由于五脏之中的邪气郁结，病势兼并而日趋深重。医生在诊病时，如果病位不在脏腑，躯体形态都没有明显变化，医生容易产生疑惑，不能确定是属何病，但患者的身体日渐瘦削，气虚精竭，病势深重，阳气消散，洒洒然恶寒，时常惊骇不安。这种病势之所以会逐渐深重，是因为情志郁结，外则耗损了卫气，内则劫夺了营血的缘故。若遇到这些疾病，即或是医术很高的医生，若不问清患者的有关情况。就无法明白致病的缘由，也就无法治愈这类疾病。这是临床诊治疾病第一种易犯的过失。

【导读】"受术不通，人事不明"，必然在临床诊治疾病过程出现失误。

一之过，不问贵贱贫富，不审病因病情。人的境遇、贫贱富贵与疾病有着千丝万缕的关系，因为地位的变化，处境的贫富，往往会影响人们的精神和脏腑，从而产生种种疾病。如突然失势、突然暴穷等。在临床上对于这类疾病，如果不了解患者的境况，就会出现"不在脏腑，不变躯形"，在诊断时就有困难。这一种失误主要在于未能仔细询问患者的境遇情况，没有审察病因，没有把握住病情表现，故谓"良工所失，不知病情"。

【原文】凡欲诊病者，必问饮食居处，暴乐暴苦，始乐后苦，皆伤精气[1]，精气竭绝，形体毁沮[2]。暴怒伤阴，暴喜伤阳[3]，厥气上行，满脉去形[4]。愚医治之，不知补写，不知病情，精华日脱，邪气乃并[5]，此治之二过也。

【注释】

[1] 暴乐暴苦，始乐后苦，皆伤精气：张介宾："乐则喜，喜则气缓；苦则悲，悲则气消，故苦乐失常，皆伤精气。"

[2] 形体毁沮：指形体损伤而败坏。

[3] 暴怒伤阴，暴喜伤阳：姚止庵："伤阴者，怒伤肝血也；伤阳者，喜散心气也。"怒则气逆，故伤阴。喜则气缓，故伤阳。

[4] 去形：气血不充于形体，呈羸败之象。

[5] 精华日脱，邪气乃并：张介宾："不明虚实，故不知补泻。不察所因，故不知病情。以致阴阳败竭，故精华日脱。阳脱者，邪并于阴；阴脱者，邪并于阳，故曰邪气乃并。"

【语译】凡是诊察患者，必须先要问他饮食起居和周围环境情况。突然的欢乐，或突然的痛苦，或先欢乐而后痛苦，都能耗伤精气，使精气衰竭，形体败坏。暴怒可以伤阴气，暴喜可以伤阳气，阴阳有伤，则厥逆之气上行，充满经脉，而神气离散

形体。学识粗浅的医生诊治这些疾病时，不知是用补法还是用泻法，也不了解病情，

以致患者五脏的精气日渐耗脱，邪气乘虚侵袭。这是诊疗上第二种易犯的过失。

【导读】 二之过，不问饮食喜怒，不明虚实补泻。问诊时必须要详细询问患者的饮食、居住环境、情绪变化等。此类原因所致的疾病，本之于饮食、环境、情志所伤，病机多为本虚标实，若不详问其因，详察其情，就会虚实不辨，难以准确地实施补泻，就会导致阴阳败竭，甚至发生"精华日脱，邪气乃并"的危重病情。

【原文】 善为脉者，必以比类奇恒，从容知之[1]，为工而不知道，此诊之不足贵，此治之三过也。

【注释】

[1] 比类奇恒，从容知之：将一般的疾病与异于平常的疾病进行类比，依照一定的标准来了解其病情。奇恒，异于平常。从容，依照标准。

【语译】 善于诊脉的医生，必然能够别异比类，分析奇恒，细致深入地掌握脉象的变化。作为医生而不懂得这个道理，他的诊疗技术就不能算高明。这是诊治上的第三种易犯的过失。

【导读】 三之过，不知比类、奇恒、从容，难以掌握脉诊、脉法。比类、奇恒、从容都是古经篇名，所论内容均为诊法、辨证相关知识以及医生临证应当秉持的医疗修为，只有善于学习前人的经验，掌握比类相求，知常达变，才能通晓脉诊诸法，才能准确把握病情，做到精准治疗。

【原文】 诊有三常[1]，必问贵贱，封君败伤[2]，及欲侯王[3]。故贵脱势，虽不中邪，精神内伤，身必败亡。始富后贫，虽不伤邪，皮焦筋屈，痿躄为挛[4]。医不能严，不能动神，外为柔弱，乱至失常，病不能移，则医事不行，此治之四过也。

【注释】

[1] 三常：贵贱、贫富、苦乐方面的情况。

[2] 封君败伤：过去高官显爵，而后降位削职。封君，封国之君，身居高位的人。败伤，削官失位，失势败落。

[3] 及欲侯王：不审度自己的才德而欲求侯王之位。

[4] 皮焦筋屈，痿躄为挛：吴崑："失其肥甘，五液干涸，故令焦屈拳。"

【语译】 诊察疾病时对患者的贫贱、富贵、苦乐三种情况，必须加以注意，首先是要问明患者在社会中地位的贵贱，其次要了解他是否遭遇到地位的变迁和挫折，再是有无升官发财的妄想。因为原来高官显爵的人，一旦脱势，虽然没有被外邪所伤，而精神上却已先伤，从而使身体败坏，甚至死亡。原来富有后来贫穷的人，虽无外邪侵袭，也会发生皮毛枯焦，筋脉拘急，发为痿，或为拘挛。对这些疾病，如果医生没有严谨的治学精神，就不能说服患者遵从医嘱，从而表现得柔弱无能，举止失措，导致治疗失败，疾病不除。这是第四种易犯的过失。

【导读】 四之过，不掌握三常，不能严以动神。强调医生要将患者的贵贱、贫富、苦乐等情况作为问诊的重要内容，只有掌握此类问诊内容，才能准确把握病情，做到有效

治疗。

【原文】凡诊者，必知终始[1]，有知余绪[2]，切脉问名，当合男女[3]。离绝菀结[4]，忧恐喜怒，五脏空虚，血气离守，工不能知，何术之语。尝富大伤[5]，斩筋绝脉，身体复行，令泽不息[6]。故伤败结，留薄归阳，脓积寒炅[7]。粗工治之，亟刺阴阳，身体解散，四支转筋，死日有期[8]。医不能明，不问所发，唯言死日，亦为粗工，此治之五过也。

【注释】

[1] 必知终始：必须知晓疾病的开始及经过情况。

[2] 有知余绪：张介宾："谓察其本，知其末也。"有，通"又"。

[3] 切脉问名，当合男女：切脉诊病时必须参合男女的差异。

[4] 离绝菀结：张介宾："离者，失其亲爱。绝者，断其所怀，菀，谓思虑抑郁，结，谓深情难解。"

[5] 尝富大伤：过去富有的人，一旦贫穷，精神形体都受到了巨大的创伤。

[6] 斩筋绝脉……令泽不息：筋脉消损衰绝，却仍勉强劳作，以致津液不能滋生。

[7] 故伤败结……脓积寒炅：张介宾："故，旧也。言旧之所伤，有所败结，血气留薄

不散，则郁而成热，归于阳分，故脓血蓄积，令人寒炅交作也。"阳，谓诸阳经及六腑。炅，热也。

[8] 粗工治之……死日有期：王冰："不知寒热为脓积所生，以为常熟之疾，概施其法，数刺阴阳经脉，气夺病甚，故身体解散而不用，四肢废运而转筋，如是故知死日有期。"

【语译】凡是诊察疾病，必须了解发病的原因和发病后的经过情况，并掌握疾病的相关情况。在切脉诊病时，应参合男女的生理特点和病理差异。若出现了生离死别，情怀郁结，忧愁恐惧喜怒等情志变化，都会使五脏空虚，气血离散，如果医生不知道这些，还谈什么诊疗技术呢！原来富有的人，由于失去了财势而使身心受到大的伤害，以致筋脉消损衰绝，却仍勉强劳作，以致津液不能滋生，所以形体伤败，气血内结，郁而从阳化热，使肌肉腐烂而生痈脓，亦可产生寒热病。草率的医生治疗时，总是针刺阴阳经脉，使气血更加消散，患者的身体不能自如运动，四肢拘挛转筋，死期也就不远了。所以，医生不能明辨病情，不问疾病发生的原因，只看到疾病的预后不良，这只能是一个草率的医生。这是诊治上第五种易犯的过失。

【导读】五之过，不了解病因和发病的经过，妄言预后。医生诊察疾病，必须要知道发病的经过，了解疾病的本来，掌握病情的轻重。经文告诫医者务必对所诊治疾病发生的缘由、病变的过程要有准确把握和深刻认识，才不会贻误病情。疾病有其演变规律，只有详细分析疾病发病原因，进行准确诊断，才可能预测和准确判断疾病预后转归，如果对病情没有上述精准认知就妄言预后，可能会贻误治疗，造成不良后果，这是绝对要禁止的。

【原文】凡此五者，皆受术不通，人事不明也。故曰：圣人之治病也，必

知天地阴阳，四时经纪，五脏六腑，雌雄表里[1]，刺灸砭石，毒药所主，从容人事[2]，以明经道[3]，贵贱贫富，各异品理[4]，问年少长，勇怯之理，审于分部，知病本始，八正九候[5]，诊必副矣[6]。

治病之道，气内为宝[7]，循求其理，求之不得，过在表里[8]。守数据治[9]，无失俞理[10]，能行此术，终身不殆。不知俞理，五脏菀熟[11]，痈发六腑。诊病不审，是谓失常，谨守此治，与经相明，《上经》《下经》[12]，《揆度》《阴阳》《奇恒》《五中》[13]，决以明堂[14]，审于终始[15]，可以横行。

【注释】

[1] 雌雄表里：此处指经脉，如六阴经为雌，六阳经为雄。阳经行于表，阴经行于里。

[2] 从容人事：依照患者的具体情况。从容，依照之义。

[3] 经道：医学的规则。

[4] 贵贱贫富，各异品理：谓患者由于贫贱富贵不同而品德各异。

[5] 八正九候：张志聪："候四时八正之气，明三部九候之理。"八正，指二分（春分、秋分）、二至（夏至、冬至）、四立（立春、立夏、立秋、立冬）这八个节气。九候，指三部九候诊脉法。

[6] 诊必副矣：诊断必定符合病情。副，符合之意。

[7] 气内（nà 纳）为宝：张介宾："气内者，气之在内也，即元气也。凡治病者，当求元气之强弱，元气既明，大意见矣。"

[8] 求之不得，过在表里：张介宾："求元气之病而无所得，然后察其过之在表在里以治之，斯无误也。"

[9] 守数据治：张介宾："表里阴阳，经络

脏腑，皆有其数不可失也。"

[10] 俞理：吴崑："穴俞所治之旨也。"

[11] 菀熟：郁而发热。菀，通"蕴"，郁积之意。熟，热也。

[12] 《上经》《下经》：均为古医经名。《素问·病能论篇》："《上经》者，言气之通天也；《下经》者，言病之变化也。"

[13] 《揆度》《阴阳》《奇恒》《五中》：皆为古医经名。

[14] 明堂：面部气色。

[15] 审于终始：审察疾病初起与终了的全过程。

【语译】 以上所述的五种过失，都是由于学术不精通，又不懂人情世故。所以说，有修养的医生在诊治疾病时，必须知道自然界的变化，四时寒暑的变迁规律，五脏六腑相互间的相互关系，然后才能施用刺灸、砭石、毒药的治疗方法；更须依照患者的具体情况，掌握诊治的常规。了解贵贱贫富、体质强弱、年龄长幼、个性勇怯，再审察疾病的部位，就可以知疾病的根本原因，结合八正时节、三部九候之脉象，只有如此，才能准确无误地诊治疾病。

治病的关键，以人体脏气内守为贵，来寻求邪正变化的机制。假若五脏的变化不大，其病变的部位当在阴阳表里之间。治疗时应循经守则，不能搞错取穴的理法。能够这样来治疗，就可避免医疗上的过错。若不知取穴的理法，妄用刺灸，会使五脏郁热不散，痈疡发于六腑。诊病不能审慎详密，这叫作失常，谨守这些常规来治疗，自然会和经旨相符。根据《上经》《下经》《揆度》《阴阳》《奇恒》等经典，再结合观察患者面部的方法来了解疾病的终始，就可以得心应手地行医，普救众生于天

下了。

【导读】 杜绝"五过"就必须要精通医术，明达人事，做到如下几点。

一要知"天地阴阳，四时经纪"。因为"人以天地之气生，四时之法而成"（《素问·宝命全形论篇》），医生必须要掌握天体的运动，时间的推移，五方区域地势，四时阴阳消长规律以及由此发生的气象、气候、物化特征等相关知识。

二要知"五脏六腑，雌雄表里，刺灸砭石，毒药所主"。脏腑有阴阳表里，经络有络属循行，刺灸汤药各有宜忌，这些都是诊治疾病的基础知识，务要全面掌握。

三要"从容人事，以明经道"。要明白人情事理，了解社会知识，懂得人事有不齐，品类有同异，贵贱贫富有差别，性情有不同，年龄有长幼，体质有强弱，只有明白相关知识，才能做到准确诊断，精准治疗，效若桴鼓。

四要"审于分部，知病本始，八正九候，诊必副矣"。"视其外应，以知其内脏，则知所病矣"（《灵枢·本脏》），对于各分部之形色，"合而察之，切而验之，见而得之"，应用"司外揣内"（《灵枢·外揣》）的思维方法，就可以推断病因，分析四时脉象特点，才能准确判断疾病病性、病位。

只有熟读《上经》《下经》诸篇经旨内容并相互参照，才能把握元气的强弱关键，辨清疾病的表里寒热虚实变化，选择适宜的治疗方法，明确灸刺的经脉腧穴。临证时参合面部的望诊，审察疾病的终始，就"心通一贯，应用无穷"。

徵四失论篇第七十八

【题解】徵，即惩，惩戒的意思。四失，指医生在临床中易出现的四种过失和毛病。本篇主要讨论了临床中常犯的四种过失和原因，目的在于以此作为临床惩戒，故名"徵四失论"。

【原文】黄帝在明堂，雷公侍坐。黄帝曰：夫子所通书受事众多矣[1]，试言得失之意，所以得[2]之，所以失之。

雷公对曰：循经受业[3]，皆言十全，其时有过失者，请闻其事解也。

【注释】

[1] 通书受事众多矣：指通晓的医书和经受的医事很多。

[2] 得：医疗上的成功。下文"失"字指失败。

[3] 循经受业：依据医经上的记载和老师的

传授。循，根据之意。经，医学经典著作。受业，从师学习。

【语译】黄帝在明堂里，雷公侍坐一旁。黄帝说道：先生所通晓的医书和从事医疗工作，已经相当多了，试谈谈你对治病成功与失败的看法，为什么会成功？为什么会失败？

雷公回答说：依据医经上的记载和老师们的传授，都说可以收到十全十美的效果，但是在临证时仍不免有过失出现，请问这究竟如何解释呢？

【导读】论发生四失的原因。经文指出医生治病之所以不能十全，是因为医者在诊病时精神不集中，不能认真地分析和研究病情，不明白外在症状和内在病变机制的关系，所以临证时常常产生疑惑和困难，造成不必要的过失，这就是"所以失之"的原因。

【原文】帝曰：子年少智未及邪[1]？将言以杂合耶？夫经脉十二，络脉三百六十五，此皆人之所明知，工之所循用[2]也。

所以不十全者，精神不专，志意不理[3]，外内相失[4]，故时疑殆[5]。诊不知阴阳逆从之理，此治之一失矣。

【注释】

[1] 邪：语气词，表示疑问。

[2] 工之所循用：医生所遵循而常用的。

[3] 志意不理：犹言思想上缺乏正确的思维

能力。

[4] 外内相失：不明外在症状与内在病变之间的相互关系。外，外在症状。内，内在病变。

[5] 疑殆：疑惑不决。

【语译】黄帝说道：你是因为年轻智力不足，考虑问题不周到呢？还是由于杂合各家学说，缺乏分析综合能力呢？十二经脉和三百六十五络，这是人人都明白了解的，也是医工们所经常遵循应用的。

之所以不能得到十全的疗效，是由于思想不集中，不加以分析研究，不明确外在症状和内在病变之间的关系，因此时常产生问题和疑难。凡临床诊治，不懂得阴阳逆从的道理，这是治疗失败的第一个原因。

【导读】不懂医学中的阴阳理论，是医生诊治疾病的第一过失。张介宾认为："凡诊病施治，必先审阴阳，乃为医道之纲领，阴阳无谬，治焉有差？医道虽繁，而可以一言蔽之者，曰阴阳而已。故证有阴阳，脉有阴阳，药有阴阳……设能明彻阴阳，则医理虽玄，思过半矣。"因为阴阳理论贯穿于中医学理论各个层面，若对此不精通，则诊治疾病必然产生重大错误。告诫医者必须特别注意医学理论的学习和研究，要理论联系实际，才能不断提高医学水平。这也是本文惩戒之一，故医者必须高度重视。

【原文】受师不卒[1]，妄作杂术[2]，谬言为道，更名自功[3]，妄用砭石，后遗身咎[4]，此治之二失也。

【注释】

[1] 受师不卒：从师学习尚未精通就半途而废。

[2] 妄作杂术：盲目施行各种不正规的疗法。

[3] 更名自功：乱立病名，夸大自己的功劳。

[4] 后遗身咎：给自己造成了错误与过失。咎，灾祸，罪责。

【语译】从师学习尚未毕业，学术未精，就盲目地用各种疗法，以荒谬之说为真理，巧立名目来夸耀自己，乱用砭石，结果给自己造成了错误和过失，这是治疗失败的第二个原因。

【导读】"受师不卒，妄作杂术"是行医治病的第二过失。要求医生要以此为戒，端正学风，加强医德修养，重视辨证论治，树立良好的职业风尚。

【原文】不适[1]贫富贵贱之居，坐之薄厚[2]，形之寒温，不适饮食之宜，不别人之勇怯，不知比类，足以自乱，不足以自明，此治之三失也。

【注释】

[1] 不适：不理解。

[2] 坐之薄厚：居处环境的好坏。

【语译】不区分贫富贵贱的各种生活，不了解居住环境的好坏，不注意形体的寒温，不考虑饮食的宜忌，不区别性情的勇怯，不懂得用比类异同的方法进行分析，这样做，足以使自己头脑混乱，而无法清楚明白地认识，这是治疗失败的第三个原因。

【导读】"不适病情，不明比类"是医者临证中的第三过失。医者在诊治疾病的过程中，不了解患者政治地位的高低、生活环境的优劣、体质的强弱、患者饮食喜恶宜忌，不能区别患者性情的勇怯，更不知应用比类异同的方法分析病情，于是对于复杂多变的疾病，就不能正确地辨证与施治，这也是惩戒的内容之一。

【原文】诊病不问其始，忧患饮食之失节，起居之过度，或伤于毒，不先言此，卒持寸口[1]，何病能中，妄言作名[2]，为粗所穷[3]，此治之四失也。

【注释】

[1] 卒持寸口：不明病情，仓促而草率地切脉。

[2] 妄言作名：信口胡言，杜撰病名。

[3] 为粗所穷：粗枝大叶，后患无穷。

【语译】 诊断疾病，不问病起于何时，是否有精神方面的刺激和饮食方面的不节

制，生活起居方面的越出常规，还是由于中毒，不先问清楚这些情况，就草率地执持寸口切脉，怎么能明确诊断、切中病情呢？只是信口胡言，杜撰病名，这种由于粗枝大叶造成的恶果，使自己陷入了困境，这是治疗失败的第四个原因。

【导读】 "不问其始，卒持寸口"是医者临证中的第四过失。要求医生在临证时务必四诊合参，详察病情，全面分析各种临床资料，综合判断，正确施治，避免不应该有的过失。

【原文】 是以世人之语者，驰千里之外，不明尺寸之论，诊无人事[1]。

治数之道，从容之葆[2]，坐持寸口，诊不中五脉，百病所起，始以自怨，遗师其咎[3]。

是故治不能循理，弃术于市[4]，妄治时愈，愚心自得。呜呼！窈窈冥冥[5]，熟知其道?! 道之大者，拟于天地，配于四海，汝不知道之谕[6]，受以明为晦[7]。

【注释】

[1] 不明尺寸之论，诊无人事：粗工诊病，对于贫富贵贱、饮食寒温，往往忽略不问。

[2] 治数之道，从容之葆：诊病时要保持从容镇静的工作态度。

[3] 遗师其咎：诊病中碰到困难，归咎于老师教得不好。

[4] 弃术于市：虽开业行医，而毫无技术。

[5] 窈窈冥冥：医学理论微妙精深。

[6] 谕：旧时上告下的通称，也指皇帝的

召令。

[7] 受以明为晦：即使老师讲得明白，还是无法彻底清楚。

【语译】 所以，社会上有某些医生，说起话来，可以夸大到千里之外，却根本不明白尺寸的理论，诊治疾病时不考虑人事。医生诊病时要有从容分析的态度，仅仅知道诊察寸口的办法，五脏之脉不能确诊，更不知道百病的起因，碰到了医疗上的困难，方始自怨所学不精，继而便归罪于老师传授得不好。所以，治病者不能依据理论作为指导，虽然开业行医，而毫无技术，妄为治疗，偶或得愈，便又自鸣得意。唉！医学理论是十分奥妙精深的，有谁能彻底了解其中的真谛呢?! 因为医学的理论，犹如天地之远大，犹四海之广深，因此必须反复研究。若不明白这些道理，即使老师讲得十分清楚，也还是不能彻底明白的。

【导读】 本篇以"所以得之，所以失之"这正反两个方面的临床实例，论述了医事过程中常犯的四种过失，教诲医生要注意医学理论的研究，要求医者要有实事求是的科学态度，要注意四诊合参，辨证论治，不要犯上述四种过失，否则就会"后遗身咎""足以自乱""治不十全"。篇末强调学习和研究医学理论的重要性。

阴阳类论篇第七十九

【题解】本篇应用阴阳比类思维讨论了三阴三阳经脉的概念、脉象、病证及预后等，故名"阴阳类论"。

【原文】孟春[1]始至，黄帝燕坐，临观八极[2]，正八风之气，而问雷公曰：阴阳之类，经脉之道，五中[3]所主，何脏最贵？

雷公对曰：春，甲乙，青，中主肝，治七十二日，是脉之主时，臣以其脏最贵。

【注释】

[1] 孟春：春季第一个月为孟春。

[2] 八极：八方极远之地。

[3] 五中：五脏。

【语译】正月这一天，黄帝安闲地坐着，观看八方的景色，伺察着八风所至的方向，问雷公说：按照阴阳的分析方法、经脉的循行道理，配合五脏主时，你认为哪一脏最重要？

雷公回答说：春季为一年的首季，甲月、乙月属木，色青，五脏之中肝所主，肝旺于春季七十二日，这是肝脉当令之时，我认为肝是最主要的。

【导读】此节是十月太阳历法天干纪月方法的运用实例，经文中中的"甲""乙"是春季的甲月和乙月，并非天干纪日中的甲日和乙日，清代孙鼎宜在校注《素问·风论篇》时指出"按所云十干，皆统一时言，非仅谓值其日也"。他的解释颇有见地，显然是在斟酌了用日干解释甲、乙……壬、癸十干于理难通之后，才指出以"时"（季节）诠释。唐代尹之章注《管子·四时》也有"是故春…甲乙之日"，此为"甲乙统春之三时也"观点的佐证。

【原文】帝曰：却念《上下经》《阴阳》《从容》[1]，子所言贵，最其下也。

雷公致斋七日，旦复侍坐。帝曰：三阳为经[2]，二阳为维[3]，一阳为游部[4]，此知五脏终始[5]。三阳[6]为表，二阴为里[7]，一阴至绝作朔晦[8]，却具合以正其理。

【注释】

[1]《上下经》《阴阳》《从容》：古书名，已佚。

[2] 三阳为经：足太阳脉行于人身背部，故为经。三阳，足太阳经。

[3] 二阳为维：足阳明脉行于人身胸腹部，维系于前，故为维。二阳，足阳明经。

[4] 一阳为游部指：足少阳脉行于人身之侧，游行于太阳（后背）、阳明（前胸腹）之间，故为游部。

[5] 五脏终始：吴崑："由表而入，则始太阳，次少阳，终阳明；由里而出，则始阳明，次

少阳，终太阳，言五脏者，阳该阴也。"

[6] 三阳：当为"三阴"，即太阴。

[7] 二阴为里：少阴为三阴之里。二阴，少阴。

[8] 一阴至绝作朔晦：厥阴为阴尽而阳生。一阴，厥阴。至绝，谓阴之尽。阳生为朔，阴尽为晦。

【语译】 黄帝说道：根据我所读过《上下经》中的"阴阳""从容"篇，你认为最重要的，实际上却是最不重要的。

雷公斋戒了七日后的早晨，又侍坐于黄帝的身旁。黄帝说道：太阳为经纶，阳明为维系，少阳为游部，懂得这些，就可以知道五脏之气运行的终始了。太阴为表，少阴为里，厥阴为阴气之最终，也是阳气的开始，如同朔晦的交界，符合阴阳终始的道理。

【导读】 论三阴三阳的概念、功能及相互关系。《内经》中三阴三阳的命名原则如下。①以阴阳之气的盛衰多少为依据，如"阴阳之气，各有多少，名曰三阴三阳"（《素问·天元纪大论篇》），及"阴阳之三也，何谓？曰：气有多少，异用也"（《素问·至真要大论篇》）之论。故用"一、二、三"表述其蕴涵阴阳之气的多少和层次关系。②就经脉的生理特性和功能言之，如太阳为开，少阳为枢，阳明为阖，太阴为开，少阴为枢，厥阴为阖（《素问·阴阳离合论篇》《灵枢·根结》）之分类。③就经脉层次关系言之，开主表，阖主里，枢主转运，即太阳为三阳之表，阳明为三阳之里，太阴为三阴之表，厥阴为三阴之里，少阳为太阳与阳明之间的枢纽，少阴为太阴与厥阴之间的枢纽。所以说"三阳为外门，三阴为内门"（《太素·阴阳》），这一句颇为形象地说明了三阴三阳经脉在人体生理活动中好比两扇大门，起着外围屏障的作用，三阳为第一道屏障，三阴为第二道屏障，三阴三阳之间都保持着正常开阖枢纽的关系，三者之间相互依赖，相互为用，起到卫外屏障的作用。④"三阳为父，二阳为卫，一阳为纪，三阴为母，二阴为雌，一阴为独使"及"三阳为经，二阳为维，一阳为游部，三阴为表，二阴为里，一阴至绝作朔晦"的意义相同。综上所述，三阳（太阳）为表、为经、为父，说明太阳为巨阳，其阳气最盛，通巅下背，独统阳分，太阳为表之经，复庇群生，独为尊大。二阳（阴明）为阖、为维、为卫，说明阳明为二阳合明，其经脉上布于头，下循胸腹，独居三阴之中，维络于前，分布于三阳之里（阖），捍卫诸部。一阳（少阳）为枢、为游部、为纪，说明少阳为三阳之枢纽，出则太阳，入则阳明，为阳气初盛之经。三阳经循行的特点是太阳在后（背腰部），阳明分于前（胸腹部），少阳布于中（侧面）。少阳循行于太阳阳明之中，游行于二部之间，如旗帜两旁的飘带，随风游荡于前后。三阴（太阴）为开、为表、为母，说明太阴起于阴最盛处，太阴经为三阴之表，主开。二阴（少阴）为阖、为里、为雌，说明二阴为少阴，具有阴之初盛之义，在三阴经的层次中为里，"雌"与"里"相对，为"内守后援"之义。一阴（厥阴）为枢，为独使、为至绝作朔晦，说明一阴有阴尽阳生之义。太阴在三阴之表主开，少阴在三阴之枢，厥阴为三阴之阖。

【原文】 雷公曰：受业未能明。

帝曰：所谓三阳者，太阳为经，三

阳脉至手太阴，弦浮而不沉，决以度，察以心，合之《阴阳》[1]之论。所谓二阳者，阳明也，至手太阴，弦而沉急不鼓，炅至以病皆死。一阳者，少阳也，至手太阴，上连人迎，弦急悬不绝，此少阳之病也，专阴[2]则死。

三阴者，六经之所主也，交于太阴，伏鼓不浮，上空志心[3]。二阴至肺，其气归膀胱，外连脾胃。一阴独至，经绝，气浮不鼓，钩而滑。

此六脉者，乍阴乍阳[4]，交属相并，缪通五脏，合于阴阳，先至为主，后至为客。

【注释】

[1]《阴阳》：古经篇名。

[2] 专阴：独阴，指无胃气的真脏脉。

[3] 上空志心：心志空虚。

[4] 乍阴乍阳：指六脉有阴有阳之意。

【语译】 雷公说道：我还没有明白其中的意思。

黄帝解释说：所谓三阳是指太阳，太

阳为经，其脉至于手太阴寸口，见弦浮不沉之象，应该度量其盛衰，细心诊察，参合《阴阳》之论，以明好恶。所谓二阳，是指阳明，其脉至于手太阴寸口，见弦且沉急，不鼓击于指，火热大至之时而有此病脉，大都有死亡的危险。所谓一阳，是指少阳，其脉至于手太阴寸口，上连人迎，见弦急悬而不绝，这是少阳经的病脉，如见有阴而无阳的真脏脉象，就要死亡。

所谓三阴，就是手太阴肺经，它是六经的主宰，其气交会于寸口，脉象沉伏鼓动而不浮，这是太阴之气陷下而不能上升之征，以是心志空虚。所谓二阴，就是少阴，其脉至于肺，其气归于膀胱，外与脾胃相连。一阴之气如独至寸口，这时经气已绝，所以脉气浮而不能鼓动，脉象如钩而滑。

以上六种脉象，或阳脏见阴脉，或阴脏见阳脉，交属相并，错综复杂，都是通过五脏气化而出现，应该懂得阴阳之理来加以分析，如发现此种脉象，则先见于寸口的为主，后见于寸口的为客。

【导读】 论三阴、三阳经之病脉特点。

太阳（三阳）经脉至寸口的特征是洪大以长，若见弦浮不沉，是为病脉，医者应结合气血盛衰及阴阳消长予以判断；阳明（二阳）经脉至寸口的特征为应浮大而短，若见弦而沉急无力，是肝木侮脾土的病脉，若兼发热，其病凶险；少阳（一阳）经脉至寸口，上连人迎，若见弦急而至不绝，即为病脉，若见有阴无阳的真脏脉象特征，预后险恶。

太阴（三阴）经滋养诸经，为六经之主，其在寸口的脉象特征为轻浮和缓，若见伏鼓不浮之象，则是阴盛阳衰，会出现心下空虚之症；少阴（二阴）经气与肺气相通，借肺气之降而下通肾和膀胱，少阴经气又与脾胃连属，如脾之大包、胃之虚里皆通于心；厥阴（一阴）之寸口脉象特征为柔滑弦长，若独至而盛，是经气绝而气浮于外之象，若脉至不鼓，钩而滑且弦，为无胃气之脉。

【原文】 雷公曰：臣悉尽意，受传 经脉，颂得"从容"之道，以合《从

《容》，不知阴阳，不知雌雄。

帝曰：三阳为父[1]，二阳为卫[2]，一阳为纪[3]。三阴为母[4]，二阴为雌[5]，一阴为独使[6]。

二阳一阴，阳明主病，不胜一阴，脉软而动，九窍皆沉。三阳一阴，太阳脉胜，一阴不能止，内乱五脏，外为惊骇。二阴二阳，病在肺，少阴脉沉，胜肺伤脾，外伤四支。二阴二阳皆交至，病在肾，骂詈妄行，巅疾为狂。二阴一阳，病出于肾，阴气客游于心脘下空窍，堤闭塞不通[7]，四支别离。一阴一阳代绝，此阴气至心，上下无常，出入不知[8]，喉咽干燥，病在土脾。二阳三阴，至阴皆在，阴不过阳，阳气不能止阴，阴阳并绝，浮为血瘕[9]，沉为脓胕[10]。阴阳皆壮[11]，下至阴阳，上合昭昭，下合冥冥[12]，诊决死生之期，遂合岁首。

【注释】

[1] 三阳为父：太阳经总领诸经，故称之。

[2] 二阳为卫：阳明主卫外。

[3] 一阳为纪：少阳出于太阳、阳明之间，为阳之交会，故称为纪。

[4] 三阴为母：太阴能滋养诸经，故称为母。

[5] 二阴为雌：少阴为里。雌，与卫之相对，为内守后援之义。

[6] 一阴为独使：厥阴能交通阴阳。

[7] 堤闭塞不通：膀胱闭塞不通。

[8] 出入不知：饮食无味，二便固摄无权。出，指大小便。入，指饮食。

[9] 血瘕：瘀血形成的肿块。

[10] 胕：通"腐"，烂也。

[11] 阴阳皆壮：阴阳二气皆盛壮而不和，

则亢而为害，或为孤阴，或为孤阳，亦是病态。

[12] 上合昭昭，下合冥冥：上观天道，下察地理。昭昭，指天。冥冥，指地。

【语译】 雷公道：我已经完全明白你的意思了，你以前传授给我的经脉道理，从《上下经》上读到《从容》的道理，和今日所谈的从容之法相合，但我还不明白其中阴阳雌雄的意义。

黄帝说道：太阳经如同父亲那样高尊，二阳如外卫，一阳如纲纪；三阴如同母亲所以育养，二阴如内守后援，一阴能交通阴阳，所以是阴中之独使。

二阳一阴是阳明主病，二阳不胜一阴，阳明脉软而动，九窍之气沉滞不利。三阳一阴为病。则太阳脉胜，寒水之气大盛，一阴之气不能制止，而内乱五脏，外现惊骇。二阴二阳则病在肺，少阴脉沉，少阴之气胜肺伤脾，在外伤及四肢。二阴与二阳皆交至，则土邪侮水，其病在肾，骂詈妄行，巅疾狂乱。二阴一阳则阴胜于阳，病由肾水上凌，阴气客游在心脘，因此阳气不能敷布，膀胱被阻塞隔闭而不通，四肢就好像和躯体别离一样。一阴一阳，如果木盛克土而见代绝之脉，这是厥阴之气上至于心发生的病变，或上或下，而无定处，饮食无味，二便固摄无权，咽喉干燥，病在脾土。二阳三阴为病，包括至阴脾土在内，阴气不能至于阳，阳气不能达于阴，阴阳相互阻绝，阳浮于外则内生血瘕，阴沉于里则外生肿疡；若阴阳之气都盛壮，而病变趋向于下，在男子则阳道生病，在女子则阴道生病。上观天道，下察地理，参合诊察来决断病者死生之期。这样，才能懂得一岁之中何气为首，五脏之中何脏重要的道理。

【导读】论三阴、三阳合病。此节列举了肝胃不和之"二阳一阴合病"、肾胃有病波及于肺的"二阴二阳合病"、病在肝胆的"一阴一阳合病",以及病及于胃、脾、肺,阴阳俱衰,不相交通而离决的"二阳三阴合病",讨论了经脉失调病机的临床意义。

【原文】雷公曰:请问短期[1]。

黄帝不应。雷公复问。

黄帝曰:在经论[2]中。

雷公曰:请闻短期。

黄帝曰:冬三月之病,病合于阳者,至春正月脉有死徵,皆归出春。冬三月之病,在理已尽[3],草与柳叶皆杀,春阴阳皆绝,期在孟春。春三月之病,曰阳杀[4],阴阳皆绝,期在草干[5]。夏三月之病,至阴不过十日[6],阴阳交[7],期在溓水[8]。秋三月之病,三阳俱起,不治自已[9]。阴阳交合者,立不能坐,坐不能起。三阳独至,期在石水[10]。二阴独至,期在盛水[11]。

【注释】

[1] 短期:在短期内死亡。

[2] 经论:统指古医经书籍。

[3] 在理已尽:张介宾:"察其脉证之理,已无生意。"

[4] 阳杀:马莳:"春三月为病者,正以其人秋冬夺于所用,阴气耗散,不能胜阳,故春虽非盛阳,交春即病,为阳而死,名曰阳杀。"

[5] 草干:马莳:"期在旧草尚干之时,即应死矣,无望其草生柳叶之日也。"

[6] 至阴不过十日:脾病而有死徵,则其死不过十日。至阴,指脾。

[7] 阴阳交:脉象阴阳交错。

[8] 溓水:水清之时,相当于中秋节。

[9] 不治自已:不治自愈。

[10] 石水:水冰如石之时,即冬季。

[11] 盛水:二十四节气中的雨水节。

【语译】雷公问道:请问有的疾病为什么会在极短的时期内死亡呢?

黄帝听后没有回答。雷公又问了一次。

黄帝答道:在古代医经里面有说明。

雷公又问道:请问怎样才能知道有些疾病在极短时期内死亡?

黄帝说道:冬季三个月的病,如病证脉象都属阳盛,则春季正月而脉有死征,到了初春交夏,阳盛阴衰之时,便会有死亡的危险。冬季三个月的病,察其脉证之理已无生意,那么到草发芽柳生叶的时候就会死亡,若到春天而见阴阳之气都绝,那么他的死期就在正月。春季三个月的病,名为阳杀,阴阳之气都绝,死期在秋天草木枯干之时。夏季三个月的病,脾病而有死征的,则死期不过十日了。若脉见阴阳交错,则死期在水清之时。秋季三个月的病,表现出三阳的症状,即使不予治疗,也会自愈。若是阴阳交错合而为病,则立而不能坐,坐而不能起。若三阳脉独至,则独阳无阴,死期在水冰如石之时。二阴脉独至,则独阴无阳,死期在正月雨水节。

【导读】论四时病死期。人身六经,上应天之三阴三阳之气(即厥阴风木,少阴君火热气,太阴湿土,太阳寒水,少阳相火暑气,阳明燥金),下与地之阴阳相合。故六经病脉随天之六气变化产生的四季寒暑变迁而有相应的改变,这就是"四动(四时变化)之变,脉与之上下"(《素问·脉要精微论篇》)之义。因此,结合节令气候特征观察脉象变化，可作为推断疾病死期的依据。此处依据季节阴阳变化结合气血盛衰和具体脏腑功能状态预测死期，体现了人与自然相应的学术思想，对于原文中预测疾病的病愈、好转、死期，都是古人的经验总结，医者临证时应当灵活对待，不必拘泥和苛求。

方盛衰论篇第八十

【题解】本篇首论气之多少、逆从及相应病证，次论五脏气虚所致的梦境，最后提出"十度"的诊病方法及临床诊断时的注意事项。吴崑说："方，比也。比方阴阳多少，五度强弱，何者为盛，何者为衰也。"

【原文】雷公请问：气之多少[1]，何者为逆？何者为从[2]？

黄帝答曰：阳从左，阴从右[3]，老从上，少从下[4]，是以春夏归阳为生[5]，归秋冬为死，反之，则归秋冬为生[6]，是以气多少，逆皆为厥[7]。

问曰：有余者厥耶？

答曰：一上不下，寒厥到膝[8]，少者秋冬死，老者秋冬生[9]。气上不下，头痛巅疾[10]，求阳不得，求阴不审[11]，五部隔无征[12]，若居旷野，若伏空室，绵绵乎属不满日[13]。

【注释】

[1] 气之多少：体内阴阳之气的多少盛衰。

[2] 何者为逆？何者为从：阴阳之气具有怎样的情况属于逆证，具有怎样的情况属于顺证？

[3] 阳从左，阴从右：阳气的运行是从左至右，阴气的运行是从右至左。

[4] 老从上，少从下：老年人之气的运行是从上到下，少年人之气的运行是从下到上。

[5] 春夏归阳为生：于鬯："'春夏归阳'，疑当作'阳归春夏'。故下句云'归秋冬为死'，正与'归春夏为生'语偶。盖以'是以阳'三字领句。下文云：'反之，则归秋冬为生。'反之者，反阳为阴也。此句一倒误而下文亦不可通。"

[6] 反之，则归秋冬为生：《素问札记》："按：不言'归春夏为死'者，盖省文。"

[7] 是以气多少，逆皆为厥：无论气之多少盛衰，只要不顺，便都可成为厥证。

[8] 一上不下，寒厥到膝：阳气一味上逆而不下，阴阳之气不能相济，厥冷就会从足底蔓延到膝部。

[9] 少者秋冬死，老者秋冬生：若出现阳气上逆不下的情况便预示着少年会在秋冬两季死亡，老年人会在秋冬两季得生。

[10] 气上不下，头痛巅疾：阳气上逆而不下，就会引起头痛或其他巅顶疾患。

[11] 求阳不得，求阴不审：指对于这种厥证，既在阳证中不能求得验证，又在阴证中不能探明根源。

[12] 五部隔无征：五脏所在的部位相隔绝，没有显著的形症可作验证。

[13] 绵绵乎属不满日：患者气息微弱，可以预见其死期不满一天。绵绵乎，形容气息微弱的样子。属，通"瞩"。

【语译】雷公向黄帝请教道：人体阴阳之气多少盛衰的情况如何？阴阳之气怎样是逆症？怎样是顺症？

黄帝回答说：阳气的运行是从左至右，阴气的运行是从右至左；老年人之气的运行是从上到下，少年人之气的运行是从下到上。因此，阳气归于春夏病就能康复，归于秋冬病则会死亡。与此相反，阴气归于秋冬患者就能康复，归于春夏患者就会死亡。所以无论是气多还是气少，只要与时令之气相逆都会导致厥证。

雷公问道：气多而有余也会形成厥证吗？

黄帝回答说：阳气一概上逆而不下降，厥冷之症就会从足底蔓延到膝部。少年人在秋冬两季患上这种病证则会死亡，老年人在秋冬两季患上这种病证便能康复。阳气上逆而不下降必然产生头痛症及其他巅顶疾患，这种情况既在阳证中不能求得征象，又在阴证中不能探明根源。患者五脏所在的部位之间悬隔不通，没有显著的形症可以验证，如同置身旷野之外，又似藏身空室之内，气息微弱的患者可以预见其死期将不超过当天。

【导读】

此节一论阴阳之气盛衰逆从。经文全面论述了自然界阴阳盛衰逆从以及人体阴阳盛衰逆从，以整体观念为指导，以阴阳之气上逆生厥发梦为例，说明人体阴阳盛衰逆从与疾病性质和预后有着密切的关系。

一是人体四时阴阳盛衰逆从。人与自然相应、与天地相参，所以人和自然界阴阳之气的盛衰逆从息息相关。原文"阳从左，阴从右"，实际上指自然界阳气运动变化的规律，如"左右者，阴阳之道路也"（《素问·阴阳应象大论篇》），说明自然界的阳气主升，从乎左，阴气主降，从乎右，其运行的规律是左升而右降。人类生活在自然界中，对自然界的变化有积极的适应能力，人体与自然界阴阳盛衰逆从保持协调统一，维持着人体正常的生命活动，反之则病。原文"是以春夏归阳为生。归秋冬为死，反之，则归秋冬为生"说明人体在春夏阳气盛时，脉证皆当归阳为顺，见阴为逆，秋冬阴盛之时，脉证当归阴为顺，见阳为逆，并用顺逆来推测预后，指出顺者为生，逆者为死。

二是老少阴阳盛衰逆从。经义体现了老少不同气的盛衰逆从观点。张介宾认为"老人之气，先衰于下，故从上者为顺；少壮之气，先盛于下，故从下者为顺。"本文从人与自然以及老少阴阳盛衰逆从两个方面阐述了人体阴阳盛衰逆从的道理，完满地回答了文首"气之多少，何者为逆？何者为从"的问题。

二论人之阴阳盛衰逆从与疾病。人体阴阳盛衰逆从失调，疾病丛生。此处仅以阴阳之气上逆生厥发梦为例论述。"是以气多少，逆皆为厥"为总病机，无论阴阳之气盛还是衰，只要气逆厥乱，阴阳之气不相顺接，皆可发为厥，因"逆皆为厥"，故厥逆二者常并称。但由于厥的病因有有余与不足之别，故厥分为"有余者厥"和"少气之厥"两大类。此节论述了"一上不下，寒厥到膝"之厥，和"气上不下，头痛巅疾"之厥，说明了气有余而逆之厥的病因病机和症状特点。

【原文】是以少气之厥[1]，令人妄梦，其极至迷[2]。三阳绝，三阴微[3]，是为少气。是以肺气虚则使人梦见白物，见人斩血藉藉[4]，得其时[5]则梦见兵战。肾气虚则使人梦见舟船溺人，得其时则梦伏水中，若有畏恐。肝气虚则梦见菌香[6]生草，得其时则梦伏树下不敢起。心气虚则梦救火阳物[7]，得其时则梦燔灼[8]。脾气虚则梦饮食不足，得其时则梦筑垣盖屋。

【注释】

[1] 少气之厥：五脏之气虚少的厥证。

[2] 其极至迷：五脏之气虚弱得越严重，梦境就越离奇迷乱。

[3] 三阳绝，三阴微：三阳经的脉气悬绝，三阴经的脉气细微。

[4] 见人斩血藉藉（jí 吉）：梦见杀人，血流满地。藉藉，形容众多而杂乱的样子。

[5] 得其时：遇到该脏所主的季节和时日，如肝得春季或逢子丑之日的木旺之时。

[6] 菌香：芳香的草木。

[7] 梦救火阳物：梦见救火之事及雷电交作的现象。

[8] 得其时则梦燔灼：在火旺的季节或时日，便会梦见身体被火烧灼。

【语译】 因此，五脏之气虚少的厥证常使人胡乱做梦，并且五脏之气虚弱得越厉害则梦境越是离奇迷乱。无论三阳经的脉气悬绝，还是三阴经的脉象细微，其表现都是五脏之气虚少的证候。因此，肺气虚少则会使人梦见白色的东西，或是梦见血流满地的杀人场面，若是遇到肺脏所主的秋季或逢庚辛日的金旺之时，便会梦见战争的场面；肾气虚少则会使人梦见人从舟船上落水淹死，若是遇到肾脏所主的冬季或逢壬癸日的水旺之时，便会梦见自己伏身于水中而畏惧惊恐不已；肝气虚少则使人梦见芳香的草木，若是遇到肝脏所主的春季或逢甲乙日的木旺之时，便会梦见躲藏在大树底下不敢起来；心气虚少则会使人梦见救火的场面或是雷电交作的现象，若是遇到心脏所主的夏季或逢丙丁日的火旺之时，便会梦见自己的身体被火烧灼；脾气虚少则会使人梦见饮食不足而腹饿口渴，若是遇到脾脏所主的长夏或逢戊己日的土旺之时，便会梦见筑墙建房的场面。

【导读】 论五脏气虚逆而致梦。《内经》中有三处论述发梦的医学意义：①《素问·脉要精微论篇》通过 11 种梦境表现，论述发梦场景与脏腑、气血阴阳盛衰变化、机体生理病理特征关系，突出问梦诊病的理由。②《灵枢·淫邪发梦》中认为病邪侵袭、营卫不和、脏腑阴阳失调是导致 12 种梦境的基本原理，这些梦境与脏腑的阴阳属性、五行所属有密切的关系。③本篇认为五脏虚所致的 11 种梦境皆围绕着"五脏气虚"阴阳失和为核心，以同类相应，取象比类为方法，以五脏功能特点为依据，分析五脏气虚发梦的病证及表现。三篇论梦各有侧重，可相互参照。

【原文】 此皆五脏气虚[1]，阳气有余，阴气不足，合之五诊[2]，调之阴阳，以在《经脉》。

【注释】

[1] 此皆五脏气虚：姚止庵："此言五脏虚梦，盖因上言'少气'则妄梦，因而言五脏气虚易多梦，非谓气厥者其梦如是也。"

[2] 五诊：五脏之症。

【语译】 这些都是五脏之气虚少所诱发的不同梦境。由于患者阳气有余，阴气不足，所以应当综合五脏之症，调理阴阳之气，审察十二经脉的表里虚实进行治疗。

【导读】论五脏病的调治原则。"合之五诊，调之阴阳，以在经脉"，是调治五脏病证的总原则。临床上根据五脏虚实不同所表现于外的不同症状和体征，经正确分析辨证后，虚者补之，实者泻之，调整阴阳，补偏救弊，通其经脉，疏其气血，令其条达，以平为期。这不仅是治厥和治梦的原则，对于临床各科病证也具有指导意义。

【原文】诊有十度[1]，度人、脉度、脏度、肉度、筋度、俞度。

【注释】

[1] 十度（duó 夺）：测度脉、脏、肉、筋、

【语译】诊法之中包含着十度，十度就是揣度人体的脉度、脏度、肉度、筋度和腧度。

俞的阴阳虚实。

【导读】论全面观察，诊断疾病。疾病是复杂多变的，可由多种原因导致，因此诊治疾病必须要掌握五诊十度，全面掌握情况，综合分析，切不可片面武断，同时要求医生要知常知变、上知天文、下知地理、中傍人事、心中有数，诊病时要有条不紊，反复推求，才能"可诊十全，不失人情"，切忌盲目诊断，妄下结论。

论诊病须知十度。此言十度却仅有六度，纵观全文精神，十度要求医生全面了解患者各个方面的情况，以常达变，既知生理解剖，又知病理变化，正确运用诊法，方能诊断无误。

【原文】阴阳气尽[1]，人病自具。脉动无常，散阴颇阳[2]，脉脱不具，诊无常行[3]，诊必上下，度民君卿[4]，受师不卒，使术不明，不察逆从，是为妄行，持雌失雄，弃阴附阳[5]，不知并合[6]，诊故不明，传之后世，反论自彰[7]。

【注释】

[1] 阴阳气尽：完全掌握了脉、脏、肉、筋、腧的阴阳虚实。

[2] 脉动无常，散阴颇阳：在脉动出现异常情况时，若是耗散阴气就会使阳气偏亢。颇，偏颇，不平和。

[3] 脉脱不具，诊无常行：谓脉象虚而不显时，诊断就无常法可从。

[4] 诊必上下，度民君卿：诊断疾病时要了解患者地位的君臣尊卑。上下，指人社会地位的尊高和低微。

[5] 持雌失雄，弃阴附阳：偏于补阴则伐阳，偏于济阳则耗阴。雌，阴也。雄，阳也。

[6] 并合：阴阳平衡的道理。

[7] 反论自彰：谎言谬论自然暴露无遗。

【语译】在完全掌握了脉、脏、肉、筋、腧的阴阳虚实之后，就能全面了解患者的病情。在脉动出现异常情况时，若是耗散阴气则会使阳气偏亢；在脉象虚而不显时，诊断就无常法可循。诊断疾病时，要对患者社会地位的君臣尊卑与疾病的关系进行综合分析。如果不能完全学到老师传授的知识，就不会使医术达到高明的境界；如果不能体察到阴阳之气的逆顺变化，便会在诊治疾病时倒行逆施。偏于补阴，阳气就会受到伤害；偏于济阳，阴气就会受到耗散；不懂得阴阳平衡的道理，诊断的结果就不准确。将这些错误的方法流传后世，谎言谬论则自然会暴露无遗。

【导读】论诊道乃具，万世不殆。①要求医生务必准确运用诊法，全面地诊察病情，精心诊治，才能不出差错。强调察脉的重要性及具体方法。②要观察患者的社会地位、饮食起居等一般情况。病之所生不但与自然界的环境有关，如与社会环境密切相关。一些内伤杂病往往是社会因素造成的，《内经》非常重视这一方面的情况，"度民君卿""知丑知善，知病知不病，知高知下，知坐知起，知行知止"。只有这样才能全面掌握患者病之起因，才能使诊断无偏漏，所以说"诊道乃具，万世不殆"。

【原文】至阴虚，天气绝；至阳盛，地气不足[1]。阴阳并交，至人之所行[2]。阴阳并交者，阳气先至，阴气后至。

是以圣人持诊之道，先后阴阳而持之，《奇恒》之势乃六十首[3]，诊合微之事[4]，追阴阳之变[5]，彰五中之情[6]，其中之论，取虚实之要，定五度之事[7]，知此乃足以诊。

【注释】

[1] 至阴虚……地气不足：若地气虚则天气绝而不下，若天气盛则地气竭而不上。至阴，指地之阴气。

[2] 阴阳并交，至人之所行：只有修养极高的医生才能做到使人阴阳之气平衡互济。

[3] 《奇恒》之势乃六十首：古医经《奇恒》中所载的六十条诊法。《奇恒》，为古医书名，论述奇病等内容。

[4] 诊合微之事：诊察各种细微征象彼此结合的情况。

[5] 追阴阳之变：探求阴阳盛衰变化的规律。追，指寻求，推求。

[6] 彰五中之情：揭示五脏中的病情。

[7] 定五度之事：确定测度脉、脏、肉、筋、腧阴阳虚实的标准。

【语译】地气虚少则天气断绝而不能下降，天气旺盛则地气衰竭而不能上行。使阴阳二气平衡互济，是修养极高的医生才能够做到的事情。阴阳二气平衡互济的情况是阳气先至而阴气后至，因此高明的医生诊治疾病的方法是认识并掌握了阴阳之气的变化规律后，运用古代医经《奇恒》中所记载的六十首诊法，诊察各种细微征象彼此结合的情况，探求阴阳盛衰变化的规律，揭示出五脏中的不同情况，并且对于《奇恒》中所载的诊法理论能够抓住其虚实变化的要领，进而确定测度脉、脏、肉、筋、腧的不同标准。认识并掌握了上述这些道理和方法之后，才可以进行诊治疾病的工作。

【导读】论诊察疾病要参合天地阴阳四时变化。《内经》认为人与天地相应，人在生病之时，自然也不例外，故观察疾病还须将其与自然界阴阳气候的变化联系起来。

【原文】是以切阴不得阳，诊消亡，得阳不得阴，守学不湛[1]，知左不知右，知右不知左，知上不知下，知先不知后，故治不久。

知丑知善，知病知不病，知高知下，知坐知起，知行知止，用之有纪，诊道乃具，万世不殆。

起所有余，知所不足，度事上下，脉事因格[2]。

【注释】

[1] 守学不湛：运用的医术不够精湛。守，奉行之意。

[2] 脉事因格：要在全面揆度病情的基础上穷究脉诊的道理。

【语译】因此，只是切诊到阴气的变化情况而没有切诊到阳气的变化情况，诊道就会消亡；只是切诊到阳气的变化情况而没有切诊到阴气的变化情况，表明所运用的技术还不够精湛。只知左而不知右，只知右而不知左，只知上而不知下，只知

【导读】论辨明虚实，判断生死。在诊察疾病的过程中，仔细审察疾病的逆从、虚实非常关键，以此可以判断疾病之预后，用药之轻重，所以说"不察逆从，是为妄行""逆从以得，复知病名，诊可十全"。

【原文】是以形弱气虚死；形气有余，脉气不足死；脉气有余，形气不足生。是以诊有大方[1]，坐起有常，出入有行，以转神明[2]，必清必净，上观下观，司八正邪[3]，别五中部，按脉动静[4]，循尺滑涩，寒温之意，视其大小[5]，合之病能[6]，逆从以得，复知病名，诊可十全，不失人情，故诊之或视息视意[7]，故不失条理，道甚明察，故能长久。不知此道，失经绝理，亡言妄期[8]，此谓失道。

【注释】

[1] 大方：大道，大法。

[2] 出入有行，以转神明：吴崐："医以活人为事，其于出入之时，念念皆真，无一不敬，则诚能格心，故可以转运周旋，而无往弗神矣。"

[3] 司八正邪：观察四时八节的正气与邪气。

[4] 动静：脉象的浮沉迟数虚实等变化情况。

[5] 大小：大小便。

[6] 病能（tāi tāi）：病态。能，通"态"。

[7] 视息视意：观察患者呼吸和神情变化的情况。

先而不知后，治疗效果就不会长久；既知恶又知善，既知病又知不病，既知高又知下，既知坐又知起，既知行又知止，并且运用起来合乎纲纪，诊道才能达到完备的境界，即使将它流传于千秋万代之后也不会出什么差错。

[8] 亡言妄期：妄说病情，妄期死生。

【语译】疾病因邪气有余而发作时，诊断时应了解其正气不足的表现。全面诊测揆度患者上下各部的情况，有关脉诊的道理才能因而穷究透彻。因此，形弱气虚则表明患者会死亡，形气有余而脉气不足也表明患者会死亡，脉气有余而形气不足表明疾病会康复。因此诊病有大法可循，它要求医生的起坐行为都要符合常规，要有风范，在投入精神诊治疾病时情志要清虚沉静，对病情进行全方位的诊断，察视四时八节的正气与邪气的消长变化，分辨五脏中各部气机的往来联系，切按脉象浮沉迟数虚实的表现，抚摸尺肤滑涩寒温的征象，观察大小便的变化，再将这些情况与其他症状结合起来进行综合分析。这样就能掌握所患的疾病是逆症还是顺症，并进而以此确定出其疾病的名称，使诊断达到"十全"的境界，同时也不违背患者客观的病情。所以诊断疾病时，若是对患者呼吸和神情的变化情况进行了全面的观察，治疗之时就会有条不紊；运用医术时若能明察病情，治疗效果就能长久。若是不知

道这些法则，就会违背和断送医经的理论，　　错误做法。

妄说病情，乱决死生，这就是违反医道的

【导读】本篇原文指出，要全面准确地诊察病情，必须牢固掌握诊断学知识。《内经》以"视之可见""听声音而知所苦""言而可知""扪而可得"表达了望、闻、问、切四诊内容，奠定了诊法基础。

原文"诊有大方……必清必净"，要求医生必须作风正派，态度端正，举止有常，品德高尚。在诊病的时候必须思想集中，要有大医风范，良医之术，不盲目行事，妄作结论，真正做到"诊可十全，不失人情"。

解精微论篇第八十一

【题解】解，释也。精微，即精粹微妙之意。本篇主要阐述了哭泣涕泪的产生及其与精神情感、水火阴阳的关系。哭泣而流涕泪，其现象虽然普遍，但原理却精细微妙，故名"解精微论"。

【原文】黄帝在明堂，雷公请曰：臣授业传之，行教以经论[1]，从容形法，阴阳刺灸[2]，汤药所滋[3]。行治有贤不肖[4]，未必能十全[5]。

若先言悲哀喜怒，燥湿寒暑，阴阳妇女，请问其所以然者，卑贱富贵，人之形体所从，群下通使[6]，临事以适道术[7]，谨闻命矣[8]。

请问有毚愚仆漏[9]之问，不在经者，欲闻其状。

帝曰：大矣。

【注释】

[1] 行教以经论：按照古代的医经理论进行教育工作。

[2] 从容形法，阴阳刺灸：古代医经中所记载的诊病及刺治方法。

[3] 汤药所滋：汤药的作用。滋，汁液也，此处指汤药的作用、功效。

[4] 不肖：不贤，不才。

[5] 十全：临床疗效周全、完善。

[6] 群下通使：学生们全都能够按照其传授进行学习。通，全面，全部。使，支使，派遣，指按其教育进行学习。

[7] 临事以适道术：临证时能恰当运用所学的医学理论和技术。适，恰好，恰当。

[8] 谨闻命矣：其弟子全都能接受其医道。命，指医道。

[9] 毚（chán 蝉）愚仆漏：谦词，荒谬、愚蠢、蒙昧、浅陋。

【语译】黄帝坐在明堂里，雷公向他请教道：我接受了你所传授的医业并将其传授给弟子，我是按照古代的医经理论来对他们进行教育的，其教育的主要内容是古代医经中所记载的诊病刺治的各种方法，以及汤药的临床作用。由于遵循这些方法施治的人有贤愚的差别，所以在临证时不一定都能取得"十全"的疗效。

我首先告诉他们有关悲哀喜怒等各种感情、燥湿寒暑等不同气候与诊治疾病的关系，以及有关阴阳妇女等施治的事宜，然后让他们回答其所以如此的原因，以及对卑贱富贵等不同病形体态的人在治疗时应当遵从的方法。学生们都能按照我的教育进行学习，并且临证时能恰当运用所学的医学理论和技术，全然接受这一医道。

他们也提出了一些医经中没有论述到的荒谬、愚蠢、蒙昧、浅陋的问题，我想听你谈谈。

黄帝回答说：这个问题提得真有深度啊！

【导读】临证诊治疾病，其疗效未能"十全"的缘由是多方面的，如患者悲哀喜怒相关情绪的干扰、燥湿寒暑等复杂气候因素的影响、"阴阳妇女"等不同体质因素对施治方法反应状态的差异、卑贱富贵等，都是疗效未能"十全"的原因，这些医学重要内容，都是临证从业者必须要掌握的。

【原文】公请问：哭泣而泪不出者，若出而少涕，其故何也？

帝曰：在经有也。

复问：不知水所从生，涕所从出也。

帝曰：若问此者，无益于治也，工之所知，道之所生也。

夫心者，五脏之专精[1]也。目者其窍也[2]，华色者其荣也[3]。是以人有德[4]也，则气和于目，有亡[5]，忧知于色[6]。是以悲哀则泣下，泣下水所由生。

水宗[7]者积水也，积水者至阴[8]也，至阴者肾之精也。宗精[9]之水所以不出者，是精持之[10]也，辅之裹之，故水不行也。

夫水之精为志，火之精为神[11]，水火相感[12]，神志俱悲，是以目之水生也。

故谚言曰：心悲名曰志悲。志与心精，共凑于目也。是以俱悲则神气传于心精，上[13]不传于志而志独悲，故泣出也。

泣涕[14]者脑也，脑者阴也，髓者骨之充[15]也，故脑渗为涕[16]。

志者骨之主也，是以水流[17]而涕从之者，其行类也。

夫涕之与泣者，譬如人之兄弟，急则俱死[18]，生则俱生，其志以早悲，是以涕泣俱出而横行[19]也。

夫人涕泣俱出而相从者，所属之类也。

雷公曰：大矣。请问人哭泣而泪不出者，若出而少，涕不从之何也？

帝曰：夫泣不出者，哭不悲也。不泣者，神不慈也。神不慈则志不悲，阴阳相持[20]，泣安能独来。夫志悲者惋[21]，惋则冲阴[22]，冲阴则志去目，志去则神不守精，精神去目，涕泣出也。

【注释】

[1] 心者，五脏之专精：心是五脏中专主精气的器官。

[2] 目者其窍也：两目是心之功能外现的孔窍。

[3] 华色者其荣也：面色是五脏之气盛衰的外在表现。华色，容色、神色。

[4] 德：《太素》中作"得"，与下文"亡"对用，当从。

[5] 亡：失也。

[6] 忧知于色：忧愁的情绪显现于面色。知，显现之意。

[7] 水宗：谓体内水液的渊源。亦指肾。肾为水脏，主持全身水液的代谢。

[8] 至阴：肾精。

[9] 宗精：肾所主的阴津。

[10] 精持之：肾气能够控制其宗精之水。

[11] 水之精为志，火之精为神：肾水的精气是志，心火的精气是神。

[12] 水火相感：心肾之气相互感应。

[13] 上：通"尚"。

[14] 泣涕：哭泣时的眼泪、鼻涕。

[15] 髓者骨之充：髓是骨中充养的物质。

[16] 脑渗为涕：脑髓渗出形成了鼻涕。

[17] 水流：泪水流出。

[18] 急则俱死：危急之际能够共同献身。急，紧急，危急。

[19] 横行：涕泪横流。

[20] 神不悲则志不悲，阴阳相持：不慈不悲而心肾两脏控制了神志，泣涕就不会流出来。持，控制之意。

[21] 志悲者惋（mèn 闷）：志悲之时情绪郁闷。惋，通"悗"，郁闷之意。

[22] 冲阴：吴崑："逆冲于脑也。"

【语译】雷公请教道：人在哭泣时流不出眼泪，或是虽然流出了眼泪却流出的鼻涕很少，其中的原因是什么呢？

黄帝回答说：这个问题在医经中是有记载的。

雷公又问道：我不晓得泪水是从何处产生的、鼻涕是从何处产生的，你能谈谈这个问题吗？

黄帝回答说：你问的这个问题，对于治病是没有什么帮助的，这是医生应该了解的知识，并且也是医学理论产生的基础。

心脏是五脏中专主精气的器官，双目则是其功能外现的孔窍，面色又是五脏之气盛衰的外在表现。因此，人遇到得意之事，和悦的神情便会流露在目光中；遇到了失意之事，忧愁的情绪就会显现于面色上。因此，人在悲哀时就会哭泣落泪，流出的泪水便是由水津所生成的东西。

体内水液的渊源来自于水液聚积之处，水液的聚积之处在于人体的至阴，人体的至阴就是肾精。来源于肾精的水分在平时不外泄的原因，就是由于肾脏的精气能够

控制的它，因为这个缘故而水分不会妄行。

肾的精气就是肾所藏守志的基础，心火的精气是心所藏守神的基础，肾水与心火相互感应，心所藏的神与肾所藏的志都感受了悲哀情绪，因而泪水也就产生了。

所以俗话说：心悲也叫作志悲，是由于肾志与心神共同作用于目的缘故。

因此，在心肾同时悲哀时，神气就会将其传入心精，即使未传入肾志，也会独自悲哀而流出眼泪。人在哭泣时流出的涕来源于脑，脑属阴，而属脑的髓是充养骨的物质化生的，所以脑中的水液渗出便形成了鼻涕。

肾志是骨的主宰，泪水、鼻涕会一并流出，它们的活动方式相类似。涕、泪如同兄弟关系，既能在危急之际共同献身，又能在安乐之时共同生存，因而当肾志产生悲哀之后，涕、泪也就同时流出。涕、泪之所以一起流出，是因为它们都属于水的缘故。

雷公说：你讲的道理真是博大啊！请问人在哭泣时有时不流泪，或是流出很少，或是涕不伴随泪流出，这是什么原因呢？

帝回答说：在哭泣时不流泪的原因是哭泣时不够悲伤，遇到悲哀之事而不哭泣的原因是精神中缺乏爱怜之情，精神中缺乏爱怜之情则不会悲伤。由于不慈不悲而心肾两脏控制了神志，眼泪怎么会流出来呢？志悲则情绪凄惨，情绪凄惨则邪气逆冲脑际，邪气逆冲脑际则肾志离目而去，肾志离目而去则神不能守精，精与神都离目而去则会流出鼻涕眼泪。

【导读】论目与心的关系。心，"目者其窍也……则气和于目"，提示目与心有着密切的联系。《内经》多篇从不同角度论证了目与心的关系，一则因心为五脏六腑之大主，五脏六

腑之精皆上注于目，故心为五脏之专精，其主目的作用自不待言。且心主脉，目为宗脉之所聚，同时又有经脉上的联系，故目为其窍。二则心藏神，目的视物辨色功能是心神的一部分，而神的功能正常与否亦可由目察知。故曰"目者心使也""是以人有德也，则气和于目"。临床上常从目观察神之得失存亡，若目活动灵活，精彩内含，炯炯有神，则谓之得神，若目活动迟缓，目无光彩，目暗睛迷，则谓之失神。故有"眼睛为心灵之窗"的说法。

《内经》中除了有心"在窍为舌""开窍于耳"（《素问·金匮真言论篇》）的观点，还有"目者，（心）其窍也"之说。《素问·解精微论篇》说："夫心者，五脏之专精也。目者，其窍也。"王冰对此注解颇为恰当，指出："专，任也。言五脏精气，任心之所使，以为神明之府，是故能焉，神内守，明外鉴，故目其窍也。"《灵枢·大惑论》中也有"目者，心之使也"之论。为何将"舌""目""耳"皆视为心之"窍"呢？只要仔细、认真地考察有关心的论述后不难发现，心之窍为"舌""耳""目"，完全是以心藏神这一重要功能为背景和出发点的。

【原文】且子独不诵不念夫经言乎？厥则目无所见。夫人厥则阳气并于上，阴气并于下。阳并于上，则火独光[1]也；阴并于下，则足寒，足寒则胀也。夫一水不胜五火[2]，故目眦盲[3]。是以冲风[4]，泣下而不止。夫风之中目也，阳气内守于精，是火气燔目，故见风则泣下也。有以比之，夫火疾风生乃能雨，此之类也。

【注释】

[1] 火独光：阳气独盛，如火上炎。

[2] 一水不胜五火：阴亏于下而阳亢于上。

[3] 目眦盲：眼睛失明。

[4] 冲风：迎风。冲，向着，面对着。

【语译】你难道没有在医经中读过厥证会导致双目失明这样的话吗？人患了厥证之后，阳气就会偏聚于上部，阴气就会偏聚于下部。阳气偏聚于上部就会出现如火光炎上的阳亢之症；阴气偏聚于下部就会出现足寒的厥冷之症，患了足寒之症就会感到足部发胀。因为一水不能胜于五火，所以就会使眼睛失明。人在迎风站立行走时，往往会流泪不止。这是由于风邪侵袭双目之时，阳气内守于精，因而就导致了火气烧伤眼目的结果，所以遇到风就会落泪。有个事例可以类比这个情况，像自然界中由于火盛热极而生风，接着便下雨，就是这一类的事情。

【导读】本篇在阐明哭泣流泪的原理外，还简要论述了"目盲"和"泣下"病证，以此为例说明精水与目的关系。①厥则目无所见症。厥的病机为"阳气并于上，阴气并于下"。阴阳升降失常，运行逆乱。原文以"一水不胜五火"为喻，论证了精脱于上不能充目，目失精水之濡养，再兼阳并于上，则阳邪上逆，耗精灼阴而有"目眦盲"及"目无所见"之症。②冲风泣下不止。"冲风，泣下而不止"为迎风流泪症，原文以"火疾风生乃能雨"自然现象为喻表达了此症机制，是风属阳邪，性主开泄，风火燔目，迫精外泄，精失内守，故见泪水横流。

主要参考书目

[1] 杨上善. 黄帝内经太素［M］. 北京：人民卫生出版社，1965.

[2] 程士德. 素问注释汇粹［M］. 北京：人民卫生出版社，1982.

[3] 河北医学院. 灵枢经校释［M］. 北京：人民卫生出版社，1982.

[4] 张登本，武长春，邢玉瑞，等. 内经词典［M］. 北京：人民卫生出版社，1990.

[5] 傅贞亮，高光震，张登本，等. 黄帝内经素问析义［M］. 银川：宁夏人民出版社，1997.

[6] 傅贞亮，张登本，高光震，等. 黄帝内经灵枢经析义［M］. 银川：宁夏人民出版社，1993.

[7] 张登本. 白话通解黄帝内经［M］. 西安：世界图书出版公司，2000.

[8] 张登本. 王冰医学全书［M］. 北京：中国中医药出版社，2006.

[9] 张登本. 内经的思考［M］. 北京：中国中医药出版社，2006.

[10] 王玉兴. 黄帝内经素问三家注［M］. 北京：中国中医药出版社，2013.

[11] 森立之. 素问考注［M］. 北京：学苑出版社，2002.

[12] 丹波元简. 素问识［M］. 北京：人民卫生出版社，1984.

[13] 丹波元坚. 素问绍识［M］. 北京：人民卫生出版社，1984.

[14] 郭霭春. 黄帝内经素问校注语译［M］，天津：天津科学技术出版社，1987.

[15] 张登本，孙理军. 黄帝内经素问点评［M］，北京：中国医药科技出版社，2020.